Cirurgia Plástica Estética Pelos Mestres - Videoatlas

The Dallas Cosmetic Model

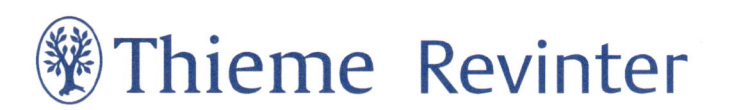

Thieme Revinter

Cirurgia Plástica Estética Pelos Mestres - Videoatlas

The Dallas Cosmetic Model

Rod J. Rohrich, MD, FACS
Founding Partner
Dallas Plastic Surgery Institute;
Clinical Professor of Plastic Surgery
Baylor College of Medicine
Dallas, Texas, USA

Sammy Sinno, MD
Plastic Surgeon
TLKM Plastic Surgery;
Clinical Professor of Plastic Surgery
Northwestern University Feinberg School of Medicine
Chicago, Illinois, USA

Paul N. Afrooz, MD
Plastic Surgeon
Private Practice
Miami, Florida, USA

741 Ilustrações

Thieme
Rio de Janeiro • Stuttgart • New York • Delhi

Dados Internacionais de Catalogação na Publicação (CIP) de acordo com ISBD

R739

Rohrich, Rod J

Cirurgia Plástica Estética Pelos Mestres: The Dallas Cosmetic Model, Videoatlas [resurso eletrônico]/Rod J. Rohrich, Sammy Sinno e Paul N. Afrooz. – Rio de Janeiro: Thieme Revinter Publicações Ltda, 2022.

500 p., il.; 21 x 28 cm

Inclui bibliografia e índice
ISBN 978-65-5572-149-2
eISBN 978-65-5572-150-8

1. Cirurgia plástica. 2. Estética. 3. Práticas cirúrgicas. I. Título.

CDD: 610

CDU: 616-089.844

Elaborada por Bibliotecária Janaina Ramos – CRB-8/9166

Tradução:
EDIANEZ CHIMELLO (Caps. 1 a 10, 41 a 50, 81 a 93, apênd. 8, 9, 41, 42, 44, 46, 82, 84, 85, 86, 93)
Tradutora Especializada Na Área Da Saúde, Sp

VILMA RIBEIRO DE SOUZA VARGA (Caps. 11 a 20, 31-40, 51-70, apênd. 16, 17, 20, 31, 34, 52, 55b, 62, 63, 67, 70)
Médica e Tradutora Especializada na Área da Saúde, SP

ANGELA NISHIKAKU (Caps. 21 a 30, 71 a 80, 25, 26, apênd. 25, 26 72,74, 76, 77)
Tradutora Especializada na Área da Saúde, SP

Título original:
Masters of Cosmetic Surgery — The Video Atlas. The Dallas Cosmetic Model
Copyright © 2021 by Thieme
ISBN 978-1-68420-217-1

© 2022 Thieme. All rights reserved.

Thieme Revinter Publicações Ltda.
Rua do Matoso, 170
Rio de Janeiro, RJ
CEP 20270-135, Brasil
http://www.ThiemeRevinter.com.br

Thieme USA
http://www.thieme.com

Design de Capa: © Thieme
Créditos Imagem da Capa: Figuras 5.3, 61.1, 66.1, 68.4, 76.1, 77.1 e 86.2

Impresso no Brasil por Forma Certa Gráfica Digital Ltda.
5 4 3 2 1
ISBN 978-65-5572-149-2

Também disponível como eBook:
eISBN 978-65-5572-150-8

Nota: O conhecimento médico está em constante evolução. À medida que a pesquisa e a experiência clínica ampliam o nosso saber, pode ser necessário alterar os métodos de tratamento e medicação. Os autores e editores deste material consultaram fontes tidas como confiáveis, a fim de fornecer informações completas e de acordo com os padrões aceitos no momento da publicação. No entanto, em vista da possibilidade de erro humano por parte dos autores, dos editores ou da casa editorial que traz à luz este trabalho, ou ainda de alterações no conhecimento médico, nem os autores, nem os editores, nem a casa editorial, nem qualquer outra parte que se tenha envolvido na elaboração deste material garantem que as informações aqui contidas sejam totalmente precisas ou completas; tampouco se responsabilizam por quaisquer erros ou omissões ou pelos resultados obtidos em consequência do uso de tais informações. É aconselhável que os leitores confirmem em outras fontes as informações aqui contidas. Sugere-se, por exemplo, que verifiquem a bula de cada medicamento que pretendam administrar, a fim de certificar-se de que as informações contidas nesta publicação são precisas e de que não houve mudanças na dose recomendada ou nas contraindicações. Esta recomendação é especialmente importante no caso de medicamentos novos ou pouco utilizados. Alguns dos nomes de produtos, patentes e design a que nos referimos neste livro são, na verdade, marcas registradas ou nomes protegidos pela legislação referente à propriedade intelectual, ainda que nem sempre o texto faça menção específica a esse fato. Portanto, a ocorrência de um nome sem a designação de sua propriedade não deve ser interpretada como uma indicação, por parte da editora, de que ele se encontra em domínio público.

Revisão Técnica:
ANTONIO JULIANO TRUFINO
Membro Titular da Sociedade Brasileira de Cirurgia Plástica (SBCP)
Membro da American Society of Plastic Surgeons (ASPS)
Mestre em Medicina pela Universidade do Porto, Portugal
Graduado em Medicina pela Universidade Estadual de Londrina (UEL)
Residência Médica em Cirurgia Geral pela Universidade Estadual de Londrina (UEL)
Residência Médica em Cirurgia Plástica pelo Hospital Fluminense – Serviço do Prof. Ronaldo Pontes (MEC e SBCP)
Diretor da Clínica Trufino – São Paulo, SP
Cirurgião Plástico do Hospital Fluminense – Serviço do Prof. Ronaldo Pontes – Rio de Janeiro, RJ

LAÍS RAMALHO CHAVES ISOBE
Membro da Sociedade Brasileira de Cirurgia Plástica (SBCP)
Formada em cirurgia plástica pelo Hospital Mater Dei – Belo Horizonte MG

LEANDRO RAMALHO CHAVES ISOBE
Membro Especialista da Sociedade Brasileira de Cirurgia Plástica (SBCP)
Formado em cirurgia plástica pelo Hospital Mater Dei – Belo Horizonte MG
Clínica Interplastica Londrina – PR

NÁDIA DE ROSSO GIULIANI
Membro Titular da Sociedade Brasileira de Cirurgia Plástica (SBCP)
Especialista em Contorno Corporal – HCFMUSP
Reconstrução de Mamas - Hospital São Camilo Oncologia

Todos os direitos reservados. Nenhuma parte desta publicação poderá ser reproduzida ou transmitida por nenhum meio, impresso, eletrônico ou mecânico, incluindo fotocópia, gravação ou qualquer outro tipo de sistema de armazenamento e transmissão de informação, sem prévia autorização por escrito.

Sumário

Sumário de Vídeos xxvii

Prefácio xxxviii

Agradecimentos xxxix

Colaboradores xl

Introdução: Abordando os Procedimentos mais Comuns em Cirurgia Cosmética: Porque este Livro é Diferente

1 A Consulta: O Que Saber, O Que Fazer e Quando Dizer "Não" 3
Rod J. Rohrich ▪ Abigail M. Rodrigues ▪ Ira L. Savetsky

1.1	Antes da Consulta 3	1.5	O que Fazer 3
1.2	Ouça o Paciente 3	1.6	Quando Dizer "Não" 4
1.3	Análise Nasofacial 3	1.7	Conclusão 4
1.4	Estabelecendo Expectativas 3		

2 Como Otimizar Resultados e Minimizar Complicações em Cirurgia Cosmética 6
Rod J. Rohrich ▪ Yash J. Avashia

2.1	Experiência Inicial do Paciente 6	2.4	Plano Cirúrgico Correto 7
2.2	Seleção de Pacientes 6	2.5	Técnica Segura 7
2.3	Definindo Expectativas 6	2.6	Conclusão 7

3 Como a Mídia Social Alterou Toda a Cirurgia Plástica 8
Rod J. Rohrich ▪ Ashkan Ghavami ▪ Daniel J. Gould

3.1	Decidindo Sua Plataforma: Qual é a Melhor para Você e Por quê? 8	3.4	Planejamento e Entrega do seu Conteúdo 9
3.1.1	Instagram (estabelecido em 2010) 8	3.4.1	Instagram: Essas Recomendações se Baseiam em Observações de Tendências Atuais 9
3.1.2	Snapchat (estabelecido em 2011) 8	3.5	Métrica para o Sucesso 10
3.1.3	Facebook (estabelecido em 2004) 9	3.6	Problemas em SOME 10
3.2	Ética 9	3.7	Conclusão 10
3.3	Pérolas 9		

4 Mídia Social: O que Fazer e o que Não Fazer 11
Rod J. Rohrich ▪ Elizabeth B. Savetsky ▪ Ira L. Savetsky

4.1	O Poder da Mídia Social 11	4.3.1	Facebook 11
4.2	Dicas Gerais 11	4.3.2	Twitter 11
4.3	Plataformas de Mídia Social 11	4.3.3	Instagram 11
		4.3.4	Snapchat 12
		4.3.5	Pinterest 12

4.3.6	YouTube 12	4.4	Conclusão 12

Parte I: Elevação (*Lifting*) da Face e do Pescoço

5 Consulta Facial do Rosto Envelhecido 15
Rod J. Rohrich ▪ Yash J. Avashia

5.1	**Componentes do Envelhecimento** 15	5.2.2	Análise Facial 16
5.1.1	Gordura 15	**5.3**	**Tratamento da Face Envelhecida** 17
5.1.2	Esqueleto 15	5.3.1	Cirúrgico 17
5.1.3	Músculos 15	5.3.2	Não Cirúrgico 17
5.1.4	Pele 15	**5.4**	**Exemplo de Caso** 18
5.2	**Consulta** 15	**5.5**	**Conclusão** 18
5.2.1	História Clínica 16		

6 *Facelift* e *Necklift*: Planejamento de Incisão 19
Yash J. Avashia ▪ James M. Stuzin

6.1	**Etapas Pré-Operatórias** 19	**6.2**	**Etapas Operatórias** 20
6.1.1	Incisão Temporal 19	6.2.1	Incisão 21
6.1.2	Incisão Pré-Auricular 19	6.2.2	Fechamento 21
6.1.3	Incisão Retroauricular 20	**6.3**	**Cuidados Pós-Operatórios** 21
6.1.4	Incisão Occipital 20	**6.4**	**Conclusão** 21
6.1.5	Incisão Submentual 20		

7 Técnica Estendida do Sistema Musculoaponeurótico Superficial 22
Ira L. Savetsky ▪ James M. Stuzin

7.1	**Planejamento Pré-Operatório** 22	7.3.4	Ramo Cervical 23
7.1.1	Análise 22	**7.4**	**Fique Seguro para Evitar Lesão ao Nervo Facial durante a Elevação do SMAS** 23
7.1.2	Fotografia Padronizada e Investigação por Imagens Digitais 22	**7.5**	**Marcações** 23
7.1.3	Expectativas de Tratamento 22		
7.2	**Anatomia** 22	**7.6**	**Detalhes Operatórios – Dissecção de Retalho de Pele** 24
7.2.1	Camadas de Partes Moles Faciais 22		
7.2.2	Sistema Musculoaponeurótico Superficial 22	**7.7**	**Detalhes Operatórios – Dissecção do SMAS** 24
7.2.3	Ligamentos de Retenção 22		
7.3	**Fique Seguro para Prevenir Lesão ao Nervo Facial durante a Escavação Subcutânea** 22	**7.8**	**Protocolo Pós-Operatório** 26
		7.9	**Exemplo de caso** 26
7.3.1	Ramo Frontal 22		
7.3.2	Ramos Zigomático e Bucal 22	**7.10**	**Conclusão** 27
7.3.3	Ramo Mandibular Marginal 23		

8 Ressecção de SMAS 28
Daniel C. Baker ▪ Palmyra Geissler ▪ Paul N. Afrooz

8.1	**Etapas Pré-Operatórias** 28	8.1.1	Instruções para Pacientes Reduzem a Incidência de Infecção 28

8.1.2	Anestesia	28	8.2.5	Vetores de Fechamento da Ressecção de SMAS ... 30
8.2	**Etapas Operatórias**	**28**	8.2.6	Fechamento da Pele: *Dog-Ears* ("Orelhas de Cachorro") Temporais e do Lobo da Orelha ... 30
8.2.1	Incisões	28	**8.3**	**Exemplos de Casos** ... 31
8.2.2	Elevação de Retalho de Pele	28	**8.4**	**Conclusão** ... 31
8.2.3	Excisão de Gordura do Pescoço e das Papadas	29		
8.2.4	Ressecção Lateral de SMAS Incluindo Aproximação do Platisma	29		

9 Elevação e *Lifting* Facial de Preenchimento: Enxertia de Gordura Autóloga ... 34
Rod J. Rohrich ▪ Paul N. Afrooz

9.1	**Etapas Pré-Operatórias**	**34**	9.2.4	Sistema Musculoaponeurótico Superficial (SMAS) ... 35
9.1.1	Análise	34	**9.3**	**Cuidados Pós-Operatórios** ... 35
9.2	**Etapas Operatórias**	**34**	**9.4**	**Exemplos de Caso** ... 37
9.2.1	Colheita de Gordura e Aumento de Compartimento de Gordura Facial	34	9.4.1	Caso 1 ... 37
9.2.2	Elevação da Pele	34	9.4.2	Caso 2 ... 37
9.2.3	Contorno do Pescoço	35	**9.5**	**Conclusão** ... 38

10 *Lifting* Facial de Plano Profundo ... 39
Thomas A. Mustoe ▪ Eugene Park ▪ Sammy Sinno

10.1	**Etapas Pré-Operatórias**	**39**	10.2.4	Fechamento ... 41
10.1.1	Planejamento	39	10.2.5	Lipoaspiração Submentual ... 41
10.2	**Etapas Operatórias**	**40**	**10.3**	**Cuidados Pós-Operatórios** ... 41
10.2.1	Marcações e Incisão	40	**10.4**	**Exemplo de Caso** ... 41
10.2.2	Elevação e Dissecção de SMAS	41	**10.5**	**Conclusão** ... 41
10.2.3	Fixação do SMAS	41		

11 Plicatura do SMAS com Retalho de Platisma-SMAS Estendido ... 43
Sherrell J. Aston ▪ Joshua M. Cohen ▪ Sammy Sinno

11.1	**Etapas Pré-Operatórias**	**43**	11.2.5	Retalho Lateral de Platisma/SMAS ... 44
11.1.1	Planejamento	43	11.2.6	Plicatura do SMAS ... 44
11.2	**Etapas Operatórias**	**43**	11.2.7	Fechamento ... 46
11.2.1	Preparação	43	**11.3**	**Cuidados Pós-Operatórios** ... 46
11.2.2	Tratamento Aberto do Pescoço	43	**11.4**	**Exemplo de Caso** ... 46
11.2.3	Acesso Lateral	43	**11.5**	**Conclusão** ... 46
11.2.4	Elevação de Retalho	43		

12 *Lifting* Facial Alto do SMAS e *Lifting* Cervical com Enxerto de Gordura ... 48
Timothy Marten ▪ Kristy L. Hamilton ▪ Dino Elyassnia

12.1	**Etapas Pré-Operatórias**	**48**	12.1.1	Análise ... 48

12.2 Etapas Operatórias 48	Ressecção e Fechamento 52
12.2.1 Coleta da Gordura a Enxerto de Gordura Facial 48	**12.3 Cuidados Pós-Operatórios** 52
12.2.2 Elevação da Pele 50	**12.4 Exemplo de Caso** 52
12.2.3 Contorno do Pescoço 50	
12.2.4 Elevação e Suspensão do SMAS 51	**12.5 Conclusão** 52
12.2.5 Reposicionamento do Retalho Cutâneo,	

13 Enxerto de Gordura na Face como Procedimento Isolado 54
Rod J. Rohrich ▪ Erez Dayan ▪ Ira L. Sovetsky

13.1 Etapas Pré-Operatórias 54	**13.3 Cuidados Pós-Operatórios** 55
13.2 Etapas Operatórias 54	**13.4 Exemplo de Caso** 55
13.2.1 Coleta de Gordura 54	**13.5 Conclusão** 57
13.2.2 Aumento do Volume Facial com Gordura 54	

Parte II: Rinoplastia

14 A Consulta para Rinoplastia 61
Rod J. Rohrich ▪ Ira L. Savetsky

14.1 Planejamento Pré-Operatório 61	14.1.5 Fotografia Padronizada e Imagens Digitais 64
14.1.1 Definição dos Objetivos da Rinoplastia 61	14.1.6 Administração das Expectativas 64
14.1.2 História Nasal Focalizada 61	**14.2 Preparação Perioperatória** 64
14.1.3 Proporções Nasofaciais e Análise Nasal Sistemática 61	**14.3 Conclusão** 64
14.1.4 Exame Nasal Focalizado 64	

15 Rinoplastia Aberta Finesse 65
Rod J. Rohrich ▪ Erez Dayan ▪ Kristy L. Hamilton

15.1 Etapas Pré-Operatórias 65	**15.4 Exemplo de Caso** 68
15.2 Etapas Operatórias 65	**15.5 Conclusão** 68
15.3 Cuidados Pós-Operatórios 68	

16 Rinoplastia Fechada 70
Mark G. Albert

16.1 Etapas Pré-Operatórias 70	16.2.5 *Delivery* e Refinamento da Ponta 71
16.1.1 Análise 70	16.2.6 Osteotomias 72
16.2 Etapas Operatórias 70	16.2.7 Fechamento 72
16.2.1 Abertura do Nariz 70	**16.3 Cuidados Pós-Operatórios** 72
16.2.2 Dorso 71	**16.4 Exemplo de Caso** 72
16.2.3 Septo 71	**16.5 Conclusão** 72
16.2.4 Reconstrução do Dorso Médio 71	

17 Abordagem Graduada da Projeção da Ponta ... 74
Rod J. Rohrich • Ira L. Savetsky • Paul D. Durand

17.1 Fatores que Determinam a Projeção da Ponta ... 74
17.2 Planejamento Pré-Operatório ... 74
17.2.1 Proporções Nasofaciais e Análise Nasal Sistemática: Análise Nasal "10-7-5" ... 74
17.2.2 Avaliação da Ponta Nasal ... 74
17.3 Avaliação Intraoperatória ... 74
17.4 Técnica Operatória ... 74
17.4.1 Remodelação da Ponta Nasal Prossegue Usando-se uma Abordagem Ascendente ... 75
17.5 Cuidados Pós-Operatórios ... 75
17.6 Exemplo de Caso ... 77
17.7 Conclusão ... 77

18 Ponta Bulbosa *Versus* Quadrada ... 79
Rod J. Rohrich • Yash J. Avashia

18.1 Etapas Pré-Operatórias ... 79
18.2 Etapas Operatórias ... 79
18.2.1 Manejo ... 79
18.2.2 Aplicação do Algoritmo ... 81
18.3 Exemplo de Caso ... 82
18.4 Conclusão ... 82

19 O Nariz Torto ... 83
Christina R. Vargas • Bahman Guyuron

19.1 Etapas Pré-Operatórias ... 83
19.1.1 Análise ... 83
19.2 Etapas Operatórias ... 83
19.2.1 Correção de Desvio dos Ossos Nasais ... 83
19.2.2 Correção do Desvio de Septo ... 83
19.2.3 Correção de Desvio do Dorso Caudal ... 85
19.2.4 Correção de Desvio da Base Nasal ... 86
19.2.5 Turbinectomia ... 86
19.3 Cuidados Pós-Operatórios ... 86
19.4 Exemplo de Caso ... 86
19.5 Conclusão ... 87

20 O Nariz Étnico ... 88
Shahryar Tork • Ashkan Ghavami

20.1 Etapas Pré-Operatórias ... 88
20.2 Etapas Operatórias ... 88
20.2.1 Abertura do Nariz ... 88
20.2.2 Dorso do Componente via Acesso Anteroinferior ... 88
20.2.3 Estabilização da Abóbada Média ... 88
20.2.4 Desbastamento dos Tecidos Moles ... 90
20.2.5 Projeção e Modelagem da Ponta ... 90
20.2.6 Osteotomias ... 92
20.2.7 Enxertos no Contorno Alar ... 93
20.2.8 Redução da Base Alar ... 93
20.2.9 Fechamento ... 93
20.3 Cuidados Pós-Operatórios ... 93
20.4 Exemplo de Caso ... 95
20.5 Conclusão ... 95

21 A Rinoplastia Preservadora ... 97
Aaron M. Kosins

21.1 Etapas Pré-Operatórias ... 97
21.2 Etapas Operatórias ... 97
21.2.1 Preservação do Envelope de Tecido Mole ... 97
21.2.2 Preservação Dorsal (Faixa Septal Alta) ... 97
21.2.3 Preservação Alar ... 98

21.2.4 Fechamento e Preservação do Ligamento 98
21.3 Cuidados Pós-Operatórios 98

21.4 Exemplo de Caso 99

21.5 Conclusão 100

22 Manobras Acessórias em Rinoplastia: Enxertos Expansores 101
C. Spencer Cochran ▪ Paul N. Afrooz

22.1 Etapas Pré-Operatórias 102

22.2 Etapas Operatórias 102

22.3 Cuidados Pós-Operatórios 102

22.4 Exemplo de Caso 102

22.5 Conclusão 102

23 Manobras Acessórias em Rinoplastia: Retalhos Expansores 104
Rod J. Rohrich ▪ Paul D. Durand

23.1 Etapas Pré-Operatórias 104

23.2 Etapas Operatórias 104
23.2.1 Puxar-Girar-Virar (*Pull-Twist-Turn*) 104
23.2.2 Suturas de Colchoeiro Horizontal 105
23.2.3 Osteotomias Percutâneas *Low-to-Low* *10*5

23.2.4 "Sutura de Texas": Sutura Simples Interrompida 105

23.3 Cuidados Pós-Operatórios 105

23.4 Exemplo de Caso 106

23.5 Conclusão 106

24 Manobras Acessórias em Rinoplastia: Enxerto de Suporte (*Strut*) Columelar 108
Rod J. Rohrich ▪ Jon Kurkjian

24.1 Etapas Pré-Operatórias 108

24.2 Etapas Operatórias 108

24.3 Cuidados Pós-Operatórios 109

24.4 Exemplo de Caso 109

24.5 Conclusão 109

25 Manobras Acessórias em Rinoplastia: Enxertos de Contorno Alar 111
Jason Roostaeian ▪ Sean Saadat

25.1 Etapas Pré-Operatórias 111
25.1.1 Avaliação Inicial da Necessidade de Enxertos de Contorno Alar 111
25.2 Etapas Operatórias 112
25.2.1 Técnica Aberta 112

25.2.2 Técnica Fechada 112

25.3 Cuidados Pós-Operatórios 113

25.4 Exemplo de Caso 113

25.5 Conclusão 113

26 Manobras Acessórias em Rinoplastia: Enxertos de Extensão Septal 115
David M. Kowalczyk ▪ Dean M. Toriumi

26.1 Etapas Pré-Operatórias 115

26.2 Etapas Operatórias 115
26.2.1 Incisões e Dissecção 115
26.2.2 Seleção e Colocação do Enxerto 115
26.2.3 Fechamento 118

26.3 Cuidados Pós-Operatórios 118

26.4 Exemplo de Caso 118

26.5 Conclusão 118

27 Cirurgia da Base Alar 120
Rod J. Rohrich • Jamil Ahmad • Yash J. Avashia • Ira L. Savetsky

27.1 Etapas Pré-Operatórias 120

27.2 Etapas Operatórias 120

27.3 Cuidados Pós-Operatórios 121

27.4 Exemplo de Caso 122

27.5 Conclusão 122

28 Rinoplastia Revisional 123
Rod J. Rohrich • Jamil Ahmad • Ira L. Savetsky

28.1 Etapas Pré-Operatórias 123

28.1.1 Histórico Nasal e Exame Físico 123
28.1.2 Proporções Nasofaciais e Análise Nasal Sistemática: Análise Nasal "10–7–5" 123

28.2 Etapas Operatórias 123

28.2.1 Dorso Nasal e Terço Médio Nasal 123

28.2.2 Cicatrização de Feridas 126
28.2.3 Suporte Estrutural 126
28.2.4 Fechamento de Espaço Morto 126

28.3 Cuidados Pós-Operatórios 127

28.4 Exemplo de Caso 127

28.5 Conclusão 128

Parte III: Rejuvenescimento Periorbital

29 Consulta para o Rejuvenescimento Periorbital 133
Rod J. Rohrich • Yash J. Avashia

29.1 Etapas Pré-Operatórias 133

29.2 Exemplo de Caso 134

29.3 Conclusão 135

30 Pálpebras: Blefaroplastia Superior 137
Rod J. Rohrich • Yash J. Avashia

30.1 Etapas Pré-Operatórias 137

30.2 Etapas Operatórias 138

30.2.1 Incisão 138
30.2.2 Excisão 138
30.2.3 Cantopexia Retinacular Lateral 138
30.2.4 Fechamento 138

30.2.5 Restauração do Volume 138

30.3 Cuidados Pós-Operatórios 138

30.4 Exemplo de Caso 139

30.5 Conclusão 139

31 Pálpebras: Blefaroplastia Inferior 140
Rod J. Rohrich • Ira L. Savetsky

31.1. Planejamento Pré-Operatório 140

31.1.1 História Oftálmica Focada 140
31.1.2 Exame Oftálmico Focado 140
31.1.3 Fotografia Padronizada e Imagens Digitais 140
31.1.4 Marcações Pré-Operatórias 140

31.2 Abordagem Operatória 140

31.2.1 Técnica de Blefaroplastia Inferior em Cinco Etapas ... 140

31.3 Cuidados Pós-Operatórios 141

31.4 Exemplo de Caso 141

31.5 Conclusão 141

32 Enxerto de Gordura Periorbital 142
Dino Elyassnia • Timothy Marten

32.1 Etapas Pré-Operatórias 142
32.1.1 Análise 142
32.2 Etapas Operatórias 142
32.2.1 Coleta de Gordura 142
32.2.2 Processamento da Gordura Coletada 143
32.2.3 Enxerto de Gordura na Órbita Superior 143
32.2.4 Enxerto de Gordura na Órbita Inferior 144
32.3 Cuidados Pós-Operatórios 144
32.4 Exemplo de Caso 144
32.5 Conclusão 145

33 Supercílio e Fronte: *Lifting* Frontal 146
Christina R. Vargas • Bahman Guyuron

33.1 Etapas Pré-Operatórias 146
33.1.1 Análise 146
33.2 Etapas Operatórias 146
33.2.1 *Lifting* Endoscópico Frontal 146
33.2.2 Ressecção Transpalpebral do Corrugador 148
33.3 Cuidados Pós-Operatórios 149
33.4 Exemplos de Casos 149
33.4.1 Exemplo de Caso 1 149
33.4.2 Exemplo de Caso 2 149
33.5 Conclusão 150

34 Supercílio e Fronte: *Lifting* Endotemporal do Supercílio 151
Rod J. Rohrich • Min-Jeong Cho

34.1 Etapas Pré-Operatórias 151
34.2 Etapas Operatórias 151
34.2.1 Realização da Incisão 151
34.2.2 Elevação Temporal do Supercílio 151
34.2.3 Elevação Medial do Supercílio 152
34.2.4 Fechamento 152
34.3 Cuidados Pós-Operatórios 152
34.4 Exemplo de Caso 152
34.5 Conclusão 152

35 Supercílio e Fronte: Enxerto de Gordura no Supercílio, Têmporas e Fronte 154
Rod J. Rohrich • Erez Dayan

35.1 Etapas Pré-Operatórias 154
35.2 Etapas Operatórias 154
35.3 Cuidados Pós-Operatórios 155
35.4 Exemplo de Caso 155
35.5 Conclusão 156

36 Supercílio e Fronte: Levantamento Lateral do Supercílio (*Lift* do Supercílio) 157
Thomas A. Mustoe • Sammy Sinno

36.1 Etapas Pré-Operatórias 157
36.2 Etapas Operatórias 157
36.2.1 Acesso à Blefaroplastia Superior 157
36.2.2 Incisão Temporal Lateral 158
36.2.3 Liberação Ligamentar 158
36.2.4 Fixação 159
36.2.5 Remoção de Pele 159
36.3 Cuidados Pós-Operatórios 159
36.4 Exemplo de Caso 159
36.5 Conclusão 160

37 Supercílio e Fronte: Levantamento Temporal Subcutâneo do Supercílio 161

Sammy Sinno • Charles H. Thorne

37.1	**Etapas Pré-Operatórias** 161	**37.3**	**Cuidados Pós-Operatórios**..................162
37.2	**Etapas Operatórias** 162	**37.4**	**Exemplo de Caso**................................162
37.2.1	Acesso Temporal e Dissecção 161	**37.5**	**Conclusão**..162
37.2.2	Recobertura da Pele 161		
37.2.3	Fechamento 162		

Parte IV: Otoplastia

38 Otoplastia 165

Sammy Sinno • Joshua M. Cohen • Charles H. Thorne

38.1	**Etapas Pré-Operatórias** 165	38.2.5	Hatch-Hitch..166
38.2	**Etapas Operatórias** 165	38.2.6	Incisão Lateral 166
38.2.1	Incisão e Exposição................................165	**38.3**	**Cuidados Pós-Operatórios**..................166
38.2.2	Combinação de Pequena Excisão e Recuo Conchais .165	**38.4**	**Exemplo de Caso**................................167
38.2.3	Reposicionamento do Lóbulo 165	**38.5**	**Conclusão**..167
38.2.4	Recuo do Terço Superior e Criação de Prega da Anti-Hélice 165		

39 Otoplastia com Marcação Anterior 169

Ira L. Savetsky • Yash J. Avashia • H. Steve Byrd

39.1	**Anatomia**..169	**39.5**	**Etapas Operatórias** 170
39.2	**Anatomia da Orelha Proeminente** 169	**39.6**	**Exemplo de Caso**................................170
39.3	**Objetivos da Otoplastia** 169	**39.7**	**Conclusão**..170
39.4	**Etapas Pré-Operatórias** 169		

Parte V: Rejuvenescimento Perioral

40 Levantamento Labial (*Lifting* Labial) 175

Rod J. Rohrich • Stephanie E. Farber • Paul N. Afrooz

40.1	**Etapas Pré-Operatórias** 175	40.2.1	Levantamento Labial Central 175
40.1.1	Anatomia do Lábio Jovial 175	40.2.2	Procedimentos Adicionais 176
40.1.2	Caracterização do Lábio Envelhecido.....175	**40.3**	**Cuidados Pós-Operatórios**..................176
40.1.3	Determinação do Plano Cirúrgico..........175	**40.4**	**Exemplo de Caso**................................176
40.2	**Abordagens Operatórias** 175	**40.5**	**Conclusão**..176

41 Realce Labial com Injeção de Preenchedor 178

Christopher C. Surek • Roy Kim

41.1	**Etapas Pré-Operatórias** 178	**41.2**	**Etapas Operatórias** 179
41.1.1	Anatomia Labial.....................................178	41.2.1	Técnica de Assepsia 179
41.1.2	Plano de Tratamento com a Paciente 178	41.2.2	Anestesia 179

41.2.3 Seleção de Produto 179
41.2.4 Algoritmo de Injeção Labial 179
41.2.5 Considerações Especiais 180
41.2.6 Considerações Estéticas Adjuntas 180

41.3 Cuidados Pós-Operatórios 180

41.4 Exemplo de Caso 180

41.5 Conclusão 181

42 Enxertia de Gordura na Região Perioral 182
Rod J. Rohrich ▪ Raja Mohan

42.1 Passos Pré-Operatórios 182
42.1.1 Análise 182

42.2 Passos Operatórios 182
42.2.1 Técnica Geral de Colheita e Transferência de Gordura Autóloga 182

42.2.2 Técnica de Injeção para a Região do Mento 183

42.3 Cuidados Pós-Operatórios 183

42.4 Exemplo de Caso 183

42.5 Conclusão 183

43 Neuromodulação para Rejuvenescimento Perioral 184
Steven Fagien ▪ Yash J. Avashia

43.1 Anatomia 184

43.2 Técnica de Injeção Perioral 184
43.2.1 Orbicular da Boca 184

43.2.2 Depressor do Ângulo da Boca 184

43.3 Exemplo de Caso 184

43.4 Conclusão 185

Parte VI: Aumento do Queixo e Rejuvenescimento da Mandíbula

44 Preenchedores de Mandíbula 189
K. Kay Durairaj ▪ Vivian N. Nguyen ▪ Omer Baker

44.1 Etapas Pré-Operatórias 189
44.1.1 Conhecimento Prévio 189
44.1.2 Compreensão Clínica Pré-Operatória 189
44.1.3 Dia do Procedimento 189
44.1.4 Seleção de Preenchedor 189
44.1.5 Avaliação de Anatomia e Marcações 190
44.1.6 Zonas de Perigo Anatômico e Marcações 191

44.2 Etapas Operatórias 192
44.2.1 Escolha de Preenchedor 192
44.2.2 Preparação da Seringa: Reconstituição do Doutor

Kay de Hidroxiapatita de Cálcio Recomendada 192
44.2.3 Seleção de Agulha 192
44.2.4 Esterilização 192
44.2.5 Injeção 192

44.3 Possíveis Efeitos Colaterais e Complicações 193

44.4 Cuidados Pós-Operatórios 193

44.5 Exemplo de Caso 194

44.6 Conclusão 195

45 Implante de Mento 196
Rod J. Rohrich ▪ Erez Dayan

45.1 Etapas Pré-Operatórias 196

45.2 Etapas Operatórias 196

45.3 Cuidados Pós-Operatórios 197

45.4 Exemplo de Caso 197

45.5 Conclusão 197

46 Enxertia de Gordura no Mento 199
Rod J. Rohrich ▪ Raja Mohan

46.1 Etapas Pré-Operatórias 199
46.1.1 Análise 199
46.2 Etapas Operatórias 199
46.2.1 Técnica Geral para Colheita e Transferência de Gordura Autóloga 199
46.2.2 Técnica de Injeção para a Região Mentoniana 199
46.3 Cuidados Pós-Operatórios 200
46.4 Exemplo de Caso 200
46.5 Conclusão 200

47 Excisão de Coxim de Gordura Bucal 201
Rod J. Rohrich ▪ Yash J. Avashia ▪ Ira L. Savetsky ▪ Nikhil A. Agrawal

47.1 Etapas Pré-Operatórias 201
47.1.1 Anatomia e Análise 201
47.1.2 Expectativas de Tratamento 201
47.2 Etapas Operatórias 202
47.2.1 Marcações e Anestesia 202
47.2.2 Dissecção e Excisão 202
47.2.3 Fechamento e Cuidados Pós-Operatórios 202
47.3 Complicações 202
47.4 Exemplo de Caso 202
47.5 Conclusão 202

Parte VII: Neuromoduladores Finesse

48 Neuromodulação da Glabela e da Fronte 207
Steven Fagien ▪ Yash J. Avashia

48.1 Neuromoduladores 207
48.2 Avaliação Pré-Procedimento 207
48.2.1 Anatomia da Fronte 207
48.2.2 Avaliação Geral da Face Superior 207
48.3 Neuromodulação da Face Superior 208
48.3.1 Armazenamento e Preparação 208
48.3.2 Anestesia 208
48.3.3 Planejamento 208
48.3.4 Injeção no Frontal 208
48.3.5 Injeção no Complexo Glabelar 208
48.3.6 Pés-de-Galinha e Outros Efeitos com Injeção no Músculo Orbicular 209
48.4 Exemplos de Casos 209
48.4.1 Caso 1 209
48.4.2 Caso 2 209
48.5 Conclusão 210

49 Injeção de Toxina Botulínica para Pés-de-Galinha 212
Joshua M. Cohen ▪ Sammy Sinno

49.1 Etapas Pré-Procedimento 212
49.2 Etapas do Procedimento 212
49.2.1 Administração de Toxina Botulínica nas rugas periorbitais 212
49.3 Cuidados Pós-Procedimento 213
49.4 Exemplo de Caso 213
49.5 Conclusão 213

50 Microbotox da Face do Pescoço e das Cicatrizes 214
Woffles T. L. Wu

50.1 Princípio e Conceitos Subjacentes 214
50.2 Microbotox do Terço Superior da Face 215

50.3	Microbotox do Terço Médio Facial 215		50.6	Microbotox para Cicatrizes e Queloides 217
50.4	Microbotox da Face Inferior e do Pescoço 215		50.7	Exemplo de Caso 218
50.5	O Efeito Platisma 216		50.8	Conclusão 218

51 Bandas Platismais 219

Rod. J. Rohrich ▪ Ira L. Savetsky

51.1	**Etapas Pré-Procedimento** 219		**51.2**	**Etapas do Procedimento** 220
51.1.1	Análise Facial 219		51.2.1	Toxina Botulínica 220
51.1.2	Critérios para um Pescoço Rejuvenescido (Ellenbogen e Karlin) 219		**51.3**	**Cuidados Pós-Procedimento** 220
51.1.3	Estigmas do Pescoço Envelhecido 219		**51.4**	**Exemplo de Caso** 220
51.1.4	Bandas Platismais 220		**51.5**	**Conclusão** 220

52 Neurotoxinas: Hipertrofia do Masseter 222

Heather J. Furnas ▪ Grace J. Graw

52.1	**Etapas Pré-Procedimento** 222		52.2.2	Técnica de Injeção 222
52.1.1	Análise 222		**52.3**	**Cuidados Pós-Procedimento** 223
52.2	**Etapas do Procedimento** 222		**52.4**	**Exemplo de Caso** 223
52.2.1	Considerações Anatômicas 222		**52.5**	**Conclusão** 223

Parte VIII: Preenchedor Finesse

53 Preenchedor Finesse: Fronte 227

Steven Fagien ▪ Rod J. Rohrich ▪ Yash J. Avashia

53.1	**Avaliação Facial Alta** 227		53.2.6	Preenchedor da Sobrancelha 229
53.2	**Preenchedor Facial Superior** 227		53.2.7	Preenchedor da Fronte 229
53.2.1	Preparação 227		53.2.8	Pontos de Segurança 229
53.2.2	Aspectos Técnicos 227		**53.3**	**Complicações** 229
53.2.3	Preenchimento de Linhas na Fronte 228		**53.4**	**Exemplo de Caso** 229
53.2.4	Volumização das Têmporas 228		**53.5**	**Conclusão** 230
53.2.5	Pontos de Segurança 229			

54 Preenchedor Finesse: Têmporas 231

Val Lambros

54.1	**Etapas Pré-Procedimento** 231		**54.4**	**Exemplo de Caso** 234
54.2	**Etapas do Procedimento** 232		**54.5**	**Conclusão** 234
54.3	**Cuidados Pós-Procedimento** 233			

55 Parte A: Preenchedor Finesse: Bochechas 235
Rod J. Rohrich • Ira L. Savetsky • Paul D. Durand

55A.1 Envelhecimento Facial 235

55A.2 Planejamento 236

55A.3 Injeções nas Depressões Secundárias 236

55A.4 Instruções para o Período Após o Procedimento 236

55A.5 Sequelas/Complicações 237

55A.6 Exemplo de Caso 237

55A.7 Conclusão 237

55 Parte B: Preenchedor Finesse: Bochechas 238
K. Kay Durairaj • Vivian N. Nguyen • Omer Baker • Simranjit Sidhu

55B.1 Etapas Pré-Procedimento 238

55.B.1.1 Conhecimentos Básicos 238

55B.2 Análise Pré-Tratamento 239

55B.2.1 Seleção do Preenchedor 239
55B.2.2 Avaliação da Anatomia 240
55B.2.3 Zonas Faciais de Perigo 241
55B.2.4 Marcações Faciais 242

55B.3 Etapas do Procedimento 242

55B.3.1 Diluições Recomendadas pelo Dr. Kay 242
55.B.3.2 Seleção de Agulha 242
55.B.3.3 Esterilidade 242
55.B.3.4 Técnicas de Injeção 242

55B.4 Possíveis Efeitos Colaterais e Complicações 242

55B.5 Cuidados Pós-Procedimento 243

55B.6 Exemplo de Caso 243

55B.7 Conclusão 243

56 Preenchedor Finesse: Calha Lacrimal e Pálpebra Superior 244
Patrick Trevidic

56.1 Avaliação e Anatomia 244

56.1.1 Avaliação 244
56.1.2 Anatomia 244

56.2 Etapas do Procedimento 245

56.2.1 Posição, Marcação, Desinfecção 245
56.2.2 Equipamento 245
56.2.3 Técnica 245

56.3 Cuidados Pós-Procedimento 246

56.4 Exemplo de Caso 246

56.5 Conclusão 246

57 Parte A: Preenchedor Finesse: Nariz 247
Rod J. Rohrich • Ira L. Savetsky

57A.1 Planejamento da Injeção 247

57A.1.1 Definindo Metas 247
57A.1.2 História Nasal Concentrada 247

57A.2 Proporções Nasofaciais e Análise Nasal Sistemática 247

57A.2.1 Análise Nasal "10-7-5" 247

57A.3 Fotografia Padronizada e Imagens Digitais 247

57A.4 Manejo das Expectativas 248

57A.5 Indicações para Preenchedor de Tecidos Moles 248

57A.6 Dicas Técnicas 248

57A.7 Técnica de Injeção Específica para o Local 249

57A.7.1 Dorso Nasal 249
57A.7.2 Parede Lateral Nasal 250
57A.7.3 Ponta e Asa do Nariz 250

57A.8 Exemplo de Caso 250

57A.9 Conclusão 250

57 Parte B: Preenchedor Finesse: Nariz 251
Lara Devgan ▪ Annette K. Kaminaka ▪ Elizabeth Klein

57B.1 Etapas Pré-Procedimento 251
57B.1.1 Análise 251
57B.2 Etapas do Procedimento 251
57B.2.1 Preparação 251
57B.2.2 Técnica de Injeção 251
57B.2.3 Retificação Dorsal 251
57B.2.4 Refinamento da Ponta.....................251

57B.2.5 Correção de Assimetria 253
57B.2.6 Correção de Deformidades Nasais Pós-Cirúrgicas ..253
57B.3 Cuidados Pós-Procedimento 253
57B.4 Exemplo de Caso 253
57B.5 Conclusão 253

58 Preenchedor Finesse: Sulco da Pálpebra Superior 254
Val Lambros

58.1 Injeção 254
58.2 Cuidados Pós-Procedimento 255

58.3 Exemplo de Caso 255
58.4 Conclusões 255

59 Preenchedor Finesse: Mãos — Papel do Ácido Hialurônico, da Hidroxiapatita de Cálcio e da Gordura Autóloga 257
Heidi A. Waldorf ▪ Anup Patel ▪ Rod J. Rohrich

59.1 Anatomia Pertinente 257
59.2 Técnica 257
59.2.1 Preparação Antisséptica 257
59.2.2 Anestesia 257
59.2.3 Técnica da Injeção 257

59.2.4 Agente de Preenchimento................257
59.3 Instruções Pós-Injeção 258
59.4 Exemplo de Caso 259
59.5 Conclusão 259

Parte IX: *Resurfacing* Facial

60 *Peeling* com Ácido Tricloroacético 263
Rod J. Rohrich ▪ Erez Dayan

60.1 Etapas Pré-Procedimento 263
60.2 Etapas do Procedimento 263
60.3 Cuidados Pós-Procedimento 264

60.4 Exemplo de Caso 264
60.5 Conclusão 264

61 Dermoabrasão da Face 265
Steven M. Levine ▪ Daniel C. Baker

61.1 Etapas Pré-Procedimento 265
61.2 Etapas do Procedimento 265
61.2.1 Marcações e Posicionamento 265
61.2.2 Dermoabrasão Mecânica..................265

61.3 Cuidados Pós-Procedimento 267
61.4 Exemplo de Caso 267
61.5 Conclusão 267

62 *Resurfacing com Laser* 268
Pooja Sodha • Paul M. Friedman

62.1 Indicações 268

62.2 Seleção de Dispositivo 268

62.3 Etapas Pré-Procedimento 268

62.4 Etapas do Procedimento 269

62.4.1 Marcação das Zonas de Tratamento 269
62.4.2 Seleção dos Parâmetros de Tratamento e das Medidas durante o Procedimento 270

62.5 Cuidados Pós-Procedimento 270

62.5.1 NAFR 270
62.5.2 AFR 271

62.6 Exemplo de Caso 271

62.7 Conclusão 272

63 Microagulhamento 273
Tina S. Alster

63.1 Etapas Pré-Procedimento 273

63.1.1 Material para o Microagulhamento 273
63.1.2 Pontos-Chave do Microagulhamento 273

63.2 Etapas do Procedimento 273

63.3 Cuidados Pós-Procedimento 274

63.4 Tratamentos Adicionais 274

63.5 Exemplos de Casos 274

63.5.1 Exemplo de Caso 1 274
63.5.2 Exemplo de Caso 2 274
63.5.3 Exemplo de Caso 3 274

63.6 Conclusões 274

Parte X: Mama

64 Mamoplastia de Aumento 279
Rafael A. Couto • David Sieber • William P. Adams Jr.

64.1 Etapas Pré-Operatórias 279

64.1.1 Orientação da Paciente e Obtenção de Consentimento Livre e Esclarecido 279
64.1.2 Planejamento com Base no Tecido 279
64.1.3 Marcações na Mama 279

64.2 Etapas Operatórias 281

64.2.1 Incisão na Pele e Secção da Prega Inframámária 281
64.2.2 Dissecção da Bolsa Subpeitoral Lateral 282
64.2.3 Dissecção da Bolsa Subpeitoral Superior 282
64.2.4 Dissecção da Bolsa Subpeitoral Medial 282
64.2.5 Avaliação e Ajustes do Plano Duplo 282
64.2.6 Preparação da Loja e Introdução do Implante 283
64.2.7 Fixação da PIM e Fechamento da Pele 283

64.3 Cuidados Pós-Operatórios 283

64.3.1 Cuidados com a Ferida 283
64.3.2 Sutiã 283
64.3.3 Atividade 283
64.3.4 Exercício 283

64.4 Exemplo de Caso 283

64.5 Conclusão 283

65 Mamoplastia de Aumento Subfascial 285
Ryan E. Austin • Frank Lista • Jamil Ahmad

65.1 Etapas Pré-Operatórias 285

65.1.1 Seleção das Pacientes 285
65.1.2 Preparação Pré-Operatória 285
65.1.3 Marcações Cirúrgicas 285

65.2 Etapas Operatórias 286

65.3 Etapas Pós-Operatórias 287

65.4 Exemplo de Caso 287

65.5 Conclusão 288

66 Mastopexia com Cicatriz Vertical e Retalho para Autoaumento 289
Ryan E. Austin ▪ Jamil Ahmad ▪ Frank Lista

66.1	**Etapas Pré-Operatórias** 289	66.2.4	Remodelação Glandular 291
66.1.1	Marcações Cirúrgicas 289	**66.3**	**Etapas Pós-Operatórias** 291
66.2	**Etapas Operatórias** 290	**66.4**	**Exemplo de Caso** 291
66.2.1	Infiltração 290	**66.5**	**Conclusão** 292
66.2.2	Seleção do Pedículo 290		
66.2.3	Retalho para Autoaumento 290		

67 Mastopexia em T Invertido 293
Jacob G. Unger ▪ G. Patrick Maxwell

67.1	**Etapas Pré-Operatórias** 293	67.2.4	Verificação da Simetria 294
67.1.1	História 293	67.2.5	Excisão do Tecido 294
67.1.2	Análise 293	67.2.6	Fechamento 294
67.2	**Etapas Operatórias** 293	67.2.7	Procedimentos Adjuvantes 294
67.2.1	Abordagem de Cima para Baixo – Estabelecimento da Altura do Mamilo 293	**67.3**	**Cuidados Pós-Operatórios** 295
67.2.2	Estabelecimento dos Pilares Verticais 293	**67.4**	**Exemplo de Caso** 295
67.2.3	Remoção do Excesso Vertical 294	**67.5**	**Conclusão** 296

68 Mastopexia de Aumento Segura 297
Kyle Sanniec ▪ William P. Adams Jr.

68.1	**Etapas Pré-Operatórias** 297	68.2.2	Aumento 298
68.1.1	Tríade Baseada no Tecido 297	68.2.3	Mastopexia 298
68.1.2	Seleção do Implante 297	**68.3**	**Cuidados Pós-Operatórios** 299
68.2	**Etapas Operatórias** 298	**68.4**	**Exemplo de Caso** 299
68.2.1	Marcações 298	**68.5**	**Conclusão** 300

69 Mastopexia de Aumento com Refinamento 301
Daniel J. Gould ▪ Nathaniel L. Villanueva ▪ W. Grant Stevens

69.1	**Etapas Pré-Operatórias** 301	**69.4**	**Exemplo de Caso** 302
69.2	**Etapas Operatórias** 301	**69.5**	**Conclusão** 303
69.3	**Cuidados Pós-operatórios** 302		

70 Mastopexia de Aumento com e sem Enxerto de Gordura 305
Rod J. Rohrich ▪ Dinah Wan

70.1	**Etapas Pré-Operatórias** 305	70.2.1	Marcações 305
70.1.1	Análise 305	70.2.2	Isolamento do Retalho de Pedículo Inferior/Central . 305
70.2	**Etapas Operatórias** 305	70.2.3	Eleve Retalhos Cutâneos 305
		70.2.4	Crie Bolsa Subpeitoral 305

70.2.5 Colocação do Medidor/Implante 306	70.4 **Exemplo de Caso**..............306
70.2.6 Fechamento e Inserção Areolar 306	70.5 **Conclusão**..............306
70.2.7 Enxerto de Gordura (Se Indicado)..............306	**Agradecimentos**..............307
70.3 **Cuidados Pós-Operatórios**..............306	

71 Mamoplastia Redutora com Cicatriz Vertical 308
Ryan E. Austin • Jamil Ahmad • Frank Lista

71.1 **Etapas Pré-Operatórias**..............308	71.2.4 Lipoaspiração..............310
71.1.1 Seleção da Paciente..............308	71.2.5 Remodelagem glandular..............310
71.1.2 Marcações Cirúrgicas..............308	71.3 **Etapas Pós-operatórias**..............310
71.2 **Etapas Operatórias**..............309	71.4 **Exemplo de Caso**..............310
71.2.1 Infiltração..............309	71.5 **Conclusão**..............311
71.2.2 Seleção do Pedículo..............309	
71.2.3 Ressecção Glandular..............309	

72 Mamoplastia Redutora em Padrão de Wise 312
Francesco M. Egro • Kenneth C. Shestak

72.1 **Etapas Pré-Operatórias**..............312	72.2.5 Redução Contralateral da Mama..............314
72.1.1 Análise..............312	72.2.6 Refinamentos..............314
72.1.2 Marcações..............312	72.2.7 Fechamento e Curativos..............314
72.2 **Etapas Operatórias**..............312	72.2.8 Conselhos Preciosos..............314
72.2.1 Delineamento do NAC e do Pedículo..............312	72.3 **Cuidados Pós-Operatórios**..............*314*
72.2.2 Dissecção Medial..............313	72.4 **Exemplo de Caso**..............314
72.2.3 Dissecção Lateral..............313	72.5 **Conclusão**..............315
72.2.4 Dissecção Superior..............313	

73 Mamas Tuberosas/Constritas 316
Rafael A. Couto • William P. Adams Jr.

73.1 **Etapas Pré-Operatórias**..............316	73.2.4 Preparação da Bolsa e Inserção do Implante..............317
73.1.1 Educação da Paciente e Consentimento Informado..316	73.2.5 Fixação do IMF e Fechamento da Pele..............318
73.1.2 Planejamento Baseado no Tecido..............316	73.2.6 Manejo do Complexo Mamiloareolar (NAC)..............318
73.1.3 Marcação das Mamas..............317	73.3 **Cuidados Pós-Operatórios**..............318
73.2 **Etapas Operatórias**..............317	73.4 **Exemplo de Caso**..............318
73.2.1 Dissecção da Bolsa Subpeitoral..............317	73.5 **Conclusões**..............319
73.2.2 Avaliação e Ajuste do Plano Duplo..............317	
73.2.3 Incisão do Parênquima Mamário..............317	

Parte XI: Contorno Corporal

74 Lipoaspiração SAFE 323
Jeffrey R. Claiborne • Kristy L. Hamilton • Simeon Wall Jr.

74.1 **Etapas Pré-Operatórias**..............323	74.2 **Etapas Operatórias**..............323

74.2.1 Posicionamento 323	**74.3 Cuidado Pós-Operatório** 325
74.2.2 Infiltração 323	**74.4 Exemplos de Caso** 325
74.2.3 Separação 324	**74.5 Conclusão** 332
74.2.4 Aspiração 324	
74.2.5 Equalização 324	

75 Lipoescultura Abdominal de Alta Definição com a Técnica de BodyBanking® 333
Ira L. Savetsky ▪ Douglas S. Steinbrech

75.1 Etapas Pré-Operatórias 333	75.2.3 Modelagem do Tecido 333
75.1.1 Análise 333	**75.3 Cuidados Pós-Operatórios** 334
75.2 Etapas Operatórias 333	**75.4 Exemplo de Caso** 334
75.2.1 Incisões de Acesso e Coleta de Gordura 333	**75.5 Conclusão** 336
75.2.2 Preparação da Gordura e BodyBanking® ... 333	

76 Lipoescultura de Alta Definição 337
Alfredo E. Hoyos ▪ Mauricio E. Perez

76.1 Etapas Pré-Operatórias 337	76.2.3 Lipoenxertia 340
76.1.1 Critérios do(a) Paciente 337	**76.3 Cuidados Pós-Operatórios** 340
76.1.2 Marcações 337	**76.4 Complicações** 340
76.2 Etapas Operatórias 337	**76.5 Exemplo de Caso** 340
76.2.1 Incisões Ocultas 337	**76.6 Conclusão** 341
76.2.2 Lipoaspiração 337	

77 Lipoescultura Masculina de Alta Definição 342
Alfredo E. Hoyos ▪ Mauricio E. Perez

77.1 Etapas Pré-Operatórias 342	77.2.3 Lipoenxertia 344
77.1.1 Critérios do Paciente 342	**77.3 Cuidados Pós-Operatórios** 345
77.1.2 Marcações 342	**77.4 Complicações** 346
77.2 Etapas Operatórias 342	**77.5 Exemplo de Caso** 346
77.2.1 Incisões Ocultas 342	**77.6 Conclusão** 346
77.2.2 Lipoaspiração 342	

78 Excisão de Ginecomastia com BodyBanking® 348
Ira L. Savetsky ▪ Douglas S. Steinbrech

78.1 Etapas Pré-Operatórias 348	78.2.3 Modelagem do Tecido 348
78.1.1 Análise 348	**78.3 Cuidados Pós-Operatórios** 349
78.2 Etapas Operatórias 348	**78.4 Exemplo de Caso** 349
78.2.1 Excisão Direta, Incisões de Acesso e Lipectomia por Aspiração 348	**78.5 Conclusão** 349
78.2.2 Coleta de Tecido Adiposo, Preparação e BodyBanking® 348	

79 Cirurgia Plástica na Mulher Pós-Gestação (*Mommy Makeover*) 350
Matthew Schulman

79.1 Definição de "Cirurgia Plástica na Mulher Pós-Gestação" 350

79.2 Procedimentos Mais Comuns 350

79.3 Etapas Pré-Operatórias 350
79.3.1 Seleção da Paciente 350
79.3.2 Seleção de Procedimentos Combinados 350
79.3.3 Marcações Cirúrgicas 351

79.4 Etapas Operatórias 351
79.4.1 Na Área de Espera Pré-Cirúrgica 351
79.4.2 Sequência de Procedimentos 351
79.4.3 Posicionamento da Paciente 351

79.5 Redução do Tempo de Operação 352
79.5.1 Comunicação da Equipe 352
79.5.2 Eficiência no Reposicionamento da Paciente 352

79.6 Cuidados Pós-Operatórios 353

79.7 Consistência dos Resultados 353

79.8 Exemplo de Caso 353

79.9 Conclusão 353

80 Braquioplastia 354
Rod J. Rohrich ▪ Paul D. Durand

80.1 Etapas Pré-Operatórias 354

80.2 Etapas Operatórias 354
80.2.1 Lipoaspiração Isolada 354
80.2.2 Braquioplastia de Incisão Limitada 354
80.2.3 Braquioplastia Estendida 355

80.3 Cuidados Pós-Operatórios 356

80.4 Conclusão 356

81 Coxoplastia Medial 357
Rod J. Rohrich ▪ Erez Dayan ▪ Joshua M. Cohen

81.1 Etapas Pré-Operatórias 357

81.2 Etapas Operatórias 357

81.3 Cuidados Pós-Operatórios 358

81.4 Exemplo de Caso 358

81.5 Conclusão 358

82 Contorno Corporal Pós-bariátrica: Braquioplastia 359
Francesco M. Egro ▪ J. Peter Rubin

82.1 Etapas Pré-Operatórias 359
82.1.1 Análise 359
82.1.2 Marcações 359

82.2 Etapas Operatórias 359
82.2.1 Posicionamento e Preparação 359
82.2.2 Incisão Superior e na Linha Axilar Anterior e Elevação de Retalho 359
82.2.3 Ressecção do Excesso de Tecido Axilar e do Braço 360
82.2.4 Fechamento e Curativos 360

82.3 Cuidados Pós-Operatórios 361

82.4 Exemplo de Caso 361

82.5 Conclusão 362

83 Contorno Corporal Pós-Bariátrica: Elevação da Parte Inferior do Corpo 363
Jonathan P. Brower ▪ Jeffrey A. Gusenoff

83.1 Etapas Pré-Operatórias 363
83.1.1 Avaliação Pré-Operatória 363
83.1.2 Marcações 363

83.2 Etapas Operatórias 364

83.3 Cuidados Pós-Operatórios *364*

| 83.4 | Exemplo de Caso | 364 |
| 83.5 | Conclusão | 364 |

84 Contorno Corporal Pós-Bariátrica: Elevação Vertical da Coxa ... 366
Joseph P. Hunstad • Vasileios Vasilakis

84.1	Etapas Pré-Operatórias	366
84.2	Etapas Operatórias	366
84.2.1	Marcações	366
84.2.2	Detalhes Intraoperatórios	366
84.3	Cuidados Pós-Operatórios	367
84.4	Exemplo de Caso	367
84.5	Conclusão	368

85 Contorno Corporal Pós-Bariátrica: Contorno da Porção Superior das Costas – Elevação Posterior na Linha do Sutiã ... 369
Joseph P. Hunstad • Matthew H. Isakson

85.1	Etapas Pré-Operatórias	369
85.1.1	Aconselhamento	369
85.1.2	Análise e Marcação	369
85.2	Etapas Operatórias	369
85.3	Cuidados Pós-Operatórios	370
85.4	Exemplo de Caso	370
85.5	Conclusão	371

86 Aumento de Nádegas: S-Curve® ... 372
Nathaniel L. Villanueva • Ashkan Ghavami

86.1	Etapas Pré-Operatórias	372
86.1.1	Seleção de Pacientes	372
86.1.2	Compreensão da Anatomia da Paciente	372
86.1.3	Marcações	372
86.2	Etapas Operatórias	373
86.2.1	Lipoaspiração	373
86.2.2	Preparação da Gordura	373
86.2.3	Transferência de Gordura para as Nádegas	373
86.3	Cuidados Pós-Operatórios	374
86.4	Exemplo de Caso	374
86.5	Conclusão	374

87 Aumento Subcutâneo e Seguro de Nádegas ... 377
Ira L. Savetsky • Daniel A. Del Vecchio

87.1	Histórico	377
87.2	Configuração	377
87.3	Tumescência de Separação Simultânea	377
87.4	Lipoenxertia com Vibração de Expansão (EVL)	378
87.5	Exemplos de Casos	378
87.5.1	Caso 1	378
87.5.2	Caso 2	378
87.6	Conclusão	378

Parte XII: Rejuvenescimento Vaginal

88 Labioplastia de Cunha Estendida com Redução dos Grandes Lábios por Radiofrequência Bipolar (AVIVA) ... 383
Christine A. Hamori

88.1	Etapas Pré-Operatórias	383
88.2	Etapas Intraoperatórias	383
88.3	Rejuvenescimento de Grandes Lábios por Radiofrequência AVIVA	385
88.3.1	Indicação	385
88.4	Cuidados Pós-Operatórios	385
88.5	Acompanhamento	385

88.6	Exemplo de Caso 385	88.7	Conclusão 385

89 Rejuvenescimento Vulvovaginal por Radiofrequência 387
Erez Dayan

89.1	Etapas Pré-Operatórias 387	89.4	Exemplo de Caso 388
89.2	Etapas Operatórias 387	89.5	Conclusão 388
89.3	Cuidados Pós-Operatórios 387		

Parte XIII: Contorno Corporal Não Cirúrgico

90 Criolipólise 391
Nathaniel L. Villanueva ▪ Daniel J. Gould ▪ Cory Felber ▪ W. Grant Stevens

90.1	Etapas Pré-Operatórias 391	90.4	Exemplo de Caso 393
90.2	Etapas Operatórias 391	90.5	Conclusão 393
90.3	Cuidados Pós-Operatórios 393		

91 Retração da Pele Facial por Radiofrequência e Tecnologia de Radiofrequência Fracionada 397
Erez Dayan ▪ Joshua M. Cohen ▪ Spero J. Theodorou

91.1	Etapas Pré-Operatórias 397	91.4	Exemplo de Caso 398
91.2	Etapas Operatórias 397	91.5	Conclusão 398
91.3	Cuidados Pós-Operatórios 398		

92 Retração da Pele/Remoção de Gordura Corporal por Radiofrequência 400
Erez Dayan ▪ Christopher T. Chia ▪ Spero J. Theodorou

92.1	Etapas Pré-Operatórias 400	92.2.3	Contorno por Lipoaspiração 401
92.1.1	Análise 400	92.3	Cuidados Pós-Operatórios 401
92.2	Etapas Operatórias 400	92.4	Exemplo de Caso 401
92.2.1	Infiltração Tumescente 400	92.5	Conclusão 402
92.2.2	Aplicação de Energia de Radiofrequência 401		

93 Papel do Ácido Desoxicólico na Redução de Gordura 403
Sachin M. Shridharani ▪ Grace M. Tisch

93.1	Etapas Pré-Operatórias 403	93.1.4	Considerações Pré-Tratamento 403
93.1.1	Análise 403	93.2	Etapas Operatórias 404
93.1.2	Sistema de Zona de Segurança Expandida (ESZ): Marcas Submentuais 403	93.2.1	Administração de Anestésico Local 404
93.1.3	Área de Tratamento e Padrão de Injeção 403	93.2.2	Dosagem e Administração de Ácido Desoxicólico 404
		93.2.3	Técnica de Injeção de Ácido Desoxicólico 405

93.3	**Cuidados Pós-Operatórios** 405	93.5	**Conclusão** 406
93.4	**Exemplo de Caso** 405		

Índice Remissivo 407

Apêndices 419

Sumário de Vídeos

Vídeo 1.1	Consulta.
Vídeo 3.1	Como a mídia social alterou toda a cirurgia plástica.
Vídeo 4.1	Mídia social: o que fazer e o que não fazer. Este vídeo demonstra o uso responsável e bem-sucedido da mídia social em cirurgia plástica, como delineado no capítulo.
Vídeo 5.1	Análise facial abrangente. Uma abordagem sistemática à análise facial começa a partir das proporções vertical e horizontal e progride para cada subunidade facial em uma abordagem de cima para baixo. A análise facial detalhada ajudará a determinar o plano de tratamento apropriado e a orientação dos pacientes.
Vídeo 6.1	Incisões para *lifting* facial e *lifting* cervical. A compreensão das subunidades individuais da incisão de *lifting* facial ajudará o cirurgião a criar uma cicatriz bem escondida para pacientes tanto masculinos quanto femininos.
Vídeo 7.1	Técnica SMAS estendida. Este vídeo demonstra os componentes técnicos essenciais da técnica SMAS estendida, como delineado no capítulo.
Vídeo 8.1	SMASectomia.
Vídeo 9.1	A elevação e o preenchimento em *lifting* facial – enxertia de gordura autóloga.
Vídeo 10.1	Técnica de *lifting* facial.
Vídeo 11.1	Plicação de SMAS com retalho estendido de platisma-SMAS.

Vídeo 12.1	*Lifting* facial SMAS alto.	
Vídeo 13.1	Enxertia facial de gordura. Essa paciente de 57 anos apresentou melhora do volume na face. Este vídeo demonstra os componentes técnicos essenciais desse procedimento, como delineado no capítulo.	
Vídeo 14.1	Análise nasal clínica. Esta paciente de 63 anos se apresentou para uma consulta para rinoplastia. Este vídeo demonstra os componentes essenciais da consulta para rinoplastia, como delineado no capítulo.	
Vídeo 15.1	Abordagem para rinoplastia aberta.	
Vídeo 15.2	Abordagem aberta para rinoplastia.	
Vídeo 15.3	Microfratura do turbinado inferior.	
Vídeo 15.4	Acesso e reconstrução do septo.	
Vídeo 15.5	Redução do componente dorsal.	
Vídeo 15.6	Osteotomia baixa.	
Vídeo 15.7	Parâmetros finais de modelação da ponta.	

Sumário de vídeos

Vídeo 16.1	Passos essenciais da rinoplastia fechada. Este vídeo de rinoplastia da ponta demonstra a preparação pré-operatória, incisões, esqueletização, elevação do septo nasal depressor, cultivo da cartilagem septal, nascimento da ponta, borda cefálica, sutura da ponta, colocação da estrutura columelar, fechamento, redução do peitoril alar e imobilização.	[QR code]
Vídeo 17.1	Abordagem graduada à projeção da ponta. Este paciente de 49 anos apresentou-se para uma rinoplastia primária. Este vídeo demonstra os componentes técnicos essenciais de projeção da ponta nasal, como delineado no capítulo.	[QR code]
Vídeo 18.1	Correção de ponta bulbosa e quadrada do nariz. Este vídeo revisa os aspectos principais para determinar como corrigir as várias morfologias de pontas bulbosas e quadradas durante a rinoplastia.	[QR code]
Vídeo 19.1	Reposicionamento do septo caudal.	[QR code]
Vídeo 19.2	Sutura de rotação do septo.	[QR code]
Vídeo 20.1	O nariz étnico.	[QR code]
Vídeo 21.1	Rinoplastia de preservação: preservação dorsal.	[QR code]
Vídeo 22.1	Enxertos de espalhamento.	[QR code]
Vídeo 23.1	Técnica de quatro passos para retalho de espalhamento.	[QR code]
Vídeo 24.1	Enxerto de estrutura columelar.	[QR code]

Vídeo 25.1	Rinoplastia aberta primária.
Vídeo 26.1	Enxerto de extensão do septo caudal com espalhadores estendidos.
Vídeo 27.1	Cirurgia de base alar. A compreensão das várias morfologias da base alar permitirá ao cirurgião determinar apropriadamente o tipo de excisão exigido para corrigir as morfologias de alargamento. Este vídeo faz a revisão de uma abordagem sistemática para marcar o paciente e realizar a redução de alargamento alar.
Vídeo 28.1	Rinoplastia de revisão. Esta senhora de 41 anos apresentou-se para rinoplastia de revisão. Este vídeo demonstra os componentes técnicos principais deste procedimento, conforme descrito no capítulo.
Vídeo 29.1	Avaliação periorbitária. Este vídeo demonstra uma abordagem sistemática para executar a avaliação periorbitária na preparação para blefaroplastia de pálpebra superior e/ou inferior.
Vídeo 30.1	Blefaroplastia de pálpebra superior. Essa é uma revisão da blefaroplastia de pálpebra superior de cinco passos, conforme descrito pelo autor sênior.
Vídeo 31.1	Técnica de blefaroplastia inferior de cinco passos. Essa paciente de 58 anos apresentou-se para melhorar as pálpebras inferiores. Esse vídeo demonstra os componentes técnicos principais desse procedimento, conforme descrito no capítulo.
Vídeo 32.1	Enxertia de gordura na pálpebra superior.
Vídeo 33.1	Rejuvenescimento da testa.
Vídeo 34.1	Elevação endoscópica de testa temporal.

Sumário de vídeos

Vídeo 35.1	Aumento adiposo de testa e têmpora.	
Vídeo 36.1	Elevação simplificada de testa lateral.	
Vídeo 37.1	Elevação subcutânea de testa temporal.	
Vídeo 38.1	Otoplastia.	
Vídeo 39.1	Correção cirúrgica de orelhas proeminentes. Este vídeo demonstra a técnica cirúrgica do autor sênior para avaliar e corrigir a deformidade de orelha proeminente.	
Vídeo 40.1	Elevação de lábio.	
Vídeo 40.2	Elevação de lábio.	
Vídeo 41.1	Preenchedores labiais.	
Vídeo 41.2	Injeção labial.	
Vídeo 42.1	Técnica para colheita de gordura. Geralmente o autor sênior colhe gordura autóloga da parte interna da coxa e, a seguir, prepara essa gordura para a injeção usando centrifugação.	

Vídeo 42.2	Técnica para aumento perioral. Neste vídeo o autor sênior inicia com a volumização da depressão lateral, seguida por aumento das regiões periorais superior e inferior.
Vídeo 43.1	Neuromodulação perioral.
Vídeo 44.1	Técnica de preenchimento da linha da mandíbula. Demonstração gravada de um tratamento com preenchedor de cânula para preenchimento das bochechas de uma paciente, administrado pelo cirurgião plástico facial K. Kay Durairaj, MD, FACS.
Vídeo 45.1	Aumento do queixo com implante permanente de silicone.
Vídeo 46.1	Técnica geral de colheita de gordura.
Vídeo 46.2	Aumento do queixo com enxertia de gordura autóloga.
Vídeo 47.1	Dissecção de anatomia e exemplos operatórios de excisão de gordura bucal.
Vídeo 48.1	Injeção de neuromodulação: testa e glabela.
Vídeo 49.1	Injeção de toxina botulínica nos pés-de-galinha.
Vídeo 50.1	Microbotox da face e do pescoço.

Sumário de vídeos

Vídeo 51.1	Faixas do pescoço. Esta senhora de 63 anos apresentou-se para melhorar suas faixas do pescoço. Este vídeo demonstra os componentes técnicos principais desse procedimento, conforme descrito no capítulo.
Vídeo 52.1	Uso de neurotoxina para hipertrofia do músculo masseter.
Vídeo 53.1	Enchimento facial delicado: testa e têmpora.
Vídeo 54.1	Injeção da têmpora com ácido hialurônico. Paciente de 45 anos, com têmporas ocas, observada 4 meses após a injeção. Observar o excesso aparente de soro fisiológico que é rapidamente absorvido.
Vídeo 55A.1	Aumento de malar. Esta paciente de 42 anos apresentou-se para aumentar o volume da bochecha. Esse vídeo demonstra os componentes técnicos principais desse procedimento, conforme descrito no capítulo.
Vídeo 55B.1	Enchimento facial delicado: técnica de injeção da bochecha.
Vídeo 56.1	Enchimento facial delicado: sulco nasojugal profundo e pálpebra superior.
Vídeo 57A.1	Enchimento facial delicado: nariz. Esta paciente de 39 anos apresentou-se para aumento nasal com preenchimento. Este vídeo demonstra os componentes técnicos principais desse procedimento, conforme descrito no capítulo.
Vídeo 57B.1	Abordagem estrutural à rinoplastia não cirúrgica.
Vídeo 58.1	Enchimento facial delicado: sulco da pálpebra superior. Mulher de 48 anos 2 semanas após injeções na testa e 5 dias após enchimento da têmpora.

Vídeo 59.1	Enchimento delicado: mãos – técnica de cânula com Radiesse.
Vídeo 59.2	Rejuvenescimento da mão em 5 passos: enchimento com ácido hialurônico.
Vídeo 60.1	*Peeling* químico TCA.
Vídeo 61.1	Dermoabrasão da face.
Vídeo 62.1	*Resurfacing* (regeneração epidérmica) a *laser*. Regeneração ablativa de CO_2 fracionado para cicatrização de acne: consulta, tratamento e considerações pós-tratamento.
Vídeo 63.1	*Microneedling* (microagulhamento). Pré-tratamento e configuração pós-tratamento com demonstração clínica de terapia com microagulhamento para rugas periorais, distensão de estrias, acne e cicatrizes cirúrgicas.
Vídeo 64.1	Aumento de mamas. Vídeo de um aumento de mamas em plano duplo, de 4 partes, em paciente de 34 anos de idade. Aqui ilustramos o planejamento com base em tecidos, marcações pré-operatórias, técnicas cirúrgicas de refinamento e fotos pós-operatórias.
Vídeo 65.1	Técnica cirúrgica para execução de aumento de mama subfascial.
Vídeo 66.1	Técnica cirúrgica para execução de mastopexia de cicatriz vertical com retalho de autoaumento.
Vídeo 67.1	Um guia passo a passo para mastopexia via pedículo superior, de cima para baixo, técnica menos-mais com autoaumento e enxertia de gordura.

Sumário de vídeos

Vídeo 68.1	Pérolas cirúrgicas do autor em mastopexia de aumento.	
Vídeo 69.1	Este vídeo mostra marcações pré-operatórias e manobras cirúrgicas do começo ao fim para um típico aumento por mastopexia. A paciente se apresentou com ptose e deflação após a amamentação. A abordagem foi a mastopexia vertical clássica com o "T" adicionado no final, para acomodar a altura do implante após o aumento. Em nossa prática nos referimos a esse padrão como a incisão "em forma de coruja", pois o delineamento se parece com o de uma coruja com pés. Os "pés" são representados pela incisão horizontal ajustável para corrigir a extensão da mama inferior ao final do procedimento.	
Vídeo 70.1	Mastopexia de aumento.	
Vídeo 71.1	Técnica cirúrgica para executar redução de mama com cicatriz vertical.	
Vídeo 72.1	Marcações de padrão Wise (sábio) para redução de mama e passos operatórios essenciais.	
Vídeo 73.1	Vídeo mostrando aumento de mama em plano duplo, em 4 partes, em uma paciente de 25 anos com polo inferior da mama contraído. Isso inclui planejamento baseado em tecidos, marcações pré-operatórias, técnica cirúrgica de refinamento e fotos pós-operatórias.	
Vídeo 74.1	Lipoplastia circunferencial SAFE com aumento de glúteos.	
Vídeo 75.1	Este paciente de 36 anos se apresentou para lipoescultura abdominal de alta definição com reposicionamento de gordura. Este vídeo demonstra os componentes técnicoprincipais desse procedimento, conforme descrito no capítulo.	
Vídeo 76.1	Lipoplastia de alta definição.	
Vídeo 77.1	Lipoescultura masculina de alta definição.	

Vídeo 78.1	Este paciente de 27 anos apresentou-se para excisão de ginecomastia com reposicionamento de gordura. Ele se queixava de ginecomastia. Este vídeo demonstra os componentes técnicos principais da excisão de ginecomastia com reposicionamento de gordura, como descrito no capítulo.
Vídeo 79.1	*Mommy makeover* delicado.
Vídeo 80.1	Refinamentos em braquioplastia.
Vídeo 81.1	*Lifting* da coxa medial.
Vídeo 82.1	Marcações de braquioplastia pós-bariátrica e passos operatórios essenciais.
Vídeo 83.1	*Lifting* da região inferior do corpo. A paciente tem 46 anos e história de perda de peso de 45 kg com a modificação do estilo de vida. O IMC antes da operação era de 26,7 kg/m². Ela desejava uma elevação da região inferior do corpo com autoaumento.
Vídeo 84.1	Execução passo a passo de elevação vertical da coxa usando a técnica de elevação de coxa com avulsão.
Vídeo 85.1	*Torsoplastia superior.*
Vídeo 86.1	Gluteoplastia: curva S.
Vídeo 87.1	Esta paciente de 32 anos se apresentou para elevação de glúteos brasileira (BBL, para *Brazilian butt lift*). Ela se queixava de projeção inadequada e excesso de gordura na cintura, abdome e costas. Este vídeo demonstra os componentes técnicos principais de SSBA, como descrito no capítulo.

Vídeo 88.1	Labioplastia com Aviva.	
Vídeo 89.1	Tratamento por radiofrequência bipolar de grandes lábios e pequenos lábios.	
Vídeo 89.2	Tratamento por radiofrequência fracionada do púbis e dos grandes lábios.	
Vídeo 90.1	Criolipólise.	
Vídeo 91.1	Marcação para radiofrequência bipolar para face inferior e pescoço.	
Vídeo 91.2	Radiofrequência fracionada usando Morpheus8.	
Vídeo 91.3	Exemplo intraoperatório de radiofrequência fracionada.	
Vídeo 92.1	Contorno minimamente invasivo de braço superior com lipoaspiração assistida por radiofrequência bipolar.	
Vídeo 93.1	Demonstração das marcações sob o mento usadas para identificar as seis regiões da zona de segurança expandida.	

Prefácio

Será que precisamos de outro livro sobre cirurgia cosmética? Resposta: absolutamente não! Entretanto, este não é apenas um livro, mas um meio novo e surpreendente de aprender e dominar tudo sobre cirurgia e medicina cosmética. Trata-se de um atlas didático em vídeo, elaborado por especialistas mundiais, sobre as técnicas mais executadas nos dias de hoje. Selecionamos as mais altas autoridades globais que são não apenas cirurgiões e dermatologistas extraordinários, mas também educadores do mais alto nível, focados em excelência em tudo o que fazem. Neste guia de procedimentos enriquecido com muitos vídeos, nosso objetivo foi o de nos certificarmos de que cada técnica descrita nos capítulos ganharia vida com o especialista "sussurrando em seu ouvido" enquanto você desempenha e aperfeiçoa cada uma dessas técnicas.

Os princípios de orientação para cada capítulo precisavam ser suscintos. Isso significou que cada capítulo deveria conter os cinco princípios essenciais para maximizar o sucesso técnico, que são trazidos à vida por segmentos-chave de vídeo, com narração para explicar como executar o procedimento de maneira segura e eficiente visando ótimos resultados. Este livro-texto tem 90 procedimentos e mais de 12 horas de vídeo.

O aspecto peculiar deste atlas em vídeo é a habilidade do leitor para ler, observar e ouvir o especialista e aprender os conceitos essenciais de qualquer procedimento em minutos, e então ser capaz de executá-lo com habilidade e segurança reforçadas.

Na última década, muita coisa mudou no mundo da cirurgia estética e na medicina cosmética. O rápido crescimento na demanda global por procedimentos estéticos vem acompanhado pela necessidade cada vez maior de um aprendizado reforçado com vídeos, para produzir resultados excelentes e para segurança do paciente.

Esse guia de "como" e "por que" transformará sua técnica e resultados, ao mesmo tempo em que reforça a segurança do seu paciente. Capacitaremos você para ser o melhor, pois vamos guiar sua mente e suas mãos. Mostraremos a você como realizar uma consulta de cirurgia cosmética de excelência e segura em todas as áreas. Vamos orientá-lo sobre o que saber, o que fazer, quando dizer "não" e como otimizar resultados e minimizar complicações em cirurgia cosmética.

No texto cobrimos as seguintes áreas essenciais:

- Caracterizamos os especialistas em cirurgia de elevação da face e do pescoço com todos os modernos detalhes técnicos e delicados. Você verá por que é tão importante compreender a ciência do envelhecimento e aplicá-la à análise facial individualizada para aperfeiçoar seus resultados de rejuvenescimento facial com líderes essenciais nesse campo incluindo os Doutores Stuzin, Aston, Baker, Marten, Rohrich, Elyassnia, Sinno e Afrooz.
- Você aprenderá como conduzir uma consulta eficiente sobre rinoplastia, assim como as manobras essenciais dos especialistas, a saber: Doutores Rohrich, Toriumi, Ahmad, Afrooz, Sinno, Kosins, Cochran, Roostaeian, Guyuron, Ghavami, Albert, Aston e Kurkjian, que farão de você um cirurgião em rinoplastia melhor e mais coerente.
- Ser especialista em rejuvenescimento periorbitário é um desafio que você vencerá com a ajuda das sessões em vídeo de primeira qualidade com os Doutores Rohrich, Marten, Guyuron, Mustoe, Sinno, Afrooz, Trevidic, Thorne e Elyassnia.
- Como se tornar um cirurgião perspicaz em otoplastia com os conhecimentos recebidos de especialistas como os Doutores Thorne, Byrd, Sinno e Savetsky.
- Há muitas opções para chegar a resultados espetaculares em rejuvenescimento perioral, incluindo elevação de lábio, preenchedores e regeneração epidérmica da pele. Especialistas como os Doutores Rohrich, Afrooz, Surek e Fagien ensinarão a você as melhores técnicas para ser bem-sucedido com seus pacientes.
- Aprenda conveniência e aumento seguro do queixo com implantes e gordura com os Doutores Rohrich, Dayan e Durand.
- Os neuromoduladores revolucionaram a medicina estética. Aprenda o melhor das melhores técnicas com especialistas mundialmente renomados como os Doutores Fagien, Wu, Furnas e Rohrich.
- Ensinaremos você como injetar preenchedores com mestria estética, enquanto atuando com segurança e livre de complicações. Você compreenderá as implicações estéticas e a anatomia clinicamente relevante com a ajuda de líderes com mentalidade moderna nessa área da medicina cosmética: Doutores Fagien, Rohrich, Devgan, Lambros e Patel.
- Há várias opções disponíveis para regeneração epidérmica, mas isso deve ser feito com segurança e eficácia, seja qual for a tecnologia. Você aprenderá com os mestres da pele incluindo os Doutores Levine, Rohrich, Dayan, Durand e Savetsky.
- Este atlas em vídeo dará a você as ferramentas necessárias para ser um profissional melhor em cirurgia de mamas. Os autores especialistas mostrarão a você as técnicas de mestres permitindo que você faça a análise, marque e opere da mesma maneira, para fornecer resultados seguros e espetaculares. Aprenda essas técnicas de última geração com especialistas mundiais como os Doutores Adams, Sieber, Ahmad, Lista, Unger, Maxwell, Rohrich, Hammond e Shestak.
- O campo da cirurgia de contorno corporal avançou significativamente na última década. Fornecemos escultura corporal de alta definição, como ensinada por líderes modernos nessa área, incluindo os Doutores Hoyos, Wall, Del Vecchio, Ghavami, Lee, Sterinbrech, Savetsky, Hunstad, Gusenoff e Dayan. Assista os especialistas demonstrando suas técnicas e aprenda como obter resultados melhores e mais seguros para seus pacientes em procedimentos como lipoaspiração e aumento de nádegas.
- O rejuvenescimento vaginal é uma das áreas em mais rápido crescimento na medicina estética. Aprenda as mais modernas técnicas com especialistas como os Doutores Hamori e Ahmad.
- O contorno corporal não cirúrgico é um dos tratamentos estéticos mais populares solicitados pelos pacientes. Aprenda o que as técnicas oferecem e como administrá-las da melhor maneira possível com especialistas como os Doutores Stevens, Chia, Rohrich, Aston, Dayan, Theodorou e Shridharani.

Esperamos que você aprecie este guia em vídeo sobre cirurgia/medicina cosmética transformacional com a mesma intensidade e satisfação que nos levaram a organizá-lo e que ele o ajude em sua prática cosmética a melhorar seus resultados e, acima de tudo, reforçar a segurança dos pacientes.

Rod J. Rohrich, MD, FACS
Sammy Sinno, MD
Paul N. Afrooz, MD

Agradecimentos

Dedicamos este livro educacional e atlas interativo em vídeo incrivelmente único aos nossos pacientes e àqueles que desejam a excelência na oferta dos melhores cuidados e resultados aos seus pacientes, com as técnicas mais inovadoras e tecnologia de ponta, de maneira mais segura e voltada para resultados. Reunimos os especialistas mundiais para refinar a excelência em cirurgia e em medicina cosméticas. Entretanto, dessa vez atuamos com o uso máximo de vídeos concisos para demonstrar os princípios de excelência e como conquistar resultados superiores de modo consistente em todas as cirurgias cosméticas. Este livro guiará cirurgiões plásticos certificados, dermatologistas, cirurgiões de plástica facial e cirurgiões em oculoplastia para fornecerem os melhores cuidados com base nos princípios aqui delineados.

Atualmente a cirurgia cosmética tem tudo a ver com colocar a segurança e os resultados para o paciente sempre em primeiro lugar. Este livro único, com vídeo integrado, traz os especialistas para que você os veja e os ouça como executar uma técnica ou procedimento complexos de modo simplificado, eficiente, seguro e reprodutível.

Reconhecemos e apreciamos todos os nossos pacientes e mentores que ajudaram cada um de nós a nos tornarmos médicos mais cuidadosos durante toda a nossa prática médica.

Especificamente, agradecemos à nossa assessoria individual que nos ajudou a completar este trabalho, a saber: Diane Sinn, minha assistente e administradora de longa data; Angela Martinez, minha excelente gerente de consultório; e à nossa excelente equipe da Thieme: Judith Tomat e Sue Hodgson; assim como à nossa ilustradora Amanda Tomasikiewicz, cuja experiência é demonstrada em cada página desta obra maravilhosa.

Por fim, agradecemos aos nossos excelentes residentes e companheiros no Dallas Plastic Surgery Institute, em especial aos nossos notáveis companheiros, Doutores Ira L. Savetsky e Yash J. Avashia, por seu magnífico empenho em completar grande parte do trabalho de refinamento de cada capítulo.

Aprecie, aprenda, dê retorno e seja sempre o melhor que puder para cada um dos seus pacientes. Agora você pode, com a ajuda deste novo e incrível atlas em vídeo!

Rod J. Rohrich, MD, FACS
Sammy Sinno, MD
Paul N. Afrooz, MD

Colaboradores

WILLIAM P. ADAMS JR., MD, FACS
Program Director
Aesthetic Surgery Fellowship
University of Texas Southwestern Medical Center
Dallas, Texas, USA

PAUL N. AFROOZ, MD
Plastic Surgeon
Private Practice
Miami, Florida, USA
Nikhil A. Agrawal, MD
Fellow
Department of Plastic Surgery
Massachusetts General Hospital
Harvard Medical School
Boston, Massachusetts, USA

JAMIL AHMAD, MD, FRCSC
Director of Research and Education
The Plastic Surgery Clinic
Mississauga, Ontario, Canada;
Assistant Professor
Department of Surgery
University of Toronto
Toronto, Ontario, Canada

MARK G. ALBERT, MD, FACS
Aesthetic Surgery Fellowship Program Director
Department of Plastic Surgery
Manhattan Eye, Ear, and Throat Hospital at Northwell Health
New York, New York, USA

TINA S. ALSTER, MD
Director
Washington Institute of Dermatologic Laser Surgery;
Clinical Professor of Dermatology
Georgetown University Medical Center
Washington, DC, USA

SHERRELL J. ASTON, MD, FACS
Professor of Plastic Surgery
New York University School of Medicine;
Associate Chairman
Department of Plastic Surgery
Manhattan Eye, Ear & Throat Hospital
New York, New York, USA

RYAN E. AUSTIN, MD, FRCS(C)
Plastic Surgeon
The Plastic Surgery Clinic
Mississauga, Ontario, Canada
Yash J. Avashia, MD
Plastic Surgeon
Dallas Plastic Surgery Institute
Dallas, Texas, USA

DANIEL C. BAKER, MD
Plastic Surgeon
Private Practice
New York, New York, USA

OMER BAKER, BS (PURSUING)
Research Associate
University of Southern California
Los Angeles, California, USA

JONATHAN P. BROWER, MD
Body Contouring Fellow
Department of Plastic Surgery
University of Pittsburgh Medical Center
Pittsburgh, Pennsylvania, USA

H. STEVE BYRD, MD
EarWell Centers
Dallas Plastic Surgery Institute
Dallas, Texas, USA

CHRISTOPHER T. CHIA, MD
Clinical Assistant Professor of Surgery
Zucker School of Medicine, Hofstra University
New York, New York, USA
Min-Jeong Cho, MD
Microvascular and Reconstructive Surgery Fellow
Department of Plastic Surgery
The University of Texas MD Anderson Cancer Center
Houston, Texas, USA

JEFFREY R. CLAIBORNE, MD
Plastic Surgeon
Northshore Plastic Surgery
Mandeville, Louisiana, USA

C. SPENCER COCHRAN, MD
Dallas Rhinoplasty Center
Dallas, Texas, USA

JOSHUA M. COHEN, MD
Resident
Hansjörg Wyss Department of Plastic Surgery
New York University Langone Health
New York, New York, USA

RAFAEL A. COUTO, MD
Plastic & Reconstructive Surgeon
Couto Plastic Surgery
San Juan, Puerto Rico

EREZ DAYAN, MD
Plastic and Reconstructive Surgeon
Medical Director
Avance Plastic Surgery Institute
Reno, Nevada, USA

DANIEL A. DEL VECCHIO, MD
Back Bay Plastic Surgery
Boston, Massachusetts, USA

LARA DEVGAN, MD, MPH, FACS, PLLC
Plastic Surgeon
Lara Devgan, MD, Plastic & Reconstructive Surgery
Lenox Hill Hospital
New York Presbyterian Hospital
New York, New York, USA

K. KAY DURAIRAJ, MD, FACS
Chairman of Department of Head and Neck Surgery
Huntington Memorial Hospital
Los Angeles, California, USA

Colaboradores

PAUL DURAND, MD
Plastic Surgeon
Private Practice
Miami, Florida, USA

FRANCESCO M. EGRO, MBCHB, MSC, MRCS
Resident
Department of Plastic Surgery
University of Pittsburgh Medical Center
Pittsburgh, Pennsylvania, USA

DINO ELYASSNIA, MD, FACS
Plastic Surgeon
Marten Clinic of Plastic Surgery
San Francisco, California, USA
Steven Fagien, MD, FACS
Oculoplastic Surgeon
Aesthetic Oculoplastic Surgery (Private Practice)
Boca Raton, Florida, USA

STEPHANIE E. FARBER, MD
Chief Resident Physician
Department of Plastic Surgery
University of Pittsburgh Medical Center
Pittsburgh, Pennsylvania, USA
Cory Felber, PA-C
Aesthetic Specialist
Marina Plastic Surgery
Marina Del Rey, California, USA

PAUL M. FRIEDMAN, MD
Director
Dermatology and Laser Center;
Clinical Assistant Professor
Department of Dermatology
University of Texas Medical School;
Clinical Assistant Professor
Department of Dermatology
Weill Medical Center of Cornell University, The
Methodist Hospital
Houston, Texas, USA

HEATHER J. FURNAS, MD, FACS
Clinical Associate Professor
Division of Plastic & Reconstructive Surgery
Stanford University
Santa Rosa, California, USA

PALMYRA GEISSLER, MD
Plastic Surgeon
Private Practice
Rio De Janeiro, Brazil
Ashkan Ghavami, MD
Assistant Clinical Professor
David Geffen UCLA School of Medicine and Private Practice
Ghavami Plastic Surgery
Beverly Hills, California, USA

DANIEL J. GOULD, MD, PHD
USC Trained Plastic Surgeon
Top Fellowship for Breast Surgery, Facelift and Rhinoplasty
Fellow of American Society of Aesthetic Plastic Surgery (ASAPS)
Marina Del Rey, California, USA
Beverly Hills, California, USA

GRACE J. GRAW, MD
Resident Physician
Division of Plastic and Reconstructive Surgery
Department of Surgery
Stanford Hospital and Clinics
Palo Alto, California, USA

JEFFREY A. GUSENOFF, MD
Professor
Department of Plastic Surgery
University of Pittsburgh
Pittsburgh, Pennsylvania, USA
Bahman Guyuron, MD, FACS
Professor Emeritus
Department of Plastic Surgery
Case School of Medicine
Cleveland, Ohio, USA

KRISTY L. HAMILTON, MD
Plastic Surgeon
Private Practice
Houston, Texas, USA

CHRISTINE A. HAMORI, MD, FACS
Director
Cosmetic Surgery & Skin Spa
Duxbury, Massachusetts, USA

ALFREDO E. HOYOS, MD
Plastic and Aesthetic Surgeon
Department of Plastic Surgery
Dhara Clinic (Private Practice);
Scientific Director
Plastic Surgery & Professional Education
Total Definer
Bogota, Colombia

JOSEPH P. HUNSTAD, MD, FACS
Plastic Surgeon
Hunstad Kortesis Bharti Cosmetic Plastic Surgery;
Associate Consulting Professor
University of North Carolina
Chapel Hill Division of Plastic Surgery
Charlotte, North Carolina, USA

MATTHEW H. ISAKSON, MD
Plastic Surgeon
Department of Aesthetic Surgery
Private Practice
Augusta, Georgia, USA

ANNETTE K. KAMINAKA, BA
Medical Student
Albany Medical College
Albany, New York, USA

ROY KIM, MD
Private Practice
San Francisco, California, USA

ELIZABETH KLEIN, MS
Medical Student
New York University Grossman School of Medicine
New York, New York, USA

AARON M. KOSINS, MD
Private Practice
Newport Beach, California, USA

DAVID M. KOWALCZYK, MD, MBA
Fellow
Department of Otolaryngology—Head & Neck Surgery
University of Illinois at Chicago
Chicago, Illinois, USA
Jon Kurkjian, MD
Private Practice
FortWorth, Texas, USA;
Clinical Assistant Professor
University of Texas Southwestern Medical Center
Dallas, Texas, USA

VAL LAMBROS, MD
Clinical Professor of Plastic Surgery
University of California, Irvine
Irvine, California, USA

STEVEN M. LEVINE, MD
Assistant Professor of Plastic Surgery
Donald and Barbara Zucker School of Medicine
at Hofstra/Northwell
New York, New York, USA

FRANK LISTA, MD, FRCSC
Assistant Professor
Department of Surgery
University of Toronto
Toronto, Ontario, Canada

TIMOTHY MARTEN, MD, FACS
Plastic Surgeon
Marten Clinic of Plastic Surgery
San Francisco, California, USA

G. PATRICK MAXWELL, MD
Maxwell Aesthetics
Nashville, Tennessee, USA

RAJA MOHAN, MD
Plastic Surgeon
Private Practice
Irving, Texas, USA

THOMAS A. MUSTOE, MD
Plastic Surgeon
TLKM Plastic Surgery;
Former Professor
Division of Plastic Surgery
Northwestern University Feinberg School of Medicine
Chicago, Illinois, USA

VIVIAN N. NGUYEN, BS
Research Associate
Physiology and Neuroscience
University of California, San Diego
San Diego, California, USA

EUGENE PARK, MD
Resident
Division of Plastic Surgery
Northwestern University Feinberg School of Medicine
Chicago, Illinois, USA

ANUP PATEL, MD, MBA, FACS
Plastic and Reconstructive Surgeon
Orlando Plastic Surgery Institute
Orlando, Florida, USA

MAURICIO E. PEREZ, MD
Medical Doctor and Surgeon
Department of Plastic Surgery
Total Definer Research Group
Dallas, Texas, USA

ABIGAIL M. RODRIGUEZ, MD
Plastic Surgeon
Houston, Texas, USA

ROD J. ROHRICH, MD, FACS
Founding Partner
Dallas Plastic Surgery Institute;
Clinical Professor of Plastic Surgery
Baylor College of Medicine
Dallas, Texas, USA

JASON ROOSTAEIAN, MD
Division of Plastic and Reconstructive Surgery
University of California, Los Angeles
Los Angeles, California, USA

J. PETER RUBIN, MD, MBA, FACS
UPMC Endowed Professor and Chair of Plastic Surgery
Director of UPMCWound Healing Services
Department of Plastic Surgery
University of Pittsburgh Medical Center;
Professor of Bioengineering
University of Pittsburgh
Pittsburgh, Pennsylvania, USA

SEAN SAADAT, MD
Resident Physician
Plastic & Reconstructive Surgery
UCLA Health
Los Angeles, California, USA

KYLE SANNIEC, MD
Department of Plastic Surgery
University of Texas Southwestern Medical Center
Dallas, Texas, USA

ELIZABETH B. SAVETSKY, MS
Digital Influencer
Dallas, Texas, USA

IRA L. SAVETSKY, MD
Plastic Surgeon
Dallas Plastic Surgery Institute
Dallas, Texas, USA

MATTHEW SCHULMAN, MD
Plastic Surgeon
Schulman Plastic Surgery
New York, New York, USA

KENNETH C. SHESTAK, MD
Professor
Department of Plastic Surgery
University of Pittsburgh Medical Center
Pittsburgh, Pennsylvania, USA

SACHIN M. SHRIDHARANI, MD, FACS
Plastic Surgeon
Department of Plastic Surgery
Luxurgery
New York, New York, USA

SIMRANJIT SIDHU, BS
Research Associate
Ecology and Evolution
University of California, Santa Barbara
Pasadena, California, USA

DAVID SIEBER, MD, FACS
Sieber Plastic Surgery
Sam Francisco, California, USA

SAMMY SINNO, MD
Plastic Surgeon
TLKM Plastic Surgery;
Clinical Professor of Plastic Surgery
Northwestern University Feinberg School of Medicine
Chicago, Illinois, USA

POOJA SODHA, MD
Director
Center for Laser and Cosmetic Dermatology;
Assistant Professor of Dermatology
George Washington University School of Medicine and Health Sciences
Washington, DC, USA

DOUGLAS S. STEINBRECH, MD, FACS
Gotham Plastic Surgery
New York, New York, USA

W. GRANT STEVENS, MD, FACS
Clinical Professor of Surgery
Keck School of Medicine of the University of Southern California
Division of Plastic Surgery;
Director
USC Aesthetic Surgery Fellowship
American Society of Aesthetic Plastic Surgery
Los Angeles, California, USA

JAMES M. STUZIN, MD
Plastic Surgeon
Institute of Aesthetic Medicine;
Chair of the Baker-Gordon Cosmetic Surgery Meeting
Professor of Plastic Surgery (Voluntary)
University of Miami School of Medicine
Miami, Florida, USA

CHRISTOPHER C. SUREK, DO
Clinical Assistant Professor
Department of Plastic Surgery
University of Kansas Medical Center;
Assistant Professor of Anatomy
Department of Anatomy
Kansas City University
Kansas City, Missouri, USA

SPERO J. THEODOROU, MD
BodySCULPT
New York, New York, USA

CHARLES H. THORNE, MD
Plastic Surgeon
Private Practice
New York, New York, USA

GRACE M. TISCH, BA
Department of Plastic Surgery
Luxurgery
New York, New York, USA

DEAN M. TORIUMI, MD
Plastic Surgeon
Toriumi Facial Plastics (Private Practice)
Chicago, Illinois, USA

SHAHRYAR TORK, MD
Plastic Surgeon
The Plastic Surgery Group
Cincinnati, Ohio, USA

PATRICK TREVIDIC, MD
Plastic Surgeon
Expert2 Expert (Private Practice)
Paris, France

JACOB G. UNGER, MD
Plastic Surgeon
Maxwell Aesthetics
Nashville Plastic Surgery Institute
Nashville, Tennessee, USA

CHRISTINA R. VARGAS, MD
Chief Resident
Plastic and Reconstructive Surgery
University Hospitals Cleveland Medical Center
CaseWestern Reserve University
Cleveland, Ohio, USA

VASILEIOS VASILAKIS, MD
Plastic Surgeon
Memorial Plastic Surgery
Houston, Texas, USA

NATHANIEL L. VILLANUEVA, MD
Plastic Surgeon
The Plastic Surgery Institute (Private Practice)
Beverly Hills, California, USA

HEIDI A. WALDORF, MD
Waldorf Dermatology Aesthetics
Nanuet, New York, USA
Simeon Wall, Jr., MD, FACS
Board Certified Plastic Surgeon
TheWall Center for Plastic Surgery & Jade Medispa
Shreveport, Louisiana, USA

DINAH WAN, MD
Southlake Plastic Surgery
Southlake, Texas, USA
Woffles T. L.Wu, MBBS, FRCS (Edin), FAMS (Plastic Surg)
WofflesWu Aesthetic Surgery and Laser Centre
Singapore

Introdução: Abordando os Procedimentos mais Comuns em Cirurgia Cosmética: Porque este Livro é Diferente

1   **A Consulta: O que Saber, O que Fazer e Quando Dizer "Não"**   *3*

2   **Como Otimizar Resultados e Minimizar Complicações em Cirurgia Cosmética**   *6*

3   **Como a Mídia Social Alterou Toda a Cirurgia Plástica**   *8*

4   **Mídia Social: O que Fazer e o que Não Fazer**   *11*

1 A Consulta: O Que Saber, O Que Fazer e Quando Dizer "Não"

Rod J. Rohrich ▪ *Abigail M. Rodrigues* ▪ *Ira L. Savetsky*

Resumo

A consulta inicial é um evento importante para decidir se um paciente é adequado para a cirurgia. Ouvir o paciente e determinar se ele (ou ela) tem expectativas realistas é crucial para prognosticar o sucesso cirúrgico. Os pacientes que são rudes com a equipe ou que são fumantes ativos podem demandar consideração cuidadosa antes de se tornarem seus pacientes cirúrgicos.

Palavras-chave: cirurgia cosmética, cirurgia estética, consulta cosmética, consulta estética, expectativas, bandeira vermelha.

> **Pontos Essenciais**
> - Mais do que nunca, os pacientes chegam à consulta inicial equipados com informações de fontes *on-line*, com ideias sólidas sobre seu autodiagnóstico e a cirurgia indicada.
> - Ouvir o paciente, elaborar um plano claro com objetivos distintos, realizar uma análise nasofacial, obter fotografias pré-operatórias e estabelecer expectativas realistas são ações fundamentais para embarcar em uma cirurgia bem-sucedida.
> - Consideração especial deve ser tomada antes de concordar em operar pacientes adolescentes.
> - Fumantes ativos, pacientes rudes e aqueles com metas não realistas ou vagas quanto à cirurgia não são candidatos apropriados para procedimentos eletivos.

1.1 Antes da Consulta

- Embora as referências boca a boca ainda sejam comuns em cirurgia cosmética, as "referências digitais" estão se tornando cada vez mais comuns.
- Muito antes da consulta, a maioria dos pacientes já tem ideia de como você (o cirurgião plástico) pode ser após consultar sua página na rede mundial (*website*) e suas revisões *on-line*, assim como suas plataformas na mídia social.
- Prepare a consulta para o sucesso fornecendo aos pacientes prospectivos as informações educacionais na forma de um texto conciso e, de preferência, vídeos e ilustrações gráficas em um *site* otimizado para telefone celular e na mídia social.
- Alguns pacientes podem ter consultado outros cirurgiões plásticos e introduzir o diagnóstico e o plano de outra(s) consulta(s) na discussão.
- O programador clínico deverá marcar as consultas o mais rápido possível, pois um cliente novo geralmente não está disposto a esperar meses e optará por buscar outro cirurgião plástico.

1.2 Ouça o Paciente

- Reserve um tempo para ouvir os pacientes e conhecer a profissão deles, seus *hobbies*, estilo de vida e sistema de suporte social.
- Atenção cuidadosa deve ser dedicada para compreender a motivação do paciente para a consulta, a cirurgia e o momento da cirurgia (ou seja, por que agora?).
- O paciente deverá ser solicitado a relacionar *todo* e *qualquer* tratamento anterior relacionado, incluindo injeções, tratamento a *laser* e cirurgia.
- Embora um paciente possa reclamar sobre uma experiência anterior com um cirurgião plástico diferente, evite sempre manifestar qualquer julgamento ou comentário desfavorável sobre o outro profissional.
- Deixe os pacientes manifestarem suas preocupações e estimule-os a *priorizar* as três áreas principais de preocupação.

1.3 Análise Nasofacial

- Uma análise nasofacial completa e padronizada deverá ser feita, usando um espelho para facilitar a discussão com o paciente e identificar as áreas específicas de preocupação.
- Você deve orientar gentilmente o paciente para visualizar a face em sua totalidade, melhorando assim a compreensão dele ou dela quanto à importância das proporções e às relações faciais (p. ex., a relação lábio-queixo para um paciente de rinoplastia).
- Para consultas por *FaceTime* ou *Skype*, peça ao paciente para enviar as fotografias antecipadamente para revisão na preparação.

1.4 Estabelecendo Expectativas

- Autodiagnóstico incorreto e expectativas não razoáveis, se não corrigidos pelo cirurgião plástico antes da operação, poderão resultar em insatisfação significativa após a cirurgia.
- Seja honesto e franco consigo mesmo e com seus pacientes quanto ao que você pode e não pode fazer.
- Eliminar, preventivamente, juízos falsos comuns como: "a lipoaspiração fará você perder peso" ou "um *lifting* facial dura para sempre".
- Os pacientes absorverão apenas uma fração do que ouviram durante a consulta. Reforçar as expectativas estabelecidas durante a consulta fornecendo material impresso com as mesmas informações.
- Lembre-se: "Você é um cirurgião, não um mágico". Nunca garanta um resultado. Em vez disso, sempre prometa menos e ofereça mais.

1.5 O que Fazer

- Fotografias padronizadas estáticas e dinâmicas deverão ser obtidas antes da cirurgia. Essas fotografias são críticas no pós-operatório para lembrar o paciente das melhorias significativas obtidas com a cirurgia, especialmente quando o paciente se mostre preocupado com um aspecto menos significativo.
- As imagens por computador podem ser úteis para fornecer ao paciente uma ideia geral do resultado pós-operatório, mas certamente não há garantia.
- Como sempre, os riscos e as complicações em potencial da cirurgia deverão ser revisados detalhadamente e o consentimento informado deverá ser obtido antes da operação.

Tabela 1.1 Idade recomendada para intervenções comuns da cirurgia plástica

Procedimento	Idade recomendada (anos)
Otoplastia	5-7
Rinoplastia cosmética	Mulheres: 15-17 Homens: 16-18
Retin A *Laser* para escaras de acne	16-18
Aumento de mama Redução de mama *Peelings* químicos *Laser* por razões cosméticas Toxina botulínica Preenchimento	≥ 18
Lipoaspiração	≥ 18 (quando não responder à dieta/exercícios)

Fonte: Adaptada de Rohrich RJ, Cho MJ. When is teenage plastic surgery versus cosmetic surgery okay? Reality versus hype: a systematic review. Plast Reconstr Surg. 2018;142(3):293e-302e.

Tabela 1.2 Pacientes tipo bandeira Vermelha e bandeira Verde

Paciente tipo bandeira Vermelha = SIMON	Paciente tipo bandeira Verde = SYLVIA
Solteiro **I**maturo Ho**m**em (*Man*) Expectativa exagerada (*Overly*) **N**arcisista	**S**eguro Jovem (*Young*) Ouvinte (*Listener*) **V**erbal **I**nteligente **A**traente

Fonte: Adaptada de Rohrich RJ. Streamlining cosmetic surgery patient selection—just say no! Plast Reconstr Surg. 1999;104(1):220-1.

- De acordo com os Doutores Goldwyn e Rohrich, você não deverá operar se:
  - Não gostar de um paciente individual;
  - O paciente solicitar algo que você não pode oferecer;
  - O paciente solicitar algo que esteja fora do sentido estético que o resultado provocar;
  - O paciente criticar os cirurgiões anteriores ou elogiar você em excesso;
  - O paciente for rude com você ou com sua equipe;
  - O paciente mentir para você ou fornecer uma história ou informação falsa;
  - O paciente se recusar a ser examinado, despir-se para o exame ou ser fotografado;
  - O paciente for perfeccionista e exigir uma garantia dos resultados;
  - O paciente se mostrar paranoico, delirante ou deprimido;
  - O paciente falhar em se comunicar ou se mostrar incapaz de compreender o que o consentimento informado envolve;
- Os aspectos a seguir não são, necessariamente, contraindicações à cirurgia cosmética, mas são de alto risco. Proceda com muito cuidado com:
  - O paciente secreto que não quer que ninguém saiba que ele ou ela está sendo submetido(a) à cirurgia;
  - O paciente "vip" que é (ou acredita ser) famoso ou sadio;
  - O paciente com pressa para ser operado;
  - O paciente viciado em cirurgia que tenha passado por múltiplos procedimentos operatórios anteriores;
  - O paciente de fora da cidade, que não pode ficar mais tempo para os cuidados pós-operatórios;
  - O paciente comprador recorrente de cirurgia plástica;
  - O paciente desleixado ou sujo;
  - O paciente for ao seu consultório várias vezes antes da cirurgia fazendo as mesmas perguntas;
  - O paciente se mostrar vago ou indeciso.
- Essencialmente, na dúvida, não faça!

- Se o paciente for acessível, obtenha um consentimento informado específico para postar as fotos e vídeos do paciente em sua conta e *site* na mídia social. Imagens realistas de pacientes obtidas antes, durante e após a cirurgia podem ajudar futuros pacientes a desenvolver expectativas realistas.
- Defina, com o paciente, objetivos claros para a cirurgia e reitere esses objetivos na manhã do dia da cirurgia.

1.6 Quando Dizer "Não"

- Pacientes adolescentes devem ter maturidade física e emocional adequada, com motivações claras e válidas para a cirurgia. A ▶ Tabela 1.1 relaciona sugestões gerais (*não* necessariamente diretrizes estritas) para a candidatura de um paciente adolescente à cirurgia plástica com base na idade. E o mais importante, o desejo do paciente pela cirurgia não deverá ser ditado por outros usuários da mídia social ou pelo desejo de ficar parecido com as celebridades.
- O debate sobre operar ou não operar fumantes para certos procedimentos de cirurgia plástica continua. Alguns cirurgiões plásticos racionalizam uma cirurgia menos agressiva em fumantes com a esperança de que isso reduzirá o risco de complicações. Ao operar um fumante, você sujeitará esse paciente não só a um procedimento menor, mas também a resultados menores. Agora, tanto o procedimento quanto o resultado estão comprometidos. Para serem considerados candidatos a uma cirurgia plástica eletiva, os pacientes devem parar de fumar *pelo menos* por 4 semanas antes da operação.
- Diretrizes tentadas e verdadeiras para a seleção de pacientes, originalmente criadas pelo Dr. Gorney, podem ser facilmente relembradas com dois acrônimos. Pacientes com um problema em potencial podem ser previstos com o acrônimo SIMON: Solteiro, Imaturo, Homem, Expectativa Exagerada e Narcisista (Em Inglês: ***S**ingle, **I**mmature **M**an, **O**verly expectant and **N**arcissistic*) (▶ Tabela 1.2). Pacientes com tendência ao sucesso podem ser previstos com o acrônimo SYLVIA: Seguro, Jovem, Ouvinte, Verbal, Inteligente e Atraente (em Inglês: ***S**ecure, **Y**oung **L**istener who is **V**erbal, **I**ntelligent and **A**ttractive*) (▶ Tabela 1.2).

1.7 Conclusão

A consulta é parte integral da decisão de que um paciente é adequado à cirurgia.

Ouvir o paciente e determinar se ele tem expectativas reais é crucial para prognosticar o sucesso cirúrgico.

Pacientes rudes com sua equipe ou fumantes ativos são exemplos de bandeiras vermelhas e não deverão ser operados.

Ver **Vídeo 1.1**.

Referências

Rohrich RJ, Weinstein A. Paging Dr. Google: the changing face of plastic surgery. Plast Reconstr Surg. 2016; 138(5):1133-1136.

Rohrich RJ, Timberlake AT, Afrooz PN. Revisiting the fundamental operative principles of plastic surgery. Plast Reconstr Surg. 2017; 140(6):1315-1318.

Rohrich RJ, Cho MJ. When is teenage plastic surgery versus cosmetic surgery okay? Reality versus hype: a systematic review. Plast Reconstr Surg. 2018; 142(3):293e-302e.

Rohrich RJ. Cosmetic surgery and patients who smoke: should we operate? Plast Reconstr Surg. 2000; 106(1):137-138.

Rohrich RJ. Streamlining cosmetic surgery patient selection—just say no! Plast Reconstr Surg. 1999; 104(1):220-221.

2 Como Otimizar Resultados e Minimizar Complicações em Cirurgia Cosmética

Rod J. Rohrich • Yash J. Avashia

Resumo

Em cirurgia cosmética, o sucesso envolve atenção pré-, intra e pós-operatória. Desenvolver afinidade e compreensão com o paciente é uma parte importante da consulta inicial desse paciente e edifica a base para todas as interações futuras durante todo o período perioperatório. A seleção apropriada dos pacientes é o primeiro passo para melhoras os resultados. Estabelecer as expectativas do paciente é um aspecto crítico do processo pré-operatório e influencia diretamente a experiência e a satisfação desse paciente. Uma análise pré-operatória detalhada definirá o cirurgião para realizar a operação correta. A avaliação inadequada do paciente pode levar à realização da operação errada e resultar em complicações e em cirurgia de revisão.

Palavras-chave: segurança, complicações cirúrgicas, análise pré-operatória, seleção de pacientes, investigação por imagens, expectativas do paciente.

> **Pontos Essenciais**
>
> - Em cirurgia cosmética o sucesso envolve atenção pré-, intra e pós-operatória.
> - Desenvolver afinidade e compreensão com o paciente é uma parte crítica da consulta inicial desse paciente e edifica a base para todas as interações futuras durante todo o período perioperatório.
> - A seleção apropriada dos pacientes é o primeiro passo para melhorar os resultados.
> - Estabelecer as expectativas do paciente é um aspecto importante do processo pré-operatório e influencia diretamente a experiência e a satisfação desse paciente.
> - Uma análise pré-operatória detalhada definirá o cirurgião para realizar a operação correta. A avaliação inadequada do paciente pode levar à realização da operação errada e resultar em complicações e em cirurgia de revisão.
> - Técnica segura é um princípio em cirurgia cosmética.

2.1 Experiência Inicial do Paciente

- Há três grupos de novos pacientes:
  - Aqueles que conhecem a prática do cirurgião;
  - Aqueles que são recomendados por outro paciente;
  - Aqueles completamente desconhecidos.
- Em geral, o cirurgião tem 60 segundos para desenvolver uma conexão com o paciente, que define o tom para o restante da consulta.
- É importante que o cirurgião se esforce seriamente para se conectar com o paciente nesse período. Levar os pacientes a falarem sobre eles mesmos permite ao cirurgião identificar uma conexão em potencial.
- Em geral, após a consulta do paciente, há uma janela de 2 a 3 dias para buscar um segundo contato com o paciente por *e-mail* ou telefone, como acompanhamento. A falta dessa conexão com o paciente durante esse período leva o paciente quase sempre a não prosseguir com a cirurgia.
- A experiência do paciente é, na verdade, o aspecto intangível que governa a resposta desse paciente a resultados cirúrgicos tanto bons quanto ruins. Esse é um aspecto que inclui não só o cirurgião, mas todos os membros da equipe. O paciente interage com todos e todas as interações incluem a "experiência do paciente".

2.2 Seleção de Pacientes

- O principal determinante de uma cirurgia cosmética bem-sucedida é a seleção do paciente.
- A maior insatisfação do paciente em uma cirurgia estética se baseia na falha de comunicação e aderência aos critérios de seleção de pacientes.
  - Critérios de seleção de pacientes: os critérios clínicos a seguir consideram pacientes como candidatos ruins e em risco para complicações:
    - Fumantes.
    - Índice de massa corporal elevado (BMI) (> 35).
    - Doença cardiovascular ativa (equivalentes metabólicos [METS] < 4).
    - Terapia de anticoagulação e/ou antiplaquetária.
    - Doença inflamatória crônica com uso de esteroides.
    - Doença do tecido conjuntivo (síndrome de Ehlers-Danlos).
- Por meio de tentativas e erros, o cirurgião estético melhora seu sentido de identificação dos pacientes que não são adequados à candidatura para uma cirurgia estética.
- O cirurgião praticante aprende a identificar certas características ou traços de personalidade do paciente que prognosticam nível baixo de satisfação pós-operatória.
- Sarwer *et al.* mostraram que indivíduos que buscam melhora cosmética possuem índice mais alto de transtorno corporal dismórfico (BDD, em Inglês) e outras condições psiquiátricas que a população em geral.
- O índice de BDD pode chegar a 15% nos pacientes submetidos à cirurgia estética.
- Na seleção de pacientes está implícita a elaboração de uma avaliação pré-operatória detalhada que busca descobrir tanto as preocupações físicas quanto as perspectivas psicológicas desses pacientes.
- Gorney descreveu um conjunto de diretrizes para a seleção de pacientes que se baseava na correlação entre a gravidade da deformidade e o nível de preocupação do paciente.
  - Pacientes com baixo nível de preocupação quanto a uma deformidade grave eram considerados bons candidatos à cirurgia.
  - Pacientes com alto nível de preocupação quanto a uma deformidade menor eram considerados candidatos insatisfatórios à cirurgia.

2.3 Definindo Expectativas

- Compreender a expectativa pós-operatória do paciente é um aspecto crucial para a avaliação pré-operatória.
- Para o cirurgião é importante ser capaz de ver o que o paciente está vendo (o vice-versa também é importante).

- Inicie pedindo aos pacientes para definirem suas três preocupações principais. Aqueles que não conseguem definir claramente suas preocupações ou que usam descritores genéricos demandam mais questionamento e orientação para melhor ajudá-los a compreender sua desarmonia física ou psicológica.
- Após definir suas preocupações, os pacientes também deverão estar aptos a fornecer uma expectativa realista do que eles esperam alcançar da cirurgia. Expectativas irreais são uma configuração para um paciente infeliz.
- É responsabilidade do cirurgião calibrar as expectativas do paciente e fornecer uma ideia realista do tipo de resultado pós-operatório que pode ser atingido.

2.4 Plano Cirúrgico Correto

- Uma avaliação pré-operatória detalhada é o pré-requisito para se desenvolver um plano cirúrgico.
- A investigação pré-operatória por imagens é um aspecto necessário de qualquer procedimento cirúrgico cosmético. A técnica apropriada por imagens permite o planejamento pré-operatório, a discussão com o paciente e a comparação dos resultados durante o acompanhamento pós-operatório.
- O conhecimento completo da base anatômica da preocupação do paciente é importante, sendo obtido por meio de um exame físico detalhado.
- Existe uma sutileza em equilibrar as perspectivas do paciente e do cirurgião sobre a deformidade física apresentada com a concordância sobre um plano cirúrgico.

2.5 Técnica Segura

- Técnica segura é aquela que identifica "o que pode dar errado" em cada passo na cirurgia e que toma as medidas para a prevenção. O oposto de técnica segura é a confiança exagerada, a ignorância e a pressa.
- É universal para a técnica segura aderir aos princípios em cirurgia plástica que governam a cicatrização de ferimentos: fechamento livre de tensão e preservação da vascularidade. É peculiar à cirurgia cosmética o respeito à anatomia funcional, ao mesmo tempo em que se atinge a melhora estética. Isso é particularmente importante em rejuvenescimento periorbitário, *lifting* facial e rinoplastia, mas é também relevante em outros aspectos da cirurgia cosmética, como mamas e corpo.
- O propósito deste capítulo não é o de expurgar as técnicas seguras em cirurgia cosmética. O propósito deste livro é o de fornecer um guia seguro de técnicas comprovadas em cirurgia cosmética.

2.6 Conclusão

Desde a consulta inicial até a consulta final pós-operatória, a relação cirurgião-paciente está em evolução continuamente. Definir as expectativas do paciente e a seleção de pacientes é tão importante quanto a técnica real aplicada. Cirurgiões seniores geralmente edificam sobre sua própria experiência para navegar as interações com o paciente. Cirurgiões juniores podem usar essas diretrizes para ajudar a evitar armadilhas precoces.

Referências

Goldwyn RM. The patient and the plastic surgeon. 2nd ed. Boston: Little, Brown; 1991.

Gorney M, Martello J. Patient selection criteria. Clin Plast Surg. 1999; 26(1):37-40, vi.

Rohrich RJ. Streamlining cosmetic surgery patient selection—just say no! Plast Reconstr Surg. 1999; 104(1):220-221.

Sarwer DB, Wadden TA, Pertschuk MJ, Whitaker LA. The psychology of cosmetic surgery: a review and reconceptualization. Clin Psychol Rev. 1998;18(1):1-22.

3 Como a Mídia Social Alterou Toda a Cirurgia Plástica

Rod J. Rohrich ▪ Ashkan Ghavami ▪ Daniel J. Gould

Resumo
A mídia social é uma plataforma madura e em crescimento rápido para pacientes e cirurgiões em potencial de diversos locais interagirem e se comunicarem. Isso inclui uma oportunidade para impressões diárias e não, simplesmente, um marketing promocional, mas também a oferta de conteúdo educacional. Neste capítulo discutiremos o uso ético dessa mídia para conquistar seguidores, melhorar a exposição da prática e salvaguardar a relação fiduciária entre cirurgiões e pacientes.

Palavras-chave: mídia social, Instagram, Snapchat, Twitter, Facebook.

Pontos Essenciais

- A mídia social envolve todas as plataformas para interação social *on-line* e é uma das novas arenas mais poderosas e excitantes para práticas de cirurgia plástica. Esforços anteriores se concentraram em métodos para determinar o retorno sobre o investimento (ROI, em inglês, para *return on investment*) para certas redes sociais.
- O maior ROI vem do Instagram, Snapchat, Realself e Facebook, em linhas gerais nessa ordem. Os pontos fortes são os conteúdos de vídeos e fotos e a facilidade de acesso.
- Os cirurgiões deverão estar cientes de seu aparecimento nas plataformas e deverão manter altos padrões morais e éticos. Estudos recentes propuseram diretrizes pelo menos para residentes em treinamento.
- A mídia social é uma ferramenta de marketing poderosa, mas com mais poder vem mais responsabilidade.
- Evite pagar por seguidores; cuidado com os *influencers* (influenciadores); o crescimento orgânico é sustentável e real.

3.1 Decidindo Sua Plataforma: Qual é a Melhor para Você e Por quê?

3.1.1 Instagram (estabelecido em 2010)

- Total de usuários ativos diários do Instagram: + 500 milhões.
- Número de curtidas no Instagram por dia: 4,2 bilhões.
- Número de fotos e vídeos carregados por dia: + 100 milhões.
- Demografia do Instagram:
  - 110 milhões de usuários dessa plataforma são dos EUA.
  - O Instagram é usado por 43% das mulheres americanas e por 31% dos homens.
  - 31% dos usuários de Internet entre 18 e 24 anos de idade usam o Instagram, assim como 32% dos usuários de Internet entre 25 e 34 anos de idade.

Instagram para Negócios

- Estima-se que 71% dos negócios nos EUA foram realizados no Instagram em 2018.
- Hoje essa plataforma tem mais de 2 milhões de anunciantes mensais e 25 milhões de perfis de negócios.
- Há mais de 500.000 influenciadores no Instagram.
- A rede móvel e a receita do Instagram era de US$ 7 bilhões em 2018. Em 2019 a receita foi de US$ 9,45 bilhões. Em 2020 ela cresceu para US$ 13,86 bilhões e foi projetada para atingir US$ 18,16 bilhões em 2021.
- Um terço das histórias mais visualizadas é de negócios.
- 78% dos influenciadores preferem o Instagram para colaboração de marca.
- O conteúdo gerado pelo usuário tem índice de conversão 4,5% mais alto.
- 55,4% dos influenciadores usam as histórias do Instragram para campanhas patrocinadas.
- O alcance potencial de publicidade no Instagram é de 802 milhões.

Fatos

- As postagens com localização obtêm 79% mais engajamento.
- 7 entre 10 *hashtags* no Instagram têm marca.
- 60% das pessoas dizem que descobrem produtos novos no Instagram.
- Fotos faciais obtêm 38% mais curtidas.
- Postagens com pelo menos uma *hashtag* conseguem a média de 12,6% a mais de engajamento.
- O adesivo Giphy mais usado em *stories* é o Heart Love Sticker, da Arata.
- Os usuários do Instagram se conectam mais nos dias de semana, com a terça-feira e a quinta-feira sendo os dias mais frequentados.
- Os vídeos no Instagram são duas vezes mais frequentados que as fotos em qualquer outra plataforma de mídia social.
- As *hashtags* mais populares no Instagram são: #Love, #Instagood, #Me, #Cútis e #Follow.

3.1.2 Snapchat (estabelecido em 2011)

- Total de usuários ativos diários no Snapchat: 190 milhões.
- Porcentagem de usuários de mídia social nos EUA que usam Snapchat: 24%.
- Número de *Snaps* criados diariamente (fotos e vídeos): 3 bilhões.
- Tempo médio de uso por usuário, diariamente: + de 30 minutos.
- Porcentagem de usuários (18 a 24 anos) nos EUA: 73%.
- Demografia do Snapchat:
  - 75% dos usuários do Snapchat têm menos de 34 anos de idade.
  - 90% dos usuários do Snapchat estão entre 13 e 24 anos de idade.
  - Em linhas gerais, 61% dos usuários do Snapchat são mulheres e 38% são homens.
  - 30% dos usuários de internet *Millennial* usam o *Snapchat* regularmente.

Fatos

- Os usuários ativos do Snapchat acessam o aplicativo 20 vezes por dia.
- Mais de 400 milhões das histórias do Snapchat são criadas por dia.
- Mais de 60% dos usuários ativos do Snapchat criam um conteúdo diariamente.

- Você levaria 10 anos para visualizar todas as fotos compartilhadas no Snapchat na última hora.
- 95% dos usuários do Snapchat dizem que o aplicativo faz com que eles se sintam felizes.
- 528.000 *snaps* são enviados por minuto.

3.1.3 Facebook (estabelecido em 2004)
- Total de usuários ativos diários móveis: 1,57 milhões.
- Visualizadores diários de histórias do Facebook: 150 milhões.
- Demografia do Facebook:
  - Os usuários do Facebook são: 53% mulheres e 47% homens.
  - Em média, um usuário do Facebook tem 155 "amigos".
  - 62% dos idosos *on-line* com 65 anos ou mais estão no Facebook e 72% estão na faixa de 50 e 64 anos de idade.
  - 88% dos usuários *on-line* com idade entre 18 e 29 anos estão no Facebook, 84% dos quais entre 30 e 49 anos.

Estatísticas de Publicidade no Facebook
No primeiro trimestre de 2020 o Facebook tinha mais de 8 milhões de anunciantes mensais; no segundo trimestre esse número aumentou para 9 milhões e no terceiro trimestre chegou a 10 milhões de anunciantes mensais ativos. O aumento foi histórico e pode, certamente, estar relacionado com o aumento da interação dos usuários durante a pandemia do Covid-19.
- 93% dos marqueteiros usam a publicidade no Facebook regularmente.
- As imagens respondem por 75 a 90% da eficácia/desempenho da publicidade no Facebook.
- O custo médio por *click* (CPC) para os anúncios no Facebook é de US$1,72, o índice médio por *click* (CTR) é de 0,9% e o custo médio por 1.000 impressões (CPM) é de US$ 7,92.
- A participação do Facebook no mercado de publicidade digital global é de 19,7%.

Fatos
- O Facebook responde por mais de 42% dos acessos mensais à mídia social.
- 42% das respostas de serviços ao usuário acontecem durante os primeiros 60 minutos.
- O botão de "Curtir" do Facebook foi pressionado 1,13 trilhões de vezes.
- Em média, o Facebook tem mais de 8 bilhões diários de visualizações de vídeos.
- 85% dos usuários do Facebook assistem aos vídeos com o som desligado.
- Os anúncios de vídeo legendados podem aumentar o tempo de visualização, na média, em 12%.
- 80% dos usuários ficam incomodados quando vídeos com sonorização automática aparecem e isso causa no usuário uma impressão negativa da sua marca.
- 20% dos vídeos são transmissões ao vivo.
- Twitter: menos importante para construção da prática: essa é uma localização para médicos se comunicarem e compartilharem ideias; muito congestionado durante as conferências.

3.2 Ética
- Todos os cirurgiões deverão ter fotos precisas e não editadas de antes e depois da cirurgia.
- Procure e forneça um bom conteúdo de vídeo, que não possa ser alterado.
- Conheça a diferença entre engajamento e entretenimento.
- Tenha muito cuidado com o conteúdo intraoperatório e imediato após a operação, pois resultados tardios e acompanhamento a longo prazo são os preferidos.
- O princípio central para todas as postagens é a instrução.
- Autenticidade é a chave.
- Os cirurgiões deverão, primeiro, "pagar suas dívidas". Não alegue, falsamente, que você é um especialista. Contribua primeiro para a literatura e para a especialidade. O conteúdo é evidência da experiência verdadeira e não pode só ajudar sua mídia social, mas também mostra que você é um especialista legítimo. Obtenha a certificação adequada e permaneça envolvido em sua sociedade antes de criar aqueles tipos de impressões em suas plataformas de mídia social.

3.3 Pérolas
- Na mídia social os desafios incluem o fato de que alguns pacientes não "curtem" seus cirurgiões. Há muitos que buscam, mas não estão abertos sobre seus interesses – assim, há muitas impressões falsas. Por isso, não julgue o alcance precoce somente pelas "curtidas".
- Lento e baixo: o crescimento orgânico lento e uniforme é a chave; só colabore com pacientes reais; evite empresas SOME de *marketing*. Não use autocurtidores ou autosseguidores: você vai acabar com muitas falhas. SIGA e CURTA seus seguidores e fãs!

3.4 Planejamento e Entrega do seu Conteúdo

3.4.1 Instagram: Essas Recomendações se Baseiam em Observações de Tendências Atuais
- *Contas:* separe em conta pessoal e conta profissional. Mantenha as contas pessoais em separado. Alguns defendem a mistura, mas isso pode prejudicar as linhas do consultório e da vida pessoal. Evite fotos sangrentas na conta pessoal; salve essas e as intraoperatórias na conta profissional.
- *Stories versus* postagens:
  - "Stories": devem ser atualizadas diariamente com cerca de sete postagens. Cada história deverá ter um *link* ou função de deslizamento com o *link* para a ação. Uma boa mistura é postar novamente duas ou três postagens dos pacientes, dois a três *links* para voltar às postagens na conta principal ou profissional e duas ou três com chamada para ação para programar ou voltar ao *link* para a rede ou conteúdo de instrução. Se for na conta profissional, sempre mostre um alerta antes das imagens da operação. Em geral, essas postagens geram projeções, mas não pacientes. Assim, se o objetivo é crescer, então faça a postagem, mas se o objetivo é a conversão e a manutenção, não faça a postagem como muitas imagens anatômicas cirúrgicas; os pacientes em potencial não querem ver fotos com sangue, especialmente na conta pessoal.
  - *Postagens:* deverão ser de 2 a 3 por dia, com investigação por imagens e marca, e filtros consistentes e bem compostos. A redação deverá ser curta e suave. Tente evitar postagens longas e com muitos parágrafos. Inclua informações sobre o contato e todos os *emojis* após o primeiro parágrafo. CERTIFIQUE-SE DE IDENTIFICÁ-LOS APROPRIADAMENTE; use etiquetas locais (geograficamente) e faça isso no momento da postagem para o algoritmo funcionar. Os "antes" e "depois"

são altamente valiosos para a interação do paciente. Prêmios e palestras também são valiosos, geram histórico positivo e estabelecem experiência. Os *stories* e as postagens com a família ou quando em férias são incertas, significando que podem ajudar em certas práticas a se conectar com o paciente ou fazê-los se sentirem como se já conhecessem você, mas o excesso pode diluir sua marca. Lembre-se: eles são consumidores e querem ver sua estética e seu produto. Desenvolva suas próprias *hashtags* e marcas e evite imitações, pois isso não ajudará a diferenciar você.

- *Snaps:* mesmas regras que para os *stories*; pode postar a nudez e mostrar mais da cirurgia. Deve haver muito mais postagens desse tipo diariamente, na ordem de 10 a 15, e essas podem ser menos bem compostas. A etiquetagem não é crucial; os pacientes aqui são uma demografia mais jovem.
- *Vídeos* versus *fotos imóveis/música:* o conteúdo do vídeo gera muito mais interação; faça postagem de filmes que demonstram um conceito. Os vídeos mostram resultados a uma luz muito mais honesta. Não há meios de falsificar os resultados – sombreamento e ângulos são elementos-chave para mostrar contorno e demonstrar melhor as expectativas. Use música e outras opções como imagem na imagem para antes das imagens para criar o melhor conteúdo.
- *Momento certo para as postagens:* use um aplicativo para determinar quando seus seguidores estiverem *on-line* e então faça as postagens de acordo, mas, em geral, os horários de pico são 9:00, 12:30-13:30 e 19:00-21:00 horas. Faça a postagem de acordo, mas faça isso também com um propósito. Às 9:00 h você pode mostrar sua avaliação pré-operatória. Às 13:00 h você pode mostrar seus resultados e às 19:00 você pode mostrar como chegar ao consultório ou um caso especial.
- Influenciadores:
  - Eles nunca estão livres – obtenha um contrato para todos eles.
  - Desenvolva uma seleção com curadoria de colaboradores e amigos da prática.
  - Verifique seus seguidores e impressões antes de concordar em se envolver.
  - Não tente fingir influência aqui, pois seguidores astutos e celebridades sabem como localizar a presença de mídia social falsa – todos eles fazem e pagam por isso.

3.5 Métrica para o Sucesso

- *Impressões:* impressões-alvo, exceto interação, também são muito importantes.
- *Seguidores (localização e impacto):* os seguidores reais vão interagir com o conteúdo orgânico. Todas as contas do Instaram deverão ter 10% de seus seguidores apreciando suas postagens para uma interação satisfatória – esses são os seguidores "verdadeiros". Não pague por curtidas ou seguidores falsos, pois eles diluem sua mensagem e dão a impressão de especialização sem trazer novos pacientes para o seu alcance.
- *Conversão para a Sala de Operações:* os pacientes deverão ter a opção de reservar ou deslizar em cada postagem. Se eles "curtem" um resultado, você deverá ter uma estratégia para chegar a ele – DM. Se eles deslizam em seu contato ou chamam do Instagram, eles terão alto índice de conversão e, provavelmente, converterão com alguém dentro de algumas horas ou dias. Não perca seus pacientes sociais!
- *Influência:* A influência pode ser medida de várias maneiras e, atualmente, há várias empresas e pesquisadores buscando meios de quantificar a influência. Não se deixe dominar pelos números, pois se trata mais de quem o segue, não de quantos o seguem.

3.6 Problemas em SOME

- "Se eles fazem isso, eu também deveria fazer" – não seja levado por esse tipo de mentalidade; crie seu próprio conteúdo e siga no seu próprio ritmo.
- Páginas de revisão como a *Yelp* e outros pontos de venda têm revisões falsas, tanto positivas quanto negativas, de modo que nenhum deles é confiável.
- Muitos dos problemas iniciais com aperfeiçoamento de mecanismo de pesquisa e manipulações de páginas de revisão foram realmente encontrados por plataformas SOME, onde, em última análise, seguidores e pacientes falam sobre as mensagens deles.

3.7 Conclusão

A mídia social é uma ferramenta nova e valiosa para *marketing* e interação do paciente. O cirurgião plástico moderno deverá usar a mídia social, o que deverá ser feito com classe e delicadeza.

Ver **Vídeo 3.1.**

Referências

Annual Instagram advertising revenues in the United States from 2018 to 2021. https://www.statista.com/statistics/1104447/instagram-ad-revenues-usa/. Accessed on 2/18/2021.

Branford OA, Kamali P, Rohrich RJ, et al. #PlasticSurgery. Plast Reconstr Surg. 2016; 138(6):1354-1365.

Chandawarkar AA, Gould DJ, Stevens WG. Insta-grated plastic surgery residencies: the rise of social media use by trainees and responsible guidelines for use. Aesthet Surg J. 2018; 38(10):1145-1152.

Gould DJ, Grant Stevens W, Nazarian S. A primer on social media for plastic surgeons: what do I need to know about social media and how can it help my practice? Aesthet Surg J. 2017; 37(5):614-619.

Rohrich RJ, Weinstein AG. Connect with plastic surgery: social media for good. Plast Reconstr Surg. 2012; 129(3):789-792.

Wheeler CK, Said H, Prucz R, Rodrich RJ, Mathes DW. Social media in plastic surgery practices: emerging trends in North America. Aesthet Surg J. 2011; 31(4):435-441.

4 Mídia Social: O que Fazer e o que Não Fazer

Rod J. Rohrich • Elizabeth B. Savetsky • Ira L. Savetsky

Resumo
A mídia social é uma ferramenta valiosa para marketing, instrução e comunicação. Ela permite que nossos pacientes em potencial se familiarizem com nosso conjunto de habilidades, visualizem nossa mestria e nos conheçam pessoalmente sem mesmo comparecer ao nosso consultório. Há múltiplas plataformas de mídia social disponíveis e cada uma tem suas próprias vantagens e desvantagens. Aqui vamos discutir essas várias plataformas e dar exemplos dos tipos de conteúdo que os usuários postam em cada uma delas.

Palavras-chave: mídia social, Instagram, Facebook, Snapchat, Twitter.

> **Pontos Essenciais**
> - A mídia social é uma ferramenta valiosa para *marketing*, instrução e comunicação.
> - Ela permite que nossos pacientes se familiarizem em potencial com nosso conjunto de habilidades, visualizem nossa mestria e nos conheçam pessoalmente sem mesmo comparecer ao nosso consultório.
> - Há múltiplas plataformas disponíveis de mídia social e cada uma tem suas próprias vantagens e desvantagens.

4.1 O Poder da Mídia Social

- Fornece a forma atual mais relevante da marca.
- Fornece aos profissionais em cirurgia plástica a oportunidade de alcançar um número maior de pacientes.
- Não há escassez de ferramentas (p. ex., *insights* do Facebook) para analisar a demografia de seus seguidores.
- Redes de mídia social como Facebook e Twitter possuem ferramentas que permitem a você enviar postagens para determinada demografia.
- Elimina a necessidade de recrutar marketeiros e publicitários.
- Impulsiona a exposição da prática de alguém não só no local e na região, mas também em nível global.
- Abre caminho para encaminhamentos de novos pacientes com fácil acesso às informações de contatos.
- Aumenta a eficácia como educador do paciente.
- A mídia social é uma ferramenta poderosa para profissionais cosméticos para engajar e edificar relações com pacientes em potencial.
- Destaca *feedback* positivo dos pacientes.

4.2 Dicas Gerais

- Engajar.
- Ser positivo.
- Instruir.
- Comentar.
- Postar coerentemente conteúdos de alta qualidade.
- Mais vídeos que fotos estáticas.
- Fazer crescer a audiência de modo orgânico.
- Identificar influenciadores.
- Usar *hashtags* estratégicas.

4.3 Plataformas de Mídia Social

4.3.1 Facebook

- Prepare as postagens para uma audiência mais madura, pois os usuários tendem a ser mais velhos.
- Postar vídeos e *links* para as novidades, assim como conteúdo de interesse externo, como novos *stories* e entrevistas, para ajudar a dirigir o tráfego para a página de alguém.
- Visuais atraentes geram mais tráfego que postagens simples baseadas em textos.
- Evoluir as postagens com base no algoritmo do Facebook, que está em constante mudança, mantendo o controle nos conteúdos de bom desempenho e naqueles insatisfatórios.

4.3.2 Twitter

- Use como ferramenta para otimização de mecanismo de pesquisa enquanto o Google indexa cada *tweet*.
- Postar notícias sobre tendências para aumentar a visibilidade.
- Lincar conteúdo original, como os próprios *blogs* de alguém, mas limitar outros links, pois *tweets* sem *links* se desempenham melhor.
- Selecione as *hashtags* estrategicamente.
- Identifique perfis relevantes.
- Agradeça a todos os que mencionarem você.

4.3.3 Instagram

- Use imagens e vídeos de alta resolução.
- Seja criativo. Postagens inéditas ou com fator de choque se desempenham melhor (▶ Fig. 4.1)

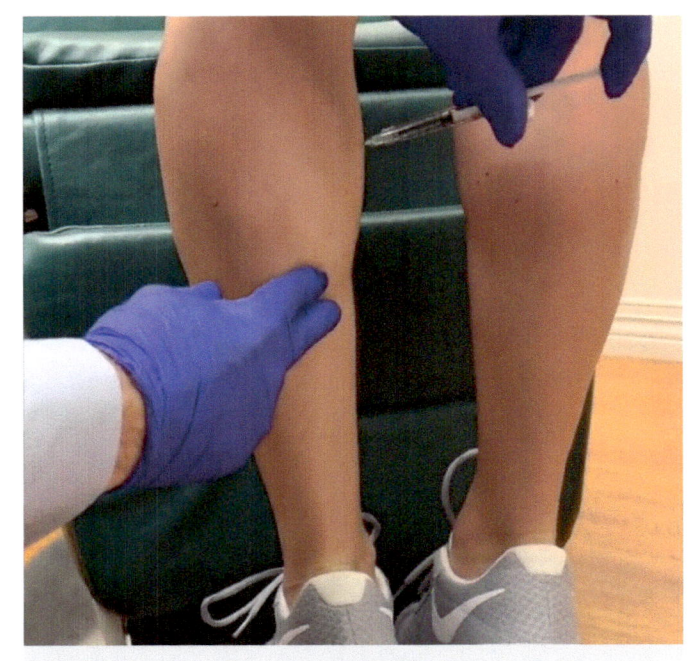

Fig. 4.1 Exemplo de uma postagem inédita (neurotoxina para modelagem da panturrilha) com bom desempenho.

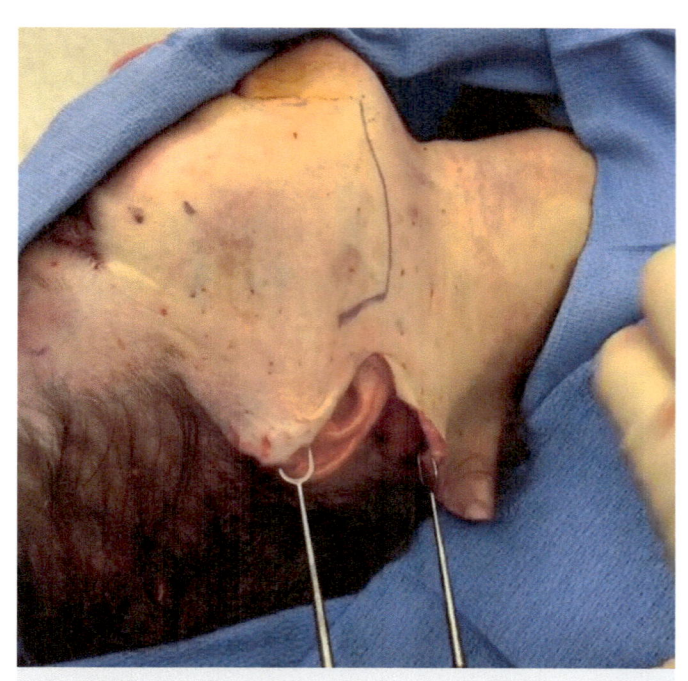

Fig. 4.2 Exemplo de uma postagem que alguns indivíduos podem considerar como excessivamente gráfica.

- Evite postagens excessivamente gráficas (▶ Fig. 4.2).
- Vídeos e setas se desempenham melhor que imagens estáticas (▶ Fig. 4.3).
- Mostre personalidade e modos de cabeceira para fornecer ao paciente em potencial um olhar íntimo na prática de alguém.
- Faça postagem de *stories* do *Instagram* com frequência.
- Selecione *hashtags* estratégicos.
- Identifique perfis e influenciadores relevantes.
- Interagir com seguidores na forma de uma conversa. Responda ativamente a perguntas e comentários.
- Evite vender qualquer coisa.
- Mude para uma conta comercial para acessar analitos para monitorar e melhorar resultados.

4.3.4 Snapchat
- Crie postagens para uma audiência mais jovem.
- Use imagens chamativas e iniciadores de conversação intrigante.

4.3.5 Pinterest
- Faça postagens de infográficos e guias educacionais do tipo faça você mesmo (*do-it-yourself*, DYT), para resultados melhores.
- Forneça dicas para melhor autocuidado e aconselhamento sobre estética pessoal.

4.3.6 YouTube
- Armazenar todos os seus vídeos nesta plataforma.
- Use como ferramenta para otimização de mecanismo de pesquisa.
- Inicie um *"vlog"* (abreviação de **vídeo + blog**) semanal e crie um resumo mensal de seus procedimentos.

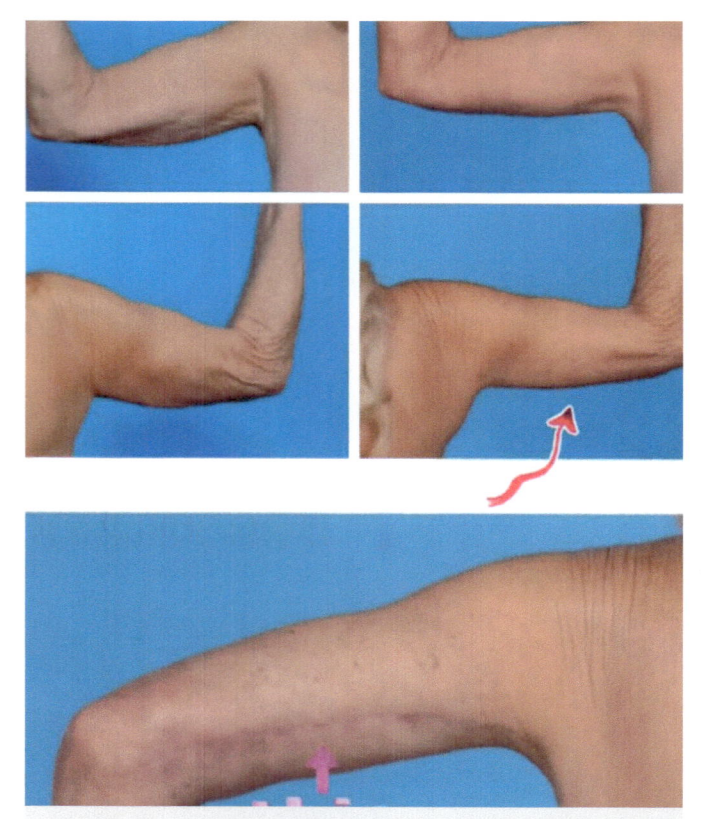

Fig. 4.3 O uso de vídeos e setas tem melhor desempenho que as imagens estáticas, sem símbolos.

4.4 Conclusão

A mídia social é uma ferramenta muito valiosa para *marketing*, instrução e comunicação.

Ela permite que nossos pacientes em potencial se familiarizem com nosso conjunto de habilidades, visualizem nossa mestria e nos conheçam pessoalmente sem mesmo visitarem nossos consultórios.

Há múltiplas plataformas de mídia social disponíveis e cada uma tem suas vantagens e desvantagens.

Ver **Vídeo 4.1**.

Referências

Cho MJ, Furnas HJ, Rohrich RJ. A primer on social media use by young plastic surgeons. Plast Reconstr Surg. 2019; 143(5):1533-1539.

Mess SA, Bharti G, Newcott B, et al. To post or not to post: plastic surgery practice marketing, websites, and social media? Plast Reconstr Surg Glob Open. 2019; 7(7):e2331.

Rohrich RJ, Dayan E. Improving communication with millennial patients. Plast Reconstr Surg. 2019; 144(2):533-535.

Rohrich RJ. So, do you want to be Facebook friends? How social media have changed plastic surgery and medicine forever. Plast Reconstr Surg. 2017; 139(4):1021-1026.

Vardanian AJ, Kusnezov N, Im DD, Lee JC, Jarrahy R. Social media use and impact on plastic surgery practice. Plast Reconstr Surg. 2013; 131(5):1184-1193.

Parte I
Elevação (*Lifting*) da Face e do Pescoço

5	Consulta Facial do Rosto Envelhecido	15
6	*Facelift* e *Necklift*: Planejamento de Incisão	19
7	Técnica Estendida do Sistema Musculoaponeurótico Superficial	22
8	Ressecção de SMAS	28
9	Elevação e *Lifting* Facial de Preenchimento: Enxertia de Gordura Autóloga	34
10	*Lifting* Facial de Plano Profundo	39
11	Plicatura do SMAS com Retalho de Platisma-SMAS Estendido	43
12	*Lifting* Facial Alto do SMAS e *Lifting* Cervical com Enxerto de Gordura	48
13	Enxerto de Gordura na Face como Procedimento Isolado	54

5 Consulta Facial do Rosto Envelhecido

Rod J. Rohrich ▪ *Yash J. Avashia*

Resumo
Os componentes anatômicos do envelhecimento facial incluem a pele, os compartimentos de gordura, os músculos miméticos, o suporte ligamentoso e o esqueleto. O conhecimento dos processos subjacentes que governam esse envelhecimento é importante para que se possa examinar apropriadamente o paciente. Uma análise facial pré-operatória detalhada demanda a revisão macroscópica da face e de suas assimetrias, junto com um exame focalizado das várias partes da face: testa, periorbitária, meio da face, nariz, perioral, queixo e pescoço. Opções cirúrgicas e não cirúrgicas estão disponíveis para tratar um rosto envelhecido. Os cuidados com a pele são um aspecto universal em cirurgia plástica e são particularmente importantes para a face que envelhece.

Palavras-chave: envelhecimento facial, compartimentos de gordura, expansão radial, análise facial, rejuvenescimento facial, preenchedores, neurotoxina, regeneração epidérmica (*resurfacing*), retinoides.

Pontos Essenciais

- Os componentes anatômicos do envelhecimento facial incluem a pele, compartimentos de gordura, músculos miméticos, suporte ligamentoso e esqueleto ósseo.
- O conhecimento dos processos subjacentes que governam esse envelhecimento é importante para que se possa examinar apropriadamente o paciente.
- Uma análise facial pré-operatória detalhada demanda a revisão macroscópica da face e de suas assimetrias, junto a um exame focalizado das várias partes da face: testa, meio da face, periorbitária, perioral e pescoço.
- Opções cirúrgicas e não cirúrgicas estão disponíveis para tratar um rosto envelhecido.
- Os cuidados com a pele são um aspecto universal em cirurgia plástica facial e são particularmente importantes para a face que envelhece.

5.1 Componentes do Envelhecimento

A combinação de gordura facial descendente, atenuação dos ligamentos de retenção e o volume diminuído de gordura e do suporte esquelético produzem as alterações características associadas à face envelhecida.

5.1.1 Gordura

- A gravidade é uma força constante aplicada aos compartimentos de gordura estrutural e aos contornos ósseos da face.
- As alterações na gordura facial durante o processo de envelhecimento podem ser compreendidas ou (1) como perda de volume ou (2) como alteração na distribuição do volume.
- Estudos de referência conduzidos por Rohrich e Pessa descreveram unidades anatômicas de compartimentos de gordura profundos e superficiais da face, separados por septos distintos.[3] Esses septos fibrosos de tecido conjuntivo se estendem desde a camada da fáscia até a derme (▶ Fig. 5.1).
- Existem 22 compartimentos de gordura facial superficial:
  - Testa: central, temporal medial, temporal-bochecha lateral.
  - Periorbitário: um compartimento de gordura supraorbitária e dois de gordura infraorbitária.
  - Meio da face: nasolabial, bochecha medial, bochecha do meio, temporal-bochecha lateral (igual ao anterior).
  - Face inferior: dois compartimentos de gordura da papada e compartimento de gordura submentual.
- Três compartimentos de gordura essenciais que influenciam a perda de volume do meio da face são: nasolabial, medial profundo e de gordura lateral profundo. O compartimento profundo de gordura do meio da face fica medial ao músculo zigomático maior (▶ Fig. 5.2).
- A alteração na distribuição de volume é atribuída ao declínio na função de suporte estrutural dos ligamentos faciais. Lambros descreveu a "expansão radial" das partes moles da face como resultado do enfraquecimento dos anexos fibrosos entre pele, gordura e fáscia profunda, resultando em uma expansão para fora do esqueleto ósseo.

5.1.2 Esqueleto

- As alterações morfológicas do esqueleto ósseo facial impactam as partes moles da face.
- Estudos anteriores demonstraram alterações esqueléticas na órbita, maxilares e mandíbulas influenciando a proeminência relativa e a posição das partes moles faciais.

5.1.3 Músculos

- Alterações volumétricas nos ossos faciais e nos compartimentos de gordura impactam os músculos miméticos da face com alterações em flacidez e tensão muscular.

5.1.4 Pele

- A pele envelhecida reflete o efeito de vários fatores que influenciam a aparência dessa pele. Esses efeitos incluem fala e animação, exposição ao sol e ao meio ambiente, alterações no peso, saúde clínica e outros insultos, incluindo o tabagismo.
- Colágeno e elastina são os principais componentes da pele. A lesão tóxica a esses componentes leva ao processo de envelhecimento. A atrofia dos apêndices de pele e a matriz extracelular reduzida da pele influenciam ainda mais o afinamento total da pele com a idade.

5.2 Consulta

- Uma abordagem individualizada ao rejuvenescimento facial permite a satisfação máxima do paciente.
- O cirurgião deverá passar os minutos iniciais da consulta ouvindo as preocupações do paciente sobre a aparência dele ou dela. As preocupações comuns com o envelhecimento facial estão concentradas nas regiões periorbitária e do pescoço.

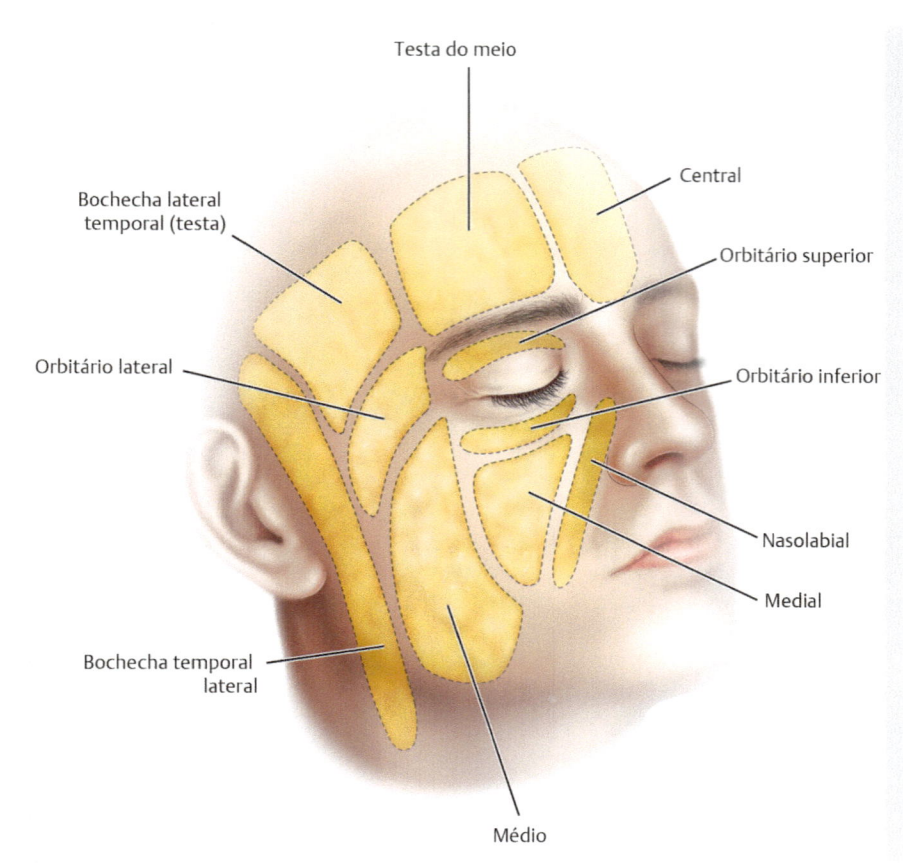

Fig. 5.1 Compartimentos de gordura superficial da face. (Reproduzida com autorização de Leatherbarrow B, ed. Oculoplastic Surgery. 3rd ed. Thieme; 2019.)

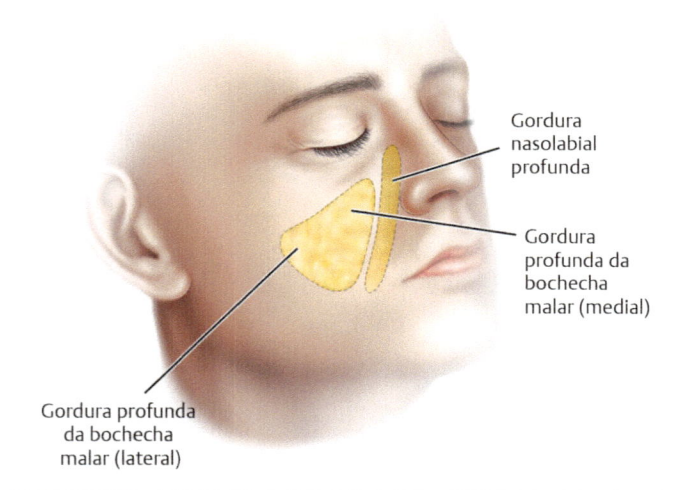

Fig. 5.2 Compartimentos de gordura essenciais e relevantes para rejuvenescimento facial. (Reproduzida com autorização de Rohrich R, Ahmad J, eds. The Dallas Rhinoplasty and Dallas Cosmetic Surgery Dissection Guide. 1st ed. Thieme; 2018.)

5.2.1 História Clínica

- A história clínica e cirúrgica deverá ser obtida para identificar quaisquer razões em potencial para a cicatrização atrasada ou sangramento do ferimento.
- Você deve obter a lista completa dos medicamentos, incluindo tanto os prescritos quanto aqueles sem receita, que possam causar sangramento durante um procedimento (anticoagulantes, antiplaquetários, anti-hipertensivos, imunossupressores e de reposição hormonal).
- Medicamentos de ervas podem causar sangramento. Os pacientes deverão ser especificamente perguntados sobre se estão ingerindo esses suplementos. *(Lembre-se dos 4 Gs: Gengibre, Ginko-biloba, Alho ou Ginseng).*
- História de tabagismo.

5.2.2 Análise Facial

- A compreensão da base anatômica para o envelhecimento facial é essencial para se obter um resultado natural, previsível e duradouro.
- Aparência geral e proporções faciais:
  - A análise da face envelhecida tem início quando se obtém a compreensão da aparência geral da face.
  - As proporções faciais são divididas em terços horizontais e quintos verticais (▶ Fig. 5.3).
  - Todos os pacientes apresentam algum grau de assimetria na face (p. ex., um lado mais largo e outro mais estreito, um olho maior que o outro etc.)
  - Pele do tipo Fitzpatrick.
- Linha do cabelo e testa:
  - A análise da face deverá prosseguir de cima para baixo, começando pela testa.
  - A linha do cabelo deverá ser examinada para definição, cor e qualidade do cabelo e recessão da têmpora.

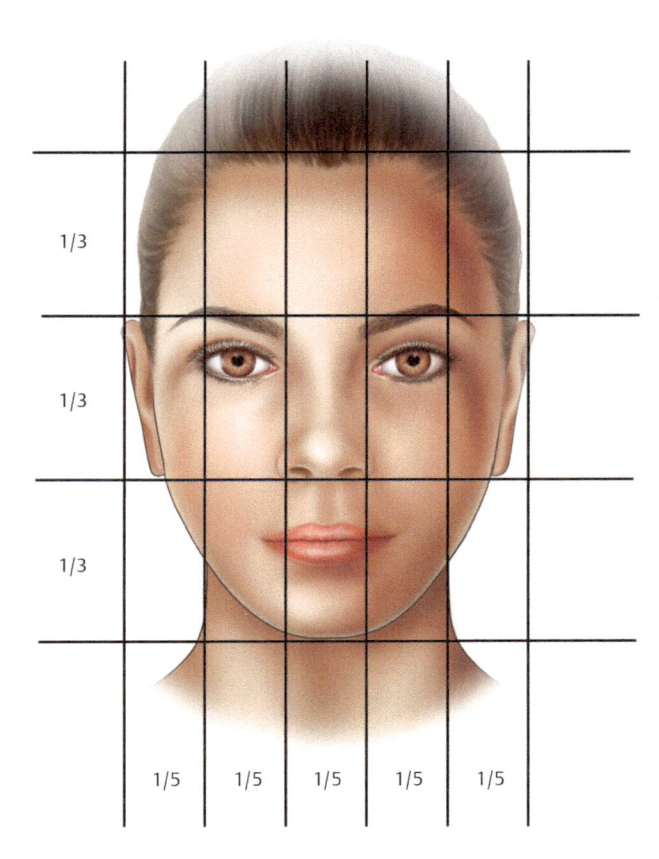

Fig. 5.3 A análise facial começa dividindo-se a face em terços verticais e linhas horizontais. O terço superior se estende desde a linha do cabelo até a glabela, o terço médio da glabela até o subnasal, e o terço inferior do subnasal até o mento. A face pode ser dividida por linhas verticais nos quintos faciais, com a largura da base nasal igual à distância entre os cantos e a largura da fissura palpebral. (Reproduzida com autorização de Papel I, Frodel J, Holt R et al., eds. Facial Plastic and Reconstructive Surgery. 4th ed. Thieme; 2016.)

- A extensão da testa deverá ser examinada a partir da linha anterior do cabelo até a posição da sobrancelha.
- A qualidade e a profundidade das rítides da testa deverão ser observadas.
- Presença de esvaziamento supraorbitário e temporal em decorrência de atrofia da gordura.
- Periorbitário:
  - Formato e posição da sobrancelha em relação à borda supraorbitária.
  - Excesso de pele das pálpebras superior e inferior (dermatocalasia).
  - Posição da pálpebra (ptose ou apresentação da esclera inferior).
  - Flacidez do canto lateral ou excesso horizontal da pálpebra inferior.
  - Proeminência de gordura nos compartimentos adiposos da pálpebra superior (especialmente o medial) e pálpebras inferiores (central, médio e lateral).
  - Deformidade do caminho da lágrima.
  - Vetor orbitomalar.
- Meio da face:
  - Atrofia da gordura facial central, como demonstrado por dobras nasojugais.
  - Atrofia de gordura central e hipoplasia periapical, como demonstrado pela prega nasolabial.
  - Aparência geral achatada e quadrada da face.
- Perioral:
  - Rugas periorais secundárias à deflação e uso excessivo do músculo orbicular da boca.
  - Hipoplasia e extensão aumentada do lábio superior.
  - Comissuras orais voltadas para baixo.
  - Dobras e papadas nasolabiais.
  - Crista labiomentual.
  - Linhas de marionete.
- Pescoço e queixo:
  - O queixo e o pescoço ideais deverão ter as seguintes características:
    - O queixo deverá estar no mesmo nível ou até 2 mm mais alto anterior ao plano facial a partir do lábio superior.
    - Borda mandibular bem definida.
    - Proeminência da cartilagem da tireoide.
    - Depressão do osso hioide.
    - Ângulo cervicomental (105 a 120 graus).
  - Todos os pescoços devem ser observados quanto a:
    - Adiposidade submentual.
    - Enfaixamento do platisma.

5.3 Tratamento da Face Envelhecida

A compreensão das alterações anatômicas por meio de uma análise facial detalhada ajudarão a delinear as opções de tratamento correto para o paciente. Existem disponíveis modalidades cirúrgicas e não cirúrgicas.

5.3.1 Cirúrgico

- Os capítulos a seguir descreverão uma variedade de opções e de técnicas cirúrgicas para corrigir um rosto envelhecido:
  - *Lifting* facial.
  - *Lifting* cervical.
  - Aumento da gordura facial.
  - Levantamento das sobrancelhas.
  - Blefaroplastia de pálpebra superior e inferior.
  - Rinoplastia.

5.3.2 Não Cirúrgico

- Restauração de volume com preenchedores faciais:
  - Há dois tipos de preenchedores atualmente aprovados pela FDA (nos EUA):
    - Temporários: ácido hialurônico (HA), hidroxiapatita de cálcio (CaHA) e ácido lático poli-L (PLLA).
    - Permanente: polimetacrilato de metila (PMMA).
  - A compreensão das diferenças entre tipos de preenchedores e das vantagens e desvantagens estéticas é importante na seleção do preenchedor apropriado.
  - O conhecimento da anatomia vascular e da musculatura ajuda a minimizar a injeção intravascular e os hematomas, junto com a maximização da eficácia.
- Modulação muscular com neurotoxina injetável:
  - A injeção de toxina botulínica para tratamento de rugas faciais é um dos procedimentos cosméticos mais frequentemente conduzidos.

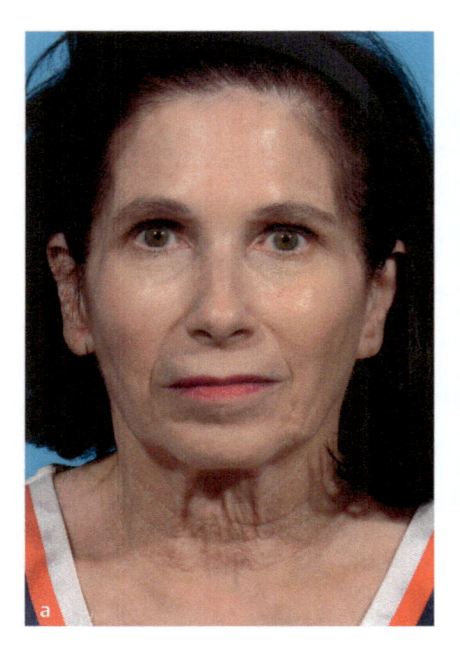

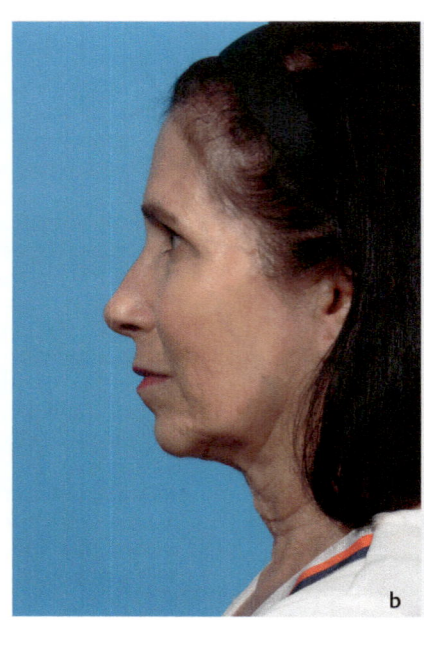

Fig. 5.4 (a,b) Senhora de 65 anos de idade com envelhecimento facial apropriado para a idade. Na análise facial a paciente mostra pele tipo II de Fitzpatrick e assimetria facial leve.

- Existem disponíveis quatro marcas de toxina botulínica aprovadas pela FDA para estética facial:
  - Toxina Onabotulínica (Botox).
  - Toxina Abobotulínica (Dysport).
  - Toxina Incobotulínica (Xeomin).
  - Toxina Prabotulínica (Jeuveau).
- Regeneração epidérmica (*ressurfacing*) da face.
  - As indicações para *ressurfacing* facial incluem: rugas superficiais ou profundas, discromias, doença da pele como acne, lesões pré-neoplásicas (ceratoses actínicas e lentiginas) e evidência de pele fotodanificada*
    - Regeneração epidérmica a *laser*.
    - *Peeling* químico.
    - Dermoabrasão.
- Cuidados da pele:
  - Os cuidados da pele são um aspecto universal para o rejuvenescimento facial. Um dos pilares para esses cuidados são os retinoides.
  - Retinoides são uma família de compostos de vitamina A, seus derivativos e moléculas sintéticas que atuam pela mesma via.
  - A tretinoína tópica mostrou reduzir a degradação do colágeno, aumentar a biossíntese do procolágeno, aumentar a suavidade da pele, eliminar rugas e aumentar a deposição epidérmica e dérmica de glicosaminoglicanos.
  - Os efeitos colaterais incluem a reação ao retinoide, como eritema, escamação, xerose ou prurido.
  - O uso diário resultará em benefício máximo. Os primeiros 6 meses de terapia deverão incluir a aplicação à noite, em concentrações de 0,025 a 0,05%.
  - A terapia de manutenção após 1 ano inclui a aplicação 3 vezes por semana.

5.4 Exemplo de Caso

Senhora de 65 anos com envelhecimento facial apropriado para a idade. Na análise facial ela demonstra a pele tipo II de Fitzpatrick e assimetria facial leve (face esquerda ampla e curta, face direita

---

* (N.T. prejudicada pelo sol).

estreita e longa): a extensão da testa é levemente alongada com a linha anterior do cabelo bem definida mostrando depressões temporais bilaterais; os achados periorbitários são notáveis para dermatocalasia da pálpebra inferior e superior, frouxidão leve do canto lateral e proeminência mínima do compartimento de gordura; os achados do meio da face são notáveis para atrofia facial central à direita maior que à esquerda, particularmente os compartimentos profundos medial e nasolabial; os achados periorais mostram rugas finas, com aumento das linhas de marionete e da extensão do lábio superior. O pescoço e o queixo mostram borda mandibular irregular com coxins de gordura da papada proeminentes, enfaixamento leve do platisma e excesso de pele com ângulo cervicomental obtuso (▶ Fig. 5.4 a, b).

5.5 Conclusão

O envelhecimento facial é um fenômeno natural dos vários componentes da face: pele, gordura, músculos miméticos e esqueleto. A análise pré-operatória detalhada direciona o tratamento cirúrgico e/ou não cirúrgico.

Ver **Vídeo 5.1**.

Referências

Ellenbogen R, Karlin JV. Visual criteria for success in restoring the youthful neck. Plast Reconstr Surg. 1980; 66(6):826-837.

Hubbard BA, Unger JG, Rohrich RJ. Reversal of skin aging with topical retinoids. Plast Reconstr Surg. 2014; 133(4):481e-490e.

Lambros V, Amos G. Facial shape, size, and gender. Plast Reconstr Surg. 2020 Nov;146(5):1012-1014.

Rohrich RJ, Pessa JE. The retaining system of the face: histologic evaluation of the septal boundaries of the subcutaneous fat compartments. Plast Reconstr Surg. 2008; 121(5):1804-1809.

Rohrich RJ, Pessa JE, Ristow B. The youthful cheek and the deep medial fat compartment. Plast Reconstr Surg. 2008; 121(6):2107-2112.

Stuzin JM. MOC-PSSM CME article: face lifting. Plast Reconstr Surg. 2008; 121(1) Suppl:1-19.

Wan D, Amirlak B, Rohrich R, Davis K. The clinical importance of the fat compartments in midfacial aging. Plast Reconstr Surg Glob Open. 2014; 1(9):e92.

6 *Facelift* e *Necklift*: Planejamento de Incisão

Yash J. Avashia ▪ James M. Stuzin

Resumo

O planejamento da incisão para *liftings* facial e cervical é um aspecto crítico da cirurgia de elevação da face e de pescoço. Ele influencia diretamente no resultado estético final. A avaliação pré-operatória detalhada e o desenho apropriado da incisão impactam tanto à colocação, quanto à qualidade da cicatriz. A colocação apropriada da cicatriz deverá destacar proporções e subunida-des anatômicas regionais, em vez da própria cicatriz. O conhecimento das subunidades anatômicas da incisão pré-auricular guiará o cirurgião durante o desenho dessa incisão e preservará as complexidades dessa anatomia. O fechamento livre de tensão é uma exigência importante para a melhor cicatrização possível do ferimento. Uma abordagem sistemática à excisão e fechamento da pele ajuda a fornecer coerência nos resultados.

Palavras-chave: *lifting* facial, *lifting* cervical, incisão pré-auricular, cicatriz.

> **Pontos Essenciais**
>
> - Uma análise detalhada deve ser conduzida antes do planejamento da incisão, para minimizar deformidades secundárias no paciente de *liftings* facial e cervical.
> - A colocação apropriada da cicatriz deverá destacar proporções e subunidades anatômicas regionais, em vez da própria cicatriz.
> - O desenho da incisão e o fechamento sem tensão são fatores primários para a melhor qualidade possível e localização da cicatriz.

6.1 Etapas Pré-Operatórias

As incisões de *liftings* facial e cervical são compostas por quatro segmentos: temporal, pré-auricular, retroauricular e occipital. Além disso, a operação de *lifting* cervical tem uma incisão submentual separada.

6.1.1 Incisão Temporal (▶ Fig. 6.1)

- As opções para a colocação de uma incisão incluem: (1) dentro da região com cabelo, posterior à linha temporal do cabelo ou (2) anteriormente, ao longo da linha temporal do cabelo.
- Os indivíduos jovens têm cerca de 4 cm de distância entre o canto lateral e a linha do cabelo temporal anterior.
- Em pacientes com redundância mínima da pele, a incisão pode ser colocada atrás da linha do cabelo temporal sem alteração perceptível na posição dessa linha.
  - Connell descreveu um retalho pré-helical que serve como um "retalho de resgate". Isto evita uma incisura sem cabelo acima da raiz da hélice ao se executar essa incisão temporal (▶ Fig. 6.1).
  - A rotação apropriada da pele da face em um vetor lateral evitará o deslocamento vertical do cabelo temporal e a elevação lateral da costeleta.
- A linha de cabelo temporal anterior é uma abordagem alternativa, mas pode resultar em uma cicatriz visível em alguns pacientes com uma transição abrupta entre a bochecha e o cabelo temporal.

6.1.2 Incisão Pré-Auricular (▶ Fig. 6.2)

- Há cinco subunidades na estética pré-auricular: largura da hélice, depressão pré-trago, altura do trago, incisuras intertragais superior e inferior e junção lobo da orelha-bochecha. Elas deverão ser cuidadosamente respeitadas ao se desenhar a porção pré-auricular da incisão.
- A incisão pré-auricular pode ser dividida em três segmentos: hélice, trago e lóbulo.
  - Hélice:
    - Essa porção é uma curva paralela à margem helical posterior.
    - Ela deverá imitar a largura transversa (X) visual da cartilagem helical (▶ Fig. 6.2).
    - A cicatriz hipopigmentada ajudará a criar margem helical de proporções anatômicas e com aparência normal.
  - Trago:
    - A cartilagem do trago é uma estrutura retangular. A atenção cuidadosa às suas subunidades anatômicas permitirá a colocação precisa da incisão.
    - Após o segmento helical, a incisão segue a depressão da incisura intertragal superior.
    - A seguir, a incisão prossegue ao longo da borda do trago até a incisura intertragal inferior.
    - A incisão intratragal é preferida para os homens, pois eles podem fornecer um disfarce melhor para a diferença de cor entre a pele branca da orelha e a pele corada da bochecha.

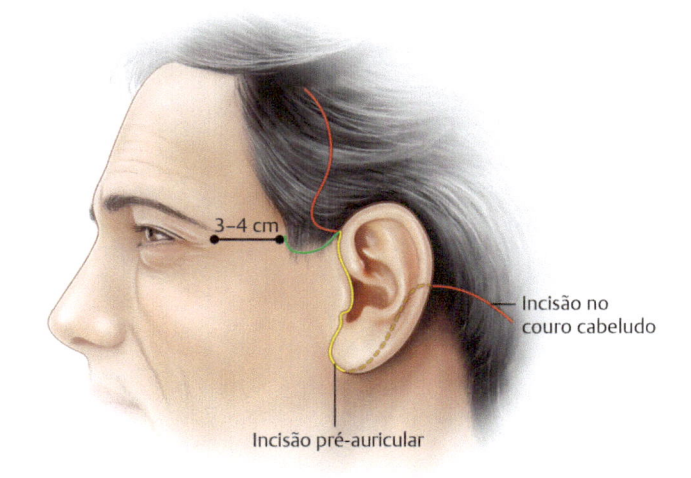

Fig. 6.1 Planejamento de incisão para *lifting* facial. Planejamento de incisão pré-auricular e retroauricular (*amarelo*). Planejamento da incisão da linha do cabelo (*verde*). Planejamento da incisão da região com cabelo (*vermelho*). A distância média entre o canto lateral e a linha de cabelo temporal deverá ser de 3 a 4 cm, para manter uma aparência jovem. (Reproduzido com autorização de Connell B, Sundine (Eds.). Aesthetic Rejuvenation of the Face and Neck. 1. ed. Thieme; 2016.)

- Daqui em diante, a incisão se volta anteriormente antes de voltar de novo inferiormente em um ângulo de 90 graus, anterior ao sulco lobular-facial, para preservar a incisura intertragal inferior, que, caso contrário, ficaria embotada (▶ Fig. 6.2).
  - Lóbulo:
    - A incisão na região perilobular deverá preservar 2 mm de sulco natural entre o lobo da orelha e a bochecha.
- Uma deformidade secundária no segmento pré-auricular é observada quando a incisão não acompanha apropriadamente as cartilagens da hélice ou do trago, como detalhado. Uma incisão colocada anteriormente resulta em uma cicatriz notável.
- Nos homens, mais que nas mulheres, a região pré-auricular pode ter um gradiente de coloração variada e irregularidade de superfície. Uma incisão colocada na crista pré-auricular pode ainda arriscar o potencial para uma cicatriz visível.

6.1.3 Incisão Retroauricular

- Essa porção da incisão é feita ao longo do sulco auriculomastoide.
- A incisão transita posteriormente no segmento occipital, ao nível do pilar anterior da anti-hélice, que também coincide com a extensão superior da junção conchal-mastoide (▶ Fig. 6.1).

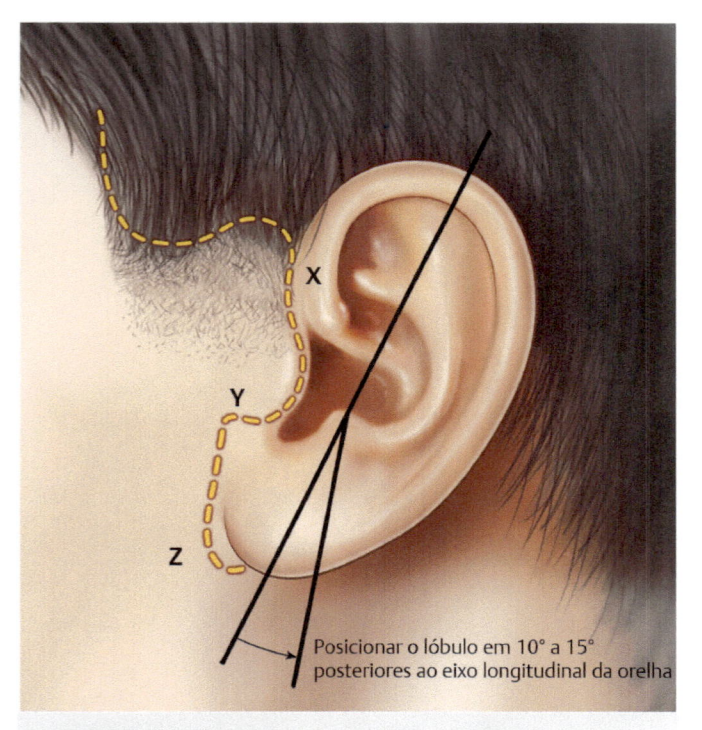

Fig. 6.2 Detalhes da incisão pré-auricular. A porção helical dessa incisão deverá ser paralela à borda helical posterior e resulta na criação de uma única largura de hélice (X). Observar o retalho intratragal preservado (Y) como parte da incisão do trago. Isto preserva a subunidade da incisura intertragal inferior que, caso contrário, ficará embotada, se a incisão for colocada nessa incisura. No momento da inserção, o lóbulo deverá ser posicionado em 10 a 15 graus posteriores ao eixo longitudinal da orelha. (Reproduzida com autorização de Connell B, Sundine M (Eds.). Aesthetic Rejuvenation of the Face and Neck. 1. ed. Thieme; 2016.)

6.1.4 Incisão Occipital (▶ Fig. 6.3)

- Essa porção é análoga à porção temporal (▶ Fig. 6.1).
- Decidir entre uma incisão ao longo da linha do cabelo *versus* na região com cabelo depende do grau de redundância da pele.
- Para evitar uma elevação visível na linha do cabelo com um afastamento não natural da linha de cabelo remanescente, a incisão é mantida ao longo dessa linha em pacientes eletivos para grande ressecção de pele (paciente com perda de peso maciça).
- Na maioria dos pacientes, a incisão pode ser conduzida com segurança na região com cabelo.

6.1.5 Incisão Submentual

- Além de abordar o pescoço lateralmente a partir da incisão detalhada anteriormente, o pescoço deverá ser abordado a partir de uma incisão submentual para tratar lipodistrofia e faixas do platisma.
- A incisão é feita posterior à crista do queixo submentual e tem 3 a 4 cm de extensão.
- Essa incisão permite acesso direto para a excisão do compartimento adiposo tanto pré-platisma quanto profundo. Além disso, ela permite ao cirurgião manipular o platisma com plicação da linha média e miotomia distal para obter um pescoço e um ângulo cervicomental bem contornados.

6.2 Etapas Operatórias

Ver **Vídeo 6.1.**

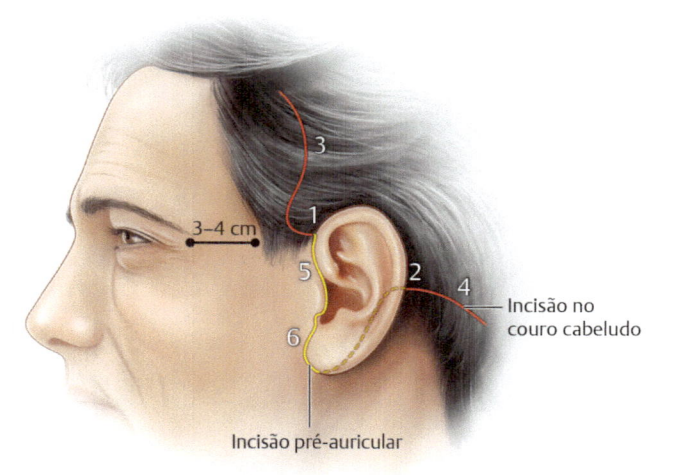

Fig. 6.3 Os seis pontos-chave de alinhamento descritos por Bruce Connell. Esses pontos permitem o fechamento sem tensão nas regiões temporal, pré-auricular, retroauricular e occipital. (Reproduzida com autorização de Connell B, Sundine M (Eds.). Aesthetic Rejuvenation of the Face and Neck. 1. ed. Thieme; 2016.)

6.2.1 Incisão

- Após marcar a linha de incisão, certas manobras permitem a visualização mais fácil das marcas dessa incisão nas regiões com cabelo, incluindo raspar o cabelo e usar lubrificantes cirúrgicos ou faixas de borracha para dividir o cabelo.
- A incisão é feita com lâmina para couro cabeludo n° 15 e perpendicular ao plano da pele. Em regiões com cabelo, o couro cabeludo é chanfrado paralelo aos folículos pilosos para minimizar a alopecia da cicatriz pós-operatória.

6.2.2 Fechamento

- A excisão da pele é feita avançando a pele da face e do pescoço no vetor superior/posterior apropriado.
- Essa excisão é feita para permitir redundância de 2 a 3 mm ao longo da linha de fechamento. O fechamento sem tensão é um aspecto crucial para minimizar a visibilidade da cicatriz.
- As suturas essenciais de alinhamento são feitas para fornecer fechamento sem tensão (▶ Fig. 6.3). Isso é feito com sutura de Vicryl 4-0 interrompida e sepultada.
- A região com cabelo da incisão occipital é fechada com grampos. É importante colocar e revirar a pele ao grampear, para se obter a melhor cicatriz possível.
- A incisão retroauricular é então fechada com sutura corrida 5-0 de absorção rápida.
- As porções restantes da incisão (temporal, pré-auricular, lobular) são fechadas com sutura interrompida de *nylon* 5-0.
- A aposição apropriada da pele com a eversão leve de ponta a ponta deverá ser obtida. As suturas de *nylon* deverão ter um espaço de 1 cm entre elas e não deverão ser colocadas apertadas, pois isso causará ondulação visível ao longo da linha de fechamento e a não acomodação do inchaço pós-operatório.

6.3 Cuidados Pós-Operatórios

As suturas permanentes são removidas entre 5 e 7 dias após a cirurgia.

6.4 Conclusão

A análise pré-operatória é crítica para desenhar incisões apropriadas para *liftings* facial e cervical. A colocação da cicatriz final deverá destacar as proporções e subunidades anatômicas, ao mesmo tempo em que permite que a cicatriz seja adequadamente escondida. O fechamento sem tensão é um fator primário para a qualidade da cicatriz.

Referências

Hamilton S, Connell B. Fifty years of progression in face and neck lifting. In: Connell B, Sundine M (Eds.). Aesthetic Rejuvenation of the Face. 1. ed. Thieme; 2016.

Marten TJ. High SMAS facelift: combined single flap lifting of the jawline, cheek, and midface. Clin Plast Surg. 2008; 35(4):569-603, vi-vii.

Stuzin JM. MOC-PSSM CME article: face lifting. Plast Reconstr Surg. 2008; 121(1) Suppl:1-19.

7 Técnica Estendida do Sistema Musculoaponeurótico Superficial

Ira L. Savetsky ▪ *James M. Stuzin*

Resumo

As modernas técnicas de *lifting* facial usam o sistema musculoaponeurótico superficial (SMAS) para reposição de gordura facial da bochecha anterior para regiões da bochecha lateral e deflação malar, restaurando os destaques volumétricos observados na juventude. Neste capítulo vamos discutir a técnica SMAS estendida e os métodos para evitar lesão acidental aos ramos motores do nervo facial.

Palavras-chave: envelhecimento facial, *lifting* facial, *lifting* cervical, SMAS, SMAS estendido.

> **Pontos Essenciais**
> - A causa do envelhecimento são as alterações intrínsecas e extrínsecas na pele, a perda do suporte ligamentoso e a deflação de volume decorrente da atrofia adiposa.
> - A técnica do sistema musculoaponeurótico superficial estendido para *lifting* facial repõe a gordura facial da bochecha anterior nas regiões de deflação na bochecha lateral e na região malar, restaurando os destaques volumétricos observados na juventude.

7.1 Planejamento Pré-Operatório

7.1.1 Análise

- Uma análise facial sistemática e abrangente é o passo inicial mais crítico no estabelecimento de metas e na formulação de um plano cirúrgico preciso para rejuvenescimento facial.
- As áreas de deflação de volume são notadas e marcadas antes da cirurgia na posição dependente.

7.1.2 Fotografia Padronizada e Investigação por Imagens Digitais

- Fotografias padronizadas incluindo projeções frontal, lateral, oblíqua e basal deverão ser obtidas para todos os pacientes.
- A investigação por imagens digitais é uma ferramenta excelente para comunicação com o paciente e avaliação das expectativas desse paciente.

7.1.3 Expectativas de Tratamento

- Revisão de todas as projeções fotográficas com o paciente.
- É extremamente importante discutir com o paciente o que pode e o que não pode ser obtido com a cirurgia.

7.2 Anatomia

7.2.1 Camadas de Partes Moles Faciais

- Da superficial para a profunda, as camadas de partes moles faciais são: (1) pele, (2) gordura subcutânea, (3) sistema musculoaponeurótico superficial (SMAS), (4) músculo mimético, (5) fáscia parotidomassetérica (fáscia facial profunda), (6) plano do nervo facial, (7) duto da parótida e (8) coxim de gordura bucal.

7.2.2 Sistema Musculoaponeurótico Superficial

- O SMAS representa uma camada discreta da fáscia que separa a gordura subcutânea cobrindo a fáscia parotidomassetérica subjacente (fáscia profunda) e ramos do nervo facial.
- O SMAS representa a continuação da fáscia cervical superficial em sentido cefálico para a face; com a camada mais profunda da fáscia cervical (a camada superficial da fáscia cervical profunda) continuando na face e tendo sido denominada de fáscia parotidomassetérica ou fáscia facial profunda.
- Na bochecha, os ramos do nervo facial e o duto da parótida ficam profundos à fáscia parotidomassetérica, após saírem da parótida. Assim, ao executar a dissecção sub-SMAS, se a fáscia facial profunda não for violada, a lesão do nervo facial será prevenida. As exceções a essa regra anatômica estão ao longo da eminência malar lateral e ao longo do masseter caudal, locais por onde os ramos do nervo facial penetram na fáscia profunda e repousam dentro do plano entre o SMAS e a fáscia profunda (consultar "Fique Seguro").

7.2.3 Ligamentos de Retenção

- Os ligamentos zigomático e mandibular são exemplos de ligamentos osteocutâneos que se originam do periósteo e se inserem diretamente na derme.
- Os ligamentos massetéricos cutâneos e os cutâneos da parótida são formados como uma condensação entre as fáscias superficial e profunda.
- A atenuação dos ligamentos de retenção é responsável por muitos dos estigmas que ocorrem com o envelhecimento.

7.3 Fique Seguro para Prevenir Lesão ao Nervo Facial durante a Escavação Subcutânea

7.3.1 Ramo Frontal

- Deve permanecer superficial à fáscia temporoparietal na gordura subcutânea ao se dissecar em sentido inferior para superior.
- A veia sentinela, observada na dissecção a partir da testa no sentido da borda orbitária superior, pode ser usada como marco indicando a proximidade com o nervo, enquanto se processa a dissecção na região temporal.
- Ao se usar uma abordagem lateral ou superior, permanecer bem na folha superficial da fáscia temporal profunda é um plano seguro para dissecção.

7.3.2 Ramos Zigomático e Bucal

- Fique atento quanto às zonas de perigo relativo adjacentes aos ligamentos de retenção ao longo da eminência malar lateral.
- A dissecção tanto ascendente quanto descendente para os ligamentos de retenção ajuda a estabelecer o plano de dissecção apropriado superficial ao SMAS.

- Os ligamentos de retenção zigomático e massetérico superior bem laterais ao zigoma podem então ser divididos com segurança no plano subcutâneo superficial ao SMAS.
- Alguns dos ramos zigomáticos e bucais podem ter profundidade inferior a 1 mm em relação ao SMAS na região adjacente aos ligamentos massetéricos superiores e, portanto, essa região deve ser abordada obrigatoriamente com extremo cuidado.
- Uma área relativamente segura de dissecção está situada diretamente sobre a eminência zigomática, uma área relativamente livre de ramos do nervo facial.

7.3.3 Ramo Mandibular Marginal

- Fica sempre superficial ao SMAS do platisma.
- É importante notar que o platisma pode-se mostrar particularmente atrófico, fino e frouxo, tornando a dissecção difícil às vezes, pois o plano apropriado não está claro ao se dissecar na bochecha inferior.
- Na transição do plano pré-platisma em sentido caudal no pescoço e ao longo da linha da mandíbula, a dissecção deverá ser cuidadosa para evitar se aprofundar em direção ao platisma ao longo da borda caudal do masseter.
- Todo cuidado deverá ser tomado ao redor da região em que os vasos faciais cruzam a mandíbula anterior à tuberosidade mandibular, pois o nervo mandibular marginal se torna mais superficial ao cruzar sobre os vasos.

7.3.4 Ramo Cervical

- A permanência superficial ao platisma protegerá os ramos cervicais.

7.4 Fique Seguro para Evitar Lesão ao Nervo Facial durante a Elevação do SMAS

- A maioria das elevações do SMAS ocorre cobrindo a parótida, o lobo acessório da parótida e o zigoma lateral, todas as regiões onde os ramos do nervo facial ficam protegidos.
- Anterior à parótida e ao longo da região lateral à eminência zigomática estão as áreas onde os ramos do nervo facial ficam suscetíveis.
- Limitar a dissecção na região móvel do SMAS minimiza o risco de lesão do nervo motor, que fica mais exposto na região anterior da bochecha.
- Diretamente lateral ao zigoma o SMAS exigindo dissecção tende a se tornar fino ao transitar da bochecha lateral em sentido ascendente ao longo da superfície superficial do zigomático maior.
- A identificação precisa do plano é essencial nesta região da dissecção, para proteção do ramo motor e para não lacerar o retalho de SMAS ao ser dissecado dos ligamentos massetéricos superiores.
- Uma vez dissecado o SMAS dos ligamentos massetéricos superiores, encontramos a região móvel do SMAS, e a dissecção deverá ser concluída. Isso limita a dissecção bem ascendente aos ramos do nervo zigomático justapostos, que são encontrados em geral no plano entre o SMAS e a fáscia profunda nessa região.
- A dissecção em sentido anterior ao longo da eminência malar superior, superficial ao zigomático maior, é crítica para reposicionamento do coxim malar. Os ramos do nervo facial estão protegidos (profundos ao zigomático maior) na região diretamente cobrindo o zigoma.
- A dissecção inferior do SMAS deverá se estender ao longo da borda lateral do platisma e liberar o músculo lateral de seus anexos ligamentosos para a borda anterior do músculo esternocleidomastóideo (SCM) para assegurar a mobilidade adequada do retalho. Uma vez o SMAS/platisma livres do SCM, encontramos um plano areolar, que pode ser dissecado sem rodeios, minimizando o risco aos ramos cervicais e marginais subjacentes.

7.5 Marcações

- A dissecção subcutânea da bochecha é realizada antes da dissecção do SMAS. A extensão medial dessa dissecção deverá prosseguir para a bochecha anterior móvel e transitar do meio para os compartimentos de gordura malar e da papada. Isso leva à dissecção subcutânea anterior para as eminências malar lateral e anterior ao masseter. A junção entre a bochecha fixa e móvel pode ser marcada na pele, no início do procedimento.
- Uma linha é, então, desenhada no couro cabeludo com cabelo da região temporal, estendendo-se inferiormente, anterior à orelha, no trago. Essa linha é levada sob o lóbulo, pós-auricular, na direção vertical na junção da concha posterior e a pele pós-auricular (▶ Fig. 7.1).
- Essa linha assume um movimento em ângulo reto posteriormente, onde a hélice encontra a linha do cabelo, e a linha se estende para o couro cabeludo com cabelo da região occipital, fazendo uma curva leve em sentido posteroinferior dentro dessa região (▶ Fig. 7.2).

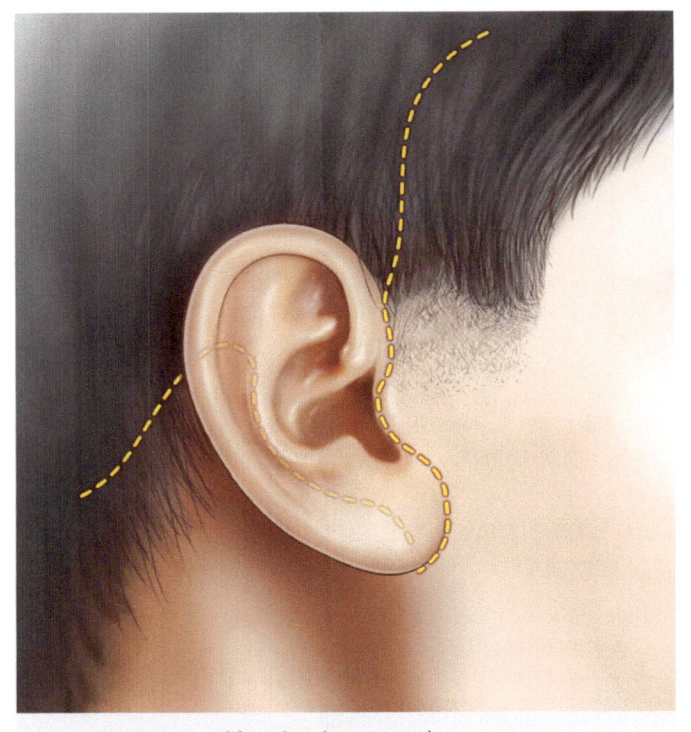

Fig. 7.1 Incisão para *lifting* facial retrotragal.

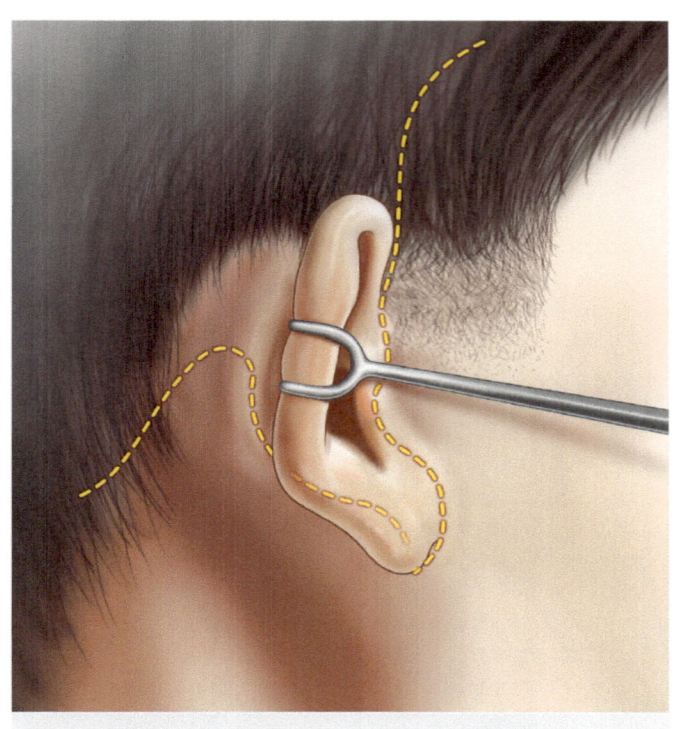

Fig. 7.2 Extensão pós-auricular de incisão para *lifting* facial.

7.6 Detalhes Operatórios – Dissecção de Retalho de Pele

- Instilar lidocaína a 0,5% com epinefrina ao longo das linhas de incisão e dos planos de dissecção subcutânea.
- A transiluminação ajuda na dissecção precisa do retalho de pele.
- A pele é incisada com cuidado para preservar a incisura do trago, a junção do aspecto mais inferior do trago com a porção mais cefálica do lobo da orelha.
- A dissecção é iniciada com lâmina nº 10, seguida por uma tesoura de dissecção afiada.
- A dissecção temporal é conduzida diretamente superficial à fáscia temporal profunda.
- A dissecção subcutânea é conduzida em direção ao pescoço e continua sobre o ângulo da mandíbula e para o pescoço, superficial ao platisma.
- Medialmente, a dissecção continua para o pescoço anterior e para frente, através da incisão submental.
- A dissecção subcutânea na bochecha continua até que a pele seja liberada dos ligamentos zigomáticos ao longo dos zigomas lateral e anterior ao masseter, para liberar a pele dos ligamentos massetéricos.

7.7 Detalhes Operatórios – Dissecção do SMAS

- O desenho da incisão para uma dissecção estendida do SMAS lateralmente é paralelo ao arco zigomático, que coloca a incisão do SMAS em sentido caudal à via do ramo frontal (▶ Fig. 7.3).
- Anteriormente, na região onde o arco zigomático se une ao zigoma lateral, a incisão do SMAS corre para cima, ao longo da borda superior do coxim de gordura malar. A junção entre a gordura superior do malar e a orbícula lateral dos olhos marca o segmento superior ou "alto" da dissecção do SMAS estendida.
- A incisão lateral/inferior do SMAS acompanha a borda lateral do platisma inferiormente no pescoço, estendendo-se vários centímetros caudais ao lobo da orelha.
- O SMAS é infiltrado com anestesia local para ajudar com a hidrodissecção.
- A elevação do SMAS começa agudamente cobrindo a glândula parótida, identificando a interface entre a cápsula da parótida e o SMAS.
- A dissecção continua ao longo da borda lateral do platisma, em sentido descendente no pescoço, vários centímetros inferiores ao lobo da orelha.
- A seguir, a dissecção é levada ao longo da superfície subjacente do platisma, liberando esse músculo dos anexos ao SCM.
- Eleva-se o SMAS bem na frente da cauda da parótida e anterior aos ligamentos de retenção ao longo da borda do SCM, onde um plano areolar é identificado. Nesse ponto, a mobilização do SMAS inferior/platisma é concluída com dissecção cega.

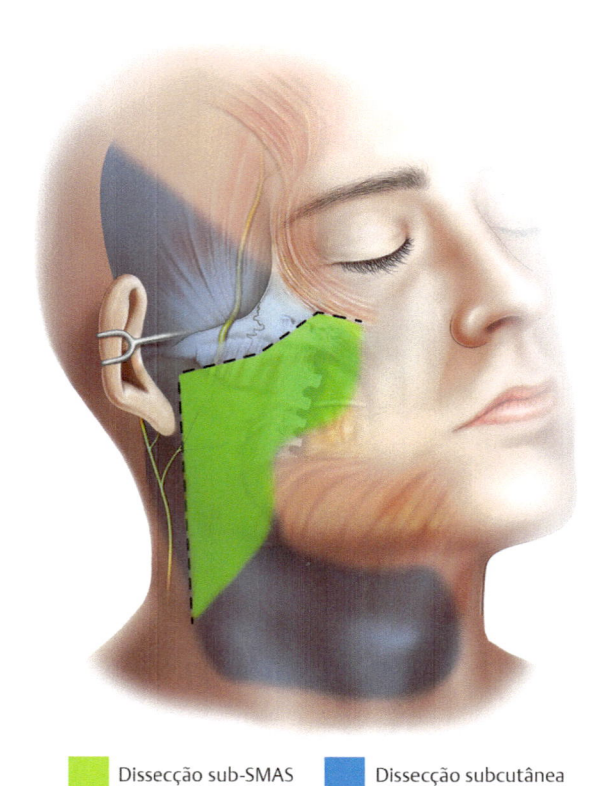

Fig. 7.3 Esta ilustração mostra a incisão para a dissecção do sistema musculoaponeurótico superficial (SMAS) estendido. São mostrados também os limites da dissecção sub-SMAS exigidos para liberar o SMAS de estruturas fixas. Esse desenho de incisão permite a liberação do SMAS da bochecha lateral e do coxim malar da contenção dos ligamentos de retenção e fornece a oportunidade de repor a gordura facial anterior em regiões de deflação na bochecha lateral superior, restaurando os destaques volumétricos notados na juventude. (Reproduzida com autorização de Rohrich RJ, Stuzin JM, Dayan E, Ross EV. Facial Danger Zones. Thieme; 2019.)

- Dissecção sub-SMAS
- Dissecção subcutânea

Detalhes Operatórios – Dissecção do SMAS

- Anterior à cauda da parótida, o sub-SMAS é identificado, o que representa um marco importante, pois essa é a região onde o ramo mandibular marginal sai da parótida.
- Nessa região a dissecção deverá ser cega, com cuidado para dissecar superficialmente a fáscia profunda.
- A dissecção em sentido superior ao longo do corpo principal da parótida é conduzida em direção à sua borda anterior, para assegurar a liberação ligamentosa. Tesouras, bisturi ou eletrocautério podem ser usados para elevar a fáscia superficial de seus anexos à parótida.
- Uma vez alcançada a borda anterior da parótida, a gordura sub-SMAS em geral se torna visível, encontra-se a região móvel do SMAS, e a dissecção é concluída.
- Anterior à parótida, a dissecção sub-SMAS se torna menos fibrosa, pois o SMAS foi liberado dos ligamentos de retenção. Quando a dissecção se torna mais fácil, recomendamos suspender o processo. A dissecção adicional fornece mobilidade insignificante do retalho e aumenta substancialmente a morbidade da cirurgia.
- Os ramos do nervo facial estão mais expostos na região móvel da bochecha, o que é outro motivo para limitar a dissecção, uma vez mobilizado o retalho do SMAS.
- A extensão malar da dissecção do SMAS para reposicionar o coxim de gordura malar leva essa dissecção sobre o zigoma lateral. O coxim malar é, então, dissecado livre de seus anexos ao zigoma, no plano entre o coxim malar e o zigomático maior (▶ Fig. 7.4).
- Ao se elevar o coxim malar, as fibras do zigomático maior são visualizadas, que são inervadas ao longo de suas superfícies profundas.
- A dissecção estendida do SMAS é conduzida superficialmente a esses músculos; prevenindo, portanto, a lesão do ramo motor.
- O SMAS é elevado até que o retalhe se liberte dos ligamentos zigomáticos laterais subjacentes.
- Durante a elevação do SMAS, manter a gordura sub-SMAS intacta que cobre a fáscia profunda fornece maior proteção contra a lesão do ramo motor.
- A mobilização adequada do SMAS pode ser determinada observando-se o efeito do contorno facial ao se aplicar tração ao SMAS.
- A liberação do SMAS após a restrição dos ligamentos de retenção fornece a mobilidade necessária para se obter contorno facial coerente por meio de um redesenho do SMAS (▶ Fig. 7.5).
- O SMAS pode ser dobrado sobre ele mesmo para aumentar a eminência malar, se desejada; caso contrário, o SMAS em excesso pode ser incisado e descartado.
- O SMAS é então separado no ponto onde cobre o lóbulo, permitindo a proteção de uma parte dele anterior e de uma parte posterior à orelha (▶ Fig. 7.6).
- Uma incisão submentual é feita em uma crista 5 mm caudais à crista submandibular.
- A dissecção é conduzida em um plano subcutâneo até se atingir a dissecção de qualquer lado da face.
- O músculo platisma pode ser suturado junto à linha média, se indicado. Qualquer excesso do músculo deverá ser ressecado.
- Uma incisão para cortar a porção medial do platisma inferiormente permite que o músculo se dobre sobre ele mesmo (▶ Fig. 7.7).
- Coloca-se um dreno, executando-se uma hemostasia meticulosa.
- Os retalhos de pele facial são girados e fechados no vetor escolhido, com base na avaliação pré-operatória.
- Esses retalhos são inseridos com o grau mínimo de tensão e aparados com um grau de redundância entre as suturas essenciais entre as suturas-chave para minimizar a tensão nos sítios de incisão, à medida que o contorno facial é restaurado

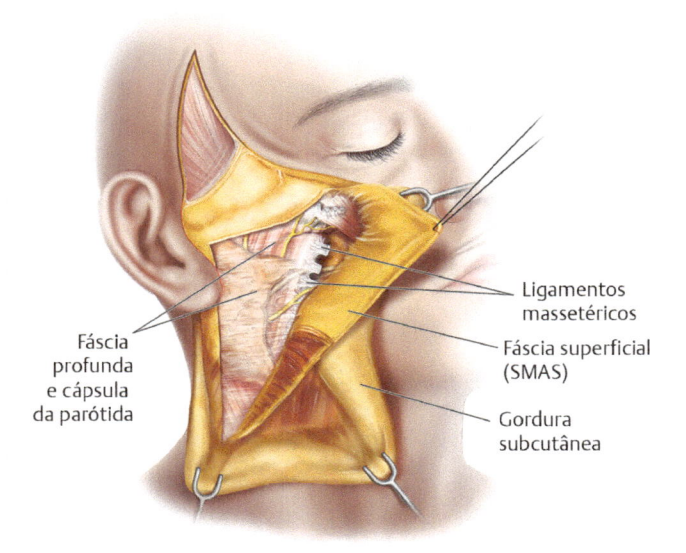

Fig. 7.4 Os limites de dissecção estendida de um sistema musculoesquelético superficial (SMAS) são atingidos quando o SMAS é liberado da borda anterior da parótida, do lobo acessório da parótida, dos ligamentos zigomáticos laterais, dos ligamentos massetéricos superiores e da borda anterior do músculo esternocleidomastóideo (SCM). (Reproduzida com autorização de Rohrich RJ, Stuzin JM, Dayan E, Ross EV. Facial Danger Zones. Thieme; 2019.)

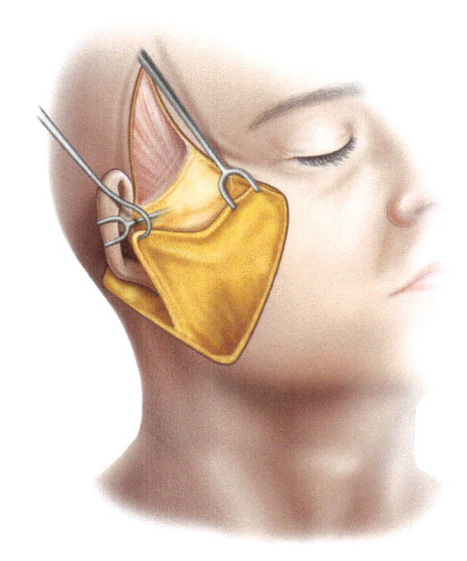

Fig. 7.5 Redesenho do sistema musculoaponeurótico superficial (SMAS) com vetor vertical de atração.

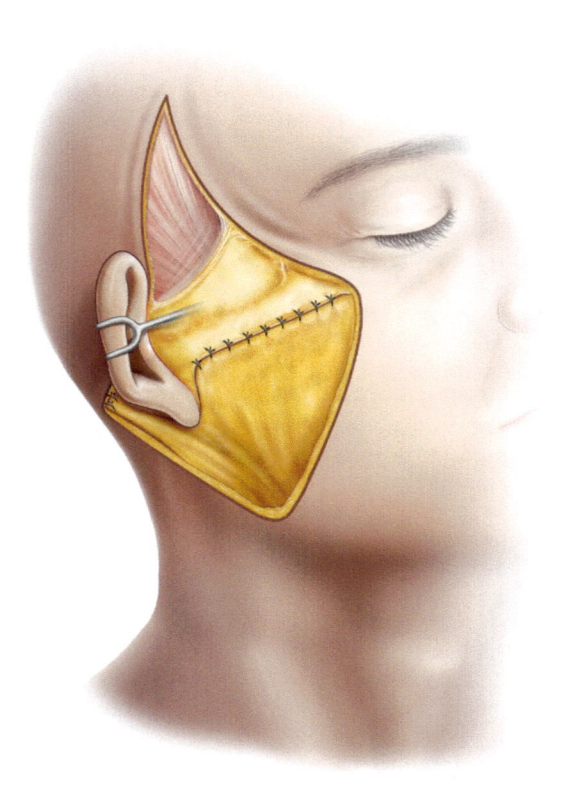

Fig. 7.6 Sutura do sistema musculoaponeurótico superficial (SMAS).

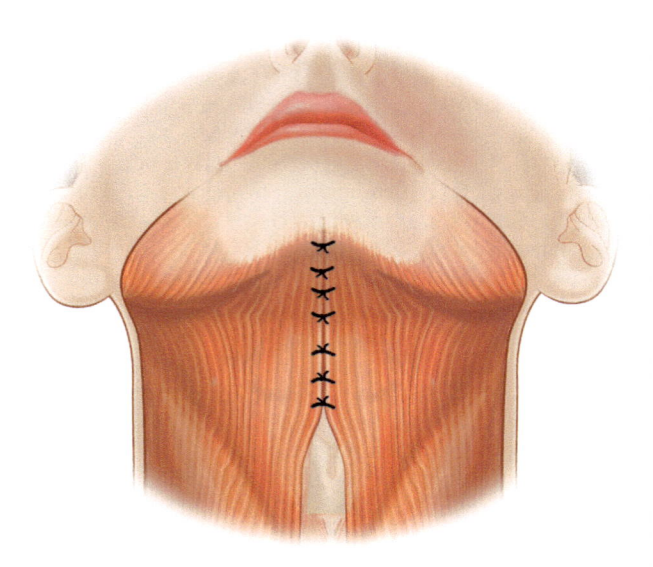

Fig. 7.7 Reposicionamento medial e miotomia do platisma.

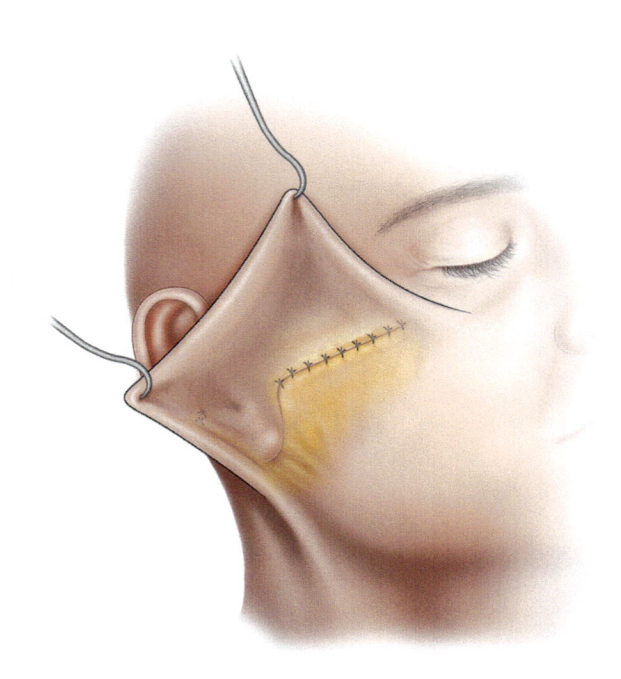

Fig. 7.8 Redesenho da pele com vetor horizontal de atração.

por meio de suporte da camada profunda, em vez de tensão no redesenho do retalho de pele (▶ Fig. 7.8).
- As incisões são fechadas com suturas de *nylon* 4-0 e 6-0.
- A enxertia de gordura pode ser realizada nesse momento, se indicada.

7.8 Protocolo Pós-Operatório
- Inicialmente, os pacientes são observados na unidade de cuidados pós-anestesia e então liberados se estiverem tolerando líquidos e sem náuseas.
- Sempre elevar a cabeceira da cama, colocar pacotes de gelo sobre a face e fazer pressão nas incisões são recomendados.
- Os pacientes são observados no primeiro dia após a cirurgia, e o curativo é removido.
- Os drenos são removidos em 3 ou 4 dias após a cirurgia.

7.9 Exemplo de Caso
O envelhecimento facial envolve a deflação de ambos os compartimentos adiposos malares superficial e profundo. À medida que o compartimento malar profundo entra em deflação, a altura vertical da pálpebra inferior aumenta, as bochechas anteriores perdem volume, e uma demarcação aguda se desenvolve entre a bochecha lateral e a anterior, onde a gordura malar profunda confina o coxim de gordura bucal. Essa paciente é observada antes e após um *lifting* facial estendido de SMAS com enxertia de gordura autóloga no compartimento profundo para restaurar o volume malar profundo (▶ Fig. 7.9 a, b).

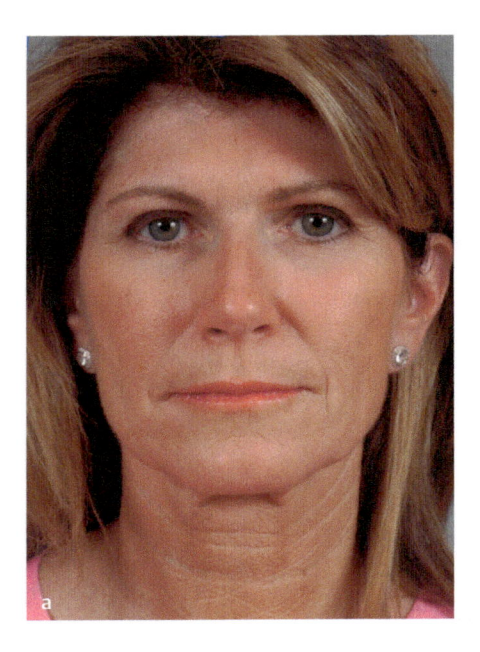

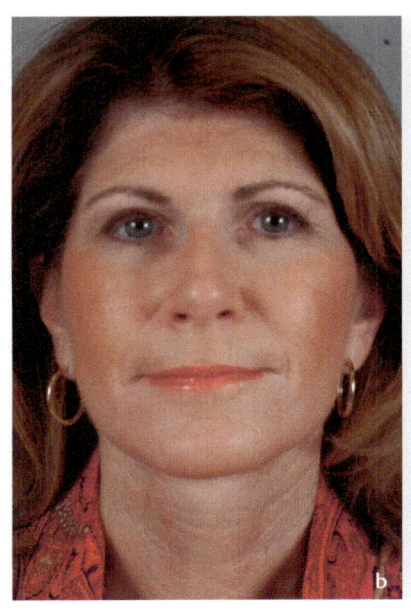

Fig. 7.9 (a,b) O envelhecimento facial envolve a deflação de ambos os compartimentos adiposos malares superficial e profundo. À medida que o compartimento malar profundo entra em deflação, a altura vertical da pálpebra inferior aumenta, as bochechas anteriores perdem volume, e uma demarcação aguda se desenvolve entre a bochecha lateral e a anterior, onde a gordura malar profunda confina o coxim de gordura bucal. Essa paciente é observada **(a)** antes e **(b)** após um *lifting* facial estendido de SMAS com enxertia de gordura autóloga no compartimento profundo para restaurar o volume malar profundo.

7.10 Conclusão

A análise facial pré-operatória sistemática e precisa é crucial para o sucesso da cirurgia. A técnica do SMAS estendido para reposições de regeneração epidérmica repõe gordura facial da bochecha anterior para regiões da bochecha lateral e deflação malar, restaurando os destaques volumétricos observados na juventude.

Ver **Vídeo 7.1**.

Referências

Farkas JP, Pessa JE, Hubbard B, Rohrich RJ. The science and theory behind facial aging. Plast Reconstr Surg Glob Open. 2013; 1(1):e8-e15.

Hoschander AS, Stuzin JM. Extended SMAS rhytidectomy. In: Anh Tran T, Panthaki Z, Hoballah JJ, Thaller SR (Eds.). Operative Dictations in Plastic and Reconstructive Surgery. Springer; 2017. p. 13-16.

Narasimhan K, Stuzin JM, Rohrich RJ. Five-step neck lift: integrating anatomy with clinical practice to optimize results. Plast Reconstr Surg. 2013;132(2):339-50.

Rohrich RJ, Pessa JE. The fat compartments of the face: anatomy and clinical implications for cosmetic surgery. Plast Reconstr Surg. 2007;119(7):2219–27, discussion 2228-31.

Rohrich RJ, Stuzin JM, Dayan E, Ross EV. Facial danger zones: staying safe with surgery, fillers, and non-invasive devices. Thieme Medical Publishers, Inc.; 2020.

Roostaeian J, Rohrich RJ, Stuzin JM. Anatomical considerations to prevent facial nerve injury. Plast Reconstr Surg. 2015; 135(5):1318-27.

Stuzin JM, Baker TJ, Gordon HL, Baker TM. Extended SMAS dissection as an approach to midface rejuvenation. Clin Plast Surg. 1995;22(2):295-311.

8 Ressecção de SMAS

Daniel C. Baker • Palmyra Geissler • Paul N. Afrooz

Resumo

Em 1992, o autor principal (Daniel C. Baker) descobriu que uma alternativa à elevação formal do retalho do sistema musculoaponeurótico superficial (SMAS) era executar uma "Ressecção de SMAS lateral", removendo uma porção desse sistema na região de sua junção fixa e móvel. A excisão e a sutura da fáscia superficial nessa região permitem ao cirurgião atingir resultados similares aos do retalho formal de SMAS, mas a técnica é mais simples e menos invasiva. A largura da ressecção do SMAS depende da corpulência da face do paciente e se a citorredução é vantajosa. Entretanto, para preservar a gordura facial em pacientes magros, a ressecção do SMAS não é realizada. Em vez disso, executa-se, nesses pacientes, a plicatura de SMAS para aumentar e esculpir a face.

Palavras-chave: *lifting* facial, *lifting* cervical, plicatura de SMAS, ressecção de SMAS.

> **Pontos Essenciais**
>
> - Existem várias vantagens da Ressecção de SMAS lateral, em comparação à elevação tradicional do sistema musculoaponeurótico superficial (SMAS).
> - O procedimento não exige a elevação tradicional do retalho de SMAS, e a preocupação sobre a laceração da fáscia superficial é menor.
> - O potencial para lesão do nervo facial é menor, porque a maior parte da dissecção profunda é feita sobre a glândula parótida.
> - Se retalhos do SMAS não forem elevados, eles tendem a manter a fixação da sutura de modo mais forte, e o potencial para deiscência pós-operatória e relapso de contorno será reduzido.
> - O desenho da ressecção lateral de SMAS fica ao longo da borda anterior da parótida.
> - A ressecção de SMAS é realizada na interface da fáscia superficial, fixada pelos ligamentos de retenção e pela fáscia facial superficial anterior mais móvel. Após a sutura, isso leva o SMAS móvel até a junção do SMAS fixo, produzindo uma elevação durável de ambas, a fáscia superficial e a gordura facial.

8.1 Etapas Pré-Operatórias

8.1.1 Instruções para Pacientes Reduzem a Incidência de Infecção

- Lavar o pescoço, atrás das orelhas e o canal auditório externo com sabonete Hibiclens duas vezes ao dia, durante cinco dias, antes da operação. NÃO USAR NA FACE.
- Lavar o cabelo diariamente com xampu, incluindo na manhã da cirurgia.
- Usar pomada Bactroban (mupirocina a 2%-prescrição). Esfregar a parte interna de cada narina e o canal auditório externo (NÃO COLOCAR A POMADA PROFUNDAMENTE).

8.1.2 Anestesia

- Todos os procedimentos de *lifting* facial são executados mediante sedação intravenosa monitorizada com propofol.
- Os pacientes recebem clonidina oral, 0,1 a 0,2 mg, 30 minutos antes da cirurgia para controlar a pressão arterial.
- A face e o pescoço são infiltrados com anestesia local, lidocaína a 0,5%, com epinefrina 1:200.000, com agulha espinal calibre 22.
- A face é injetada antes da esfrega para fornecer a exigência de 10 minutos para a vasoconstrição.

8.2 Etapas Operatórias

Ver **Vídeo 8.1**.

8.2.1 Incisões

- Se o desvio da linha de cabelo temporal for avaliado como mínimo, a incisão preferida fica dentro do cabelo da têmpora. Nessa incisão é necessário, com frequência, excisar um triângulo de pele abaixo da costeleta temporal, ao nível da raiz superior da hélice, para preservar a costeleta.
- Quando um desvio de pele mais largo for antecipado, se a distância entre o canto lateral e a linha de cabelo for superior a 5 cm, será preferível uma incisão chanfrada alguns milímetros dentro da linha de cabelo temporal. Este é um esforço para evitar a alternativa de uma linha de cabelo temporal em retrocesso, o que geralmente nunca é aceitável para uma paciente.
- A escolha de uma incisão pré-auricular fica a critério do cirurgião. Quando efetuada apropriadamente, todas essas incisões cicatrizam satisfatoriamente e ficam imperceptíveis. O autor principal (Daniel C. Baker) prefere uma incisão curvada anterior à hélice, que continua então inferiormente, anterior ao trago, em uma dobra natural de pele.
- As incisões intratrago são feitas naqueles pacientes em que bochecha e pele do trago sejam similares, e a cartilagem do trago não seja aguda ou proeminente. O fechamento deve ser realizado sem tensão, e o retalho cobrindo o trago é desengordurado até a derme.

8.2.2 Elevação de Retalho de Pele

- Toda a escavação de um retalho de pele é executada mediante visão direta (com dissecção com tesouras) para minimizar o trauma do plexo subdérmico e preservar 5 mm de gordura subcutânea na superfície subjacente do retalho.
- A dissecção subcutânea na região temporal é preferível, porque a pele parece se redesenhar melhor. A dissecção subcutânea na região temporal deve ser executada cuidadosamente para evitar penetração da fáscia temporal superficial que protege o ramo frontal do nervo facial.
- Todos os anexos dérmicos entre o músculo orbicular do olho e a pele são separados até o canto lateral (▶ Fig. 8.1).

Etapas Operatórias

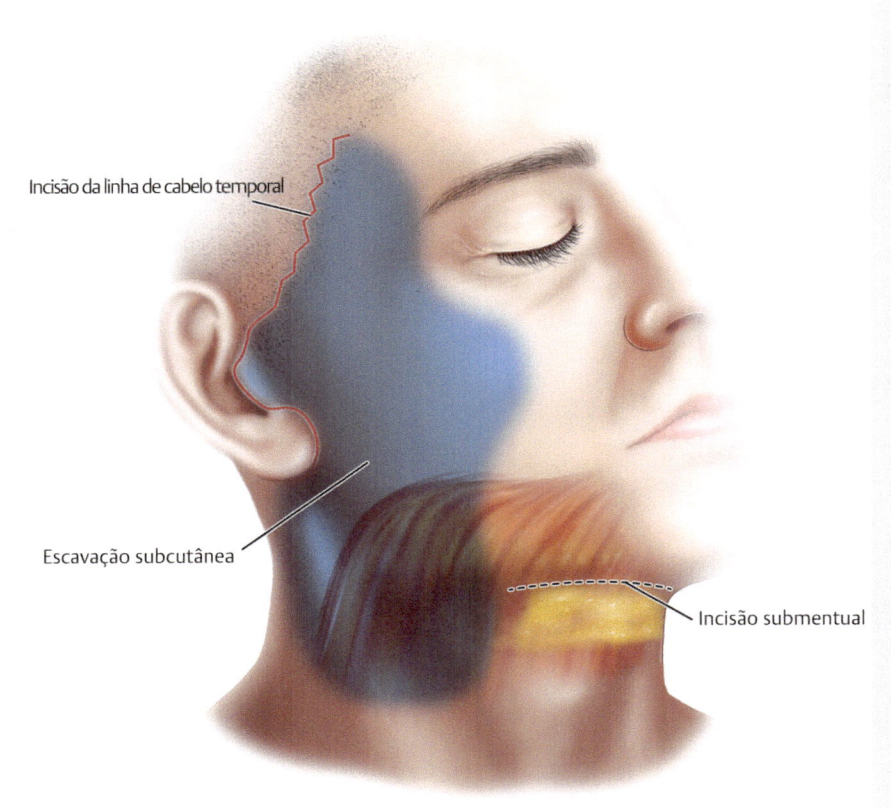

Fig. 8.1 Extensão de escavação subcutânea em área temporal, bochecha e pescoço lateral. Se houver excesso de gordura, será executada uma lipoaspiração fechada ou aberta superficial ao platisma, nas áreas submentual e submandibular. Quando necessário, a aproximação do platisma medial será executada via a incisão submentual.

- A dissecção se estende pelo zigoma para liberar ligamentos zigomáticos, mas é suspensa vários centímetros antes da dobra nasolabial. O autor principal não acredita que mais dissecção forneça benefícios significativos; ao contrário, o único resultado é o aumento do sangramento.
- Na bochecha, a dissecção libera os ligamentos massetérico-cutâneos e, se necessário, os ligamentos mandibulares.
- A dissecção subcutânea continua sobre o ângulo da mandíbula e do esternocleidomastóideo por 5 a 6 cm para dentro do pescoço, que expõe a metade posterior do platisma no músculo. Se for feita uma incisão submentual, a dissecção facial e do pescoço lateral é ligada de ponta a ponta à dissecção submentual.

8.2.3 Excisão de Gordura do Pescoço e das Papadas

- Quando possível, a lipoplastia assistida por sucção fechada é executada no pescoço e nas papadas. Uma cânula de ponta Mercedes de 2,4 mm é usada sob movimento constante e estável no espaço subcutâneo. Uma camada de 5 mm de gordura subcutânea é mantida na superfície subjacente da pele cervical.
- Se for aplicada sucção nas papadas, isso sempre será feito de maneira conservadora.

8.2.4 Ressecção Lateral de SMAS Incluindo Aproximação do Platisma

- O delineamento da ressecção do SMAS é marcado em uma tangente a partir da eminência malar lateral ao ângulo da mandíbula, essencialmente na região ao longo da borda anterior da glândula parótida. Na maioria dos pacientes, isso envolve uma linha para ressecção, estendendo-se do aspecto lateral da eminência malar em direção à cauda da parótida. Geralmente, um segmento de 2 a 4 cm de fáscia superficial é excisado, dependendo do grau de frouxidão do SMAS-platisma.
- Na ressecção de SMAS, a fáscia superficial é agarrada na região da cauda da parótida, e a ressecção é conduzida para fora, de baixo para cima, de maneira controlada.
- Quando a ressecção do SMAS estiver sendo executada, é importante manter a dissecção superficial à fáscia profunda e evitar a dissecção para dentro do parênquima da parótida (▶ Fig. 8.2).
- Observar que o tamanho da glândula da parótida varia de paciente para paciente; por consequência, a quantidade de proteção para os ramos do nervo facial subjacentes também varia. Apesar disso, contanto que se conduza a dissecção superficial à fáscia facial profunda, garantindo que somente a fáscia superficial seja ressecada, as lesões do nervo facial e da parótida serão evitadas.

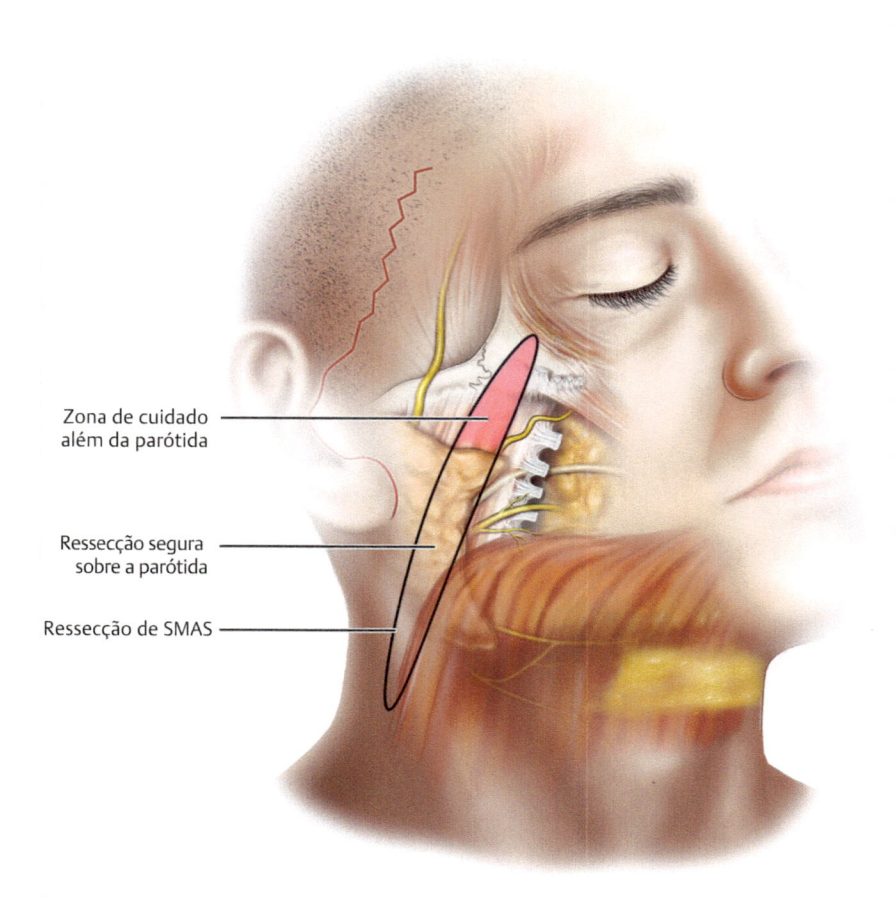

Fig. 8.2 Desenho de ressecção de sistema musculoaponeurótico superficial (SMAS)-platisma. O nível de ressecção é superficial à fáscia massetérica da parótida que cobre os ramos do nervo facial.

- Essencialmente, essa é uma ressecção da fáscia superficial no mesmo plano de dissecção em que normalmente se elevaria um retalho de SMAS.
- Após a ressecção do SMAS, suturas interrompidas sepultadas de PDS 3-0 são usadas para fechar a ressecção do SMAS.
- O SMAS lateral fixo é uniformemente suturado à fáscia superficial anterior mais móvel.
- Os vetores ficam geralmente perpendiculares à dobra nasolabial.
- A última sutura eleva o coxim de gordura malar, fixando-o à fáscia malar.
- É importante obter uma fixação segura para prevenir deiscência pós-operatória e relapso do contorno facial.

8.2.5 Vetores de Fechamento da Ressecção de SMAS

- Os vários vetores completam a correção do pescoço anterior, do ângulo cervicomentual, das papadas e da dobra labial nasal.
- A primeira sutura-chave agarra o platisma no ângulo da mandíbula e avança em direção posterossuperior; ele é protegido com Maxon 2-0 no SMAS lateral fixo, cobrindo a parótida. Essa ação eleva o platisma e a pele cervicais.
- Os vetores que produzem o rejuvenescimento facial desejado devem ser escolhidos pelo cirurgião e individualizados para cada paciente (▶ Fig. 8.3).

8.2.6 Fechamento da Pele: *Dog-Ears* ("Orelhas de Cachorro") Temporais e do Lobo da Orelha

- Uma sutura sepultada de PDS 3-0 é feita pela fáscia temporal com uma mordida generosa de derme no retalho de pele. O fechamento deve ser com tensão de mínima à moderada.
- Em geral, uma cunha é removida ao nível da costeleta para preservar a linha do cabelo.
- Se uma incisão anterior na linha do cabelo for feita, ela será fechada com suturas sepultadas Monocryl 5-0 (Ethicon, Inc.) e suturas de *nylon* 5-0.
- Tempo e atenção são exigidos durante esse fechamento para eliminar as *dog-ears* e obter a mais fina cicatriz.
- O excesso de pele é aparado do retalho facial de modo a não haver tensão no fechamento pré-auricular. Bordas do ferimento deverão se "beijar" sem suturas.

Conclusão

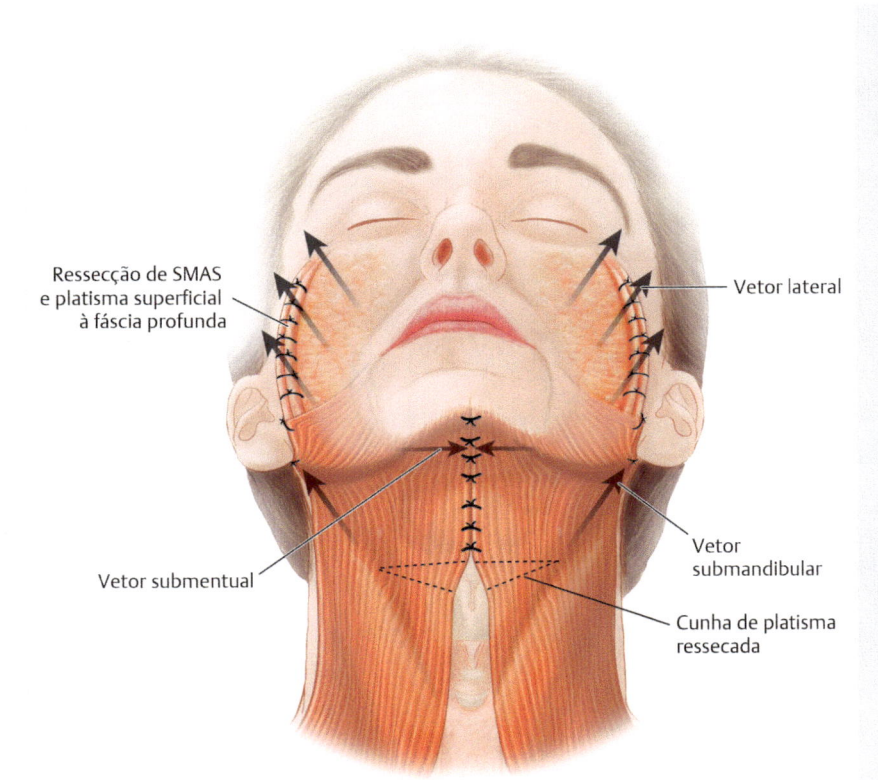

Fig. 8.3 Vetores de elevação superolateral do sistema musculoaponeurótico superficial (SMAS)-platisma e vetores de aproximação medial de platisma anterior na área submentual acima do hioide.

- Ressecção de SMAS e platisma superficial à fáscia profunda
- Vetor lateral
- Vetor submentual
- Vetor submandibular
- Cunha de platisma ressecada

- Aparar o lobo da orelha também deve ser feito sem tensão, e o retalho de pele deve ser dobrado sob esse lobo com suturas PDS 4-0, com uma mordida da derme do lobo, derme do retalho de bochecha e pericôndrio da concha para minimizar qualquer tensão.
- Em caso de realização de um *lifting* facial com cicatriz curta, uma pequena *dog-ear* poderá estar presente atrás do lobo da orelha; essa é facilmente aparada e moldada em uma incisão curta no sulco retroauricular.
- Um dreno de sucção fechado é geralmente trazido para fora através de um corte separado no sulco retroauricular.

8.3 Exemplos de Caso
(▶ Fig. 8.4a-c e ▶ Fig. 8.5a, b)

8.4 Conclusão

Há várias vantagens da ressecção de SMAS lateral quando comparadas à elevação formal do SMAS. Desde que o procedimento não exija uma elevação formal de retalho do SMAS, há menos preocupações sobre a laceração da fáscia superficial. O potencial para lesão do nervo facial é menor porque a maior parte da dissecção é conduzida sobre a glândula da parótida. Se a ressecção de SMAS for conduzida anterior à parótida, a fáscia profunda fornecerá, similarmente, proteção para os ramos do nervo facial, desde que a ressecção da fáscia superficial seja feita com precisão, e a fáscia facial profunda não seja violada. Quando retalhos de SMAS não são elevados, eles tendem a ser mais substanciais em termos de manter a fixação da sutura, e os problemas de desenvolvimento de deiscência pós-operatória e relapso de contorno ficam reduzidos.

A ressecção de SMAS lateral oferece vantagens similares sobre a simples plicatura do SMAS. Uma vez que o desenho da ressecção de SMAS lateral esteja ao longo da borda anterior da parótida, a ressecção de SMAS é realizada na interface da fáscia superficial fixada pelos ligamentos de retenção e pela fáscia facial superficial anterior mais móvel. No fechamento, isso traz o SMAS móvel até a junção do SMAS fixo, produzindo uma elevação durável de fáscia superficial e de gordura facial.

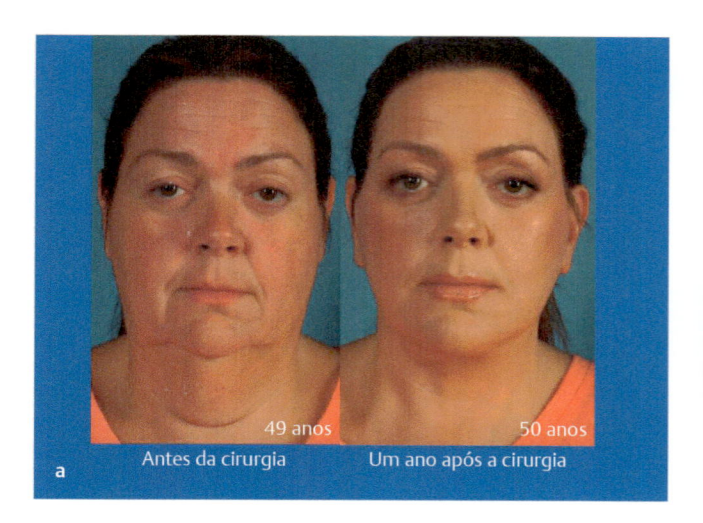

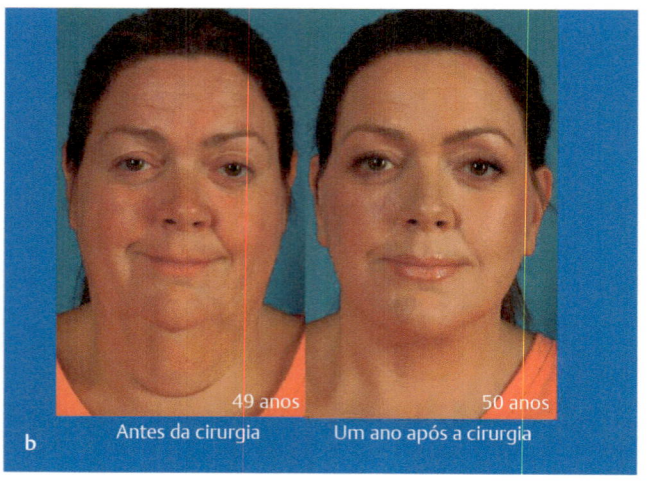

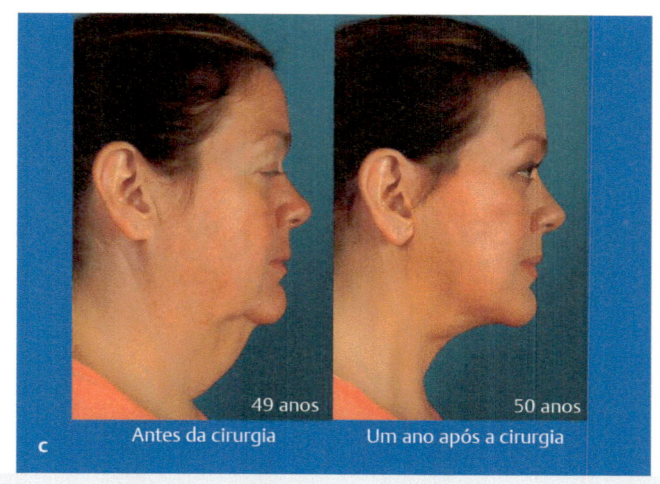

Fig. 8.4 (a-c) Exemplo de caso feminino. Ressecção de SMAS lateral e da face; pescoço aberto com platismaplastia; excisão de gordura sob o platisma; excisão de gordura bucal; implante de queixo pré-papada.

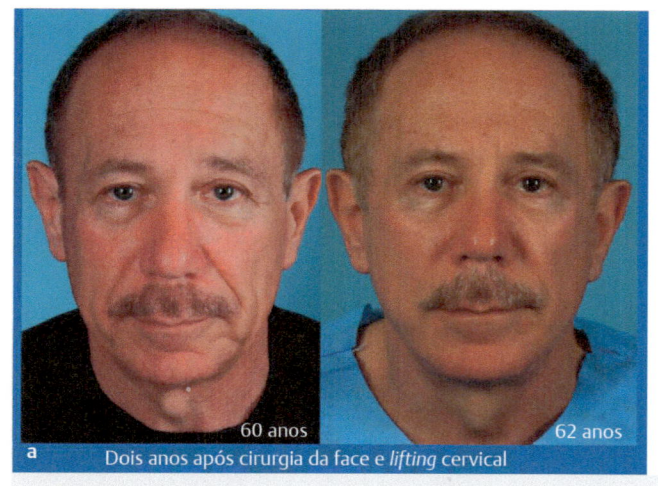

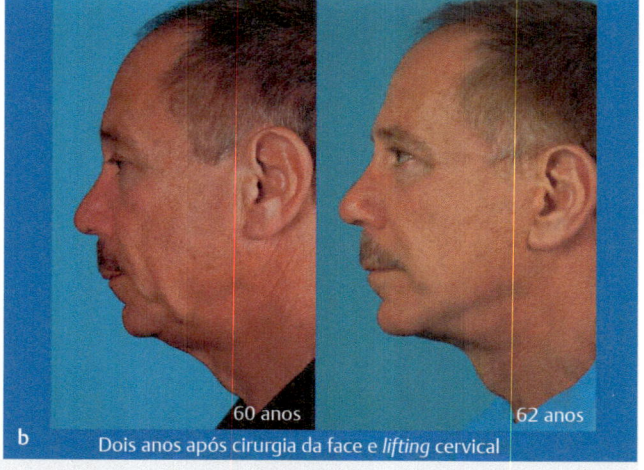

Fig. 8.5 (a-b) Exemplo de caso masculino. Ressecção de SMAS lateral da face; pescoço aberto com platismaplastia; blefaroplastia 4; implante de queixo.

Referências

Alpert BS, Baker DC, Hamra ST, Owsley JQ, Ramirez O. Identical twin face lifts with differing techniques: a 10-year follow-up. Plast Reconstr Surg. 2009;123(3):1025-33, discussion 1034-36.

Baker DC. Lateral SMASectomy, plication and short scar facelifts: indications and techniques. Clin Plast Surg. 2008; 35(4):533-50, vi.

Baker DC. Short scar facelift. In: Aston SJ, Steinbrech D, Walden J (Eds.). Advances in Aesthetic Surgery. London: Elsevier; 2009.

Baker DC, Conley J. Avoiding facial nerve injuries in rhytidectomy: anatomical variations and pitfalls. Plast Reconstr Surg. 1979;64(6):781-95.

Baker DC. Complications of cervicofacial rhytidectomy. Clin Plast Surg. 1983;10(3):543-62.

Baker DC. Lateral SMASectomy. Plast Reconstr Surg. 1997;100(2):509-13.

Baker D. Rhytidectomy with lateral SMASectomy. Facial Plast Surg. 2000;16(3):209-13.

9 Elevação e *Lifting* Facial de Preenchimento: Enxertia de Gordura Autóloga

Rod J. Rohrich • *Paul N. Afrooz*

Resumo

Grande parte do envelhecimento facial pode ser atribuída à deflação de volume e flacidez dos tecidos. O rejuvenescimento cirúrgico bem-sucedido pode ser obtido por meio da restauração de volume com enxertia de gordura autóloga dos compartimentos de gordura facial. Em conjunto com a restauração de volume, pode-se obter também a correção da flacidez dos tecidos e o recontorno da face e do pescoço. As estratégias atuais para a correção cirúrgica da face e do pescoço envolvem: manipulação do sistema musculoaponeurótico superficial (SMAS), plicatura do platisma medial e aperto do platisma lateral através da janela desse platisma lateral. Essas técnicas combinadas facilitam ótimos resultados em rejuvenescimento facial.

Palavras-chave: *lifting* facial, *lifting* cervical, rejuvenescimento facial, *Lifting* facial do SMAS, plicatura SMAS, ressecção do SMAS, enxertia de gordura, compartimentos de gordura.

> **Pontos Essenciais**
>
> - Grande parte do envelhecimento facial pode ser atribuída à deflação de volume e frouxidão de partes moles.
> - O rejuvenescimento cirúrgico visa tratar a frouxidão dos tecidos e a restauração de volume.

9.1 Etapas Pré-Operatórias

9.1.1 Análise

- O procedimento de rejuvenescimento facial começa com uma análise pré-operatória completa para identificar áreas de deflação de volume, rugas e frouxidão de tecidos.
- As áreas de deflação de volume, assim como as rugas (ou rítides) profundas, são marcadas antes da operação na posição dependente para facilitar a precisão intraoperatória.

9.2 Etapas Operatórias

Ver **Vídeo 9.1.**

9.2.1 Colheita de Gordura e Aumento de Compartimento de Gordura Facial

- Geralmente, a gordura é colhida das coxas mediais com aspiração manual de baixa pressão usando seringa de 10 cc e cânula de multifuros de 3 mm.
- Para otimizar a viabilidade celular, nenhum anestésico local ou epinefrina é usado antes da aspiração.
- O aspirado é centrifugado durante 1 minuto a 2.250 rpm para remover os resíduos celulares.
- A gordura é então isolada e transferida para seringas de 1 cc.
- A transferência de gordura autóloga é realizada no início do procedimento para facilitar a restauração precisa de volume.
- Bem lateral à junção alar-bochecha, a cânula de Coleman é introduzida nos compartimentos profundos com uma agulha calibre 14.
- A gordura é injetada nos compartimentos malares profundos bilateralmente, com seringas de 1 cc.
- Cerca de 10 a 12 cc de gordura amarela saudável são distribuídos nos compartimentos faciais centrais profundos.
- Isso inclui 2 cc no compartimento nasolabial profundo e 2 a 4 cc nos compartimentos malares profundos (▶ Fig. 9.1).
- Dependendo do contorno desejado do malar, os compartimentos malares superficiais alto e médio são aumentados com 1 a 2 cc de gordura (▶ Fig. 9.1).

9.2.2 Elevação da Pele

- Cada hemiface é injetada no plano subcutâneo com 100 cc de uma solução de epinefrina a 1:400.000.
- Desenha-se uma incisão curvilínea intratragal e pré-auricular. Superiormente, a incisão viaja em rota pré-auricular e, ao nível da raiz helical, a incisão se estende anteriormente, ao longo da linha de cabelo intratemporal.
- A incisão inferior se estende ao longo da raiz do lóbulo e ao redor do contorno da cartilagem da concha.
- A incisão pós-auricular é conduzida para cima, ao longo da linha do cabelo, e dependendo da extensão da remoção de pele, esta incisão é conduzida para dentro do couro cabeludo com cabelo, ao longo da linha de cabelo posterior.
- A elevação da pele é feita estrategicamente nas zonas 1, 2 e 3.

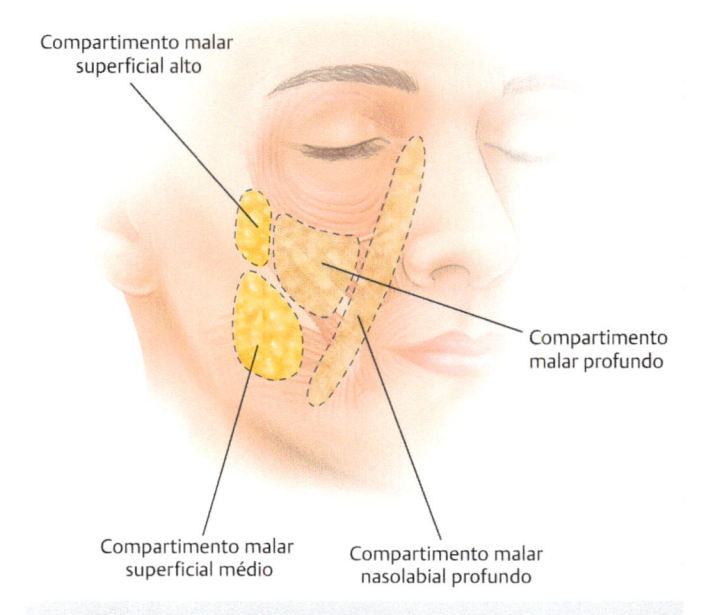

Fig. 9.1 Compartimentos essenciais de gordura.

Cuidados Pós-Operatórios

- As bordas da zona 1 incluem uma linha desenhada a partir da base alar até o trago em sentido superior, e a borda anterior do músculo esternocleidomastóideo em sentido inferolateral.
- A zona 2 é a região posterior ao esternocleidomastóideo em direção à linha de cabelo posterior.
- A zona 3 é a região desde a borda superior da zona 2, estendendo-se em sentido superior até o canto lateral.
- A incisão submentual é feita cerca de 3 a 4 mm posteriores à crista submentual.
- A pele é elevada do platisma subjacente.

9.2.3 Contorno do Pescoço

- Em seguida à elevação de pele do platisma através da incisão submentual, as bordas mediais desse músculo são identificadas.
- A bandagem do platisma medial e a diástase são corrigidas com a plicatura do platisma medial.
- Começando o mais inferiormente possível e seguindo em sentido ascendente, as bordas mediais do platisma são plicadas e enterradas, com suturas interrompidas.
- Para evitar o encordoamento em arco do platisma medial e para acentuar o ângulo cervicomental, uma cunha de platisma é excisada inferiormente, na borda medial.
- Todo cuidado deve ser tomado para romper a fáscia cervical posterior, visando garantir a liberação apropriada e acentuação do ângulo cervicomental.
- A janela lateral do platisma é iniciada a um dedo de largura abaixo do ângulo da mandíbula e a um dedo em frente ao músculo esternocleidomastóideo (▶ Fig. 9.2).
- O platisma é elevado cuidadosamente em direções medial e inferior por 2 a 3 cm (▶ Fig. 9.2).
- O platisma lateral é apertado e fixo à fáscia do mastoide com duas ou três suturas em oito (▶ Fig. 9.2).

9.2.4 Sistema Musculoaponeurótico Superficial (SMAS)

- A análise pré-operatória de simetria e formato faciais orienta a aplicação da técnica do SMAS.
- No exemplo de caso, o lado comprido da face é tratado com ressecção horizontal do SMAS.
- A ressecção do SMAS é desenhada, começando medialmente ao longo do arco zigomático e cursando em direção ao lóbulo da orelha (▶ Fig. 9.3).
- Cerca de 1 cm do SMAS é excisado, seguido de reaproximação com sutura corrida trancada.
- No lado contralateral, uma técnica de empilhamento (imbricação modificada) de SMAS é usada, superpondo o SMAS desde o nível da porção superior do músculo zigomático maior até o ângulo da mandíbula (▶ Fig. 9.4).

9.3 Cuidados Pós-Operatórios

- Os pacientes devem descansar com a cabeça elevada em 45 graus, sem travesseiros para evitar a flexão do pescoço.
- Compressas frias são aplicadas à face intermitentemente durante as primeiras 72 horas após a cirurgia.
- Os pacientes iniciam uma dieta líquida e avançada lentamente.

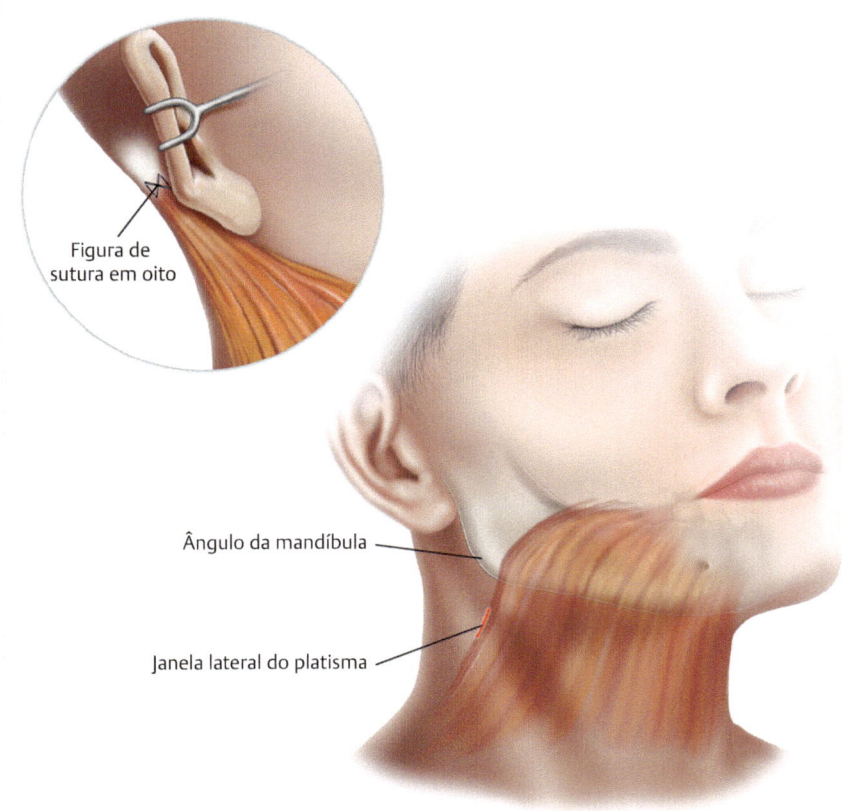

Fig. 9.2 Ilustração esquemática da janela lateral do platisma.

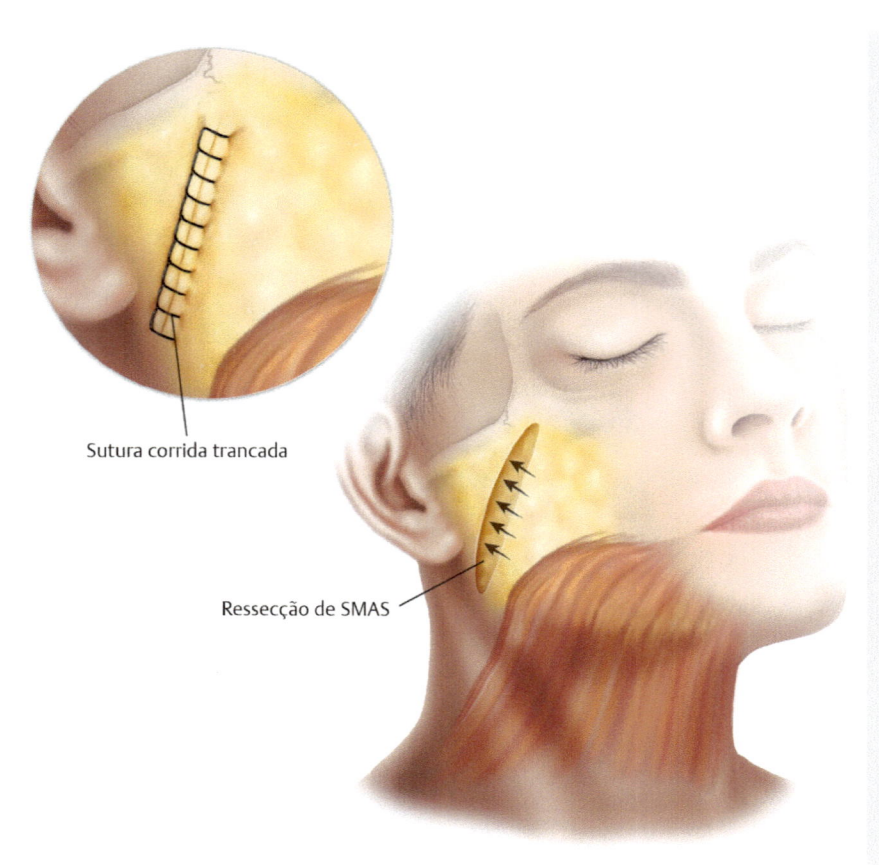

Fig. 9.3 Ilustração esquemática da técnica de ressecção de SMAS.

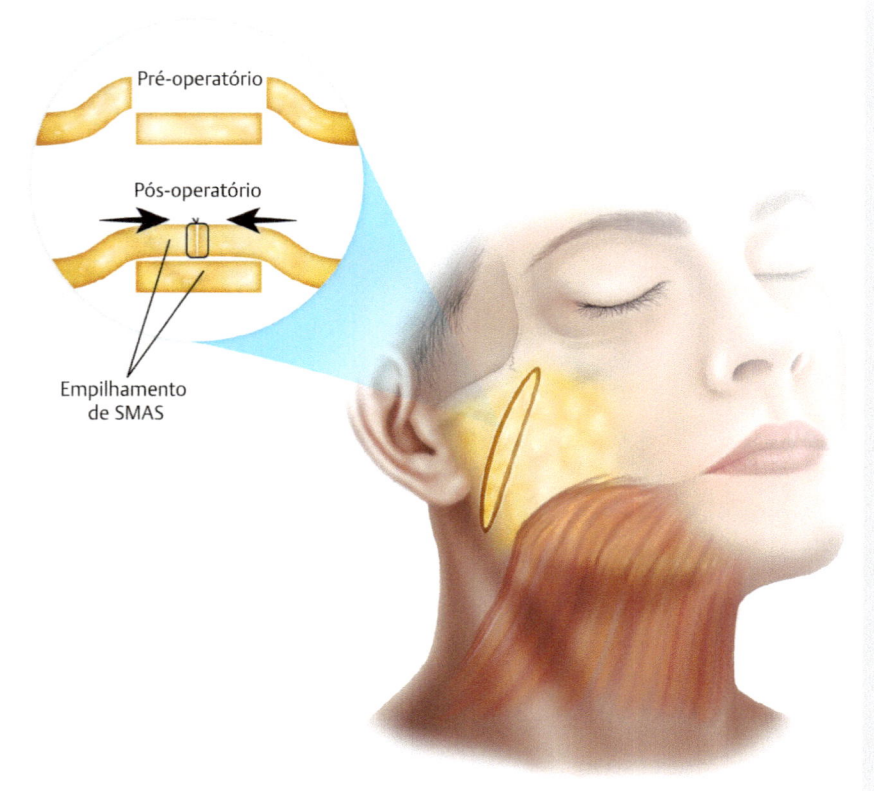

Fig. 9.4 Ilustração esquemática da técnica de empilhamento do sistema musculoaponeurótico superficial (SMAS).

Exemplos de Caso

- Os pacientes são encorajados a evitar girar a cabeça e limitar os movimentos faciais na primeira semana.
- As suturas são removidas entre 7 e 10 dias.

9.4 Exemplos de Caso

9.4.1 Caso 1

Esta paciente de 45 anos apresentava pele em excesso no pescoço e desejava um contorno do pescoço e da face. O Doutor Rohrich realizou uma elevação e preenchimento do *lifting* facial de SMAS e uma cirurgia de pálpebra superior. Ele realizou aumento de gordura no compartimento adiposo central nos compartimentos de gordura profundo e superficial – uma elevação e *lifting* facial de preenchimento (▶ Fig. 9.5a-c).

9.4.2 Caso 2

Este paciente de 75 anos desejava se submeter a um procedimento de rejuvenescimento facial. Foi realizada uma elevação face/pescoço de SMAS, assim como blefaroplastia superior e inferior e injeções de gordura de compartimentos adiposos profundo e superficial em suas dobras malar e nasolabial. As fotos à esquerda são de antes da cirurgia, e as da direita 1 ano e 6 meses após

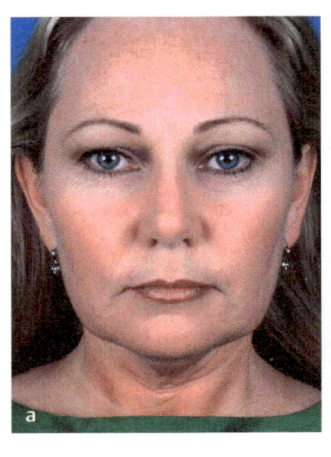

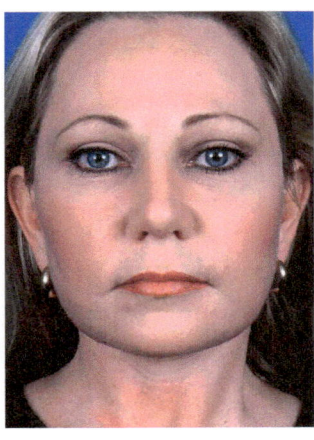

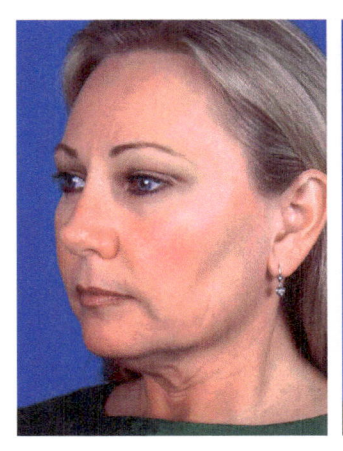

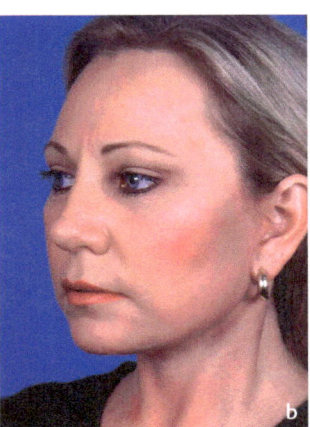

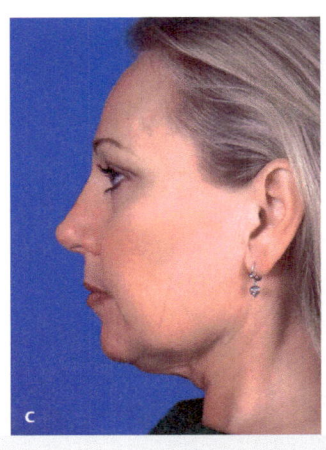

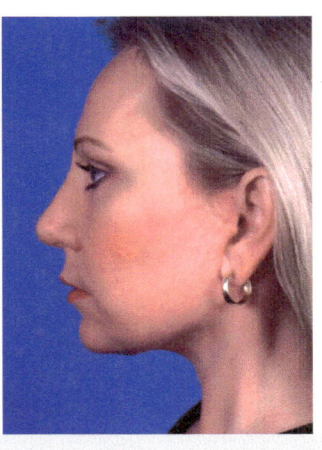

Fig. 9.5 (a-c) Caso 1. Esta paciente de 45 anos apresentava pele em excesso no pescoço e, desejava um contorno do pescoço e da face. O Doutor Rohrich realizou uma elevação e *lifting* facial de SMAS de preenchimento e uma cirurgia de pálpebra superior. Ele realizou aumento de gordura no compartimento adiposo central nos compartimentos de gordura profundo e superficial – uma elevação e *lifting* facial de preenchimento.

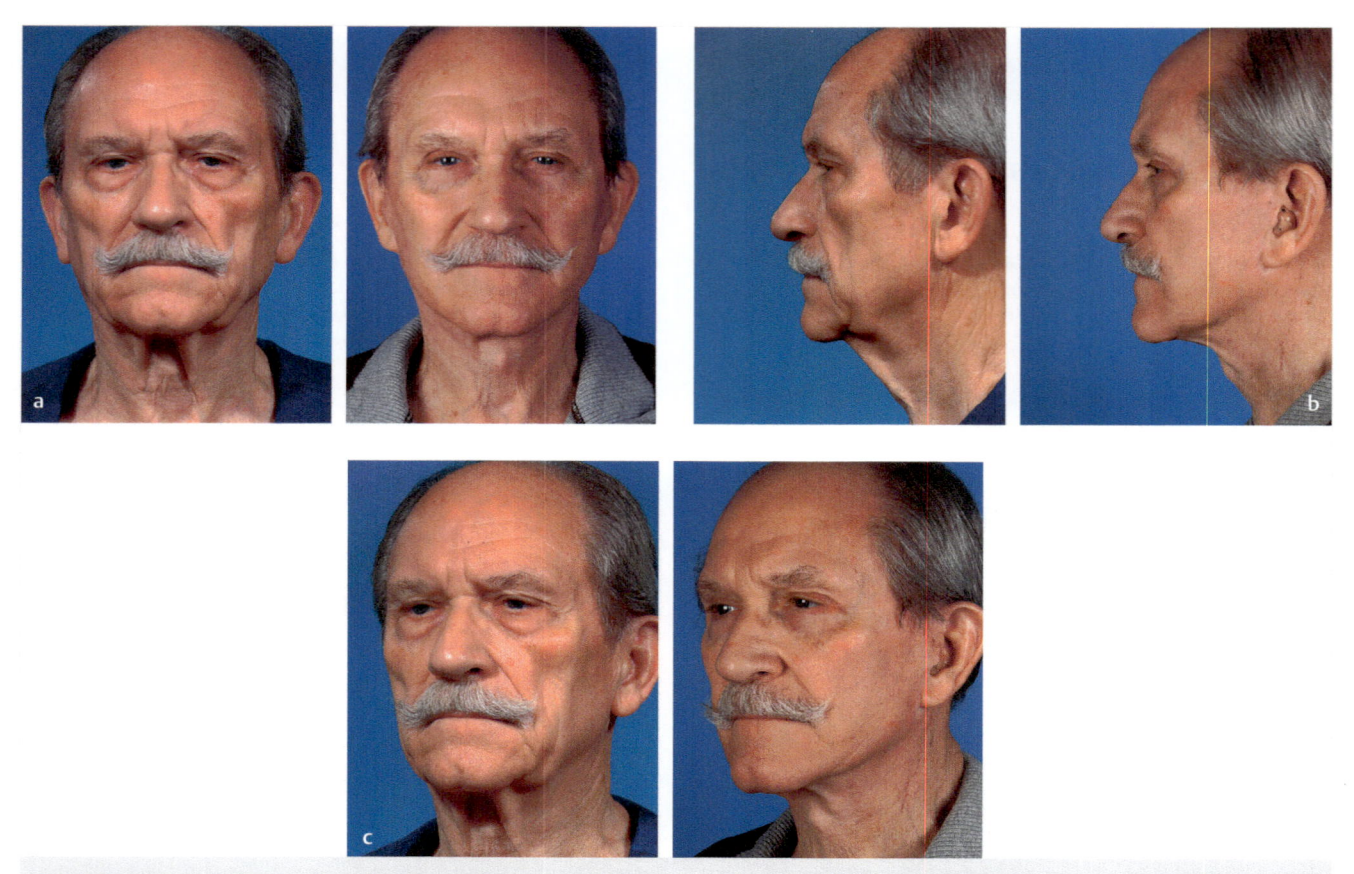

Fig. 9.6 (a-c) Caso 2. Este paciente de 75 anos desejava se submeter a um procedimento de rejuvenescimento facial. Foi realizada uma elevação e preenchimento face/pescoço de SMAS, assim como blefaroplastias superior e inferior e injeções de gordura de compartimentos adiposos profundo e superficial em suas dobras malar e nasolabial. As fotos à esquerda são de antes da cirurgia, e as da direita 1 ano e 6 meses após o procedimento, revelando uma transformação surpreendente com restauração central.

o procedimento, revelando uma transformação surpreendente com restauração central (▶ Fig. 9.6a-c).

9.5 Conclusão

O rejuvenescimento facial pode ser obtido por meio de uma combinação de restauração de volume e contorno de face e pescoço. A volumização é obtida com enxertia de gordura autóloga dos compartimentos de gordura da face. O contorno do pescoço é obtido por meio de plicatura do platisma medial e da janela lateral desse músculo. O rejuvenescimento lateral do meio da face é obtido por meio das técnicas de empilhamento de SMAS ou de ressecção de SMAS.

Referências

Farkas JP, Pessa JE, Hubbard B, Rohrich RJ. The science and theory behind facial aging. Plast Reconstr Surg Glob Open. 2013;1(1):e8-e15.

Pezeshk RA, Sieber DA, Rohrich RJ. Neck rejuvenation through the lateral platysma window: a key component of face-lift surgery. Plast Reconstr Surg. 2017;139(4):865-6.

Rohrich RJ, Ghavami A, Constantine FC, Unger J, Mojallal A. Lift-and-fill face lift: integrating the fat compartments. Plast Reconstr Surg. 2014;133(6):756e-767e.

Rohrich RJ, Ghavami A, Lemmon JA, Brown SA. The individualized component face lift: developing a systematic approach to facial rejuvenation. Plast Reconstr Surg. 2009;123(3):1050-63.

Rohrich RJ, Afrooz PN. Finesse in face lifting: the role of facial fat compartment augmentation in facial rejuvenation. Plast Reconstr Surg. 2019;143(1):98-101.

10 *Lifting* Facial de Plano Profundo

Thomas A. Mustoe ▪ *Eugene Park* ▪ *Sammy Sinno*

Resumo

O envelhecimento facial é causado por atrofia e atenuação de camadas profundas da face, incluindo a gordura subcutânea e as camadas superficiais subjacentes da fáscia que compreendem os músculos faciais superficiais e a pele. O *lifting* facial de plano profundo reconhece que todas as camadas devem ser tratadas com liberação completa, mesmo a tensão e o redesenho, e o excesso de tensão sobre a pele deve ser evitado para se chegar a uma aparência natural e à longevidade do resultado.

Palavras-chave: *lifting* facial, plano profundo, *lifting* cervical, SMAS, ligamentos de retenção.

Pontos Essenciais

- Os ligamentos de retenção devem ser liberados para permitir a mobilização adequada dos tecidos de cobertura.
- A extensão da dissecção inferior é determinada pelo grau de mobilização do pescoço a ser atingido.
- O melhor conhecimento possível da anatomia facial é mandatório para prevenir dano aos ramos do nervo facial.

10.1 Etapas Pré-Operatórias

10.1.1 Planejamento

- É fundamental compreender que o sistema musculoaponeurótico superficial (SMAS), uma camada de fáscia delgada logo sob a gordura subcutânea, é contígua ao e encerra o músculo platisma e a superfície inferior do músculo orbicular do olho, respectivamente.
- Os ligamentos de retenção são anexos de colágeno que passam através da pele para o SMAS e tecidos mais profundos (▶ Fig. 10.1).
- Os ligamentos de retenção zigomáticos e os ligamentos de retenção massetéricos devem ser liberados na face para permitir a mobilização adequada.
- No pescoço, os ligamentos de retenção ficam ao longo da borda posterior do platisma, anteriores ao nervo auricular magno. Eles também correm em direção descendente e oblíqua pelo pescoço, onde possuem anexos ao músculo esternocleidomastóideo (SCM) e anexos à porção anteroinferior da glândula parótida (▶ Fig. 10.2). Todos esses anexos devem ser liberados para que o pescoço fique móvel. Quanto mais os anexos fiquem liberados, mais inferior será o ponto pivô e mais mobilização

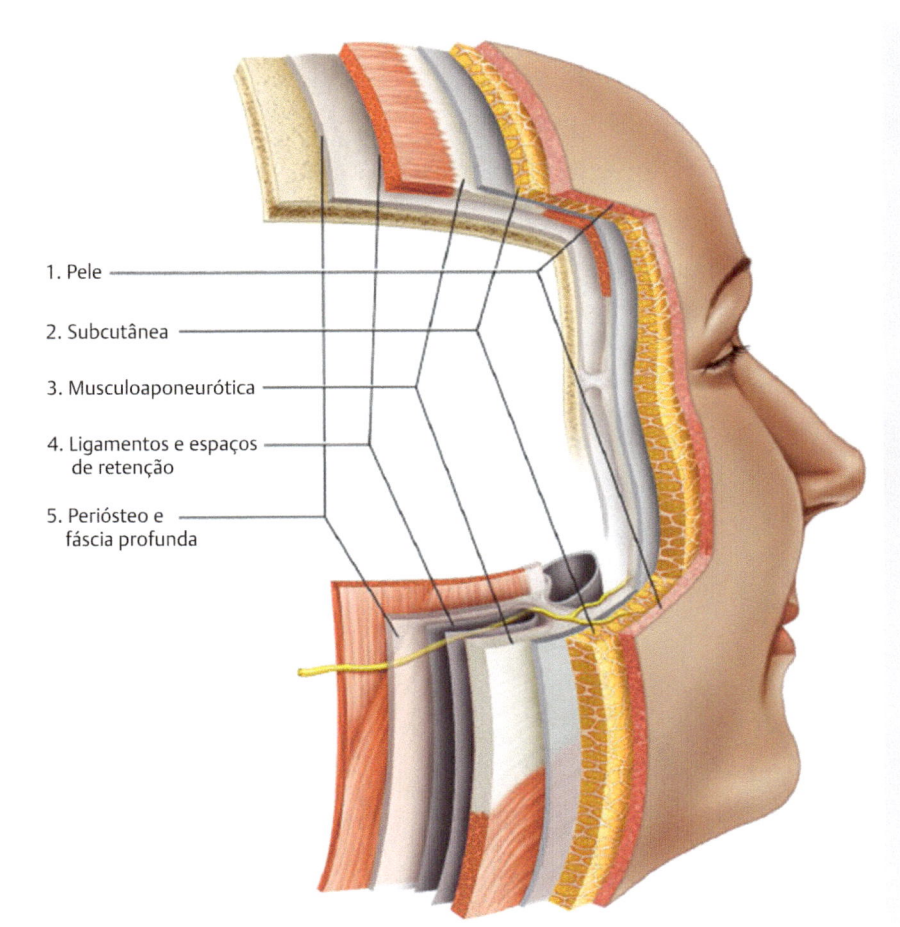

Fig. 10.1 Camadas da face. (Reproduzida com autorização de Watanabe K, Shoja M, Loukas M, *et al.* [Eds.]. Anatomy for Plastic Surgery of the Face, Head, and Neck. 1. ed. Thieme; 2016.)

1. Pele
2. Subcutânea
3. Musculoaponeurótica
4. Ligamentos e espaços de retenção
5. Periósteo e fáscia profunda

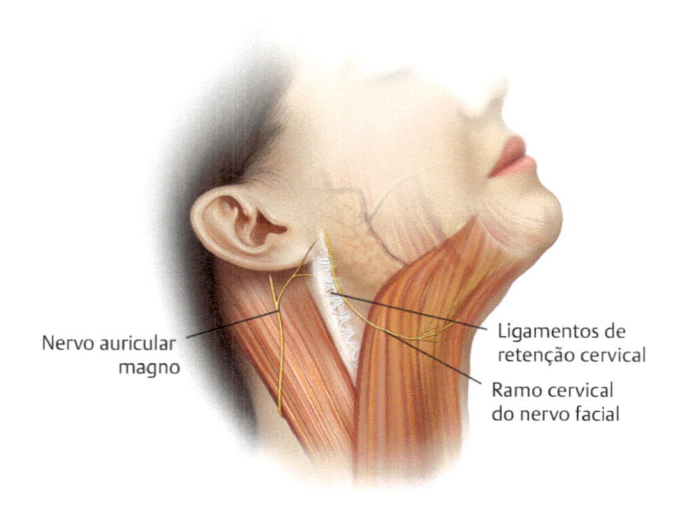

Fig. 10.2 Extensão de dissecção do pescoço para permitir mobilização adequada.

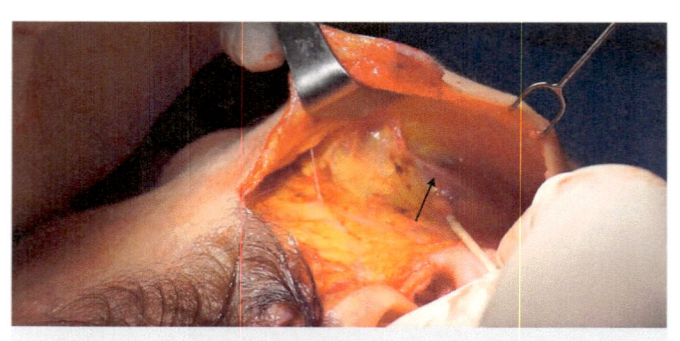

Fig. 10.3 Visualização intraoperatória do ramo mandibular marginal do nervo facial (*seta preta*) por baixo do retalho do sistema musculoaponeurótico superficial (SMAS)-platisma.

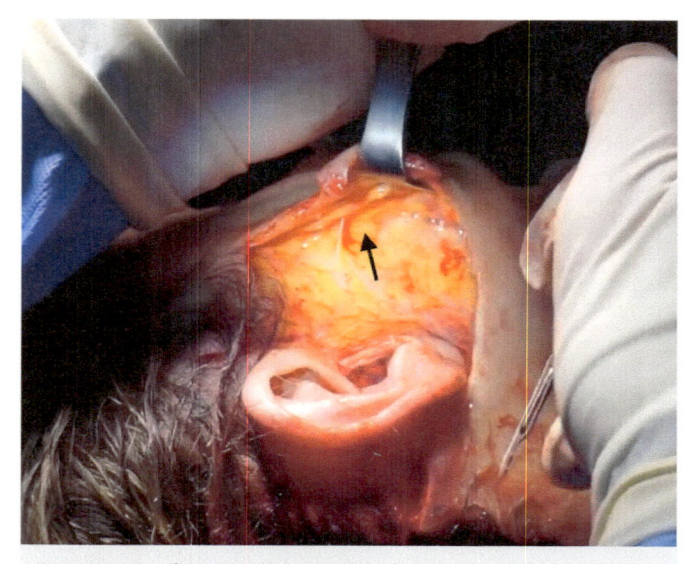

Fig. 10.4 Visualização intraoperatória do ramo bucal do nervo facial (*seta preta*) por baixo do retalho do sistema musculoaponeurótico superficial (SMAS)-platisma.

e movimento ascendente e posterior dos tecidos do pescoço (compostos de SMAS-platisma e pele).
- O complexo SMAS-platisma fica diretamente acima dos ramos do nervo facial:
  - No pescoço, o ramo cervical penetra no platisma, anterior aos ligamentos de retenção.
  - O ramo mandibular marginal está protegido pela fáscia parotidomassetérica (▶ Fig. 10.3).
  - O ramo bucal corre logo acima do ducto de Stensen (▶ Fig. 10.4).
  - O ramo zigomático corre por baixo do músculo zigomático maior.
  - O ramo frontal se torna mais superficial acima do arco zigomático.
- Antes da cirurgia, devem ser obtidos exames de laboratório e um eletrocardiograma (ECG). A hipertensão é tratada com clonidina. O tabagismo deve ser suspenso pelo menos três semanas antes da cirurgia.
- Os riscos incluindo hematoma, lesão do nervo facial, necrose da pele e limitações da elasticidade da pele são discutidos com o paciente.

10.2 Etapas Operatórias

Ver **Vídeo 10.1**.

10.2.1 Marcações e Incisão

- Para um *lifting* facial de plano profundo, a incisão típica para esse procedimento tem extensão acima da hélice e no cabelo, direta e vertical, a seguir uma extensão em "V" na costeleta,

terminando em um ponto anteriormente, onde o cabelo não pode mais escondê-la.
- Uma incisão retrotragal é preferida, e ângulos agudos são usados para definir as terminações superior e inferior do trago.
- A incisão pós-auricular faz uma curva alta no mastoide e na linha do cabelo, ao nível do trago superior.
- Usando uma lâmina nº 15, incisões são feitas e, então, eleva-se um retalho subcutâneo para a borda lateral do músculo orbicular do olho.

10.2.2 Elevação e Dissecção de SMAS
- O SMAS é elevado até o ponto da dissecção subcutânea anterior.
- A dissecção atrás da orelha começa ao nível da fáscia superficial e se estende inferiormente, com exposição do músculo auricular posterior, nervo auricular magno e toda a fáscia de investimento do SCM.
- A dissecção aguda é conduzida ao redor do lóbulo da orelha, conectando a dissecção sub-SMAS anterior com a dissecção posterior, tomando cuidado para elevar todo o SMAS, que se estende para o nervo auricular magno.
- A dissecção sub-SMAS é então estendida além da glândula da parótida anteriormente, para expor a fáscia massetérica. Ocasionalmente, existe um vaso perfurante nessa área.
- A dissecção da face média demanda a liberação dos ligamentos zigomáticos e massetéricos, expondo o músculo zigomático maior e estendendo-se para a borda inferior do orbicular do olho para permitir a elevação malar.
- Inferiormente, a dissecção se estende bem além da borda anteroinferior da parótida, com exposição da veia jugular externa e do nervo auricular magno. A extensão da dissecção depende do grau de mobilização do pescoço desejada.

10.2.3 Fixação do SMAS
- Duas suturas PDS 3-0 são colocadas a partir da face média (acima do zigomático maior e na borda inferior do orbicular) até a fáscia temporal.
- A seguir, o canto do SMAS é suturado em direção superolateral nos tecidos profundos, logo acima da borda helical anterior.

10.2.4 Fechamento
- A pele é girada para cima, com um vetor levemente mais posterior que o SMAS.
- Para pacientes com mais relaxamento da pele, o retalho cutâneo pode demandar mais elevação anterior para permitir vetores separados para o retalho de pele e o retalho do SMAS.
- Na borda anterior da costeleta o excesso de pele é excisado, o que evita uma *dog-ear*, mas ainda permite o fechamento com menos tensão.
- Posteriormente, duas ou mais suturas são colocadas a partir do retalho composto de SMAS-pele até o mastoide.
- A pele periauricular é então aparada e desengordurada junto com o trago, e a pele posterior é excisada.
- Grampos são usados na área com cabelo. Caso contrário, usa-se uma sutura Monocryl 4-0 subcuticular ou Prolene simples corrida 4-0.

10.2.5 Lipoaspiração Submentual
- Esse procedimento é conduzido usando uma cânula fina e manual.
- A cânula é usada para minar todo o pescoço descendo até a incisura do esterno e para separar os anexos pele-platisma. Esse passo é executado mesmo se não houver gordura submentual.
- A remoção seletiva de gordura pré e subplatisma pode ser realizada.
- Em pacientes com pescoço mais grosso, é importante executar a lipoaspiração inferior ao platisma.
- O sangramento excessivo da gordura vascular subplatismal pode ser evitado, aumentando-se o volume de anestésico local infiltrado na região submentual.

10.3 Cuidados Pós-Operatórios
- O autor principal não usa drenos. É importante obter a hemostasia várias vezes antes do fechamento.
- A cabeça deve ser envolvida durante a noite. Aplica-se pomada de antimicrobiano às incisões duas vezes ao dia, durante sete dias.
- Grampos e suturas são removidos em sete dias.

10.4 Exemplo de Caso
Fotografias pré e pós-operatórias de uma paciente de 60 anos, seis meses após uma técnica de *lifting* facial de plano profundo em projeções (a) anteroposterior (AP), oblíqua (b) e lateral (c) (▶ Fig. 10.5a–c).

10.5 Conclusão
O *lifting* facial de plano profundo é uma técnica abrangente para rejuvenescimento facial e de pescoço que trata todos os componentes anatômicos que contribuem para o envelhecimento facial.

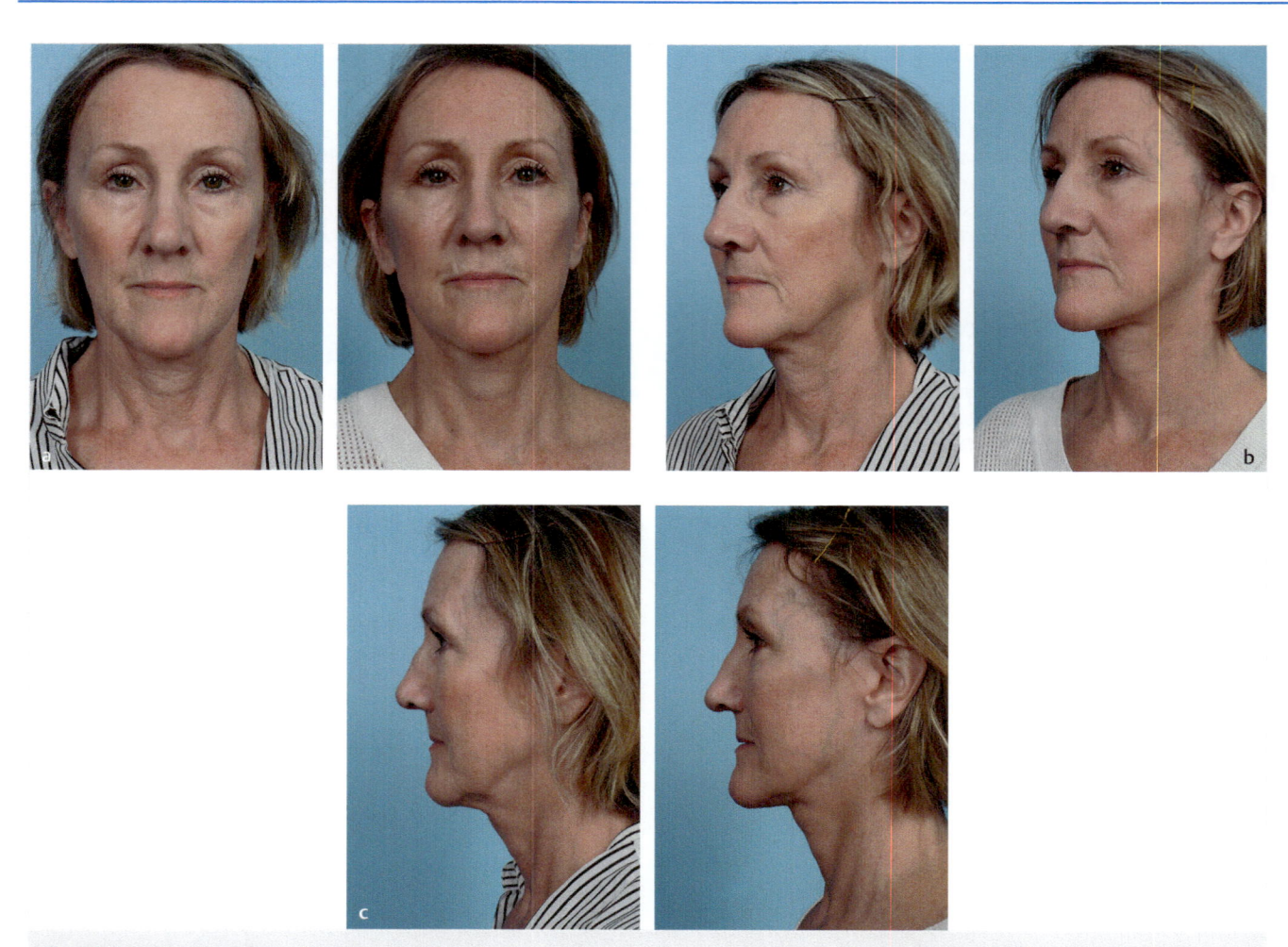

Fig. 10.5 (a-c). Fotografias pré e pós-operatórias de uma paciente de 60 anos, seis meses após uma técnica de *lifting* facial de plano profundo em projeções **(a)** anteroposterior (AP), **(b)** oblíqua e **(c)** lateral.

Referências

Mendelson BC. Surgery of the superficial musculoaponeurotic system: principles of release, vectors, and fixation. Plast Reconstr Surg. 2001;107(6):1545-52, discussion 1553-55, 1556-57, 1558-61.

Mustoe TA, Park E. Evidence-based medicine: facelift. Plast Reconstr Surg. 2014;133 (5):1206-13.

Mustoe TA, Rawlani V, Zimmerman H. Modified deep plane rhytidectomy with a lateral approach to the neck: an alternative to submental incision and dissection. Plast Reconstr Surg. 2011;127(1):357-70.

Rohrich RJ, Sinno S, Vaca EE. Getting better results in facelifting. Plast Reconstr Surg Glob Open. 2019;7(6):e2270.

Swanson E. Outcome analysis in 93 facial rejuvenation patients treated with a deepplane facelift. Plast Reconstr Surg. 2011;127(2):823-34.

11 Plicatura do SMAS com Retalho de Platisma-SMAS Estendido

Sherrell J. Aston ▪ *Joshua M. Cohen* ▪ *Sammy Sinno*

Resumo

As técnicas modernas de *lifting* facial têm avançado em termos de melhor compreensão da anatomia e de manobras que produzem os resultados mais duradouros. O que já foi um procedimento apenas na pele agora evoluiu para cirurgia que aborda tecidos mais profundos (sistema musculoaponeurótico superficial [SMAS] e platisma) independentes da pele, tendo alto grau de segurança e período de recuperação relativamente curto.

Palavras-chave: *lifting* facial, SMAS, plicatura, platisma-SMAS estendido.

> **Pontos Essenciais**
>
> - A plicatura do sistema musculoaponeurótico superficial (SMAS) precisa ser planejada e executada meticulosamente.
> - A plicatura adequada do SMAS pode levar à melhora do volume sobre o zigoma, restaurar a deflação zigomática e corrigir a flacidez da parte inferior da face.
> - Liberação do sulco submentual, ligamentos retentores mandibulares e ligamentos retentores do platisma permitem recobrimento efetivo da pele e contorno suave do mento e da linha da mandíbula.

11.1 Etapas Pré-Operatórias

11.1.1 Planejamento

- Os pacientes são incentivados a trazer fotografias da sua juventude.
- Embora sejam discutidas as limitações, é possível obter confiavelmente uma forma semelhante e uma aparência grandemente melhorada.
- Quase sempre se nota que os dois lados da face são assimétricos. Por exemplo, haverá uma face dominante, uma fenda palpebral mais larga, lados longo e curto, sobrancelhas assimétricas etc. Essas diferenças devem ser notadas no pré-operatório.
- Avaliam-se a qualidade e a elasticidade da pele, o grau de descida dos tecidos moles (isto é, formação de "papada") e a sustentação óssea subjacente, já que essas qualidades todas influenciarão o resultado final.
- O pescoço é avaliado em repouso e pedindo-se ao paciente para tensionar o músculo platisma (p. ex., fazendo careta). Bandas platismais significativas, um ângulo cervicomental obtuso, abaulamento indistinto da cartilagem tireoide, gordura pré e subplatismal evidente e excesso de pele são todos sinais de envelhecimento do pescoço (▶ Fig. 11.1).
- Se os pacientes exibirem sinais significativos de deflação além da descida dos tecidos moles faciais, então se deve considerar enxerto com gordura autóloga.

11.2 Etapas Operatórias

Ver **Vídeo 11.1**.

11.2.1 Preparação

- O paciente é marcado preliminarmente na área de espera pré-operatória e depois é levado à sala de cirurgia.
- Depois da administração de anestesia geral, usa-se um apoio de cabeça neurocirúrgico para que seja assumido um posicionamento apropriado da cabeça e para permitir que o cirurgião opere um pouco mais perto do paciente.
- Injeta-se uma solução consistindo em 150 mL de soro fisiológico normal, 50 mL de lidocaína a 1% e 1 ampola de epinefrina no pescoço e no primeiro lado da face.

11.2.2 Tratamento Aberto do Pescoço

- Usa-se uma lâmina nº 10 para abrir a incisão submentual e escavar o retalho por 1 ou 2 cm.
- Usa-se, então, tesoura de *lifting* facial para elevar o retalho subcutâneo acima do músculo platisma até o nível que passe e cartilagem tireóidea, comumente caudal ao primeiro sulco cervical.
- Usa-se uma cânula de lipoaspiração com porta única para remover a gordura das bordas mediais do músculo platisma à esquerda e à direita para melhor visualização.
- Fazem-se suturas interrompidas subcutâneas em Mersilene 3-0 para aproximar o platisma na linha média (começando na cartilagem tireóidea e subindo), seguidas por uma camada em pontos contínuos no topo deste reparo (com Mersilene 3-0 ou 4-0).
- Comumente, neste ponto, resseca-se uma cunha de vários centímetros do platisma caudalmente ao reparo se estiverem presentes bandas platismais significativas; essa manobra quebra a continuidade da banda (▶ Fig. 11.2).
- Obtém-se a hemostasia; coloca-se, então, uma gaze temporária.

11.2.3 Acesso Lateral

- Usa-se uma incisão pré-tragal ou retrotragal. Com exceção de casos secundários, também se usa uma incisão oculta nos cabelos temporais. Usa-se uma incisão retrotragal completa em um padrão com formato de S, havendo um pequeno segmento fora da área dos cabelos da incisão no sulco retroauricular, ficando coberto pela orelha.
- Depois de fazer incisões pré-auriculares, o retalho facial é escavado preliminarmente por aspiração com uma cânula de 2,4 mm. Isso facilita a dissecção do retalho.

11.2.4 Elevação de Retalho

- As incisões são abertas com uma lâmina nº 10 e depois são escavados vários centímetros antes de se trocar para tesoura de *lifting* facial.
- Na face, a elevação precisa do retalho é fundamental para a vascularidade equilibrada do retalho, ao mesmo tempo deixando tecido suficiente no SMAS (▶ Fig. 11.3).
- Na região temporal, o retalho é elevado em um plano subcutâneo consistente para permitir maior versatilidade na recobertura do retalho.
- Faz-se um corte transverso em uma localização aceitável ao longo da área das costeletas e se colocam dois grampos na extensão medial dessa incisão para evitar laceração do retalho.

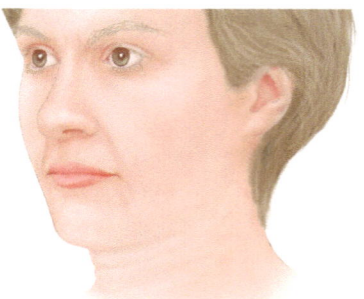

Fig. 11.1 Avaliação do pescoço no pré-operatório.

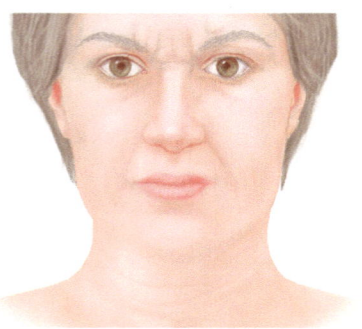

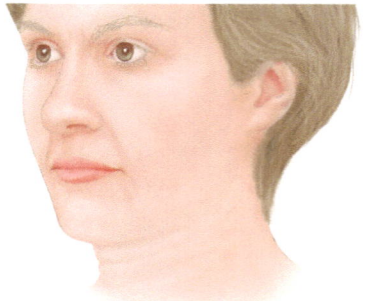

Avaliação de excesso de pele do pescoço e das bandas platismais com a paciente em repouso

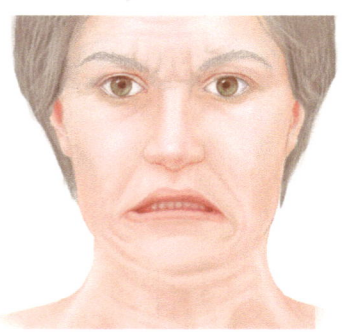

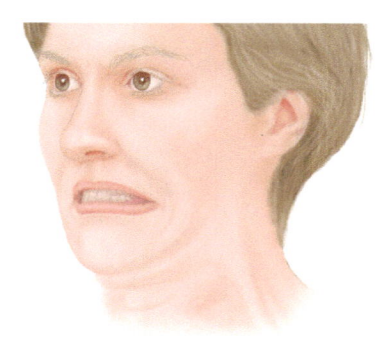

Avaliação das bandas platismais com base na animação.

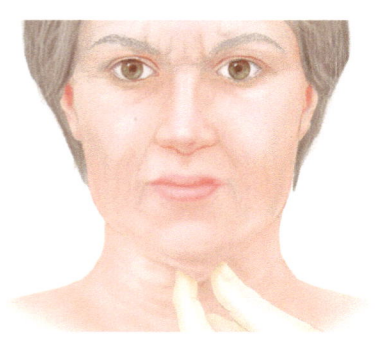

Avaliação da localização da gordura subdérmica, pinçando a área submentual em repouso

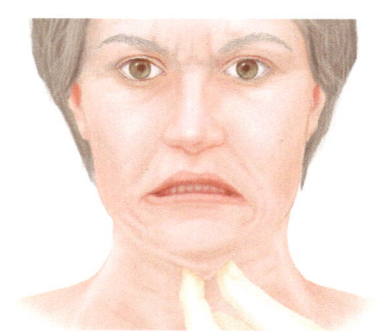

Gordura subcutânea *versus* do platisma é avaliada pelo pinçamento da área submentual durante contração

- Os retalhos retroauriculares são mantidos espessos para se evitar a isquemia do retalho, embora seja necessário grande cuidado para evitar lesão do nervo auricular magno, que pode ser identificado 6,5 cm abaixo do trago.
- Uma vez ocorrida a elevação significativa do retalho, usa-se um afastador iluminado.
- O retalho subcutâneo é dissecado caudalmente, liberando o ligamento mandibular, que é então conectado à incisão submentual (▶ Fig. 11.4).
- É crítico manter o músculo platisma baixo nessa região, pois pode ocorrer lesão de um ramo cervicomandibular se a dissecção for profunda ao músculo.

11.2.5 Retalho Lateral de Platisma/SMAS

- Ao se completar a escavação do retalho subcutâneo, o ponto final é determinado com base na mobilidade e na "sensação", marca-se o ângulo da mandíbula.

- Abaixo dessa marca, a borda lateral do platisma é brevemente aspirada com a cânula de lipoaspiração com porta única, sendo então presa com fórceps liso longo, levantada e elevada com difusão vertical pela tesoura.
- É preciso muito cuidado em permanecer na superfície inferior imediata do músculo (e SMAS subsequente superiormente) para evitar lesão do nervo facial e lesão da veia jugular externa.
- Pode-se fazer a expansão sem instrumento com ponta, sendo liberados os ligamentos retentores do platisma
- O retalho de platisma-SMAS é fixado à fáscia mastóidea com PDS 3-0.

11.2.6 Plicatura do SMAS

- O arco zigomático é palpado e marcado (▶ Fig. 11.5).
- Usando um fórceps liso, segura-se o SMAS abaixo do zigoma, trazendo-o superiormente para avaliação da quantidade de SMAS que pode ser plicada. O objetivo é construir volume sobre

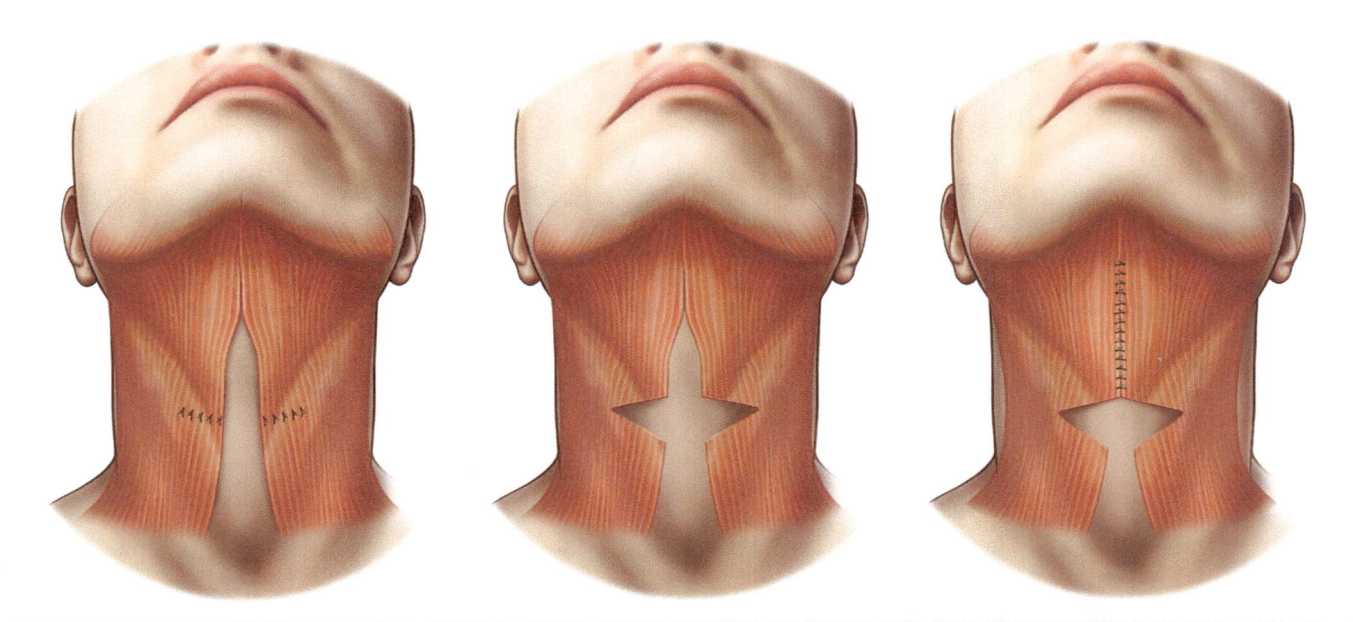

Fig. 11.2 Aproximação do platisma na linha média e ressecção em cunha do platisma caudalmente para reparar, se bandas estiverem presentes.

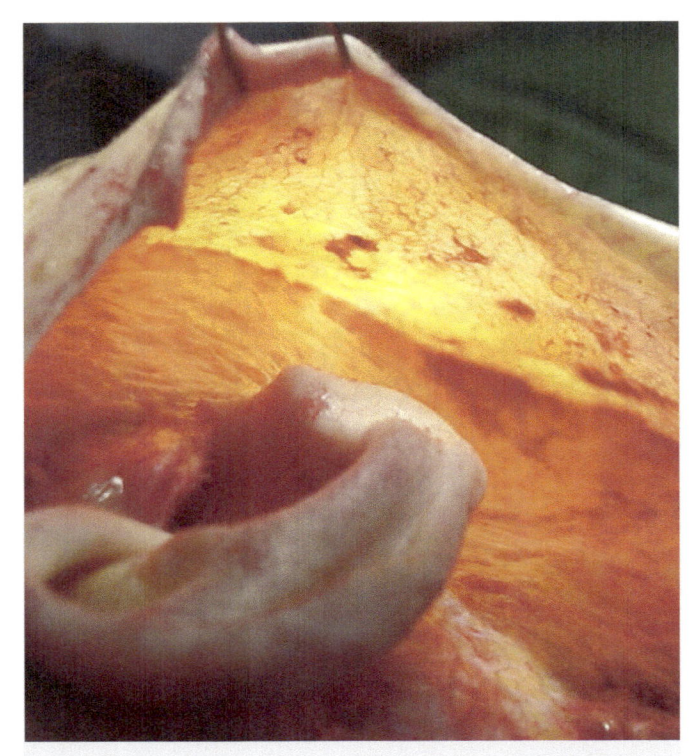

Fig. 11.3 Aspecto de um retalho de pele transiluminado na face. Se a dissecção estiver no plano apropriado, a gordura na superfície inferior do retalho terá um aspecto rústico de "paralelepípedo".

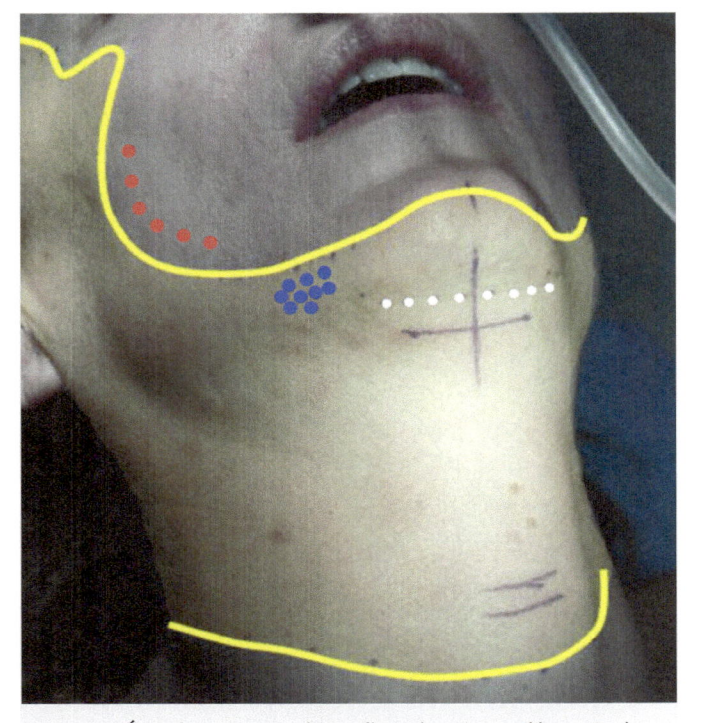

Fig. 11.4 Área de escavação do retalho subcutâneo e liberação dos ligamentos mandibulares (*azul*) e do sulco submentual (*branco*).

o zigoma, restaurar a deflação zigomática e corrigir a flacidez da parte inferior da face.
- O SMAS é plicado medialmente, iniciando-se no nível do canto lateral com pontos interrompidos em PDS 3-0.
- O coxim adiposo zigomático é ancorado ao tecido mole periosteal, mas é preciso cuidado em evitar pegar porções profundas medialmente, pois pode ocorrer lesão de um ramo do nervo facial.
- Realiza-se uma segunda camada de pontos contínuos em PDS 3-0 para alisar e nivelar a plicação.
- Nesse ponto, faz-se hemostasia meticulosa enquanto se removem quaisquer irregularidades diretamente e dissecando quaisquer pontos de acorrentamento.
- A parte contralateral pode receber injeção de anestesia local nesse ponto.

11.2.7 Fechamento

- A pele é recoberta e se faz sutura em Monocryl 3-0 na derme profunda nos ápices retroauriculares, bem como na face no nível da raiz da hélice.
- O excesso de pele é aparado de modo conservador, tendo-se o cuidado de não colocar tensão indevida.
- Todas as incisões e os cabelos são grampeados, fechando-se a pele pré-auricular com fio em *nylon* 5-0.
- A pele retroauricular é fechada com uma sutura simples contínua em fio 4-0.
- Coloca-se um dreno na incisão retroauricular, que é fixado com uma sutura simples.
- Na conclusão do segundo lado, realiza-se a hemostasia no pescoço, e a incisão submentual é fechada com sutura contínua em *nylon* 5-0.
- Coloca-se um curativo de múltiplas camadas na cabeça do paciente.

11.3 Cuidados Pós-Operatórios

- É crítico que a pressão arterial seja rigidamente controlada no perioperatório. Frequentemente, usa-se clonidina.
- Os pacientes recebem alta da área de recuperação com uma enfermeira particular para um hotel nas vizinhanças e passam a noite sendo monitorados.
- Os drenos comumente são removidos na manhã seguinte, mas se ocorrer drenagem significativa, podem ser deixados por mais tempo.
- Os curativos são removidos em 1 ou 2 dias de pós-operatório.
- Os pacientes podem tomar uma ducha 1 dia depois que os drenos e curativos forem removidos.
- Os pontos em *nylon* são removidos no dia 5, enquanto todos os grampos são removidos no dia 8.

11.4 Exemplo de Caso

Fotos pré e pós-operatórias de pacientes com 55 anos de idade 2 anos após a plicatura do SMAS com técnica de retalho estendido de platisma-SMAS, blefaroplastia em 4 lados e implante no mento em incidências (a) anteroposterior (AP) e (b) oblíqua (▶ Fig. 11.6a,b).

11.5 Conclusão

Pode-se conseguir um contorno significativo da linha da mandíbula com a elevação formal do platisma-SMAS lateral. A plicação do SMAS é um procedimento com grande poder para construção de volume nas proeminências zigomáticas.

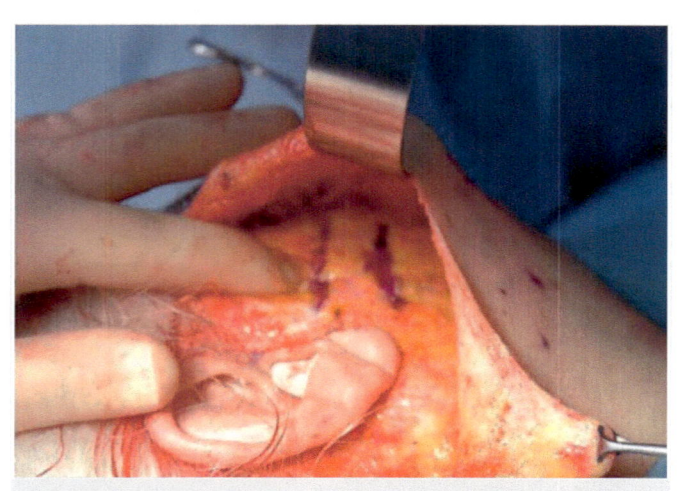

Fig. 11.5 Marcação do arco zigomático para a extensão superior da plicatura do sistema musculoaponeurótico superficial (SMAS).

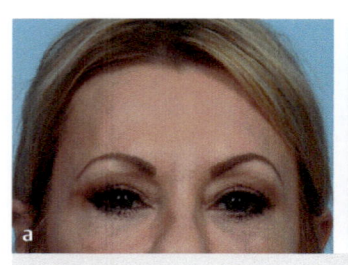

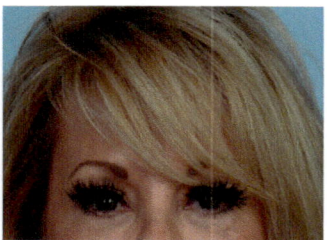

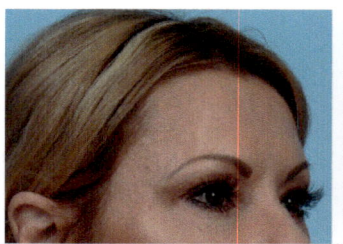

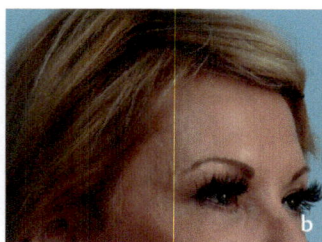

Fig. 11.6 Fotos pré e pós-operatórias de pacientes com 55 anos de idade, 2 anos após plicatura do SMAS com técnica de retalho estendido do platisma-sistema musculoaponeurótico superficial (SMAS). Blefaroplastia em 4 lados e implante no mento em projeções **(a)** anteroposterior (AP) e **(b)** oblíqua.

Referências

Aston SJ. Platysma-SMAS cervicofacial rhytidoplasty. Clin Plast Surg. 1983; 10(3):507-520.

Baker DC, Stefani WA, Chiu ES. Reducing the incidence of hematoma requiring surgical evacuation following male rhytidectomy: a 30-year review of 985 cases. Plast Reconstr Surg. 2005; 116(7):1973-1985, discussion 1986-1987.

Baker DC, Aston SJ, Guy CL, Rees TD. The male rhytidectomy. Plast Reconstr Surg. 1977; 60(4):514-522.

Feldman JJ. Neck lift my way: an update. Plast Reconstr Surg. 2014; 134(6):1173-1183.

Warren RJ, Aston SJ, Mendelson BC. Face lift. Plast Reconstr Surg. 2011; 128(6):747e-764e.

12 *Lifting* Facial Alto do SMAS e *Lifting* Cervical com Enxerto de Gordura

Timothy Marten • Kristy L. Hamilton • Dino Elyassnia

Resumo

A cirurgia de rejuvenescimento facial nos dias modernos tem evoluído significativamente do *lifting* simplista às técnicas de contorno avançadas que restabelecem um formato tridimensional jovem da face e do pescoço. O tratamento apropriado do tecido facial flácido exige ênfase no reposicionamento do sistema musculoaponeurótico superficial (SMAS), que permite que apenas a pele redundante seja extirpada e o fechamento da ferida sob ausência de tensão. Isso evita uma aparência retesada, "puxada" e produz cicatrizes de alta qualidade. Um SMAS alto tem a vantagem de obter um *lifting* simultâneo do terço médio da face, parte inferior da face e região submentual. Com o acréscimo de volume, o enxerto de gordura na face permite que os cirurgiões trabalhem em uma dimensão diferente de rejuvenescimento facial. Isso amplifica significativamente os resultados que possam ser obtidos, em comparação com a técnica tradicional de *lifting* facial unicamente. No pescoço, o princípio fundamental é uma redução de volume. Isso é obtido com uma concentração nos problemas subplatismais, o que permitirá que a gordura subcutânea preciosa seja preservada. Este capítulo apresentará a análise e considerações técnicas para realizar um retalho alto do SMAS, contorno do pescoço subplatismal e enxertos de gordura faciais abrangentes.

Palavras-chave: enxerto facial de gordura, *lifting* facial, *lifting* cervical, retalho alto do SMAS, gordura subplatismal, glândulas submandibulares, músculos digástricos, platismoplastia.

Pontos Essenciais

- Tratamento adequado de flacidez do tecido facial exige ênfase em reposicionamento do sistema musculoaponeurótico superficial (SMAS), o que permite apenas que a pele redundante seja extirpada com fechamento da ferida sem tensão. Isso evita uma aparência retesada, "puxada" e produz cicatrizes de alta qualidade.
- Um retalho alto do SMAS planejado ao longo da borda superior do arco zigomático tem a vantagem de levar a um *lifting* simultâneo do terço médio da face, da área inferior da face e da região submentual.
- No pescoço, os problemas subplatismais contribuirão, significativamente, para o envelhecimento e exigem tratamento na maioria dos casos quando se quer obter ótimos resultados. O foco na camada subplatismal permitirá que seja preservada preciosa gordura subcutânea.
- Com o acréscimo de volume, o enxerto de gordura permite que os cirurgiões trabalhem em uma dimensão diferente de rejuvenescimento facial, o que amplifica significativamente os resultados que possam ser obtidos, em comparação com as técnicas tradicionais de *lifting* facial unicamente.

12.1 Etapas Pré-Operatórias

12.1.1 Análise

- Para a porção temporal da incisão do *lifting* facial, a redundância de pele da face de cada paciente precisa ser examinada juntamente com a localização da têmpora e dos pelos da costeleta. Se a redundância da pele da face for pequena e a têmpora e estiverem presentes cabelos na têmpora e na costeleta, pode-se fazer uma incisão no couro cabeludo da têmpora ou, de outro modo, deve-se usar uma incisão na linha de implantação do cabelo na têmpora, sendo este o caso para a maioria dos pacientes.
- Realiza-se planejamento semelhante para a incisão occipital. Se estiver presente excesso mínimo de pele do pescoço, a incisão poderá ser feita de maneira transversa, alta no couro cabeludo occipital, indo ao cabelo ou, de outro modo, a incisão deve ser feita ao longo da linha de implantação do cabelo occipital, sendo este o caso para a maioria dos pacientes.
- O pescoço de cada paciente deve ser examinado, notando-se a quantidade de gordura pré-platismal e subplatismal, o tamanho das glândulas submandibulares, a presença de bandas platismais estáticas e dinâmicas e a visibilidade de músculos digástricos proeminentes.
- É preciso fazer marcações pré-operatórias cuidadosas na posição sentada para orientar a localização precisa para o enxerto de gordura. Essas marcações devem ser fotografadas e usadas no intraoperatório para ajudar a orientar o tratamento.

12.2 Etapas Operatórias

Ver **Vídeo 12.1**.

12.2.1 Coleta da Gordura a Enxerto de Gordura Facial

- A gordura geralmente é coletada do quadril ou da parte lateral da coxa de ambos os lados, estando o paciente na posição de decúbito semilateral com preparação limitada e colocação de campos.
- Aproximadamente 1 mL de uma solução diluída de lidocaína a 0,1% com epinefrina a 1:1.000.000 é injetado no local da coleta para cada 3 mL de remoção antecipada de gordura. São coletados pelo menos 120 mL de gordura para um caso típico.
- A gordura é coletada com aspiração manual com baixa pressão usando uma seringa de 10 mL e uma cânula de coleta de 2,1 a 2,4 mm.
- A gordura não processada é então centrifugada por 1 a 3 minutos a 2.500 rpm.
- Depois de descartar os componentes de óleo e água, a gordura é então transferida para seringas Luer-lock de 1 mL.
- A gordura com densidade mais alta ou aquela no fundo da seringa é considerada de melhor qualidade e é usada preferencialmente no procedimento.
- O enxerto de gordura é realizado no começo do procedimento, pois acreditamos que isso permita uma colocação mais precisa da gordura e melhora geral dos resultados.
- São feitas as injeções usando cânulas finas (0,7-1,2 mm) com múltiplas incisões em toda a face, usando-se uma agulha calibre 20.
- A infiltração é feita da maneira "em pintura com aerossol" *versus* injeções em bolo para melhorar a chance de viabilidade do enxerto. Isso exige movimento rápido de uma cânula fina com movimento muito lento do êmbolo para dispersar a gordura em alíquotas minúsculas.
- Na maioria dos casos tem ocorrido perda de volume globalmente na face e, desse modo, o enxerto de gordura precisa ser

Etapas Operatórias

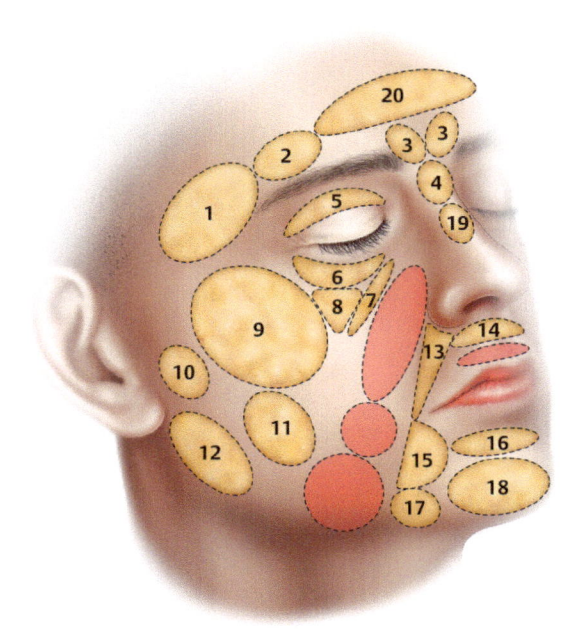

Região anatômica	Volume de gordura
1) Têmpora	3-7 mL por lado
2) Acima do supercílio	1-3 mL por lado
3) Glabela	1-3 mL (total em ambos os lados)
4) Raiz	1-3 mL (total em ambos os lados)
5) Supraorbital	1-3 mL por lado
6) Infraorbital	1-3 mL por lado
7) Sulco nasojugal ("sulco lacrimal")	0,5-1,5 mL por lado
8) Terço médio da face	1-3 mL por lado
9) Face	3-7 mL por lado
10) Face lateral/pré-auricular	1-3 mL por lado
11) Recesso bucal	1-3 mL por lado
12) Linha mandibular	3-9 mL por lado
13) Sulco nasolabial	0,5-1,5 mL por lado
14) Piriforme	1-3 mL (total em ambos os lados)
15) Sulco labiomandibular ("linha da saliva")	1-3 mL por lado
16) Sulco labiomental ("sulco do queixo")	2-4 mL (total em ambos os lados)
17) Sulco geniomandibular (SGM)	0,5-2 mL por lado
18) Mento	1-3 mL por lado
19) Dorso do nariz	1-3 mL (total em ambos os lados)
20) Região frontal	2-4 mL por lado

a

Área (região na ilustração)	Tamanho/comprimento da cânula	Plano tecidual	Quantidade (por lado) (exceto conforme observado)	Considerações especiais
Região frontal	0,7 mm (cal. 20)/5 cm	Subcutâneo	2 a 4 mL	Mais frequente para tratamento de depressão na área central média, e não na região frontal inteira. (intermediária)
Supraciliar (2)	0,7 mm (cal. 20)/5 cm	Subcutâneo	1 a 3 mL	O objetivo é mesclar su-percílio proeminente com região frontal. (intermediá-ria)
Glabela (3)	0,7 mm (cal. 20)/4 cm	Subcutâneo	1 a 3 mL* (total)	Linhas GF não são efetivamente tratadas com AFG, a menos que também se use neurotoxina. (intermediária)
Raiz (4)	0,7 mm (cal. 20)/4 cm	Pré-periosteal para a pele	1 a 3 mL* (total)	Pode ser continuada no dorso do nariz se V invertido ou se presentes irregularidades na rinoplastia. (19).
Têmporas (1)	0,9 mm (cal. 19)/5 cm	Subcutâneo	3 a 7 mL	Cânula menor tem menos probabilidade de perfurar veias temporais. Se veia perfurada, manter pressão sobre a área por 3 a 5 minutos e e, então então, se podem retomar as injeções. (intermediária)
Supraorbital na sobrancelha ("pálpebra superior") (5)	0,7 mm (cal. 20)/4 cm	Pré-periosteal/ suborbicular do olho	1 a 3 mL	Conceitualize como rebaixamento da orla supraorbital, não preenchendo a pálpebra. É preciso proteger o bulbo do olho durante a infiltração de gordura. (avançada)
Infraorbital ("pálpebra inferior") (6)	0,7 mm (cal. 20)/4 cm	Pré-periosteal/ suborbicular do olho	1 a 3 mL	Importante injetar perpendicularmente de baixo, e não paralelamente ao defeito. É preciso proteger o bulbo do olho durante a infiltração de gordura (avançada).
Sulco nasojugal ("calha la-crimal") (7)	0,7 mm (cal. 20)/4 cm	Pré-periosteal/ suborbicular do olho	0,5 a 1,5 mL	Importante injetar perpendicularmente de baixo, e não paralelamente ao defeito (avançada)
Faces (9)	0,7 mm (cal. 20)/5 cm	Pré-periosteal to skin	3 a 7 mL	É preciso considerar a forma da fronte, a proeminência do mento e a largura da mandíbula. Se as têmporas forem escavadas e não tratadas, preencher as faces dará uma aparência sem naturalidade. Uma parte dessa gordura geralmente será encontrada durante dissecção subsequente o SMAS (iniciante)
Terço médio da face (8)	0,7 mm (cal. 20)/4 cm	Pré-periosteal para a pele	1 a 3 mL	Sobreposições infraorbitais, calha lacrimal e áreas da face (iniciante)
Recesso bucal (11)	0,7 mm (cal. 20)/5 cm	Subcutâneo	1 a 3 mL	(Intermediária)
Parte lateral da face/pré-auricular (10)	0,7 mm (cal. 20)/5 cm	Subcutâneo e subSMAS-sub-SMAS	1 a 3 mL	Cuidadosamente colocada na localização sub-SMAS pré-parotídea, essa gordura não será encontrada durante dissecções de retalhos cutâneos e do SMAS (intermediária)
Sulco nasolabial (13)	0,7 mm (cal. 20)/4 cm	Subcutâneo	0,5 a 1,5 mL	Injeção superficial se tratando o sulco NL – profunda ao tratar a recessão maxilar Injeção dos volumes pretendidos não melhorará os resultados e pode criar uma aparência bizarra Preenchimento excessivo da área do NLC pode resultar em redução do aparecimento dental ao sorrir (intermediária)
Piriforme (14)	0,7 mm (cal. 20)/4 cm	Pré-periosteal	1 a 3 mL* (total)	Projeção da ponta do nariz. Preenchimento excessivo pode resultar em diminuição do aparecimento dental superior ao sorrir (intermediária)
Junção columelar labial	0,7 mm (cal. 20)/4 cm	Pré-periosteal para a pele	0,5 a 1,5 mL	Melhora o ângulo da columela e projeta a ponta do nariz (intermediária)
Lábio superior	0,7 mm (cal. 20)/5 cm	Submucoso com ênfase na junção vermelhão-cutânea	0,5 a 1,5 mL	A injeção deve ser feita para criar um tubérculo central com um sulco em cada lado dele O lábio superior deve ser distintamente menor do que o inferior (relação de ouro). Se o lábio superior for do mesmo tamanho que o lábio inferior, a boca parecerá planejada e sem naturalidade (intermediária)
Lábio inferior	00,7 mm (cal. 20)/5 cm	Submucoso abaixo do vermelhão	1 a 2.5 mL	A injeção deve ser feita par criar um sulco central com um tubérculo a cada lado dele O lábio inferior deve ser distintamente maior do que o superior (relação de ouro) (intermediária)
Sulco labio-mental ("linha da saliva") (15)	0,7 mm (cal. 20)/4 cm	Mucosa para a pele	0,5 a 2 mL* (total)	O objetivo é preencher e acrescentar estrutura à região inteira – não preencher um ponto do sulco (intermediário)
Mento (18)	0,7 mm (cal. 20)/4 cm	Pré-periosteal para a pele	1 a 3 mL	Exceder 3 mL por lado (6 mL no total) pode resultar em excessiva altura vertical e aparência globular do mento (intermediária)
Sulco labio-mental ("sulco do queixo") (16)	0,7 mm (cal. 20)/4 cm	Mucosa para a pele	1 a 4 mL* (total)	Acrescenta altura vertical ao mento. Útil com implante do mento para evitar "aparência de implante" (intermediária)
Sulco genio-mandibular (SGM) (17)	0,7 mm (cal. 20)/4 cm	Pré-periosteal para a pele	1 a 3 mL	Objetivo é integrar o mento e a linha da mandíbula para criar linha estética suave e contínua (iniciante)
Linha da mandíbula (12)	1,2 mm (cal. 18)/6 cm	Pré-periosteal/submassetérico	3 a 9 mL	Aproximação da medial para lateral a partir da punção perto do canto da boca – injeção feita na face do osso, não pela via subcutânea, no músculo ou na parótida (intermediária)

Observações importantes com referência às quantidades recomendadas:
1) As quantidades relacionadas acima anteriormente são administradas por lado, exceto onde se observa com o asterisco e "(total)".
2) Quantidades relacionadas na tabela acima são para gordura coletada com cânula de coleta de 2,1 a 2,4 mm centrifugada por 1-3 min em 1.000 rpm administrada na cabeça de uma mulher com tamanho médio em alíquotas de 0,5 mL como parte de um procedimento de lifting facial. Quantidades maiores podem ser exigidas para uma gordura não centrifugada ou decantada, faces femininas maiores, pacientes masculinos e pacientes não submetidos a procedimentos de lifting facial.
3) Estratégia prudente e comprovada para determinar a quantidade de gordura necessária para um dado local é classificar a gravidade do defeito com base no que é visto nas fotos pré-operatórias e e, então então, usar dados empíricos (acima) para escolher a quantidade a ser administrada. Na prática, essa é uma quantidade que classifica simplesmente a severidade do problema em cada local proposto de tratamento como "pequena", "média" e "grande" e e, então então, usar os dados acima para determinar a quantidade tipicamente geralmente necessária para o tratamento de cada área. Se o defeito for "pequeno", seria escolhida uma quantidade da extremidade inferior da faixa recomendada. Se o defeito for "grande", seria escolhida uma quantidade da extremidade alta e, se "média", em algum ponto intermediário.

b

Fig. 12.1 (a, b) Clínica Marten de cirurgia plástica: diretrizes de referência para enxerto facial de gordura.

realizado de maneira razoavelmente abrangente, opostamente a tratar apenas algumas regiões limitadas.
- Basicamente, esta técnica deve ser vista como um empenho artístico em termos do volume e da distribuição da colocação de gordura; entretanto, com o tempo, desenvolve-se uma abordagem sistemática da face, o que exige separação da face em regiões, usando-se uma variedade de volumes para cada região (▶ Fig. 12.1).
- Para a maior parte das regiões, usam esses múltiplos planos de injeção. A principal exceção é em torno dos olhos, onde se deve seguir um plano pré-periosteal profundo.

12.2.2 Elevação da Pele
- Para bloqueios de nervos sensitivos e para infiltrar a área marcada para incisão, usa-se bupivacaína a 0,25% com epinefrina 1:200.000.
- As áreas de dissecção subcutânea são infiltradas com lidocaína a 0,1% com epinefrina 1:1.000.000. Usa-se um total de aproximadamente 400 a 500 mL.
- Na maioria dos casos usa-se uma incisão na linha de implantação dos cabelos na têmpora para prevenir deslocamento da linha de implantação dos cabelos.
- A porção pré-hélice da incisão pré-auricular deve ser feita em curva suave paralela à curva da borda anterior da hélice. Com a aproximação do trago, a incisão é carregada à depressão superior a ela e depois vai à posição retrotragal.

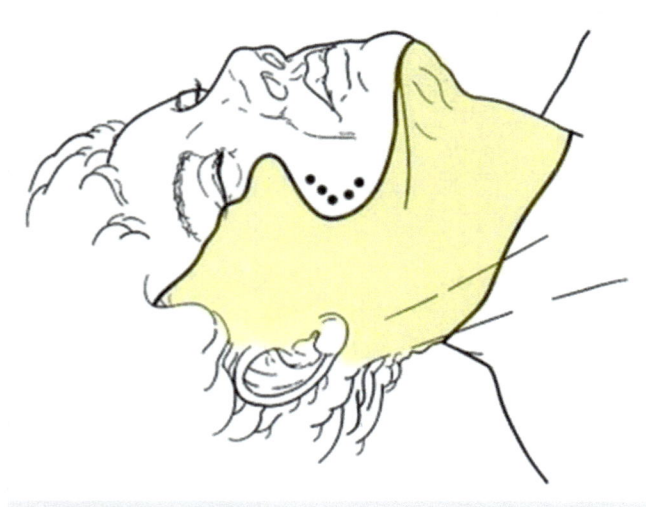

Fig. 12.2 Extensão da escavação subcutânea. A *área sombreada* mostra a escavação subcutânea. Observe que os ligamentos platisma-cutâneos (*pontos pretos*) não são escavados e são preservados.

- Na porção inferior do trago, a incisão precisa fazer uma curva anteriormente e depois de novo inferiormente, indo ao sulco entre o lóbulo anterior e a face. A incisão, então, continuará em torno do lóbulo e irá, precisamente, ao sulco auriculomastóideo.
- Na maioria dos casos a incisão deve ser feita ao longo da linha de implantação occipital dos cabelos, mas depois fazendo uma curva para o couro cabeludo na junção dos cabelos grossos e finos na nuca. Esse desenho evitará entalhes da linha de implantação occipital dos cabelos.
- Toda a elevação do retalho cutâneo é executada usando uma tesoura Metzenbaum média.
- A elevação da pele começa com o retalho de pele pós-auricular no ponto mais inferior da incisão na linha de implantação occipital dos cabelos. Nesse ponto está presente mais gordura subcutânea, e o plano adequado é mais fácil de identificar. A dissecção, então, continua anteriormente para liberação da pele pós-auricular e depois vai à parte lateral do pescoço.
- Na face, é mais fácil começar a elevação do retalho de pele anteriormente ao lóbulo.
- A fim de evitar a diminuição da espessura do SMAS, o retalho de pele da face precisa ser elevado em um plano discretamente mais superficial, em comparação com o pescoço. Se a dissecção se fizer no plano adequado, retalhos transiluminados terão uma aparência de "paralelepípedo" rústico.
- Faz-se uma incisão submentual com aproximadamente 1 a 2 cm posteriormente ao sulco submentual e libera-se o sulco juntamente com os ligamentos mandibulares. A dissecção do retalho de pele cervical anterior será realizada mais facilmente por meio dessa incisão, e não por incisões pós-auriculares.
- O pescoço deve ser escavado completamente na maioria dos casos. No entanto, o procedimento não deve incluir, arbitrariamente, a face inteira (▶ Fig. 12.2). A preservação dos ligamentos anteriores platismocutâneos na face perioral permitirá um efeito melhor no SMAS nessa área, o que, de outro modo, seria perdido com escavação larga.

12.2.3 Contorno do Pescoço
- Após a elevação da pele do pescoço por meio de incisão submentual, o espaço subplatismal é exposto por elevação de retalhos do músculo platisma.
- Abraçando o lado inferior do platisma, a dissecção é executada lateralmente sobre o ventre anterior do digástrico, expondo a glândula submandibular.
- A seguir, toda a gordura subplatismal situada superficialmente a um plano tangencial aos ventres anteriores dos músculos digástricos deve ser teoricamente removida, deixando a gordura interdigástrica no lugar.
- A gordura subplatismal, geralmente, tem a forma triangular sobre o hioide e os dois lados situados ao longo dos músculos digástricos (▶ Fig. 12.3a,b).

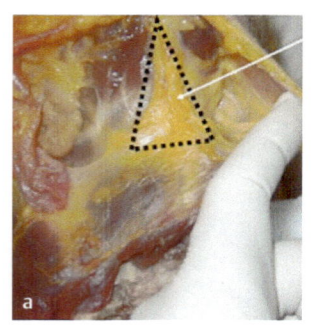

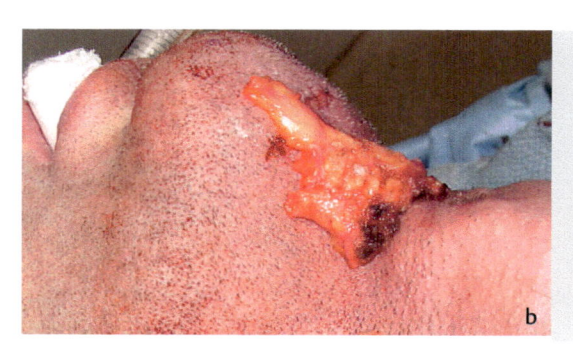

Fig. 12.3 (a) Demonstração cadavérica de gordura subplatismal (*seta*). As bordas direita e esquerda do platisma estavam elevadas. O coxim adiposo subplatismal pode ser visto sobrejacente aos músculos digástricos nas partes direita e esquerda altas do *triângulo* com o osso hioide na base do triângulo. **(b)** Demonstração intraoperatória de espécime de gordura subplatismal no espaço submentual, do qual foi removida. O queixo do paciente está apontando para cima, vendo-se o pescoço à direita.

Etapas Operatórias

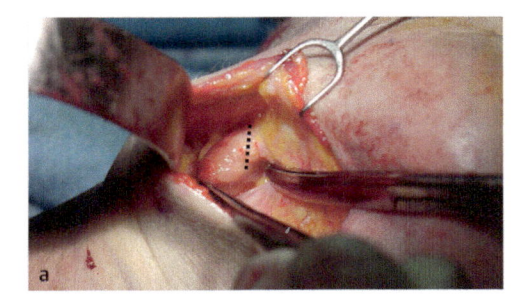

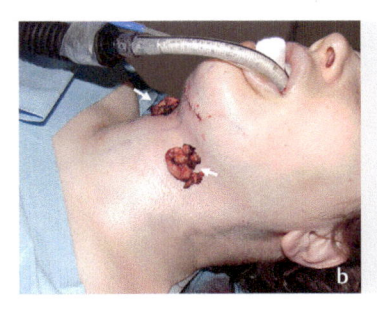

Fig. 12.4 (a) Foto intraoperatória antes da ressecção da porção em excesso da glândula. Esta foi mobilizada e delicadamente puxada em direção inferior. A *linha pontilhada* representa o nível em que a parte inferior da glândula foi removida. **(b)** Paciente vista imediatamente depois do *lifting* cervical, que incluiu redução submandibular. As partes das glândulas removidas são demonstradas nos lados direito e esquerdo (*setas*).

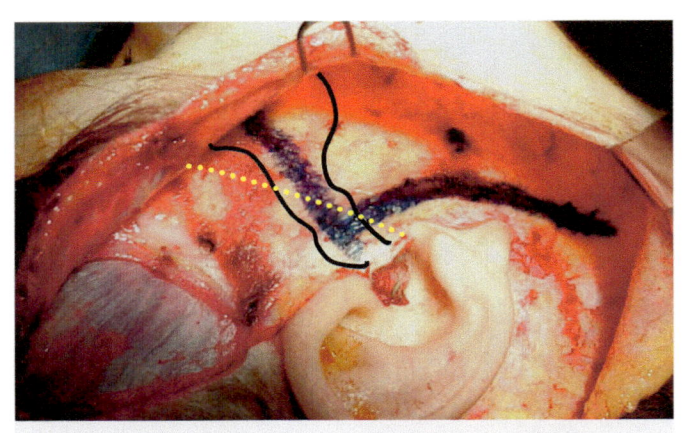

Fig. 12.5 Plano para retalho alto do "sistema musculoaponeurótico superficial" (SMAS). A margem superior do retalho é planejada sobre o arco zigomático. O ramo frontal do nervo facial (*linha pontilhada*) situa-se seguramente posterior e profundamente à maior parte da dissecção.

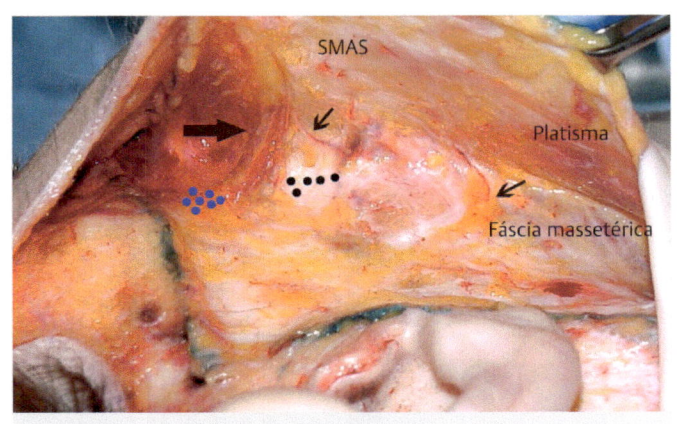

Fig. 12.6 Elevação completa do retalho do sistema musculoaponeurótico superficial (SMAS). Inferiormente à origem do músculo zigomático maior (*seta grande*), situa-se a zona de transição ente os ligamentos zigomático (*pontos azuis*) e massetérico-cutâneo (*pontos pretos*) e a parte potencialmente mais perigosa da dissecção do SMAS. A liberação e soltura adequadas do retalho do SMAS geralmente exigem pelo menos secção parcial das fixações restritivas nessa área, porém move a dissecção para uma proximidade muito grande do ramo zigomático do nervo facial (*setas pequenas*).

- Para os pacientes no grupo etário típico de *lifting* facial ou de *lifting* cervical, pouca ou nenhuma gordura subcutânea precisará ser removida.
- Serão encontradas glândulas submandibulares proeminentes em posição imediatamente lateral ao músculo digástrico. A redução começa por incisão da cápsula sobrejacente à glândula e por ser realizada mobilização intracapsular minuciosa da glândula.
- Uma vez mobilizada, a parte redundante da glândula, definida como a parte que faz protrusão abaixo de um plano tangencial à borda mandibular ipsilateral e ao ventre anterior do músculo digástrico, é removida de modo incremental (▶ Fig. 12.4a,b).
- Depois de realizada a redução da gordura subplatismal e da glândula submandibular, deve-se fazer a miectomia do digástrico anterior subtotal superficial usando um método de excisão de tira tangencial.
- Uma vez completas as manobras, realiza-se uma platismoplastia anterior, primeiramente aparando a parte redundante das bordas mediais do platisma, seguindo-se uma, aproximadamente, de borda a borda em uma camada usando pontos interrompidos. Observe que os retalhos de SMAS da face devem ser suspensos antes da platismoplastia anterior.
- A miotomia do platisma deve ser realizada depois de platismoplastia anterior, se indicada.
- Antes do fechamento da pele, deve-se colocar um dreno no espaço subplatismal, e um segundo dreno é colocado em posição subcutânea.

12.2.4 Elevação e Suspensão do SMAS

- As marcações para o retalho do SMAS incluem uma linha "alta" acima da parte média do arco zigomático, vinda desde a orla infraorbital até o trago superior. Depois, faz uma curva inferior e posteriormente para a borda anterior do esternocleidomastóideo. O ramo frontal estará profundamente e distante da maior parte da dissecção (▶ Fig. 12.5).
- A dissecção do SMAS pode ser realizada com tesoura Metzenbaum ou cautério ajustado para um nível baixo.
- No terço inferior da face, a dissecção do SMAS pode ser realizada na borda anterior da parótida para garantir liberação dos ligamentos parotidomasseréricos.
- No terço superior da face, a dissecção é mais extensa e precisa incluir a liberação dos ligamentos zigomáticos perto da origem do músculo zigomático maior e pelo menos a secção parcial dos ligamentos massetérico-cutâneos, inferiormente (▶ Fig. 12.6).
- O ponto final da dissecção do SMAS é, definitivamente, clínico, e não anatômico. Delicada tração na margem superior do retalho deve produzir movimento na asa do nariz, no filtro e no ângulo da boca.
- Uma vez liberada, a margem superior do retalho do SMAS é fixada em um vetor posterossuperior paralelo ao eixo maior do músculo zigomático maior.
- Para oferecer sustentação adicional à parte anterior do pescoço, o excesso de tecido ao longo da margem posterior dos retalhos

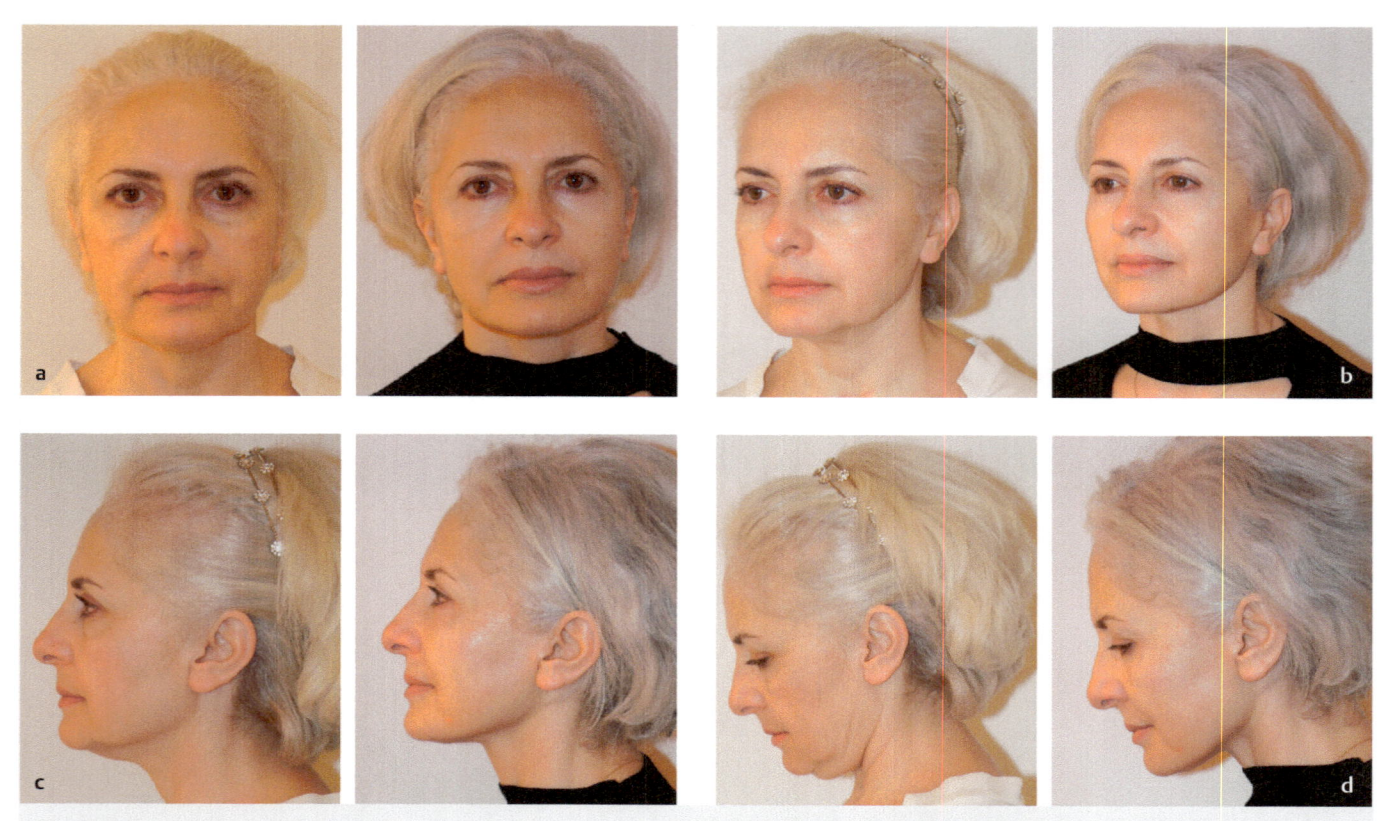

Fig. 12.7 Fotos pré e pós-operatórias de uma paciente 2 anos após *lifting* facial, *lifting* cervical e *lifting* temporal, enxerto abrangente de gordura facial e *resurfacing* com *laser* das pálpebras inferiores e da área perioral em vistas (**a**) anteroposterior (AP), (**b**) oblíqua, (**c**) perfil e (**d**) de Connell. (Cortesia de Dino Elyassnia, MD, FACS).

do SMAS é usado como retalho de transposição pós-auricular e fixado à fáscia mastóidea, mas apenas depois de se completar a platismoplastia anterior.

12.2.5 Reposicionamento do Retalho Cutâneo, Ressecção e Fechamento

- Os retalhos cutâneos devem ser transferidos em direção discretamente mais posterior do que o do SMAS para evitar aparências sem naturalidade.
- Retalhos cutâneos da face devem ser transferidos ao longo de um vetor aproximadamente perpendicular ao sulco nasolabial, enquanto a pele do pescoço deve ser transferida ao longo de um vetor paralelo à borda mandibular.
- É importante a lembrança de que o objetivo da excisão de pele é remover redundância, e não apertar o retalho cutâneo.
- O lobo da orelha precisa ser inserido em uma posição superior e discretamente posterior, em comparação com o maior eixo da orelha, a fim de evitar uma posição anormal do lobo da orelha ou franca orelha de duende.

12.3 Cuidados Pós-Operatórios

- Todos os pacientes são instruídos a dormir em decúbito dorsal sem travesseiro ou com pequeno rolo cilíndrico para o pescoço. Essa postura evita dobras do retalho cutâneo do pescoço.
- A maioria dos pacientes recebe alta direcionada para um especialista em pós-cuidados na primeira noite com instruções específicas. Pede-se aos pacientes para descansarem sossegadamente e para aplicarem compressas frias aos olhos nos primeiros 3 dias.
- Os drenos geralmente são deixados no pescoço até a primeira consulta no pós-operatório, 4 a 5 dias depois da cirurgia. Os pontos são removidos em duas consultas ao longo de um período de 7 dias.
- Os pacientes começam uma rotina diária de tomar banho com ducha e uso de xampu não depois de 3 dias após o procedimento.
- Pede-se aos pacientes para ficarem afastados do trabalho por 2 a 3 semanas para se recuperarem da cirurgia, sendo eles aconselhados a evitar toda a atividade pesada durante as primeiras 2 semanas depois da cirurgia.

12.4 Exemplo de Caso

Fotos pré e pós-operatórias de uma paciente 2 anos após o *lifting* facial, *lifting* cervical, *lifting* temporal, enxerto facial abrangente com gordura e *resurfacing* com *laser* das pálpebras inferiores e área perioral em vistas (a) anteroposterior (AP), (b) oblíqua, (c) perfil e (d) de Connell (▶ Fig. 12.7a-d).

12.5 Conclusão

O rejuvenescimento facial pode ser alcançado pela combinação de *lifting* do tecido facial flácido, acréscimo de volume na face e redução do volume do pescoço.

Um retalho alto do SMAS planejado ao longo da borda superior do arco zigomático oferece um *lifting* simultâneo dos terços médio e inferior da face e da região abaixo do mento.

O enxerto com gordura autóloga é ferramenta excelente para restauração abrangente do volume facial.

Para o contorno do pescoço, problemas subplatismais contribuirão, significativamente, para o envelhecimento e exigirão redução de volume apropriada na maioria dos casos.

Referências

Marten TJ. Simultaneous facelift and fat grafting: combined lifting and filling of the face. In: Nahai F, ed. The Art of Aesthetic Surgery. 2nd ed. Thieme; 2011.

Marten T, Elyassnia D. Neck lift: defining anatomic problems and choosing appropriate treatment strategies. Clin Plast Surg. 2018; 45(4):455-484.

Marten T, Elyassnia D. Facial fat grafting: why, where, how, and how much. Aesthetic Plast Surg. 2018; 42(5):1278-1297.

Marten TJ. Elyassnia D. Simultaneous facelift and fat grafting: combined lifting and filling of the aging face. In: Coleman SR, Mazzola R, Pu L, eds. Fat Injection: From Filling to Regeneration. 2nd ed. Thieme; 2018.

Marten TJ, Elyassnia D. Simultaneous facelift and fat grafting. In: Connell BF, ed. Aesthetic Rejuvenation of the Face and Neck. Thieme; 2016.

13 Enxerto de Gordura na Face como Procedimento Isolado

Rod J. Rohrich ▪ Erez Dayan ▪ Ira L. Sovetsky

Resumo

A descoberta de compartimentos de gordura facial e da perda de volume nesses compartimentos com o envelhecimento tem sido bastante descrita. Tanto o compartimento adiposo profundo como o superficial perdem volume, o que contribui significativamente para o envelhecimento facial. A finalidade deste capítulo é descrever a abordagem dos autores para a revolumização facial completa e restauração do volume dos compartimentos de gordura usando gordura autóloga.

Palavras-chave: enxerto de gordura, compartimentos de gordura facial, gordura autóloga, revolumização facial.

> **Pontos Essenciais**
>
> - A análise facial pré-operatória detalhada é importante para se identificar precisamente e corrigir assimetria facial.
> - Os compartimentos profundos fundamentais incluem o nasolabial e o zigomático profundo. Compartimentos mais superficiais incluem o zigomático médio, superior da face, temporal, perioral e submental (▶ Fig. 13.1 e ▶ Fig. 13.2).
> - Os compartimentos faciais profundos sempre são restaurados primeiramente porque são o alicerce da volumização facial (▶ Fig. 13.3). O contorno ósseo pré-operatório e a distribuição da completude desejada ditam o contorno e o volume do enxerto.

13.1 Etapas Pré-Operatórias

- O procedimento de rejuvenescimento facial começa com minuciosa análise pré-operatória para identificar áreas de deflação de volume e de rítides.
- Áreas de deflação de volume, bem como rítides profundas, são marcadas no pré-operatório na posição dependente para facilitar a precisão intraoperatória.
- A avaliação cuidadosa do local doador e a estimativa do volume necessário para restauração do volume são fundamentais para uma cirurgia bem planejada.
- A discussão com o paciente é importante para manejar expectativas da realização de incisão no local doador.
- A gordura, em geral, é coletada da parte medial da coxa, pois essa área contém a concentração mais alta de células vasculares do estroma e se associa ao grau mínimo de dor.

13.2 Etapas Operatórias

Ver **Vídeo 13.1**.

13.2.1 Coleta de Gordura

- A gordura geralmente é coletada da parte medial das coxas com aspiração manual e baixa pressão usando uma seringa de 10 mL e uma cânula de 3 mm com múltiplos orifícios.
- Para melhorar a viabilidade das células, não se usa anestésico local ou epinefrina antes da aspiração.
- O aspirado é centrifugado por 1 minuto a 2.250 rpm para remover restos celulares.
- O sobrenadante e o infranadante são desprezados antes de se transferir o enxerto de gordura para seringas de 1 mL.
- A gordura fracionada é desenvolvida por emulsificação do material centrifugado entre duas seringas de 10 mL por meio de um filtro de 2 mm 60 a 80 vezes. A gordura fracionada é usada primariamente para injeções periorbitais.
- A gordura é então isolada e transferida para seringas de 1 mL.

13.2.2 Aumento do Volume Facial com Gordura

- A face é abordada com uma agulha calibre 14, permitindo-se o acesso a uma cânula Coleman sem ponta. A entrada em ponto único adjacente à base da asa do nariz oferece acesso a compartimentos faciais profundos e superficiais. Injeções anterógradas/retrógradas sempre começam profundamente, abarcando primeiramente os compartimentos nasolabial e medial profundo, seguidos pelos compartimentos superficiais de gordura.
- O aumento de volume da borda mandibular pode auxiliar grandemente na criação de uma linha da mandíbula mais estética. Podem-se obter até 2 mm de projeção do queixo com enxerto de gordura para corrigir leve microgenia.
- Realiza-se injeção temporal usando acesso por porta única na linha temporal de implantação dos cabelos. O princípio fundamental é a ruptura da linha de fusão temporal, permitindo um preenchimento uniforme de maneira radial imediatamente lateral à parte lateral do supercílio.
- As injeções na parte frontal central precisam corrigir três compartimentos distintos — a glabela e as duas regiões superiores da sobrancelha. A injeção é realizada no plano subcutâneo, usando-se um ponto de acesso em um sulco frontal médio (para aqueles com fronte longa) ou na linha de implantação dos cabelos (para aqueles com uma fronte mais curta).
- O rejuvenescimento perioral enfoca pequenas alíquotas em torno das comissuras de maneira transradial e nas colunas do filtro, oferecendo restauração sutil, porém vital, das características joviais. O autor sênior não recomenda injeção no vermelhão dos lábios em razão da natureza imprevisível do enxerto de gordura no lábio.
- A gordura fracionada é ideal para a região periorbital. É realizada injeção por meio de três pontos de acesso separados em uma configuração de triângulo equilátero usando-se cânula sem ponta. A sequência de injeção começa inferiormente na

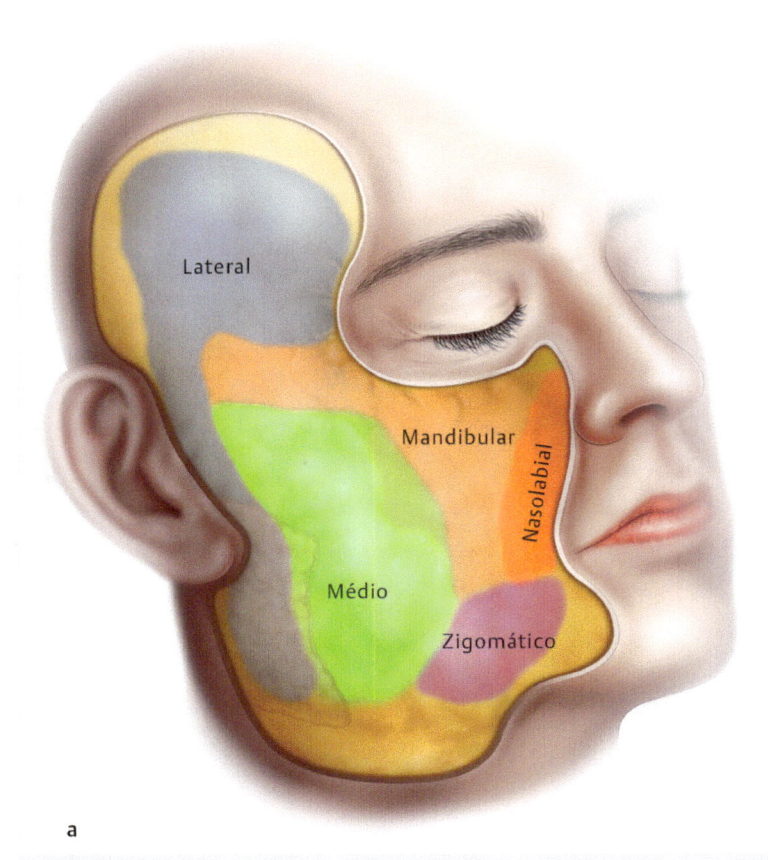

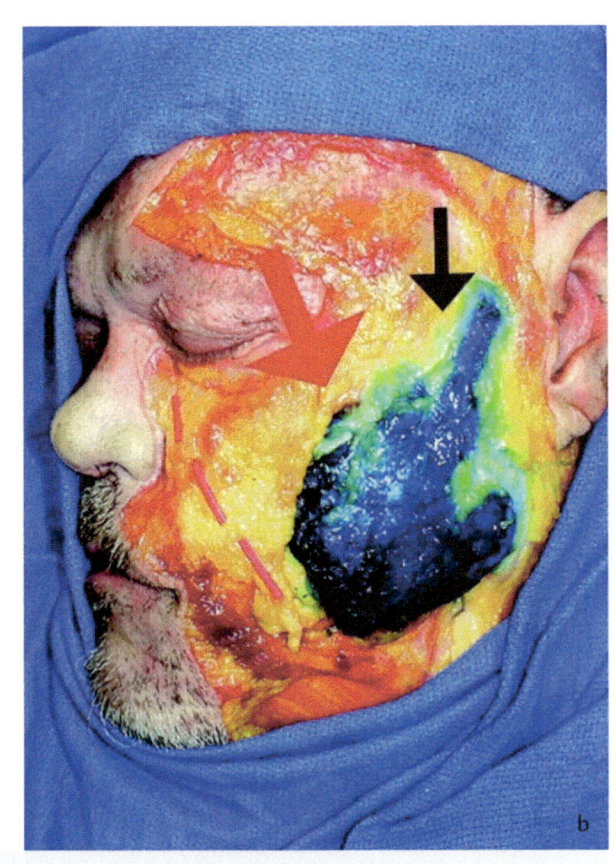

Fig. 13.1 (a) Os compartimentos de gordura facial superficial estão situados no plano subcutâneo, particionados pelas extensões terminais dos ligamentos retentores. Os cinco compartimentos superficiais da face, de lateral a medial, são: (1) lateral, (2) médio, (3) zigomático, (4) mandibular e (5) nasolabial. Cada compartimento tem seus próprios limites septais, irrigação sanguínea por perfurantes separada e sua própria tendência à deflação com o envelhecimento. **(b)** Dissecção de cadáver dos compartimentos de gordura facial da face. O compartimento contendo a tinta é o compartimento médio. A *seta vermelha* marca a transição entre os compartimentos médio e zigomático, que são separados por alta densidade de ligamentos zigomáticos ao longo do zigoma lateral. (Reproduzida com permissão de Rohrich R, Stuzin J, Dayan E, Ross E. Facial Danger Zones. New York: Thieme, 2019.)

junção do contorno face-órbita, rompendo o ligamento retentor orbital no plano suborbicular, superiormente ao longo do contorno orbital superior medial em um plano supraperiosteal e ao longo do contorno orbital lateral e canto.
- O aumento de volume da face é o método ideal para correção de lobos da orelha desinflados. Usa-se uma agulha calibre 21 para a injeção direta no lóbulo, sendo a correção da deformidade o ponto final.

13.3 Cuidados Pós-Operatórios
- Os pacientes repousam com a cabeça elevada a 45 graus.
- Aplicam-se compressas frias à face de modo intermitente nas primeiras 72 horas de pós-operatório.
- Instruem-se os pacientes a evitar atividade pesada por 2 a 4 semanas pós-enxerto facial com gordura e a ter cautela ao colocar óculos para evitar compressão sobre áreas enxertadas.

13.4 Exemplo de Caso
Mulher de 57 anos foi submetida a aumento de volume facial com gordura. A gordura autóloga foi coletada da parte medial da coxa e então preparada com centrifugação (2.250 rpm por 3 minutos). Os compartimentos de gordura facial focados foram o nasolabial profundo, o zigomático medial profundo, juntamente com a parte lateral da face. Usou-se gordura fracionada para aumento do volume periorbital e mistura da junção pálpebra inferior-face (▶ Fig. 13.4a-d).

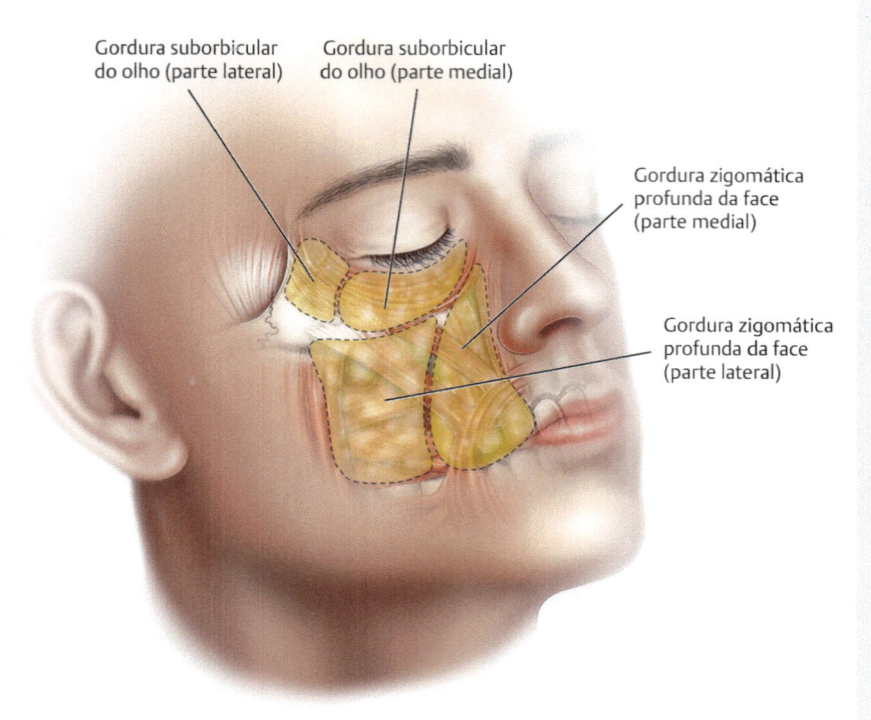

Fig. 13.2 Os compartimentos faciais profundos de gordura estão situados profundamente aos músculos da mímica e superficialmente ao periósteo do terço médio da face. A gordura profunda da pálpebra inferior se localiza imediatamente profunda ao orbicular do olho e é dividida em componentes medial e lateral. A gordura zigomática profunda, de modo semelhante, situa-se profundamente aos levantadores do lábio superior e é separada em componentes medial e lateral. Na juventude, a gordura periorbital profunda se mistura à gordura zigomática profunda para dar sustentação volumétrica à pálpebra inferior e face. O envelhecimento causa deflação da gordura profunda, resultando na perda do volume anterior da face e em demarcação abrupta ao longo da junção pálpebra-face, contribuindo para a formação da deformidade infraorbital em V. (Reproduzida com permissão de Rohrich R, Stuzin J, Dayan E, Ross E. Facial Danger Zones. New York: Thieme, 2019.)

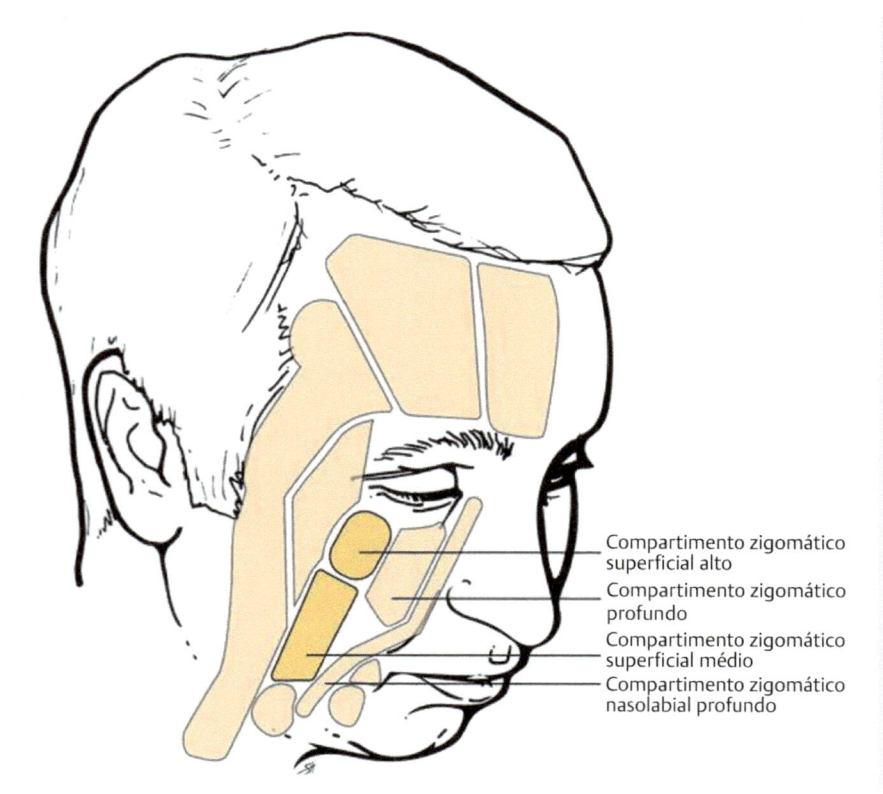

Fig. 13.3 Quatro compartimentos de gordura faciais médios a abordar com enxerto de gordura em procedimentos de rejuvenescimento facial. (Reproduzida com permissão de Schultz K, Raghuram A, Davis M *et al*. Fat grafting for facial rejuvenation. Semin Plast Surg 2020:34(1):30-37.)

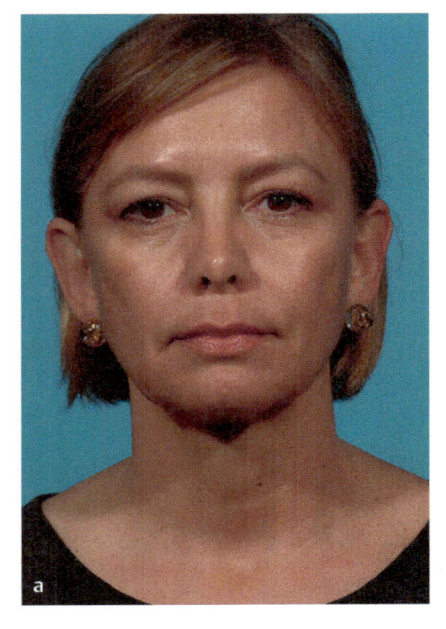

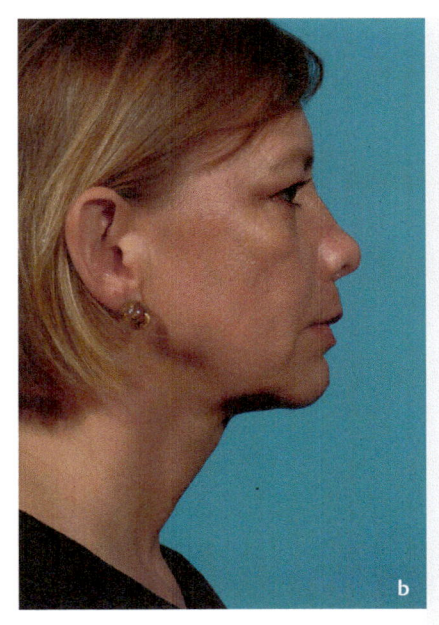

Fig. 13.4 (a-d) Mulher de 57 anos submetida a aumento de volume da gordura facial. Foi coletada gordura autóloga da parte medial da coxa e então preparada com centrifugação (2.250 rpm por 3 minutos). Os compartimentos de gordura facial focados foram o nasolabial profundo, o zigomático medial profundo, juntamente com o facial lateral. Usou-se gordura fracionada para o aumento de volume periorbital e mistura da junção pálpebra inferior-face.

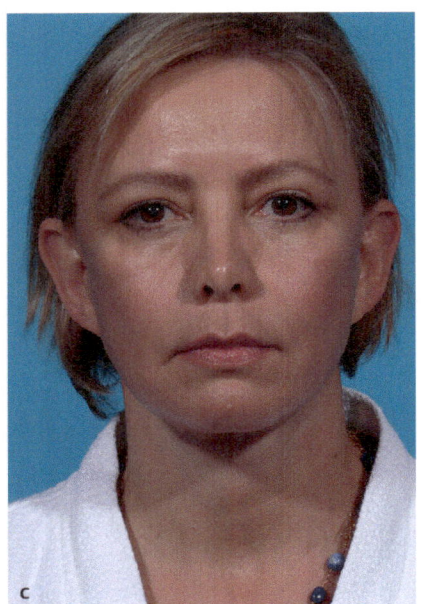

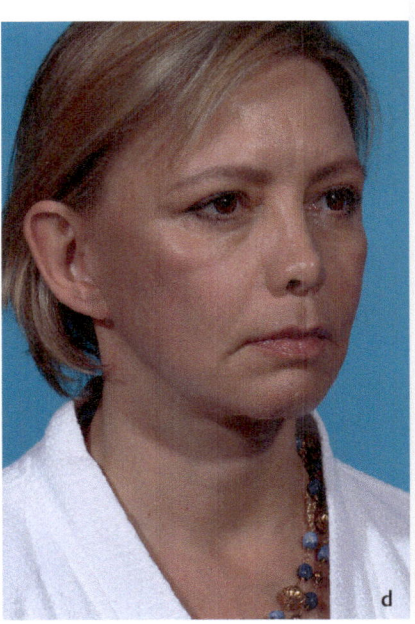

13.5 Conclusão

A restauração de volume com gordura autóloga dos compartimentos de gordura facial é essencial para o rejuvenescimento facial. Pode ser usada independentemente ou com adjunto do *lifting* facial e da blefaroplastia. Análise facial pré-operatória precisa, conhecimento da anatomia dos compartimentos de gordura e técnicas intraoperatórias precisas são necessários ao sucesso nos resultados.

Referências

Coleman SR. Facial augmentation with structural fat grafting. Clin Plast Surg. 2006; 33(4):567-577.

Lambros V. Observations on periorbital and midface aging. Plast Reconstr Surg. 2007; 120(5):1367-1376, discussion 1377.

Owsley JQ. Lifting the malar fat pad for correction of prominent nasolabial folds. Plast Reconstr Surg. 1993; 91(3):463-474, discussion 475-476.

Rohrich RJ, Ghavami A, Constantine FC, Unger J, Mojallal A. Lift-and-fill face lift: integrating the fat compartments. Plast Reconstr Surg. 2014; 133(6):756e-767e.

Rohrich RJ, Pessa JE. The fat compartments of the face: anatomy and clinical implications for cosmetic surgery. Plast Reconstr Surg. 2007; 119(7):2219-2227, discussion 2228-2231.

Stuzin JM. Restoring facial shape in face lifting: the role of skeletal support in facial analysis and midface soft-tissue repositioning. Plast Reconstr Surg. 2007; 119(1):362-376, discussion 377-378.

Parte II
Rinoplastia

14	A Consulta para Rinoplastia	61
15	A Rinoplastia Aberta Finesse	65
16	A Rinoplastia Fechada	70
17	Abordagem Graduada da Projeção da Ponta	74
18	Ponta Bulbosa *Versus* Quadrada	79
19	O Nariz Torto	83
20	O Nariz Étnico	88
21	A Rinoplastia Preservadora	97
22	Manobras Acessórias em Rinoplastia: Enxertos Expansores	101
23	Manobras Acessórias em Rinoplastia: Retalhos Expansores	104
24	Manobras Acessórias em Rinoplastia: Enxerto de Suporte (*Strut*) Columelar	108
25	Manobras Acessórias em Rinoplastia: Enxertos de Contorno Alar	111
26	Manobras Acessórias em Rinoplastia: Enxertos de Extensão Septal	115
27	Cirurgia da Base Alar	120
28	Rinoplastia Revisional	123

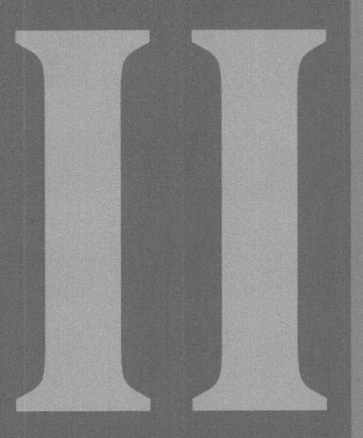

14 A Consulta para Rinoplastia

Rod J. Rohrich • Ira L. Savetsky

Resumo

A consulta inicial é componente integrante para se decidir se um paciente é adequado para cirurgia. O paciente deve identificar suas três principais preocupações estéticas e/ou funcionais sobre o nariz e registrá-las precisamente. Os objetivos do cirurgião e as expectativas do paciente precisam estar alinhados. É preciso cautela em qualquer paciente que demonstre expectativas fora da realidade ou sinais de questões psicossociais subjacentes.

Palavras-chave: envelhecimento facial, compartimentos de gordura, expansão radial, análise facial, rejuvenescimento facial, preenchedores, neurotoxina, regeneração epidérmica (*ressurfacing*), retinoides.

> **Pontos Essenciais**
>
> - A análise nasofacial abrangente e sistemática é a etapa inicial mais crítica para estabelecer os objetivos e formular um plano cirúrgico preciso para cirurgia nasal estética.
> - O estabelecimento de expectativas realistas com o paciente é crítico para obter alta satisfação pós-operatória para o paciente.

14.1 Planejamento Pré-Operatório

14.1.1 Definição dos Objetivos da Rinoplastia

- Peça ao paciente para fazer uma lista de suas principais preocupações estéticas e/ou funcionais nasais e registre-as de modo preciso.

14.1.2 História Nasal Focalizada

- Deve-se perguntar ao paciente sobre história de transtornos alérgicos ou inflamatórios, como rinite alérgica, asma, outras rinites e sinusite.
- Pacientes com rinite alérgica de longa duração geralmente têm obstrução nasal em razão de hipertrofia da concha nasal inferior.
- Trauma nasal e cirurgias prévias, incluindo rinoplastia, reconstrução septal/septoplastia e cirurgia sinusal devem ser anotados e, quando possível, realizar a revisão de relatórios operatórios prévios.
- Revisão do estado quanto a tabagismo, consumo de álcool e uso de drogas ilícitas, particularmente cocaína, é essencial, pois esses comportamentos podem afetar os resultados.
- Medicamentos e suplementos dietéticos, como o ácido acetilsalicílico, anti-inflamatórios não esteroides e óleo de peixe devem ser analisados, pois podem aumentar o sangramento e a equimose.

14.1.3 Proporções Nasofaciais e Análise Nasal Sistemática

- Ver ▶ Tabela 14.1.

Análise Nasal "10-7-5"

- Em uma tomada frontal, a avaliação deve incluir 10 áreas principais: proporções faciais, tipo/qualidade de pele, simetria/desvio nasal, linhas estéticas dorsais, abóbada óssea, abóbada média, ponta do nariz, contornos alares, base alar e lábio superior.
  - Proporções faciais: a avaliação do paciente deve incluir imagens estáticas e dinâmicas para identificar possíveis alterações dinâmicas do nariz e do lábio superior com o sorriso. Exemplos da aplicação da análise nasofacial são as proporções douradas faciais (três distâncias semelhantes: tríquio-olho, nariz-queixo e olho-boca) e proporções (terços horizontais equivalentes: linha de implantação dos cabelos-sobrancelhas, sobrancelhas-base do nariz e base do nariz-mento; quintos verticais: limites adjacentes à projeção mais lateral da cabeça, cantos laterais e cantos mediais).
  - Tipo/qualidade da pele: a espessura da pele pode ser fator importante a afetar os resultados da rinoplastia. A pele fina pode mostrar imperfeições da estrutura nasal reconstruída; entretanto, a definição da forma nasal é obtida com mais facilidade. Uma pele mais espessa pode camuflar pequenas imperfeições, mas reduz a definição do contorno da superfície em razão de edema e reação inflamatória prolongados, que podem levar a cicatrizes e a uma estética desfavorável. A pele nasal é mais espessa no *radix* e na ponta nasal e mais fina no dorso e na columela.
  - Simetria/desvio nasal – três tipos básicos: desvios septais caudais (inclinação septal, em forma de C e em forma de S), deformidades dorsais côncavas (forma de C, forma de C invertido) e deformidades dorsais côncavas/convexas (forma de S com desvio da pirâmide óssea).
  - Linhas estéticas dorsais: as linhas estéticas dorsais foram definidas como originadas nas cristas supraorbitais, atravessando medialmente ao longo da área glabelar, convergindo nos ligamentos cantais mediais, divergindo na área da pedra angular e terminando na ponta do nariz. A largura das linhas estéticas dorsais deve ser correspondente à distância interfiltral ou à largura dos pontos de definição da ponta. O dorso masculino é mais largo e mais reto, tendo menos concavidade nas cristas superciliares, em comparação com os das mulheres.
  - Abóbada óssea: a abóbada óssea é composta por três estruturas distintas, os ossos nasais pares e a placa perpendicular do etmoide. A largura da abóbada óssea, a simetria e o comprimento dos ossos nasais são analisados em imagens frontais. A largura da base óssea deve ser de 70 a 80% à da base alar, geralmente igual à distância intercantal.
  - Abóbada média: a abóbada média cartilaginosa inclui o par de cartilagens laterais superiores e o septo cartilaginoso. A área da pedra angular representa uma região triangular, a união das seis estruturas anatômicas distintas entre a abóbada óssea e a abóbada média cartilaginosa. Identificam-se a largura e as deformidades da abóbada média, como o V invertido ou o nariz em sela.
  - Ponta nasal: a configuração normal da ponta (triangular e bem definida) deve ser distinguida da ponta bulbosa (arredondada e mal definida) e da ponta quadrada (quadrada e larga). Anatomicamente, a ponta nasal tem um ângulo de divergência de 30 graus, o arco domal com uma largura de 4 mm ou menos e uma distância entre os pontos que definem a

Tabela 14.1 Análise nasofacial sistemática

Imagem nasal	Análise
Frontal	
1. Proporções faciais	Altura (terços), largura (quintos), simetria
2. Tipo/qualidade da pele	Tipo Fitzpatrick, fina ou espessa, sebácea
3. Simetria/desvio nasal	Desvio na linha média, desvio dorsal, em C ou C invertido ou na forma de S
4. Linhas estéticas dorsais	Retas, simétricas ou assimétricas, bem ou mal definidas, estreitas ou largas
5. Abóbada óssea	Estreita ou larga, assimétrica, ossos nasais curtos ou longos
6. Abóbada média	Estreita ou larga, colapso, V invertido, deformidade em sela
7. Ponta nasal	Ideal/bulbosa/quadrada/fina, supraponta, pontos de definição da ponta, lóbulo infraponta
8. Contornos alares	Forma de gaivota, facetas, incisuras, retração
9. Base alar	Largura
10. Lábio superior	Longo ou curto, abaixador do septo dinâmico, sulco do lábio superior
Perfil	
1. Ângulo nasofrontal e *radix*	Agudo ou obtuso, *radix* alto ou baixo, násio proeminente ou baixo
2. Comprimento, dorso e supraponta do nariz	Comprimento: longo ou curto; dorso: suave, com bossa, escavado; supraponta: quebra, cheia, mais de um bico
3. Projeção do topo	Excessiva ou insuficiente
4. Rotação da ponta	Excesso ou insuficiência de rotação
5. Relação asa-columela	Asa pendente ou retraída, columela pendente ou retraída
6. Hipoplasia periapical	Deficiência maxilar ou de tecidos moles
7. Relação lábio-queixo	Queixo normal, projeção excessiva ou insuficiente
Basal	
1. Projeção nasal	Excessiva ou insuficiente, pontos de definição da ponta bem ou mal definidos, relação columela-lóbulo
2. Narina	Simetria, longa/estreita ou curta/larga, relação narina-ponta, asa côncava ou convexa
3. Columela	Desvio septal caudal, alargamento do pilar medial
4. Base alar	Largura
5. Alargamento alar	Tipo I, II, III ou IV

ponta de 5 a 6 mm. Pode ser larga e menos definida nos homens. A ponta quadrada pode resultar em um aumento do ângulo de divergência (> 30 graus), um arco domal alargado (> 4 mm) ou uma combinação dos dois.
- Contornos alares: a forma ideal do contorno alar assemelha-se a uma gaivota em voo. Deformidades do contorno alar, como retração, incisura, colapso e assimetria, são problemas comuns nos pacientes de rinoplastia.
- Base alar: a largura da base alar se aproxima idealmente da distância intercantal, um quinto da largura da face ou 70% da altura nasal. A cirurgia da base alar é realizada para abordar largura excessiva da base nasal, contorno bojudo, narina grande e assimetrias da base alar ou da narina.
- Lábio superior: considera-se que a posição ideal do lábio superior seja de 1 a 2 mm de exibição da gengiva no sorriso máximo (pouco menos nos homens). Um músculo abaixador do septo hiperativo se associa a uma deformidade durante a mímica (particularmente com o sorriso), caracterizada por uma ponta nasal caída, lábio superior encurtado e um sulco transverso na área mediofiltral. Foram propostas técnicas de ressecção e de liberação/transposição para corrigir essa deformidade e melhorar a relação ponta-lábio.
- A imagem em perfil inclui 7 áreas: ângulo nasofrontal e raiz, comprimento nasal, dorso e supraponta, projeção da ponta (▶ Fig. 14.1), rotação da ponta, relação asa-columela, hipoplasia periapical e relação lábio-queixo.

- Ângulo nasofrontal e *radix*: duas linhas tangentes à glabela e ao dorso nasal, com intersecção no násio, definem o ângulo nasofrontal. O ângulo nasofrontal (*radix*) deve situar-se entre a linha ciliar superior e o sulco supratarsal, ficando o násio aproximadamente 15 mm anterior ao canto medial. O ângulo nasofrontal ideal varia com o gênero, sendo considerados 130 graus medida aceitável em homens brancos *versus* 134 graus nas mulheres.
- Comprimento nasal, dorso e supraponta: o comprimento nasal ideal (ângulo nasofrontal para os pontos que definem a ponta) é equivalente a dois terços da altura do terço médio da face, à distância do estômio ao mento ou à vertical do queixo. O dorso nasal deve ser suave, com discreta quebra supraponta nas mulheres, aproximadamente 2 a 3 mm acima dos pontos que definem a ponta. Nos pacientes masculinos, o dorso deve seguir uma linha traçada da raiz aos pontos que definem a ponta, enquanto nas mulheres deve ficar ao longo de uma linha paralela aproximadamente 2 mm mais posterior. Uma quebra supraponta é efetuada criando-se pontos que definem a ponta com boa projeção e reduzindo o dorso até o efeito desejado.
- Projeção da ponta: a projeção é considerada ideal quando 50 a 60% da ponta se situarem anteriormente a uma linha vertical adjacente ao lábio superior ou representarem 0,67 vez o comprimento nasal ideal.

Planejamento Pré-Operatório

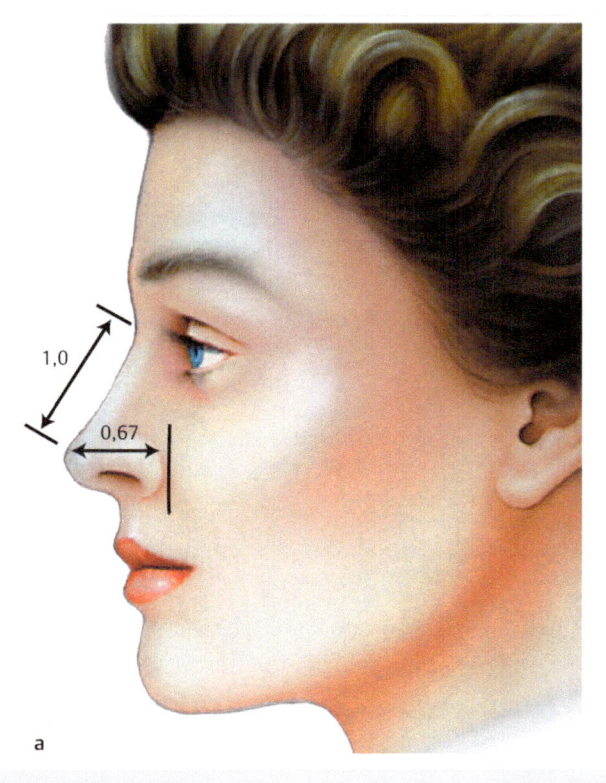

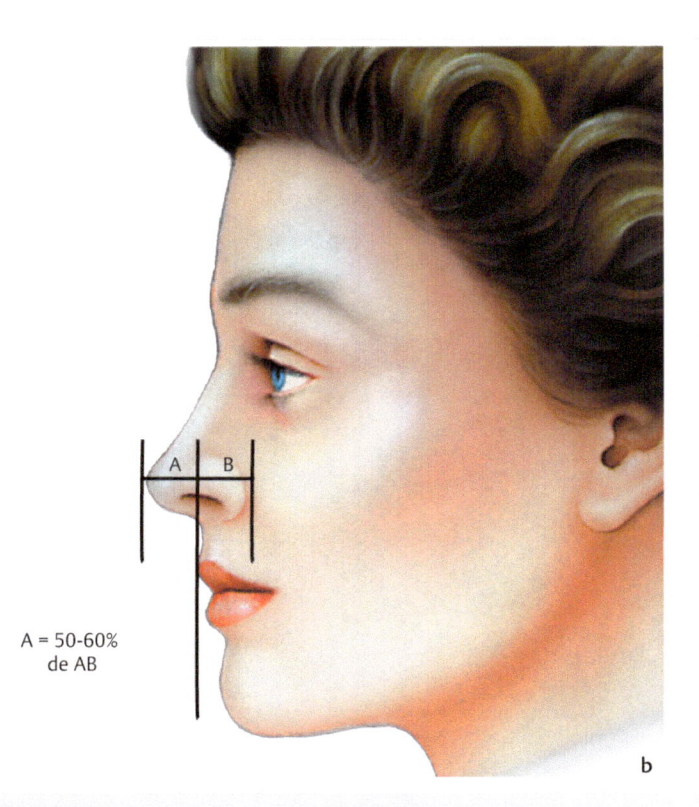

Fig. 14.1 (a, b) Projeção nasal ideal em perfil. Cerca de 50 a 60% da ponta deve ficar anterior a uma linha vertical traçada adjacente à parte de maior projeção do lábio superior e também pode ser medida como 0,67 vez o comprimento ideal do nariz. (Reproduzida com permissão de Rohrich R, Adams W, Ahmad J, eds. Dallas Rhinoplasty: Nasal Surgery by the Masters. 1st ed. Thieme; 2014.)

- Rotação da ponta: a rotação da ponta é determinada pelo ângulo nasolabial e deve ser igual a aproximadamente 90 a 95 graus nos homens e a 95 a 100-110 graus nas mulheres.
- Relação asa-columela: a relação asa-columela ideal é de 2 a 3 mm da exibição da columela na imagem em perfil. O excesso de exibição columelar se associa a uma columela pendente ou a uma asa retraída.
- Hipoplasia periapical: deficiência esquelética (maxilar) ou de tecidos moles pode produzir hipoplasia periapical. O aumento da abertura piriforme pode diminuir o tamanho aparente do nariz, aumentar a ponta do nariz e a projeção da base e alargar o ângulo nasolabial.
- Relação lábio-queixo: a superfície de projeção do queixo deve ser aproximadamente (preferencialmente nos homens) ou superior até 3 mm posterior (em mulheres) em uma linha vertical traçada do ponto de meia distância do comprimento nasal ideal e tangencial ao ponto mais anterior ao vermelhão do lábio superior.
- Use a imagem da base para avaliar 5 áreas: projeção nasal (▶ Fig. 14.2), forma/simetria das narinas, simetria/largura da columela, base da asa do nariz e alargamento da asa (▶ Fig. 14.3).
  - Projeção nasal: na imagem basal, o nariz deve criar um triângulo equilátero com relação columela-lóbulo de 2:1.
  - Forma/simetria da narina: as narinas devem ser simétricas e ter forma de lágrima com maior eixo estendendo-se da base ao ápice. A relação narina-ponta ideal deve ser de aproximadamente 2:1.

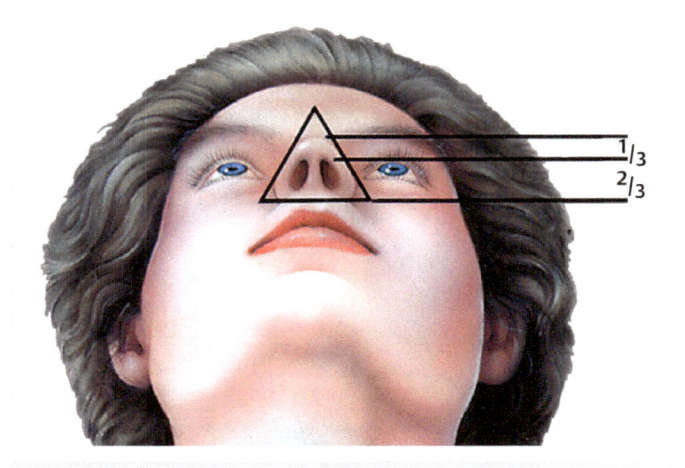

Fig. 14.2 A relação narina-ponta ideal deve ser de aproximadamente 2:1 na imagem basal. (Reproduzida com permissão de Rohrich R, Adams W, Ahmad J, eds. Dallas Rhinoplasty: Nasal Surgery by the Masters. 1st ed. Thieme; 2014.)

- Simetria/largura da columela: a columela ideal exige uma forma côncava suave que faz ligação da ponta do nariz com a junção nasolabial. Deformidades primárias (intrínsecas) da columela se originam no pilar medial mal posicionado ou em excesso de tecidos moles. Mais comumente, uma columela alargada ou assimétrica resulta de alargamento medial prematuro ou excessivo.

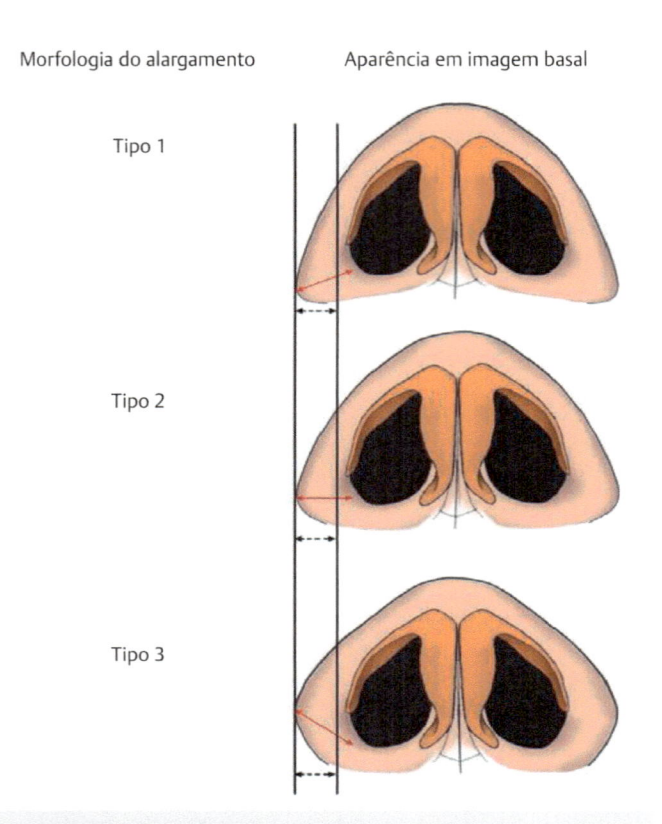

Morfologia do alargamento — Aparência em imagem basal

Tipo 1

Tipo 2

Tipo 3

Fig. 14.3 Classificação do alargamento alar.

- Base e alargamento alares: a avaliação adequada da largura da base nasal exige uma distinção clara entre a largura da base alar e o grau de alargamento alar. A largura nasal ideal se aproxima da distância intercantal (normal, 31-33 mm). O alargamento alar é definido como a maior largura da asa, cuja convexidade não deve exceder 2 a 3 mm lateralmente ao sulco alarfacial.

14.1.4 Exame Nasal Focalizado

- A palpação do nariz também é importante para avaliar o comprimento dos ossos nasais e força das cartilagens laterais inferiores.
- As seguintes estruturas são importantes porque afetam a via aérea nasal e devem ser avaliadas em todos os pacientes:
  - Valva nasal externa – pesquise colapso durante a inspiração profunda.
  - Valva nasal interna – realize um teste de Cottle para avaliar a patência.
  - Septo – pesquise desvio, inclinação, esporões e perfurações.
  - Concha inferior – pesquise hipertrofia, que em geral ocorre contralateralmente ao desvio septal.

14.1.5 Fotografia Padronizada e Imagens Digitais

- As fotografias padronizadas, incluindo tomadas frontal, perfil, oblíqua e basal, devem ser feitas para todos os pacientes.
- Recomendam-se imagens dinâmicas adicionais, incluindo imagem sorrindo e inspiratória.
- Imagens digitais são ferramentas excelentes para comunicação com o paciente e avaliar suas expectativas.

14.1.6 Administração das Expectativas

- Faça a revisão de todas as imagens fotográficas com o paciente.
- É extremamente importante discutir com o paciente o que pode e o que não pode ser obtido com a cirurgia.
- Um paciente concentrado em problemas mínimos ou incorrigíveis ou com expectativas fora da realidade, apesar de discussão extensa, provavelmente ficará desapontado no pós-operatório, independentemente da melhora estética.
- A identificação pré-operatória de fatores motivadores prejudiciais, como sentimentos de inadequação, imaturidade, conflitos familiares, divórcio e outras mudanças importantes na vida pode prever insatisfação pós-operatória.

14.2 Preparação Perioperatória

- Prepare o paciente para o que esperar no dia da cirurgia e durante a recuperação.
- Forneça ao paciente instruções pré- e pós-operatórias por escrito.

14.3 Conclusão

A análise nasal sistemática pré-operatória precisa e a avaliação da via aérea nasal são cruciais para o sucesso da cirurgia. Todas as três principais preocupações do paciente precisam ser abordadas. Os objetivos da cirurgia e as expectativas do paciente precisam estar alinhados. É preciso cautela ao operar qualquer paciente que demonstre expectativas fora da realidade ou sinais de problemas psicossociais subjacentes.
  Ver **Vídeo 14.1**.

Referências

Rohrich RJ, Afrooz PN. Primary open rhinoplasty. Plast Reconstr Surg. 2019; 144(1):102e-117e.

Rohrich RJ, Ahmad J. A practical approach to rhinoplasty. Plast Reconstr Surg. 2016; 137(4):725e-746e.

Rohrich RJ, Villanueva NL, Small KH, Pezeshk RA. Implications of facial asymmetry in rhinoplasty. Plast Reconstr Surg. 2017; 140(3):510-516.

Tanna N, Nguyen KT, Ghavami A, et al. Evidence-based medicine: current practices in rhinoplasty. Plast Reconstr Surg. 2018; 141(1):137e-151e.

Villanueva NL, Afrooz PN, Carboy JA, Rohrich RJ. Nasal analysis: considerations for ethnic variation. Plast Reconstr Surg. 2019; 143(6):1179e-1188e.

15 Rinoplastia Aberta Finesse

Rod J. Rohrich • Erez Dayan • Kristy L. Hamilton

Resumo

A rinoplastia continua a ser um procedimento técnico e conceitualmente desafiador para os cirurgiões plásticos. Ao longo dos últimos 25 anos, a análise nasal e as estratégias para correção de deformidades nasais funcionais e estéticas evoluíram consideravelmente. De acordo com a American Society of Plastic Surgeons, a rinoplastia ficou entre os cinco procedimentos cirúrgicos cosméticos mais populares em 2017, tendo sido realizados 218.924 procedimentos. Este capítulo descreve considerações pré-operatórias, análise nasal e manobras técnicas que permitem ao cirurgião plástico obter resultados consistentes em rinoplastia.

Palavras-chave: rinoplastia, rinoplastia aberta, rinoplastia revisional.

> **Pontos Essenciais**
>
> - A abordagem aberta permite visualização ideal e correção de problemas nasais estéticos e funcionais.
> - É importante a avaliação funcional, incluindo exame da patência das valvas nasais interna e externa, de desvio septal e obtenção de história relevante (sinusite recorrente, rinite, alergias).

15.1 Etapas Pré-Operatórias

- A análise nasofacial pré-operatória sistemática e abrangente é requisito para definir os objetivos cirúrgicos e obter resultados satisfatórios. No entanto, os ideais estéticos devem ser abordados cautelosamente, pois há significativa variabilidade entre diferentes etnias.
- O autor sênior (Rod J. Rohrich) aborda o exame nasofacial de maneira sistemática a partir de três visualizações diferentes — frontal, perfil e basal (**Vídeo 15.1**).
- Antes da preparação e da colocação de campos, usa-se uma agulha calibre 27 para infiltrar lidocaína a 1% contendo epinefrina 1:100.000 na columela ao longo da incisão infracartilaginosa do dorso e dos tecidos moles e lateralmente aos ossos nasais. O nariz recebe, então, compressas bilateralmente com pequenas compressas embebidas em oximetazolina. O cirurgião então coloca uma compressa de gaze úmida de 4,5 cm na garganta. Essa sequência permite amplo tempo para o efeito vasoconstritor da anestesia local.

15.2 Etapas Operatórias

- Uma incisão transcolumelar em degrau é realizada na parte mais estreita da columela e levada ao vestibular 2 a 3 mm lateralmente. Na rinoplastia revisional, a localização da incisão transcolumelar é feita na localização preferida independentemente da presença de cicatrizes prévias.
- A seguir, um gancho duplo largo é colocado para everter o contorno alar pelo quarto dedo. Essa manobra permite identificação confiável da margem caudal do pilar lateral, sobre o qual se faz uma incisão infracartilaginosa em uma direção de lateral a medial para o ápice da narina. Essa sequência de incisão deixa uma ponte de tecido vestibular sob o triângulo mole, que recebe incisão por último (**Vídeo 15.2**).
- Um gancho duplo largo é colocado nos ápices das narinas e é retraído caudalmente. Os tecidos moles nasais são elevados da estrutura cartilaginosa com tesoura de dissecção fina. Quando a parte caudal dos ossos nasais é alcançada, usa-se um elevador periosteal Joseph para obter uma dissecção subperiosteal limitada nas áreas de trabalho ósseo planejado.
- As compressas embebidas em oximetazolina são removidas dos vestíbulos bilateralmente e se usa longo espéculo nasal Vienna pesado e longo para microfraturar as conchas inferiores por meio de uma abordagem fechada, de posterior a anterior, enquanto se empurra o espéculo lateralmente em direção à concha inferior (**Vídeo 15.3**).
- A redução de giba dorsal do componente em cinco etapas (CDHR) serve para reduzir o dorso de maneira precisa e graduada, mantendo as cartilagens laterais superiores (ULCs). A CDHR começa com: (1) separação das ULCs do septo (▶ Fig. 15.1), (2) redução incremental do próprio septo, (3) redução óssea dorsal, (4) verificação por palpação e (5) modificações finais (enxertos expansores [▶ Fig. 15.2a], retalhos autoexpansores [▶ Fig. 15.2b], técnicas de sutura, osteotomias) (**Vídeos 15.4 e 15.5**).
- A sutura abarcando a tensão das ULCs funciona para estabilizar a ULC para o septo, ao mesmo tempo estabelecendo linhas estéticas dorsais simétricas (▶ Fig 15.2c).
- Retalhos autoexpansores podem ser realizados quando houver excesso de dimensão horizontal para as ULCs, geralmente depois da redução de uma giba dorsal. A borda anterior das ULCs é dobrada para dentro e se fica uma sutura em PDS 5-0 com sutura de Blair-Donati horizontal (▶ Fig. 15.2b).
- Suturas adicionais podem ser feitas cranialmente ao longo das ULCs e septo, conforme necessário, para sustentação ou melhora do contorno.
- A septoplastia pode ser necessária nos casos de obstrução nasal e/ou desvio (inclinação septal, desvio anteroposterior, desvio craniocaudal ou esporões septais), ou em casos nos quais seja necessária uma cartilagem doadora.
- Osteotomias nasais são primariamente usadas para estreitar um dorso ósseo alargado, para fechar uma deformidade aberta no teto ou para retificar ossos nasais com desvio. Os autores preferem uma osteotomia descontínua lateral perfurada percutânea *low-to-low* (▶ Fig. 15.3a-c). Introduz-se um osteótomo de 2 mm com ponta pela via percutânea no nível do contorno orbital inferior e na junção nasofacial paralela à superfície horizontal do maxilar (**Vídeo 15.6**).
- A finalidade da apara cranial é refinar a ponta nasal e diminuir a plenitude suproponta, reduzindo a altura vertical das cartilagens laterais inferiores (LLCs). A LLC é separada da ULC na área de rolagem. A parte cranial da LLC é aparada, deixando-se 5 a 7 mm medialmente e 8 a 10 mm lateralmente.
- Três técnicas de sutura da ponta fundamentais para melhorar a posição e a forma incluem as suturas crural medial, transdomal e interdomal (▶ Fig. 15.4a, b) (**Vídeo 15.7**).
- Enxertos no contorno alar são frequentemente empregados (mais de 90% dos casos) para prevenir retração alar (▶ Fig. 15.5).
- A incisão transcolumelar é meticulosamente reaproximada com suturas interrompidas em *nylon* 6-0. Usa-se um gancho duplo

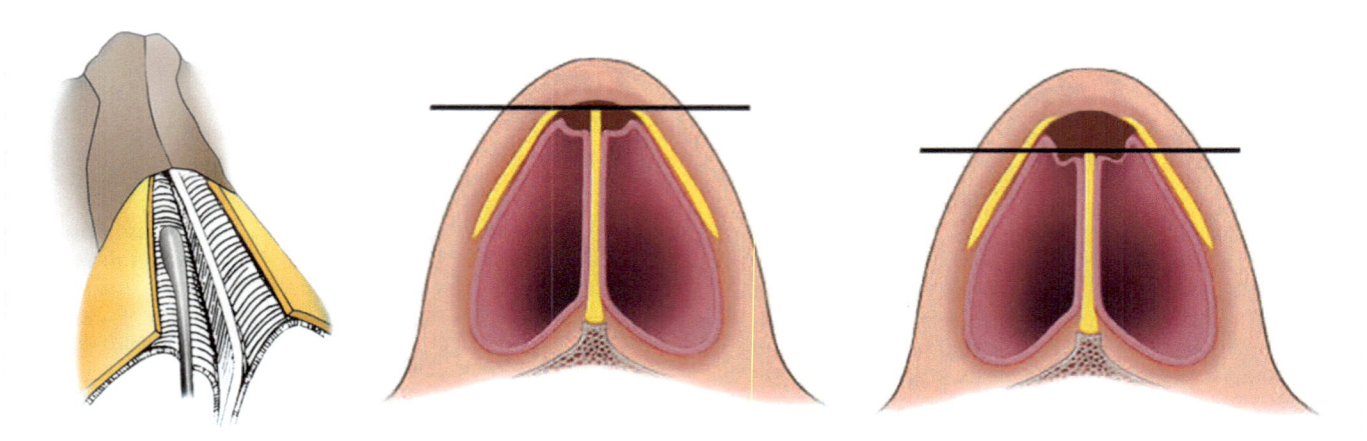

Fig. 15.1 Dorso do componente. Acesso cirúrgico ao dorso: separação das cartilagens laterais superiores (ULCs) do septo. O mucopericôndrio do septo dorsal é elevado de caudal a cranial até que o elevador chegue aos ossos nasais. (Reproduzida com permissão de Rohrich R, Adams W, Ahmad J *et al*. Dallas Rhinoplasty: Nasal Surgery by the Masters. 3rd ed. Thieme; 2014.)

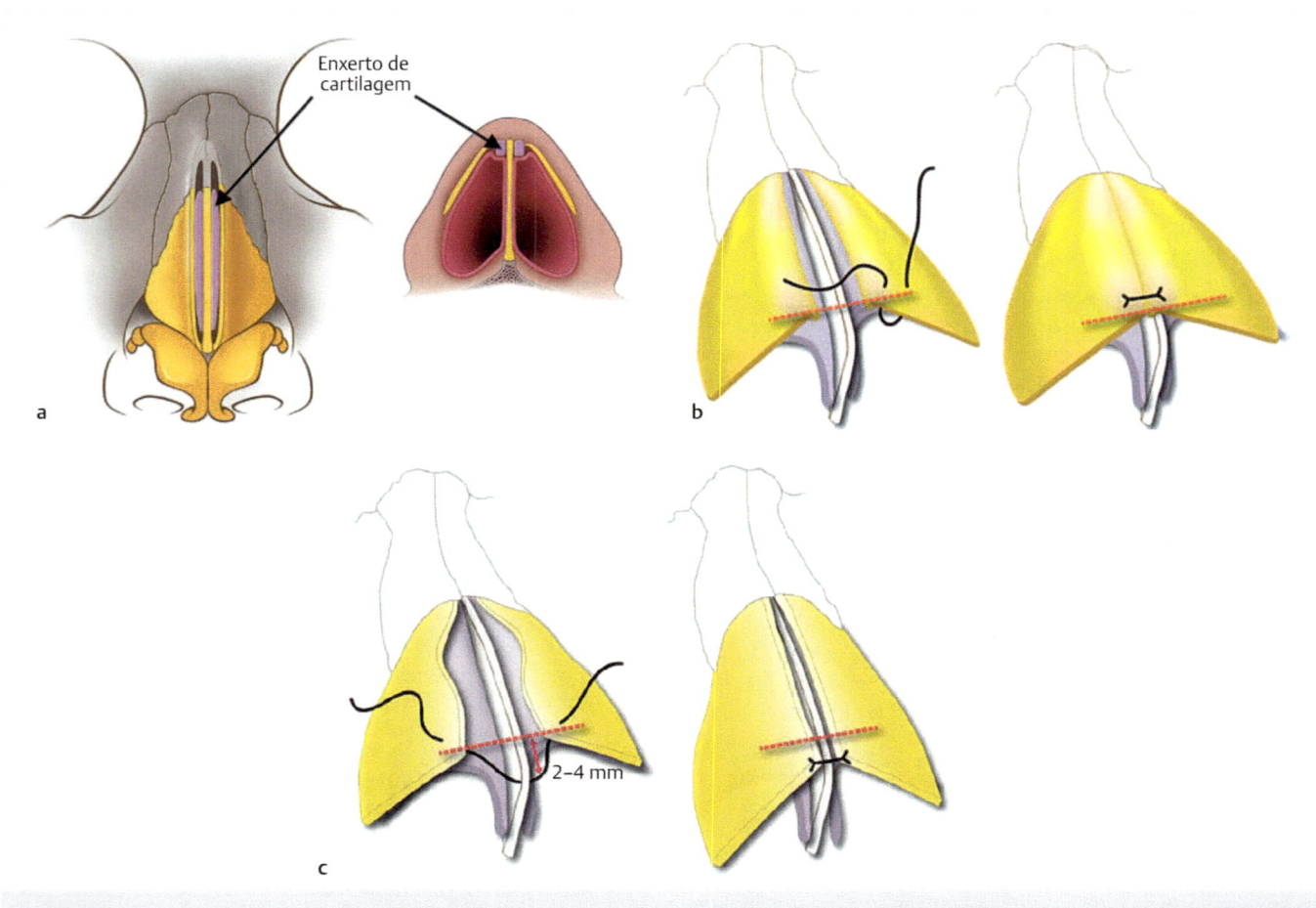

Fig. 15.2 (a) Enxertos expansores. Reconstituição do dorso: enxertos expansores. Os enxertos expansores podem ser posicionados no plano do septo dorsal ou acima dele para serem visíveis para indicações estéticas, ou abaixo dele como enxertos invisíveis para indicações puramente funcionais. **(b)** Retalhos expansores. Reconstituição do dorso: tipo 3: restauração da abóbada média com modificação por retalho expansor. As suturas em PDS 5-0 podem ser feitas caudalmente à borda superior das cartilagens laterais superiores (ULCs), assim desdobrando a borda superior das ULCs. Isso serve a uma função do tipo expansora. Essa técnica deve ser empregada quando se tenta alargar a abóbada média. **(c)** Suturas abrangendo tensão na ULC. (Reproduzida com permissão de Rohrich R, Adams W, Ahmad J *et al*. Dallas Rhinoplasty: Nasal Surgery by the Masters. 3rd ed. Thieme; 2014.)

Etapas Operatórias

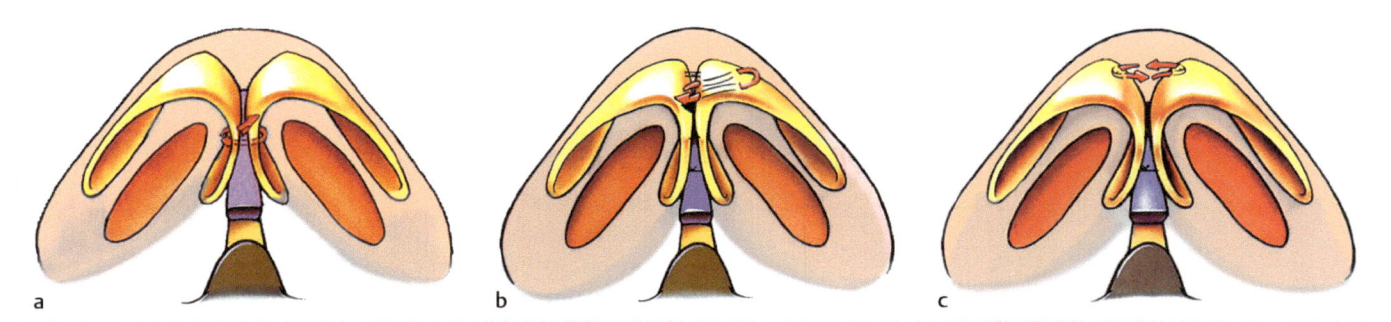

Fig. 15.3 Suturas da ponta. **(a)** Sutura crural medial. O posicionamento da sutura crural medial é ditado pela deformidade subjacente e pelo objetivo pretendido. **(b)** Suturas transdomais. É uma sutura de Blair-Donati horizontal feita através das faces lateral e medial das cúpulas. **(c)** Sutura interdomal. É uma sutura de Blair-Donati feita entre os segmentos domais dos pilares médios das cartilagens laterais inferiores (LLCs). (Reproduzida com permissão de Rohrich R, Adams W, Ahmad J *et al*. Dallas Rhinoplasty: Nasal Surgery by the Masters. 3rd ed. Thieme; 2014.)

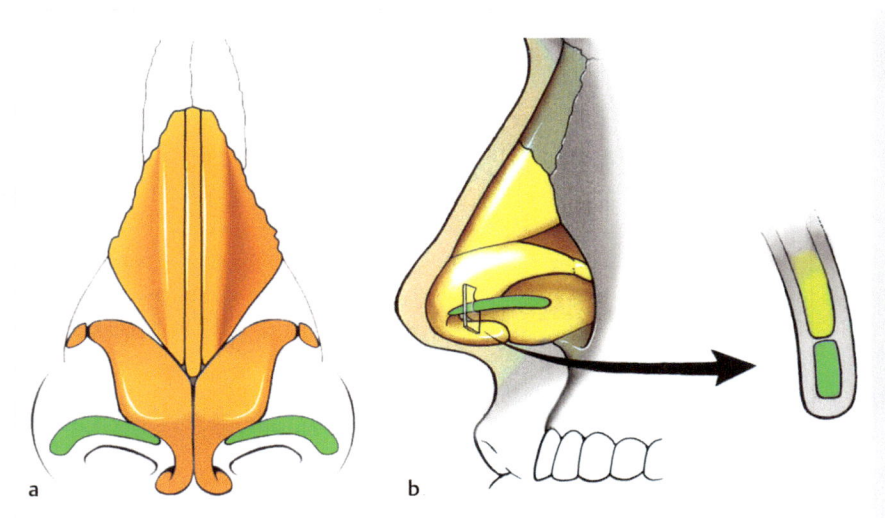

Fig. 15.4 (a,b) Enxertos de borda alar. Planejamento operatório: enxertos no contorno alar. As indicações primárias para o enxerto no contorno alar são as seguintes: pacientes de rinoplastia primária com incisura no contorno alar, pacientes de rinoplastia primária com asas/triângulos moles com propensão à incisura, rinoplastia primária ou secundária com colapso leve a moderado da valva nasal externa, pacientes de rinoplastia primária ou secundária com cartilagens crurais laterais inferiores mal posicionadas e pacientes de rinoplastia secundária com mínima perda do revestimento vestibular e pelo menos 3 mm de faixas de contorno alar da cartilagem lateral inferior (LLC) residuais. (Reproduzida com permissão de Rohrich R, Adams W, Ahmad J *et al.*. Dallas Rhinoplasty: Nasal Surgery by the Masters. 3rd ed. Thieme; 2014.)

para everter discretamente o contorno alar para realização de suturas interrompidas em fio cromado na face lateral da incisão infracartilaginosa. A incisão atrás do triângulo mole é deixada aberta e abordada com Surgicel coberta com mupirocina (celulose regenerada oxidada) para evitar retração alar ou incisura nessa região.

- Embora a avaliação do alargamento alar faça parte da análise nasal pré-operatória padrão, a decisão final de realizar redução do alargamento alar ocorre somente depois do fechamento da ferida. A razão para isso é porque o alargamento alar depende intensamente da projeção da ponta, da rotação e do comprimento/força dos pilares laterais e dos contornos alares.

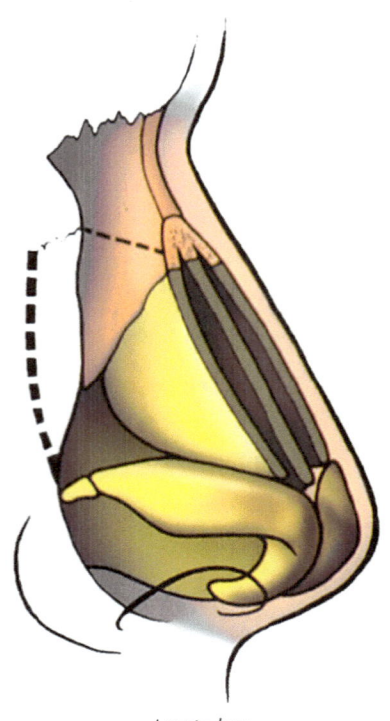

Fig. 15.5 Osteotomias *low-to-low*. Níveis de osteotomia lateral. *Low-to-low*: esta osteotomia se inicia em posição baixa ao longo da abertura piriforme e permanece baixa ao longo da base da abóbada óssea, terminando em uma localização perto da linha intercantal. (Reproduzida com permissão de Rohrich R, Adams W, Ahmad J et al. Dallas Rhinoplasty: Nasal Surgery by the Masters. 3rd ed. Thieme; 2014.)

15.3 Cuidados Pós-Operatórios

- Manter a cabeceira da cama elevada com dois travesseiros nos primeiros 7 dias de pós-operatório.
- Aplicar gelo moído nas primeiras 72 horas para minimizar edema/contusão.
- Evitar pressão sobre a tala nasal (p. ex., evitar óculos).
- Manter as bordas internas das narinas limpas com cotonete saturado com peróxido de hidrogênio usando, a seguir, fina camada de pomada Polysporin.* Isso impedirá a formação de crostas.
- Os pacientes são instruídos a evitar atividade excessiva por 4 a 6 semanas.

15.4 Exemplo de Caso

São mostradas imagens frontais, basais e em perfil antes e depois da correção de ponta bulbosa, excesso de projeção da ponta e giba dorsal (▶ Fig. 15.6a-c).

15.5 Conclusão

A rinoplastia continua a estar entre os procedimentos mais desafiadores para os cirurgiões plásticos. No entanto, com a análise nasofacial pré-operatória cuidadosa e avaliação funcional, o cirurgião que faz a rinoplastia pode abordar cada componente nasal sistematicamente. Os acessos graduados descritos neste artigo permitem que o cirurgião obtenha as modificações e correções desejadas para o nariz enquanto mantém suporte nasal adequado e minimiza complicações.

---

* N.T.: Bacitracina + Polimixina B

Conclusão

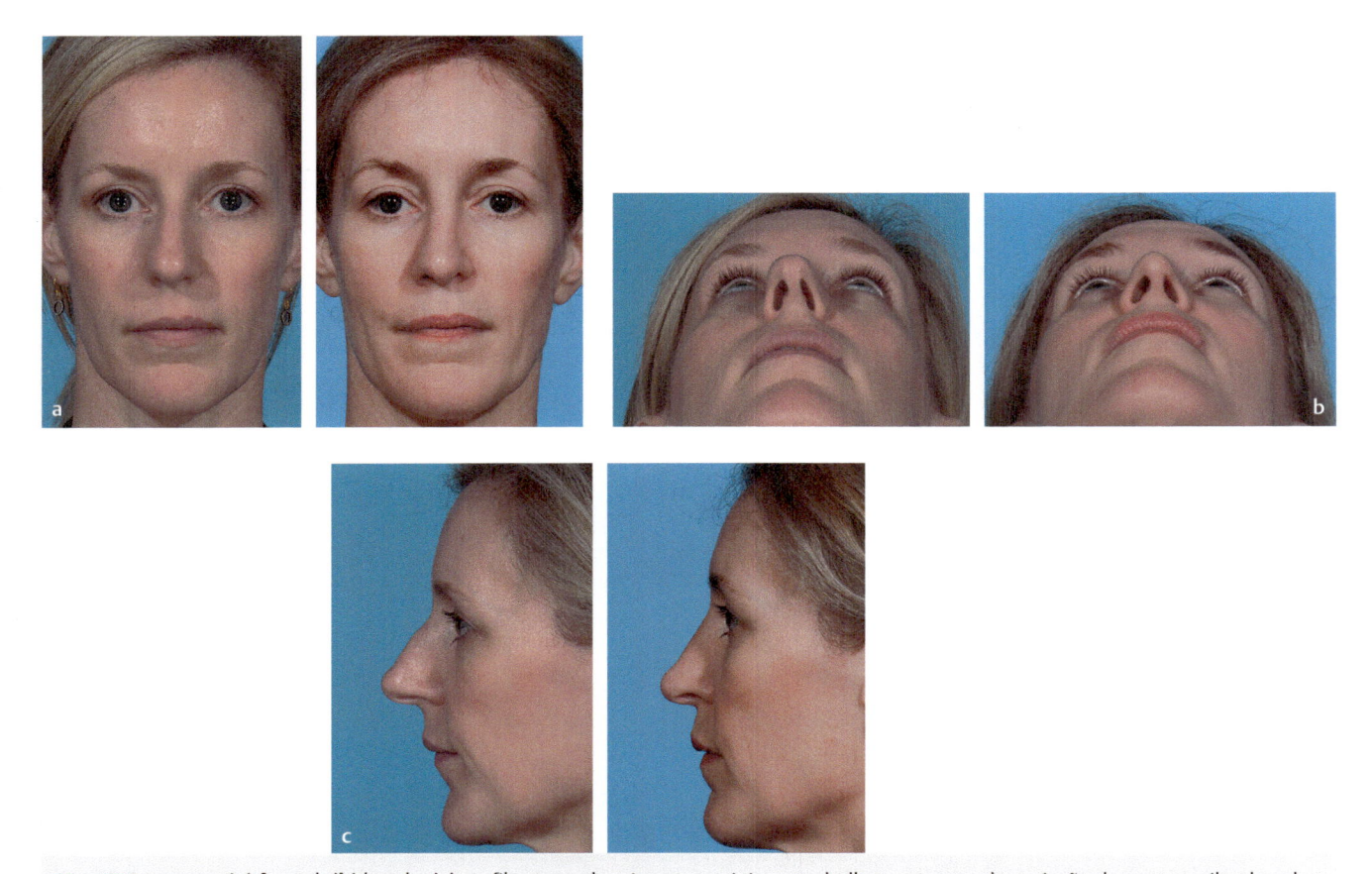

Fig. 15.6 Imagens **(a)** frontal, **(b)** basal e **(c)** perfil antes e depois para corrigir ponta bulbosa, excesso de projeção da ponta e giba dorsal.

Referências

Ghavami A, Janis JE, Acikel C, Rohrich RJ. Tip shaping in primary rhinoplasty: na algorithmic approach. Plast Reconstr Surg. 2008; 122(4):1229-1241.

Gunter JP, Rohrich RJ. Management of the deviated nose: the importance of septal reconstruction. Clin Plast Surg. 1988; 15(1):43-55.

Mojallal A, Ouyang D, Saint-Cyr M, Bui N, Brown SA, Rohrich RJ. Dorsal aesthetic lines in rhinoplasty: a quantitative outcome-based assessment of the component dorsal reduction technique. Plast Reconstr Surg. 2011; 128(1):280-288.

Rohrich RJ, Ahmad J. A practical approach to rhinoplasty. Plast Reconstr Surg. 2016; 137(4):725e-746e.

Rohrich RJ, Afrooz PN. Rhinoplasty refinements: the role of the open approach. Plast Reconstr Surg. 2017; 140(4):716-719.

16 Rinoplastia Fechada

Mark G. Albert

Resumo

A rinoplastia fechada ou rinoplastia endonasal foi a primeira abordagem usada para modificar cirurgicamente o nariz no século XIX. Desde que a abordagem aberta ganhou popularidade, na década de 1970, os profissionais em treinamento, em geral, passaram a considerar essa técnica mais fácil para visualizar a anatomia e observar as manobras cirúrgicas. Uma vez que um cirurgião compreenda o básico da rinoplastia fechada, vai ser possível ver os benefícios singulares dessa abordagem. Este capítulo oferece um guia preciso para os fundamentos da rinoplastia fechada.

Palavras-chave: endonasal, fechada, rinoplastia, *delivery*, cartilagem.

> **Pontos Essenciais**
>
> - A rinoplastia fechada envolve manobras cirúrgicas que alteram a anatomia de superfície do nariz. Ao deixar a pele e o envoltório de tecidos moles no lugar, o cirurgião consegue ver o efeito imediato dessas manobras.
> - Não mexendo nos tecidos moles nasais e evitando incisões externas, minimizam-se os riscos de deformidade e de complicações.
> - Variações nas técnicas fechadas permitem que os cirurgiões tomem decisões com base nos objetivos de cada paciente. Alguns cirurgiões que fazem rinoplastia fechada preferem deixar a cartilagem no nariz e acrescentam enxertos, outros, de rotina, realizam incisões intracartilaginosas para acesso à cartilagem lateral inferior, e outros preferem *delivery* de ponta.

16.1 Etapas Pré-Operatórias

- Estabeleça os interesses primários do paciente. Compreenda por que o paciente está procurando rinoplastia. Determine se ele ou ela tem problemas para respirar.
- Indague sobre cirurgia ou trauma prévio do nariz, bem como sobre antecedentes pessoais, histórico de tabagismo, medicações e uso de drogas recreacionais (cocaína).
- Realize um exame intranasal com espéculo e avalie o septo, as conchas e as valvas nasais interna e externa.
- Palpe o nariz para determinar o comprimento dos ossos nasais e a estabilidade das cartilagens laterais superior e inferior.
- Avalie se há um transtorno dismórfico corporal. Se houver suspeita da condição, deve-se usar um questionário de triagem, como o *Body Dysmorphic Disorder Questionnaire* (BDDQ – Questionário de Transtornos Dismórficos Corporais).

16.1.1 Análise

- Comece perguntando ao paciente o que especificamente gostaria de abordar durante a rinoplastia. Ofereça um espelho para os pacientes destacarem exatamente suas preocupações e documente sua conversa minuciosamente. Pode ser útil um *software* de edição de fotos como ferramenta para comunicação com os pacientes no período pré-operatório, contanto que as expectativas do paciente sejam manejadas apropriadamente.
- Diga ao paciente quais são as manobras que planeja fazer e considere explicar passo a passo como você cumprirá as metas. Não apenas isso cumpre parte do processo de consentimento informado, mas muitos pacientes gostam de compreender minuciosamente o que vai acontecer no dia da cirurgia.
- Ao analisar o nariz em imagens frontais, oblíquas, em perfil e basais, examine o nariz de cima para baixo nos terços superior, médio e inferior. A ordem se baseia na preferência da cirurgia. A regra de 10-7-5 de Rohrich oferece diretrizes para uma avaliação minuciosa das características anatômicas de cada nariz.
- Entre em contato com o paciente por telefone na véspera da cirurgia para resumir o plano, revisar a orientação da exigência de jejum absoluto, responder a perguntas e oferecer confiança e tranquilidade.

16.2 Etapas Operatórias

Ver **Vídeo 16.1**.

16.2.1 Abertura do Nariz

- Após preparação da pele e colocação de um campo na cabeça, as vibrissas são cortadas e coletadas com um aplicador com ponta de algodão revestida com pomada.
- O nariz é infiltrado com 6 a 8 mL de lidocaína a 1% com epinefrina 1:100.000 e se esperam 10 minutos para vasoconstrição. Pequenas compressas embebidas em Afrin são, então, inseridas até começar o procedimento.
- Usa-se uma lâmina nº 15 para fazer uma incisão intercartilaginosa nos lados esquerdo e direito sequencialmente. As incisões são levadas à mucosa na face medial das narinas (▶ Fig. 16.1).
- Usando um gancho duplo para contratração, faz-se uma incisão de transfixação completa, frequentemente conectada com as incisões intercartilaginosas para *delivery* da ponta.

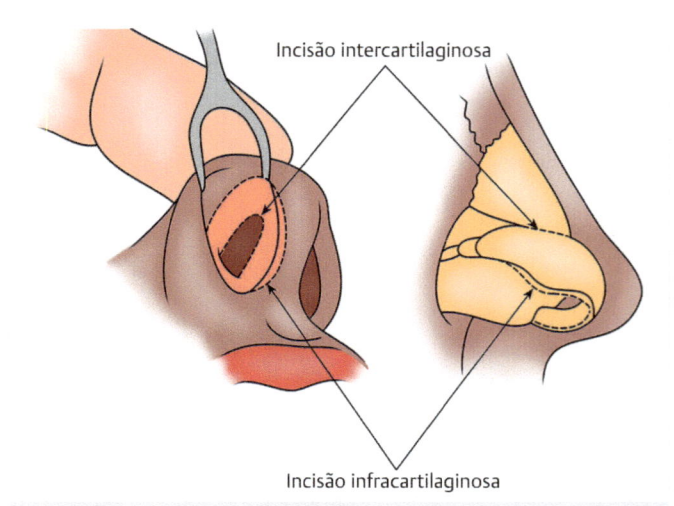

Fig. 16.1 Incisões intercartilaginosa e infracartilaginosa. As incisões intercartilaginosas são feitas na face cranial das cartilagens laterais inferiores para evitar cicatrizes e estreitamento da valva interna. Essas incisões costumam ser alongadas para se unirem à incisão completa de transfixação e permitir *delivery* da cartilagem. As incisões infracartilaginosas seguem de perto a margem caudal das cartilagens laterais inferiores.

- O músculo abaixador do septo nasal pode ser liberado do forame incisivo do maxilar usando um elevador Joseph, conforme indicado.

16.2.2 Dorso
- Usa-se então um elevador periosteal para elevar o periósteo e outros tecidos moles do dorso.
- Usam-se um afastador Aufricht iluminado e uma tesoura septal angulada para remover o excesso de septo cartilaginoso e a cartilagem lateral superior. Pode-se usar um fotóforo de cabeça, se o Aufricht iluminado não estiver disponível.
- A cartilagem lateral superior não precisa ser preservada para retalhos expansores na rinoplastia fechada. Constantian demonstrou o efeito importante dos enxertos expansores sobre o fluxo de ar em sua série de rinomanometria em 160 pacientes consecutivos, em 1996.
- Usa-se então uma lima para baixar os ossos nasais a fim de que correspondam à altura da cartilagem septal. É importante passar por esta etapa antes de coletar cartilagem septal para garantir que pelo menos 15 mm de suporte sejam deixados para trás.

16.2.3 Septo
- A coleta da cartilagem septal é realizada por meio de uma incisão de Killian na narina esquerda para um cirurgião destro. Usa-se um elevador liberado para dissecar medialmente a cartilagem septal, e então eleva-se o pericôndrio ao longo do comprimento do septo.
- É preciso cuidado em deixar o pericôndrio dorsal intacto e não perturbado para que os túneis do enxerto expansor possam ser dissecados mais tarde.
- A extremidade mais afiada de um liberador é usada para fazer uma incisão vertical na cartilagem septal, e o pericôndrio direito pode ser dissecado a partir da narina esquerda por meio dessa incisão.
- Pode-se usar um espéculo nasal para facilitar a dissecção. Uma vez dissecado todo o tecido mole da cartilagem septal, usa-se um bisturi giratório (ou tesoura septal) para remover o material do enxerto. É preciso cuidado em preservar mais de 15 mm de septos caudal e dorsal.
- O espaço morto deixado para trás depois de removida a cartilagem é fechado com sutura acolchoada em fio cromado 4-0.

16.2.4 Reconstrução do Dorso Médio
- Usam-se enxertos expansores para muitas finalidades reconstrutivas e cosméticas, das quais a mais comum é a correção da obstrução nasal por insuficiência da valva interna.
- Cada enxerto expansor tem aproximadamente 20 mm de comprimento × 4 mm de largura e 1,5 de espessura e geralmente são coletados da cartilagem septal.
- Em casos de rinoplastia secundária em que haja depleção do septo nasal, podem-se usar material da concha nasal, cartilagem costal ou cartilagem fresca congelada.
- Túneis estreitos de enxertos expansores são dissecados, usando-se um elevador Cottle no plano subpericondral em ambos os lados do septo nasal dorsal. Os túneis são criados para que os enxertos expansores se encaixem muito bem, de modo que não seja necessária a fixação por suturas.
- Para corrigir assimetria ou desvio septal, podem-se usar enxertos expansores de diferentes espessuras. Em tais casos, é preferível usar enxertos expansores de diferentes tamanhos, e não optar apenas por um enxerto expansor unilateral.

16.2.5 *Delivery* e Refinamento da Ponta
- Usando-se um gancho em dedal, fazem-se incisões infracartilaginosas bilaterais, estendidas até a face caudal dos pilares mediais.
- Usa-se uma tesoura Converse angulada para dissecar os tecidos moles das cartilagens laterais inferiores.
- Uma tesoura sem ponta ou hemostato curva é inserida abaixo do pilar médio de lateral à medial para remover a cartilagem dissecada da narina.
- Esse instrumento permanece no local, se for realizada uma ressecção cranial. A margem cranial pode ser removida da cartilagem lateral inferior, usando-se uma lâmina nº 15, tomando-se o cuidado de preservar 8 a 10 mm de cartilagem de cada lado (▶ Fig. 16.2).
- A cartilagem que recebeu incisão é liberada por dissecção da mucosa subjacente com uma tesoura Converse angulada, sendo preservada na mesa de Mayo para possível uso como enxerto.
- Após a ressecção cranial bilateral, aplica-se pressão digital à narina contralateral para entregar ambas as cartilagens laterais inferiores pela mesma narina. Um gancho único afasta a columela para a parte contralateral para permitir que as cartilagens laterais inferiores permaneçam na linha média para sutura da ponta.
- Um suporte columelar pode ser usado para apoiar a ponta. É inserido em uma bolsa dissecada acima da espinha nasal ou pode ser flutuado em casos de um enxerto de cartilagem mais curto.
- A face superior do suporte é colocada no nível das cúpulas da cartilagem lateral inferior e fixada com agulhas hipodérmicas calibre 27 aos pilares mediais de cada lado.
- São feitas múltiplas suturas de Blair-Donati horizontais em fio cromado 4-0 pela via transmucosa para fixar o suporte aos pilares mediais de cada lado (▶ Fig. 16.3).

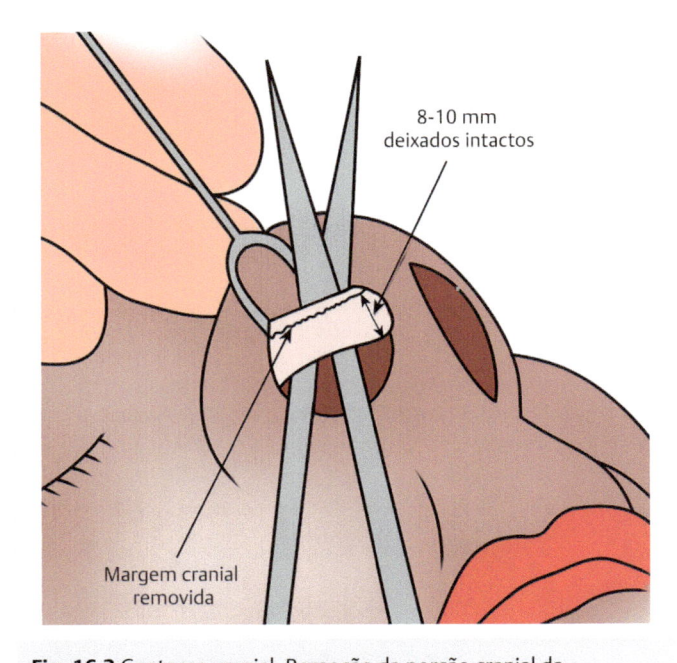

Fig. 16.2 Contorno cranial. Remoção da porção cranial da cartilagem lateral inferior é realizada depois de *delivery* da cartilagem. Pelo menos 8 a 10 mm de cartilagem devem ser deixados para trás para manter a integridade estrutural e evitar uma deformidade com ponta muito afilada.

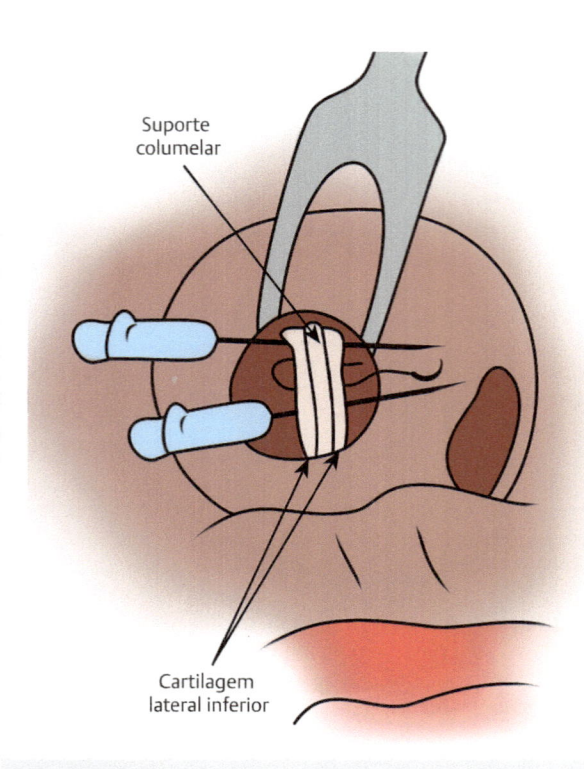

Fig. 16.3 Suporte columelar. A columela é afastada para a parte contralateral para que as cartilagens laterais inferiores permaneçam na linha média para a simetria durante a sutura da ponta. O suporte columelar pode ser feito na espinha nasal ou flutuado entre os pilares mediais da cartilagem lateral inferior. Usam-se agulhas hipodérmicas para fixar o enxerto enquanto se fazem as suturas de Blair-Donati horizontais.

- São feitas suturas intradomais e interdomais com fio PDS 5-0. Os enxertos de cartilagem podem ser fixados às cartilagens laterais inferiores com fio PDS 5-0, conforme a necessidade.

16.2.6 Osteotomias

- Faz-se uma incisão cortante vestibular de 1 a 2 mm na base da pirâmide óssea.
- Usa-se um elevador Joseph para criar túneis subperiosteais anterior e posterior aos ossos nasais. Isso ajuda a minimizar o edema e a equimose por trauma excessivo de tecidos moles com o osteótomo.
- Realizam-se osteotomias alta-baixa-alta bilateralmente usando-se um osteótomo miniLambotte de 2 mm desde a face inferior dos ossos nasais, parando perto do tendão cantal medial.
- As incisões são fechadas com pontos interrompidos simples em fio cromado 5-0, embora alguns autores prefiram deixá-las abertas.

16.2.7 Fechamento

- Antes de fechar, realiza-se minuciosa inspeção intranasal para confirmar a hemostasia.
- As incisões infracartilaginosas são fechadas com pontos interrompidos simples em fio cromado 5-0. O fechamento das incisões intercartilaginosas é opcional.
- Colocam-se álcool, Steri-Strips, adesivo líquido e uma tala em aquaplast. Os tampões nasais podem ser fabricados, usando-se adesivo líquido nas bochechas, Steri-Strips, um elástico e curativos absorventes.

16.3 Cuidados Pós-Operatórios

- Compressas de gelo podem ser aplicadas ao nariz e olhos por 15 minutos a cada 2 horas. Recomenda-se a elevação estrita da cabeça na primeira semana.
- O vestíbulo nasal é delicadamente limpo três vezes ao dia com *swabs* de algodão embebidos em peróxido, e aplica-se delicadamente pomada antibacteriana.
- Podem-se usar aerossóis de soro fisiológico estéril, conforme a necessidade. Os pacientes são aconselhados a se absterem de assoar o nariz ou de espirrarem pelo nariz por, pelo menos, 7 dias.
- A tala é removida no 7° dia pós-operatório.

16.4 Exemplo de Caso

Demonstram-se as imagens frontal, oblíqua, em perfil e basal antes e depois de uma rinoplastia étnica. A paciente solicitou especificamente para manter a forma e as características étnicas do seu nariz (▶ Fig. 16.4a-d).

16.5 Conclusão

A rinoplastia fechada permite ao cirurgião visualizar como as alterações da estrutura afetam diretamente o contorno de superfície do nariz. Minimizando incisões externas e o grau de dissecção de tecidos moles, podem-se evitar as variáveis adicionais que poderiam impactar os resultados cosmético e funcional finais. A rinoplastia fechada, em geral, resulta em edema pós-operatório mínimo e em evolução pós-operatória relativamente previsível. Os cirurgiões que estejam considerando adotar a abordagem fechada podem converter para aberta no intraoperatório, se necessário, durante o processo de aprendizagem.

Conclusão

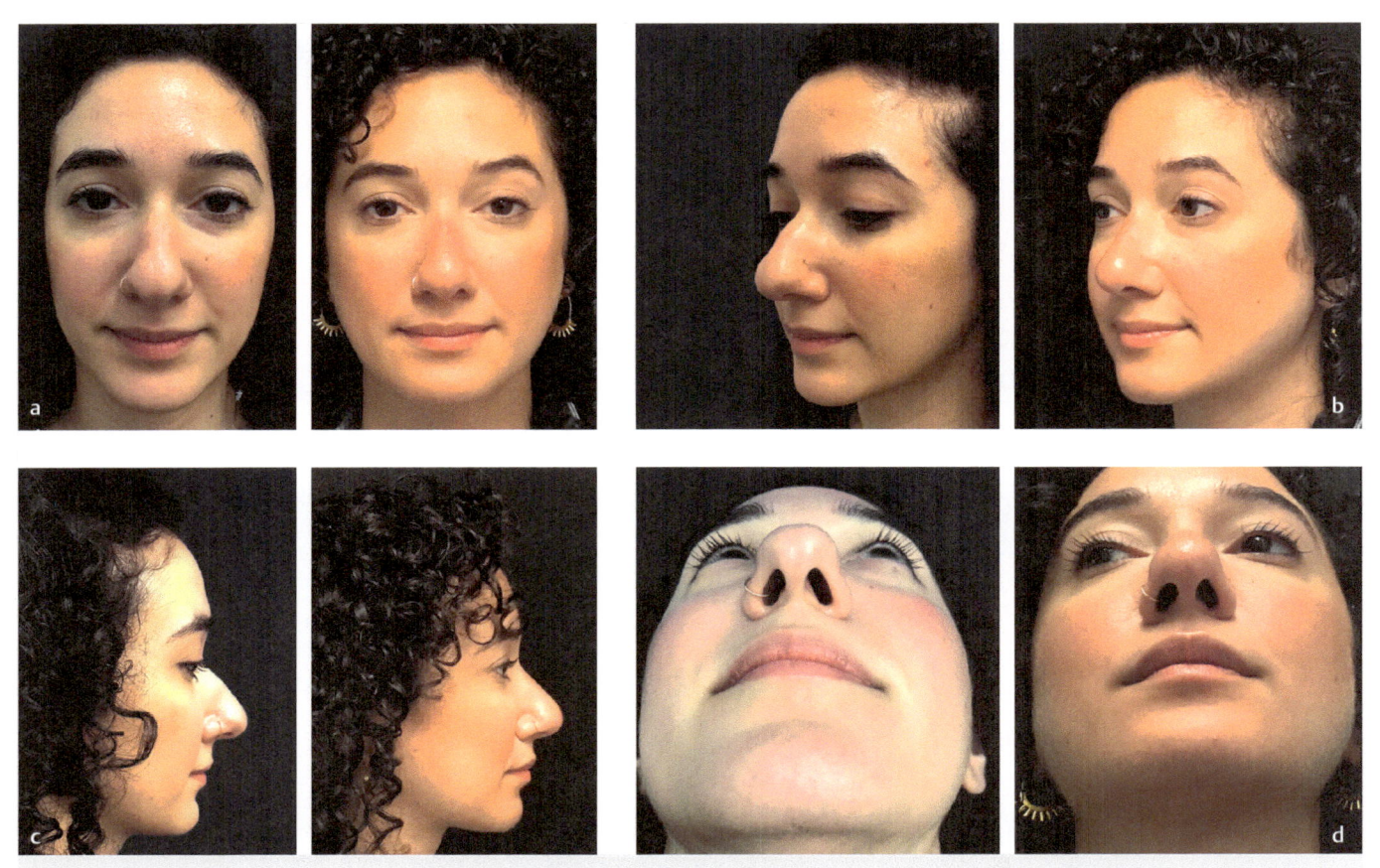

Fig. 16.4 Rinoplastia étnica: Imagens **(a)** frontal, **(b)** oblíqua, **(c)** perfil e **(d)** basal de antes e depois. Esta paciente solicitou especificamente para manter a forma e as características étnicas de seu nariz.

Referências

Barış Çakır. Aesthetic septorhinoplasty. New York, NY: Springer; 2016.

Constantian MB, Clardy RB. The relative importance of septal and nasal valvular surgery in correcting airway obstruction in primary and secondary rhinoplasty. Plast Reconstr Surg. 1996; 98(1):38-54, discussion 55-58.

Constantian MB. Rhinoplasty, Craft and Magic. St. Louis, MO: Quality Medical Publishing; 2009.

Rohrich RJ, Adams WP, Jr., Ahmad J, Gunter JP (Eds.). Dallas rhinoplasty: nasal surgery by the Masters. 3rd ed. Boca Raton, FL: CRC Press; 2014.

Sheen J, Sheen A. Aesthetic rhinoplasty. 2nd ed. St. Louis, MO: C.V. Mosby Company; 1987.

17 Abordagem Graduada da Projeção da Ponta

Rod J. Rohrich ▪ Ira L. Savetsky ▪ Paul D. Durand

Resumo

A abordagem da ponta nasal exige uma combinação de técnicas que melhorarão a forma da ponta e estabelecerão uma sustentação apropriada. Aqui, fornecemos uma revisão concentrada da análise da ponta nasal e da técnica cirúrgica, dando particular ênfase às suturas da ponta e enxertos de cartilagem.

Palavras-chave: rinoplastia, ponta nasal, modelagem da ponta, rotação da ponta, projeção da ponta, suturas na ponta, enxerto de extensão septal.

> **Pontos Essenciais**
>
> - Compreender os componentes anatômicos subjacentes, que fornecem a sustentação da ponta nasal e seu efeito sobre a projeção e a forma da ponta, é pré-requisito para a modelagem bem-sucedida da ponta.
> - A análise nasofacial abrangente e sistemática é a etapa inicial mais importante em estabelecer objetivos e formar um plano cirúrgico preciso para a projeção e a forma da ponta nasal.

17.1 Fatores que Determinam a Projeção da Ponta

- Comprimento, largura e força das cartilagens laterais inferiores.
- Comprimento e estabilidade dos pilares mediais.
- Ligamento suspensor que abarca os pilares no ângulo septal anterior.
- Conexões fibrosas entre as cartilagens laterais superior e inferior.
- Estrutura de suporte com a abertura piriforme.
- Ângulo septal anterior
- Espessura da pele e dos tecidos moles.

17.2 Planejamento Pré-Operatório

17.2.1 Proporções Nasofaciais e Análise Nasal Sistemática: Análise Nasal "10-7-5"

- Na vista frontal, a avaliação deve incluir dez (10) áreas fundamentais: proporções faciais, tipo/espessura da pele, simetria/desvio nasal, largura do dorso ósseo, assimetria do dorso médio, linhas estéticas dorsais, forma da ponta/pontos de definição da ponta, contornos/base alar, projeção lobular infraponta e hipoplasia periapical/comprimento do lábio superior.
- A vista em perfil inclui sete (7) áreas: altura e posição da raiz, convexidade dorsal, comprimento nasal, projeção da ponta, rotação da ponta, relação asa-columela e projeção do queixo.
- A vista basal auxilia na avaliação de cinco (5) áreas: projeção nasal, forma/simetria das narinas, simetria/largura da columela, largura da base alar e alargamento do contorno alar.

17.2.2 Avaliação da Ponta Nasal

- A pele espessa e sebácea pode camuflar os resultados da modificação da ponta.
- Assimetria domal, dismorfologia da ponta (quadrada ou bulbosa), grau de evidenciação das narinas, excesso columelar, desvio septal caudal e ponta mergulhante ou hiperdinâmica devem ser observados.
- Devem-se fazer imagens animadas para diagnosticar hiperatividade do abaixador do septo nasal, resultando em ptose hiperdinâmica da ponta.
- Na vista em perfil, 50 a 60% da ponta deve-se situar anteriormente a uma linha vertical traçada adjacente à parte do lábio superior que mais se projeta e também pode ser medida como 0,67 vez o comprimento ideal do nariz (▶ Fig. 17.1a, b).
- Na vista basal, a relação ideal narina-ponta deve ser de aproximadamente 2:1 (▶ Fig. 17.2).

17.3 Avaliação Intraoperatória

- Os pilares laterais são avaliados quanto ao seu grau de convexidade/concavidade, dimensões de comprimento/largura, posição e simetria.
- A análise do comprimento e da força dos pilares mediais é crítica para a projeção e definição da ponta:
  - Pilares mediais que sejam longos e estáveis têm menos probabilidade de contribuir para perda da projeção da ponta no pós-operatório.
  - Pilares mediais curtos e/ou fracos podem levar a uma perda da definição supraponta à medida que diminui a diferencial entre a altura dorsal e o pico domal.
- As cúpulas são caracterizadas em termos da largura do arco domal, do ângulo de divergência e do grau de simetria.
- É importante analisar a relação entre os pilares laterais, as cúpulas e os pilares mediais, pois as modificações de um muitas vezes terão efeito sobre os outros.

17.4 Técnica Operatória

- Ressecção cranial: realizada nos casos de cúpulas bulbosas ou quadradas, separando-se as cartilagens laterais inferiores das cartilagens laterais superiores na área de rolagem e aparando-as, deixando pelo menos uma tira de contorno com largura de 6 mm. Isso reduz o comprimento da estrutura cartilaginosa e facilita a rotação cranial passiva da cartilagem lateral inferior (▶ Fig. 17.3).
- Enxerto de extensão septal: enxerto versátil que efetivamente controla a projeção, a forma e a rotação da ponta, enquanto que um enxerto de suporte columelar é efetivo apenas para unificar a ponta nasal e manter a projeção, não possuindo controle sobre a rotação da ponta nasal. O enxerto de extensão septal tem a forma de quilha para simular a margem inferior do pilar médio. É colocado no ângulo septal anterior como enxerto "fixo-flutuante" com extensão além do ângulo septal anterior, indo ao espaço interdomal, sendo a parte mais caudal e inferior do enxerto colocada na borda cranial do pilar medial no ângulo columelar-lobular.

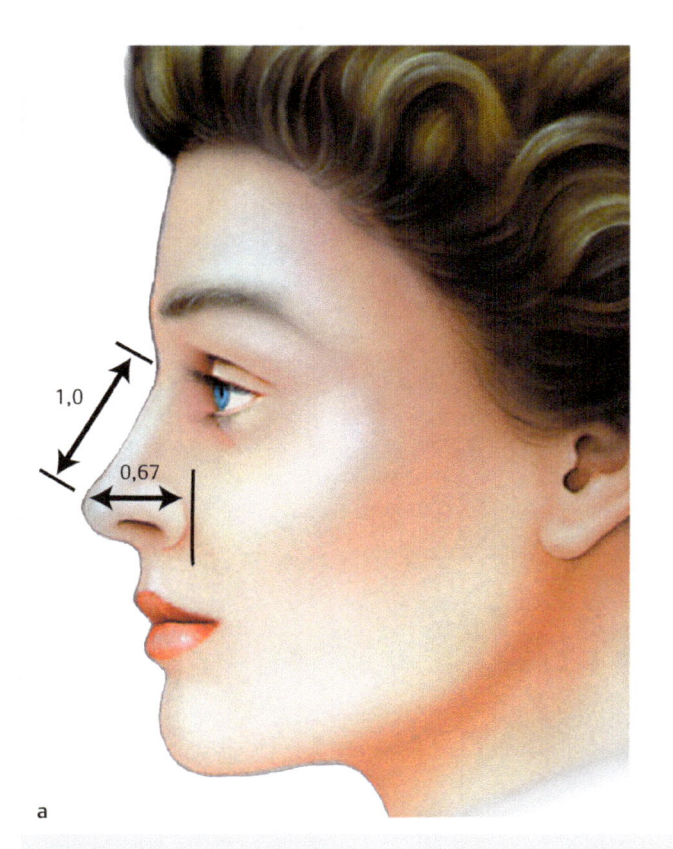

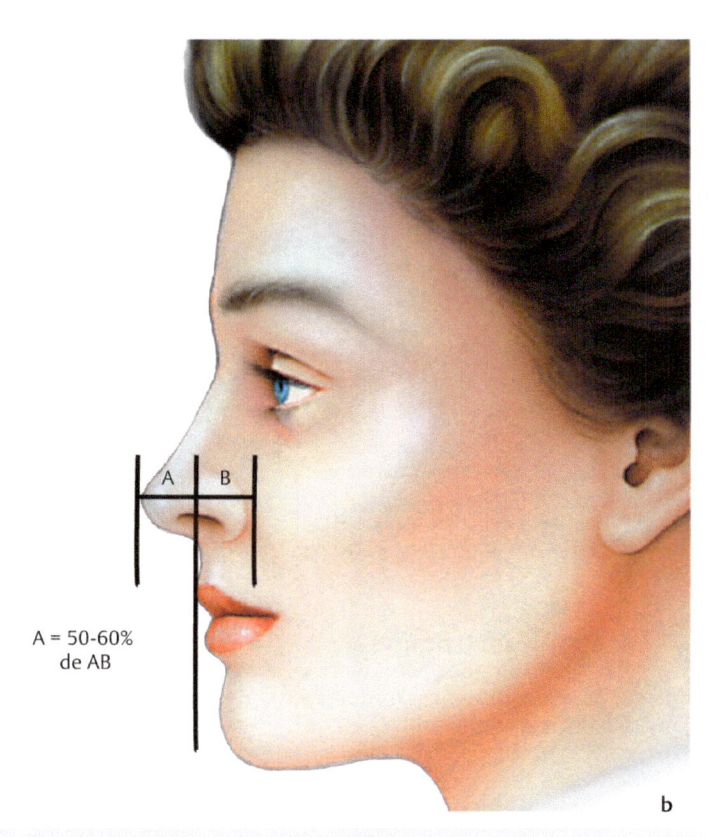

Fig. 17.1 (a,b) Projeção nasal ideal vista em perfil. Cerca de 50 a 60% da ponta deve situar-se anteriormente a uma linha vertical traçada adjacente à parte com maior projeção do lábio superior, o que também pode ser medido como 0,67 vez o comprimento nasal ideal. (Reproduzida com permissão de Rohrich R, Adams W, Ahmad J (Eds.). Dallas Rhinoplasty: Nasal Surgery by the Masters. 1. ed. Thieme; 2014.)

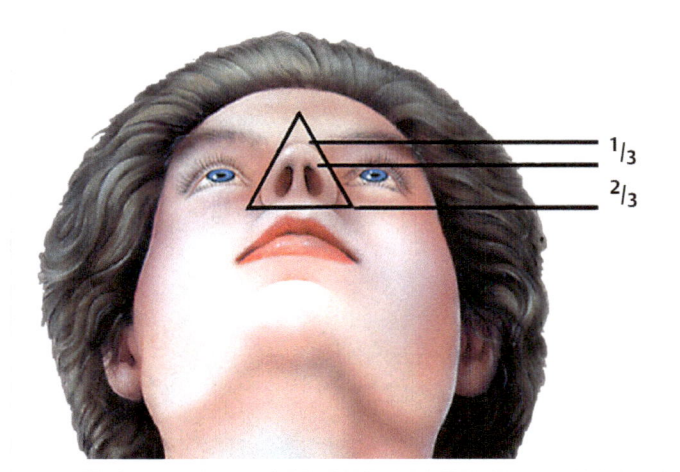

Fig. 17.2 A relação ideal de narina-ponta deve ser de aproximadamente 2:1 em uma tomada basal. (Reproduzida com permissão de Rohrich R, Adams W, Ahmad J (Eds.). Dallas Rhinoplasty: Nasal Surgery by the Masters. 1. ed. Thieme; 2014.)

- Realiza-se uma técnica de sutura em quatro etapas (▶ Fig. 17.4):
    - Sutura de Blair-Donati horizontal para fixação do corpo.
    - Sutura de estabilização superior.
    - Sutura de estabilização inferior.
    - Sutura de Blair-Donati horizontal de estabilização do corpo.

17.4.1 Remodelação da Ponta Nasal Prossegue Usando-se uma Abordagem Ascendente

- A aproximação da base crural medial corrige as deformidades e assimetrias da base (▶ Fig. 17.5).
- A aproximação crural medial "baixa" estabiliza o enxerto, corrige assimetrias, controla a largura columelar e fortalece os pilares mediais (▶ Fig. 17.6).
- A aproximação crural medial "alta" estabiliza melhor os pilares mediais ao enxerto e auxilia no estabelecimento da largura columelar e na simetria apropriada (▶ Fig. 17.6).
- Suturas transdomais aumentam a projeção da ponta, corrigem as convexidades crurais laterais e estreitam e definem a ponta (▶ Fig. 17.7).
- A aproximação interdomal diminui o ângulo de divergência, estreita os pontos de definição da ponta e corrige assimetrias verticais (▶ Fig. 17.8).
- Usam-se enxertos de ponta para camuflar ângulos proeminentes e agudos da estrutura subjacente. Enxertos em capuz, enxertos lobulares infraponta e cartilagem morcelizada são exemplos dos enxertos comumente usados (▶ Fig. 17.9).

Ver **Vídeo 17.1**.

17.5 Cuidados Pós-Operatórios

- Ao dormir, a cabeça deve ser mantida elevada sobre dois travesseiros nos primeiros 7 dias depois da cirurgia.

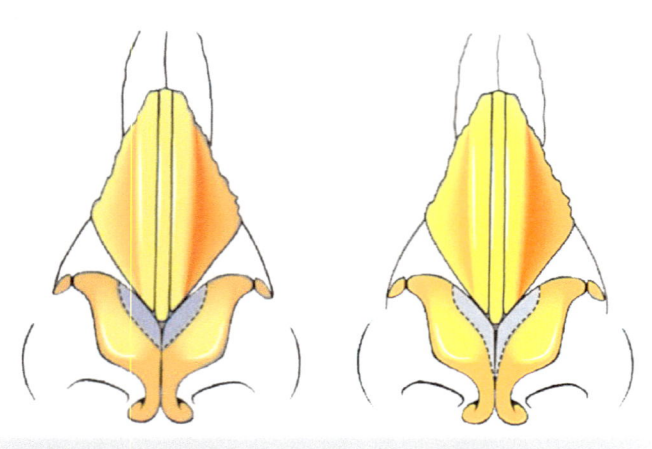

Fig. 17.3 Apara cranial do pilar lateral das cartilagens laterais inferiores. (Reproduzida com permissão de Rohrich R, Ahmad J (Eds.). The Dallas Rhinoplasty and Dallas Cosmetic Surgery Dissection Guide. 1.ed. Thieme; 2018.)

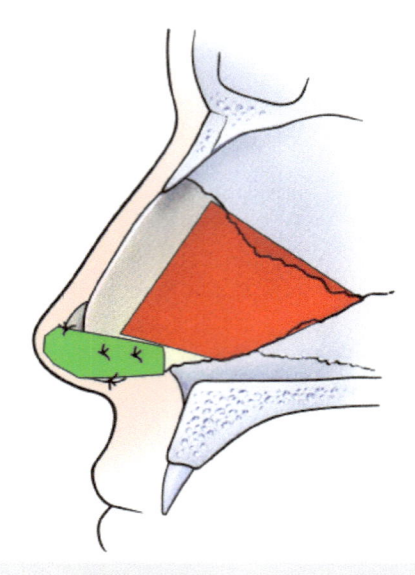

Fig. 17.4 Enxerto de extensão septal. Técnica de sutura em quatro etapas.

- Durante o dia, nas primeiras 72 horas depois da cirurgia, aplicar gelo moído em uma bolsa de gelo ou outros tipos de compressa fria para minimizar o edema e a contusão. Não coloque pressão sobre a tala nasal.
- É normal continuar a inchar depois das primeiras 48 horas. O edema alcança seu pico em 48 a 72 horas.
- Se o paciente tiver dor, tomar a medicação para dor a cada 4 a 6 horas.
- Se apresentar ansiedade, tomar a medicação ansiolítica (alprazolam) a cada 8 horas nas primeiras 24 a 48 horas.
- Após a cirurgia, começar com uma dieta leve: apenas líquidos. No dia seguinte, é possível começar uma dieta regular pastosa por 2 semanas, evitando alimentos que exijam excessivo movimento dos lábios.
- Provavelmente, haverá uma secreção nasal hemorrágica por 3 a 4 dias, sendo possível trocar o forro para corrimento nasal sob o nariz com a frequência necessária. O paciente não deve friccionar ou secar o nariz, pois isso tenderá a irritá-lo.
- Para prevenir sangramento, não deve fungar, nem assoar o nariz nas primeiras 4 semanas depois da cirurgia. Deve tentar não espirrar, mas, se o fizer, faça-o pela boca.
- Enquanto a tala nasal estiver colocada, é melhor lavar os cabelos em um salão de beleza. É preciso cuidado para prevenir que a tala nasal fique úmida.
- Manter as bordar internas das narinas e as suturas limpas, usando-se um cotonete saturado com peróxido de hidrogênio, seguindo-se uma camada fina de Polysporin, pomada com antibióticos de venda livre. Isso é feito de maneira circular. Efetuar a limpeza pelo menos quatro a cinco vezes por dia.
- Evitar choques contra o nariz por 6 semanas depois da cirurgia.
- Depois de a tala ser removida, não usar olhos nem permitir que algum outro objeto fique sobre o nariz por 4 semanas.
- Proteja a linha da incisão de exposição ao sol por 12 meses.
- A tala nasal será removida em 6 a 7 dias depois da cirurgia.
- Depois de removidas as suturas e as talas internas/externas, recomenda-se que sejam usados dois esguichos de soro fisiológico (água e sal) em cada nariz seis a oito vezes por dia para remover delicadamente formação de crostas do interior do nariz.

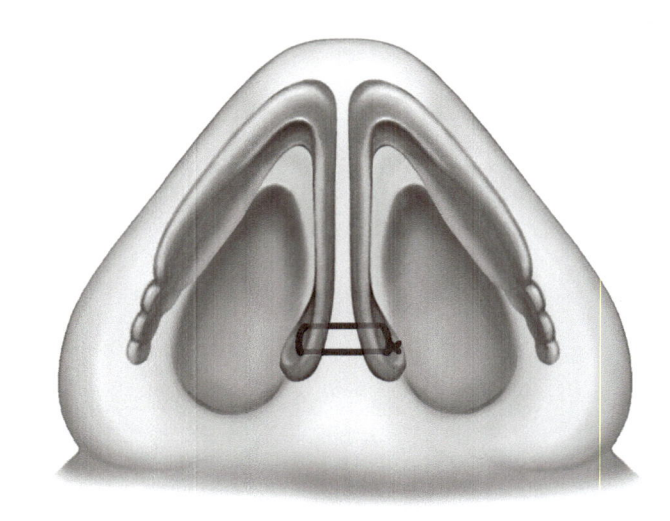

Fig. 17.5 Sutura na base crural medial. (Reproduzida com permissão de Janis J (Ed.). Essentials of Aesthetic Surgery. 1. ed. Thieme; 2018.)

- Pode-se usar *spray* nasal (Afrin) de modo intermitente SOMENTE depois da primeira semana de pós-operatório para melhorar a respiração nasal e suspender depois de 5 a 7 dias.
- Se houver aumento do sangramento nasal com sangue vermelho vivo (necessidade de trocar o tampão nasal a cada 30-40 minutos), o médico deve ser notificado imediatamente. O paciente deve sentar-se e aplicar pressão à extremidade do nariz por 15 minutos e é permitido usar Afrin para fazer parar o filete de sangue no intervalo. O sangramento geralmente cessa com essas manobras.

Fig. 17.6 Suturas intercrurais baixa e alta. (Reproduzida com permissão de Rohrich R, Ahmad J (Eds.). The Dallas Rhinoplasty and Dallas Cosmetic Surgery Dissection Guide. 1. ed. Thieme; 2018.)

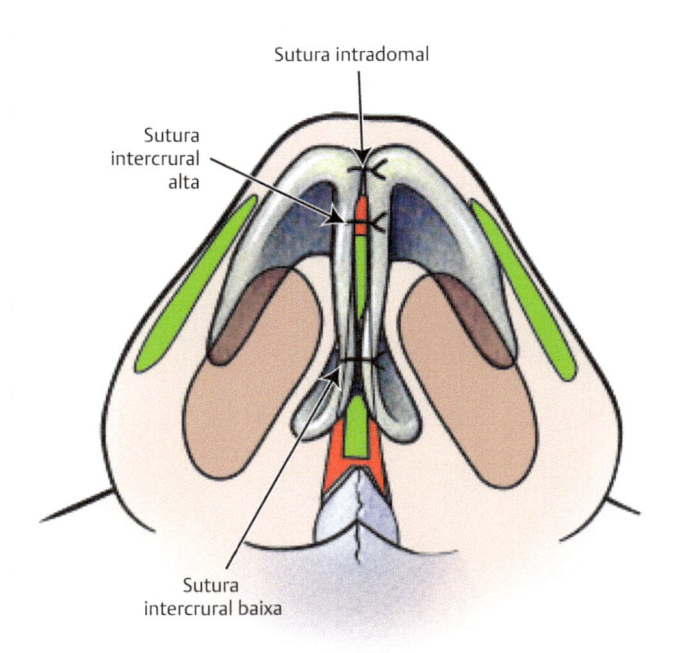

Fig. 17.8 Sutura interdomal. (Reproduzida com permissão de Rohrich R, Ahmad J (Eds.). The Dallas Rhinoplasty and Dallas Cosmetic Surgery Dissection Guide. 1. ed. Thieme; 2018.)

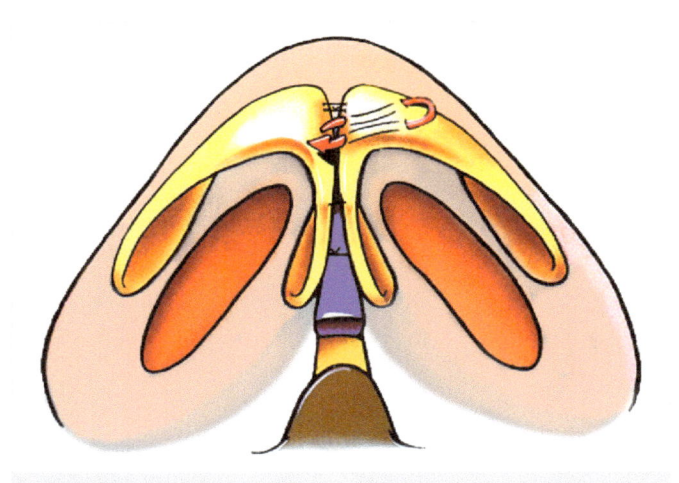

Fig. 17.7 Sutura transdomal. (Reproduzida com permissão de Rohrich R, Ahmad J (Eds.). The Dallas Rhinoplasty and Dallas Cosmetic Surgery Dissection Guide. 1. ed. Thieme; 2018.)

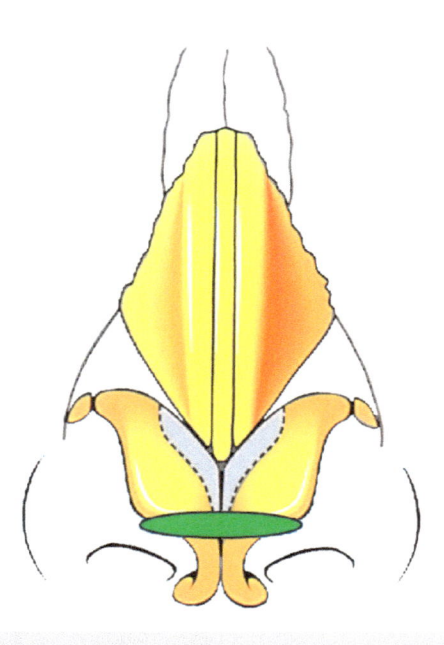

Fig. 17.9 Enxerto em borboleta. (Reproduzida com permissão de Rohrich R, Ahmad J (Eds.). The Dallas Rhinoplasty and Dallas Cosmetic Surgery Dissection Guide. 1. ed. Thieme; 2018.)

17.6 Exemplo de Caso

Imagens pré-operatórias (à esquerda) e pós-operatórias (à direita) (12 meses) de um paciente com 49 anos, submetido a uma rinoplastia primária com enxerto de extensão septal, revelam melhora do refinamento e da projeção da ponta nasal (▶ Fig. 17.10a-c).

17.7 Conclusão

É essencial compreender os componentes anatômicos subjacentes que fornecem suporte à ponta do nariz e seu efeito sobre a projeção da ponta, bem como fazer análise nasofacial abrangente e sistemática para o sucesso da modelagem da ponta nasal.

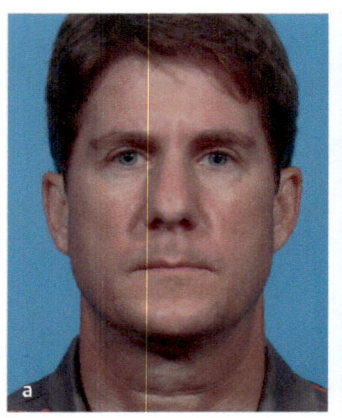

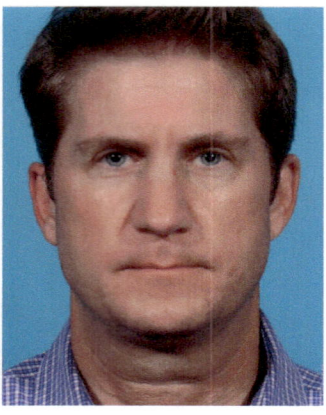

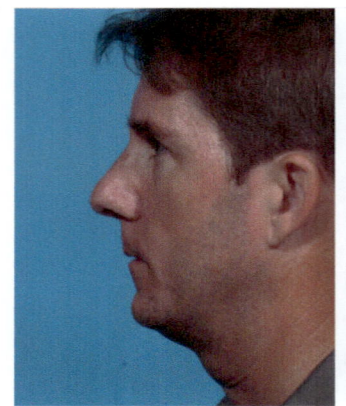

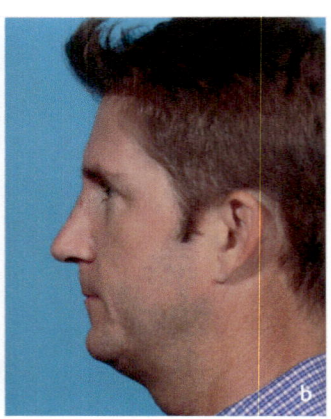

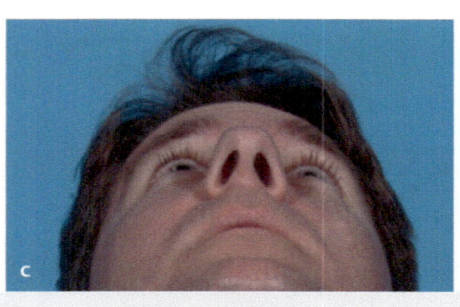

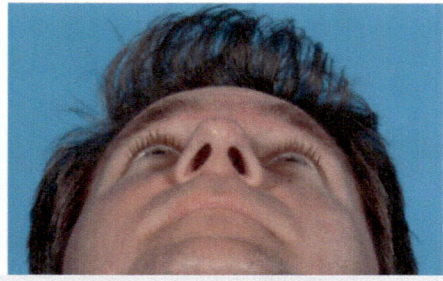

Fig. 17.10 Imagens **(a-c)** pré-operatórias (à esquerda) e pós-operatórias (à direita) de um homem de 49 anos, submetido à rinoplastia primária com um enxerto de extensão septal, revelam melhora do refinamento e da projeção da ponta nasal.

Referências

Afrooz PN, Carboy JA, Mendez BM, Rohrich RJ. Cephalic rotation of the nasal tip. Plast Reconstr Surg. 2019; 143(4):734e-743e.

Rohrich RJ, Afrooz PN. The infratip lobule butterfly graft: balancing the transition from the tip lobule to the alar lobule. Plast Reconstr Surg. 2018;141(3):651-4.

Sieber DA, Rohrich RJ. Finesse in nasal tip refinement. Plast Reconstr Surg. 2017;140 (2):277e-286e.

Tanna N, Nguyen KT, Ghavami A, et al. Evidence-based medicine: current practices in rhinoplasty. Plast Reconstr Surg. 2018;141(1):137e-151e.

Villanueva NL, Afrooz PN, Carboy JA, Rohrich RJ. Nasal analysis: considerations for ethnic variation. Plast Reconstr Surg. 2019;143(6):1179e-1188e.

18 Ponta Bulbosa *Versus* Quadrada

Rod J. Rohrich • Yash J. Avashia

Resumo
Pontas bulbosas e quadradas são duas morfologias comuns encontradas em rinoplastia. Os algoritmos de manejo para ambas as pontas compartilham variadas técnicas. Elas incluem, entre outras coisas, a ressecção cranial, os retalhos de rotação da crura lateral, suturas transdomais e suturas interdomais. Uma abordagem graduada do manejo das pontas bulbosas e quadradas ajudará em obter resultados consistentes. Novos conceitos aplicados ao manejo incluem suporte dos contornos alares com enxertos de contorno alar, fechamento do espaço morto por meio de uma série de técnicas e manejo do envoltório de tecidos moles.

Palavras-chave: modelagem da ponta, bulbosa, quadrada, ressecção cranial, espaço morto.

> **Pontos Essenciais**
>
> - Remodelagem da ponta do nariz é aspecto importante da rinoplastia.
> - Duas morfologias comuns da ponta são a ponta bulbosa e a quadrada.
> - A análise pré-operatória detalhada e a avaliação intraoperatória auxiliam em compreender a causa anatômica da morfologia da ponta nasal.
> - Uma abordagem graduada da ponta com seleção apropriada da técnica oferecerá resultados consistentes na remodelagem da ponta e minimizará o risco de deformidade secundária.

18.1 Etapas Pré-Operatórias

- Uma análise detalhada do nariz é pré-requisito crítico para compreender a estrutura anatômica subjacente às anormalidades de forma (▶ Fig. 18.1a, b).
- Ponta bulbosa:
  - A ponta bulbosa é descrita como tendo forma larga e mal definida.
  - As causas anatômicas subjacentes incluem pilares laterais grandes, dismorfologia dos pilares laterais e cartilagens laterais inferiores (LLC) cranialmente mal posicionadas.
  - O pilar lateral pode ter uma de três morfologias:
    - Tipo I: Plana.
    - Tipo II: Convexa.
    - Tipo III: Côncava.
  - A cartilagem pode ser forte ou fraca, o que também influenciará a técnica cirúrgica.
  - Os pacientes com ponta nasal bulbosa muitas vezes têm causas externas que contribuem para o volume da ponta, a saber, pele espessa e sebácea.
- Ponta quadrada:
  - A ponta quadrada é mais bem avaliada com imagem basal.
    - É descrita como tendo forma retangular.
  - Rohrich *et al.* descreveram um sistema de classificação com base no ângulo de divergência intercrural e na largura do arco domal (▶ Fig. 18.2a-c).
    - Tipo I: ângulo intercrural > 30 graus com largura do arco domal normal (4 mm).
    - Tipo II: ângulo intercrural < 30 graus com largura do arco domal acima do normal (> 4 mm).
    - Tipo III: ângulo intercrural > 30 graus com largura do arco domal acima do normal (> 4 mm).

18.2 Etapas Operatórias

Ver **Vídeo 18.1**.

18.2.1 Manejo

- Os princípios fundamentais que governam a remodelagem da ponta incluem preservação das cartilagens e as técnicas de sutura.
- Rohrich *et al.* descreveram um algoritmo de manejo que incorpora as técnicas a seguir para ambos os sistemas de classificação para as pontas quadradas e bulbosas.

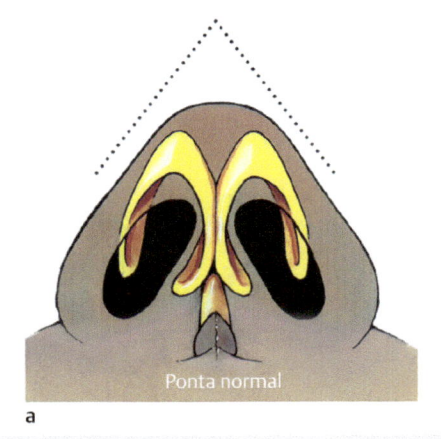

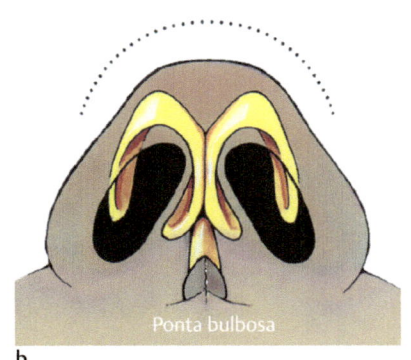

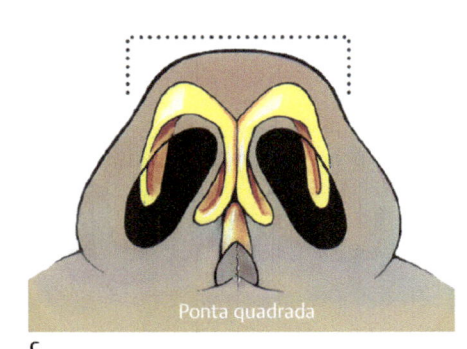

Fig. 18.1 (a-c) Morfologia das pontas normal, bulbosa e quadrada. (Reproduzida com permissão de Rohrich R, Adams W, Ahmad J et al. (Eds.). Dallas Rhinoplasty: Nasal Surgery by the Masters. 3. ed. Thieme; 2014.)

Fig. 18.2 (a-c) Classificação da ponta quadrada com base na largura do arco domal e no ângulo de divergência interdomal. (Reproduzida com permissão de Rohrich R, Adams W, Ahmad J *et al.* (Eds.). Dallas Rhinoplasty: Nasal Surgery by the Masters. 3. ed. Thieme; 2014.)

Anatomia tipo I: ângulo de divergência > 30° e largura domal ≤ 4 mm

Anatomia tipo II: ângulo de divergência normal e largura domal > 4 mm

Anatomia tipo III: ângulo de divergência > 30° e largura domal > 4 mm

- Manejo do excesso cranial de cartilagem lateral inferior:
  - Ressecção cranial:
    - Separe as LLC das cartilagens laterais superiores na área de rolagem.
    - A parte cranial da LLC é escavada e removida para manter pelo menos 6 mm de largura de LLC para evitar enfraquecimento excessivo dos pilares laterais.
    - A ressecção cranial pode ser aplicada ao pilar lateral e/ou médio, dependendo da morfologia da ponta (v. Aplicação do Algoritmo) (▶ Fig. 18.3).
  - Retalho de rotação da crura lateral:
    - O pilar lateral recebe uma incisão parcial, mantendo uma tira de 6 mm de cartilagem caudalmente.
    - A cartilagem cranial é virada e suturada aos pilares laterais caudais.
    - Isso fortalece os pilares laterais, ao mesmo tempo reduzindo a concavidade.
- Suturas da ponta:
  - Sutura transdomal:
    - A sutura transdomal é uma sutura de Blair-Donati horizontal, feita pelas faces medial e lateral da cúpula.
    - Os objetivos finais dessa sutura incluem: (1) ponta bem definida, (2) estreitamento do arco domal, (3) margem inferior do pilar lateral evertida e (4) pilar lateral reto e plano.
    - Os pontos de entrada e saída dessa sutura de Blair-Donati ditam esses objetivos finais:
    - ○Sutura interdomal:
    - Sutura de Blair-Donati feita entre os pilares médios da LLC.
    - A sutura interdomal estreita o ângulo de divergência domal, estreita a distância entre os pontos de definição da ponta, aumenta a projeção da ponta e fornece camuflagem para o suporte columelar ou os enxertos de extensão septal.
- Atuais conceitos para melhora dos resultados:
  - Enxerto de extensão septal (SEG):
    - Na ponta bulbosa ou quadrada, o SEG oferece um ponto de fixação estável no complexo da ponta para auxiliar em corrigir as concavidades crurais laterais. Permite controle superior para mudança de projeção e de rotação.

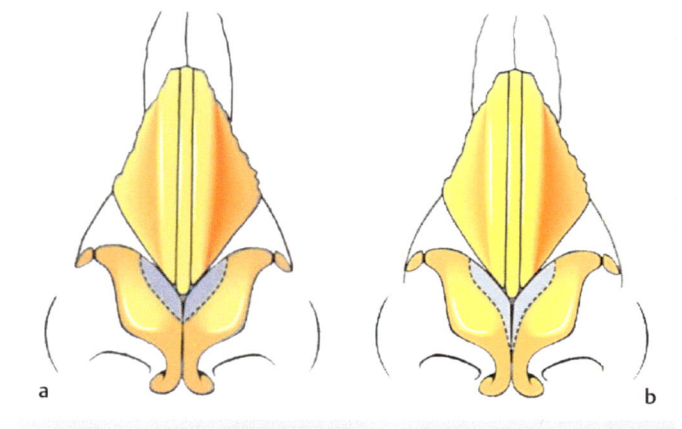

Fig. 18.3 Abordagem incremental da apara cranial. **(a)** Mostra apara cranial limitada. **(b)** Mostra apara cranial crural média e lateral. (Reproduzida com permissão de Rohrich R, Ahmad J (Eds.).The Dallas Rhinoplasty and Dallas Cosmetic Surgery Dissection Guide. 1. ed. Thieme; 2018.)

- Os detalhes técnicos do SEG são discutidos nos Capítulo 13 e 22.
- Suporte dos contornos alares com enxertos de contorno estendidos (ACG) e ACG duplo:
  - Os pacientes com pontas bulbosas ou quadradas costumam ter contornos alares fracos.
  - As técnicas de ressecção cranial inerentemente enfraquecem a LLC.
  - Para oferecer melhora da forma e suporte estrutural aos contornos alares, enxertos de contorno alar estendido não anatômicos são feitos em bolsas criadas ao longo da margem alar.
  - Enxertos de cartilagem de 15 × 2 mm chanfrados (cartilagem septal ou costal) são moldados e colocados em bolsas com túnel feito previamente na margem alar inferior.

- Depois da colocação do ACG estendido, qualquer incisura ou irregularidade de contorno focal ao longo do contorno alar inferior pode ser abordada, fazendo-se um duplo ACG.
- Cria-se pequena incisão feita com bisturi na irregularidade com uma lâmina nº 11 e se coloca um enxerto curto de 5 mm de maneira retrógrada para obliterar a incisura residual.
• Fechamento do espaço morto:
  - O espaço morto secundário ao excesso de envelope de tecidos moles, em uma estrutura reduzida, precisa ser abordado. Isso é mais perceptível na ponta.
  - O enxerto em borboleta lobular infraponta oferece definição adicional do lóbulo infraponta com preenchimento dos triângulos de tecidos moles bilateralmente. Isso ajuda a prevenir cicatriz no triângulo de tecidos moles e retração.
  - Os triângulos de tecidos moles também podem ser comprimidos com cartilagem esmagada.
  - Pode-se fazer uma tala para o triângulo de tecidos moles com Surgicel® revestido com pomada de antibiótico. Essas pequenas compressas cobertas com antibiótico são comprimidas no triângulo de tecidos moles para garantir aposição tecidual e fechamento do espaço morto.
  - Suturas de Blair-Donati horizontais com categute cromado 5-0 na columela e no septo caudal ao final da rinoplastia fornecem fechamento no espaço morto adicional e imobilização interna.
  - Fechamento meticuloso da incisão transcolumelar e das incisões infracartilaginosas adicionalmente auxiliar em reduzir o espaço morto.
• Manejo da pele: em pacientes com pele da ponta nasal espessa, realiza-se retirada da gordura incremental do envelope cutâneo com reavaliação.

18.2.2 Aplicação do Algoritmo (▶ Fig. 18.4)

- Rohrich *et al.* providenciaram um algoritmo para manejo da ponta quadrada, juntamente com um algoritmo para apara cranial, incorporando o manejo para as pontas bulbosas e as quadradas.
- O grau de apara cranial depende da anatomia subjacente da LLC, de sua qualidade e dos objetivos estéticos.

Grupo 1
- Ponta bulbosa tipo I com pele espessa
- Ponta bulbosa tipo II com pele fina
- Ponta quadrada tipo 2 com cartilagem fraca

→ Apara cranial limitada: rolagem regional

Grupo 2
- Ponta bulbosa tipo II com pele espessa
- Ponta quadrada tipo II com cartilagem forte

→ Apara cranial estendida: pilares laterais

Grupo 3
- Ponta quadrada tipo I
- Ponta quadrada tipo III

→ Apara cranial dos pilares médio e lateral

Grupo 4
- Ponta bulbosa tipo III com pele espessa

→ Retalho de rotação da crura lateral

↓

Sutura transdomal

↓

Sutura interdomal

↓

Enxerto em borboleta lobular infraponta

↓

Enxerto no contorno alar

↓

Fechamento do espaço morto no triângulo de tecidos moles

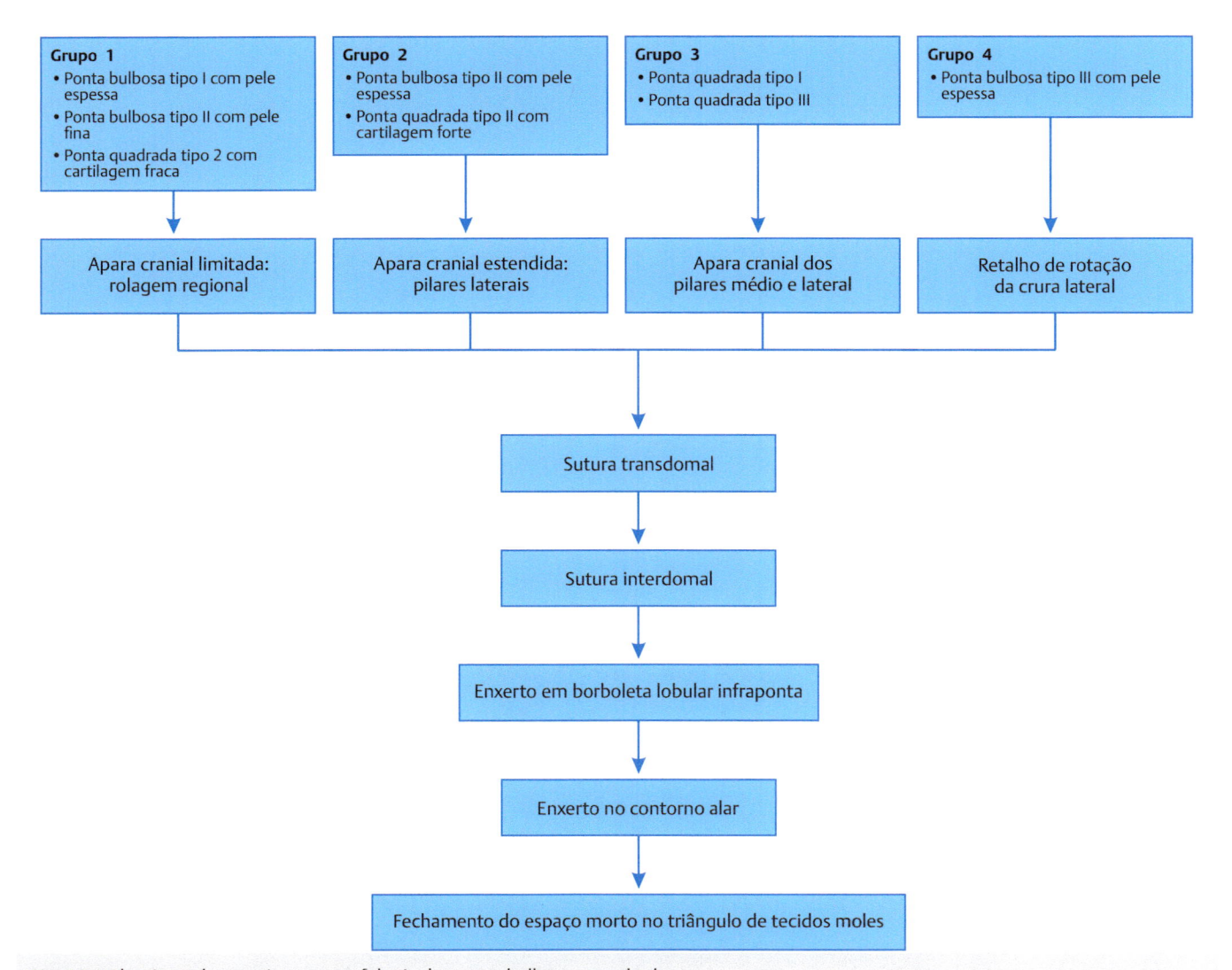

Fig. 18.4 Algoritmo de manejo para morfologia de pontas bulbosa e quadrada.

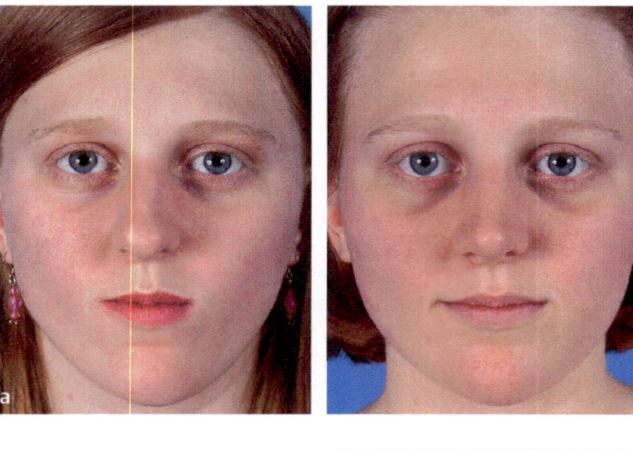

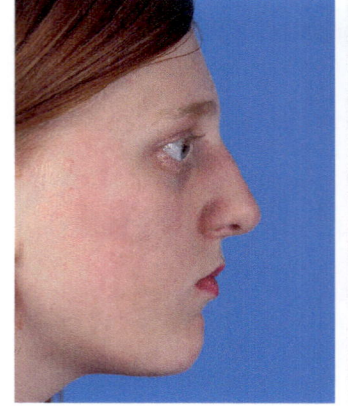

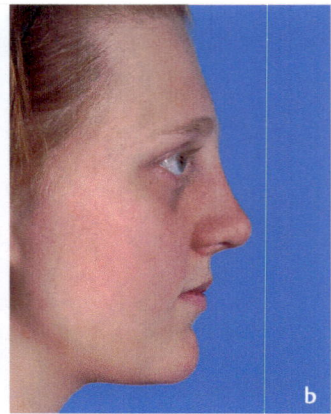

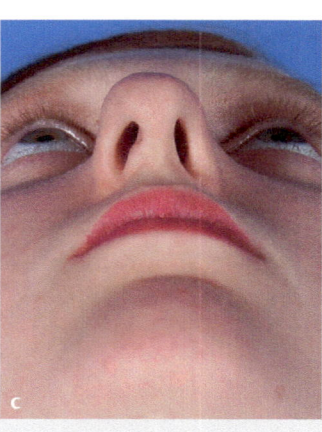

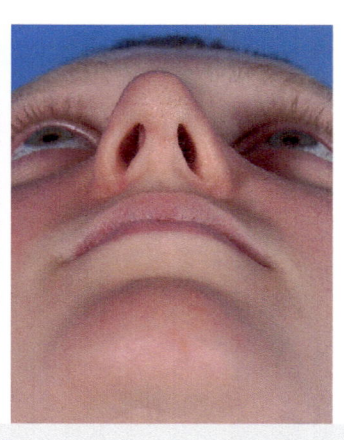

Fig. 18.5 (a-c) Esta é uma paciente de 17 anos com achados de exame físico de uma ponta nasal quadrada tipo II (imagens da fileira superior). Ela foi submetida a uma rinoplastia aberta com apara cranial dos pilares médio e lateral, deixando uma largura crural lateral maior do que 6 mm. As suturas intercrurais ajudaram a estabilizar os pilares mediais da cartilagem lateral inferior (LLC). Suturas oblíquas, transdomais e interdomais foram aplicadas para corrigir a ponta quadrada e para retificar os pilares laterais, everter a LLC e refinar a ponta, acentuando o ponto caudal da ponta. Usaram-se enxertos no contorno alar bilaterais, estendidos para dar suporte aos contornos alares e corrigir incisura alar. Veem-se imagens pós-operatórias na fileira inferior.

- As suturas transdomais e interdomais são aplicáveis a todos os grupos e podem ser usadas incrementalmente para obter o resultado estético desejado.
- As etapas de finalização na rinoplastia incluem o uso de enxerto em borboleta no lóbulo infraponta, colocação de enxertos estendidos no contorno alar e fechamento do espaço morto no triângulo de tecidos moles.

18.3 Exemplo de Caso

Esta é uma paciente com 17 anos com achados de exame físico de uma ponta nasal quadrada tipo II (▶ Fig. 18.5a, b). Ela foi submetida a uma rinoplastia aberta com apara cranial dos pilares médio e lateral, deixando uma largura crural lateral acima de 6 mm. Suturas intercrurais altas ajudaram a estabilizar os pilares mediais da LLC. Suturas oblíquas, transdomais e interdomais foram aplicadas para corrigir a ponta quadrada e para retificar os pilares laterais, everter a LLC e refinar a ponta, acentuando o ponto caudal da ponta. Foram usados enxertos de contorno alar bilaterais estendidos para dar suporte aos contornos alares e corrigir a incisura alar. Podem-se ver as imagens pós-operatórias na (▶ Fig. 18.5c).

18.4 Conclusão

A correção das pontas bulbosas e quadradas inclui uma análise pré-operatória detalhada, avaliação intraoperatória e seleção de técnicas apropriadas descritas para obter uma forma ideal da ponta nasal.

Referências

Nagarkar P, Stark RY, Pezeshk RA, Amirlak B, Rohrich RJ. Role of the cephalic trim in modern rhinoplasty. Plast Reconstr Surg. 2016;137(1):89-96.

Rohrich RJ, Adams WP, Jr. The boxy nasal tip: classification and management based on alar cartilage suturing techniques. Plast Reconstr Surg. 2001;107(7):1849-1863, discussion 1864-8.

Rohrich RJ, Afrooz PN. The infratip lobule butterfly graft: balancing the transition from the tip lobule to the alar lobule. Plast Reconstr Surg. 2018;141(3):651-4.

Sieber DA, Rohrich RJ. Finesse in nasal tip refinement. Plast Reconstr Surg. 2017;140 (2):277e-286e.

Unger JG, Roostaeian J, Small KH, et al. Alar contour grafts in rhinoplasty: a safe and reproducible way to refine alar contour aesthetics. Plast Reconstr Surg. 2016;137(1):52-61.

19 O Nariz Torto

Christina R. Vargas ▪ Bahman Guyuron

Resumo

A abordagem do nariz torto é determinada por análise atenciosa da face em sua totalidade, incluindo todos os componentes da estrutura e função do nariz. A atenção à correção de ossos nasais, septo, dorso e base com desvios, bem como hipertrofia das conchas associada, é crítica para os resultados de sucesso.

Palavras-chave: rinoplastia, desvio, correção, turbinectomia, septo, osso, cartilagem

> **Pontos Essenciais**
>
> - Um nariz com desvio quase invariavelmente se associa a algum grau de disfunção nasal.
> - O exame sério da face inteira, da estrutura nasal externa e das estruturas nasais internas é crucial para evitar desvios residuais ou persistentes que podem ser multifacetados.
> - O ponto de intersecção das sobrancelhas não deve ser usado para julgar o alinhamento do nariz, já que, muitas vezes, ele é alterado pelos pacientes diferencialmente para colocar o desvio do nariz no centro das sobrancelhas.

19.1 Etapas Pré-Operatórias

19.1.1 Análise

- Obtém-se uma história detalhada do paciente, incluindo trauma nasal, cirurgia prévia, queixas respiratórias e alergias.
- Realiza-se análise pré-operatória minuciosa, incluindo do nariz externo e da face, respiração oral ou nasal, simetria geral, inclinação do plano de oclusão, alinhamento do nariz com outras estruturas faciais, posição do queixo, linha média intercantal, arco palatal e função do nervo facial.
- O nariz é observado zona por zona, pesquisando-se a presença de estruturas em desvio, incluindo os ossos nasais, a parte anterior do septo e as cartilagens superior e inferior com imagens basilares e acima da cabeça. Avalia-se a presença de incompetência das valvas nasais, de desvio septal interno, de hipertrofia de conchas, de sinéquias, perfuração, esporões, pontos de contato, ulceração e pólipos.
- O exame é repetido depois de vasoconstrição da mucosa nasal, usando-se fenilefrina ou sulfato de efedrina.
- Pode-se realizar a análise de uma tomografia computadorizada em pacientes que relatem cefaleias sinusais frequentes, infecções ou migrâneas para detectar sinusite subjacente, concha bolhosa, septo bolhoso e pontos de contato.

19.2 Etapas Operatórias

Ver **Vídeo 19.1**.

19.2.1 Correção de Desvio dos Ossos Nasais

Enxerto Deitado (*On Lay*)

- Sob anestesia geral, a face é preparada, e obtém-se vasoconstrição nasal.
- Faz-se uma incisão intercartilaginosa ou usa-se uma abordagem aberta e expõe-se o osso nasal pretendido. O periósteo é elevado de maneira limitada.
- Esmaga-se com cuidado um enxerto de cartilagem septal ou conchal na forma de uma camada única ou dupla. Dependendo do grau de mudança do osso nasal, aplica-se uma cartilagem em cubo ou uma camada de tecido mole, como a derme ou um enxerto de fáscia, no plano subperiosteal, sendo moldado no local.
- A incisão é reparada frouxamente para permitir a drenagem.

Fratura Lateral Apenas em um Lado

- Por meio de uma pequena incisão vestibular na abertura piriforme, o periósteo é elevado, usando-se um elevador periosteal de Joseph.
- Faz-se uma osteotomia *low-to-low*, e o osso nasal é fraturado lateralmente.
- Coloca-se um enxerto expansor via incisão de 3 mm no mucopericôndrio imediatamente caudal à junção da cartilagem lateral superior e anteroposterior ao septo. Usa-se um elevador septal para criar uma bolsa, e o enxerto é inserido entre o septo e a cartilagem lateral superior.
- Um pedaço de Adaptic ou Surgicel dobrado saturado em pomada de bacitracina é colocado entre o osso nasal e o septo, sendo aí mantido por pelo menos 1 semana. O paciente é mantido em uso de antibióticos sistêmicos durante esse período.

19.2.2 Correção do Desvio de Septo

- Emprega-se uma técnica aberta com rinoplastia concomitante ou uma incisão em forma de L (Killian) para acesso fechado.
- O mucopericôndrio do lado esquerdo do septo é elevado, começando-se com o ângulo septal caudal.
- Uma vez corrigido, expõe-se o plano de cartilagem brilhante acinzentado, a extremidade sem ponta de um elevador periosteal é usada para levantar o retalho mucopericondral posterior, cranial e caudalmente.
- Uma incisão em forma de L é levada à cartilagem quadrangular, usando-se a extremidade cortante de um elevador septal, deixando-se pelo menos um suporte em L com 15 mm de largura anteriormente e 10 mm caudalmente.
- A parte caudal da cartilagem septal é delicadamente separada da crista maxilar do osso vômer, usando-se a extremidade cortante do elevador septal. A cartilagem é separada da placa

perpendicular do osso etmoide de maneira semelhante, sendo subsequentemente removida.
- As partes do osso vômer e da placa perpendicular com desvio são removidas tão extensamente quanto necessário para eliminar os desvios internos e o esporão posteriormente.
- Qualquer desvio da abóbada média é consequência de desvio septal, e cinco em seis classes de desvios septais descritas pelo autor sênior poderiam estar envolvidas em desvios nasais.

Inclinação Septal (▶ Fig. 19.1)
- A inclinação septal é corrigida inicialmente por remoção da parte posterocaudal do septo, deixando-se um septo com suporte em L anterior e caudalmente.
- É crucial soltar as partes caudal e posterior desalojadas do suporte em L retido do sulco do vômer e da espinha nasal anterior.
- As partes caudais redundantes sobrepostas da cartilagem septal são removidas para oferecer um movimento livre do tipo "porta em vaivém" dessa cartilagem.
- A espinha nasal anterior é palpada entre o polegar direito e o dedo indicador para se garantir que esteja em posição na linha média. Se estiver desviada, realiza-se uma fratura em galho verde que permita o reposicionamento.
- O septo é reposicionado e fixado ao periósteo da espinha nasal anterior, usando-se uma sutura em oito com PDS 5-0.

Correção de Desvio Anteroposterior em Forma de C (▶ Fig. 19.2)
- A ressecção da parte posterocaudal do septo é realizada como descrito previamente. A osteotomia da espinha nasal anterior e a placa do vômer residual costumam ser necessárias a fim de reposicionar essa estrutura na linha média.
- A liberação da tensão por remoção das partes posterior e caudal da cartilagem e a criação de um movimento do tipo porta de vaivém costumam eliminar a deformidade da cartilagem em forma de C.
- De outro modo, realiza-se marcação, tendo orientação craniocaudal na superfície côncava da estrutura em forma de L, embora quase nunca isso seja necessário.
- Colocam-se talas extramucosas bilaterais, sendo fixados em posição com uma sutura completa para moldar a cartilagem durante a recuperação. Eles são deixados no lugar por, pelo menos, 2 semanas, preferivelmente 3 semanas.
- O desvio anterior do nariz é corrigido por separação das cartilagens laterais superiores do septo, osteotomia, reposicionamento da estrutura, apara diferencial das cartilagens laterais superiores e colocação de enxertos expansores, muitas vezes sem marcação.

Desvio Craniocaudal em Forma de C (▶ Fig. 19.3)
- Usa-se a mesma abordagem que no desvio anteroposterior em forma de C, com exceção da direção da marcação, se necessário. A cartilagem deve ser marcada na direção anteroposterior no lado côncavo da cartilagem.
- Muitas vezes, como referido anteriormente, a liberação de tensão é efetuada por ressecção da parte posterior da cartilagem e remoção da parte redundante da cartilagem sobreposta ao osso vômer e à espinha nasal.
- Talas extramucosas e enxertos expansores ajudam a manter o septo reto até que tenha havido recuperação adequada.

Desvio Anteroposterior em Forma de S (▶ Fig. 19.4)
- A correção é obtida pela remoção da parte posterior da cartilagem e do osso, marcação craniocaudal bilateral da cartilagem em ambas as superfícies côncavas, se necessário, e osteotomia com reposicionamento da espinha nasal e do osso vômer, quando indicado.

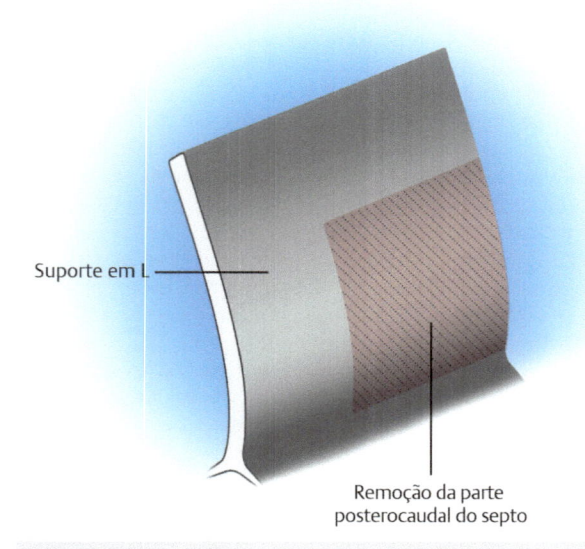

Fig. 19.1 Inclinação septal.

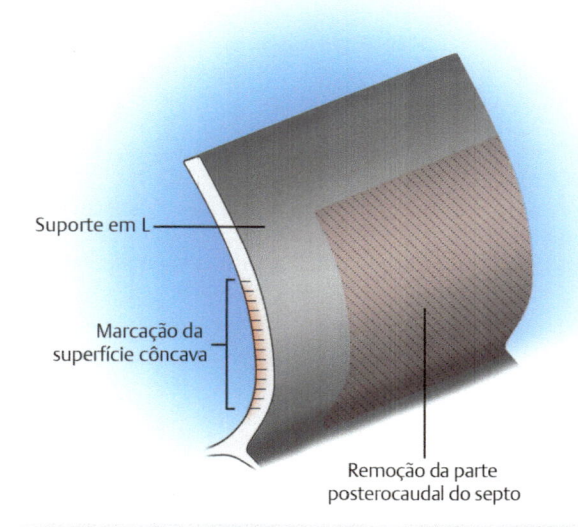

Fig. 19.2 Correção do desvio anteroposterior em forma de C.

Etapas Operatórias

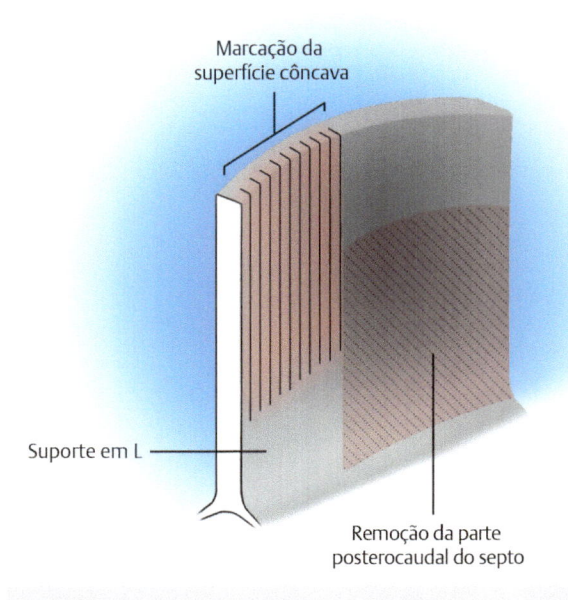

Fig. 19.3 Desvio craniocaudal em forma de C.

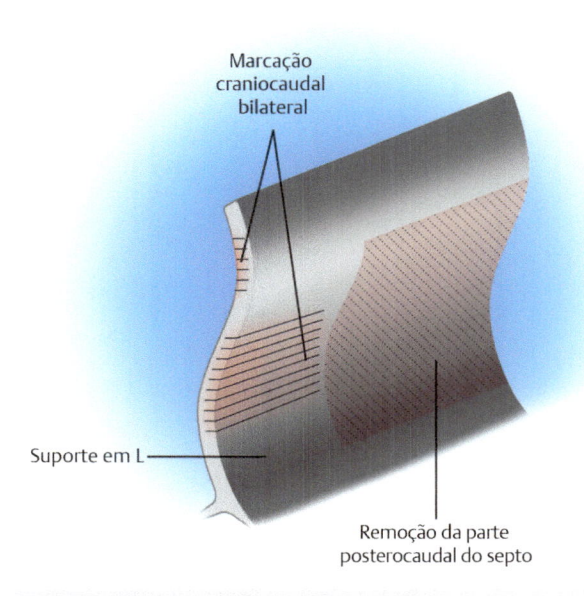

Fig. 19.4 Desvio anteroposterior em forma de S.

- Comumente, a eliminação de tensão e a aplicação de enxertos expansores para direcionar a memória da cartilagem são suficientes para impedir a marcação.
- Aplicam-se talas extramucosas e enxertos expansores, se for realizada marcação caudal.

Desvio Craniocaudal em Forma de S (▶ Fig. 19.5)
- A correção é semelhante à do desvio anteroposterior em forma de S, com exceção da direção da marcação, que se faz na direção anteroposterior se julgada necessária.
- A colocação de enxertos expansores bilaterais é crucial.

Desvio Localizado e Esporões (▶ Fig. 19.6)
- A ressecção posterocaudal da cartilagem septal costuma resultar em correção desta deformidade e eliminação dos esporões, que geralmente se localizam na junção do osso vômer com a cartilagem quadrangular e perpendicularmente à placa do osso etmoide.
- A dissecção do mucopericôndrio no lado côncavo do septo é essencial para evitar laceração inadvertida.
- Lacerações mucopericondrais unilaterais não trazem consequências. Lacerações bilaterais sem aposição também podem-se fechar sem perfuração persistente. No entanto, estas últimas, bem como as lacerações bilaterais com aposição, são abordadas, usando-se um pedaço reto de cartilagem septal perpendicularmente à placa do osso etmoide ou uma placa em PDS colocada entre os retalhos mucopericondrais, abarcando inteiramente o local da perfuração.

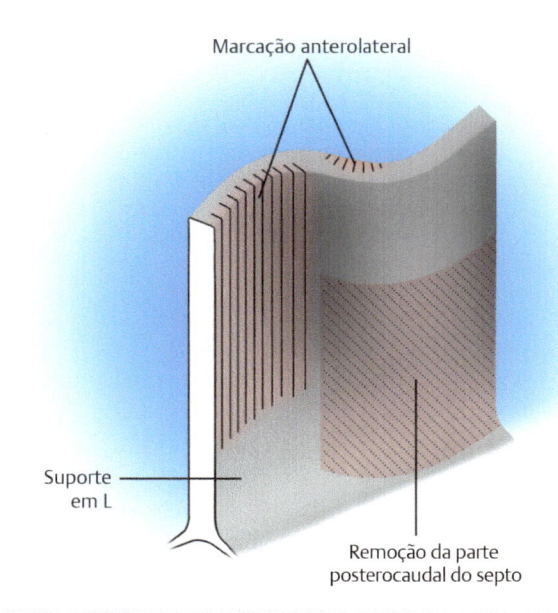

Fig. 19.5 Desvio craniocaudal em forma de S.

19.2.3 Correção de Desvio do Dorso Caudal
- Para correção de desvio persistente da parte caudal do suporte em L dorsal ao longo do terço caudal do septo anterior, usa-se uma sutura septal em rotação.

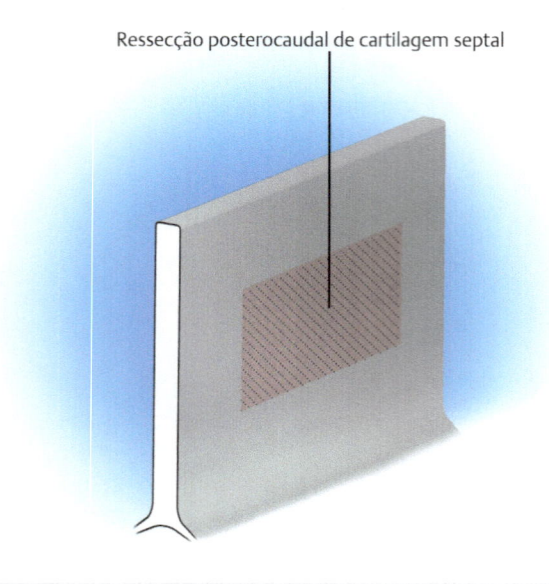

Fig. 19.6 Desvio localizado e esporões.
(Ressecção posterocaudal de cartilagem septal)

- Depois de fixados os enxertos expansores, faz-se uma sutura em PDS 5-0 atravessando a cartilagem lateral superior caudal cranialmente no lado para o qual o septo deve ser movido.
- A sutura é feita atravessando os enxertos expansores e o septo e depois passa pela cartilagem lateral superior de maneira relativamente caudal no lado para o qual deve ser desviado o septo correntemente, sendo trazida de volta ao lado de sua origem. Essa sutura é amarrada incrementalmente até que o septo se torne perfeitamente alinhado ao longo de uma linha que divide em duas a linha intercantal e a linha média do incisivo superior, contanto que essas estruturas estejam posicionadas centralmente.
- Pode ser necessária uma segunda sutura para evitar que a cartilagem lateral superior se curve para o lado para o qual o septo esteja sendo rodado.

19.2.4 Correção de Desvio da Base Nasal

- Este desvio resulta de disparidade no comprimento da cartilagem lateral inferior, e a correção exigirá encurtamento da lateral inferior em um lado ou alongamento do outro lado, sendo isso determinado pela estética da ponta nasal.

Redução da Projeção da Cartilagem Lateral Inferior

- Se o septo caudal estiver deslocado, é retificado antes de se ajustar o comprimento da cartilagem lateral inferior.
- A cartilagem é exposta, transeccionada e sobreposta lateralmente, medialmente ou de ambos os modos, dependendo da orientação da cartilagem lateral inferior.

- Usa-se um suporte columelar.
- As cúpulas são alinhadas na linha média, e os segmentos são suturados para evitar movimento.
- Sob a maioria das circunstâncias, colocam-se suportes Gunter bilaterais nos pilares laterais.

Alongamento da Cartilagem Lateral Inferior

- A cartilagem lateral inferior é mobilizada completamente, avançada anteriormente e fixada em posição por meio de um suporte da columela e do pilar lateral com ou sem a interrupção dos pilares lateral e medial.
- Os segmentos são fixados em posição seguramente para reposição do desvio da base nasal.

19.2.5 Turbinectomia

- A ressecção parcial das conchas média e inferior hipertróficas é realizada homogeneamente pelo comprimento inteiro da concha.
- A concha média é fraturada lateralmente ou removida parcial ou completamente, se indicado no caso de migrâneas originadas da região retrobulbar.

19.3 Cuidados Pós-Operatórios

- Aplica-se uma tala dorsal se uma osteotomia fizer parte do procedimento; em caso contrário, aplicam-se *Steri-Strips*.
- Colocam-se talas de Doyle em cada lado do septo de maneira exterior à mucosa, sendo fixadas na posição com o uso de suturas em Prolene 4-0.
- A tala externa é removida depois de 8 dias; a tala extramucosa Doyle interno é removido em 3 a 8 dias, dependendo da condição.
- As talas internas fora da mucosa que são colocadas depois da marcação septal são mantidas por 2 a 3 semanas.
- O paciente é mantido em uso de antibióticos enquanto dure o tempo de uso das talas internas Doyle.
- Se uma osteotomia do osso nasal fizer parte do procedimento, também prescreve-se uma dose de Medrol (metilprednisolona) para minimizar o edema e as contusões, a menos que o paciente tenha acne ativa ou intensa.
- A atividade física pesada é restringida por 3 semanas.
- O paciente é instruído a evitar usar qualquer tipo de óculos por 5 semanas depois da osteotomia do osso nasal.

19.4 Exemplo de Caso

Mostra-se uma paciente com desvio craniocaudal residual em forma de C antes (à esquerda) e depois da correção da deformidade (▶ Fig. 19.7):
   As manobras cirúrgicas incluem as seguintes:

- Usou-se técnica aberta.
- O *radix* foi aprofundado usando-se uma broca protegida.
- A giba dorsal foi removida.

Conclusão

- A septoplastia foi feita por meio de uma incisão em forma de L.
- Foram feitas osteotomias medial, percutânea vertical e *low-to--low* bilateralmente.
- Foi colocado um enxerto expansor no lado direito.
- Aplicou-se pequeno enxerto deitado ao dorso no lado direito.
- Os pilares mediais foram aproximados.
- As cúpulas fundidas distorcidas foram baixadas além do que seria ideal, proporcionalmente à espessura do enxerto pretendido para a ponta.
- A cartilagem conchal foi coletada por meio de uma incisão posteromedial.
- Coletou-se um enxerto de ponta, usando-se cartilagem conchal removida picada (Black & Black).
- Aplicou-se um enxerto fino no lóbulo.
- Aplicaram-se enxertos bilaterais no contorno alar.
- O septo caudal, com quantidade proporcional de revestimento membranáceo, foi removido para permitir rotação cranial da ponta.
- Aplicaram-se enxertos bilaterais no triângulo mole.
- O nariz recebeu fita e tala.

19.5 Conclusão

O septo e os ossos nasais controlam a direção do nariz; o desvio pode resultar de mau alinhamento do septo ou dos ossos nasais ou de uma combinação de ambas as condições. O desvio da parte inferior do nariz pode envolver o septo caudal, a espinha nasal anterior e as cartilagens laterais inferiores.

Há seis classes de desvio septal: inclinação septal, desvio anteroposterior em forma de C, desvio craniocaudal em forma de C, desvio anteroposterior em forma de S, desvio craniocaudal em forma de S e desvio localizado ou esporão. Elas precisam ser identificadas e apropriadamente abordadas para obtenção de um resultado bem-sucedido.

Desvios residuais ou persistentes costumam dever-se à falta de reconhecimento da extensão completa dos desvios estruturais. O ajustamento do tamanho das conchas tem um papel essencial na restauração da função nasal após correção do desvio nasal.

Referências

Ahmad J, Rohrich RJ. The crooked nose. Clin Plast Surg. 2016;43(1):99-113.

Gunter JP, Rohrich RJ. Management of the deviated nose: the importance of septal reconstruction. Clin Plast Surg. 1988;15(1):43-55.

Guyuron B, Behmand RA. Caudal nasal deviation. Plast Reconstr Surg. 2003;111(7):2449-57, discussion 2458-9.

Guyuron B, Uzzo CD, Scull H. A practical classification of septonasal deviation and an effective guide to septal surgery. Plast Reconstr Surg. 1999;104(7):2202–9, discussion 2210-12.

Stepnick D, Guyuron B. Surgical treatment of the crooked nose. Clin Plast Surg. 2010;37(2):313-25.

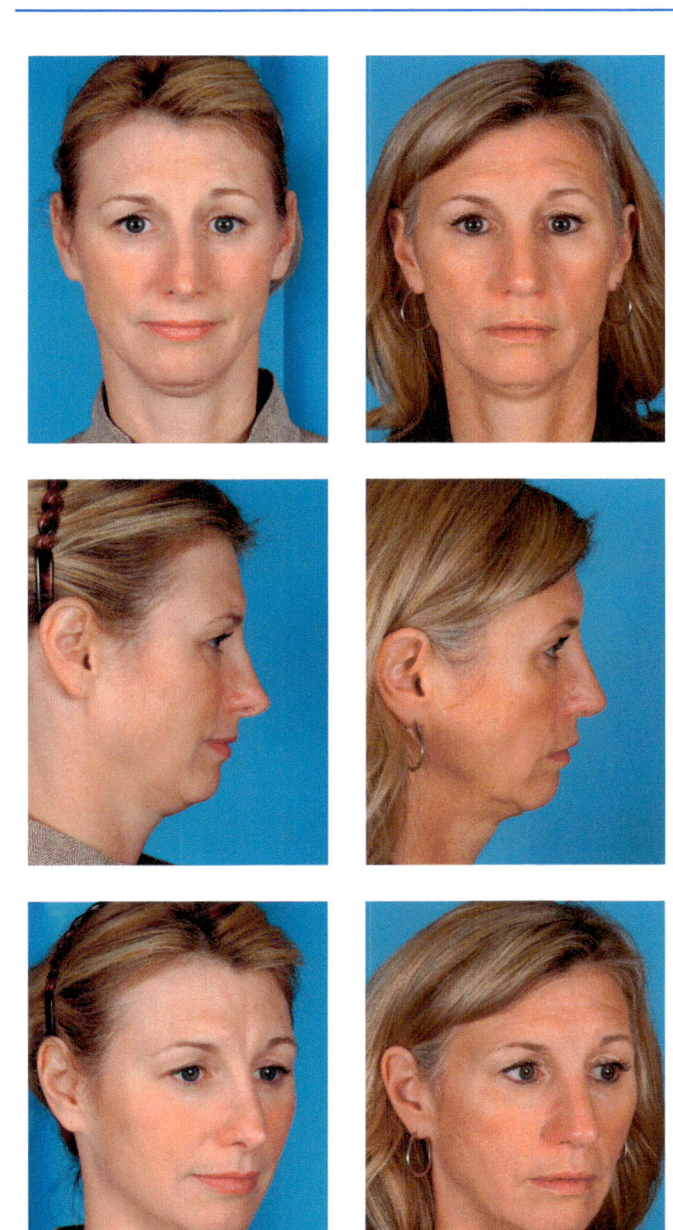

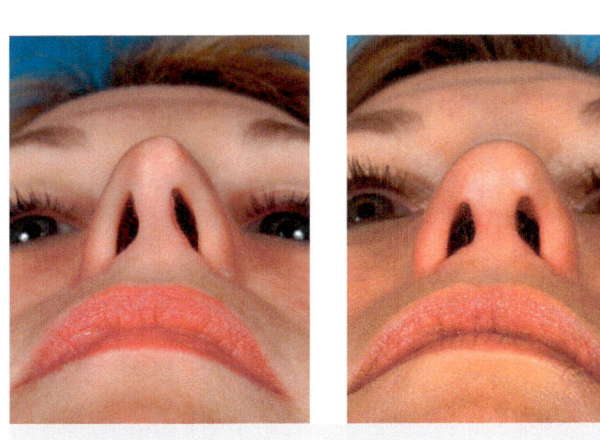

Fig. 19.7 Paciente com desvio craniocaudal residual em forma de C antes (à esquerda) e depois (à direita) da correção de deformidade.

20 O Nariz Étnico

Shahryar Tork • Ashkan Ghavami

Resumo

O sucesso, na rinoplastia étnica, pode ser alcançado por meio de análise pré-operatória acurada, do reconhecimento das características comuns e variáveis em cada grupo étnico e de manobras técnicas precisas. A abordagem aberta permite diagnóstico anatômico intraoperatório preciso e a construção de um nariz etnicamente congruente. A familiaridade com uma variedade de técnicas de enxerto de cartilagem é crítica para o repertório do cirurgião. É necessária uma combinação de técnicas de sutura da ponta na rinoplastia étnica; entretanto, deve-se evitar a modificação exagerada demais. O recobrimento com pele é feito durante todo o processo de modificação dorsal e de modelagem da ponta para avaliar a influência de cada manobra sobre a superfície externa. A estrutura cartilaginosa deve ser moldada por manobras que aumentem o suporte da ponta e acrescentem refinamento. O desbastamento seletivo da pele/envelope de tecidos moles nasais melhora sua resposta contrátil à arquitetura subjacente. Pacientes étnicos, em particular, são aconselhados sobre a recuperação pós-operatória prolongada e instruídos sobre como colocarem eles mesmos as fitas para ajuda com o edema.

Embora a rinoplastia étnica seja muito mais complicada do que em pacientes brancos, podem-se obter resultados excelentes com cirurgiões experientes que reconheçam que o objetivo final é a harmonia nasofacial.

Palavras-chave: rinoplastia étnica, rinoplastia aberta, nariz africano, nariz do Oriente Médio, nariz hispânico.

Pontos Essenciais

- A seleção dos pacientes e o manejo de suas expectativas são pré-requisitos para obter bons resultados e satisfação dos pacientes na rinoplastia étnica.
- Embora exista um espectro variável de morfologia nasal em cada grupo étnico, certas características, em geral, estão presentes e podem sobrepor-se a outras etnias (▶ Tabela 20.1)
- Os pacientes, em geral, caem em duas categorias: aqueles que desejam um nariz alinhado com os ideais caucasianos, e aqueles que querem preservar seus traços ancestrais.
- O cirurgião precisa reconhecer quais traços de apresentação exigem quais tratamentos e qual combinação de técnicas, ao final, produzirá um resultado estético racialmente congruente.
- A familiaridade com uma variedade de técnicas de enxertos de cartilagem é crítica para o repertório do cirurgião.
- É necessária uma combinação de técnicas de sutura da ponta na rinoplastia étnica; entretanto, deve-se evitar a modificação exagerada demais.
- Independentemente da origem étnica, o objetivo final é criar harmonia nasofacial.

20.1 Etapas Pré-Operatórias

- É crítica uma abordagem minuciosa da análise nasofacial para obtenção de harmonia e equilíbrio na rinoplastia étnica.
  - Compreenda os objetivos mais comuns na rinoplastia entre diferentes grupos étnicos (▶ Tabela 20.2).
- Avalie cada nariz individualmente, defina áreas problemáticas entre as morfologias nasofaciais e reconheça as características anatômicas que permitam congruidade étnica (▶ Fig. 20.1a-c).

20.2 Etapas Operatórias

A seguinte é nossa abordagem geral de qualquer rinoplastia étnica.

20.2.1 Abertura do Nariz

- Incisão transcolumelar em "V" invertido associada a incisões infracartilaginosas bilaterais.
- É necessária escavação ampla em pacientes com pele/envelope de tecidos moles espessos, amorfos.

20.2.2 Dorso do Componente via Acesso Anteroinferior

- Retalhos mucopericondrais são levantados com um elevador Cottle.
- As cartilagens laterais superiores são separadas do septo com uma lâmina nº 15.
- A coleta septal é realizada, preservando-se pelo menos um suporte em L de 10 mm.
- *Redução dorsal (quando indicada)*:
  - Usando uma abordagem graduada, retira-se o excesso de septo cartilaginoso com tesoura septal angulada, e o dorso ósseo é reduzido com uma lima.
    - Quando um teto aberto é muito cranial, o comprimento da ULC pode ser inadequado e serão necessários enxertos expansores verdadeiros.
  - A redução de uma grande giba dorsal, acoplada a um *radix* baixo, geralmente exige aumento com técnicas de enxerto.
  - Para aumento do *radix*, preferimos usar enxerto facial com cartilagem em cubo (DCFG) da concha, e não um enxerto deitado intacto.
- Aumento dorsal (quando indicado):
  - Em geral, necessário em narizes africanos e asiáticos.
  - A avaliação final para aumento dorsal é feita depois das osteotomias (quando indicado) e melhoria da ponta.
  - O padrão ouro é a cartilagem costal. Se o paciente não desejar isso ou pedir menos do que 6 mm de aumento, então preferimos enxerto septal com fáscia, Alloderm deitado (LifeCell Corp., Branchburg, NJ) ou DCFG (▶ Fig. 20.2).
  - Observação: as principais preocupações com os pacientes afro-americanos geralmente se concentram na ponta nasal e nas narinas; eles podem não perceber a extensão de sua deficiência dorsal.

20.2.3 Estabilização da Abóbada Média

- Obtida com retalhos expansores ou suturas que abrangem a tensão na cartilagem lateral superior.

Tabela 20.1 Resumo das variações étnicas e características anatômicas comuns do nariz africano, do Oriente Médio e hispânico

	Caucasiano	Negro	Oriente Médio	Castelhano	México-Americano	Mestiço	Crioulo
Vista frontal	Quintos verticais e terços horizontais igualmente proporcionais na face	Quinto médio mais largo, terço médio mais curto na face	Quintos verticais e terços horizontais igualmente proporcionais na face	Quintos verticais e terços horizontais igualmente proporcionais na face	Quintos verticais e terços horizontais igualmente proporcionais na face	Quintos verticais e terços horizontais da face variáveis na face	Quinto médio mais largo, terço médio mais curto na face
	Comprimento nasal dois terços da altura facial média	Comprimento nasal curto	Comprimento nasal curto	Comprimento nasal dois terços da altura facial média	Comprimento nasal dois terços da altura facial média	Comprimento nasal dois terços da altura facial média	Comprimento nasal curto
	LED simétricas	LED simétricas	LED assimétricas	LED simétricas	LED simétricas	LED simétricas	LED simétricas
	Abóbada óssea 80% da largura da base	Dorso largo	Dorso largo	Abóbada óssea 80% da largura da base	Abóbada óssea 80% da largura da base	Dorso largo	Dorso largo
	Largura da base alar igual à distância intercantal	Largura da base alar aumentada	Largura da base alar igual ou menor à distância intercantal	Largura da base alar igual à distância intercantal	Largura da base alar igual à distância intercantal	Largura da base alar aumentada	Largura da base alar aumentada
	Pontos definidores da ponta simétricos	Ponta bulbosa; pontos definidores da ponta menos definidos	Ponta bulbosa; pontos definidores da ponta menos definidos	Pontos definidores da ponta simétricos	Pontos definidores da ponta simétricos	Ponta bulbosa; pontos definidores da ponta menos definidos	Ponta bulbosa; pontos definidores da ponta menos definidos
Vista lateral	Radix entre a linha dos cílios e a prega supratarsal	Radix menos projetado e localizado caudalmente	Radix superprojetado e localizado cranialmente	Radix entre a linha dos cílios e a prega supratarsal	Radix localizado caudalmente	Radix entre a linha dos cílios e a prega supratarsal	Radix menos projetado e localizado caudalmente
	Dorso liso	Dorso baixo	Corcova dorsal	Aumento da projeção	Ilusão de corcova dorsal	Ponta subprojetada	Dorso baixo
	Projeção de dois terços do comprimento ideal	Projeção diminuída	Projeção aumentada	Projeção de dois terços do comprimento ideal	Projeção diminuída	Projeção de dois terços do comprimento ideal	Projeção diminuída
	Quebra da suraponta	Ausência de quebra da supraponta	Ausência de quebra da supraponta	Quebra da supraponta	Ausência de quebra da supraponta	Quebra da supraponta	Quebra da supraponta
	ANL (masculino, 90-95 graus; feminino, 95-110 graus)	Aumento do ANL; retração da columela	Diminuição do ANL; columela pendente; ponta dependente	ANL (masculino, 90-95 graus; feminino, 95-110 graus)	Diminuição do ANL	ANL (masculino, 90-95 graus; feminino, 95-110 graus)	Aumento do NLA
Vista basal	Aparece como triângulo equilátero	Forma variável	Ponta desviada e superprojetada	Aparece como triângulo equilátero	Ponta subprojetada	Ponta subprojetada	Forma variável
	A proporção da ponta para a columela é de 1:2	Columela curta	Columela curta	A proporção da ponta para a columela é de 1:2	A proporção da ponta para a columela é de 1:2	Columela curta	Columela curta
	Narinas simétricas com forma de lágrima	Narinas orientadas horizontalmente; PCM abertas	Narinas assimétricas; PCM abertas; triângulos moles profundos	Narinas simétricas com forma de lágrima	Narinas simétricas com forma de lágrima	Narinas simétricas	Narinas assimétricas; PCM abertas

Abreviações: LED, linhas estéticas dorsais; PCM, plataformas cruais mediais; ANL ângulo nasolabial.
Fonte: Adaptada de Villanueva NL, Afrooz PN, Carboy, JA, Rohrich RJ. Nasal analysis considerations for ethnic variation. Plast Reconstr Surg. 2019;143(6).

Tabela 20.2 Resumo dos objetivos mais comuns na rinoplastia para o nariz africano, do Oriente Médio e hispânico

Negro	Oriente Médio	Hispânico		
		Castelhano	Mexicano-Americano	Mestiço e Crioulo
• Corrigir desproporções do dorso/da base • Rinoplastia de equilíbrio • Ampliação dorsal com/sem osteotomias geralmente necessárias • Necessário fazer desbastamento da pele/tecidos moles, escavação ampla; ajuda com o recobrimento lateral do envelope cutâneo nasal • Potencialização da projeção e definição da ponta • Reduzir, embora mantendo sutil alargamento das narinas • Diminuição da distância interalar	• Nariz menor • Rinoplastia de redução funcional com dorsal moderado (evitar ressecção excessiva) • Estreitar os ossos nasais longos e largos • Desbastar tecido fibroadiposo (especialmente nas áreas de supraponta e paradomal) • Definir a ponta nasal por meio de técnicas controladas e de preservação da cartilagem • Evitar correção excessiva do ANL e rotação excessiva da ponta nasal • Corrigir a subprojeção da ponta com uma rotação apropriada e suturas dos pilares médio/medial • Abordar ponta hiperdinâmica por meio de tratamento do músculo abaixador do septo nasal • Reposição/redução das bases alares • Corrigir o desequilíbrio da ponta da narina • Usar técnicas de suporte e de enxerto invisível sempre que possível	• Nariz menor • Rinoplastia de redução funcional com redução dorsal significativa • Raiz pode exigir redução/aprofundamento para distinguir raiz nasal e perfil dorsal • Geralmente a ponta é adequadamente projetada ou superprojetada igualmente (abordar por meio de redução simples de volume e refinamento da ponta) • Enxerto expansor se teto aberto significativo ou desvio presente • Necessidade de estreitamento substancial da abóbada óssea (usar osteotomias low-to-low e transversa para mobilização completa)	• Perfil mais reto com delicada compensação da ponta • Rinoplastia para refinamento • DCFG para ampliação da raiz/dorsal (evitar enxertos de comprimento parcial); torna-se visível sob a pele fina perto do rínion • Geralmente não exige osteotomias nem ressecção septal caudal • Técnica de sutura aberta da ponta para reposição/moldagem das cartilagens alares (ressecção mínima) • Aponha os enxertos da ponta para ganhar projeção e definição, se a sutura da ponta unicamente for inadequada	• Corrigir desproporções do dorso/da base • Rinoplastia de equilíbrio • Alteração máxima da base primeiro e depois ampliação dorsal somente, se necessário • Necessário fazer desbastamento da pele/tecidos moles, escavação ampla; ajuda com o recobrimento lateral do envelope cutâneo nasal • DCFG se ampliação da raiz/dorso necessária (comum para nariz crioulo) • Geralmente ressecção combinada rebordo da narina/cunha alar (reduz o tamanho da narina e o alargamento alar) • Usar enxertos na borda alar para evitar entalhes na borda alar • Geralmente, não são necessárias osteotomias • Definição da ponta

Abreviações: DCFG, enxerto facial com cartilagem em cubo; ANL, ângulo nasolabial.
Fonte: Adaptada de Rohrich RL, Ghavami A. Rhinoplasty for the Middle Eastern nose. Plast Reconstr Surg. 2009;123(4).

- Se for realizada uma grande redução dorsal (> 6 mm), se as cartilagens laterais superiores forem fracas ou se os ossos nasais forem curtos, usam-se enxertos expansores.

20.2.4 Desbastamento dos Tecidos Moles (▶ Fig. 20.3)

- Em geral, indicado para refinamento da ponta em narizes africanos e do Oriente Médio.
- Envelope de pele nasal espesso e inelástico ameniza as mudanças feitas à arquitetura subjacente.
  - A superfície inferior da pele nasal, particularmente nas regiões da supraponta, domal e peridomal, é aparada até o nível do plexo subdérmico, não excedendo tal nível.
  - A espessura da pele da ponta determinará as dimensões e a espessura de qualquer enxerto de ponta.
- Nota: O desbastamento NÃO deve ser manobra reflexa pelo cirurgião. Faz-se o recobrimento com pele durante todo o processo de modificação dorsal e modelagem da ponta para avaliar a influência de cada manobra na superfície externa.

20.2.5 Projeção e Modelagem da Ponta

- Construa a estrutura/forma da cartilagem com manobras que aumentem a sustentação da ponta e acrescentem refinamento.
- Usa-se um enxerto de extensão septal ou reforço columelar para estabilização da ponta.
- Evite a correção excessiva do ângulo nasolabial e a rotação exagerada da ponta nasal.
- *Nota: É necessária combinação de técnicas de sutura de ponta na rinoplastia étnica; entretanto, evita-se a modificação exagerada demais.*
- Realiza-se ressecção cranial (quando indicada) com preservação de pelo menos 6 mm de cartilagem lateral inferior.
- O retalho de rotação crural lateral é uma técnica altamente efetiva em pacientes étnicos, porque irregularidades nos pilares laterais são corrigidas, enquanto se melhora simultaneamente o suporte do contorno. (▶ Fig. 20.4).
- São feitas suturas intercrurais baixas e altas, seguidas por suturas transdomais e interdomais, conforme a necessidade.
- Remanescentes de enxerto esmagados adicionais podem ser colocados depois do fechamento da columela para obliterar o espaço morto residual e acrescentar maior refinamento à ponta.
- O excesso de aparecimento da columela é corrigido com suturas septais crurais mediais.
  - A exérese da base ou uma sutura de Blair-Donati cingindo a base columelar, juntamente com exérese de tecidos moles no espaço intercrural, é realizada para melhorar a relação base alar-narina.
- Nota: Correção excessiva do ângulo nasolabial leva à incongruidade racial.

Etapas Operatórias

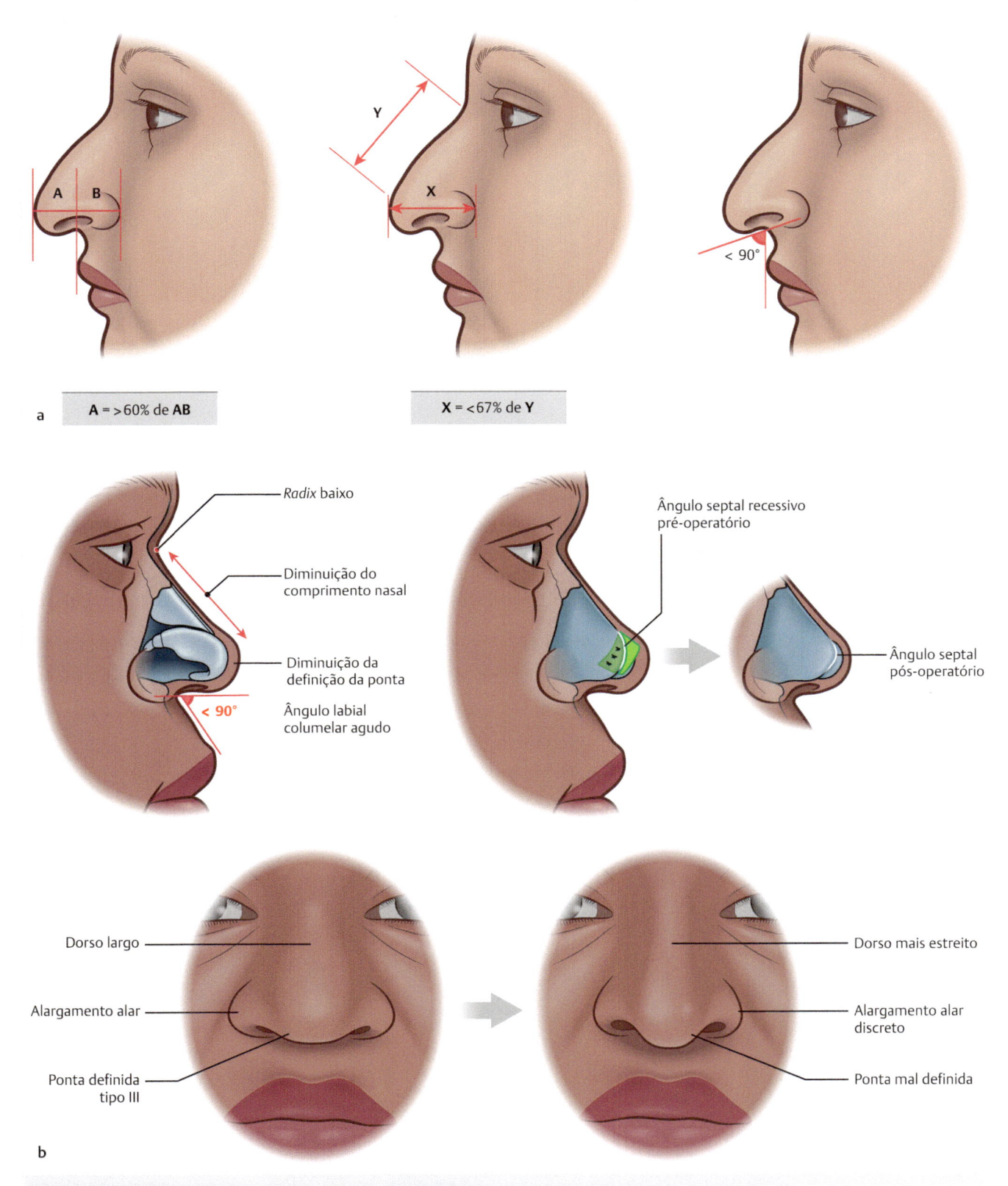

a A = >60% de AB   X = <67% de Y

- Radix baixo
- Diminuição do comprimento nasal
- Diminuição da definição da ponta
- < 90°
- Ângulo labial columelar agudo
- Ângulo septal recessivo pré-operatório
- Ângulo septal pós-operatório

- Dorso largo
- Alargamento alar
- Ponta definida tipo III
- Dorso mais estreito
- Alargamento alar discreto
- Ponta mal definida

b

Fig. 20.1 (a) Morfologia nasofacial do Oriente Médio. **(b)** Morfologia nasofacial afro-americana. *(Continua.)*

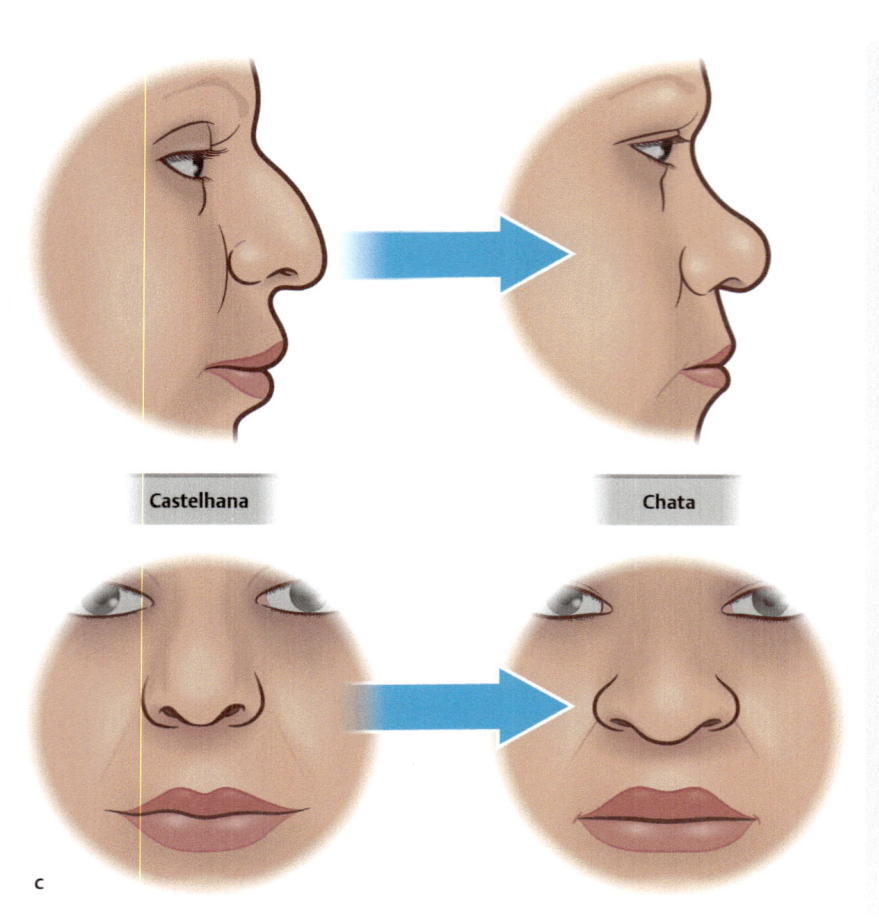

Fig. 20.1 *(Cont.)* **(c)** Vista lateral: variação do uso de dois constructos DCFG.

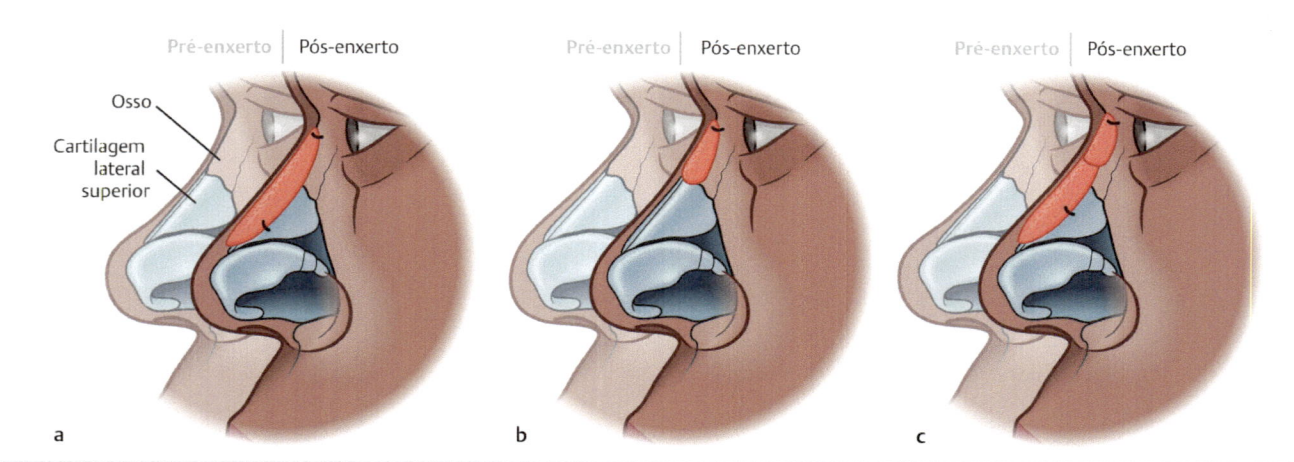

Fig. 20.2 (a) Imagem em perfil de assentamento e suturas de enxerto facial com cartilagem em cubo (DCFG) típico para aumento dorsal. **(b)** Imagem em perfil mostrando DCFG para aumento apenas da raiz. **(c)** Imagem em perfil: variação do uso de duas construções de DCFG.

20.2.6 Osteotomias

- Os ossos nasais são comumente curtos nos pacientes africanos e asiáticos. As linhas estéticas dorsais podem ser estreitadas unicamente com enxertos.
- As osteotomias (quando indicadas) são realizadas de maneira *low-to-low* com um supersegmento em galho verde "em dobradiça" para uma transição natural entre o maxilar e a parede lateral do nariz (▶ Fig. 20.5).
  - São necessárias osteotomias mediais, quando os ossos nasais craniais são espessos.
  - *Nota: O estreitamento agressivo de uma base óssea larga pode resultar no aparecimento de aumento da distância interpupilar e à quebra da harmonia nasofacial.*

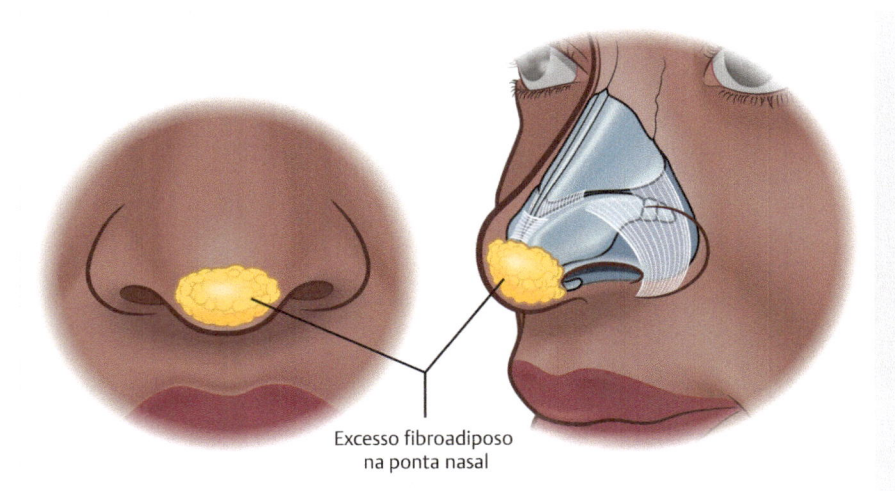

Fig. 20.3 Desbastamento de tecidos moles. A superfície inferior da pele nasal, particularmente na região da supraponta, domal e peridomal, é aparada até o nível do plexo subdérmico, não o ultrapassando.

Excesso fibroadiposo na ponta nasal

Cartilagem marcada e dobrada

Marcação em linha fina

Corte em espessura total

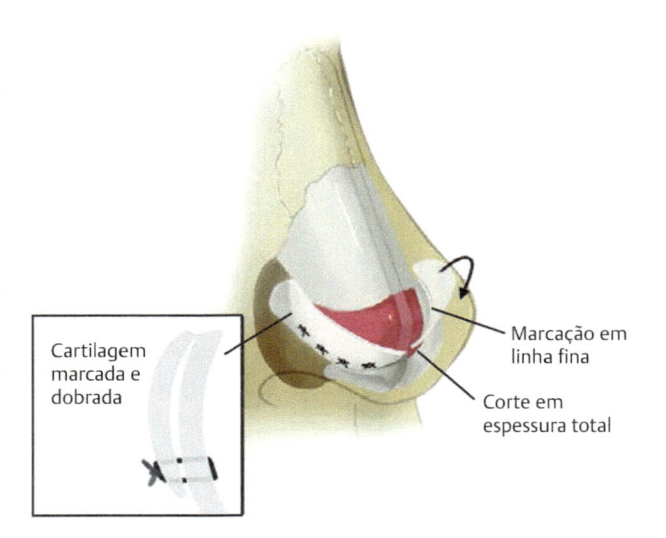

Fig. 20.4 Demonstração do retalho de rotação crural lateral inferior. O aspecto cranial do pilar lateral é dissecado desde a pele vestibular subjacente inferiormente. Usa-se uma lâmina nº 15 para marcar a cartilagem, e são feitos cortes em espessura total de 2 mm nas extremidades medial e lateral da linha horizontal. O retalho é virando enquanto se mantém um mínimo de largura de 6 mm. A borda caudal é fixada com múltiplas suturas de Blair-Donati horizontais.

20.2.7 Enxertos no Contorno Alar

- Usados para prevenir incisura ou retração do contorno alar e do triângulo mole, o que pode rapidamente se apresentar em pacientes africanos e asiáticos em razão da forma redonda de sua narina e da distância interalar ampla, que é reduzida mais tarde.
- O acréscimo de um enxerto esmagado no triângulo mole compensará o recurvamento do excesso de tecido alar durante as manobras de modelagem da ponta.

20.2.8 Redução da Base Alar (▶ Fig. 20.6)

- Corrija a discordância da base alar por meio de redução da soleira e/ou do alargamento alar ao final da cirurgia, depois do fechamento da columela.

- *Nota: Evite estreitamento excessivo da base alar. Ressecção adicional poderá ser realizada no consultório.*
- *As técnicas para refinamento da base alar são descritas no Capítulo 27 - Cirurgia da Base Alar.*

20.2.9 Fechamento

- A incisão transcolumelar é fechada com suturas em *nylon* 5-0.
- Usa-se apenas uma sutura lateral em categute simples 5-0 para fechar as incisões infracartilaginosas para evitar incisuras.
- Coloca-se Surgicel® (Ethicon, Somerville, NJ) impregnado com bacitracina nos triângulos moles.
- O fechamento do espaço morto é crítico e pode incluir o uso de talas na parede lateral.
- Colocam-se álcool, preparação da pele, *Steri-Strips* e uma tala Denver. A aplicação uniforme da tala é crítica, particularmente depois de DCFG.

20.3 Cuidados Pós-Operatórios

- Repouso e sono com a cabeça elevada. Compressas frias intermitentes nos olhos e face nas primeiras 72 horas, evitando a pressão direta sobre o nariz.
- Limpeza diária delicada das incisões columelar e na base alar com peróxido de hidrogênio diluído, seguido por pomada com antibiótico.
- Tala nasal removida 6 a 7 dias no pós-operatório.
- Suturas removidas 6 a 7 dias no pós-operatório.
- O recobrimento com fita é feito de rotina para ajudar com o edema, e o paciente recebe instruções para colocar a fita no período noturno por 7 a 21 dias (dependendo da quantidade de edema observado na ponta).
- DCFG permanece maleável nas primeiras 3 semanas de pós--operatório e, se necessário, as irregularidades de contorno são melhoradas com pressão constante, delicada, embora firme.
  - Os autores já observaram "rubor" da pele sobre o DCFG (quando usado), que tipicamente desaparece sem intervenção.
- Os pacientes étnicos, em particular, são aconselhados sobre a recuperação prolongada esperada e o edema associado depois de rinoplastia.

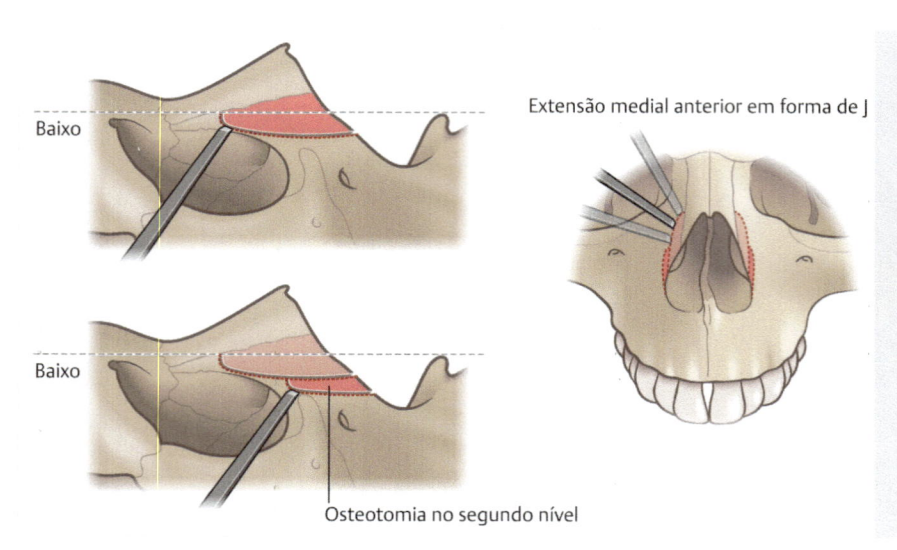

Fig. 20.5 Realizam-se osteotomias de maneira *low-low* em forma de J para abordar a largura dorsal, começando no processo maxilar, fazendo uma linha curva natural que simula a anatomia óssea nativa. Muitas vezes, é necessário um duplo nível para melhorar ainda mais o desnível.

Baixo

Baixo

Osteotomia no segundo nível

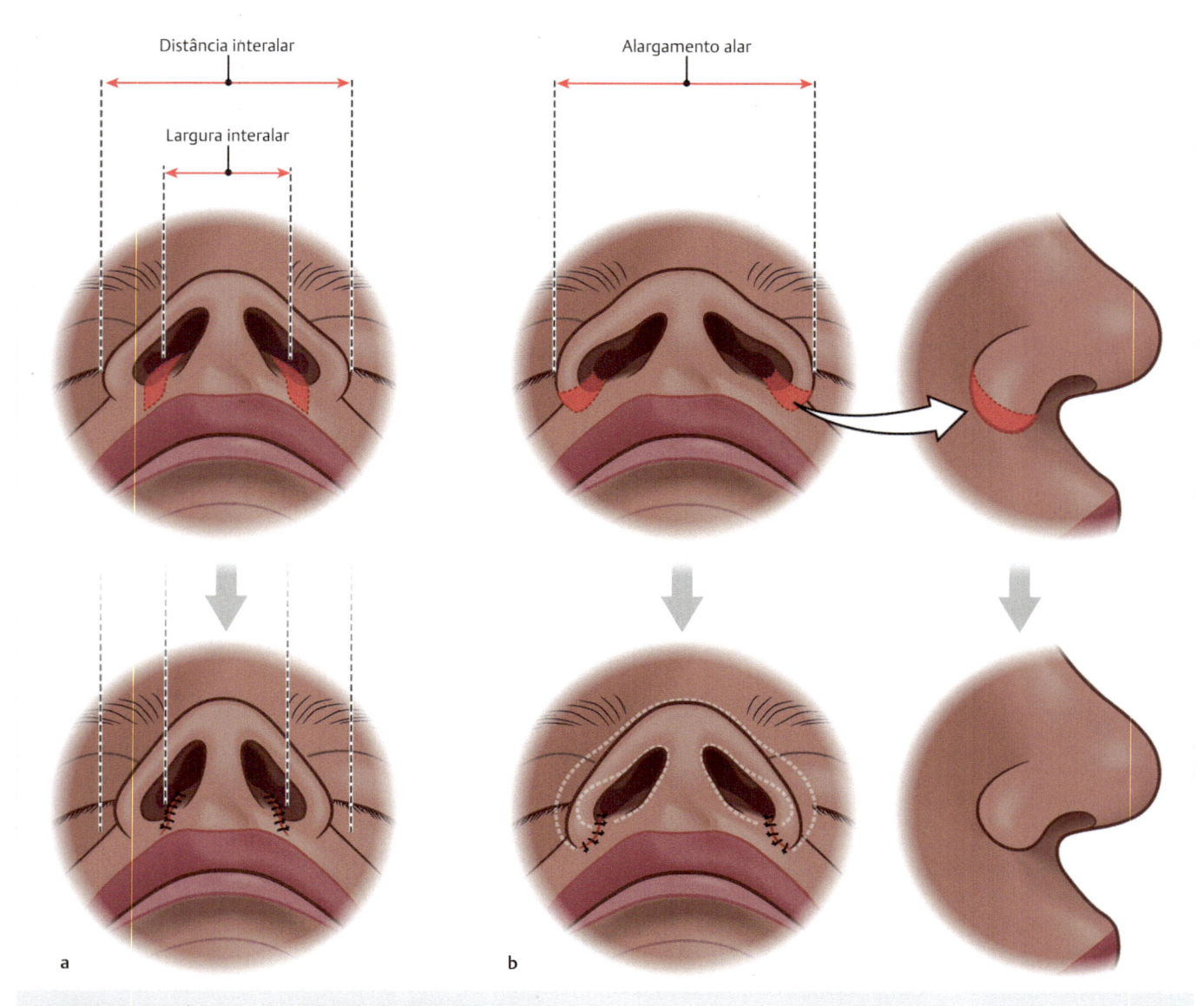

Extensão medial anterior em forma de J

Distância interalar

Largura interalar

Alargamento alar

a

b

Fig. 20.6 Técnicas de ressecção **(a)** da soleira e **(b)** da base alar.

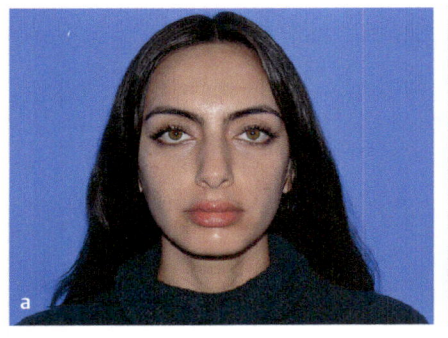

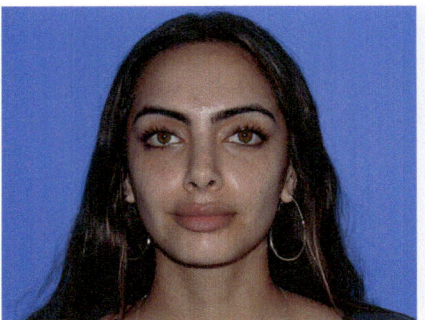

Fig. 20.7 Imagens **(a)** frontal, **(b)** basal e **(c)** em perfil antes e depois de rinoplastia primária em mulher de 28 anos do Oriente Médio para corrigir linhas de contorno estético dorsal largas e assimétricas, giba dorsal e ponta quadrada larga.

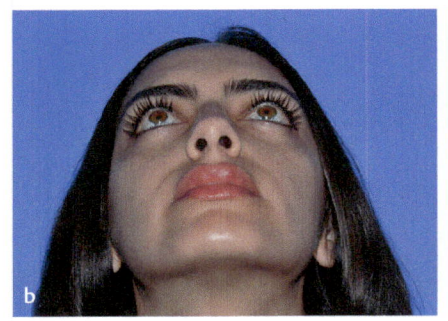

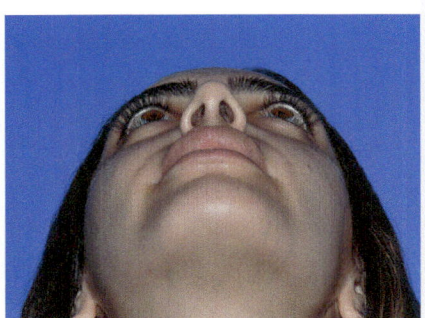

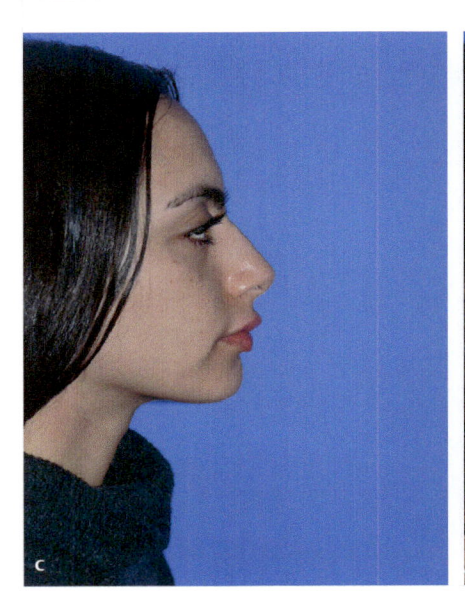

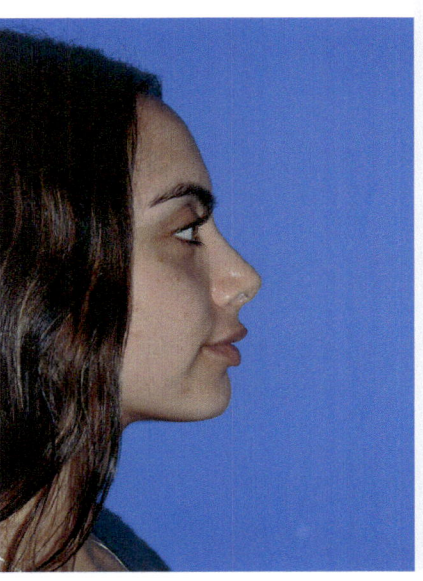

20.4 Exemplo de Caso

Imagens frontais, basais e em perfil antes e depois de rinoplastia primária em mulher de 28 anos proveniente do Oriente Médio para corrigir linhas de contorno estético dorsais assimétricas, giba dorsal e uma ponta quadrada larga (▶ Fig. 20.7a-c).

20.5 Conclusão

Obter resultados estéticos equilibrados em rinoplastia étnica é significativamente mais complexo do que em pacientes caucasianos. Para obter remodelação natural, embora efetiva, no nariz do Oriente Médio, hispânico e afro-americano, o cirurgião que faz a rinoplastia precisa estar familiarizado com a morfologia nasofacial variável que existe em um grupo étnico e ser adepto de algumas técnicas cirúrgicas adaptadas à anatomia particular e preferências desejadas de cada paciente.

Nenhum parâmetro universal pode definir a estética ideal entre culturas ou origens étnicas; entretanto, o objetivo final é alcançar a harmonia nasofacial.

Ver **Vídeo 20.1**.

Referências

Dhir K, Ghavami A. Reshaping of the broad and bulbous nasal tip. Clin Plast Surg. 2016;43(1):115-26.

Ghavami A, Rohrich RJ. The ethnic rhinoplasty. In: Aston SJ, Steinbrech DS, Walden JL (Eds.). Aesthetic Plastic Surgery. London, UK: Saunders; May 2009.

Ghavami A. Tip shaping in primary rhinoplasty. In: Shiffman M, Di Giuseppe A (Eds.). Advanced Aesthetic Rhinoplasty. Berlin, Heidelberg: Springer; 2013. p. 853-68.

Ghavami A. Secondary rhinoplasty in the Middle Eastern patient. In: Shiffman M, Di Giuseppe A (Eds.). Advanced Aesthetic Rhinoplasty. Berlin, Heidelberg: Springer; 2013. p. 983-1000.

Ghavami A. Indication and technique for diced cartilage and fascia grafting in rhinoplasty. In: Operative Techniques in Plastic Surgery. Vol. 1. 1. ed. Philadelphia:Wolters Kluwer; 2019.

21 A Rinoplastia Preservadora

Aaron M. Kosins

Resumo

A rinoplastia preservadora (PR) é um novo capítulo na história da rinoplastia. O termo foi cunhado pela primeira vez por Daniel em 2018 e representa uma mudança fundamental na filosofia. Assim como a abordagem aberta transformou a cirurgia de rinoplastia, a PR fez os cirurgiões repensarem o dogma tradicional. Em certos casos, o ensinamento padrão de reduzir e reconstruir pode ser substituído por preservar e remodelar. A rinoplastia estrutural evoluiu à medida que os cirurgiões compreenderam que, quando a anatomia nasal é desfeita e/ou reduzida, as estruturas devem ser reconstruídas e reforçadas para resistir às forças da contratura cicatricial. Entretanto, se a anatomia for preservada, é necessária uma reconstrução menos estrutural. Este capítulo detalha a PR, que inclui a preservação do envelope de tecido mole, cartilagens alares e dorso osteocartilaginoso.

Palavras-chave: rinoplastia, preservação, subpericondral, *pushdown* (abaixamento ou empurrar para baixo), *letdown (abaixar ou deixar baixo)*, polígonos.

> **Pontos Essenciais**
> - A rinoplastia preservadora envolve a preservação do envelope de tecido mole, ligamentos, cartilagens alares e dorso.
> - A rinoplastia preservadora é uma mudança na filosofia da rinoplastia, onde a ressecção é substituída por remodelação.
> - Preserve o máximo possível das estruturas nativas do nariz e o cirurgião terá menos para reconstruir e menos chance de contratura cicatricial, deformação e distorção no futuro.

21.1 Etapas Pré-Operatórias

- O(a) paciente é avaliado(a) durante a consulta, perguntando quais as três coisas que ele ou ela quer mudar em relação ao seu nariz.
- O exame físico é feito sequencialmente com foco na capacidade de preservar todos os aspectos do nariz, incluindo o envelope de tecido mole, os ligamentos nasais, as cartilagens alares e o dorso.
- O autor começa com uma avaliação da espessura e a qualidade do envelope de tecido mole para avaliar o plano cirúrgico de dissecção, tanto para a ponta como para o dorso-sub-SMAS, subpericondral ou subdérmico.
- A avaliação das cartilagens alares é então realizada com enfoque no volume e na força das cartilagens laterais inferiores. A força anterior e a projeção das cartilagens alares contra o envelope de tecido mole do nariz determinam a rigidez dos polígonos nasais.
- Finalmente, o dorso é avaliado primeiro na vista anterior e então na vista em perfil, para adequação da preservação dorsal — um procedimento em duas etapas, onde uma tira septal é removida, seguida por osteotomias para reduzir o perfil dorsal e para manter as linhas estéticas dorsais naturais do paciente sem abrir a abóbada cartilaginosa.

21.2 Etapas Operatórias

Ver **Vídeo 21.1**.

21.2.1 Preservação do Envelope de Tecido Mole

- A preservação do envelope de tecido mole pode ser feita na abordagem aberta ou fechada. A seguir está descrita a abordagem aberta para os propósitos deste texto.
- Uma incisão hemitransfixante unilateral é realizada e o ângulo septal anterior é exposto. Usando uma tesoura afiada, o plano subpericondral é encontrado e dissecado lateralmente para a intersecção dos ligamentos do *scroll* (rolagem) vertical e longitudinal, bilateralmente. Esta dissecção subpericondral é continuada até a porção caudal dos ossos nasais, onde um plano subperiosteal é inserido até a raiz nasal e para baixo das bochechas na preparação para a cirurgia piezoelétrica. Esta é a abordagem aberta estendida do dorso nasal.
- São feitas incisões infracartilaginosas bilaterais e no ponto de inflexão da *crura* lateral, a parte posterior de uma lâmina nº 15 é usada para raspar o pericôndrio. Uma vez desenvolvido o plano subpericondral, este é dissecado até a linha mediana e sobre as cúpulas.
- É feita uma incisão transcolumelar, dividindo o ligamento superficial de Pitanguy. O ligamento profundo de Pitanguy é encontrado na linha mediana, juntamente com suas inserções laterais de *scroll* vertical. O ligamento profundo de Pitanguy é marcado com uma caneta ou duas suturas e dividido. As fixações de *scroll* vertical são cuidadosamente divididas, conectando a dissecção subpericondrial da ponta e do dorso. Se feito corretamente, as cartilagens sesamoides de *scroll* devem ser elevadas sobre o retalho de pele (▶ Fig. 21.1).
- Dessa forma, uma dissecção subpericondral-subperiosteal completa do nariz é realizada e os ligamentos são preservados para a reinserção no final da cirurgia de rinoplastia.

21.2.2 Preservação Dorsal (Faixa Septal Alta)

- Para o propósito deste texto, vamos descrever o procedimento de abaixamento (*pushdown*) da **faixa** subdorsal, alta, como popularizado por Saban.
- No ponto em que as cartilagens laterais superiores caudais se fixam ao septo dorsal (o ponto W, que muitas vezes é 1 cm cefálico em relação ao ângulo septal anterior), é realizado um corte subdorsal diretamente sob o dorso até a placa perpendicular do etmoide (PPE). Um segundo corte é realizado 2 mm abaixo e uma tira cartilaginosa é removida. Por vezes, uma pequena quantidade de PPE é removida com uma *raspa* diretamente sob o dorso para permitir espaço para a impactação descendente do dorso. Nesse ponto, a abóbada osteocartilaginosa é liberada do septo (▶ Fig. 21.2).
- Utilizando serras piezoelétricas retas e curvas, osteotomias bilaterais com sequência *low-to-low* são conectadas às osteotomias bilaterais transversas e a uma osteotomia do *radix*. Neste ponto, a pirâmide osteocartilaginosa é liberada não apenas do septo, mas também da face. Um movimento de um lado para o outro confirma a mobilidade da pirâmide nasal. Uma vez

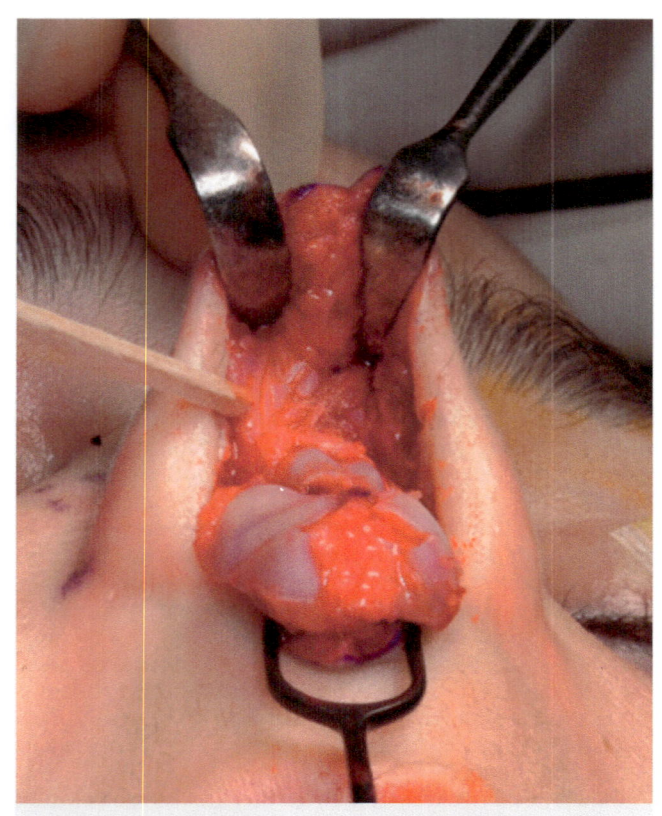

Fig. 21.1 A preservação do envelope de tecido mole envolve uma dissecção subpericondral-subperiosteal da ponta nasal e do dorso. O ligamento de Pitanguy e os ligamentos de *scroll* são marcados ao abrir o nariz, para que eles possam ser recolocados durante o fechamento. Se realizado adequadamente, as cartilagens sesamoides serão levantadas com a retalho de pele.

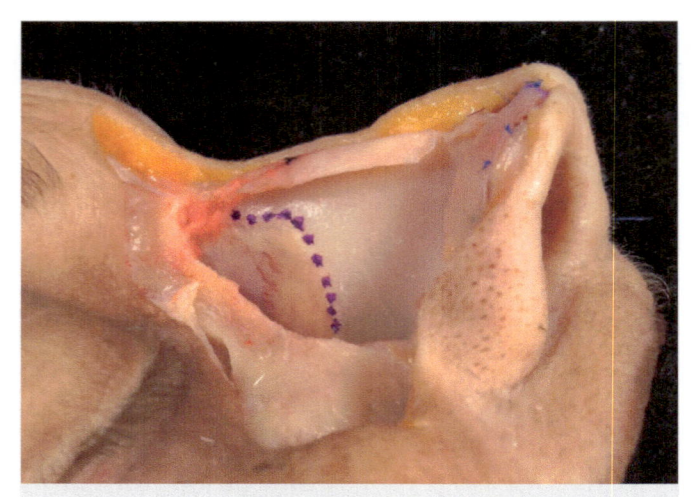

Fig. 21.2 Em uma ressecção da tira subdorsal alta, uma faixa de cartilagem septal é removida diretamente abaixo do dorso. Se necessário, uma pequena quantidade de placa perpendicular do etmoide também é removida para permitir a impactação do nariz.

confirmado, o dorso é comprimido e "empurrado para baixo" (*pushed down*) na abertura piriforme.
- Tiras adicionais de cartilagem podem ser removidas para posterior abaixamento e flexão da articulação osteocartilaginosa.
- Se o cirurgião tiver problemas com a descida do dorso, vários pontos de bloqueio são verificados, incluindo todas as linhas de osteotomia, a separação do dorso a partir do septo e esse espaço é criado lateralmente para a descida na abertura piriforme.
- Uma vez que o dorso tenha sido abaixado e o cirurgião esteja satisfeito, pelo menos uma sutura é utilizada para reinserir o dorso ao septo no ponto W. Mais suturas podem ser adicionadas à área chave entre o dorso e o septo subdorsal, quando necessário, mas não é obrigatório. Finalmente, o segmento W-ASA (a área entre o ponto W e o ângulo septal anterior) pode ser modificado para ajustar a altura na sobreponta (*supratip*).

21.2.3 Preservação Alar
- Uma vez que a altura e a forma dorsal sejam satisfatórias, tanto um suporte columelar ou enxerto de extensão septal é utilizado para sustentar a ponta nasal. O tipo de suporte é baseado na qualidade da cartilagem, volume de cartilagem, espessura do envelope de tecido mole e projeção desejada. As decisões são tomadas para garantir que força suficiente seja transmitida pelas cartilagens alares contra o envelope de tecido mole com o intuito de criar polígonos nasais definidos.

- Na maioria das vezes, as suturas de criação do domo são combinadas com um procedimento de roubo lateral para aumentar a projeção e rotação da ponta nasal. Estas técnicas combinam-se à tensão da crura lateral e para criar o suporte central da ponta. Quando combinado com um suporte columelar ou enxerto de extensão septal, a tensão é aplicada no envelope de tecido mole de forma centralizada e lateralmente.
- Em mais de 50% dos pacientes, nada é removido da *crura* lateral cefalicamente. Se o excesso de volume estiver na sobreponta ou as cartilagens forem particularmente convexas no eixo transverso, um reposicionamento é realizado sob o procedimento. Um corte de 7 a 8 mm é realizado para trás da borda caudal da *crura* lateral e a ilha cefálica é deslizada sob a *crura* lateral remanescente e fixada com pelo menos duas suturas. Esta técnica diminui o volume da cartilagem, enquanto endireita/reforça a *crura* lateral e não sacrifica o ligamento longitudinal do *scroll*. Desta forma, toda a cartilagem alar é preservada.

21.2.4 Fechamento e Preservação do Ligamento
- Para o fechamento, o pericôndrio é primeiramente reinserido no ângulo septal anterior. Os ligamentos de *scroll* verticais são reinseridos aos ligamentos de *scroll* longitudinais intactos, bilateralmente. Finalmente, o ligamento de Pitanguy é recolocado na linha mediana. Se um ponto de ruptura artificial na sobreponta é formado pelo ligamento profundo de Pitanguy reinserido, ele é então excisado para não formar um bico de papagaio de tecido mole.
- O fechamento final de todas as incisões é realizado de forma padrão. Os drenos feitos a partir do angiocateter são colocados nos sulcos das paredes das fossas nasais laterais para facilitar a drenagem do hematoma. Talas do tipo Doyle e um molde são colocados por aproximadamente 1 semana.

21.3 Cuidados Pós-Operatórios
- Os pacientes deitam com a cabeça elevada e também com uma compressa de gelo sobre seus olhos durante as primeiras 72 horas.
- A incisão columelar é limpa com peróxido de hidrogênio e Bactroban® é aplicado ao redor das narinas por 5 dias.

Exemplo de Caso

- A tala nasal é removida em 6 a 7 dias de pós-operatório.
- As suturas são removidas em 6 a 7 dias de pós-operatório.
- A solução nasal Afrin® é utilizada por 3 dias após a remoção da tala, seguido por um *spray* de esteroides por 2 a 3 meses em aplicações diárias.

21.4 Exemplo de Caso

Imagens pré- e pós-operatórias de 13 meses de uma paciente, gênero feminino, de 22 anos de idade, com giba dorsal e ponta caída. A paciente possui linhas estéticas dorsais ideais na vista frontal e, portanto, o dorso foi preservado. No período de 1 ano, boas linhas estéticas dorsais são observadas, bem como um perfil agradável e uma vista basal simétrica. O envelope de tecido mole foi preservado e todos os ligamentos foram reinseridos. As cartilagens alares foram igualmente preservadas. Esta paciente tinha uma PR total, pois nada foi removido do nariz e as estruturas foram simplesmente remodeladas (▶ Fig. 21.3a-e).

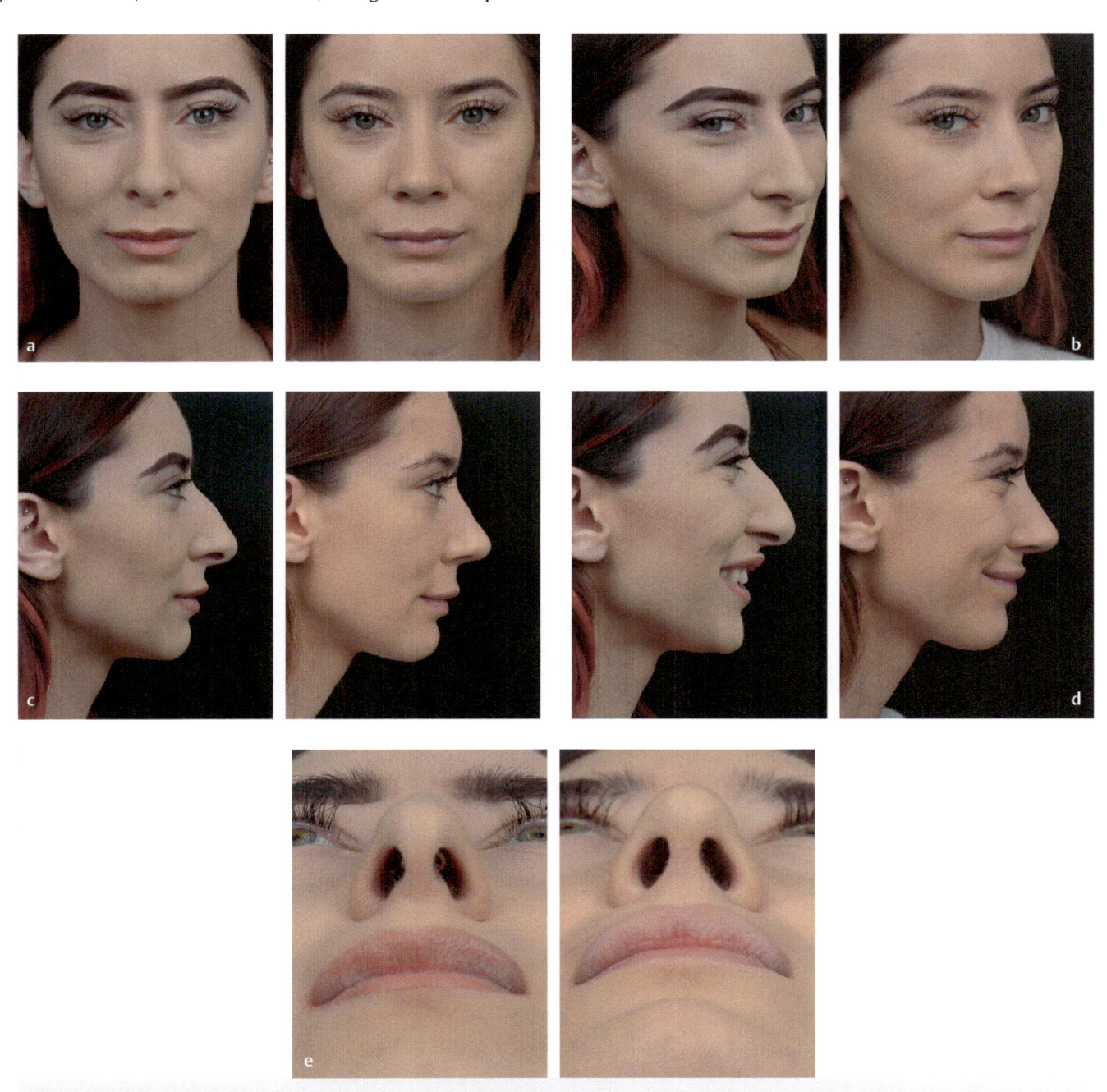

Fig. 21.3 (a-e) Imagens pré-operatórias e 13 meses de pós-operatório de uma paciente do gênero feminino, de 22 anos de idade, com uma giba dorsal e ponta caída. A paciente tem linhas estéticas dorsais ideais na vista frontal e, portanto, o dorso foi preservado. No período de 1 ano, boas linhas estéticas dorsais são observadas, assim como um bom perfil e vista basal simétrica. O envelope de tecido mole foi preservado e todos os ligamentos foram reinseridos. As cartilagens alares foram igualmente preservadas. Esta paciente foi submetida à rinoplastia com preservação total, pois nada foi removido do nariz e as estruturas foram simplesmente remodeladas.

21.5 Conclusão

A rinoplastia preservadora envolve a preservação do envelope de tecido mole, ligamentos, cartilagens alares e dorso. A rinoplastia preservadora é uma mudança na filosofia da rinoplastia onde a ressecção é substituída por uma remodelação. Ao preservar o máximo possível das estruturas nativas do nariz, o cirurgião terá menos para reconstruir e menos chances de contratura cicatricial, deformação e distorção no futuro.

Referências

Cakir B, Oreroğlu AR, Doğan T, Akan M. A complete subperichondrial dissection technique for rhinoplasty with management of the nasal ligaments. Aesthet Surg J. 2012; 32(5):564-574.

Gerbault O, Daniel RK, Kosins AM. The role of piezoelectric instrumentation in rhinoplasty surgery. Aesthet Surg J. 2016; 36(1):21-34.

Kosins AM. My first 50 dorsal preservation rhinoplasties. In: Cakir B, Saban Y, Daniel RK, Palhazi P, eds. Preservation Rhinoplasty. Istanbul: Septum Publications; 2018:127-137.

Kosins AM, Daniel RK. Decision making in preservation rhinoplasty: a 100 case series with one-year follow-up. Aesthet Surg J. 2020; 40(1):34-48.

Saban Y, Daniel RK, Polselli R, Trapasso M, Palhazi P. Dorsal preservation: the push down technique reassessed. Aesthet Surg J. 2018; 38(2):117-131.

22 Manobras Acessórias em Rinoplastia: Enxertos Expansores

C. Spencer Cochran ▪ Paul N. Afrooz

Resumo

Os usos estéticos dos enxertos expansores incluem o endireitamento ou reforço de um septo dorsal com desvio, prevenção ou correção do terço médio (abóbada média) estreito e estabelecimento de linhas estéticas dorsais uniformes e simétricas, assim como, em alguns casos, o alargamento do terço médio nasal estreito. É esta tendência de alargar excessivamente o dorso que os cirurgiões consideram questionável e a razão pela qual muitos optam por não empregar enxertos expansores. Entretanto, o recesso dos enxertos expansores pode ser realizado ligeiramente abaixo da altura do dorso para aliviar o alargamento indesejado do nariz enquanto ainda mantém sua utilidade.

Palavras-chave: rinoplastia, enxertos expansores, colapso da válvula interna, desvio de septo, linhas estéticas dorsais.

Pontos Essenciais

- Os usos estéticos dos enxertos expansores (▶ Fig. 22.1) incluem endireitamento ou fortalecimento do septo dorsal com desvio, prevenção ou correção do estreitamento do terço médio nasal (abóbada média nasal) e estabelecimento de linhas estéticas dorsais uniformes e simétricas e, em alguns casos, alargamento do terço médio nasal estreito.
- Os enxertos expansores devem ser colocados bilateralmente.
- Recesso do enxerto expansores de 1 a 2 mm para evitar o alargamento indesejado do dorso (▶ Fig. 22.2).
- As cartilagens laterais superiores são reduzidas na altura adequada e suturadas com o complexo do enxerto expansor–septo com suturas simples para recriar uma configuração anatômica do terço médio.

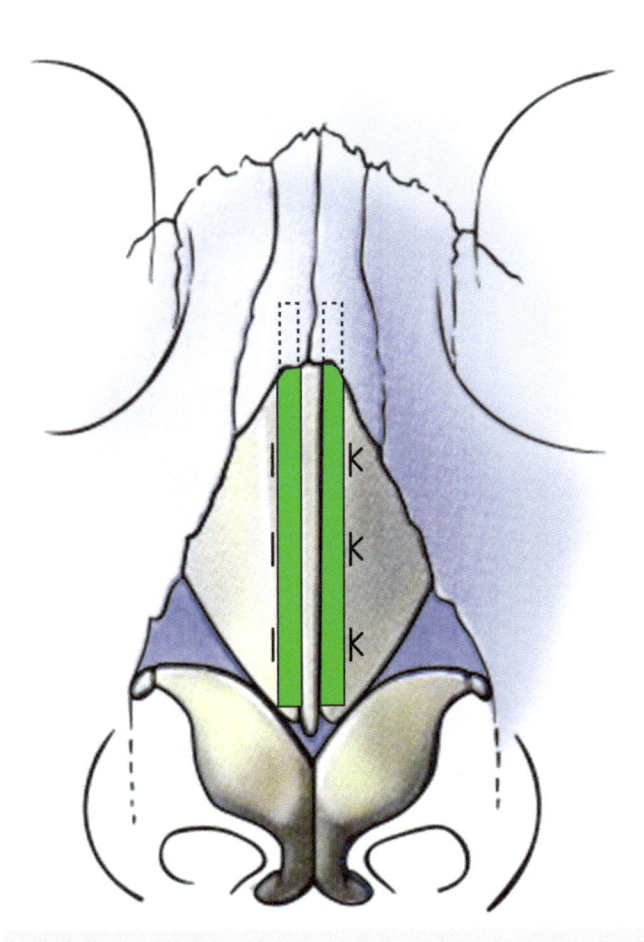

Fig. 22.1 Os enxertos expansores geralmente são enxertos longitudinais, pareados colocados entre o septo dorsal e as cartilagens laterais superiores.

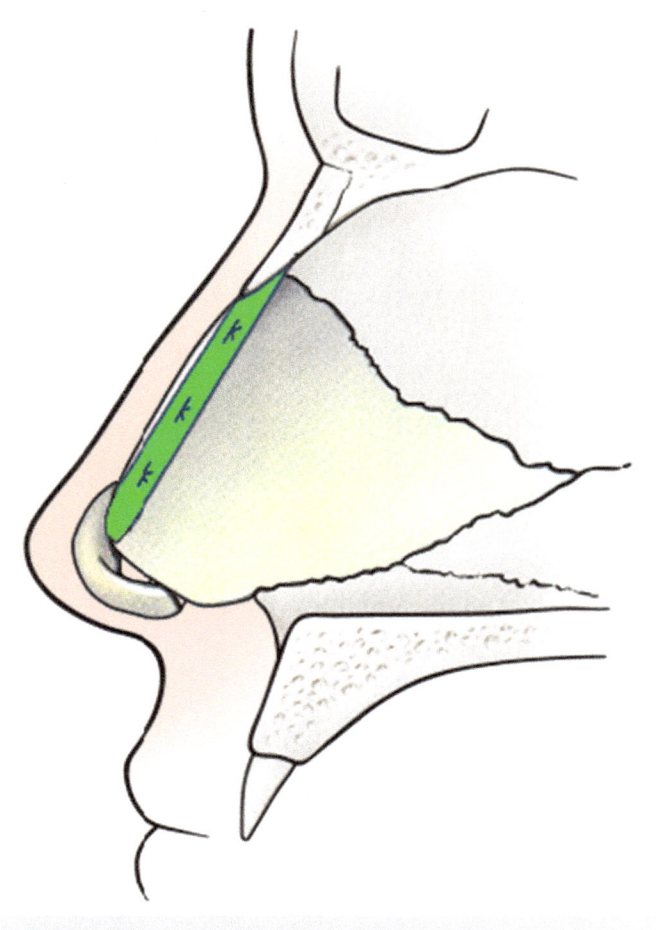

Fig. 22.2 O recesso dos enxertos expansores realizado 1 a 2 mm abaixo do septo dorsal pode ajudar a evitar o alargamento indesejado do dorso.

22.1 Etapas Pré-Operatórias

- A análise pré-operatória adequada deve ser realizada e as metas cirúrgicas estabelecidas.
- Deve ser dada atenção especial à largura dorsal e à necessidade de manter a largura dorsal *versus* estreitamento ou alargamento do terço médio nasal.

22.2 Etapas Operatórias

- Uma abordagem aberta é favorecida para permitir uma visualização adequada da estrutura osteocartilaginosa.
- Dividir as cartilagens laterais superiores do septo dorsal e realizar uma redução dorsal do componente, se necessário, enquanto mantém as cartilagens laterais superiores sem corte até as etapas operatórias subsequentes (ver a seguir).
- Colher a cartilagem septal para enxertia.
- Fabricar dois enxertos expansores medindo aproximadamente 4 mm de altura. O comprimento deve ser suficiente para cobrir todo o comprimento do terço médio, desde a área K até o ângulo septal.
- Colocar os enxertos expansores em ambos os lados do septo e fixar em dois ou três locais com suturas de colchoeiro horizontal. Se não for desejado nenhum alargamento do dorso, deve ser realizado o recesso dos enxertos expansores, 1 a 2 mm abaixo da altura do septo dorsal (▶ Fig. 22.3).
- As cartilagens laterais superiores são cortadas até a altura do septo dorsal e suturadas junto ao complexo enxerto expansor–septo com suturas simples amarradas na parte superior do dorso para que as cartilagens laterais superiores encontrem o lado do septo dorsal e cubram a parte superior dos enxertos expansores (▶ Fig. 22.4).
- Se forem realizadas osteotomias laterais, estas devem ser realizadas após a reconstituição do terço médio nasal.
- Ver **Vídeo 22.1.**

22.3 Cuidados Pós-Operatórios

- Na conclusão do caso, a fita cirúrgica deve ser aplicada no nariz desde o *radix* até a sobreponta para controlar o edema e eliminar o espaço morto potencial sob o envelope de tecido mole.
- Os curativos externos devem ser retirados um semana após a cirurgia e a pele suavemente limpa.
- Os pacientes são instruídos a não manipular o nariz por 4 a 6 semanas após a cirurgia.
- Para o edema persistente na sobreponta e plenitude após o período perioperatório, a oclusão seletiva pode ser realizada pela aplicação de uma fita adesiva compressiva, como Blenderm™ (3M Corp), durante o período noturno, no dorso que recobre a área.

22.4 Exemplo de Caso

São mostradas fotos pré-operatórias *versus* pós-operatórias de uma paciente submetida à rinoplastia primária em que enxertos expansores foram usados para manter linhas estéticas dorsais adequadas após a redução dorsal do componente (▶ Fig. 22.5a–d).

22.5 Conclusão

Os usos estéticos dos enxertos expansores incluem endireitamento ou reforço de um septo dorsal com desvio, prevenção ou correção do estreitamento do terço médio nasal e o estabelecimento de linhas estéticas dorsais uniformes e simétricas e, em alguns casos, o alargamento do terço médio nasal estreito. Esta tendência de ampliar excessivamente o dorso é o procedimento que os cirurgiões consideram questionável e a razão pela qual muitos optam por não empregar enxertos expansores. Entretanto, o recesso dos enxertos expansores pode ser realizado um pouco abaixo da altura do dorso para aliviar o alargamento indesejado do nariz enquanto ainda mantém sua utilidade.

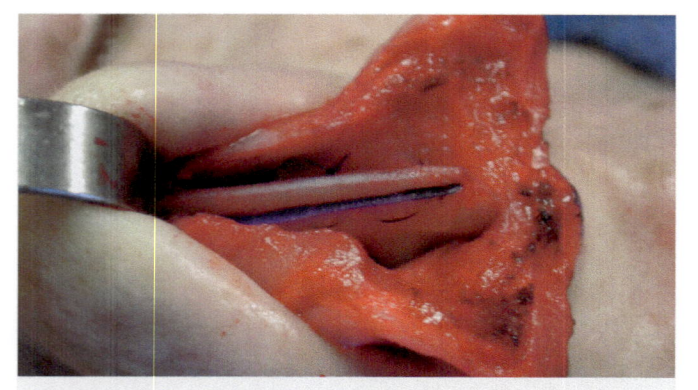

Fig. 22.3 Colocação dos enxertos expansores em ambos os lados do septo e fixação em dois a três locais com suturas de colchoeiro horizontal. Se o alargamento do dorso não for desejado, deve ser realizado o recesso dos enxertos expansores 1 a 2 mm abaixo da altura do septo dorsal.

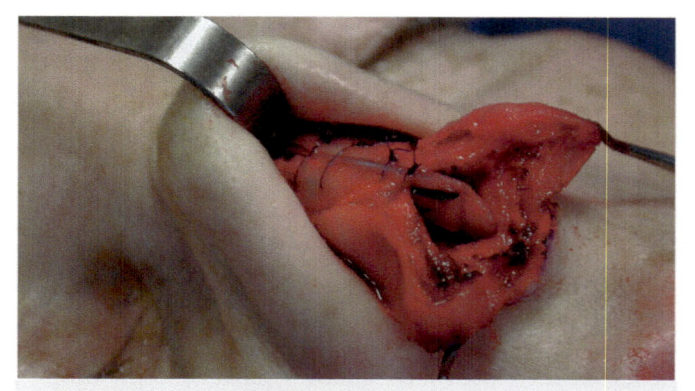

Fig. 22.4 As cartilagens laterais superiores são suturadas ao complexo de enxerto expansor–septo com suturas simples amarradas na parte superior do dorso para que as cartilagens laterais superiores encontrem o lado do septo dorsal e cubram a parte superior dos enxertos expansores.

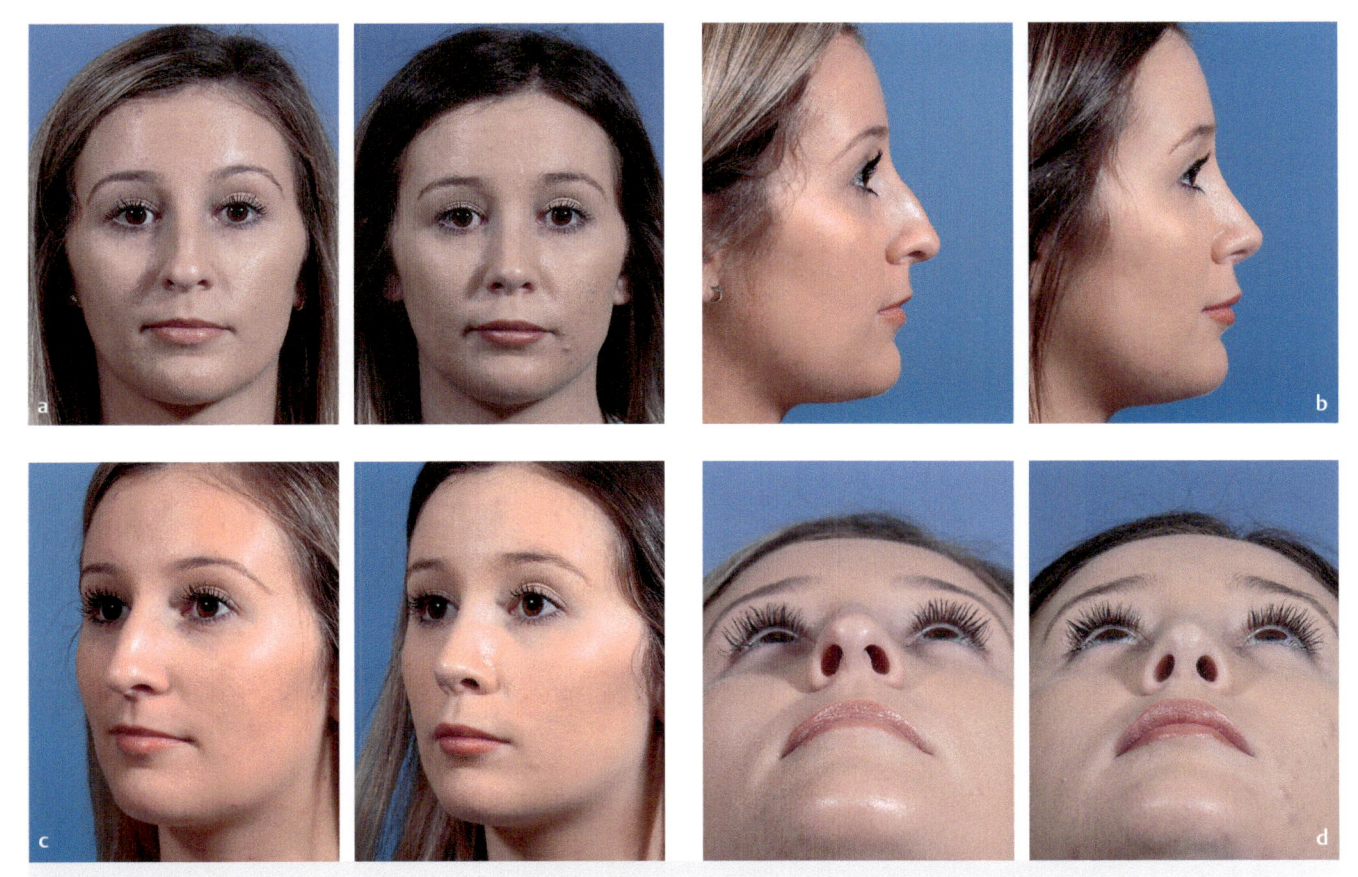

Fig. 22.5 (a-d) Imagens pré-operatórias *versus* pós-operatórias de uma paciente com rinoplastia primária em que foram utilizados enxertos expansores para manter linhas estéticas dorsais adequadas após a redução dorsal do componente.

Referências

Byrd HS, Salomon J, Flood J. Correction of the crooked nose. Plast Reconstr Surg. 1998; 102(6):2148-2157.

Gunter JP, Landecker A, Cochran CS. Frequently used grafts in rhinoplasty: nomenclature and analysis. Plast Reconstr Surg. 2006; 118(1):14e-29e.

Kim L, Papel ID. Spreader grafts in functional rhinoplasty. Facial Plast Surg. 2016; 32 (1):29-35.- Review.

Rohrich RJ, Hollier LH. Use of spreader grafts in the external approach to rhinoplasty. Clin Plast Surg. 1996; 23(2):255-262.

Sheen JH. Spreader graft: a method of reconstructing the roof of the middle nasal vault following rhinoplasty. Plast Reconstr Surg. 1984; 73(2):230-239.

23 Manobras Acessórias em Rinoplastia: Retalhos Expansores

Rod J. Rohrich • Paul D. Durand

Resumo

O retalho expansor (ou *autoexpansor*) oferece uma alternativa para o enxerto expansor tradicional na reconstrução do terço médio dorsal (dorso médio nasal) e preservação da função da válvula interna. Isto é de particular importância após uma agressiva redução da giba dorsal, que tem o potencial de resultar em uma deformidade em V invertido, estreitamento dorsal ou deformação em sela do nariz. Neste capítulo os autores descrevem uma técnica de retalho expansor em quatro etapas que oferece um método simples, reprodutível de modelagem do terço médio nasal, ao mesmo tempo em que preserva a função da válvula interna.

Palavras-chave: retalho expansor, retalho autoexpansor, rinoplastia.

Pontos Essenciais

- O retalho expansor (ou *autoexpansor*) oferece uma alternativa ao enxerto expansor tradicional na reconstrução do terço médio dorsal (dorso médio) e preservação da função da válvula interna.
- Os retalhos expansores são de particular importância após agressiva redução da giba dorsal, que tem o potencial de resultar em uma deformidade em V invertido, estreitamento dorsal ou deformidade em sela do nariz.
- A técnica de retalho expansor em quatro etapas descrita pelos autores oferece um método simples e reprodutível de modelagem do terço médio dorsal, ao mesmo tempo em que preserva a função da válvula interna; particularmente em uma rinoplastia primária, como a seguir: (a) > 3 mm de redução da giba dorsal; (b) cartilagens laterais superiores (ULCs) fortes; e (c) ossos nasais longos (▶ Tabela 23.1).

23.1 Etapas Pré-Operatórias

- Análise e planejamento pré-operatórios nasofaciais adequados são fundamentais para qualquer procedimento de rinoplastia bem-sucedido (consulte o Capítulo 11 para a análise nasal 10-7-5).
- Determinar se os seguintes itens estão presentes ou são necessários:
  - Mais de 3 mm de redução da giba dorsal.
  - ULCs fortes.
  - Ossos nasais longos.
- Prestar atenção especial às linhas estéticas dorsais e se estas precisam de modificações em decorrência de assimetria, largura excessiva ou má definição.

Tabela 23.1 Indicações dos retalhos expansores *versus* enxertos expansores

Retalhos expansores	Enxertos expansores
Rinoplastia primária	Rinoplastia secundária
Ossos nasais longos	Ossos nasais curtos
Redução > 3 mm	Desvio nasal (particularmente alto)
Dorso curto	Terço médio nasal (dorso médio) estreito
ULC forte	Necessidade de largura ou força adicional

Abreviatura: ULC, cartilagem lateral superior.

23.2 Etapas Operatórias

- A adesão aos princípios de redução da giba dorsal do componente permite a máxima preservação das ULCs, um elemento crucial à implementação bem-sucedida da técnica de retalho autoexpansor.
- As ULCs estão nitidamente separadas do septo cartilaginoso, em um ângulo oblíquo de 30 graus, de modo a preservar o máximo comprimento da ULC.
- Após a redução da giba dorsal do componente, as quatro etapas seguintes são realizadas a fim de reconstituir o dorso nasal.
- Ver **Vídeo 23.1**.

23.2.1 Puxar-Girar-Virar (*Pull-Twist-Turn*)

- Após as ULCs serem liberadas do septo e de seus mucopericôndrios subjacentes, a borda caudal destas podem ser cortadas, se necessário.
- O componente transversal de cada ULC é então suavemente puxado e dobrado medialmente. Isto permite que a porção transversal dobrada das ULCs seja efetivamente diretamente "prensada", adjacente ao aspecto mais dorsal do septo cartilaginoso (▶ Fig. 23.1).

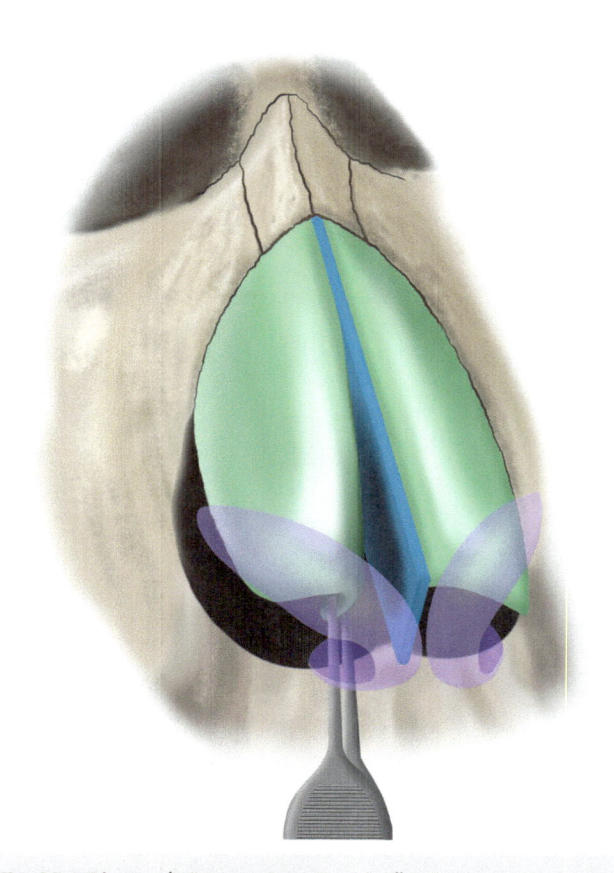

Fig. 23.1 Técnica de "puxar-girar-virar" (*pull-twist-turn*).

23.2.2 Suturas de Colchoeiro Horizontal

- Uma sutura de polidioxanona 5–0 é colocada a partir da porção dobrada da ULC de um lado, através da ULC dobrada do outro lado e, depois, de volta, através do septo distal, avançando ambas as ULCs distalmente ao longo do septo.
- A sutura acima ajuda a estabilizar as ULCs até o septo em leve tensão, facilitando um septo mais reto.
- Outra sutura de polidioxanona 5–0 é realizada proximalmente apenas distal à área K de forma semelhante, fornecendo suporte e estabilidade adicionais.
- As linhas estéticas dorsais adequadas são então confirmadas por meio da visualização direta e palpação do dorso nasal. O "teste de palpação de três pontos" usando o dedo indicador dominante umedecido com soro fisiológico é realizado tanto nas linhas estéticas dorsais à esquerda e à direita, bem como de forma centralizada para detectar quaisquer anormalidades de contorno (▶ Fig. 23.2).

23.2.3 Osteotomias Percutâneas *Low-to-Low*

- Em narizes com ossos nasais largos ou assimétricos, ou naqueles com um teto aberto após uma redução dorsal agressiva, recomenda-se a osteotomia.
- É realizada uma osteotomia percutânea lateral, uma vez que minimiza o trauma da mucosa nasal, ao mesmo tempo em que permite o controle máximo.
- O autor sênior prefere uma osteotomia na sequência *low-to-low* na maioria dos casos.
- Um osteótomo reto de 2 mm é introduzido na pele facial diretamente na porção média da pirâmide nasal óssea. Isto é feito em um plano horizontal paralelo à superfície anterior da maxila e na região da borda orbital inferior.
- Em um plano subperiosteal e enquanto exerce pressão digital constante, o osteótomo é então deslizado para baixo na parede nasal lateral e lateralmente ao longo dos processos frontais da maxila até que se chegue ao local da primeira osteotomia. Se realizada no plano certo, esta manobra permite o deslocamento da artéria angular, minimizando a possibilidade de ferimentos.
- Várias osteotomias perfuradas de 2 mm são realizadas na maxila no nível piriforme. Medialmente, o osteótomo é dirigido apenas em posição inferior ao canto medial. Os cuidados devem ser feitos para deixar 2 mm de osso intocado entre as osteotomias.
- Após a conclusão desse procedimento em ambos os lados da parede nasal, uma fratura em galho verde é feita com o polegar e o dedo indicador. Um elevador nasal de Boies pode, então, ser usado para a fratura e assegurar um alinhamento ósseo final adequado (▶ Fig. 23.3).

23.2.4 "Sutura de Texas": Sutura Simples Interrompida

- Ao utilizar a sutura de poliglactina 4–0 do tipo simples interrompida, toda a construção, que consiste tanto em retalhos autoexpansores e do septo cartilaginoso dorsal, é reforçada e depois fixada. Isso normalmente é realizado pelo menos cefalicamente, próximo à área K, bem como mais próximo da borda caudal das ULCs.
- A inspeção visual e palpação suave são então realizadas para assegurar a uniformidade estrutural do dorso reconstituído.
- Suturas simples interrompidas adicionais podem ser colocadas para reforçar o constructo, se necessário (▶ Fig. 23.4).

23.3 Cuidados Pós-Operatórios

- O cuidado pós-operatório é o mesmo utilizado para a rinoplastia aberta.
- Os pacientes são instruídos a descansar e dormir com a cabeça elevada.

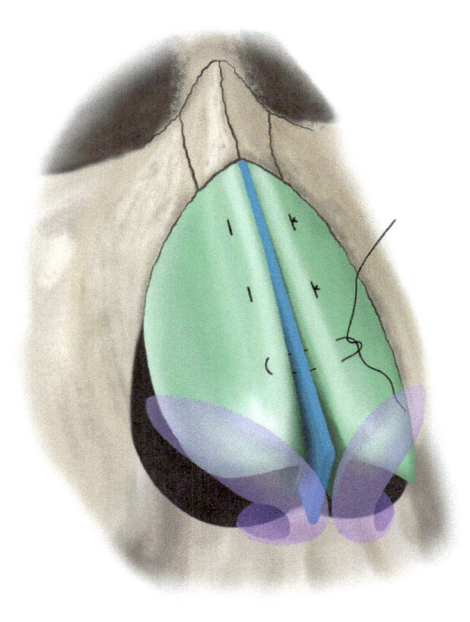

Fig. 23.2 Suturas de colchoeiro horizontal através das cartilagens laterais superiores (ULCs) e do septo.

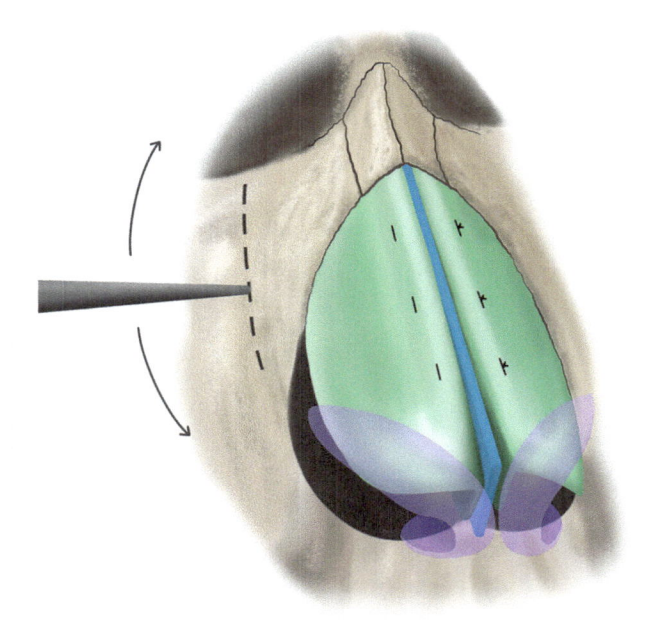

Fig. 23.3 Osteotomias percutâneas na sequência *low-to-low*.

- As compressas frias são usadas sobre os olhos e o rosto de forma intermitente durante as primeiras 72 horas de pós-operatório, tomando o cuidado de evitar pressão sobre o nariz.
- As incisões da base columelar e alar são limpas diariamente com peróxido de hidrogênio diluído, seguido da aplicação de pomada de antibióticos.
- A tala nasal é removida em 6 a 7 dias após a operação.
- As suturas são removidas em 6 a 7 dias de pós-operatório.

23.4 Exemplo de Caso

Uma paciente de 20 anos que foi submetida a uma rinoplastia aberta com redução do componente dorsal e à técnica de retalho expansor em quatro etapas. As fotos antes (esquerda) e depois (direita) em três vistas são fornecidas (▶ Fig. 23.5a-c).

23.5 Conclusão

A técnica do retalho expansor em quatro etapas é um método simples e facilmente reprodutível de modelagem do terço médio dorsal (dorso médio nasal), com preservação da função da válvula interna. Na rinoplastia primária, ela previne o uso de enxertos expansores em uma população seleta de pacientes que, de outra forma, estaria em alto risco de colapso de válvulas internas após a agressiva redução da giba dorsal.

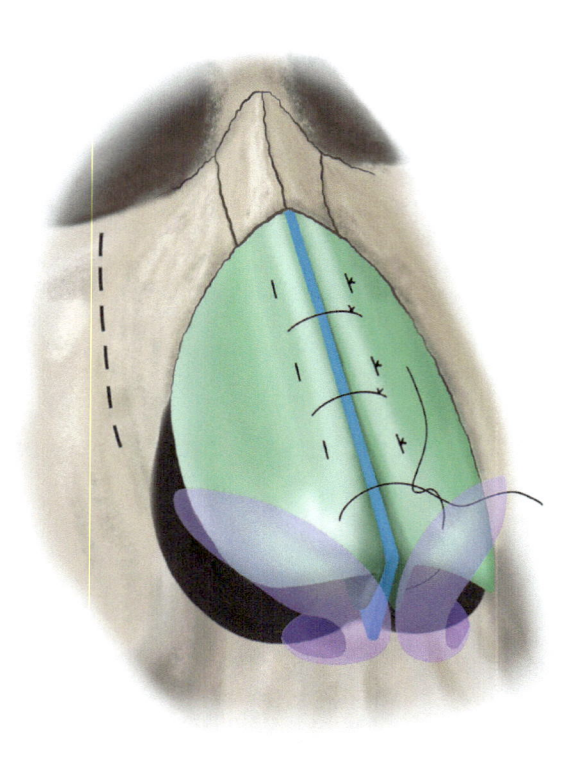

Fig. 23.4 "Sutura de Texas" — sutura simples interrompida na forma em *vest-over-pants*.

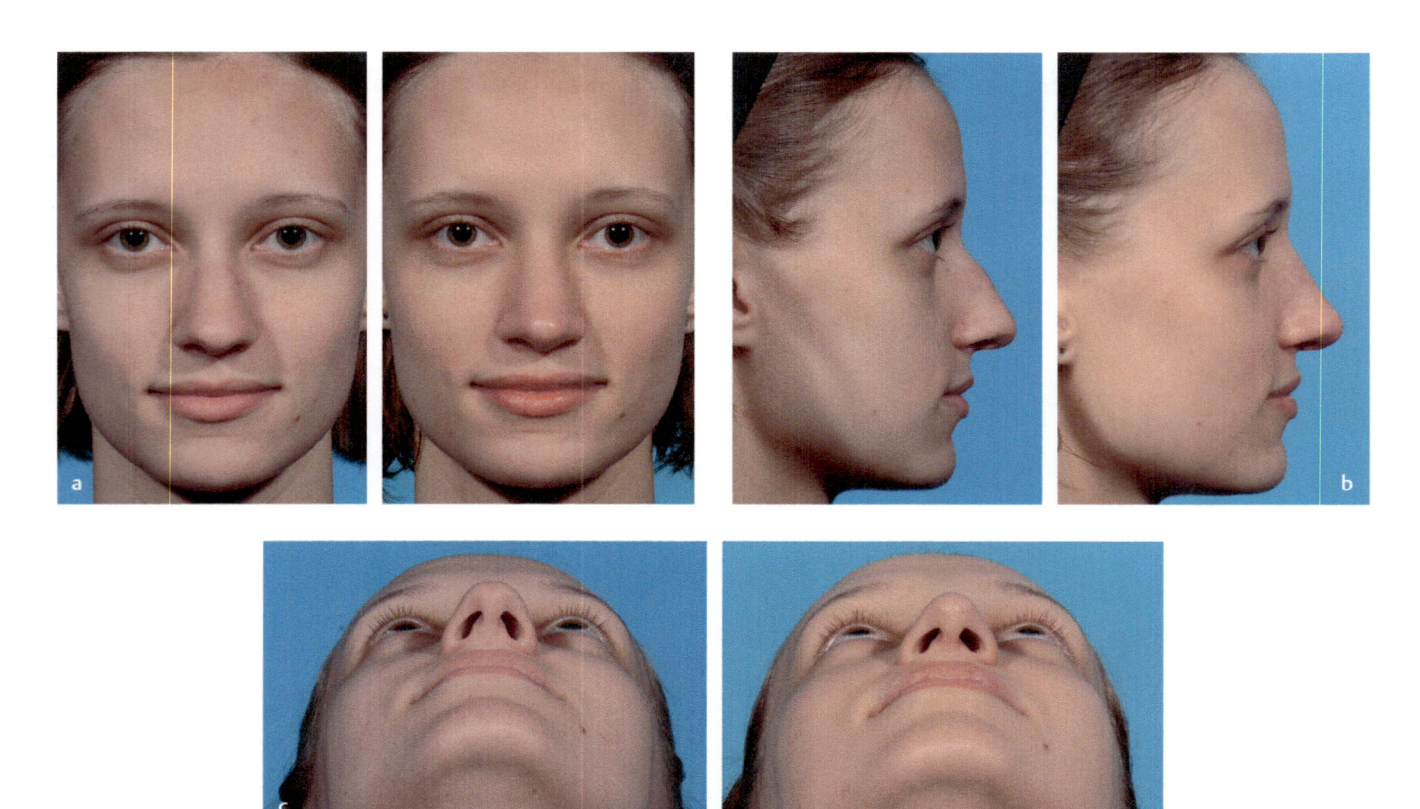

Fig. 23.5 (a-c) Uma paciente de 20 anos que foi submetida a uma rinoplastia aberta com redução do componente dorsal e técnica de retalho expansor em quatro etapas. São fornecidas fotos antes (esquerda) e depois (direita) em três vistas.

Referências

Byrd HS, Meade RA, Gonyon DL, Jr. Using the autospreader flap in primary rhinoplasty. Plast Reconstr Surg. 2007; 119(6):1897-1902.

Courtiss EH, Goldwyn RM. The effects of nasal surgery on airflow. Plast Reconstr Surg. 1983; 72(1):9-21.

Moubayed SP, Most SP. The autospreader flap for midvault reconstruction following dorsal hump resection. Facial Plast Surg. 2016; 32(1):36-41.

Rohrich RJ, Ahmad J. Rhinoplasty. Plast Reconstr Surg. 2011; 128(2):49e-73e.

Rohrich RJ, Krueger JK, Adams WP, Jr, Hollier LH, Jr. Achieving consistency in the lateral nasal osteotomy during rhinoplasty: an external perforated technique. Plast Reconstr Surg. 2001; 108(7):2122-2130, discussion 2131-2132.

Rohrich RJ, Muzaffar AR, Janis JE. Component dorsal hump reduction: the importance of maintaining dorsal aesthetic lines in rhinoplasty. Plast Reconstr Surg. 2004; 114(5):1298-1308, discussion 1309-1312.

Roostaeian J, Unger JG, Lee MR, Geissler P, Rohrich RJ. Reconstitution of the nasal dorsum following component dorsal reduction in primary rhinoplasty. Plast Reconstr Surg. 2014; 133(3):509-518.

Sheen JH. Spreader graft: a method of reconstructing the roof of the middle nasal vault following rhinoplasty. Plast Reconstr Surg. 1984; 73(2):230-239.

Villanueva NL, Afrooz PN, Carboy JA, Rohrich RJ. Nasal analysis: considerations for ethnic variation. Plast Reconstr Surg. 2019; 143(6):1179e-1188e.

Yoo S, Most SP. Nasal airway preservation using the autospreader technique: analysis of outcomes using a disease-specific quality-of-life instrument. Arch Facial Plast Surg. 2011; 13(4):231-233.

24 Manobras Acessórias em Rinoplastia: Enxerto de Suporte (*Strut*) Columelar

Rod J. Rohrich ▪ *Jon Kurkjian*

Resumo

O "*Strut* columelar" é uma manobra-chave de rinoplastia para unificar e manter a posição da ponta nasal. Este capítulo fornecerá uma descrição detalhada das indicações e técnicas adequadas para o uso do enxerto de suporte columelar.

Palavras-chave: enxerto de suporte columelar, projeção da ponta nasal, rotação da ponta nasal, unificação da ponta nasal.

> **Pontos Essenciais**
>
> - Os enxertos de suporte columelar representam uma manobra-chave para unificar a ponta nasal através da estabilização e equalização da *crura* medial e intermediária das cartilagens laterais inferiores.
> - As variações técnicas do *strut* columelar podem ser aplicadas para tratar uma ampla gama de deformidades nasais.
> - Os enxertos de suporte columelar podem ser colocados de forma dinâmica para auxiliar no aumento da projeção da ponta ou podem ser utilizados de forma estática para simplesmente manter a projeção da ponta.

24.1 Etapas Pré-Operatórias

- Realizar uma análise facial completa com foco na projeção da projeção, rotação e simetria da ponta nasal.
- Confirmar a disponibilidade de cartilagem adequada ao comprimento e força do *strut* columelar, que será necessária para abordar os objetivos estéticos e funcionais específicos.

24.2 Etapas Operatórias

- Retire cartilagem com tamanho e força adequados para um *strut* columelar. O ideal é que a cartilagem septal seja preferida para uma rinoplastia primária. A cartilagem costal é utilizada para *struts* columelares, em casos de rinoplastia secundária, onde a cartilagem septal é inadequada ou em pacientes com necessidade de suporte significativo da ponta. A cartilagem auricular pode ser usada, porém, pode necessitar de múltiplos fragmentos a serem suturados em conjunto para construir um enxerto de suporte columelar forte e simétrico sufientes.
- A cartilagem obtida é esculpida em uma forma quadrangular que possui de 2 a 4 mm de largura, 15 a 25 mm de comprimento e 2 mm de espessura.
- Evite deformar ou distorcer porções da cartilagem de maneira a maximizar a simetria no resultado final.
- A cartilagem deve ser modelada para criar um ligeiro ângulo em cada extremidade. Estas extremidades angulares são ideais para a colocação na bolsa de tecido mole proximal e distalmente, enquanto também cria a transição adequada do lóbulo da infraponta até a ponta nasal.
- Dissecar uma bolsa de tecido mole entre a *crura* medial posteriormente em direção à maxila, para deixar uma porção de tecido mole intacta, com a finalidade de evitar o "clique" pós-operatório do *strut* columelar na crista maxilar. A profundidade da dissecção da bolsa é essencial, pois deve corresponder aos objetivos do *strut* columelar (▶ Fig. 24.1). Uma bolsa de profundidade limitada será ideal se o enxerto de suporte columelar for utilizado de forma dinâmica, para projetar a ponta nasal e/ou se a cartilagem do enxerto columelar for curta. Uma bolsa mais profunda pode ser ideal se houver material de enxerto adequado e/ou se o enxerto for utilizado em uma forma estática para manter apenas a projeção da ponta.
- Um gancho duplo é utilizado para retrair as cartilagens laterais inferiores anteriormente, enquanto avança o enxerto de suporte columelar posteriormente, um em relação ao outro, com base no efeito desejado sobre a projeção da ponta (▶ Fig. 24.2). Se mais projeção for desejada, as cartilagens laterais inferiores podem ser avançadas anteriormente, ao mesmo tempo em que o *strut* columelar é deslocado posteriormente. A tensão de interface do enxerto–cartilagem lateral inferior pode ser ajustada com uma agulha de calibre 25, colocada através da *crura* medial e do constructo do enxerto.
- A inter-relação das estruturas é então avaliada e suturada em conjunto, que usam suturas PDS 5–0 do tipo colchoeiro horizontal. As suturas são colocadas na parte inferior e depois novamente na área de infraponta. Atenção especial é dada para garantir que as cruras mediais sejam orientadas de forma simétrica em todos os planos.

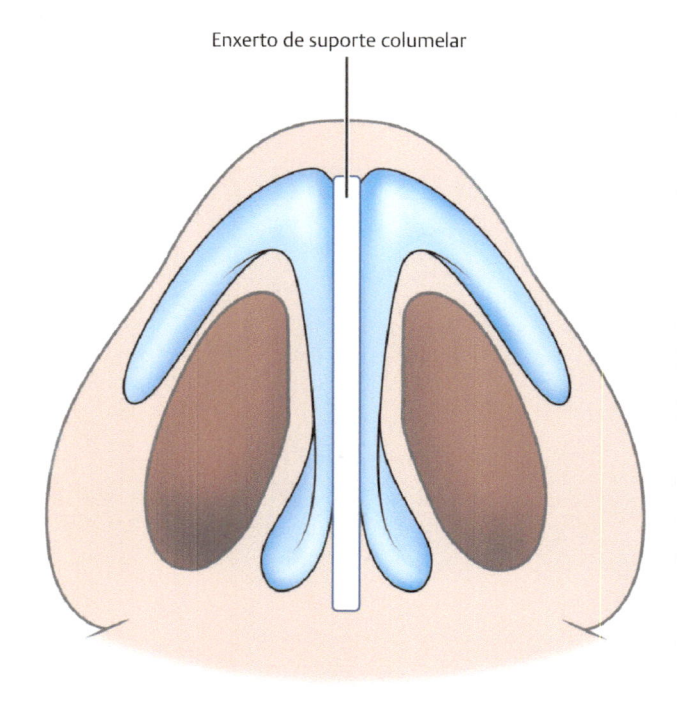

Fig. 24.1 Colocação padrão de *strut* columelar para manter a projeção da ponta e fortificar a crura medial.

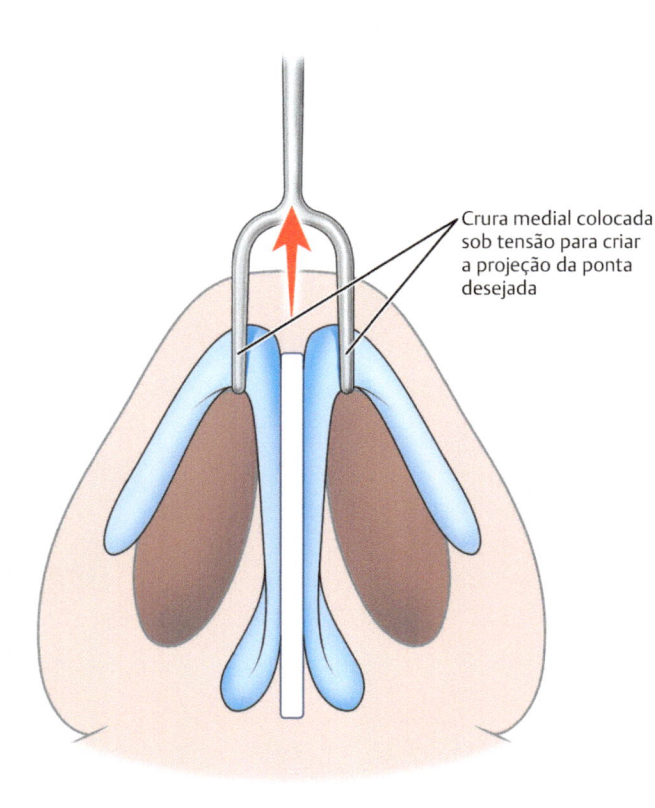

Fig. 24.2 A crura medial é puxada anteriormente (*seta*) e avançada ao longo do comprimento da estaca columelar com o intuito de aumentar a projeção da ponta.

Crura medial colocada sob tensão para criar a projeção da ponta desejada

- Se um aumento na projeção for desejado e um *strut* columelar dinâmico tiver sido colocado, o cirurgião pode esperar uma diminuição de 1 a 2 mm na projeção ao longo do tempo, à medida que o nariz cicatriza. Isso muitas vezes significa que uma sobrecorreção da projeção da ponta é necessária quando se usa uma estaca columelar para aumentar a projeção da ponta.
- O enxerto de suporte columelar é colocado para garantir que seja um enxerto invisível, que é usado para apoiar estruturalmente as cartilagens laterais inferiores e evitar qualquer contato direto com a pele. Particularmente, na área interdomal, qualquer visibilidade do enxerto para além da cartilagem lateral inferior deve ser evitada.
- Ver **Vídeo 24.1.**

24.3 Cuidados Pós-Operatórios

- As fitas adesivas e talas nasais devem ser aplicadas para limitar o impacto do edema no envelope de pele e na infraestrutura osteocartilaginosa.
- Após a cirurgia, a cabeça deve ser elevada para minimizar o edema.
- Gaze embebida em água gelada ou compressas de gelo deve ser aplicada nos olhos.
- Deve-se tomar muito cuidado para evitar qualquer trauma no nariz nas primeiras 4 a 6 semanas após a cirurgia.
- Limitar a ingestão de sal durante as 3 primeiras semanas após a cirurgia.

24.4 Exemplo de Caso

São mostradas fotos de uma rinoplastia primária 1 ano após a cirurgia. Um enxerto de suporte columelar foi utilizado de forma estática para manter a projeção da ponta (▶ Fig. 24.3a–l).

24.5 Conclusão

O *strut* columelar é utilizado, principalmente, para fortificar a projeção da ponta nasal, que dá suporte estrutural e forma à *crura* medial e intermediária das cartilagens laterais inferiores. As dimensões e a força inerente do enxerto de cartilagem, bem como a dissecção da bolsa podem ser ajustadas às necessidades anatômicas da paciente.

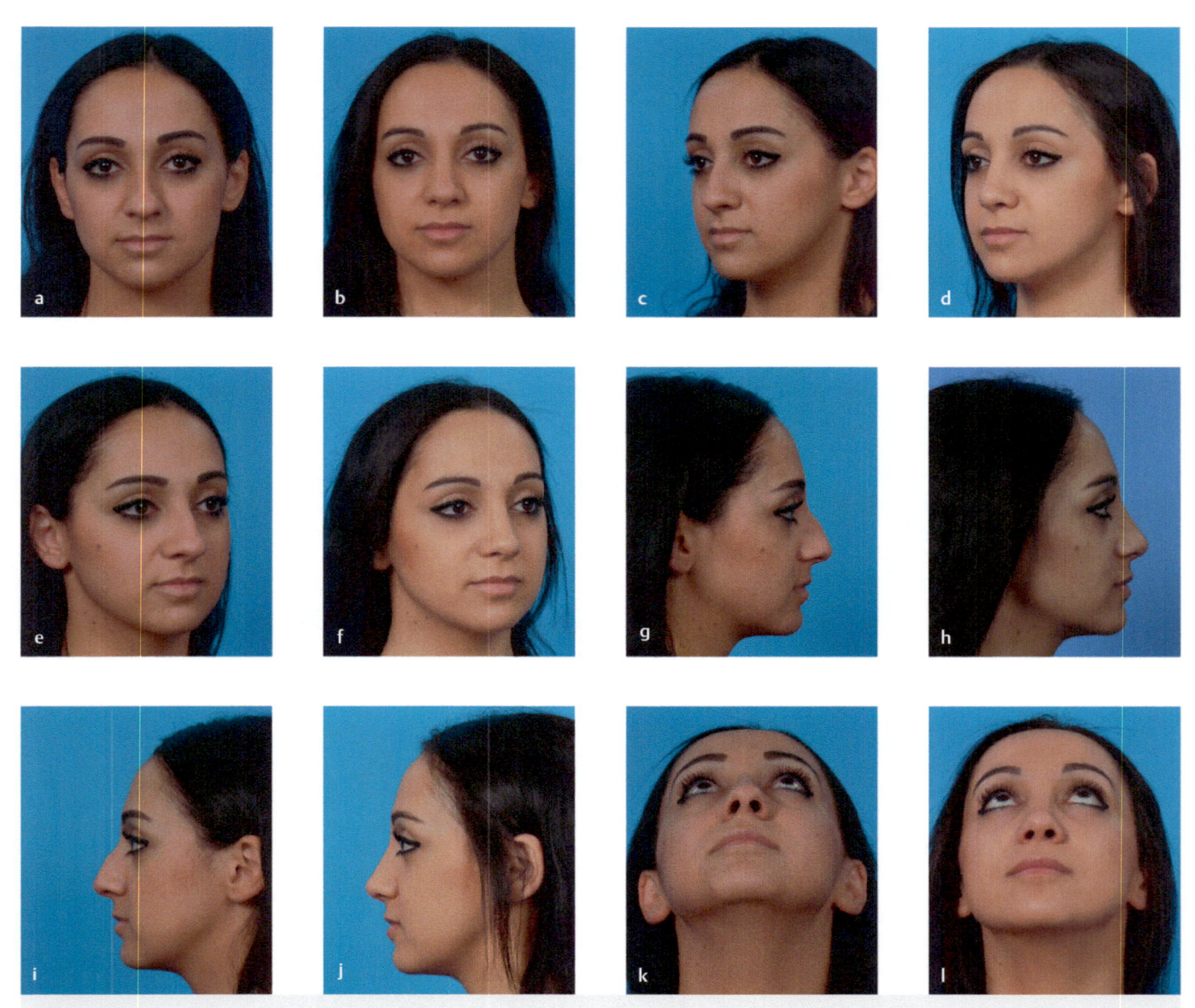

Fig. 24.3 (a-l) Fotos de uma rinoplastia primária 1 ano após a cirurgia. O enxerto de suporte columelar foi utilizado de forma estática para manter a projeção da ponta.

Referências

Hackney HL, Gunter JP. Increasing and decreasing tip projection in rhinoplasty. Operat Tech Plast Reconst Surg. 2000; 7(4):168-174.

Rohrich RJ, Hoxworth RE, Kurkjian TJ. The role of the columellar strut in rhinoplasty: indications and rationale. Plast Reconstr Surg. 2012; 129(1):118e-125e.

Rohrich RJ, Kurkjian TJ, Hoxworth RE, Stephan PJ, Mojallal A. The effect of the columellar strut graft on nasal tip position in primary rhinoplasty. Plast Reconstr Surg. 2012; 130(4):926-932.

Rohrich RJ, Liu JH. The dorsal columellar strut: innovative use of dorsal hump removal for a columellar strut. Aesthet Surg J. 2010; 30(1):30-35.

25 Manobras Acessórias em Rinoplastia: Enxertos de Contorno Alar

Jason Roostaeian • Sean Saadat

Resumo
Os enxertos de cartilagem são utilizados, há muito tempo, em todos os aspectos da rinoplastia estética e funcional, para auxiliar na correção de deformidades e fornecer um sólido suporte estrutural ao complexo nasal. O contorno alar é composto naturalmente de tecido fibroadiposo, sem suporte cartilaginoso, portanto, ocasiona alta incidência de deformidades, principalmente, após trauma ou rinoplastia prévia. O entalhe alar é uma deformidade significativa, que pode ocorrer por vários motivos, e não pode ser corrigido sem alguma forma de suporte para suavizar quaisquer irregularidades no envelope cutâneo nasal. Várias técnicas incluindo enxertos dérmicos, enxerto de gordura e técnicas de raspagem da pele são descritas para tentar corrigir entalhes no contorno alar, mas nenhuma dessas opções tem-se mostrado tão bem-sucedida quanto o enxerto do contorno alar. Como descrito neste capítulo, os enxertos de contorno alar, que são compostos de uma faixa de cartilagem autóloga ou cadavérica, são um componente essencial para corrigir deformidades alares, como entalhes ou colapsos. A cartilagem é colocada em uma bolsa subcutânea com dissecção romba na margem alar como último passo no procedimento. Os enxertos de contorno alar são um componente fundamental da rinoplastia e seu uso rotineiro demonstrou melhorar consistentemente a função nasal geral e os resultados estéticos.

Palavras-chave: asa nasal, rinoplastia, enxerto de contorno alar, margem alar, enxerto da cartilagem, estética nasal, reconstrução nasal, reconstrução alar.

Pontos Essenciais
- Sem o suporte estrutural adequado, a asa nasal pode retrair, entalhar ou colapsar, levando a déficits estéticos e funcionais no complexo nasal.
- Os enxertos de contorno alar são uma forma eficaz de corrigir o entalhe alar ou assimetrias dos contornos alares, tanto na rinoplastia primária, de revisão, como na reconstrução nasal.
- O contorno alar está idealmente localizado a menos de 2 mm do eixo longitudinal da narina.
- É importante lembrar que a visão da base do complexo nasal deve ser um triângulo equilátero com uma proporção alar para lobular de 2:1 (▶ Fig. 25.1c).
- O objetivo estético deve ser o de alcançar uma suave aparência de asa de gaivota na vista anteroposterior (▶ Fig. 25.1b).

25.1 Etapas Pré-Operatórias

25.1.1 Avaliação Inicial da Necessidade de Enxertos de Contorno Alar
- As indicações para a colocação do enxerto de contorno alar incluem margens alares fracas e assimétricas; uma ponta nasal ptótica, quadrada ou bulbosa; rinoplastia secundária que requer uma correção de entalhe alar; e reconstrução nasal após o comprometimento do complexo nasal-alar (▶ Fig. 25.2).

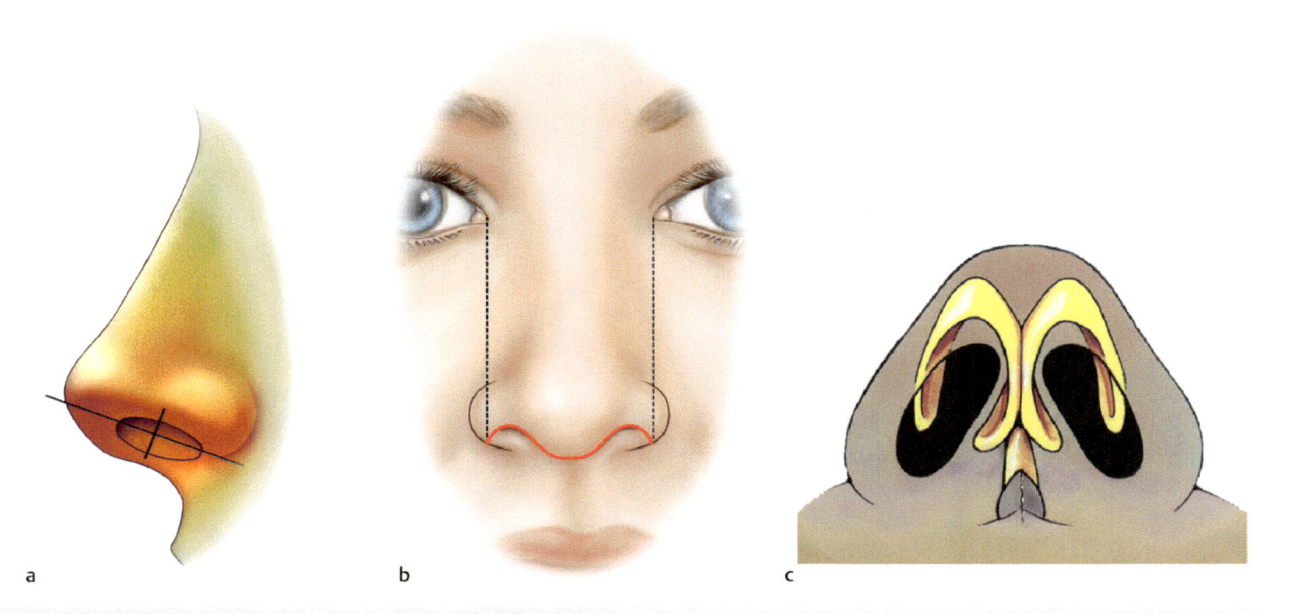

Fig. 25.1 (a-c) Visão geral da posição estética e funcional da asa nasal. **(a)** A posição alar na vista de perfil é fundamental para garantir que o nariz não tenha aspecto entalhado ou columelar excessivo. **(b)** Aparência discreta de asa de gaivota na vista anteroposterior. **(c)** A vista basal do complexo nasal deve apresentar um triângulo equilátero com uma proporção alar para lobular de 2:1. (Reproduzida com permissão de Dallas Rhinoplasty Meeting Alar Contour Grafting Presentation by Dr Jason Roostaeian, originally from Dallas Rhinoplasty).

- Os enxertos de contorno alar também são importante complemento a outros enxertos alares, como o enxerto de reforço alar ou o enxerto de suporte crural lateral.
- Certifique-se de determinar a força e a posição das cartilagens laterais inferiores, pois isso pode revelar a necessidade de suporte adicional, além de enxertos de contorno alar para corrigir deformidades alares significativas.
- No exame funcional, peça ao paciente para fazer uma inspiração nasal profunda e repetir enquanto bloqueia manualmente a narina esquerda ou direita, sequencialmente, para revelar se há um colapso evidente de qualquer uma das narinas, indicando falta de suporte estrutural na asa nasal.

25.2 Etapas Operatórias
- Ver **Vídeo 25.1**.

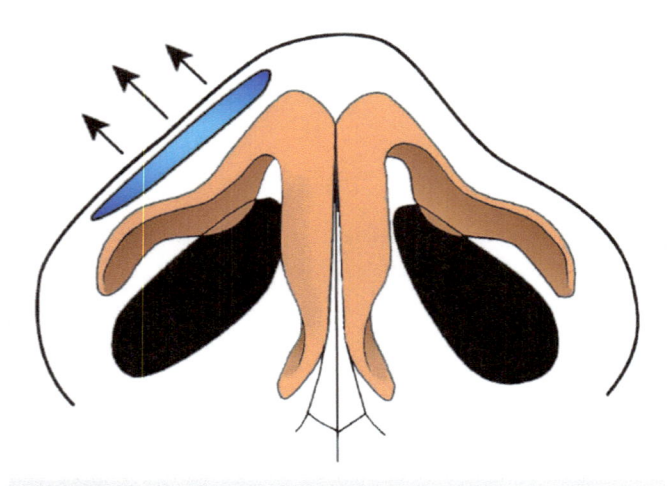

Fig. 25.2 Os enxertos de contorno alar são utilizados para a colocação do *stent* com o intuito de abrir a asa nasal para resultados ideais, tanto funcionais quanto estéticos. (Reproduzida com permissão de Dallas Rhinoplasty Meeting Alar Contour Grafting Presentation by Dr Jason Roostaeian, originally from Dallas Rhinoplasty.[4])

25.2.1 Técnica Aberta
- Deve ser feita como última etapa antes do fechamento do envelope cutâneo nasal.
- Criar bolsas subcutâneas paralelas ao contorno alar usando tesoura afiada para tenotomia a partir do domo, lateralmente, até a asa (▶ Fig. 25.3a, b).
- Ajustar cuidadosamente os enxertos de cartilagem em segmentos de força e comprimento iguais, com o intuito de evitar assimetria ou fraqueza unilateral.
- Os enxertos têm, idealmente, 2 a 3 mm de largura e aproximadamente 15 mm de comprimento (embora isso possa mudar dependendo da projeção nasal).
- Uma vez colocado, reposicionar o envelope cutâneo para avaliar a aparência e a palpabilidade do enxerto antes do fechamento do nariz.
- Se necessário, o enxerto do contorno alar pode ser suturado na parte inferior do complexo domal das cartilagens laterais inferiores para auxiliar no suporte do domo e prevenir a visibilidade ou migração do enxerto.

25.2.2 Técnica Fechada
- Semelhante à técnica aberta, esse procedimento também é feito como a última etapa da cirurgia de rinoplastia antes do fechamento das incisões intranasais.
- Criar uma incisão separada na superfície profunda do domo nasal e dissecar lateralmente com uma tesoura para criar cuidadosamente uma bolsa ao longo da borda alar.
- Utilizar as mesmas dimensões que na técnica aberta.
- Deve-se tomar cuidado para prevenir bordas palpáveis por afunilamento e modelagem do enxerto.
- Tanto na rinoplastia aberta como na fechada, a cartilagem pode ser extraída do septo, orelha ou costela.
- Na presença de cartilagem do septo frequentemente ausente ou mínima em pacientes submetidos à rinoplastia de revisão; a cartilagem auricular pode ser usada, às vezes, nos enxertos de contorno alar e é, de certa forma, ideal em razão de sua curvatura natural. No entanto, sua textura mais macia em comparação com a da cartilagem da costela oferece menor sustentação.

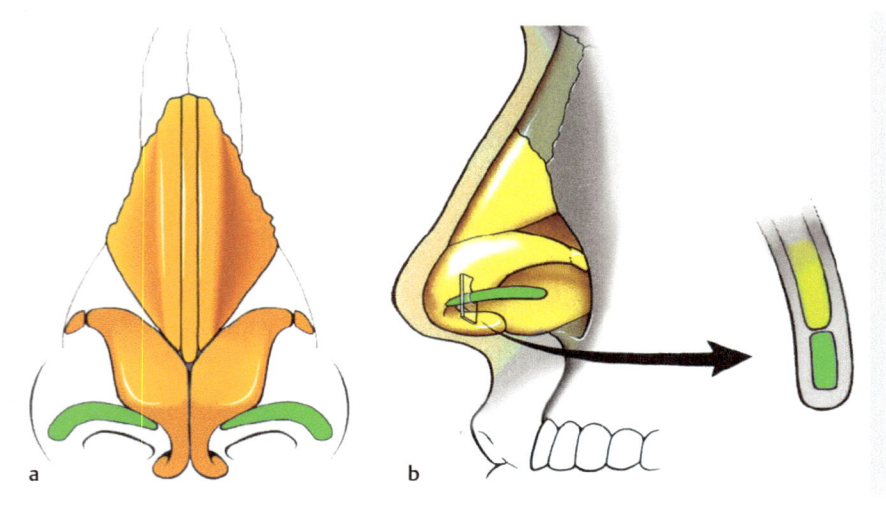

Fig. 25.3 (a, b) Os enxertos de contorno alar são colocados na bolsa subcutânea dissecada ao longo da borda alar e medialmente estão contíguos à *crura* intermediária das cartilagens laterais inferiores. (Reproduzida com permissão de Dallas Rhinoplasty Meeting Alar Contour Grafting Presentation by Dr Jason Roostaeian, originally from Dallas Rhinoplasty.)

25.3 Cuidados Pós-Operatórios

- Os enxertos de contorno alar não requerem cuidados pós-operatórios específicos para além de uma rinoplastia padrão.
- No pós-operatório, os pacientes terão talas internas de Doyle suturadas no local do septo com uma sutura simples de colchoeiro Prolene 3-0 para colocação do *stent* no complexo nasal, dar suporte ao septo e impedir a obstrução da respiração durante a recuperação imediata.
- As lavagens nasais com salina são encorajadas, pelo menos 3 vezes ao dia ou com a frequência que o paciente sente que seria benéfica a fim de manter as talas nasais limpas e também evitar qualquer obstrução das vias aéreas com secreções nasais ou drenagem pós-operatória.
- Na condição de rinoplastia aberta ou ressecção da base alar, quaisquer incisões externas são limpas diariamente com peróxido diluído para prevenir a formação de crostas de sangue e drenagem, além de facilitar a remoção da sutura tanto para o cirurgião como para o paciente na visita pós-operatória.
- Os pacientes devem evitar assoar o nariz ou exercer pressão indevida, no exterior do complexo nasal, durante o pós-operatório, visto que isso poderia levar a uma alteração ou violação do resultado final, tanto estética como funcional.

25.4 Exemplo de Caso

O caso selecionado mostra mulher de 32 anos submetida à rinoplastia aberta para reduzir a giba dorsal, melhorar a projeção da ponta e rotação, além de tratar preocupações gerais com a aparência mais larga e não refinada de seu nariz. Foram colocados enxertos expansores, assim como foram realizados outros procedimentos, como a redução da giba dorsal, osteotomias laterais, enxerto de extensão do septo e enxertos de contorno alar para tratar a presença excessiva da columela e retração alar. As fotos do pós-operatório foram tiradas 1 ano após sua cirurgia (▶ Fig. 25.4a–c).

25.5 Conclusão

Uma compreensão clara da anatomia nasal é a chave para realizar uma rinoplastia adequada, que refina esteticamente o nariz, ao mesmo tempo em que mantém a função. Existem melhores resultados na rinoplastia primária com o uso rotineiro de enxertos de contorno alar. Este tipo de enxerto fornece suporte estrutural adicional à válvula nasal externa. Observa-se o uso crescente de enxertos de contorno alar entre os cirurgiões de rinoplastia, em decorrência da facilidade de colocação, baixo perfil de complicação e necessidade mínima de cartilagem. Adaptação precisa dos enxertos é essencial para evitar a visibilidade do enxerto.

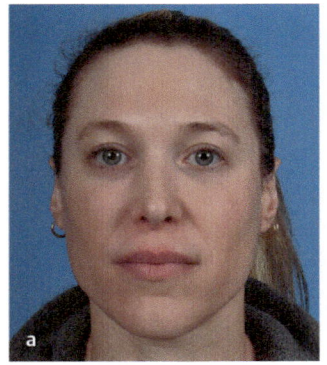

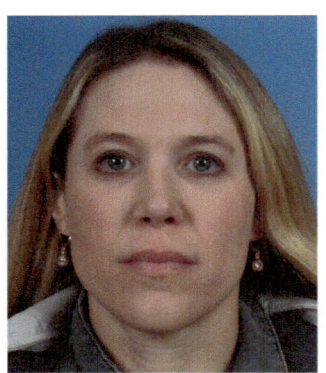

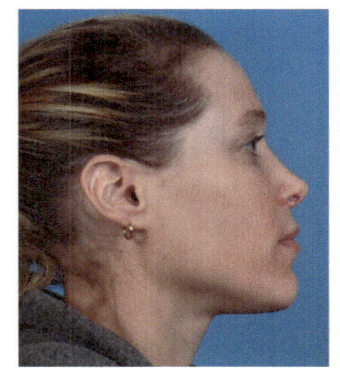

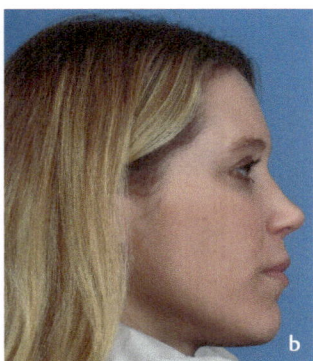

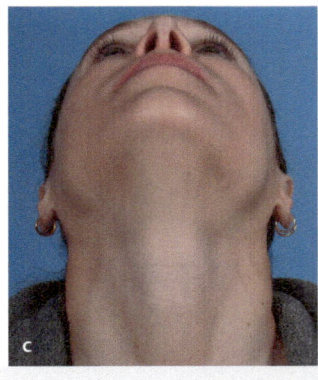

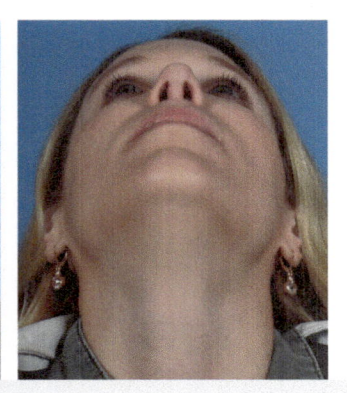

Fig. 25.4 (a) Vistas frontal, **(b)** basal e **(c)** lateral antes e depois do procedimento para corrigir a retração alar e a presença excessiva de columela.

Referências

Gunter JP, Rohrich RJ, Friedman RM. Classification and correction of alarcolumellar discrepancies in rhinoplasty. Plast Reconstr Surg. 1996; 97(3):643-648.

Rohrich RJ, Raniere J, Jr, Ha RY. The alar contour graft: correction and prevention of alar rim deformities in rhinoplasty. Plast Reconstr Surg. 2002; 109(7):2495-2505, discussion 2506-2508.

Roostaeian J, Jamil K, Rohrich RJ. Correction and prevention of alar rim deformities:alar contour grafts. In: Dallas Rhinoplasty. 3rd ed. St Louis, Missouri: Quality Medical Publishing.

Rohrich RJ, Malafa MM, Ahmad J, Basci DS. Managing alar flare in rhinoplasty. Plast Reconstr Surg. 2017; 140(5):910-919.

Unger J, Roostaeian J, Small K, Pezeshk R, Lee M, Harris R, Rohrich R. Alar contour grafts in rhinoplasty: a safe and reproducible way to refine alar contour aesthetics. Plast Reconstr Surg. 2016; 137(1):52-61.

26 Manobras Acessórias em Rinoplastia: Enxertos de Extensão Septal

David M. Kowalczyk ▪ Dean M. Toriumi

Resumo

Os enxertos de extensão septal caudal estabilizam a base nasal e definem a posição da ponta nasal. A via aérea deve ser cuidadosamente avaliada para sinais de desvio grave do septo, perfuração, obstrução da válvula nasal ou hipertrofia da concha nasal. Existem sete subtipos de enxertos disponíveis, que dependem da deformidade nasal do paciente. Os enxertos mais comumente utilizados são o término-terminal de base superior e de formato retangular. É indispensável que o cirurgião aconselhe o paciente sobre os possíveis resultados, que incluem um sulco labial superior, horizontal ao sorrir e rigidez da ponta nasal. As proporções nasais estéticas adequadas e os desejos do paciente devem ser sempre levados em consideração ao utilizar estas técnicas.

Palavras-chave: enxertos de extensão septal caudal, projeção da ponta, rotação da ponta, base nasal, obstrução nasal, desvio de septo.

> **Pontos Essenciais**
>
> - Os enxertos de extensão septal caudal estabilizam a base nasal e definem a posição da ponta nasal.
> - Existem sete subtipos de enxertos disponíveis, dependendo da deformidade nasal existente no paciente.
> - Independentemente da técnica escolhida, deve-se ter o cuidado de evitar a obstrução da via aérea nasal.

26.1 Etapas Pré-Operatórias

- Na visão de perfil, a projeção e rotação da ponta, a relação alar-columelar e a pré-maxila devem ser cuidadosamente avaliadas.
- Seja através de rinoscopia anterior e/ou endoscópio rígido, o septo deve ser visualizado e examinado para detectar desvios graves, perfuração septal, bloqueio de válvulas nasais ou hipertrofia da concha nasal.
- O septo caudal deve ser reto e em uma posição na linha mediana; os desvios do septo caudal devem ser corrigidos antes da colocação de um enxerto de extensão septal caudal.
- Deve haver suficiente pele vestibular disponível para posicionar o enxerto de extensão septal caudal.
- O paciente deve ser informado de que a colocação do enxerto tornará a ponta rígida e tem menos retração; além disso, o lábio superior pode tornar-se rígido ou desenvolver um sulco horizontal.

26.2 Etapas Operatórias

- Ver **Vídeo 26.1**.

26.2.1 Incisões e Dissecção

- Após preparação e posicionamento em condições esterilizadas, o nariz é infiltrado com 1% de lidocaína, contendo 1:100.000 de adrenalina.
- A atenção é direcionada para o septo posteroinferior, onde um segmento de cartilagem é removido enquanto preserva-se pelo menos 1,5 cm da estaca-L do septo nativo; se o septo caudal for desviado, os enxertos expansores com imobilizadores bilaterais podem ser utilizados para endireitar o septo caudal.
- Uma abordagem de rinoplastia externa é então iniciada cuidadosamente expondo as cartilagens laterais inferiores, o septo caudal e o terço médio nasal (abóbada média).

26.2.2 Seleção e Colocação do Enxerto

- A maioria dos enxertos é desenvolvida como um triângulo de ângulo reto com a margem mais longa orientada em posição superior para controlar a posição da ponta e prevenir o excesso de rotação da ponta.
- Existem sete subtipos de enxertos, se o triângulo de ângulo reto, padrão, não for adequado ao paciente.

Enxerto de Extensão Septal Caudal Término-Terminal de Base Superior (▶ Fig. 26.1)

- É o tipo de enxerto de extensão mais comumente utilizado.
- Este enxerto sustentará a base nasal com efeito mínimo sobre o lábio superior.
- É menos provável que crie rigidez no lábio superior.
- Este enxerto não se estende à espinha nasal e deve ser utilizado em conjunto com uma sutura da crura medial e um enxerto de preenchimento do ângulo nasolabial.
- Cartilagem mais macia com tecido mole acoplado deve ser usada para o enxerto de preenchimento e pode ser fixada pela via transcutânea, se necessário.

Enxerto de Extensão Septal Caudal em Formato Triangular (▶ Fig. 26.2a, b)

- Utilizado para aumentos significativos na projeção da ponta, quando o enxerto deve-se estender para além do ângulo septal anterior.
- Ajuda no suporte de uma base fraca.
- Populações étnicas (*p. ex.*, asiáticas), defeitos congênitos e pacientes com rinoplastia secundária são candidatos ideais.
- Evite a aderência à espinha nasal para minimizar o efeito sobre o lábio superior.
- Pode ser usado para abrir o ângulo nasolabial.
- Pode criar rigidez no lábio superior.

Enxerto de Extensão Septal Caudal de Base Larga (▶ Fig. 26.3)

- É útil em pacientes com um ângulo nasolabial agudo e/ou ponta ptótica.
- O enxerto é mais estreito anteriormente e mais largo posteriormente.
- A margem inferior deve ser suturada ao ângulo septal posterior acima da espinha nasal.

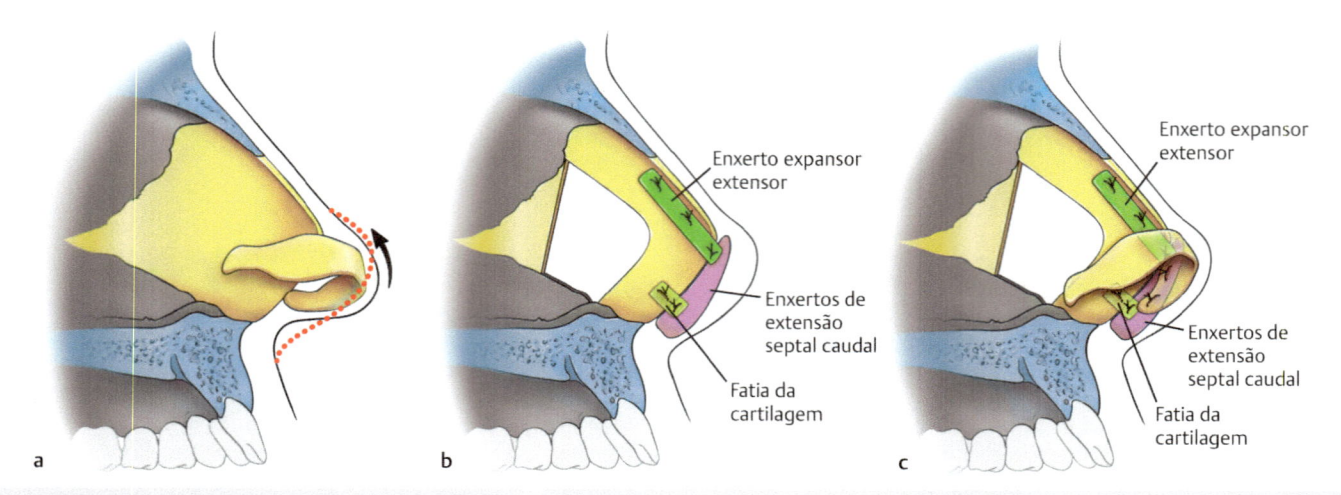

Fig. 26.1 (a) Objetivo desejado de contrarrotação da ponta nasal. **(b)** Enxerto de extensão septal caudal de base superior. **(c)** Crura medial reposicionada. (Reproduzida com permissão de Rohrich R, Adams W, Ahmad J, et al. (Eds.). Dallas Rhinoplasty. 3. ed. Thieme; 2014.)

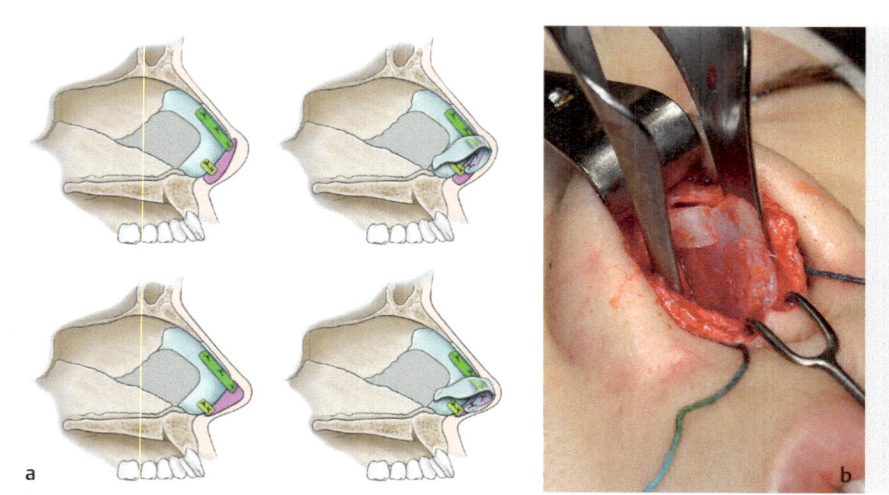

Fig. 26.2 (a) Enxerto de extensão septal caudal de base inferior. **(b)** Foto intraoperatória com o enxerto suturado na posição.

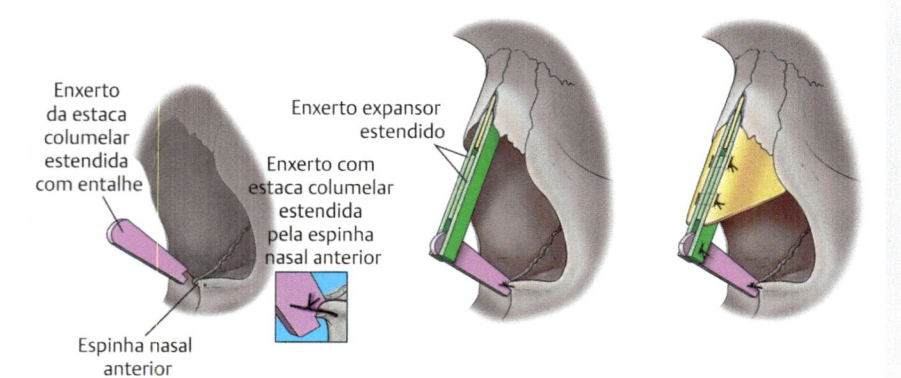

Fig. 26.3 Enxerto de extensão septal caudal de base larga. (Reproduzida com permissão de Rohrich R, Adams W, Ahmad J, et al. (Eds.). Dallas Rhinoplasty. 3. ed. Thieme; 2014.)

- Fatias finas de cartilagem ou de osso do etmoide devem ser usadas para fixar o enxerto em posição inferior.
- Evite utilizar esta técnica em pacientes cujas comissuras orais elevam-se ao sorrir, caso contrário, pode resultar em um sulco profundo no lábio superior.

Enxerto de Substituição Septal Caudal com Avanço da Crura Medial (▶ Fig. 26.4)

- É utilizado nos casos em que o septo caudal é gravemente lesionado e não pode ser endireitado utilizando técnicas típicas de imobilização.

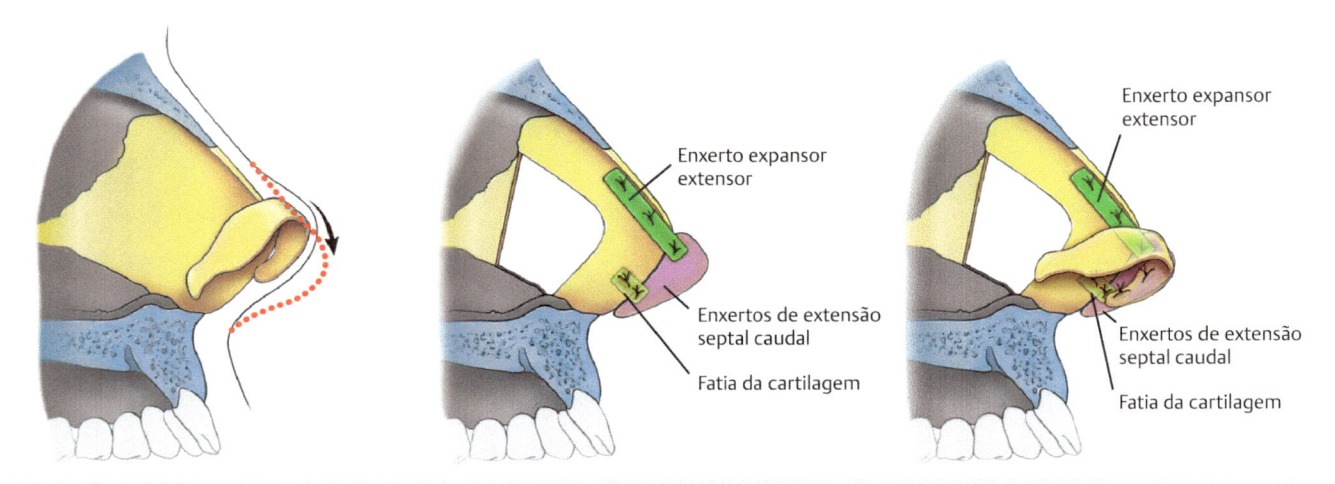

Fig. 26.4 Enxerto de substituição septal caudal com avanço da crura medial. (Reproduzida com permissão de Rohrich R, Adams W, Ahmad J, et al. (Eds.). Dallas Rhinoplasty. 3. ed. Thieme; 2014.)

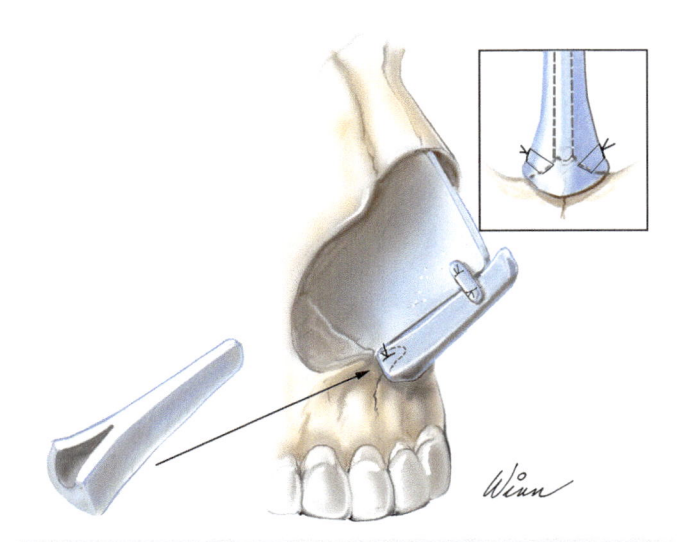

Fig. 26.5 Enxerto de substituição septal caudal de base alargada.

- O septo caudal fraco ou deformado é removido.
- O enxerto de substituição do septo caudal é suturado à espinha nasal e estabilizado com dois enxertos expansores estendidos.
- Este enxerto pode limitar a excursão do lábio superior criando um risco de formação de sulco no lábio superior, quando o paciente sorri.
- A crura medial é avançada sobre o enxerto, realizando-se uma sutura simples 4-0 com uma agulha septal reta e uma sutura intercrural PDS 5-0.

Enxerto de Substituição Septal Caudal de Base Alargada (▶ Fig. 26.5)
- Este enxerto se ajusta sobre a espinha nasal, mas é alargado em sua base para proporcionar o aumento da pré-maxila.
- O paciente ideal necessita de um aumento significativo da região nasolabial e/ou tem uma espinha nasal fina que não pode ser dividida sem se romper.

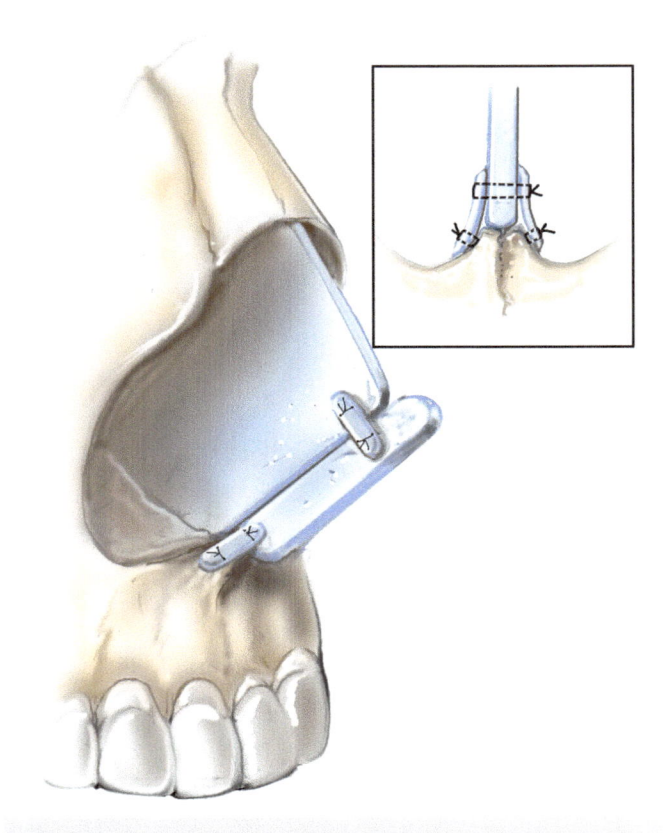

Fig. 26.6 Enxerto de substituição septal caudal com enxertos para colocação de tala nasal sobre a espinha nasal.

Enxerto de Substituição Septal Caudal com Enxertos de Imobilização sobre a Espinha Nasal (▶ Fig. 26.6)
- Eles são colocados em torno da base da estaca para permitir a fixação ao redor da espinha nasal, o que ajuda a prevenir o deslocamento.

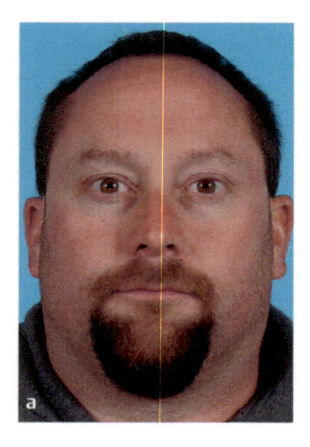

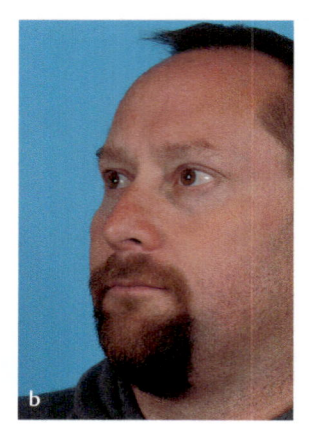

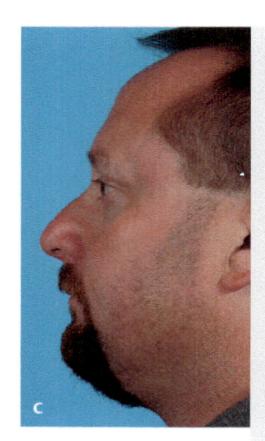

Fig. 26.7 (a-e) Um homem de 42 anos de idade submetido a uma rinoplastia funcional e estética primária. Na vista frontal, ele apresenta uma ponta estreita e leve retração alar. Sua vista lateral destaca uma proeminente giba dorsal e um ângulo nasolabial obtuso. Na vista basal, ele exibe uma ponta comprimida com narinas estreitas e pés das cruras mediais alargadas.

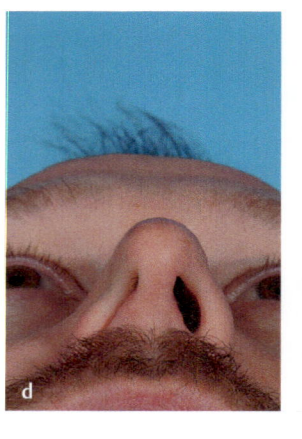

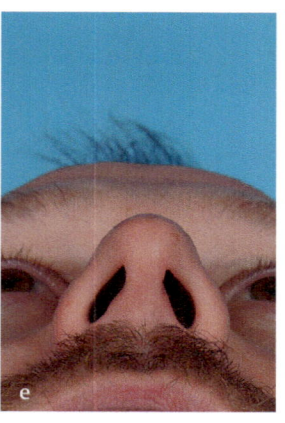

- Esta técnica é utilizada para aqueles que precisam de aumento pré-maxilar à luz de um ângulo nasolabial agudo.
- O enxerto deve ser maior e aparado uma vez na posição e avaliado com o envelope de tecido mole da pele refeito para a avaliação mais precisa.
- A via aérea nasal deve ser examinada após a colocação do enxerto para assegurar que a válvula nasal, ou vestíbulo, não esteja bloqueada.
- Deve-se tomar muito cuidado para garantir o posicionamento adequado da crura, para que atinja de 3 a 4 mm da exibição da columela; os domos devem estar situados de 5 a 8 mm acima do dorso nasal.

26.2.3 Fechamento

- Uma vez que o enxerto esteja totalmente fixo, o septo deve ser reaproximado com uma sutura categute simples 5-0 em forma de colchoeiro.
- As cartilagens laterais superiores devem ser fixadas novamente no septo dorsal, a fim de evitar o colapso inferomedial da parte superior das cartilagens laterais com subsequente deformidade do terço médio nasal.
- O nariz é selado e revestido com um molde no modo padrão.

26.3 Cuidados Pós-Operatórios

- Ao paciente são prescritos antibióticos orais por um mínimo de 7 dias, que devem incluir cobertura de cartilagem.
- A fita, o molde nasal, as suturas externas e as talas internas podem ser removidos, e o nariz limpo delicadamente após 7 dias.
- O paciente deve ser encorajado a andar várias vezes por dia, seguir uma dieta com pouco sal e evitar qualquer manipulação do nariz.

26.4 Exemplo de Caso

Um homem de 42 anos de idade foi submetido a uma rinoplastia funcional e estética primária. Na vista frontal, ele demonstra uma ponta estreita e leve retração alar. Sua vista lateral destaca uma giba dorsal evidente e um ângulo nasolabial obtuso. Na vista basal, ele tem uma ponta comprimida com narinas estreitas e pés das cruras mediais alargadas. Suas fotos pós-operatórias, de 4 meses, mostram linhas estéticas simétricas na ponta da sobrancelha, dorso reto e contrarrotação da ponta nasal com definição natural, relação alar-columelar favorável e melhoria da patência de ambas as narinas (▶ Fig. 26.7a-e e ▶ Fig. 26.8a-e).

26.5 Conclusão

Os enxertos de extensão septal caudal são mais bem utilizados para deficiências do septo caudal e uma base fraca. Mudanças drásticas na posição e rotação da ponta, assim como a excursão do lábio superior, podem ocorrer como resultado da colocação desses tipos de enxertos. As proporções nasais estéticas apropriadas e os desejos do paciente devem ser mantidos ao utilizar estas técnicas.

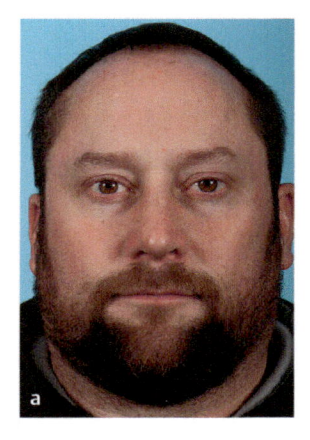

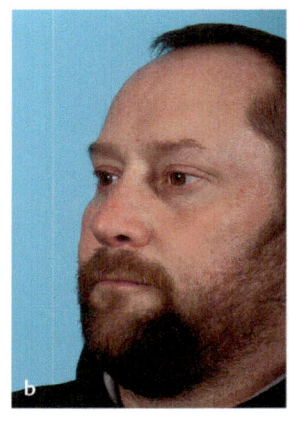

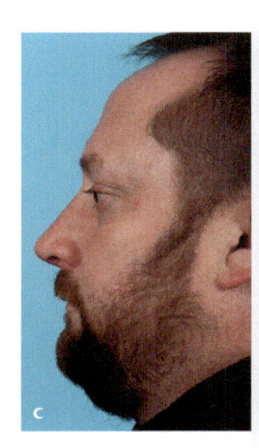

Fig. 26.8 (a-e) O mesmo paciente da ▶ Fig. 26.7, com fotos pós-operatórias, de 4 meses, apresentando linhas estéticas simétricas na ponta da testa, dorso reto e contrarrotação da ponta nasal com definição natural, relação alar-columelar favorável e melhora na patência de ambas as narinas.

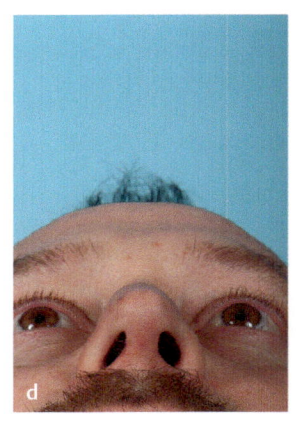

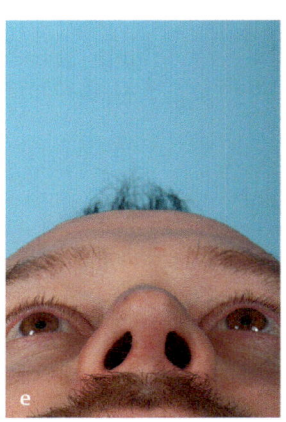

Referências

Toriumi DM. Caudal septal extension graft for correction of the retracted columella. Oper Tech Otolaryngol—Head Neck Surg. 1995;6(4):311-18.

Toriumi DM. Stabilizing the nasal base and caudal septal extension grafts. In: Structure Rhinoplasty: Lessons Learned in 30 Years. Chicago: DMT Solutions; 2019;1. p. 279-416.

Toriumi DM, Asher SA. Lateral crural repositioning for treatment of cephalic malposition. Facial Plast Surg Clin North Am. 2015;23(1):55-71.

Toriumi DM, Bared A. Revision of the surgically overshortened nose. Facial Plast Surg. 2012;28(4):407-16.

Toriumi DM, Becker DG. Other maneuvers: caudal extension grafts. In: Rhinoplasty Dissection Manual. Philadelphia: Lippincott; 1999. p. 118-21.

27 Cirurgia da Base Alar

Rod J. Rohrich • Jamil Ahmad • Yash J. Avashia • Ira L. Savetsky

Resumo

A cirurgia da base alar é um aspecto poderoso da rinoplastia. Em virtude das mudanças conferidas por manobras que ajustam a projeção da ponta, essa porção é realizada como a última etapa da rinoplastia aberta. A largura da base alar e o alargamento alar são duas entidades distintas. O manejo pode ser feito separadamente ou combinado, dependendo de cada caso. A natureza tridimensional da base alar requer uma análise detalhada e pontos de referência consistentes para marcar a largura da base e as reduções do alargamento. Uma abordagem sistemática para o manejo da largura da base alar e/ou alargamento alar aumentado ajudará a alcançar resultados consistentes.

Palavras-chave: base alar, alargamento alar, projeção da ponta, redução da base alar, cirurgia da base alar.

> **Pontos Essenciais**
> - A base alar é o ponto mais caudal da asa nasal na junção alar-facial.
> - A largura da base alar deve-se aproximar da distância intercantal (31–33 mm).
> - A distância intercantal é a distância entre os pontos mais laterais da asa.
> - O alargamento alar está presente quando a distância interalar é maior do que a largura da base alar (▶ Fig. 27.1).
> - Um maior grau de alargamento alar é aceito em pacientes não caucasianos.
> - O alargamento alar e a redução da base alar não são mutuamente exclusivos, mas representam entidades anatômicas distintas.

27.1 Etapas Pré-Operatórias

- A avaliação pré-operatória da base alar é realizada a partir da vista basal.
- Tanto a largura da base alar, como as distâncias interalares são mensuradas.
- Uma diferença maior que 2 mm entre estes valores em cada lado define o alargamento alar.
- Rohrich *et al.* descrevem quatro morfologias da base alar dependendo da localização do ponto mais lateral ao longo da asa em comparação à base nasal.
  - Tipo 1: O ponto lateral está próximo ao sulco alar-facial e é inferior ao nível da junção assoalho-base.
  - Tipo 2: O ponto lateral está no mesmo nível da junção assoalho-base.
  - Tipo 3: O ponto lateral é superior ao nível da junção assoalho-base.
  - Tipo 4: Esta é uma combinação do alargamento Tipo 3 com uma base nasal ampliada.

27.2 Etapas Operatórias

Ver **Vídeo 27.1**.
- Alterações na projeção e rotação da ponta nasal influenciam diretamente a largura e o alargamento da base alar.
  - A decisão de realizar a redução da base alar e/ou do alargamento alar deve ser feita durante a conclusão da rinoplastia após o fechamento da incisão transcolumelar.
  - Se a indicação não for clara, a redução é adiada até que o inchaço pós-cirúrgico diminua em 6 a 12 meses.
- A redução do alargamento alar é uma técnica poderosa para reduzir a distância interalar sem a carga de cicatriz associada a técnicas mais agressivas para a medialização da base alar.

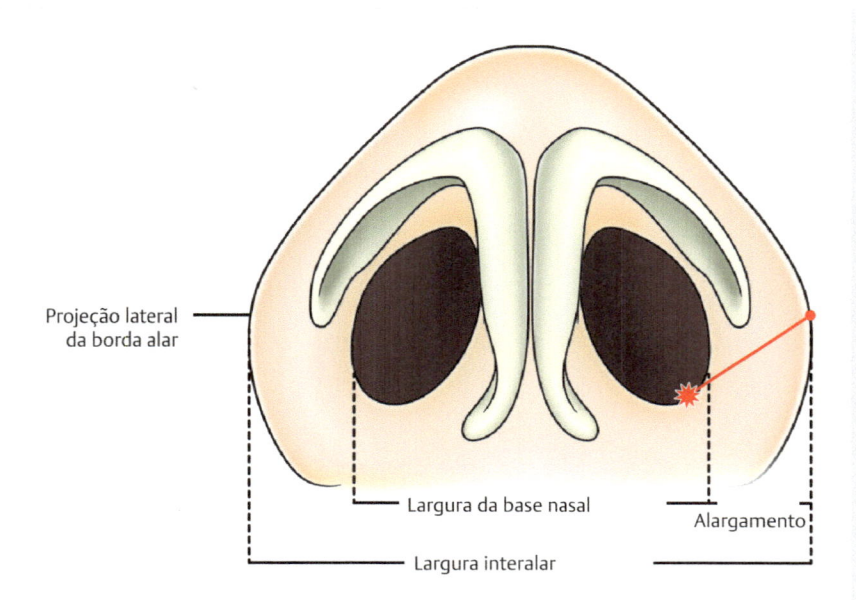

Fig. 27.1 Vista basal do nariz. A *seta vermelha com duas pontas* é desenhada do ponto mais lateral ao longo da borda alar até o ponto em que a base alar encontra o assoalho nasal ao longo da narina, a "junção do assoalho-base". A relação vertical relativa entre esses dois pontos na análise da vista basal caracteriza a morfologia do alargamento e orienta a concepção do padrão de excisão.

- O objetivo da redução do alargamento é diminuir o alargamento da narina e melhorar a harmonia nasal.
- Compreender o tipo de alargamento alar auxilia na concepção da excisão.
- A quantidade de excisão aumenta progressivamente em cada tipo (1 a 3).

■ Marcação da redução do alargamento alar (▶ Fig. 27.2):
  - Ponto 1: O ponto mais lateral é marcado no sulco alar-facial.
  - Ponto 2: A junção do assoalho-base é marcada.
  - Ponto 3: Um ponto situado a 2 mm, inferior à junção do assoalho-base, é marcado.
  - Linha 1: Uma linha curva no sulco alar-facial é feita do Ponto 1 ao Ponto 3.
  - Linha 2: Uma linha curva ao longo da asa é feita do Ponto 1 até o Ponto 3, criando uma elipse final. A largura da elipse aumenta com o grau de alargamento alar (Tipos 1 a 3).
  - Se a incisão inferior for feita a mais de 1 mm acima do sulco, corre-se o risco de ter uma cicatriz visível.
  - O canto medial da excisão elíptica não deve ir além da junção do assoalho-base, no assoalho nasal. Incisões nessa região estreitarão o assoalho nasal e distorcerão ainda mais o tamanho da narina.
  - É sempre mais seguro retirar menos tecido, permitindo um grau mais suave de alargamento alar, do que a ressecção excessiva e distorção da harmonia nasal.

■ Marcação da redução da base alar (▶ Fig. 27.2):
  - A redução da base alar pode ser realizada com ou sem redução do alargamento alar.
  - Quando realizada com redução do alargamento alar, a excisão do assoalho da narina é realizada para estreitar a largura da base.
  - A partir do Ponto 2, uma excisão elíptica do assoalho nasal é realizada no plano sagital para estreitar a largura da base.
    ◆ A junção assoalho-base deve ser preservada.
  - A junção do assoalho-base em relação à junção columelar-assoalho deve ser equivalente em ambos os lados.

■ Técnica cirúrgica:
  - Infiltrar 0,25% de Marcaine◊ com 1:100.000 de adrenalina no sítio da redução do alargamento proposto.
  - Usando uma lâmina #15, a cunha marcada é removida, incluindo a pele e o tecido subcutâneo. É importante não excisar as camadas mais profundas, incluindo o músculo.
  - A hemostasia é obtida com um eletrocautério de ponta fina.
  - O fechamento é realizado em uma camada usando-se suturas simples interrompidas de *naylon* 6–0.
  - Suturas profundas não são recomendadas, pois correm um alto risco de extrusão e cicatrizes inflamatórias nesta área.
  - Durante o fechamento, o primeiro ponto da sutura deve ser colocado onde a curvatura da borda alar encontra-se com o lábio superior.
  - Cada ponto da sutura deve ser meticulosamente colocado, incluindo sutura de espessura total de pele e tecido subcutâneo.

27.3 Cuidados Pós-Operatórios

■ Metade das suturas é removida no 7º dia de pós-operatório.
■ As suturas restantes são removidas no 10º dia de pós-operatório.

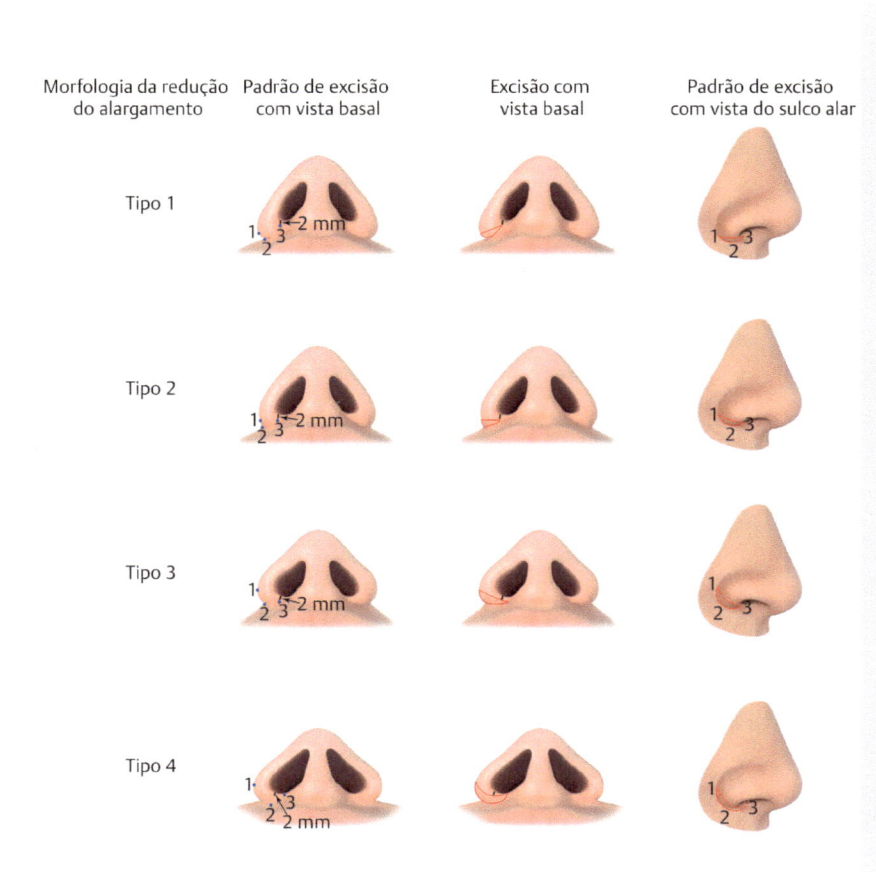

Fig. 27.2 Tipos de alargamentos alares e padrões de excisão. O alargamento é classificado de acordo com o local em que ocorre o ponto mais lateral ao longo da borda alar em relação ao nível da junção do assoalho-base na vista basal. No alargamento do Tipo 1, o ponto mais lateral (Ponto 1) na borda está abaixo da junção do assoalho-base de forma que uma linha reta desde a junção do assoalho-base até o ponto mais lateral na asa se inclinará inferiormente. No alargamento Tipo 2, esta linha é horizontal. No alargamento Tipo 3, a linha inclina-se de forma superior da junção do assoalho-base até o ponto mais lateral (Ponto 1) ao longo da borda alar. No Tipo 4, é uma combinação do alargamento do Tipo 3 com uma base nasal ampliada. A marcação da redução do alargamento alar é realizada pela marcação do ponto mais lateral no sulco alar-facial (Ponto 1), seguida pela marcação da junção do assoalho-base (Ponto 2). Um ponto situado a 2 mm, inferior à junção do assoalho-base, é então marcado (Ponto 3). Uma linha curva no sulco alar-facial é então desenhada do Ponto 1 ao Ponto 3 (Linha 1). Finalmente, uma linha curva adicional é desenhada ao longo da asa do Ponto 1 ao Ponto 3 criando uma elipse final. A largura da elipse aumenta com o grau de alargamento alar (1 a 3). É essencial preservar 2 mm da porção cutânea vertical do assoalho para evitar o entalhe e maximizar o resultado estético. Para o Tipo 4, a redução do alargamento alar com a excisão do assoalho da narina é realizada. A partir do Ponto 2, uma excisão elíptica do assoalho nasal é realizada no plano sagital para estreitar a largura da base. Mais uma vez, 2 mm da porção cutânea vertical do assoalho são preservados para evitar entalhes e maximizar o resultado estético.

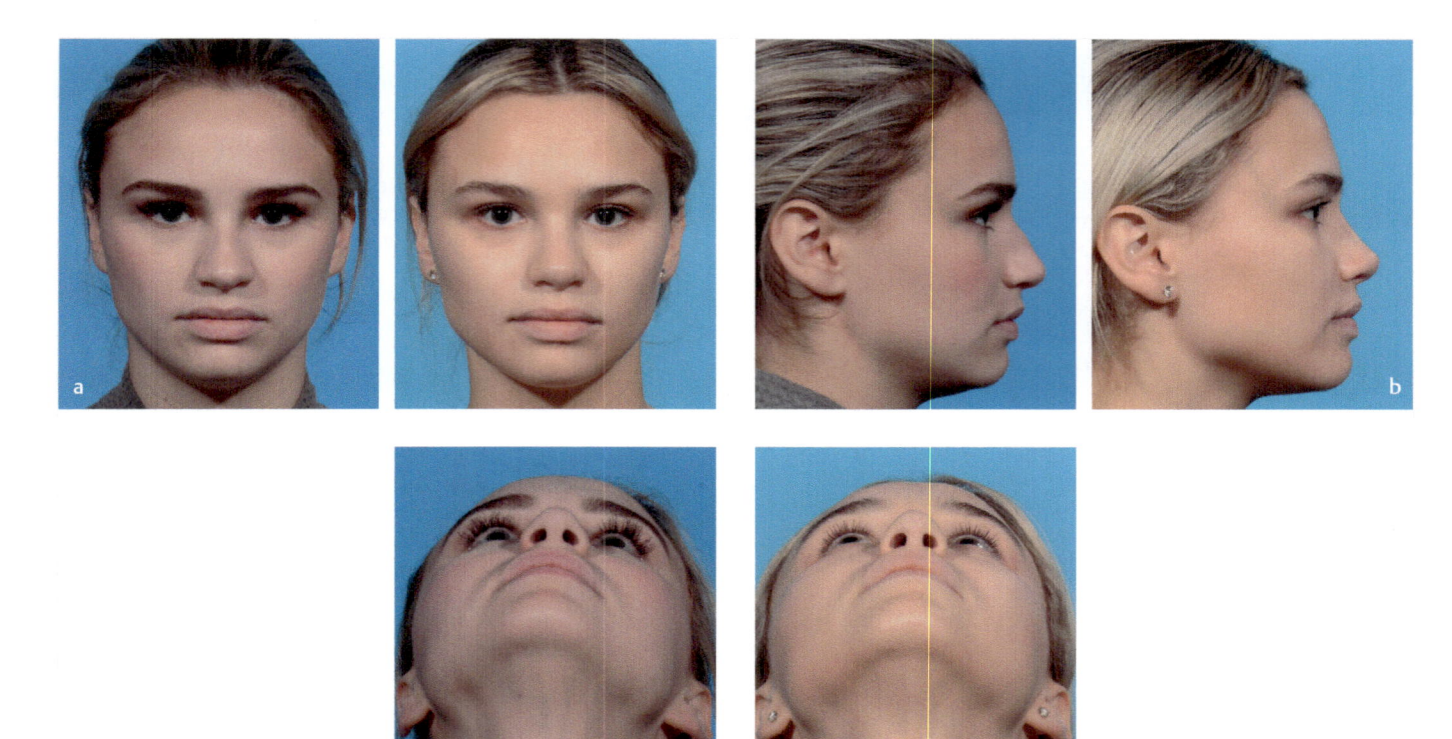

Fig. 27.3 (a–d) Exemplo de alargamento alar pré-operatório (D – Tipo 2, E – Tipo 3) tratado com redução do alargamento alar. Fotos pré-operatórias à esquerda, e fotos de 1 ano de pós-operatório à direita.

27.4 Exemplo de Caso

Exemplo de alargamento alar pré-operatório (D – Tipo 2, E – Tipo 3) tratado com redução do alargamento alar. Fotos pré-operatórias à esquerda e fotos pós-operatórias de 1 ano à direita (▶ Fig. 27.3a–d).

27.5 Conclusão

A cirurgia da base alar é uma técnica poderosa em rinoplastia. As avaliações pré-operatórias e intraoperatórias são essenciais para a tomada de decisão apropriada para a redução do alargamento alar. Uma abordagem sistemática para marcar as reduções do alargamento alar e da base alar permite resultados consistentes.

Referências

Kridel RW, Castellano RD. A simplified approach to alar base reduction: a review of 124 patients over 20 years. Arch Facial Plast Surg. 2005;7(2):81-93.

Rohrich RJ, Ahmad J. A practical approach to rhinoplasty. Plast Reconstr Surg. 2016;137(4):725e–746e.

Rohrich RJ, Afrooz PN. Primary open rhinoplasty. Plast Reconstr Surg. 2019;144(1):102e-117e.

Rohrich RJ, Malafa MM, Ahmad J, Basci DS. Managing alar flare in rhinoplasty. Plast Reconstr Surg. 2017; 140(5):910-19.

28 Rinoplastia Revisional

Rod J. Rohrich ▪ Jamil Ahmad ▪ Ira L. Savetsky

Resumo

A rinoplastia continua sendo uma das cirurgias mais desafiadoras realizadas por cirurgiões plásticos. A complexidade reside na capacidade de obter um resultado estético consistente e previsível. A imprevisibilidade é principalmente decorrente da interação das estruturas internas manipuladas e da dinâmica de cicatrização das feridas. Além disso, estabelecer expectativas realistas com o paciente é essencial para alcançar uma alta satisfação dos pacientes no pós-operatório. Uma abordagem de rinoplastia aberta permite a avaliação e intervenção precisas e aprofundadas. Fornecemos análise e discussão detalhadas sobre os motivos das falhas da rinoplastia primária e a abordagem cirúrgica para evitar esses problemas.

Palavras-chave: rinoplastia, rinoplastia revisional, rinoplastia aberta, rinoplastia secundária, retalhos expansores, enxertos expansores, enxertos de contorno alar, enxerto de extensão septal, enxerto de suporte columelar.

> **Pontos Essenciais**
> - Uma análise nasofacial abrangente e sistemática é fundamental no estabelecimento de metas e na formulação de um plano cirúrgico preciso para a cirurgia nasal estética.
> - Estabelecer expectativas realistas com o paciente é essencial para alcançar alta satisfação dos pacientes no pós-operatório.
> - O uso de suporte estrutural e o fechamento de espaço morto fornecerão um resultado mais consistente e previsível, ao mesmo tempo em que minimiza os fracassos da rinoplastia primária.
> - Uma abordagem de rinoplastia aberta permite avaliação e intervenção precisas e detalhadas.

28.1 Etapas Pré-Operatórias

28.1.1 Histórico Nasal e Exame Físico

- Peça aos pacientes que listem suas três principais preocupações estéticas e/ou funcionais nasais e as registre com precisão.
- Note qualquer trauma nasal e cirurgias anteriores, incluindo rinoplastia, reconstrução do septo/septoplastia e cirurgia sinusal e, quando possível, relatórios operatórios prévios devem ser revisados.
- Um exame nasal interno deve incluir a avaliação do septo, conchas e válvulas internas e externas.
- Palpar o nariz para avaliar o comprimento dos ossos nasais e a resistência das cartilagens laterais inferiores.

28.1.2 Proporções Nasofaciais e Análise Nasal Sistemática: Análise Nasal "10–7–5" (▶ Tabela 28.1)

- A avaliação da vista frontal deve incluir dez áreas-chave: proporções faciais, tipo de pele/espessura da pele, simetria/desvio nasal, largura da abóbada óssea, assimetria do terço médio nasal, linhas estéticas dorsais, forma da ponta/pontos de definição da ponta, bordas/base alar, projeção lobular infraponta e hipoplasia periapical/comprimento do lábio superior.
- A vista do perfil inclui sete áreas: altura e posição do radix, convexidade dorsal, comprimento nasal, projeção da ponta, rotação da ponta, relação alar-columelar e projeção do mento.
- Use a vista basal para avaliar cinco áreas: projeção nasal, forma/simetria da narina, simetria/largura da columela, largura da base alar e alargamento da borda alar.

28.2 Etapas Operatórias

- Mostramos a segurança de ignorar as incisões prévias na columela e fundamentar a localização da nova cicatriz com base em que o cirurgião sente que é ideal (Unger *et al.*, 2013.).
- O nariz deve ser abordado usando-se uma técnica aberta como descrita no *Capítulo 15 sobre Rinoplastia Aberta de Finesse* (refinamento). É fundamental que a dissecção permaneça profunda em relação ao tecido de cicatrização.
- Veja **Vídeo 28.1**.

28.2.1 Dorso Nasal e Terço Médio Nasal

- As deformidades do dorso nasal são comumente encontradas na rinoplastia revisional e podem conduzir não apenas a irregularidades e à ruptura das linhas estéticas dorsais, mas também levam ao comprometimento da válvula nasal interna.
- O suporte inadequado pode levar ao colapso do terço médio nasal, resultando em uma deformidade em V invertido esteticamente desagradável. O controle máximo com uma abordagem graduada do dorso é fundamental.
- Uso da redução do componente da giba dorsal com os "4Rs" do autor sênior é recomendado quando se trata desta área: (1) Liberar (**r**elease em inglês) as cartilagens laterais superiores do septo, (2) Realizar a **r**essecção crescente do septo propriamente dito, (3) **R**aspar o dorso ósseo e (4) **R**estaurar as linhas estéticas dorsais. Deformidades do dorso nasal são comumente encontradas e podem levar a irregularidades e rupturas das linhas estéticas dorsais (▶ Fig. 28.1).
- Quando houver volume suficiente de cartilagem lateral superior, a restauração das linhas estéticas dorsais é previsivelmente alcançada utilizando a abordagem em quatro etapas do autor sênior para enxertos autoexpansores: (1) puxar-virar-girar, (2) suturas de colchoeiro horizontal, (3) osteotomias percutâneas e (4) suturas simples interrompidas.
- Os enxertos expansores devem ser utilizados de forma seletiva quando for necessária a infraestrutura adicional do terço médio nasal (▶ Fig. 28.2a–c).
- O comprometimento de válvulas nasais externas também é comumente encontrado na rinoplastia revisional. Esta área é particularmente propensa a mudanças tardias por causa da contração de feridas e cicatrizes dos triângulos moles e da falta de suporte estrutural nessa região.
- O colapso alar decorrente do posicionamento incorreto dos enxertos alares, causando obstrução, é comumente encontrado.
- A remoção de enxertos alares obstrutivos e a substituição com suporte estrutural apropriado abrirão a válvula nasal externa e irão restaurar o fluxo de ar.

Tabela 28.1 Análise nasal com base em evidências: O método 10–7–5

Vista nasal	Análise
Frontal	
1. Proporções faciais	Altura (terços), largura (quintos), simetria
2. Tipo/qualidade da pele	Tipo Fitzpatrick, fino ou espesso, sebáceo
3. Simetria/desvio nasal	Linha mediana, desvio dorsal, desvio em forma de C, C reverso ou de S
4. Linhas estéticas dorsais	Reta, simétrica ou assimétrica, bem ou mal definida, estreita ou larga
5. Abóbada óssea	Ossos nasais estreitos ou largos, assimétricos, curtos ou longos
6. Terço médio nasal	Estreito ou largo, colapsado, V invertido, deformidade em sela
7. Ponta nasal	Ideal/bulboso/quadrado/comprimido, supraponta, pontos de definição da ponta, lóbulo infraponta
8. Bordas alares	Em forma de gaivota, facetas, entalhe, retração
9. Base alar	Largura
10. Lábio superior	Longo ou curto, septos depressores dinâmicos, prega labial superior
Lateral	
1. Ângulo nasofrontal e *radix*	Agudo ou obtuso, *radix* alto ou baixo, násio proeminente ou baixo
2. Comprimento nasal, dorso e supraponta	Comprimento: longo ou curto Dorso: liso, giba, supraponta escavada: quebra, plenitude, bico de papagaio, superprojetada ou subprojetada
3. Projeção da ponta	Superprojetada ou subprojetada
4. Rotação da ponta	Super-rotacionada ou sub-rotacionada
5. Relação alar-columelar	Asa suspensa ou retraída, columela suspensa ou retraída Deficiência de tecido maxilar ou mole
6. Hipoplasia periapical	Deficiência maxilar ou de tecido mole
7. Relação lábio-queixo	Queixo normal, superprojetado ou subprojetado
Basal	
1. Projeção nasal	Superprojetada ou subprojetada, pontos de definição da ponta bem ou mal definidos, proporção columelar-lóbulo
2. Narina	Simetria, narina longa/estreita ou curta/larga, proporção narina-ponta, asa côncava ou convexa
3. Columela	Desvio septal caudal, alargamento da crura medial
4. Base alar	Largura
5. Alargamento alar	

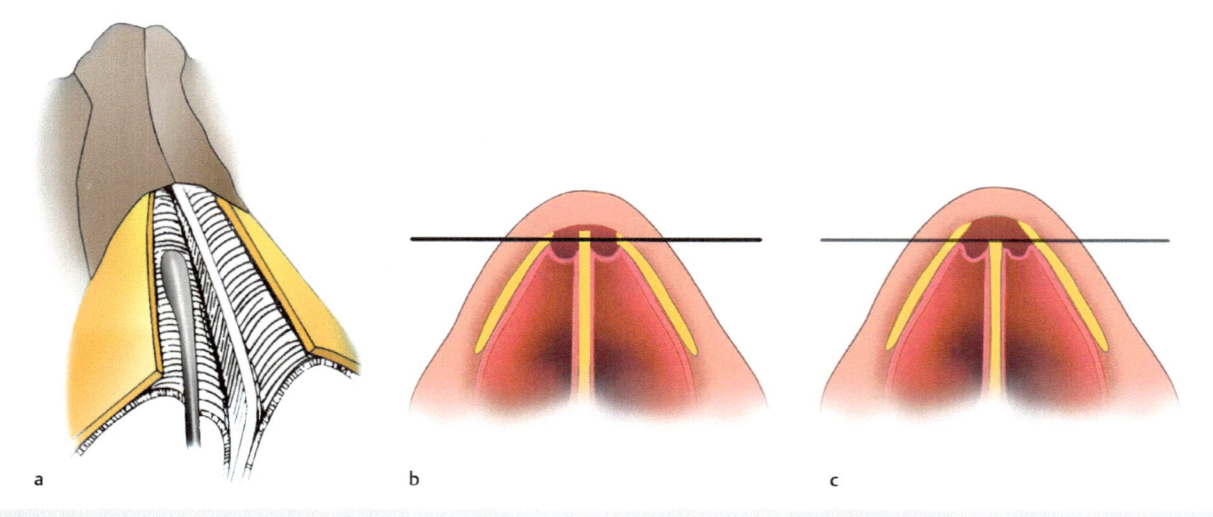

Fig. 28.1 (a–c) Componente dorsal. Abordagem cirúrgica no dorso: separação das cartilagens laterais superiores a partir do septo. O mucopericôndrio do septo dorsal é elevado, de caudal para cefálico, até que o elevador alcance os ossos nasais. (Reproduzida com permissão de Rohrich R, Ahmad J (Eds.). The Dallas Rhinoplasty and Dallas Cosmetic Surgery Dissection Guide. 1. ed. Thieme; 2018.)

Etapas Operatórias

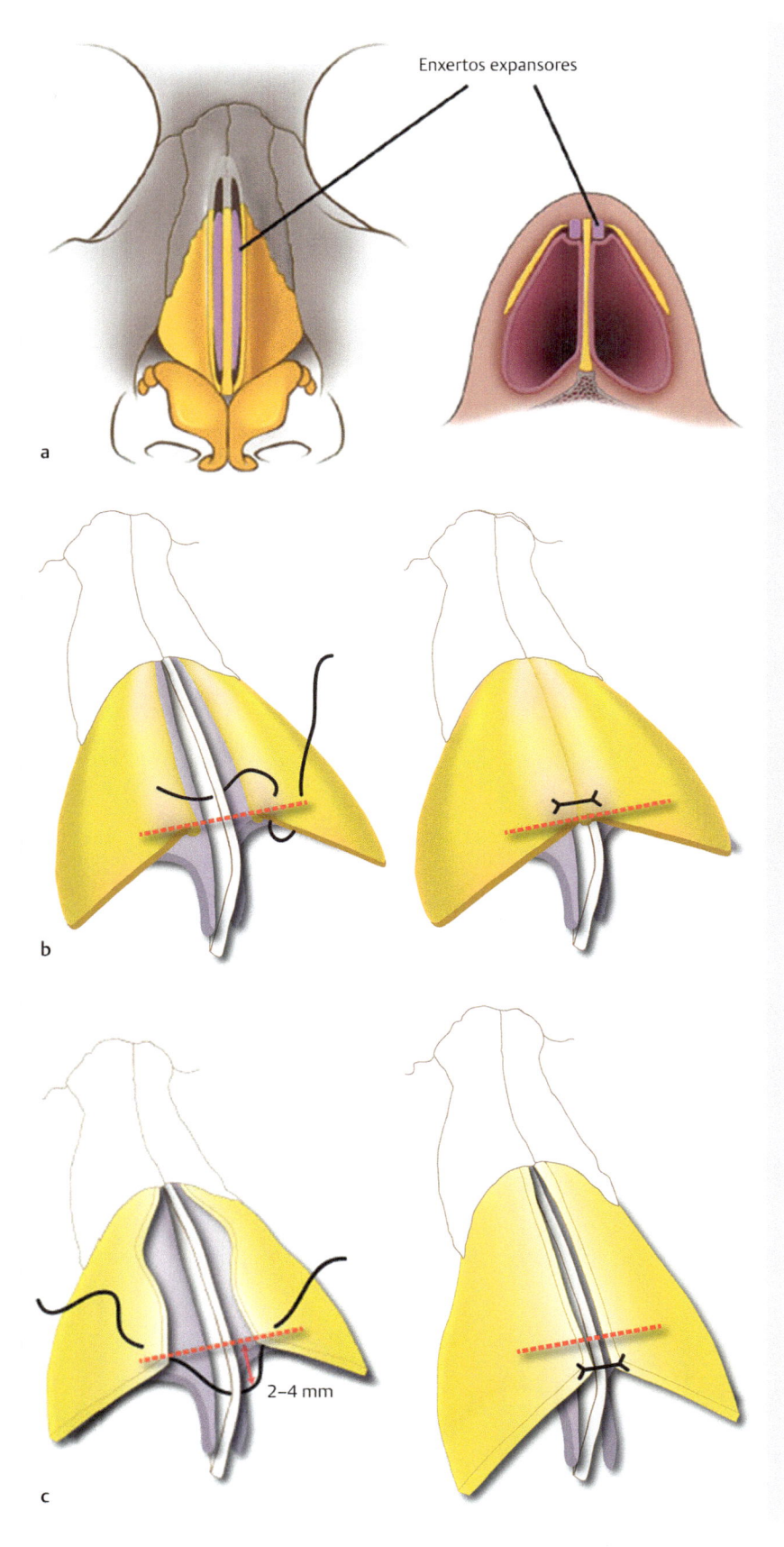

Fig. 28.2 (a) Enxertos expansores. Reconstituição do dorso: enxertos expansores. Os enxertos expansores podem ser posicionados no ou acima do plano do septo dorsal para que sejam visíveis para indicações estéticas ou abaixo dele como nos enxertos invisíveis para indicações puramente funcionais. (Reproduzida com permissão de Rohrich R, Ahmad J (Eds.). Secondary Rhinoplasty by the Global Masters. 1. ed. Thieme; 2016.) **(b)** Retalhos expansores. Reconstituição do dorso: Tipo 3: restauração do terço médio com modificação do retalho expansor. As suturas PDS 5–0 são colocadas em posição caudal em relação à borda superior das cartilagens laterais superiores, dobrando assim a borda superior das cartilagens laterais superiores. Isso tem uma função do tipo expansor. Esta técnica deve ser empregada na tentativa de alargar o terço médio nasal.
(c) Suturas de expansão de tensão da cartilagem lateral superior. (Reproduzida com permissão de Rohrich R, Adams W, Ahmad J et al. (Eds.). Dallas Rhinoplasty: Nasal Surgery by the Masters. 3. ed. Thieme; 2014.)

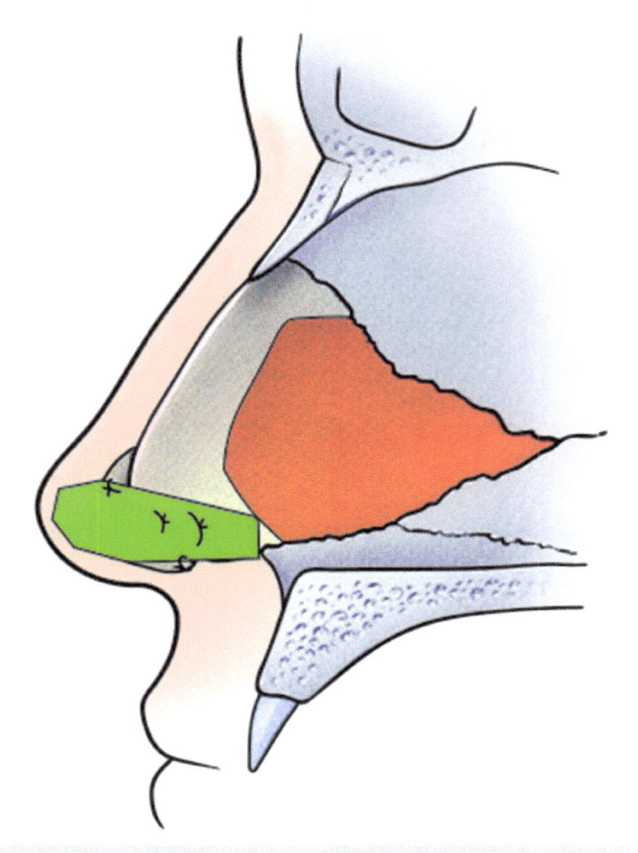

Fig. 28.3 Técnica de sutura em quatro etapas do enxerto de extensão septal.

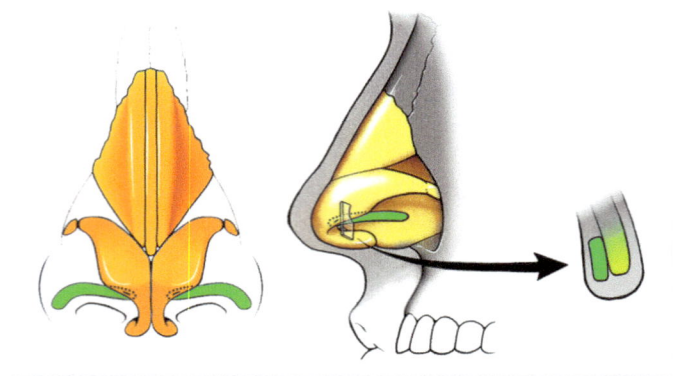

Fig. 28.4 O enxerto de contorno alar estendido é utilizado para evitar o entalhe da borda alar anterior, em que a crura lateral começa a divergir da borda alar à medida que se dirige para a abertura piriforme. (Reproduzida com permissão de Rohrich R, Adams W, Ahmad J et al. (Eds.). Dallas Rhinoplasty: Nasal Surgery by the Masters. 3. ed. Thieme; 2014.)

- O posicionamento apropriado e de rotina dos enxertos de contorno alar estendido na rinoplastia primária é defendido, pois ajuda a prevenir colapso das válvulas nasais externas secundariamente.

28.2.2 Cicatrização de Feridas

- A imprevisibilidade da cicatrização de feridas na rinoplastia é frequentemente o determinante-chave de um bom resultado *versus* um mau resultado.
- A criação de espaço morto em rinoplastia gera um ambiente para contração errática dos tecidos moles.
- Para minimizar o efeito da formação de tecido cicatricial, a técnica cirúrgica com dissecção precisa e mínima, mantendo o plano correto de dissecção, é essencial.
- A quantidade mínima de ressecção da estrutura interna deve ser realizada para obter o resultado desejado.
- A hemostasia meticulosa e o uso de ácido tranexâmico são transformadores na prática do autor sênior.

28.2.3 Suporte Estrutural

- A contração do tecido mole é exacerbada pela falta de suporte estrutural, que é frequentemente observada na rinoplastia revisional.
- A perda da projeção da ponta após uma rinoplastia primária não é incomum e só se agrava com o suporte estrutural zero a mínimo.

- É a preferência do autor sênior a utilização de um enxerto de extensão septal para controlar a rotação e também a projeção da ponta.
- O enxerto de extensão septal tem a forma de uma quilha que mimetiza a margem inferior da crura medial.
- Ele é colocado no ângulo septal anterior como um enxerto "flutuante-fixo" com extensão além do ângulo septal anterior para o espaço interdomal com a porção mais caudal e inferior do enxerto, colocada na borda cefálica do ramo medial no ângulo columelar-lobular.
- É realizada uma técnica de sutura em quatro etapas (▶ Fig. 28.3): (1) Sutura de colchoeiro horizontal de fixação do corpo, (2) Sutura de estabilização superior, (3) sutura de estabilização inferior e (4) sutura de colchoeiro horizontal para estabilização do corpo.
- As deformidades das bordas alares representam um dos problemas mais comuns encontrados na rinoplastia revisional. Elas variam de entalhe à retração alar, colapso e assimetria. Estas deformidades são bem caracterizadas pela relação alar-columelar.
- Esta área é particularmente propensa a mudanças tardias em virtude da contração das feridas e cicatrização dos triângulos moles e a falta de suporte estrutural nessa região.
- É preferência do autor sênior o uso rotineiro de um enxerto de contorno alar estendido na rinoplastia primária, dada sua evidente melhoria na estética alar (▶ Fig. 28.4).
- Se houver qualquer entalhe residual ou assimetria após a colocação do enxerto de contorno alar estendido, um enxerto de contorno alar retrógrado ou duplo é colocado por uma incisão perfurante distinta abaixo do enxerto de contorno alar estendido (▶ Fig. 28.5).

28.2.4 Fechamento de Espaço Morto

- Obliteração de espaço morto é um componente-chave em rinoplastia, pois minimiza a contração dos tecidos moles, fornecendo um resultado mais previsível.
- O fechamento do espaço morto é realizado de maneira sistemática em cinco etapas: (1) Enxerto em borboleta com lóbulo infraponta, (2) fechamento do septo membranoso, (3) talas de septo, (4) tala externa e (5) triângulo de tecido mole Surgicel® impregnado com aplicação de mupirocina.

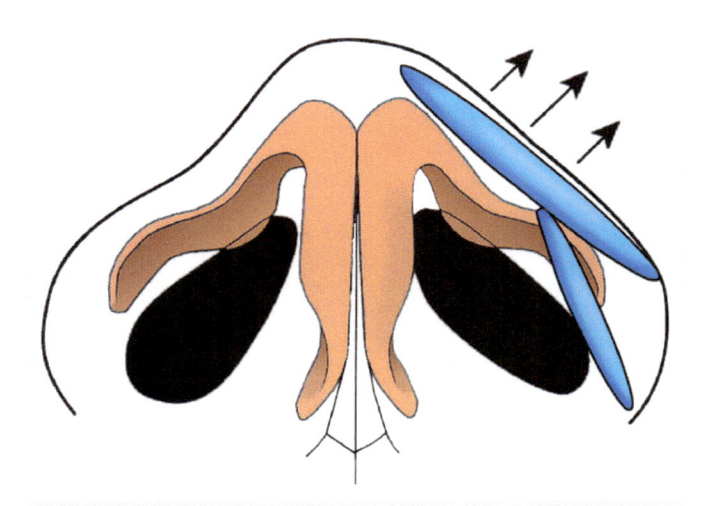

Fig. 28.5 Enxerto de contorno alar retrógrado ou duplo.

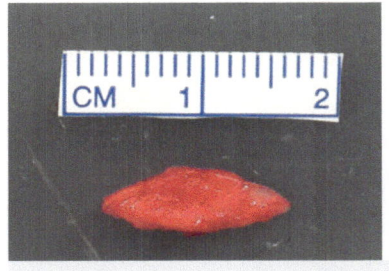

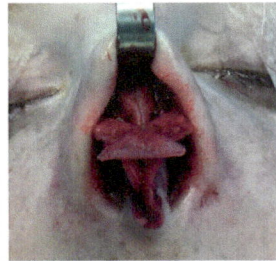

Fig. 28.6 Enxerto em forma de borboleta do lóbulo infraponta.

- O enxerto em borboleta do lóbulo infraponta é utilizado para obliterar o espaço morto acima da cartilagem lateral inferior após a remoção da margem cefálica da cartilagem lateral inferior. Isto minimiza as cicatrizes e a retração da borda alar. É um enxerto mole, normalmente obtido da cartilagem cortada na porção cefálica. Este enxerto também fornece suporte e continuidade entre a ponta e o lóbulo alar, que é de outra forma propensa ao colapso e irregularidades de contorno (▶ Fig. 28.6).
- O fechamento do septo membranoso após reconstrução septal e o fechamento ao redor do enxerto de extensão septal são importantes na minimização do fluido ao redor do septo e do enxerto de extensão septal.
- O fechamento também elimina a memória de tecido mole causada pelo desvio do septo e estabiliza ainda mais o enxerto de extensão septal. Isso é realizado utilizando suturas de colchoeiro horizontal absorvível. É também preferência do autor sênior deixar uma porta de drenagem unilateral posterior para permitir facilmente a saída de qualquer fluido.
- Para fechamento adicional do espaço morto no septo membranoso, as talas de lúmen aberto tipo Doyle intranasal cobertas com mupirocina são então posicionadas e suturadas no local.
- Quando necessário, as talas externas utilizadas como reforço de silicone macio fornecem um suporte externo de tecido mole e controle da memória dos tecidos moles da asa e das paredes laterais nasais.
- O triângulo de tecido mole nunca é suturado fechado, considerando o alto risco de cicatrização deficiente de feridas e subsequente entalhe e retração alar. Portanto, o Surgicel® impregnado com mupirocina é colocado dentro do triângulo de tecido mole para eliminar o espaço morto e oferecer suporte a essa região. Isso promoverá a autocoagulação em 3 a 5 dias.

28.3 Cuidados Pós-Operatórios

- Ao dormir, mantenha sua cabeça elevada em dois travesseiros nos primeiros 7 dias após a cirurgia.
- Durante o dia, nas primeiras 72 horas após a cirurgia, aplique gelo picado em uma compressa de gelo ou almofadas oculares suíços para minimizar o inchaço e equimoses. Não pressionar a tala nasal.
- É normal continuar a inchar após as primeiras 48 horas. O inchaço atinge seu pico em 48 a 72 horas.
- Se você tiver dor, tome a medicação para dor a cada 4 a 6 horas.
- Se você se sentir ansioso, tome a medicação contra ansiedade (Xanax®) a cada 8 horas durante as primeiras 24 a 48 horas.
- Após a cirurgia, começar com uma dieta leve, somente líquidos. No dia seguinte, você pode começar uma dieta leve e regular, mas evitar alimentos que exijam movimentação excessiva dos lábios, por 2 semanas.
- Você provavelmente terá uma secreção nasal sanguinolenta por 3 a 4 dias e poderá mudar a almofada de gotejamento sob seu nariz com a mesma frequência, conforme necessário. Não esfregue ou limpe seu nariz, pois isso tenderá a irritá-lo.
- Para evitar sangramento, não cheirar com força ou assoar seu nariz nas primeiras 4 semanas após a cirurgia. Tente não espirrar, mas se o fizer, espirrar pela boca.
- Enquanto a tala nasal estiver colocada, você poderá lavar seu cabelo em salões de beleza. Tome cuidado para evitar que a tala nasal fique molhada.
- Mantenha as bordas internas de suas narinas e quaisquer pontos limpos utilizando um *Q-tip* saturado com peróxido de hidrogênio, seguido por um fino revestimento de Polysporin®, que é uma pomada antibiótica sem prescrição médica. Isto é feito de uma forma circular. Por favor, fazer isto pelo menos quatro a cinco vezes ao dia.
- Evite bater ou ser esmurrado no nariz por 4 semanas após a cirurgia.
- Após a remoção da tala, não usar óculos ou permitir que qualquer outro objeto se apoie no nariz por 4 semanas.
- Proteja a linha de incisão da exposição solar por 12 meses.
- A tala nasal será removida em 6 a 7 dias após a cirurgia.
- Após a remoção de suas suturas e também das talas internas/externas, recomenda-se o uso de dois esguichos de uma solução salina (água salgada), em cada narina, seis a oito vezes ao dia, para remover suavemente a formação de crostas dentro de seu nariz.
- Você pode usar o *spray* nasal (Afrin®) de forma intermitente *somente* após a primeira semana de pós-operatório para melhorar a respiração nasal e depois interromper a aplicação após 5 a 7 dias.
- Se você apresentar um aumento do sangramento nasal com sangue vermelho vivo (com necessidade de trocar a almofada nasal a cada 30–40 minutos), notificá-lo imediatamente ao médico. Você deve se sentar e aplicar pressão na ponta do nariz por 15 minutos e pode usar o *spray* Afrin® para interromper o gotejamento nesse intervalo. A hemorragia geralmente para com estas manobras.

28.4 Exemplo de Caso

Uma mulher de 41 anos de idade vai à consulta com o autor sênior (Rod J. Rohrich) para rinoplastia secundária. (À esquerda) A paciente apresentava desvio nasal persistente com concavidade

Fig. 28.7 (a–d) Uma mulher de 41 anos de idade foi atendida pelo autor sênior (Rod J. Rohrich) para a realização de rinoplastia secundária. (À esquerda) A paciente apresentava desvio nasal persistente com concavidade do terço médio esquerdo e linhas estéticas dorsais distorcidas. Além disso, ela tinha giba dorsal residual, uma ponta estreita, uma base nasal larga, um lóbulo infraponta excessivo e alargamento alar. (À direita) A paciente é mostrada em seu acompanhamento de 12 meses. Notar a correção do desvio ósseo e restabelecimento das linhas estéticas dorsais. A remoção da giba permite um dorso ligeiramente côncavo, embora lhe falte uma ruptura da supraponta. A concavidade do terço médio esquerdo foi corrigida, e a base alar reduzida para aproximar a distância intercantal. Além disso, observe o lóbulo infraponta, já que essa região apresentou melhora, e seu alargamento alar foi corrigido.

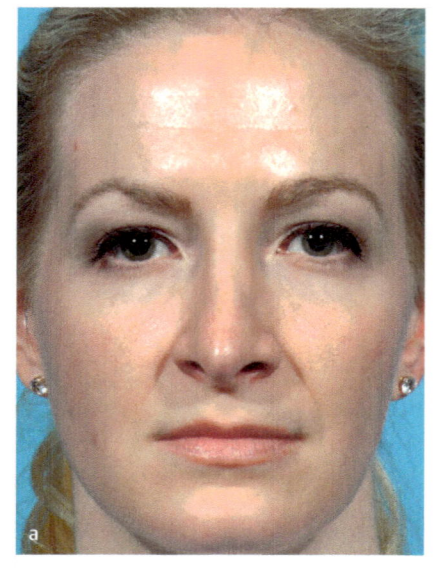

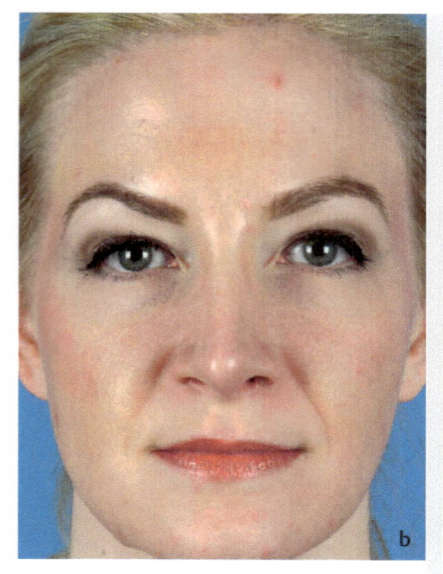

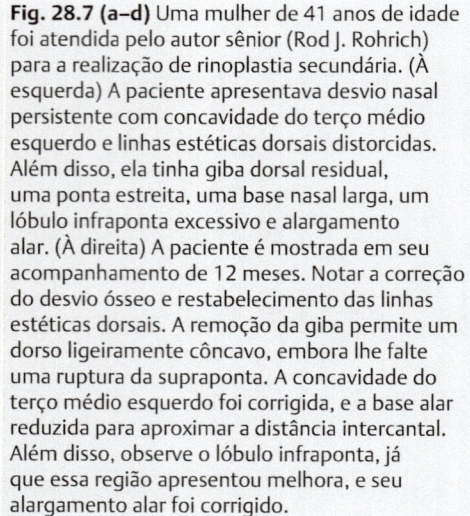

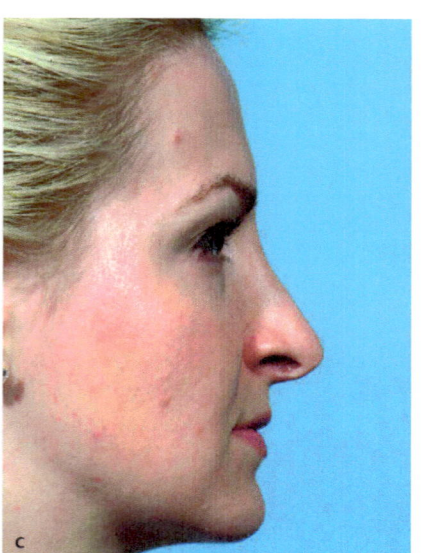

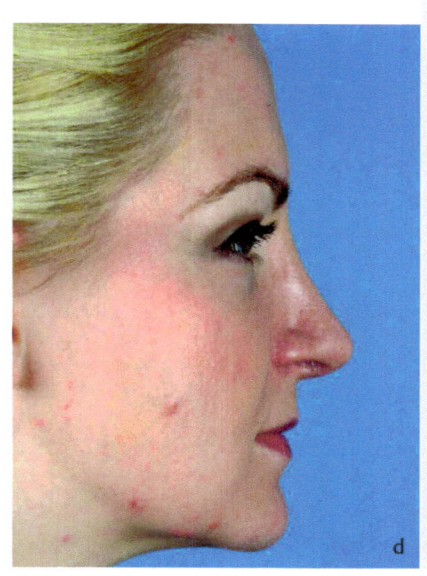

do terço médio esquerdo e linhas estéticas dorsais distorcidas. Além disso, ela apresentava uma giba dorsal residual, uma ponta estreita, uma base nasal larga, um lóbulo infraponta excessivo e alargamento alar. (À direita) A paciente é mostrada em seu acompanhamento de 12 meses. Notar a correção do desvio ósseo e restabelecimento das linhas estéticas dorsais. A remoção da giba permite um dorso ligeiramente côncavo, embora careça de ruptura da supraponta. A concavidade do terço médio esquerdo foi corrigida, e a base alar reduzida para aproximar a distância intercantal. Observe também o lóbulo infraponta, com melhora evidente dessa região e correção do alargamento alar (▶ Fig. 28.7a-d). As vistas pré-operatórias oblíqua e basal (À esquerda) e vistas pós-operatórias (À direita) no acompanhamento de 12 meses são mostradas (▶ Fig. 28.8a-d).

28.5 Conclusão

A complexa interação entre o espaço morto, a falta de suporte estrutural, memória de tecidos moles e cicatrização de feridas pode tornar os resultados da rinoplastia imprevisíveis.

Conclusão

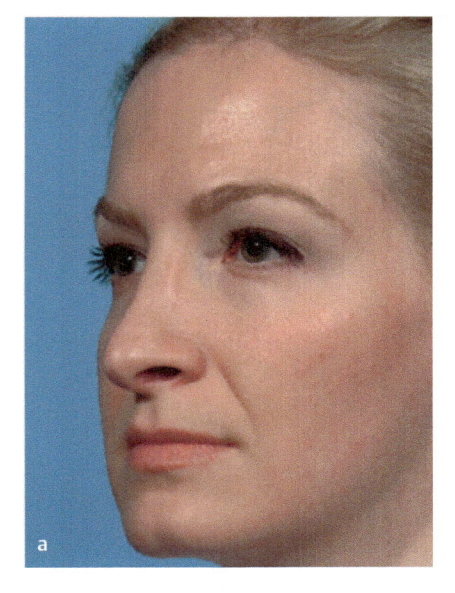

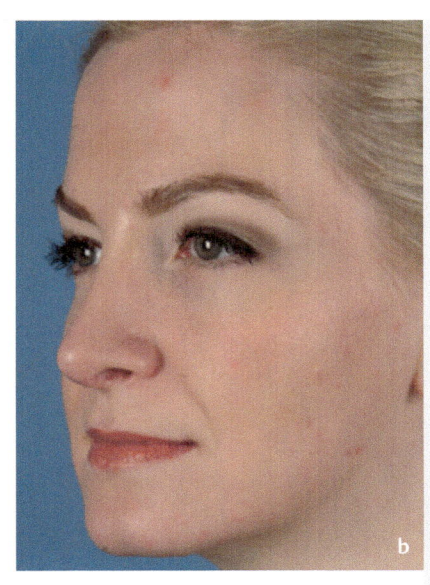

Fig. 28.8 (a–d) Vistas oblíquas e basais da paciente mostradas em ▶ Fig. 28.7. (À esquerda) Vistas pré-operatórias. (À direita) Vistas pós-operatórias em 12 meses de acompanhamento.

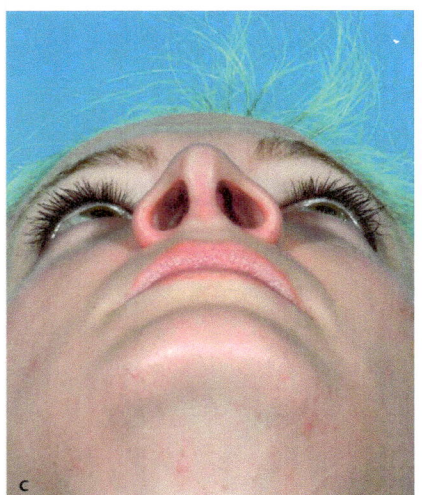

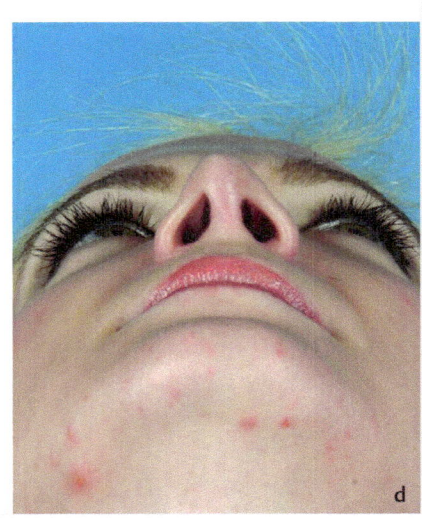

Ao selecionar cuidadosamente nossos pacientes, realizando-se uma análise nasofacial pré-operatória precisa, com suporte estrutural e o fechamento de espaço morto, os resultados serão mais consistentes, previsíveis, funcionais e estéticos, ao mesmo tempo em que minimiza as falhas na rinoplastia.

Referências

Lehrman CR, Lee MR, Ramanadham S, Rohrich RJ. Digital imaging in secondary rhinoplasty. Plast Reconstr Surg. 2016;137(6):950e-953e.

Mohan R, Shanmuga Krishnan RR, Rohrich RJ. Role of fresh frozen cartilage in revision rhinoplasty. Plast Reconstr Surg. 2019;144(3):614-22.

Rohrich RJ, Dauwe PB, Pulikkottil BJ, Pezeshk RA. The importance of the anterior septal angle in the open dorsal approach to rhinoplasty. Plast Reconstr Surg. 2017139(3):604-12.

Rohrich RJ, Lee MR. External approach for secondary rhinoplasty: advances over the past 25 years. Plast Reconstr Surg. 2013;131(2):404-16.

Unger JG, Roostaeian J, Cheng DH, et al. The open approach in secondary rhinoplasty:choosing an incision regardless of prior placement. Plast Reconstr Surg. 2013;132(4):780-6.

Parte III
Rejuvenescimento Periorbital

29	Consulta para o Rejuvenescimento Periorbital	*133*
30	Pálpebras: Blefaroplastia Superior	*137*
31	Pálpebras: Blefaroplastia Inferior	*140*
32	Enxerto de Gordura Periorbital	*142*
33	Supercílio e Fronte: *Lifting* frontal	*146*
34	Supercílio e fronte: *Lifting* Endotemporal do Supercílio	*151*
35	Supercílio e Fronte: Enxerto de Gordura no Supercílio, Têmporas e Fronte	*154*
36	Supercílio e Fronte: Levantamento Lateral do Supercílio (*Lift* do Supercílio)	*157*
37	Supercílio e Fronte: Levantamento Temporal Subcutâneo do Supercílio	*161*

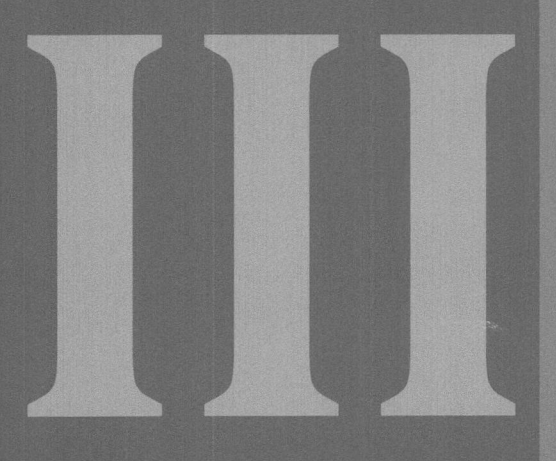

29 Consulta para o Rejuvenescimento Periorbital

Rod J. Rohrich • Yash J. Avashia

Resumo
A consulta para rejuvenescimento periorbital requer uma análise pré-operatória detalhada para identificar todos os aspectos que possam contribuir para o envelhecimento desta região. O cirurgião deve ter um entendimento completo da anatomia periorbital com o objetivo de avaliar adequadamente o paciente. O exame da periórbita deve ser abordado, em um método sistemático, de cima para baixo. O histórico médico pré-operatório básico e o histórico oftalmológico direcionado devem ser obtidos.

Palavras-chave: periorbital, exame oftalmológico, blefaroplastia, ptose da sobrancelha (supercílio), rejuvenescimento facial.

Pontos Essenciais

- A região periorbital é um componente essencial do rejuvenescimento facial.
- Uma análise pré-operatória detalhada é fundamental para identificar todos os aspectos que contribuem para o envelhecimento periorbital.
- Uma análise pré-operatória minuciosa, também, ajudará a identificar pacientes com predisposição anatômica para o mau posicionamento da pálpebra inferior ou olhos secos.

29.1 Etapas Pré-Operatórias

- A primeira etapa na consulta é obter um histórico médico detalhado que inclui as seguintes informações:
  - Histórico de hipertensão, doença cardíaca, sangramento ou distúrbios de coagulação, diabetes, disfunção tireoidiana e doença autoimune.
- Uma vez obtido o histórico médico, o cirurgião deve obter uma história oftalmológica focalizada, incluindo as questões a seguir:
  - Quando foi a última vez que o paciente teve sua acuidade visual verificada?
  - Paciente usa lentes corretivas ou óculos?
  - Qualquer histórico anterior de trauma de face ou periorbital, glaucoma, excesso de lacrimejamento e/ou olhos secos, cirurgia periorbital/oftalmológica anterior ou LASIK ou cirurgia refrativa?
- Uma abordagem sistemática deve ser utilizada para o exame físico periorbital:
  - A presença do fenômeno protetor de Bell (sinal de Bell) é documentada, que é o movimento ascendente do globo por causa do fechamento ocular.
  - Exame da fronte e sobrancelha:
    - A sobrancelha (supercílio) e a fronte devem fazer parte de um exame periorbital completo.
    - A presença do frontal hiperativo e a elevação da sobrancelha devem ser observadas na linha basal. O paciente deve ser solicitado a relaxar a fronte a fim de determinar o nível de repouso da sobrancelha.
    - Em mulheres, a sobrancelha deve estar 1 cm acima da borda supraorbital e levemente atingido o pico no terço lateral. As sobrancelhas podem estar no nível da borda supraorbital em homens sem alcançar o pico lateralmente.
    - O comprimento da fronte deve ser documentado. O comprimento normal é de 6 cm.
    - A atrofia de gordura na região supraorbital, particularmente nos compartimentos de tecido adiposo temporais nas regiões central, média e lateral, deve ser documentada.
  - Suporte esquelético:
    - O suporte esquelético subjacente da periórbita deve ser examinado. Isto inclui a borda orbital, a proeminência zigomática na eminência malar e o osso temporal.
    - O envelhecimento facial inclui um componente de reabsorção óssea, o que também pode contribuir para alguns dos achados no envelhecimento periorbital.
  - Qualidade e quantidade de pele da pálpebra superior (▶ Fig. 29.1):
    - A pálpebra superior é examinada com as sobrancelhas em posição neutra de repouso.
    - A dermatocalásia é a extensão do excesso de pele da pálpebra superior.
    - A localização da prega supratarsal deve estar situada 6 a 7 mm acima da linha dos cílios. Uma elevação nesta região com a ptose palpebral é indicativa de deiscência do elevador.
  - Posição da pálpebra superior:
    - A posição da pálpebra superior é determinada em relação ao limbo superior.
    - A distância marginal ao reflexo 1 é a distância medida desde a pálpebra superior até o reflexo da luz na córnea. O valor normal é de 4 mm. Valores inferiores a este indicam o grau de blefaroptose.
  - Excursão do elevador:
    - Este é o valor dado à distância que a pálpebra superior se move do olhar inferior para o superior.

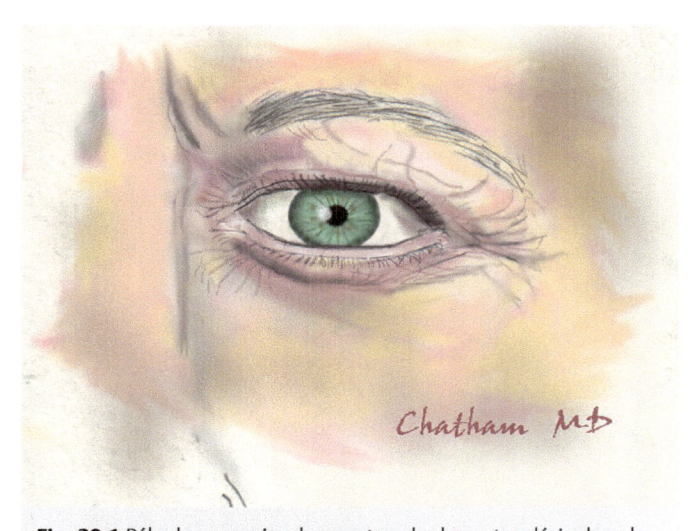

Fig. 29.1 Pálpebra superior demonstrando dermatocalásia da pele com plenitude lateral. (Reproduzida com permissão de Fedok F, Carniol P (Eds.). Minimally Invasive and Office-Based Procedures in Facial Plastic Surgery. 1. ed. Thieme; 2013.)

- Os valores para função normal estão entre 10 e 15 mm, a função moderada é de 5 a 10 mm, e a função deficiente é de 0 a 5 mm.
• Posição da pálpebra inferior (▶ Fig. 29.2):
  - A pálpebra inferior deve estar situada na junção corneoescleral inferior. Qualquer apresentação escleral entre estes pontos indica uma ptose da pálpebra inferior secundária a uma das duas causas mais comuns: frouxidão cantal lateral ou excesso horizontal da pálpebra inferior.
  - As pálpebras inferiores devem ser examinadas em busca de tecido adiposo protuberante dos três compartimentos, juntamente com a presença de uma deformidade do sulco lacrimal (*tear trough*).
• Posição cantal lateral (▶ Fig. 29.3a–c):
  - O canto lateral deve estar situado 2 mm superior ao canto medial com uma inclinação positiva. A falta de uma inclinação positiva indica frouxidão cantal lateral.
  - O ângulo cantal lateral deve ser agudo. Um ângulo embotado indica frouxidão cantal lateral ou uma história de cirurgia prévia.
• Distração anterior:
  - A pálpebra inferior é distraída anteriormente ao globo. A distração de > 6 mm indica excesso horizontal, melhor manejo com uma cantoplastia lateral com tarsal *Strip*.
• Teste de *Snapback*:
  - Este teste avalia o tônus da pálpebra inferior. A pálpebra inferior é tracionada inferiormente e,depois, permite voltar à posição normal, sem o mecanismo de piscar. Um retorno lento ao normal indica tônus deficiente.
• Vetor de eminência malar (▶ Fig. 29.4):
  - Uma parte crítica do exame é determinar se o paciente tem um vetor positivo ou negativo.
  - Um vetor positivo é demonstrado quando a eminência malar é anterior à superfície da córnea do globo na vista lateral.
  - Um vetor negativo é demonstrado quando a eminência malar é posterior à superfície corneana do globo.
  - Pacientes com um vetor negativo estão em maior risco de mau posicionamento da pálpebra inferior após a blefaroplastia nessa região.
• Olho seco:
  - Em pacientes com histórico de olho seco, um teste de Schirmer é realizado.
  - Pacientes que demonstram um teste de Schirmer anormal são encaminhados para avaliação oftalmológica.

29.2 Exemplo de Caso

Uma mulher de 65 anos com os seguintes achados nas avaliações periorbital e facial:

- Fronte: O comprimento da fronte é de 6 cm com as sobrancelhas no nível da borda supraorbital, com atrofia dos tecidos adiposos central e supraorbital da região da testa. O esvaziamento temporal também está presente.
- Pálpebra superior: Atrofia generalizada do tecido adiposo nas pálpebras superiores. A dermatocalásia é observada no exame.
- Pálpebra inferior: Não se observa a presença de esclerose inferior ou dermatocalásia. Ela tem uma leve deformidade do sulco lacrimal em posição medial. O plano cirúrgico periorbital dessa paciente inclui a blefaroplastia das pálpebras superior e inferior

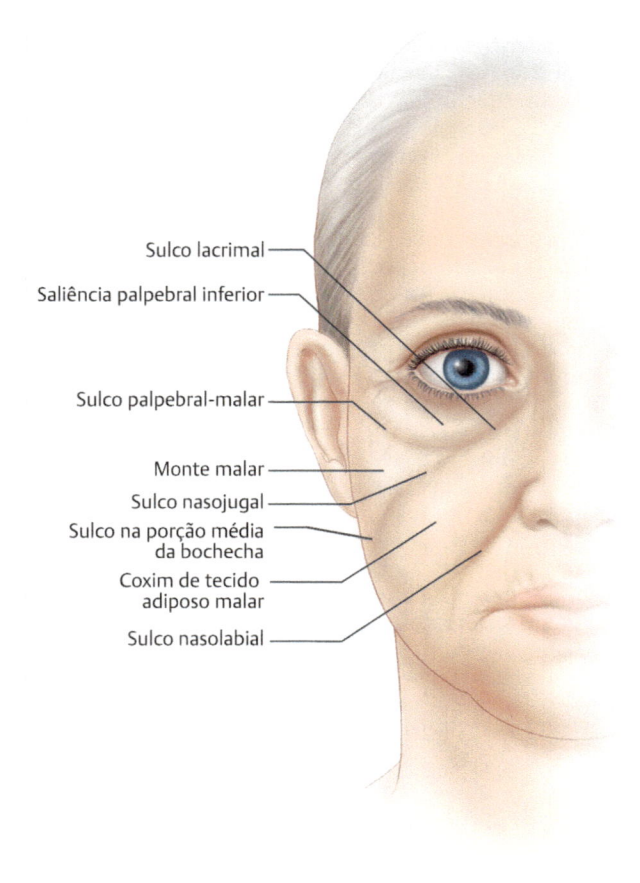

Fig. 29.2 Envelhecimento periorbital demonstrando herniação no compartimento de tecido adiposo da pálpebra inferior, deformidade do sulco lacrimal e sulcos nasojugais. (Reproduzida com permissão de Codner M, McCord C (Eds.). Eyelid & Periorbital Surgery. 2. ed. Thieme; 2016.)

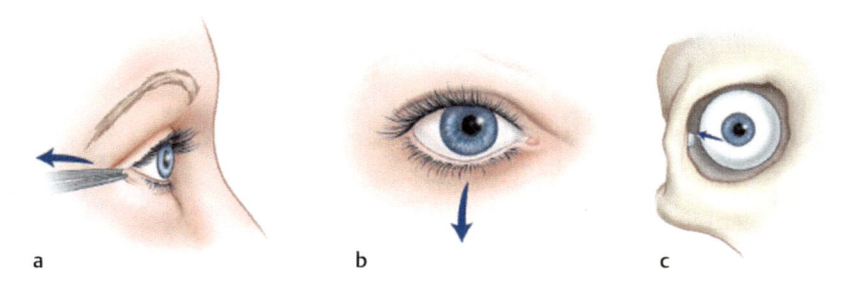

Fig. 29.3 (a–c) Exame periorbital demonstrando a presença de esclera da pálpebra inferior a partir do excesso palpebral horizontal, diminuição do tônus muscular ou frouxidão cantal lateral. (Reproduzida com permissão de Codner M, McCord C (Eds.). Eyelid & Periorbital Surgery. 2. ed. Thieme; 2016.)

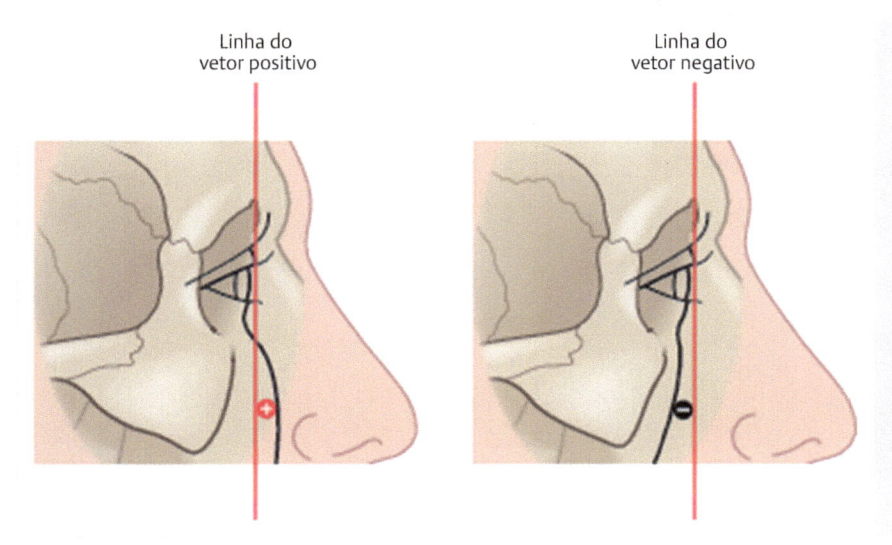

Fig. 29.4 Ao comparar a superfície anterior do globo em relação à superfície anterior da eminência malar, um "vetor positivo" é usado para descrever pacientes cuja eminência malar é anterior à superfície do globo. Um "vetor negativo" é utilizado para descrever pacientes com o oposto. O vetor é importante para determinar a sustentação da pálpebra inferior. Pacientes com vetores negativos têm pálpebras inferiores inerentemente não sustentadas. Esses pacientes, em particular, necessitam de aumento do tecido adiposo malar juntamente com a cantopexia lateral para apoiar a pálpebra inferior e melhorar a posição da pálpebra após a blefaroplastia da pálpebra inferior. (Reproduzida com permissão de Cohen M, Thaller S (Eds.). The Unfavorable Result in Plastic Surgery: Avoidance and Treatment. 4. ed. Thieme; 2018.)

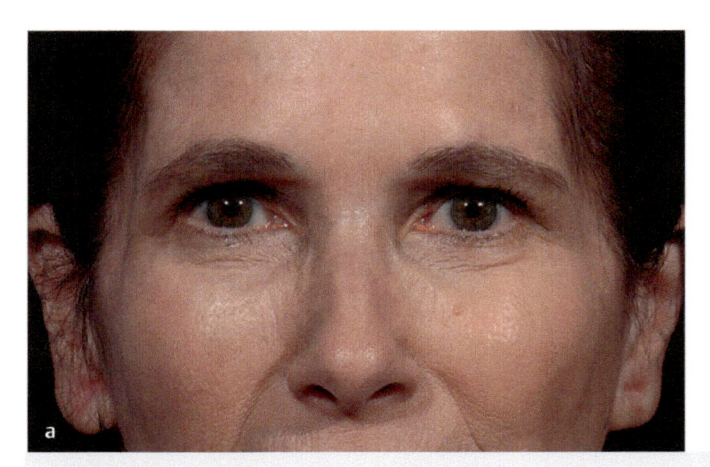

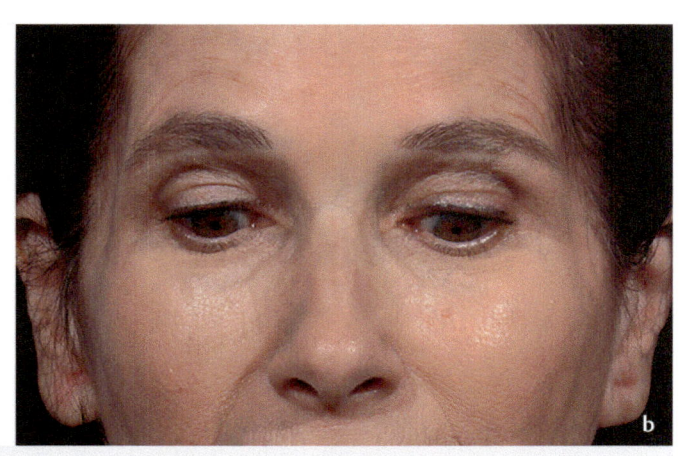

Fig. 29.5 (a, b) Uma mulher de 65 anos de idade com os seguintes achados nas avaliações periorbital e facial: Fronte: O comprimento da fronte é de 6 cm apropriado com as sobrancelhas no nível da borda supraorbital com atrofia da gordura central e supraorbital da região da fronte. O esvaziamento temporal também está presente. Pálpebra superior: atrofia generalizada da gordura nas pálpebras superiores. A dermatocalásia é observada no exame. Pálpebra inferior: sem a presença de esclerose inferior ou dermatocalásia. Ela tem uma leve deformidade do sulco lacrimal medialmente. O plano cirúrgico periorbital para esta paciente inclui a blefaroplastia bilateral das pálpebras superior e inferior. Durante a blefaroplastia superior, uma janela orbicular lateral permitirá a colocação de uma cantopexia retinacular lateral. O tecido adiposo nasal mínimo será removido para evitar o esvaziamento secundário excessivo da pálpebra superior e a criação de uma deformidade da estrutura em forma de A-*frame*. Durante a blefaroplastia inferior, o pinçamento de pele será realizado para a remoção do excesso de pele. A cantopexia retinacular lateral será utilizada para ressuspender o canto lateral e fornecer suporte para as pálpebras inferiores, evitando o mau posicionamento das pálpebras. Além disso, o aumento de gordura dos coxins de tecido adiposo malar profundo e superficial fornece suporte adicional para a pálpebra inferior. A gordura fracionada será colocada nas bordas orbitais superior e inferior. O ligamento de retenção orbital-malar será liberado de forma romba, enquanto se coloca a gordura fracionada na borda orbital inferior para misturar combinar a junção pálpebra-bochecha. O aumento de gordura das regiões central e supraorbital proporcionará uma melhor plenitude estética para essa região e também sustentará a colocação da sobrancelha ligeiramente acima da borda orbital.

bilateral. Durante a blefaroplastia superior, uma janela lateral orbicular permitirá o posicionamento de uma cantopexia retinacular lateral. O tecido adiposo nasal mínimo será removido para evitar o esvaziamento secundário excessivo da pálpebra superior e criação de uma deformidade da estrutura em A. Durante a blefaroplastia inferior, o pinçamento de pele será realizado para remoção do excesso de pele. A cantopexia retinacular lateral será usada para ressuspender o canto lateral e fornecer suporte da pálpebra inferior para evitar mau posicionamento das pálpebras. Além disso, o aumento de tecido adiposo dos coxins de gordura malar profunda e superficial fornecerá suporte adicional para a pálpebra inferior. A gordura fracionada será posicionada nas bordas orbitais superior e inferior. O ligamento de retenção orbital-malar será liberado de forma romba enquanto se coloca o tecido adiposo fracionado na borda orbital inferior para combinar a junção pálpebra-bochecha. O aumento de gordura nas regiões central e supraorbital proporcionará maior plenitude estética a esta região e também sustentará o posicionamento da sobrancelha ligeiramente acima da borda orbital (▶ Fig. 29.5a, b).

29.3 Conclusão

Um entendimento detalhado da anatomia periorbital é um pré-requisito para o rejuvenescimento periorbital. A avaliação pré-operatória orientará as opções disponíveis para o rejuvenescimento periorbital. Identificar o paciente de alto risco para olhos secos ou mau posicionamento das pálpebras inferiores é um aspecto crítico da avaliação pré-operatória. Estes incluem vetor negativo, apresentação escleral inferior a partir do excesso horizontal da pálpebra inferior e frouxidão cantal lateral.

Ver **Vídeo 29.1**.

Referências

Codner MA, Kikkawa DO, Korn BS, Pacella SJ. Blepharoplasty and brow lift. Plast Reconstr Surg. 2010;126(1):1e-17e.

Friedland JA, Lalonde DH, Rohrich RJ. An evidence-based approach to blepharoplasty. Plast Reconstr Surg. 2010; 126(6):2222-9.

Trussler AP, Rohrich RJ. MOC-PSSM CME article: blepharoplasty. Plast Reconstr Surg. 2008; 121(1) Suppl:1-10.

30 Pálpebras: Blefaroplastia Superior

Rod J. Rohrich • Yash J. Avashia

Resumo

A blefaroplastia da pálpebra superior concentra-se na remodelação das pálpebras, com a redução da pele, cantopexia retinacular lateral e restauração do compartimento de tecido adiposo. Análise pré-operatória detalhada associada à técnica operatória bem executada ajuda a alcançar resultados consistentes. As cinco etapas apresentadas pelo autor sênior na blefaroplastia da pálpebra superior incluem: excisão da pele, janela orbicular lateral, cantopexia retinacular lateral, restauração de tecido adiposo com gordura fracionada e fechamento diferencial da pele.

Palavras-chave: blefaroplastia, dermatocalásia, cantopexia, aumento de tecido adiposo, ptose.

Pontos Essenciais

- A blefaroplastia da pálpebra superior deve-se concentrar na modelagem da pálpebra superior com redução de pele, cantopexia retinacular lateral e restauração do compartimento de tecido adiposo.
- O enxerto de tecido adiposo é um aspecto importante para a restauração da aparência jovial da pálpebra superior e sobrancelha (supercílio).

30.1 Etapas Pré-Operatórias

- Avaliação do paciente:
  - O Capítulo 29 discute em profundidade as etapas envolvidas em uma avaliação completa do paciente e o exame físico para o rejuvenescimento periorbital.
- Marcações de blefaroplastia da pálpebra superior (▶ Fig. 30.1):
  - O paciente é marcado na posição ereta com um olhar neutro.
  - A fronte está relaxada e posicionada adequadamente no nível da borda supraorbital antes da marcação.
  - Na linha média da pupila, uma marca inferior é colocada em posição inferior ao sulco supratarsal, que está localizado 8 a 9 mm acima da margem ciliar nas mulheres, e situada 7 a 8 mm nos homens. (No Capítulo 29, mencionam-se 6 a 7 mm).
  - A marca superior é colocada a, pelo menos, 10 mm da margem inferior da sobrancelha. Um teste de pinçamento da pele também pode ser realizado para determinar o ponto superior.
  - A marca medial não deve-se estender além do canto medial, pois isso pode causar a formação de pregas.
  - Dois pontos são observados lateralmente: a prega cutânea orbital lateral e o canto lateral.
  - A forma da excisão da pele deve incluir as quatro bordas definidas acima e pode ser modelada em uma forma lenticular ou trapezoidal.

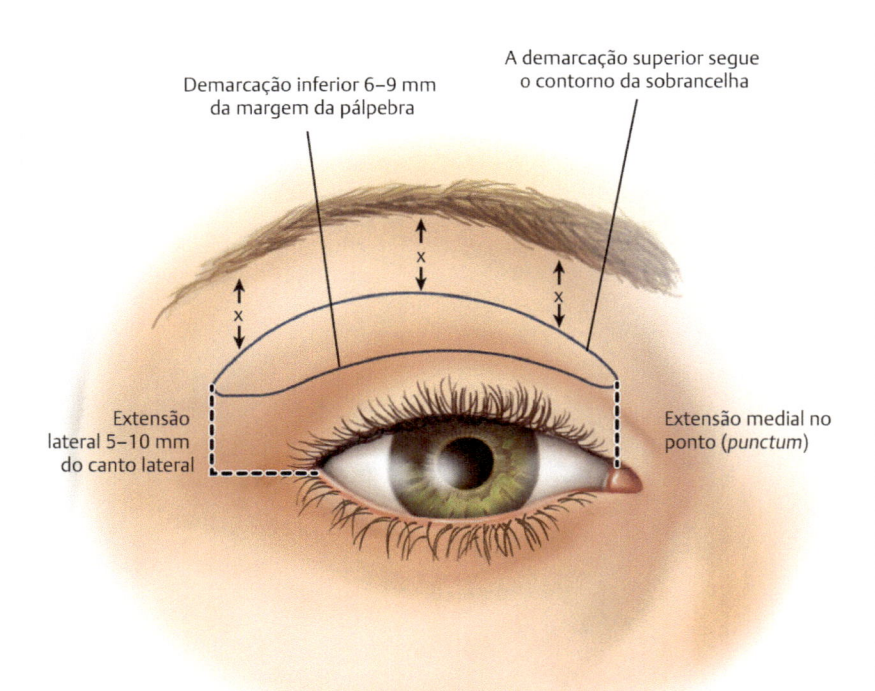

Fig. 30.1 Marcação da blefaroplastia da pálpebra superior. A incisão inferior é feita aproximadamente 1 mm abaixo da prega supratarsal ou a 6 a 7 mm da margem palpebral. A incisão superior segue a curva da sobrancelha, preservando um mínimo de 10 mm de pele da pálpebra superior (X). A extensão medial não deve cruzar o ponto, nem a extensão lateral deve atingir 5 a 10 mm além do canto lateral.

- Lateralmente, a linha de incisão inferior deve ser 6 mm superior à margem ciliar no nível do canto lateral antes de curvar-se inferiormente para unir a prega cutânea orbital lateral.

30.2 Etapas Operatórias
Ver **Vídeo 30.1**.

30.2.1 Incisão
- Injeção subcutânea de 3 a 5 mL de 1% de lidocaína com 1:100.000 de adrenalina com uma agulha de calibre 27, de 3,81 cm é aplicada 7 minutos antes da incisão.
- Usando um bisturi de lâmina #15, realiza-se a incisão para a marcação pré-cirúrgica começando com a incisão inferior.

30.2.2 Excisão
- Usando um par de tesouras de ponta fina, realiza-se a excisão da pele, preservando o músculo orbicular subjacente.
- Uma porção mínima do músculo orbicular lateral pode ser excisada, se houver redundância lateral ou frouxidão.

30.2.3 Cantopexia Retinacular Lateral (▶ Fig. 30.2)
- Na blefaroplastia combinada das pálpebras superior e inferior, uma cantopexia lateral é aconselhada para fornecer suporte da pálpebra inferior e prevenir o mau posicionamento da pálpebra. A cantopexia lateral é realizada pela abordagem da pálpebra superior.

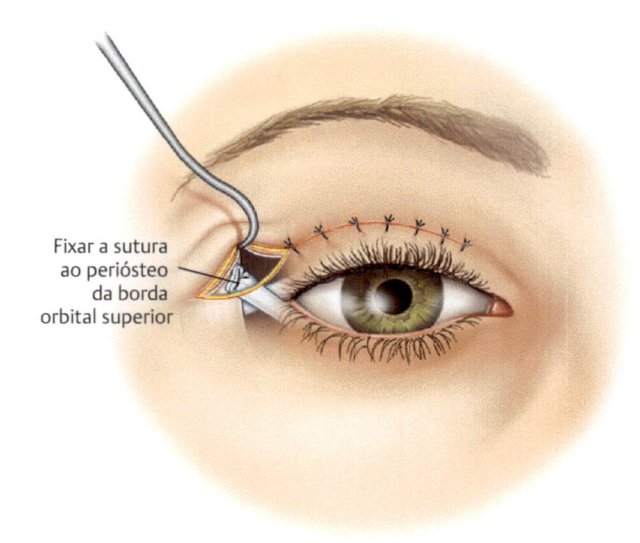

Fig. 30.2 A cantopexia retinacular lateral inferior é uma técnica de estreitamento da pálpebra inferior realizada a partir da abordagem de blefaroplastia da pálpebra superior. Uma janela orbicular lateral permite uma dissecção suborbicular até o canto lateral. Usando uma sutura Vicryl® 5-0, o retináculo lateral inferior é fixado à margem interna da borda orbital superior.

- Através de uma janela orbicular, um fio de sutura 5-0 Vicryl® (Ethicon, Inc., Somerville, NJ) é utilizado para agarrar o retináculo lateral inferior, com a fixação do periósteo da borda orbital superior interna lateral ao limbo lateral. A sutura é tensionada e depende do grau de frouxidão da pálpebra inferior.

30.2.4 Fechamento
- A hemostasia é obtida com um cautério, modo coagulação.
- Para corrigir a diferença inerente na espessura da pele entre a pele abaixo do supercílio (sobrancelha) e a pele da pálpebra inferior, a espessura diferencial do pinçamento da pele é realizada durante o fechamento.
- É colocada uma sutura contínua de Prolene® (Ethicon) 6-0 intradérmica, que toma um caminho profundo sobre a pele das pálpebras e um caminho superficial na pele da sobrancelha para compensar a diferença na espessura da pele.
- Segue-se uma sutura simples de náilon 6-0 interrompida, colocada de maneira diferencial semelhante, com passagens superficiais da agulha na pele da sobrancelha mais espessa e picadas mais profundas na pele da pálpebra mais fina.

30.2.5 Restauração do Volume
- A restauração do volume da órbita superior é realizada usando tecido adiposo fracionado.
- O tecido adiposo é lipoaspirado, no início do caso, a partir da face medial das coxas, e centrifugado a 2.250 rpm por 3 minutos como descrito anteriormente.
- A gordura é então passada entre duas seringas por um pequeno emulsificador, Tulip Emulsifier® (Tulip Medical Products, San Diego, Califórnia) 50 vezes.
- Em seguida, usando-se uma agulha de calibre 14, é feita uma pequena incisão, na sobrancelha lateral superior, e a gordura fracionada é injetada em um plano submuscular, na pálpebra superior e logo acima do periósteo próximo da borda orbital, usando-se uma cânula romba de calibre 18, com 3,81 cm (Micrins; Eriem Surgical, Lake Forest, IL).
- Esta etapa melhora o volume da pálpebra superior, e as células-tronco na gordura fracionada podem melhorar a qualidade da pele, o que foi observado pelo autor sênior no acompanhamento clínico.

30.3 Cuidados Pós-Operatórios
- Retirada da sutura:
  - A retirada da sutura é realizada entre o 5º e o 7º dia de pós-operatório.
- Medicamentos:
  - Lubrificação diária dos olhos com lágrimas artificiais é aplicada três vezes ao dia e na hora de dormir.
- Quemose:
  - Antibiótico oftálmico combinado com gotas de esteroides (Tobramicina e Dexametasona-Tobradex®) deve ser utilizado por 1 semana.
    - Uma a duas gotas aplicadas a cada 4 a 6 horas.
  - Continuar a lubrificação agressiva dos olhos com lágrimas artificiais.
    - Lubrificantes em gel podem ser usados à noite para aplicação por mais tempo.
    - Em casos graves de quemose, a tarsorrafia temporária pode ser realizada.

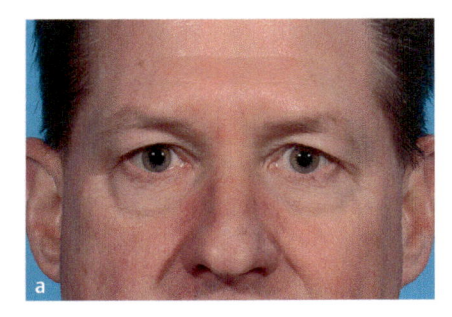

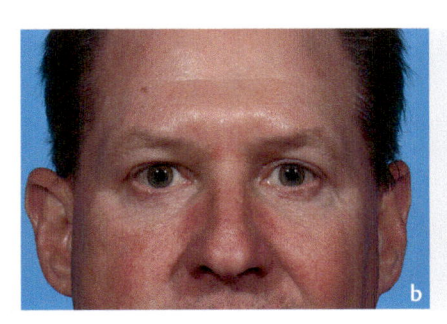

Fig. 30.3 (a, b) Homem de 52 anos foi submetido ao procedimento de rejuvenescimento periorbital. O exame de pálpebra superior focalizada é notável pela assimetria das sobrancelhas, dermatocalásia da pálpebra superior, mínimo coxim de tecido adiposo nasal da pálpebra superior e frouxidão cantal lateral. As imagens dos exames pré-operatórios e de 6 meses de pós-operatório mostradas após a blefaroplastia nas quatro pálpebras e enxerto de tecido adiposo facial.

30.4 Exemplo de Caso

Um homem de 52 anos de idade foi ao consultório para realizar o rejuvenescimento periorbital. O exame focalizado da pálpebra superior é notável em casos de assimetria da sobrancelha, dermatocalásia da pálpebra superior, mínimo coxim de tecido adiposo nasal na pálpebra superior e frouxidão cantal lateral. Imagens dos exames pré-operatório e pós-operatório de 6 meses mostradas após blefaroplastias superior e inferior com enxerto de tecido adiposo facial (▶ Fig. 30.3a, b).

30.5 Conclusão

A blefaroplastia da pálpebra superior procura corrigir o excesso de pele da pálpebra superior, proeminência de gordura medial, redundância de orbicular lateral e serve como uma abordagem para apertar a pálpebra inferior através da cantopexia retinacular lateral. Avaliação pré-operatória auxilia a adaptar a técnica cirúrgica. A quemose pós-operatória deve ser orientada de modo proativo para evitar as sequelas oftalmológicas secundárias.

Referências

Rohrich RJ, Mahedia M, Shah N, Afrooz P, Vishvanath L, Gupta RK. Role of fractionated fat in blending the lid-cheek junction. Plast Reconstr Surg. 2018;142(1):56-65.

Rohrich RJ, Villanueva NL, Afrooz PN. Refinements in upper blepharoplasty: the fivestep technique. Plast Reconstr Surg. 2018;141(5):1144-6.

Trussler AP, Rohrich RJ. MOC-PSSM CME article: blepharoplasty. Plast Reconstr Surg. 2008;121(1) Suppl:1-10.

31 Pálpebras: Blefaroplastia Inferior

Rod J. Rohrich • Ira L. Savetsky

Resumo

A blefaroplastia da pálpebra inferior é um dos procedimentos mais complexos realizados por cirurgiões plásticos e, se feito de modo impróprio, pode causar sequelas significativas em longo prazo. Aqui oferecemos uma abordagem abrangente e sistemática da pálpebra inferior, que é fundamental para o sucesso da blefaroplastia da pálpebra inferior.

Palavras-chave: blefaroplastia, preenchimento com gordura, cantopexia, sulco lacrimal (*tear trough*), gordura fracionada, ligamento retentor do orbicular.

> **Pontos Essenciais**
>
> - História oftálmica abrangente e sistemática e exame são fundamentais no estabelecimento de objetivos e formulação de um plano cirúrgico preciso para blefaroplastia inferior.
> - Mau posicionamento da pálpebra inferior, exposição da esclera (*scleral show*), olhos secos, ectrópio e outras complicações podem ser prevenidas com conhecimento minucioso da anatomia periorbital e planejamento e execução cirúrgicos precisos.

31.1. Planejamento Pré-Operatório

31.1.1 História Oftálmica Focada

- É preciso levantar uma história médica minuciosa e história oftalmológica focada. Recomenda-se consulta ao Capítulo 29.

31.1.2 Exame Oftálmico Focado

- A avaliação deve incluir proporções faciais, tipo de pele, espessura da pele, excesso de pele, *snapback*, tamanho/forma da fissura palpebral, herniação de gordura, sulco lacrimal (*tear trough*), posição cantal, função dos músculos extraoculares, fenômeno de Bell, função do levantador, distância reflexo-margem, ptose do supercílio e da pálpebra e posição do globo ocular relativo à proeminência zigomática.
- Distração anterior da pálpebra inferior acima de 6 mm indica flacidez significativa da pele.
- A inclinação cantal lateral geralmente é 2 mm superior à posição cantal medial (inclinação cantal positiva).
- O deslocamento posterior da borda orbital com relação à parte anterior do bulbo é um vetor negativo e precisa ser identificado na consulta pré-operatória. (Deve ser identificado em decorrência de maior chance de mau posicionamento da pálpebra inferior.)
- A anatomia zigomática deve ser avaliada quanto a deformidades do *tear trough* ou sulcos nasojugais proeminentes, o que pode orientar os planos operatórios para a pálpebra inferior.

31.1.3 Fotografia Padronizada e Imagens Digitais

- Devem ser feitas fotografias padronizadas, incluindo a frontal, o perfil e a oblíqua para cada paciente.
- Recomendam-se vistas dinâmicas adicionais.

31.1.4 Marcações Pré-Operatórias

- As marcações pré-operatórias são realizadas na posição ereta em olhar neutro.
- Devem ser marcadas áreas de deflação de volume, de excesso de gordura e presença de *tear trough*.
- Devem ser marcadas linhas finas periorbitais, pois elas podem orientar a realização da incisão.

31.2 Abordagem Operatória

Ver **Vídeo 31.1**.

31.2.1 Técnica de Blefaroplastia Inferior em Cinco Etapas

- *1ª Etapa - Aumento do compartimento adiposo zigomático profundo:* a gordura é injetada da base malar para o espaço zigomático profundo como ponto de entrada usando uma cânula 2 mm romba com orifício lateral único aproximadamente um dedo abaixo da borda orbital, corrigindo a flacidez zigomática (▶ Fig. 31.1).
- *2ª Etapa - Remoção transconjuntival da gordura da pálpebra inferior (se indicada):* remove-se apenas uma pequena quantidade, prosseguindo de medial a lateral na maioria dos casos. Em geral, a quantidade de gordura removida diminui ao se

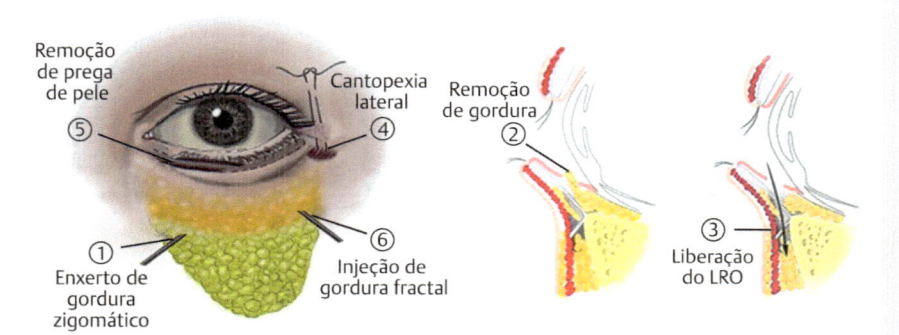

Fig. 31.1 Técnica de blefaroplastia inferior em cinco etapas.

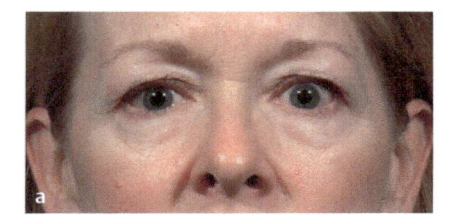

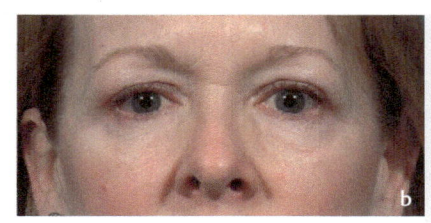

Fig. 31.2 Imagens anteroposteriores de mulher de 56 anos antes **(a)** e 1 ano depois **(b)** de blefaroplastia da pálpebra inferior em cinco etapas. Imagem em perfil pré-operatória **(c)** e em 1 ano de pós-operatório **(d)**.

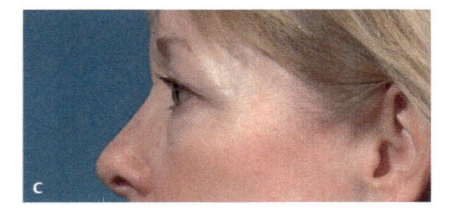

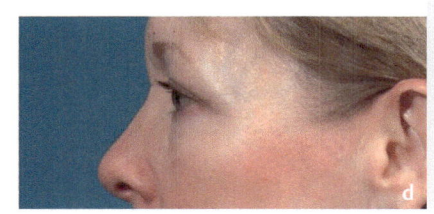

prosseguir de lateral para medial. O coxim de gordura profundo lateral da pálpebra inferior tende a estar mais preenchida, mais robusta e mais vascular. O coxim adiposo lateral também é o mais provável a não ser percebido, causando preenchimento lateral persistente no pós-operatório (▶ Fig. 31.1).

- *3ª Etapa - Cantopexia retinacular lateral:* deve-se usar uma sutura absorvível em Vicryl (Ethicon, Inc., Somerville, NJ) 5-0 para a cantopexia lateral a fim de prevenir *Scleral show* e mau posicionamento da pálpebra inferior sem afetar a forma cantal lateral a longo prazo. Pode ser necessária uma sutura em Mersilene (Ethicon, Inc., Somerville, NJ) 5-0 em homens, em pálpebras flácidas secundárias, em casos de olhos secos e em pacientes com vetores negativos (▶ Fig. 31.1).
- *4ª Etapa - Remoção de prega de pele:* depois de serem feitas marcações apropriadas, usa-se fórceps com dentes finos para prender o excesso de pele, criar uma partição linear a ser retirada. Usa-se, então, tesoura curva para remover cuidadosamente a pele, mantendo o músculo orbicular subjacente intacto (▶ Fig. 31.1).
- *5ª Etapa - Enxertia fracionada de gordura e liberação do ligamento retentor do orbicular:* faz-se uma incisão com bisturi lateralmente, exatamente na borda orbital, seguida por injeção fracionada de gordura (gordura fractal) acima do periósteo e também abaixo do músculo com hipercorreção de 50%. Isso é realizado usando-se cânula fina de 1 mm com orifício lateral único. A gordura, em geral, é coletada da face interna da coxa com pequena cânula com múltiplos orifícios. A gordura coletada é centrifugada com o sobrenadante e infranadante descartados. A gordura fracionada restante, então, corre por um conector tulipa pelo menos 50 vezes para permitir fracionamento verdadeiro da gordura. Isso exclui células de gordura viáveis e, portanto, impede que seja levada gordura desigual a essa área. A parte medial do ligamento retentor do orbicular precisa ser liberada de suas fixações maxilares para mesclar-se a essa zona de transição. A liberação é realizada lateralmente usando-se a mesma cânula fina de 1 mm e é realizada delicadamente, de maneira romba, através do plano supraperiosteal (▶ Fig. 31.1).

31.3 Cuidados Pós-Operatórios

- Remoção de suturas:
  - A remoção de suturas é realizada entre os dia 5 e o 7 de pós-operatório.
- Medicações:
  - Aplica-se a lubrificação ocular diária com lágrimas artificiais 3 vezes ao dia e antes de dormir.
- Quemose:
  - Gotas combinadas de antibiótico oftálmico e esteroide (tobramicina e dexametasona – Tobradex®) deve ser usada por 1 semana.
    ♦ Uma ou duas gotas aplicadas a cada 4 a 6 horas.
  - Continuar a lubrificação ocular agressiva com lágrimas artificiais.
    ♦ Podem-se usar lubrificantes em gel à noite para aplicação mais longa.

Em vasos intensos de quemose, pode-se realizar tarsorrafia temporária.

31.4 Exemplo de Caso

Imagens anteroposteriores de mulher de 56 anos antes (acima à esquerda) e 1 ano depois (acima à direita) de blefaroplastia da pálpebra inferior em cinco etapas. Imagem pré-operatória em perfil (abaixo à esquerda) e em 1 ano de pós-operatório (abaixo à direita) (▶ Fig. 31.2).

31.5 Conclusão

História oftálmica e exame abrangentes são cruciais para o sucesso cirúrgico. Os objetivos do cirurgião e as expectativas do paciente precisam estar alinhados. A blefaroplastia inferior, em cinco etapas, inclui aumento do compartimento de gordura zigomática, remoção transconjuntival da gordura da pálpebra inferior, se indicada, cantopexia retinacular lateral, remoção de prega de pele apreendida e enxertia de gordura fracionada, bem como liberação do ligamento retentor do orbicular.

Referências

Friedland JA, Lalonde DH, Rohrich RJ. An evidence-based approach to blepharoplasty. Plast Reconstr Surg. 2010; 126(6):2222-2229.

Pezeshk RA, Sieber DA, Rohrich RJ. The six-step lower blepharoplasty: using fractionated fat to enhance blending of the lid-cheek junction. Plast Reconstr Surg. 2017; 139(6):1381-1383.

Rohrich RJ, Mahedia M, Shah N, Afrooz P, Vishvanath L, Gupta RK. Role of fractionated fat in blending the lid-cheek junction. Plast Reconstr Surg. 2018; 142(1):56-65.

Rohrich RJ, Mahedia M, Hidalgo D, Shah N. The evolving role of blending of the lid-cheek junction in lower blepharoplasty. Plast Reconstr Surg. 2018; 142(2):377-382.

Rohrich RJ, Ghavami A, Mojallal A. The five-step lower blepharoplasty: blending the eyelid-cheek junction. Plast Reconstr Surg. 2011; 128(3):775-783.

32 Enxerto de Gordura Periorbital

Dino Elyassnia • Timothy Marten

Resumo

A marca de autenticidade de uma órbita jovem e atraente é a plenitude. Torna-se claro que a atrofia adiposa é componente significativo do envelhecimento periorbital, o que resulta em perda de volume e em uma aparência encovada em torno dos olhos. Procedimento de blefaroplastia tradicional tem focalizado o tratamento da flacidez da pele, herniação da gordura, flacidez cantal e deiscência do levantador, porém, tem ignorado amplamente a atrofia de gordura. Este capítulo apresentará uma abordagem detalhada de enxertos de gordura periorbital, que representam um novo paradigma na estética da pálpebra. Essa abordagem produz uma aparência plena e saudável dos olhos que não tem sido possível com as técnicas tradicionais de blefaroplastia.

Palavras-chave: blefaroplastia para aumento, enxerto de gordura periorbital, enxerto de gordura na pálpebra inferior, enxerto de gordura na pálpebra superior, blefaroplastia, atrofia da gordura periorbital, rejuvenescimento periorbital.

> **Pontos Essenciais**
>
> - A marca de autenticidade de uma órbita atraente e jovem é a plenitude.
> - Torna-se claro que a atrofia de gordura é um componente significativo do envelhecimento periorbital, o que resulta em uma aparência encovada em torno dos olhos.
> - As técnicas de blefaroplastia tradicional, em geral, não têm abordado perda de volume.
> - Enxertos de gordura periorbital representam um novo paradigma na estética da pálpebra, que se concentra em rejuvenescimento volumétrico das pálpebras superior e inferior (▶ Fig. 32.1a, b).

32.1 Etapas Pré-Operatórias

32.1.1 Análise

- Uma história detalhada deve incluir qualquer condição oftalmológica, blefaroplastias prévias ou uso de preenchedor.
  - O preenchedor de ácido hialurônico tende a durar mais tempo nas pálpebras superior e inferior. É preciso obter conhecimento de seu uso para que se tome a decisão de dissolver ou não o material antes do enxerto de gordura.
- O exame físico das pálpebras deve incluir procurar a presença de ptose, de dermatocalasia, de herniação de gordura na pálpebra inferior, de flacidez cantal, de vetor orbital e do grau de atrofia das pálpebras, do terço médio da face e da bochecha.
- Se estiverem presentes outros problemas, que não a atrofia de gordura, como herniação significativa da gordura da pálpebra inferior ou excesso de pele, as técnicas da blefaroplastia tradicional podem precisar ser combinadas ao enxerto de gordura.

32.2 Etapas Operatórias

Ver **Vídeo 32.1**.

32.2.1 Coleta de Gordura

- Nossas áreas preferidas para coleta de gordura incluem cintura, quadril e parte externa da coxa, realizada com uma preparação limitada na posição de decúbito semilateral (▶ Fig. 32.2).
- As áreas das quais a gordura deve ser coletada são infiltradas com lidocaína a 0,1% diluída com solução de epinefrina 1:1.000.000 usando cânula de infiltração com múltiplos orifícios.
- Aproximadamente 1 mL dessa solução é injetado a cada 3 mL de remoção de gordura antecipada. Umedecer em excesso o tecido resultará em uma coleta diluída demais e em mais tempo gasto no processo de coleta.
- A gordura é coletada com uma cânula de coleta especial, cujo tamanho varia de 2,1 a 2,4 mm e com 15 a 25 cm de comprimento fixada a uma seringa de 10 mL, usando-se aspiração com seringa aplicada delicadamente.
- Agulhas hipodérmicas com ponta não devem ser usadas para a coleta de gordura.
- Pelo menos duas vezes mais gordura é coletada do que o antecipado para ser usado e garantir que uma quantidade adequada de gordura processada ficará disponível.

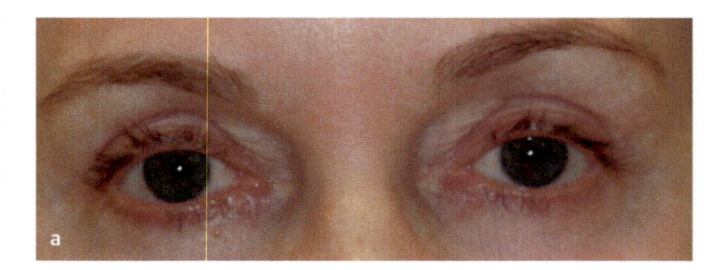

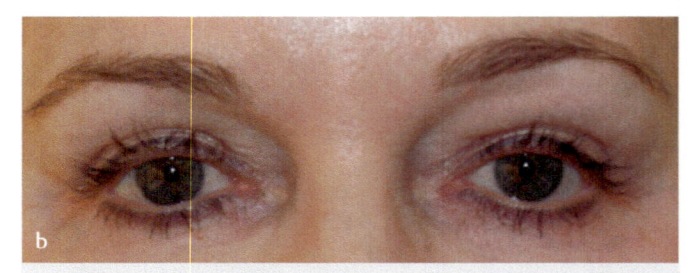

Fig. 32.1 (a, b) Paciente com órbitas superior e inferior encovadas antes e depois do enxerto de gordura nas órbitas superior e inferior (nota: a paciente também recebeu enxerto de gordura no terço médio da face, na região malar e na têmpora, juntamente com *lifting* da têmpora e da face). (Procedimento realizado por Dino Elyassnia, MD, FACS.)

Etapas Operatórias

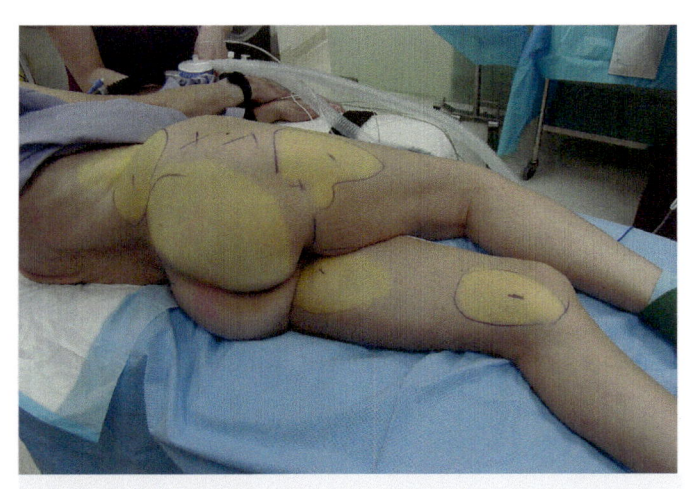

Fig. 32.2 Posicionamento da paciente para coleta de gordura em uma posição em decúbito semilateral.

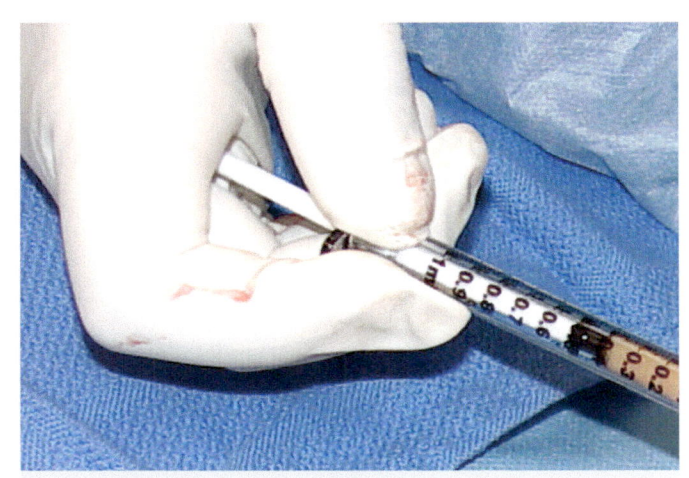

Fig. 32.3 Método para segurar a seringa e controlar o volume ejetado durante a injeção. Mantida dessa maneira, leve fechamento da mão resulta apenas em pequena quantidade de gordura injetada.

32.2.2 Processamento da Gordura Coletada

- Nosso método preferido de processamento de gordura é a centrifugação.
- Em primeiro lugar, uma tampa plástica descartável estéril é colocada na extremidade da seringa, e o êmbolo da seringa é removido.
- Seringas fechadas que contêm gordura não processada são então centrifugadas por 1 a 3 minutos a 1.000 rpm.
- Muitas centrífugas, à disposição para essa finalidade, têm rotores que podem ser esterilizados ou têm tubos esterilizáveis que se adaptam ao rotor para que as seringas contendo a gordura permaneçam estéreis e sejam manipuladas pela equipe cirúrgica já paramentada.
- Uma vez centrifugada, será possível ver que a gordura contém como componentes óleo na parte superior (células de gordura rompidas), gordura central e "água" inferior (sangue, lidocaína).
- Deixa-se o componente de "água" tingida de sangue (anestésico local) escorrer depois de se remover a tampa, enquanto a fração óleo é então despejada do topo da seringa. Podem-se usar esponjas Telfa para absorver a pequena quantidade residual de óleo presente.
- Uma bancada do tipo para "tubos de ensaio", em laboratório, para manter e organizar as seringas contendo gordura facilita as atividades de processamento de gordura.
- A gordura resultante é transferida, para seringas Luer-lock de 1 mL, usando-se um acoplador de transferência.
- Os 2 mL do fundo de gordura na seringa, que contém as concentrações mais altas de adipócitos de alta densidade, são segregados e usados, preferencialmente, no procedimento.

32.2.3 Enxerto de Gordura na Órbita Superior

- Em primeiro lugar, realizam-se bloqueios de nervos com bupivacaína a 0,25% com epinefrina a 1:200.000 em solução de anestésico local.
  - Pequenas incisões nas extensões medial e lateral da sobrancelha são realizadas com uma agulha calibre 20.
- A infiltração é realizada, em múltiplas passagens, injetando-se nos movimentos de entrada e saída. Deve-se injetar, aproximadamente, 0,05 mL ou menos por passagem. Isso corresponde a 20 a 40 passagens para frente e para trás ou mais para cada seringa de 1 mL de gordura processada.
- É desejável movimentos mais rápidos da cânula, pois se a cânula de injeção estiver constantemente em movimento, a injeção intravascular ou injeções em bolo serão menos prováveis.
- Deve-se segurar a seringa com a extremidade do êmbolo na palma da mão, pois isso ajudará a controlar o volume injetado com cada passagem (▶ Fig. 32.3).
- O objetivo é injetar a gordura de um modo que melhore sua chance de desenvolver uma irrigação e de sobreviver, e o modelo padrão deve ser da dispersão de minúsculas partículas de gordura no local receptor em múltiplas trilhas finas entre cruzadas.
- Para permitir a deposição de minúsculas alíquotas de gordura em cada passagem, é preciso usar cânulas muito finas quando o enxerto de gordura é em torno dos olhos. Atualmente prefere-se uma cânula de 4 cm de comprimento e 0,7 mm (calibre 22).
- A depressão da pálpebra superior é restaurada colocando-se gordura, em uma posição submuscular/pré-periosteal profunda, ao longo das margens inferiores da borda supraorbital. O processo é mais bem conceitualizado como de *rebaixamento da borda supraorbital* e preenchimento da área orbital superior para empurrar a pele que se retraiu para o interior da órbita em direção à pálpebra pré-septal para criar uma pálpebra superior cheia e apropriadamente sulcada (▶ Fig. 32.4).
- Em geral, é preciso colocar 1,5 a 3 mL de gordura em cada órbita superior.
- Ao fazer enxerto na órbita superior, é preciso sempre estar ciente da localização da ponta da cânula com relação ao bulbo ocular para prevenir trauma.
- O enxerto de gordura na órbita superior e na "pálpebra" tem grau de dificuldade aumentado, e o tratamento dessa área deve ser feito somente depois de adquirida experiência no tratamento de áreas não críticas.
- Uma vez obtida experiência, o enxerto de gordura da órbita superior pode ser um dos usos mais artisticamente gratificantes da gordura autóloga.

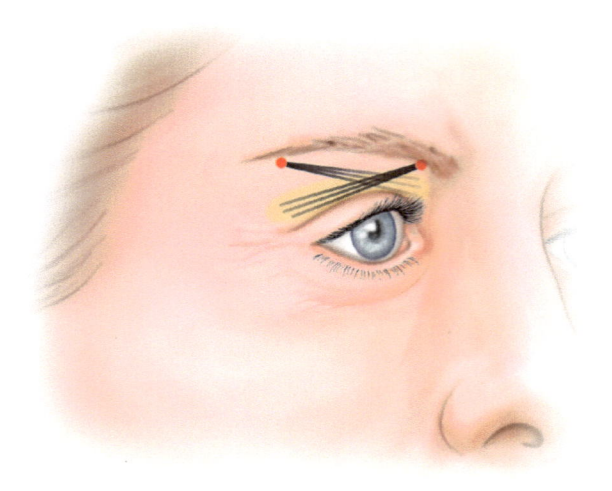

Fig. 32.4 Locais de incisão e plano para injetar gordura na área orbital superior ("pálpebra superior").

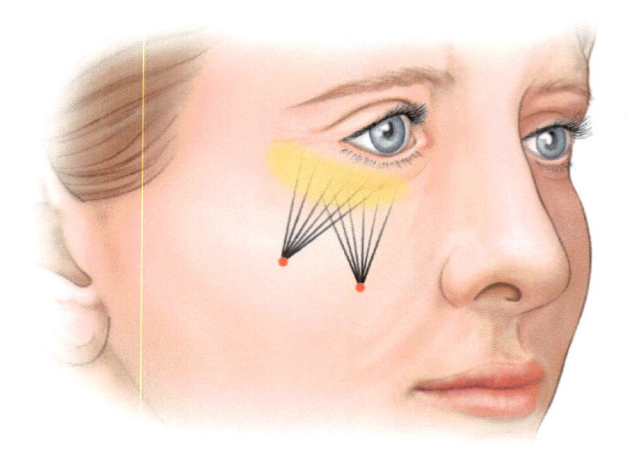

Fig. 32.5 Locais de incisão e plano para injetar gordura na área infraorbital ("pálpebra inferior").

32.2.4 Enxerto de Gordura na Órbita Inferior

- Em primeiro lugar, realizam-se bloqueios nervosos, como se faz na órbita superior.
- Diferentemente da órbita superior, para a órbita inferior, a gordura é melhor e mais facilmente injetada *perpendicular* à borda infraorbital por meio de incisões feitas na parte média da região malar ou na área perioral (▶ Fig. 32.5).
- Como na órbita superior, o enxerto de gordura da área infraorbital é realizado com cânula de injeção com 4 cm de comprimento, 0,7 mm (caibre 22), com foco em injetar alíquotas muito pequenas de gordura em cada passagem, que usa a mesma técnica de injeção básica já descrita.
- Como na órbita superior, a gordura deve ser injetada profundamente em plano submuscular/pré-periosteal.
- O objetivo técnico do procedimento deve ser pensado como elevação e projeção anterior da borda infraorbital, e não em preencher propriamente a pálpebra.
- É aconselhável evitar qualquer injeção subcutânea na área infraorbital em virtude da pele extremamente fina presente e da probabilidade de formar nódulos e irregularidades visíveis. O benefício desejado com as injeções superficiais — melhora da textura e a cor da pele — é insignificante demais na maioria dos casos, exceto para um injetor especializado nisso.
- Ao injetar a órbita inferior, o cirurgião deve colocar o dedo indicador da mão não dominante (que não vai fazer a injeção) firmemente na borda infraorbital para proteger o bulbo ocular.
- Os volumes necessários para obter correções na órbita inferior são de 2 a 4 mL por lado na maioria dos casos.

32.3 Cuidados Pós-Operatórios

- O enxerto regional de gordura na periórbita é realizado em ambiente ambulatorial. Os pacientes submetidos a um *lifting* facial combinado com enxerto de gordura geralmente recebem alta para um especialista em cuidados pós-intervenção na primeira noite.
- Pede-se aos pacientes para repousarem, tranquilamente, e aplicarem compressas frias na face por 15 a 20 minutos a cada hora em que estiverem acordados nos primeiros 3 dias depois da cirurgia.
- É recomendado aos pacientes que consumam uma dieta leve, fácil de mastigar e digerir por 2 semanas depois da cirurgia e incentivados a evitar alimentos salgados.
- Em geral, pede-se aos pacientes para separarem 2 a 3 semanas para recuperação e 2 a 3 meses antes de qualquer apresentação comercial ou função social importante.
- A alteração do contorno facial vista em 4 a 6 meses provavelmente consistirá em gordura viva, pois a maior parte do edema estará completamente resolvida.

32.4 Exemplo de Caso

Exemplo de caso de enxerto de gordura periorbital. Paciente sem cirurgia prévia e aparência encovada em torno dos olhos (▶ Fig. 32.6a). A mesma paciente vista depois de injeções faciais de gordura, inclusive nas órbitas superior e inferior. Pode-se ver uma aparência mais saudável e mais jovial (▶ Fig. 32.6b).

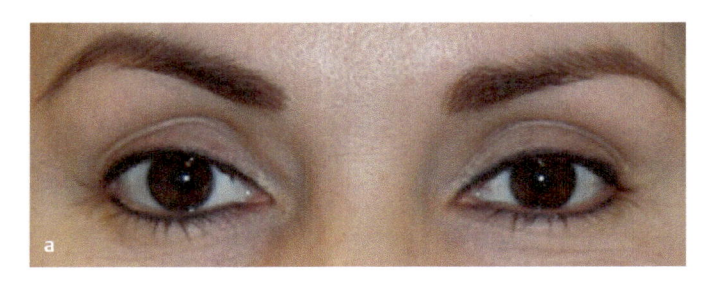

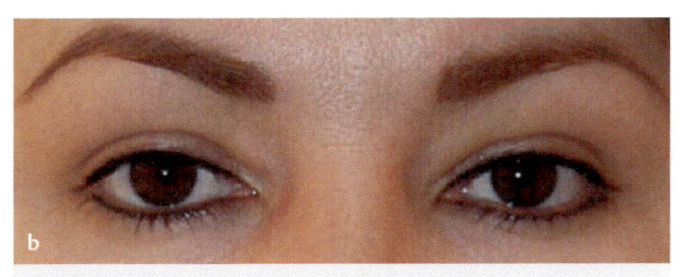

Fig. 32.6 Exemplo de caso de enxerto de gordura periorbital. **(a)** Paciente sem cirurgia prévia e aparência encovada em torno dos olhos. **(b)** A mesma paciente vista depois de injeções faciais de gordura, incluindo nas órbitas superior e inferior. Pode-se notar aparência mais saudável e mais jovial. (Procedimento realizado por Timothy Marten, MD, FACS–Cortesia de Marten Clinic of Plastic Surgery.)

32.5 Conclusão

O enxerto periorbital de gordura é ferramenta poderosa para a estética da pálpebra, que melhora significativamente e, algumas vezes, substitui as técnicas tradicionais de blefaroplastia. O enxerto de gordura, nas órbitas superior e inferior, deve ser realizado com cânulas finas, sendo a gordura colocada em um plano profundo em alíquotas muito pequenas para evitar irregularidade. O papel da mão não dominante é crítico para manter a ciência da posição da cânula o tempo todo e garantir a segurança do bulbo ocular.

Referências

Marten TJ. Simultaneous facelift and fat grafting: combined lifting and filling of the face. In: Nahai F, ed. The Art of Aesthetic Surgery. 2nd ed. Saint Louis: Quality Medical Publishing; 2011.

Marten TJ, Elyassnia D. Fat grafting in facial rejuvenation. Clin Plast Surg. 2015; 42 (2):219-252.

Marten TJ, Elyassnia D. Simultaneous facelift and fat grafting. In: Connell BF, Sundine MJ, eds. Aesthetic Rejuvenation of the Face and Neck. New York: Thieme; 2016.

Marten TJ, Elyassnia D. Simultaneous facelift and fat grafting: combined lifting and filling of the aging face. In: Coleman S, Mazzola R, Pu L, eds. Fat Injection: From Filling to Regeneration. 2nd ed. New York: Thieme; 2018.

Rohrich RJ, Pessa JE. The fat compartments of the face: anatomy and clinical implications for cosmetic surgery. Plast Reconstr Surg. 2007; 119(7):2219–2227, discussion 2228-2231.

33 Supercílio e Fronte: *Lifting* Frontal

Christina R. Vargas ▪ *Bahman Guyuron*

Resumo

O *lifting* frontal bem-sucedido depende de cuidadosa análise facial pré-operatória e da seleção apropriada do procedimento ideal. Deve-se dar atenção particular à avaliação de blefaroptose, rítides horizontais indicativas de compensação frontal, função do corrugador, linha de implantação dos cabelos e posição do supercílio e do bulbo ocular. Abordagens endoscópica e transpalpebral da fronte oferecem acesso à suspensão da fronte e ressecção do corrugador ao mesmo tempo, e à ressecção isolada do corrugador, respectivamente.

Palavras-chave: fronte, rejuvenescimento, endoscópica, transpalpebral, suspensão, *lifting*, corrugador.

Pontos Essenciais

- O rejuvenescimento da fronte tem papel significativo no rejuvenescimento facial abrangente.
- A análise facial circunspecta oferece fundamento crucial na seleção da técnica cirúrgica apropriada e no aperfeiçoamento do resultado estético final.
- As linhas horizontais na fronte denotam compensação frontal da ptose da pálpebra superior ou dermatocalasia.
- Para pacientes que precisam de um *lifting* frontal, bem como de ressecção do músculo corrugador, seria ideal um procedimento endoscópico.
- Para pacientes com posição ideal da sobrancelha que têm linhas frontais profundas com fronte longa ou muito redonda, e pacientes com exoftalmia ou proptose, a abordagem transpalpebral é mais apropriada.
- Nos pacientes com ptose ou proptose palpebral, a elevação das sobrancelhas pode revelar uma condição que, de outro modo, pode não ser tão identificável.

33.1 Etapas Pré-Operatórias

33.1.1 Análise

- O procedimento de rejuvenescimento facial começa com uma análise pré-operatória minuciosa, incluindo rítides, comprimento e contorno da fronte, posição e forma da sobrancelha e linha de implantação dos cabelos.
- Deve-se dar atenção especial concomitante à ptose palpebral e à hiperatividade frontal, aos músculos corrugador do supercílio e/ou abaixador do supercílio com a avaliação dinâmica.

33.2 Etapas Operatórias

Ver **Vídeo 33.1**.

33.2.1 *Lifting* Endoscópico Frontal

Abordagem por Acesso Endoscópico

- O acesso é obtido por cinco incisões de 1,5 cm camufladas na linha de implantação dos cabelos.
- Uma incisão na linha média é marcada verticalmente no pico da viúva.

- As duas incisões seguintes são marcadas na área da têmpora, aproximadamente 0,5 a 1 cm atrás da linha de implantação dos cabelos; a primeira a aproximadamente 7 cm da incisão na linha média, e a segunda a cerca de 10 cm da incisão na linha média (▶ Fig. 33.1).
- A fronte inteira e a área do couro cabeludo se estendem aproximadamente 8 a 10 cm atrás da linha de implantação dos cabelos e é infiltrada com lidocaína a 1% com 1:100.000 unidades de epinefrina para áreas glabras e 1:200.000 unidades em áreas com cabelos.
- O cabelo do paciente pode ser trançado entre as incisões marcadas ou colocam-se elásticos para evitar interferência com o procedimento.
- Pode-se utilizar um dispositivo de acesso endoscópico (DAE) para facilitar a introdução dos instrumentos durante o procedimento (▶ Fig. 33.2).
- A incisão mais lateral em um lado é carregada fáscia temporal superficial abaixo até a fáscia temporal profunda sem atravessá-la.
- Um elevador, como o elevador periosteal Obwegeser, é usado para dissecar o tecido em um plano superficial à fáscia temporal profunda em extensão mínima.
- Esse plano é estendido cranialmente até um plano subperiosteal, que se localiza medialmente à crista temporal e, portanto, sobrepõe-se apenas ao periósteo, onde se marca a segunda incisão.
- Uma vez que a segunda incisão seja carregada para baixo através do periósteo, realiza-se a dissecção medialmente sob a incisão na linha média.
- A incisão medial é feita descendo pelo periósteo e entrando no plano que é o alvo.

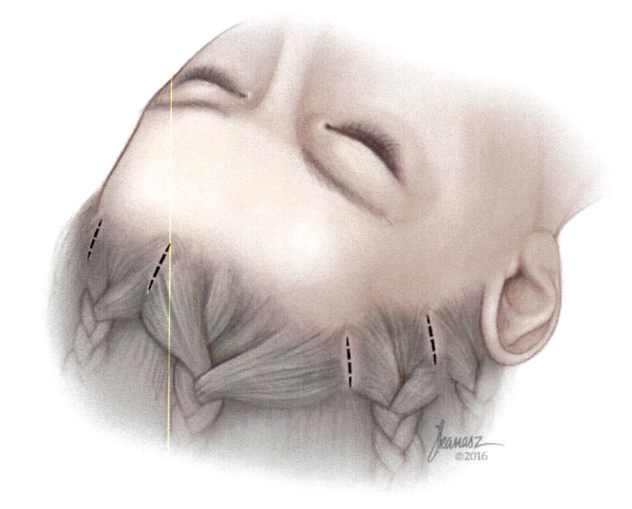

Fig. 33.1 *Lifting* endoscópico da testa. Abordagem do acesso endoscópico. São marcadas duas incisões na área da têmpora, aproximadamente 0,5 a 1 cm atrás da linha de implantação dos cabelos; a primeira, a cerca de 7 cm da incisão na linha média, e a segunda, a cerca de 10 cm da incisão na linha média. (Reproduzida com permissão de Guyuron B. Migraine Surgery. Thieme: 2018.)

Etapas Operatórias

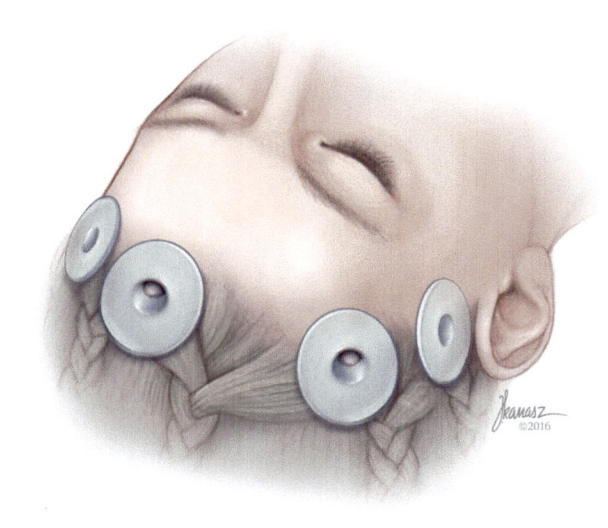

Fig. 33.2 *Lifting* endoscópico da testa. Abordagem do acesso endoscópico. Pode-se utilizar um dispositivo de acesso endoscópico (DAE) para facilitar a introdução dos instrumentos durante o procedimento. (Reproduzida com permissão de Guyuron B. Migraine Surgery. Thieme: 2018.)

- O procedimento é repetido contralateralmente, desenvolvendo o plano de lateral a medial.
- Os dois planos são conectados usando-se um elevador do periósteo e estendidos cranialmente para permitir folga tecidual suficiente para a introdução do endoscópio e instrumentos relacionados.
- Usa-se o elevador Obwegeser lateralmente para esqueletizar ainda mais a fáscia temporal profunda posteriormente para abordar o nível de orelha. Esse plano deve permanecer profundo à fáscia temporal superficial, mas superficial à fáscia temporal profunda.
- O elevador Obwegeser é, então, introduzido por meio de incisão na linha média, e a área de 8 a 10 m atrás da incisão média é liberada em um plano subperiosteal, proporcionando folga para o procedimento.

Dissecção Endoscópica

- O endoscópio é introduzido e se realiza a dissecção da área frontal sob visualização direta em um plano subperiosteal até a borda supraorbital. É crucial conduzir a dissecção, imediatamente, superficial à fáscia temporal profunda e profunda a qualquer a gordura fixada à fáscia temporal superficial para proteger o ramo frontal do nervo facial.
- O arco marginal e a periórbita são liberados da borda orbital superior e ao longo da parede orbital lateral, e a dissecção é levada medialmente à área glabelar.
- Os nervos e vasos supraorbitais e supratrocleares são identificados imediatamente acima e ao longo do terço medial de cada borda orbital.
- O músculo corrugador se situa profunda e superficialmente aos nervos.
- Uma pinça endoscópica Daniel é utilizada para remover o músculo corrugador o mais radicalmente possível.
- Os nervos são preservados e podem ser retraídos utilizando-se um gancho para nervos.
- Mais medialmente, na área glabelar, o periósteo é elevado, mas não transeccionado. A transecção é necessária somente se houver hiperatividade significativa e incomum do músculo prócero.
- Utiliza-se um elevador periosteal mais longo para chegar às áreas na linha média; o plano subperiosteal também é desenvolvido lateralmente ao longo da borda orbital e baixa até o arco zigomático.
- A dissecção é realizada lateralmente e se fazem esforços para evitar e preservar a veia sentinela.
- Uma dissecção semelhante é conduzida no lado oposto e remove-se o músculo corrugador do supercílio.
- Mantém-se a hemostasia utilizando-se um eletrocautério com aspiração.
- O músculo corrugador é substituído por um enxerto de gordura coletado, por meio de uma pequena abertura, imediatamente acima do arco zigomático, medialmente profunda à fáscia temporal profunda, o que é facilitado quando se pressiona o coxim adiposo bucal ou de outro ponto se outros procedimentos estiverem sendo realizados concomitantemente.

Suspensão da Fronte

- A suspensão é realizada em um ponto lateralmente a cada lado.
- Ganchos para pele são colocados em uma posição mais anterior na incisão mais lateral, e as bordas da ferida são afastadas.
- O dedo indicador não dominante é utilizado para everter a parte anterior da ferida, expondo a camada superficial da fáscia temporal.
- Realiza-se uma sutura, em PDS 3-0, através de uma quantidade substancial desse tecido, indo primeiramente de fora para dentro e depois de dentro para fora.
- Os ganchos para pele são movidos para uma posição mais posterior na ferida e firmemente afastados na direção do vetor de tração e da sobrancelha lateral desejada, que comumente é 45 graus com relação ao eixo do corpo.
- O fio é passado através da fáscia temporal profunda e incrementalmente apertada até que o supercílio se eleve até o nível esteticamente desejado; o fio é então amarrado e cortado. Isso é feito bilateralmente.
- Quando as sobrancelhas são assimétricas, faz-se uma sutura semelhante na parte anterior da segunda ferida. No entanto, como essa área está além do alcance da fáscia temporal para obter o vetor correto de elevação, a sutura é presa por meio de um túnel ósseo, e não na fáscia.
- Os ganchos para pele são movidos para a porção posterior da incisão e se usa um afastador maleável fino para proteger o couro cabeludo posteriormente.
- Usa-se uma ponta de broca com 1,1 mm de diâmetro e 5 mm de comprimento para criar dois orifícios posicionados opostamente entre si em um ângulo de 45 graus e, aproximadamente, com 4 mm de distância.
- O osso é irrigado para se evitar lesão térmica durante a perfuração.
- A extremidade livre da sutura atravessa, então, o túnel e é cada vez mais apertada até que se obtenha a elevação desejada. O procedimento é repetido no lado oposto.
- As incisões são reparadas com Monocryl 5-0 para o periósteo ou a fáscia superficial e categute simples 5-0 para a pele.

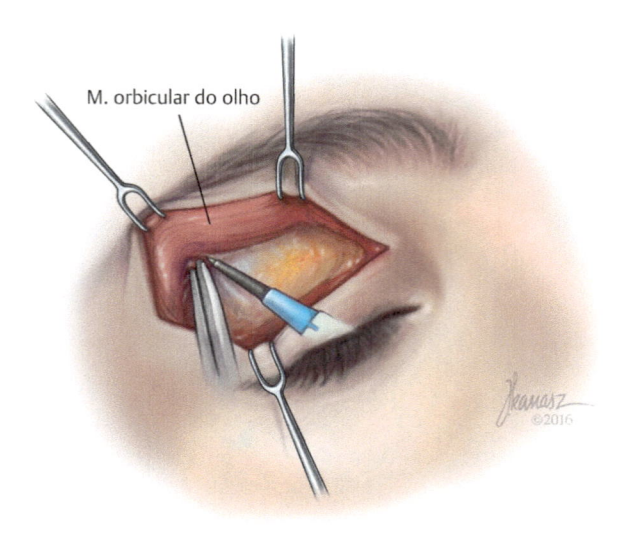

Fig. 33.3 Ressecção transpalpebral do corrugador. O septo orbital é afastado inferiormente, e o músculo orbicular, afastado superiormente. (Reproduzida com permissão de Guyuron B. Migraine Surgery. Thieme: 2018.)

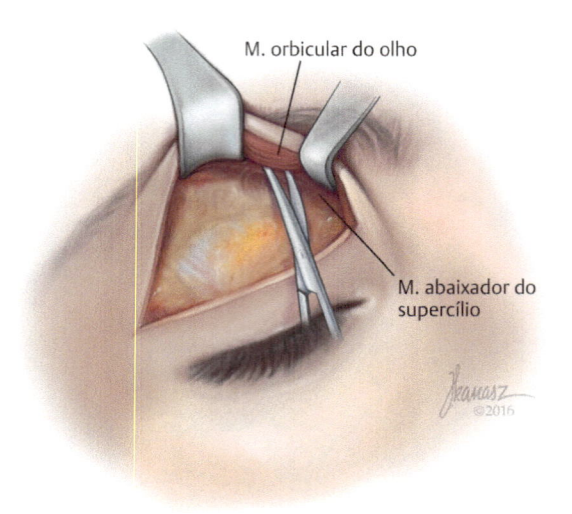

Fig. 33.4 Ressecção transpalpebral do corrugador. Uma camada fina do músculo abaixador do supercílio sobreposta ao músculo corrugador do supercílio mais escuro e mais friável é dissecada e removida. (Reproduzida com permissão de Guyuron B. Migraine Surgery. Thieme: 2018.)

33.2.2 Ressecção Transpalpebral do Corrugador

Esta abordagem é útil para pacientes com fronte alta, bem como aqueles com músculos corrugadores hiperativos, que causam linhas glabelares verticais, mas com sobrancelhas, de outro modo, bem posicionadas. Também é indicada para aqueles pacientes com proptose, exoftalmia e ptose palpebral, que não passariam por correção da ptose, para prevenir elevação das sobrancelhas, exagerando a proptose ou a ptose. Esta técnica também é usada pelo autor sênior em pacientes com migrânea frontal sem cefaleia temporal.

- O sulco supratarsal é marcado e depois infiltrado com lidocaína a 1% com 1:100.000 unidades de epinefrina. A área glabelar é infiltrada com uma mistura de xilocaína a 1% e Naropin (ropivacaína) a 0,5% com epinefrina 1:100.000.
- Se o paciente também for submetido a uma blefaroplastia, faz-se uma incisão padrão para blefaroplastia superior. Se não estiver planejada uma blefaroplastia superior, a incisão deve limitar-se à metade medial da pálpebra superior.
- A incisão na pálpebra é feita e estendida através do músculo orbicular. O excesso de pele é retirado se necessário.
- O septo orbital é afastado inferiormente, e o músculo orbicular é afastado superiormente (▶ Fig. 33.3).
- O plano entre essas duas estruturas é dissecado cranialmente até a borda orbital superior, por 5 a 8 mm até se encontrarem os músculos corrugadores.
- A dissecção continua usando-se tesoura Metzenbaum Baby e uma técnica de extensão.
- Uma camada fina do músculo abaixador do supercílio sobreposta ao músculo corrugador do supercílio mais escuro e mais friável é dissecada e removida (▶ Fig. 33.4).
- Um ramo do nervo supraorbital, que penetra o músculo corrugador medialmente, é identificado na superfície e seguido dentro do músculo usando-se um mosquito hemostático. O músculo é levantado, e o ramo, identificado acima do periósteo e protegido (▶ Fig. 33.5).

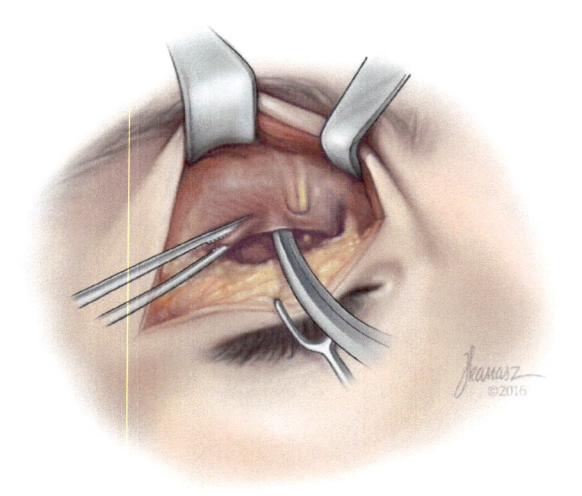

Fig. 33.5 Ressecção transpalpebral do corrugador. Um ramo do nervo supraorbital, que penetra no músculo corrugador medialmente, é identificado na superfície e seguindo ao músculo usando-se um hemostato mosquito. O músculo é levantado, e o ramo, identificado acima do periósteo e protegido. (Reproduzida com permissão de Guyuron B. Migraine Surgery. Thieme: 2018.)

- O segmento de músculo caudal ao nervo é isolado e removido usando-se eletrocautério, primeiro medialmente e depois lateralmente. O segmento cranial ao nervo é isolado e removido. O músculo restante é removido em partes, o mais cuidadosamente possível, para incluir fibras laterais do músculo prócero até que se encontre gordura subcutânea.
- Usa-se um enxerto de gordura, com tamanho igual ao do músculo corrugador removido, coletado do compartimento medial

da pálpebra superior durante blefaroplastia superior ou de outra parte em pacientes que não tenham excesso de gordura na pálpebra superior.
- O enxerto de gordura é colocado acima do periósteo e fixado no lugar usando-se Monocryl 6-0, tendo-se o cuidado de evitar correção excessiva significativa do volume, pois a retirada, em geral, é muito boa.
- Mantém-se a hemostasia meticulosa com eletrocautério.
- A pele é reaproximada utilizando-se uma sutura em categute simples de absorção rápida 6-0 e aplicando-se pomada com antibiótico.

33.3 Cuidados Pós-Operatórios
- As incisões são cuidadas com a aplicação de pomada de bacitracina por aproximadamente 7 dias no pós-operatório. Deixa-se que as suturas se dissolvam.
- O paciente pode tomar banho de chuveiro depois de 2 dias, mas deve-se abster do uso de secador de cabelos e de *baby-liss* por pelo menos 2 semanas, tendo extremo cuidado daí em diante para evitar lesão térmica.

33.4 Exemplos de Casos

33.4.1 Exemplo de Caso 1
Paciente com músculo corrugador hiperativo antes (esquerda) e depois da ressecção transpalpebral do corrugador (direita) em repouso (acima) e ao tentar franzir a testa (abaixo) (▶ Fig. 33.6).

33.4.2 Exemplo de Caso 2
Paciente com músculo corrugador hiperativo antes (esquerda) e após rejuvenescimento endoscópico da testa (direita) em repouso (acima) e ao tentar franzir a testa (abaixo) (▶ Fig. 33.7).

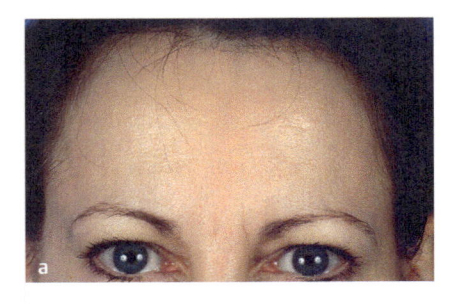

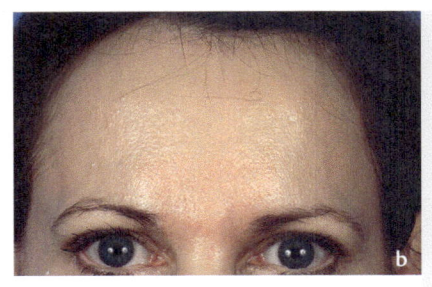

Fig. 33.6 Caso 1. Paciente com músculo corrugador hiperativo antes **(a, c)** e depois de ressecção transpalpebral do corrugador **(b, d)** em repouso **(a, b)** e na tentativa de franzir a testa **(c, d)**.

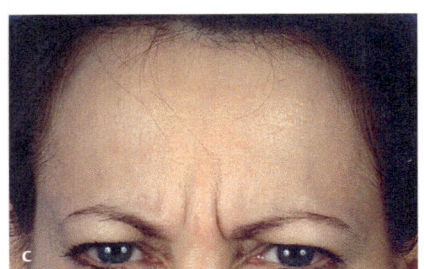

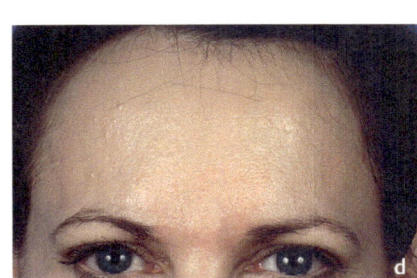

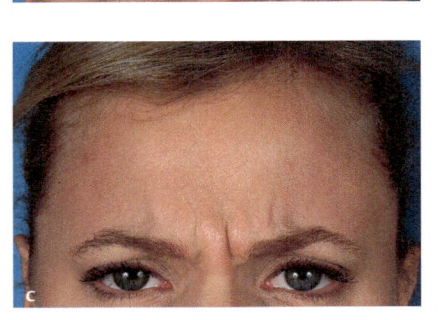

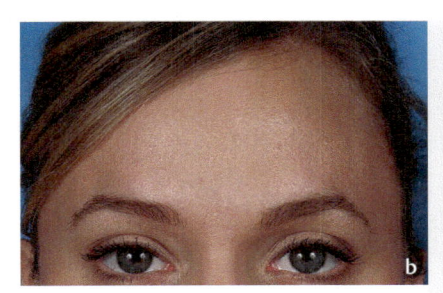

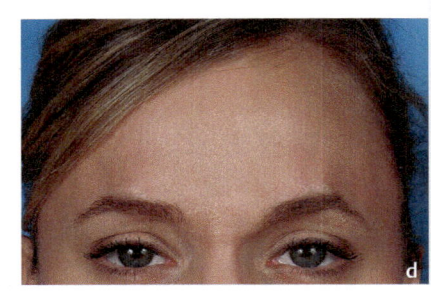

Fig. 33.7 Caso 2 Paciente com músculo corrugador hiperativo antes **(a, c)** e depois de rejuvenescimento endoscópico da testa **(b, d)** em repouso **(a, b)** e na tentativa de franzir a testa **(c, d)**.

33.5 Conclusão

O rejuvenescimento da fronte pode ser alcançado por meio da combinação de restauração de volume e contorno da face e do pescoço. A volumização é obtida com enxerto de gordura autóloga do compartimento de gordura facial. O contorno do pescoço é obtido por meio da plicação medial do platisma e janela lateral do platisma. O rejuvenescimento do terço médio lateral da face é alcançado por meio de técnicas de empilhamento do sistema musculoaponeurótico superficial (SMAS) ou de SMASectomia. A ressecção transpalpebral do corrugador é útil para pacientes com testa longa ou muito redonda, bem como para aqueles com músculos corrugadores hiperativos, causando linhas glabelares verticais, mas, de outro modo, com sobrancelhas bem posicionadas. Também indicado para aqueles pacientes com proptose, exoftalmia e ptose palpebral, bem como para aqueles com cefaleia migranosas frontais.

Referências

Guyuron B, Behmand RA, Green R. Shortening of the long forehead. Plast Reconstr Surg. 1999; 103(1):218-223.

Guyuron B, Davies B. Subcutaneous anterior hairline forehead rhytidectomy. Aesthetic Plast Surg. 1988; 12(2):77-83.

Guyuron B, Michelow BJ, Thomas T. Corrugator supercilii muscle resection through blepharoplasty incision. Plast Reconstr Surg. 1995; 95(4):691-696.

Guyuron B, Michelow BJ. Refinements in endoscopic forehead rejuvenation. Plast Reconstr Surg. 1997; 100(1):154-160.

Guyuron B, Son JH. Transpalpebral corrugator resection: 25-year experience, refinements and additional indications. Aesthetic Plast Surg. 2017; 41(2):339-345.

34 Supercílio e Fronte: *Lifting* Endotemporal do Supercílio

Rod J. Rohrich ▪ Min-Jeong Cho

Resumo
O objetivo do rejuvenescimento do supercílio é restaurar uma aparência jovial do supercílio e da fronte. Os cirurgiões plásticos têm várias opções para realizar o *lifting* do supercílio: direto, endoscópico, linha de implantação dos cabelos, lateral, temporal e transblefaroplastia. Neste capítulo discutimos o *lifting* endotemporal do supercílio, que combina a força das técnicas endoscópica e temporal do *lifting* do supercílio. Esta técnica permite aos cirurgiões plásticos tratarem as ptoses medial e lateral do supercílio em pacientes com ptose leve a moderada do supercílio.

Palavras-chave: rejuvenescimento do supercílio, *lifting* do supercílio, *lifting* endotemporal do supercílio, *lifting* endoscópico do supercílio, *lifting* temporal do supercílio.

Pontos Essenciais

- O *lifting* endotemporal do supercílio combina as vantagens das abordagens por *lifting* endoscópico e temporal do supercílio.
- Oferece tratamento para ptoses medial e lateral do supercílio.

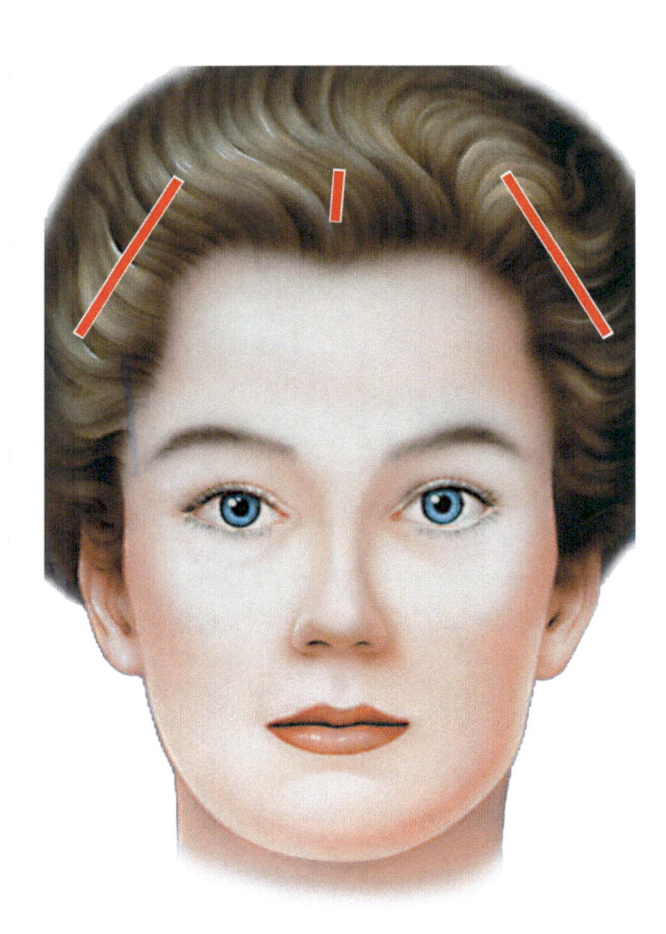

Fig. 34.1 Incisões para a porta anterior e temporal.

34.1 Etapas Pré-Operatórias

- Análise:
  - O procedimento de rejuvenescimento do supercílio começa com uma análise facial pré-operatória abrangente, que inclui terços horizontais e quintos verticais.
  - Os pacientes com o seguinte são candidatos ao *lifting* endotemporal do supercílio:
    ♦ Feminino: rítides leves/moderadas com fronte curta.
    ♦ Masculino: fronte longa com escassez de cabelos.

34.2 Etapas Operatórias

Antes da colocação dos campos, os locais operatórios propostos recebem a injeção de 30 mL de xilocaína a 0,25% com epinefrina 1:400.000.

34.2.1 Realização da Incisão

- Em primeiro lugar traça-se uma incisão horizontal de 6 cm localizada 5 cm posterior à linha temporal de implantação dos cabelos (▶ Fig. 34.1). Essa incisão servirá como porta temporal.
- Depois, traça-se uma incisão vertical de 2 cm na linha média (▶ Fig. 34.1). Essa incisão servirá como porta anterior.

34.2.2 Elevação Temporal do Supercílio

- O couro cabeludo recebe incisão em ângulo para prevenir lesão dos folículos pilosos profundos.
- O couro cabeludo é elevado em um plano subgaleal usando-se um elevador periosteal.
- A dissecção continua caudalmente no plano subgaleal superficial à fáscia temporal profunda (▶ Fig. 34.2).
- Na borda supraorbital, o ligamento retentor orbital é liberado. Depois, a zona de aderência na linha de fusão temporal e as aderências ligamentares temporais são liberadas. A extensão medial da dissecção para nos dois terços laterais do supercílio (▶ Fig. 34.3).

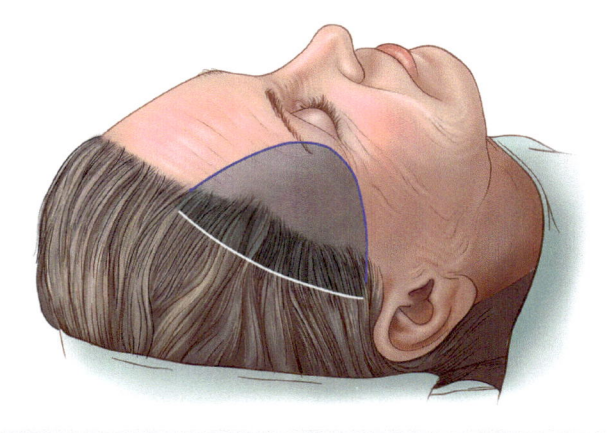

Fig. 34.2 Área de dissecção para o *lifting* temporal do supercílio. (Reproduzida com permissão de Codner M, McCord C. Eyelid and Periorbital Surgery. 2nd ed. Thieme; 2016.)

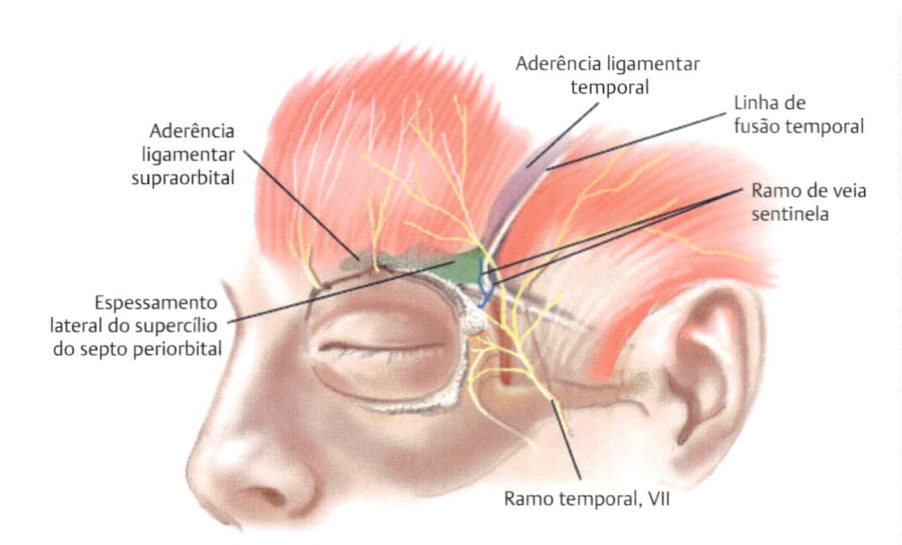

Fig. 34.3 Ligamentos que são liberados durante o *lifting* temporal do supercílio. (Reproduzida com permissão de Codner M, McCord C. Eyelid and Periorbital Surgery. 2nd ed. Thieme; 2016.)

34.2.3 Elevação Medial do Supercílio

- Com uma incisão na linha média, o couro cabeludo é elevado em um plano subgaleal por meio de um elevador periostal até que a dissecção seja levada até a borda supraorbital (▶ Fig. 34.4).
- Depois, o endoscópio é introduzido na porta anterior e o fórceps Takahashi na porta temporal.
- Sob visualização direta, com um endoscópio, 80 a 95% dos corrugadores mediais são removidos com o fórceps Takahashi, ao mesmo tempo preservam-se os nervos supraorbitais e supratrocleares (▶ Fig. 34.5a, b).
- Depois, a presença ainda de rítides e a posição dos supercílios mediais são inspecionadas no intraoperatório.
- Com a remoção satisfatória dos corrugadores e a mobilização adequada do supercílio, o portal anterior pode ser fechada com grampos.

34.2.4 Fechamento

- Uma vez fechada o portal anterior, avalia-se a posição dos supercílios laterais.
- Os supercílios laterais são elevados à altura desejada e remove-se o excesso de pele do couro cabeludo. Depois a gálea é aproximada usando-se Vicryl 4-0 e realiza-se o fechamento livre de tensão do couro cabeludo com o uso de grampos. Geralmente uma retirada de 1 a 1,5 cm de couro cabeludo resulta em 2 a 3 mm de elevação do supercílio lateral.
- Aplica-se o curativo à cabeça ao final do caso.

34.3 Cuidados Pós-Operatórios

- Os pacientes podem retirar o curativo da cabeça 24 horas depois da cirurgia.
- Os pacientes podem começar uma dieta leve líquida no dia da cirurgia, avançando para dieta regular pastosa no dia seguinte.
- Os pacientes são incentivados a aplicar compressas frias perto do local da cirurgia e nas pálpebras o máximo possível e evitar qualquer tipo de tensão durante as primeiras 72 horas depois da cirurgia.
- Os pacientes podem começar a lavar os cabelos 48 horas depois da cirurgia.

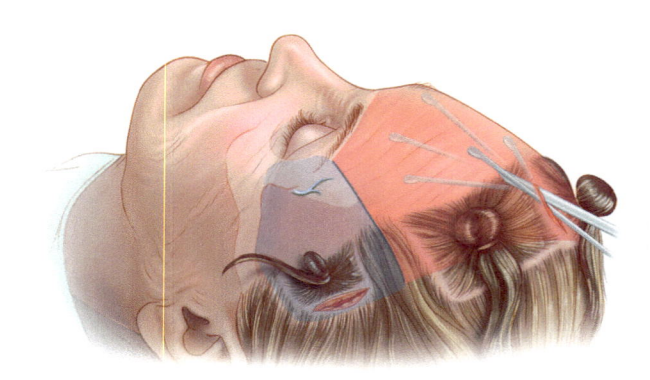

Fig. 34.4 Área de dissecção para *lifting* endoscópio do supercílio. (Reproduzida com permissão de Cohen M, Thaller S. The Unfavorable Result in Plastic Surgery: Avoidance and Treatment, 4th ed. Thieme; 2018.)

- Os pacientes podem aplicar colírio, conforme a necessidade, para manter os olhos úmidos e confortáveis.
- Os grampos são removidos em 7 a 10 dias.

34.4 Exemplo de Caso

Fotografias pré e pós-operatórias de um paciente em 20 meses após um *lifting* facial e um *lifting* endotemporal do supercílio na tomada anteroposterior (AP) (▶ Fig. 34.6a, b).

34.5 Conclusão

O rejuvenescimento medial e lateral do supercílio pode ser tratado com a técnica do *lifting* endotemporal do supercílio. Essa técnica combina as vantagens do *lifting* endoscópico e temporal do supercílio. Os candidatos ideais para essa técnica são pacientes com ptose leve a moderada do supercílio.

Ver **Vídeo 34.1**.

Conclusão

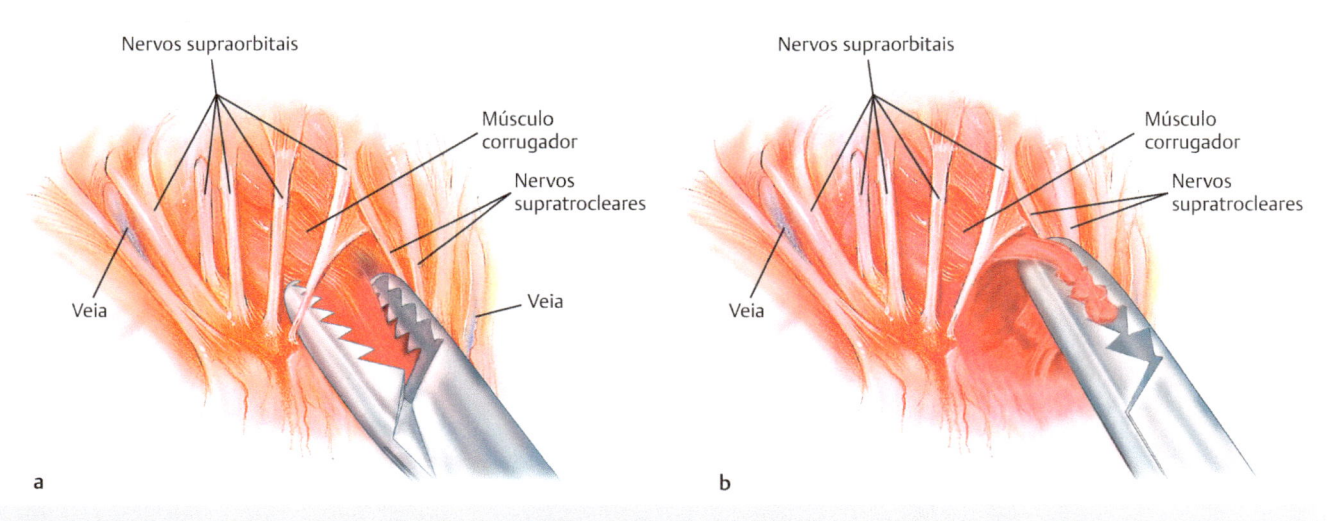

Fig. 34.5 (a, b) Ressecção do corrugador medial. (Reproduzida com permissão de Cohen M, Thaller S. The Unfavorable Result in Plastic Surgery: Avoidance and Treatment, 4th ed. Thieme; 2018.)

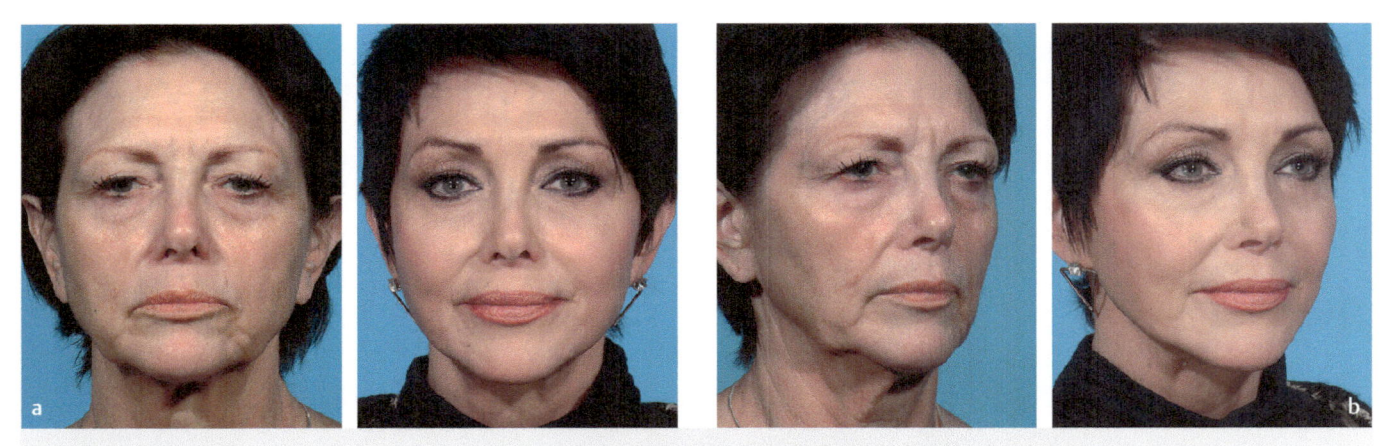

Fig. 34.6 (a) Fotografias pré e pós-operatórias de uma paciente 20 meses após um *lifting* facial e *lifting* endotemporal do supercílio em imagem anteroposterior (AP). **(b)** Fotografias pré e pós-operatórias de uma paciente 20 meses após o *lifting* facial e *lifting* endotemporal supercílio em imagem oblíqua.

Referências

Cho MJ, Carboy JA, Rohrich RJ. Complications in brow lifts: a systemic review of surgical and nonsurgical brow rejuvenations. Plast Reconstr Surg Glob Open. 2018;6(10):e1943.

Graham DW, Heller J, Kurkjian TJ, Schaub TS, Rohrich RJ. Brow lift in facial rejuvenation: a systematic literature review of open versus endoscopic techniques. Plast Reconstr Surg. 2011; 128(4):335e-341e.

Guyuron B. Endoscopic forehead rejuvenation: I. Limitations, flaws, and rewards. Plast Reconstr Surg. 2006; 117(4):1121–1133, discussion 1134-1136.

Rohrich RJ, Beran SJ. Evolving fixation methods in endoscopically assisted forehead rejuvenation: controversies and rationale. Plast Reconstr Surg. 1997; 100(6): 1575-1582, discussion 1583-1584.

Rohrich RJ, Cho MJ. Endoscopic temporal brow lift: surgical indications, technique, and 10-year outcome analysis. Plast Reconstr Surg. 2019; 144(6):1305-1310.

35 Supercílio e Fronte: Enxerto de Gordura no Supercílio, Têmporas e Fronte

Rod J. Rohrich • Erez Dayan

Resumo

Uma mudança de paradigma moderna no rejuvenescimento facial enfoca a restauração do volume além do novo contorno facial. O conceito de restauração do volume facial tem sido há muito tempo preconizado e definitivamente foi aceito na prática comum pela melhora dos nossos conhecimentos sobre envelhecimento facial. A revolumização da fronte e da sobrancelha costuma ser negligenciada durante o enxerto de gordura facial. A finalidade deste capítulo é descrever a técnica para restauração do volume dessas áreas.

Palavras-chave: enxerto de gordura, fronte, sobrancelha, esvaziamento temporal, revolumização facial.

> **Pontos Essenciais**
>
> - O enxerto de gordura na fronte, têmporas e supercílios é componente fundamental da revolumização panfacial (▶ Fig. 35.1 e ▶ Fig. 35.2)
> - As injeções são realizadas no plano subcutâneo.
> - A injeção das regiões superiores do supercílio não apenas corrige as alterações relacionadas com a idade, mas também cria a ilusão de supercílios mais levantados.
> - A correção do esvaziamento temporal exige ruptura da linha de fusão temporal.

35.1 Etapas Pré-Operatórias

- A coleta de gordura é efetuada por meio da lipoaspiração manual com baixa pressão com cânula sem corte de 3 mm.
- A face interna das coxas e o abdome são os pontos doadores ideais, pois contém a mais alta concentração de células vasculares do estroma, com a menor intensidade de dor, como foi mostrado em estudos prévios e na experiência clínica.
- A lipoaspirado é então processada com centrifugação a 2.250 rpm por 1 minutos. O sobrenadante e o infranadante são desprezados, antes de se transferir o enxerto de gordura para seringas de 1 mL.
- A gordura fracionada é usada para injeções periorbitais. A gordura é processada, por meio de emulsificação mecânica, transferindo a gordura centrifugada entre duas seringas de 10 mL através de um filtro de 2 mm, 60 a 80 vezes. Isso resulta em fragmentação da estrutura de tecido adiposo.

35.2 Etapas Operatórias

- O enxerto de gordura temporal e na fronte aborda esvaziamento relacionado com a idade e tem o benefício adicional de levantar levemente os supercílios.
- A injeção temporal é realizada por um acesso portal único, na linha de implantação dos cabelos temporal. O princípio básico é romper a linha de fusão temporal para permitir preenchimento uniforme. Isso tipicamente, exige 1 mL de enxerto de gordura. A injeção de mais 1 mL é então necessária para corrigir

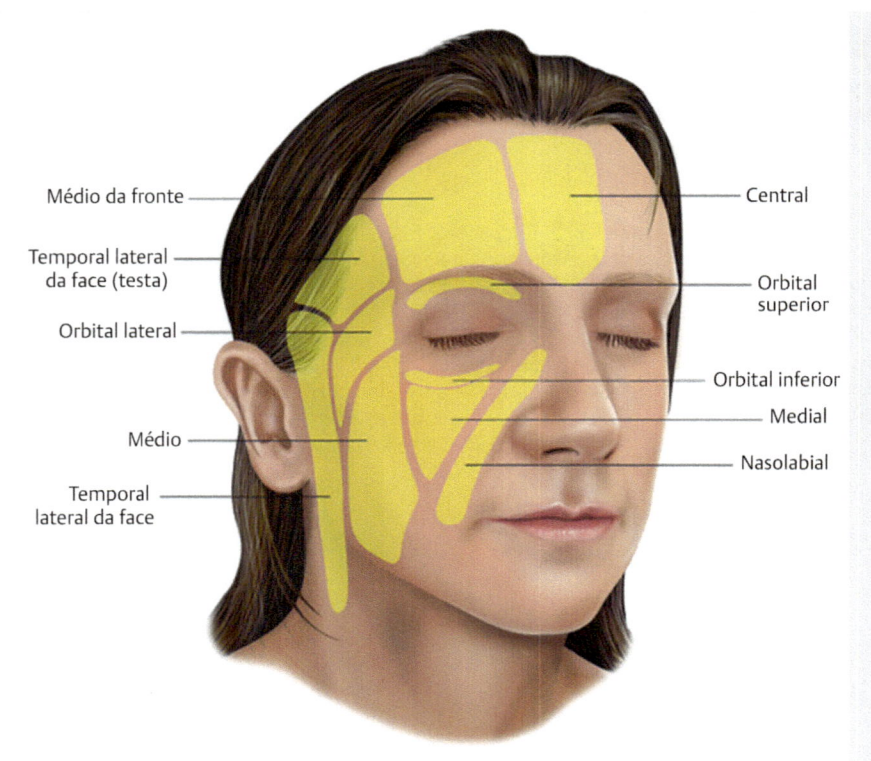

Fig. 35.1 Compartimentos superficiais de gordura da face. (Reproduzida com permissão de Leatherbarrow B, ed. Oculoplastic Surgery. 3rd ed. Thieme; 2019.)

Exemplo de Caso

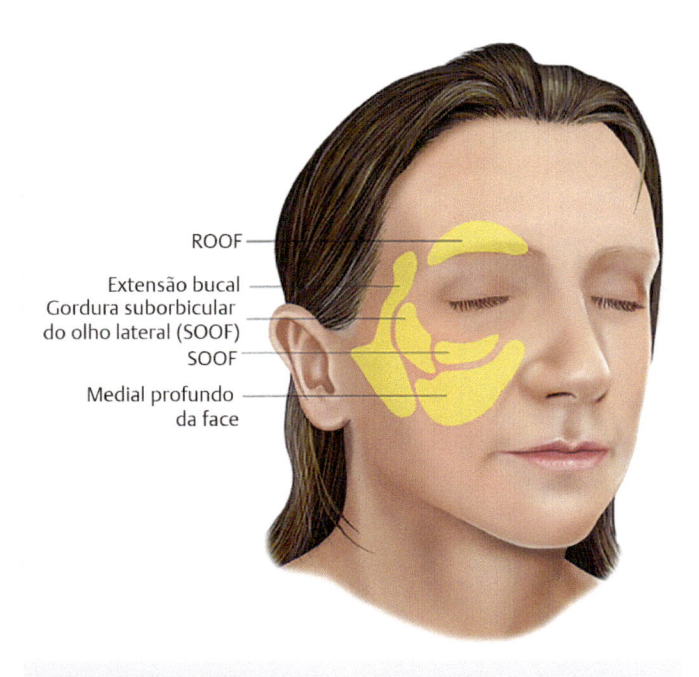

Fig. 35.2 Compartimentos de gordura profunda da face. ROOF, gordura retro-orbicular do olho (músculo); SOOF, gordura suborbicular do olho lateral. (Reproduzida com permissão de Leatherbarrow B, ed. Oculoplastic Surgery. 3rd ed. Thieme; 2019.)

Legendas da figura:
- ROOF
- Extensão bucal
- Gordura suborbicular do olho lateral (SOOF)
- SOOF
- Medial profundo da face

o esvaziamento de maneira radial em posição imediatamente lateral ao supercílio lateral.

- As injeções centrais, na fronte, precisam corrigir três compartimentos distintos – a glabela e as duas regiões superiores dos supercílios. A injeção é feita no plano subcutâneo, por meio de um portal, em um sulco na parte média da fronte, para aqueles com fronte alta, ou na linha de implantação dos cabelos, para aqueles com uma fronte mais curta.
- A injeção das regiões superiores do supercílio, não apenas corrige as alterações relacionadas com a idade, mas também cria a ilusão de supercílios mais levantados. Uma segunda incisão ao longo da linha medial do supercílio permite acesso adicional ao supercílio superior e ruptura da linha de fusão temporal a partir da face medial e correção plena do esvaziamento temporal.

35.3 Cuidados Pós-Operatórios

Os cuidados pós-procedimento são geralmente mínimos. Os pacientes podem retornar às atividades diárias, mas evitando pressão (p. ex., óculos) sobre as regiões enxertadas.

35.4 Exemplo de Caso

Esta é uma mulher de 50 anos, com 6 meses de pós-operatório de *lifting* e preenchimento facial, com 35 mL de gordura para aumento facial – na têmpora, 2 mL por lado, 4 mL no supercílio e um total de 30 mL na face, isto é, 4 mL nos compartimentos zigomáticos profundos e 4 mL nos compartimentos de gordura superficial por lado (16), 1 mL em cada lóbulo da orelha (2), 2 mL na área do queixo (4) e 4 mL na área perioral (8 mL) (▶ Fig. 35.3a-e).

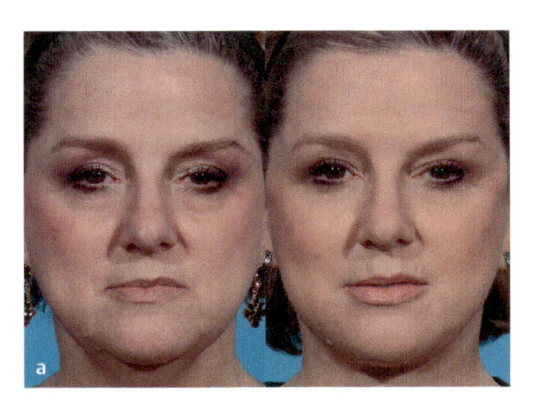

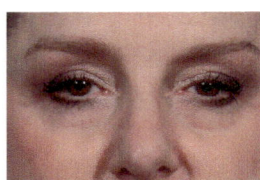

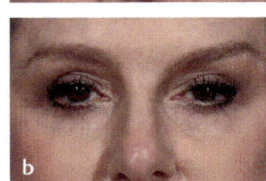

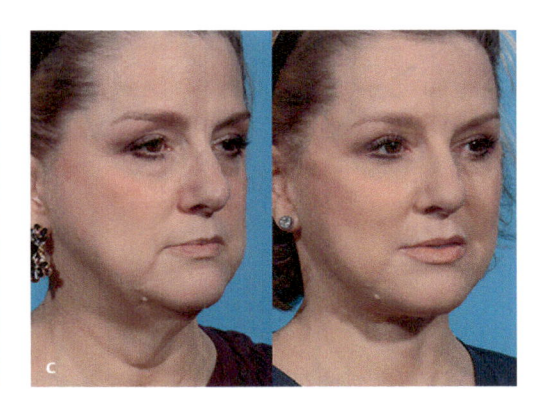

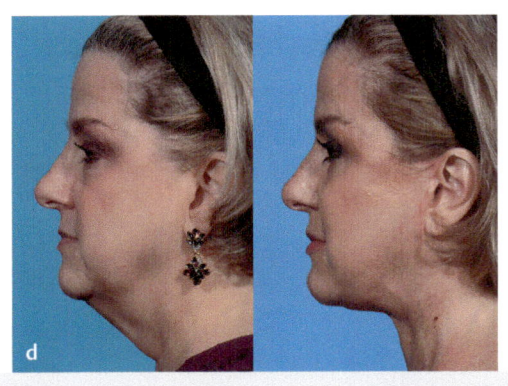

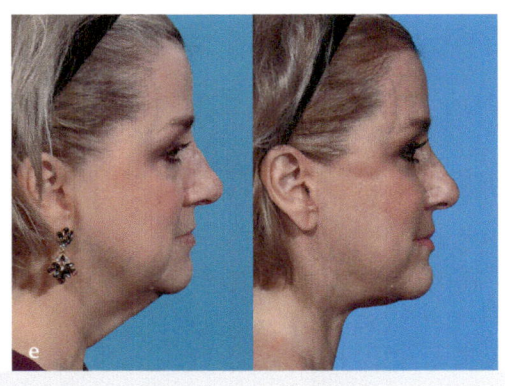

Fig. 35.3 (a-e) Esta é uma mulher de 50 anos que está em 6 meses de pós-operatório de *lifting* e preenchimento facial com 35 mL de gordura facial para aumento – na têmpora, 2 mL por lado, 4 mL no supercílio e um total de 30 mL na face, isto é, 4 mL nos compartimentos zigomáticos profundos e 4 mL nos compartimentos de gordura superficial por lado (16), 1 mL em cada lóbulo da orelha (2), 2 mL na área mentual (4) e 4 mL na área perioral (8 mL).

35.5 Conclusão

A restauração de volume, com gordura autóloga, dos compartimentos com gordura facial é essencial para o rejuvenescimento facial. Pode ser usada de modo independente ou como adjunto de ritidoplastia e de blefaroplastia. A análise facial pré-operatória acurada, o conhecimento da anatomia dos compartimentos de gordura e técnicas intraoperatórias precisas são necessários para resultados bem-sucedidos. O contorno ósseo pré-operatório e a distribuição da plenitude ditam o contorno e o volume dos enxertos, particularmente na sobrancelha, têmporas e fronte. Quando aplicado apropriadamente, o aumento com gordura é ferramenta poderosa para garantir restauração ideal da juventude.

Ver **Vídeo 35.1**.

Referências

Coleman SR. Facial augmentation with structural fat grafting. Clin Plast Surg. 2006; 33 (4):567-577.

Lambros V. Observations on periorbital and midface aging. Plast Reconstr Surg. 2007; 120(5):1367-1376, discussion 1377.

Owsley JQ. Lifting the malar fat pad for correction of prominent nasolabial folds. Plast Reconstr Surg. 1993; 91(3):463-474, discussion 475-476.

Rohrich RJ, Pessa JE. The fat compartments of the face: anatomy and clinical implications for cosmetic surgery. Plast Reconstr Surg. 2007; 119(7):2219–2227, discussion 2228-2231.

Rohrich RJ, Ghavami A, Constantine FC, Unger J, Mojallal A. Lift-and-fill face lift: integrating the fat compartments. Plast Reconstr Surg. 2014; 133(6):756e-767e.

Stuzin JM. Restoring facial shape in face lifting: the role of skeletal support in facial analysis and midface soft-tissue repositioning. Plast Reconstr Surg. 2007; 119(1):362-376, discussion 377-378.

36 Supercílio e Fronte: Levantamento Lateral do Supercílio (*Lift* do Supercílio)

Thomas A. Mustoe • Sammy Sinno

Resumo
O tratamento do supercílio é necessário para corrigir excesso de pele lateral. Com um *lift* de supercílio, em direção superior e lateral, um supercílio cansado e envelhecido pode ser rejuvenescido. Quando combinada, a uma blefaroplastia superior, a técnica a seguir é muito efetiva e pode ser realizada sob anestesia local.

Palavras-chave: levantamento do supercílio (*Lift* de supercílio), excesso de pele lateral, blefaroplastia, incisão temporal lateral, ligamento retentor orbital, septo temporal.

Pontos Essenciais

- A largura da área de excisão de tecido temporal lateral baseia-se no grau de ptose do supercílio, uma razão aproximada de 4:1 (largura da excisão de tecido para levantamento lateral esperado do supercílio) é usada.
- Medialmente, a dissecção se faz no plano subperiosteal, para proteger o nervo supraorbital.
- Lateralmente, a dissecção é profunda à camada superficial da fáscia temporal profunda (expondo o coxim adiposo temporal), o que protege o nervo facial.

36.1 Etapas Pré-Operatórias

- O procedimento é realizado, por meio de uma incisão temporal de 4 a 5 cm paralela ao supercílio, e 2 a 3 cm posterior à linha de implantação dos cabelos temporal.
- A largura da excisão de couro cabeludo é planejada para efetuar elevação do supercílio em uma razão de 4:1. Com base nisso, realizam-se as marcações padrão da blefaroplastia superior (▶ Fig. 36.1).
- As incisões, no couro cabeludo, permitem acesso às zonas de aderência.
- A abordagem da pálpebra superior permite acesso aos abaixadores mediais do supercílio, à área temporal lateral, ao ligamento retentor orbital e às fixações periosteais/galeais.
- Medialmente, a dissecção se faz no plano subperiosteal, o que protege o nervo supraorbital.
- Lateralmente, a dissecção é profunda à camada superficial da fáscia temporal profunda (expondo o coxim adiposo temporal), o que protege o ramo frontal do nervo facial (▶ Fig. 36.2 e ▶ Fig. 36.3).

36.2 Etapas Operatórias

Ver **Vídeo 36.1**.

36.2.1 Acesso à Blefaroplastia Superior

- A anestesia local é infiltrada em todas as áreas de dissecção planejadas.
- Faz-se a incisão da blefaroplastia superior.
- Medialmente, o corrugador e o prócero são expostos. Encontra-se o corrugador profundamente ao orbicular do olho.

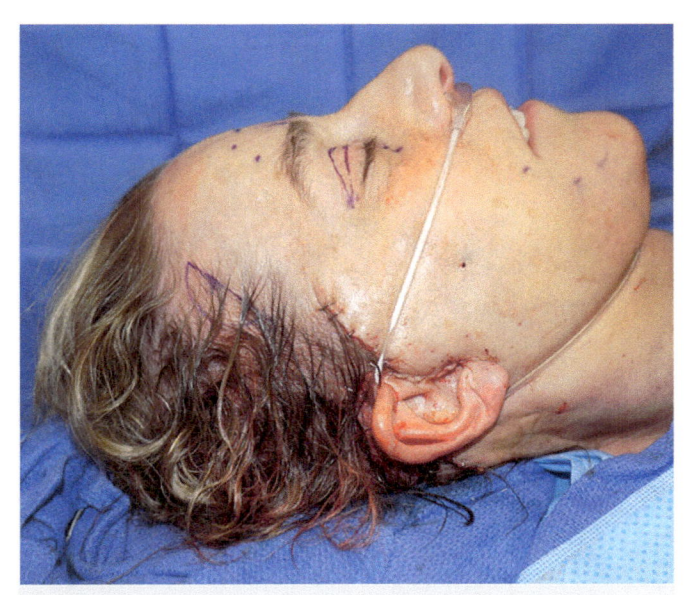

Fig. 36.1 Marcações simplificadas do levantamento lateral do supercílio.

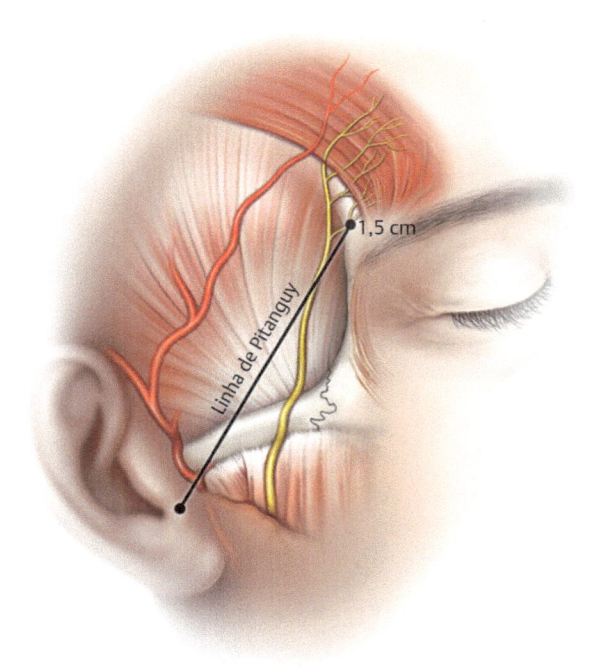

Fig. 36.2 Linha de Pitanguy é a linha de referência clássica para o trajeto geral do ramo frontal nas regiões temporais. Esse ponto de referência é uma linha que vai da base do trago até 1,5 cm acima da sobrancelha.

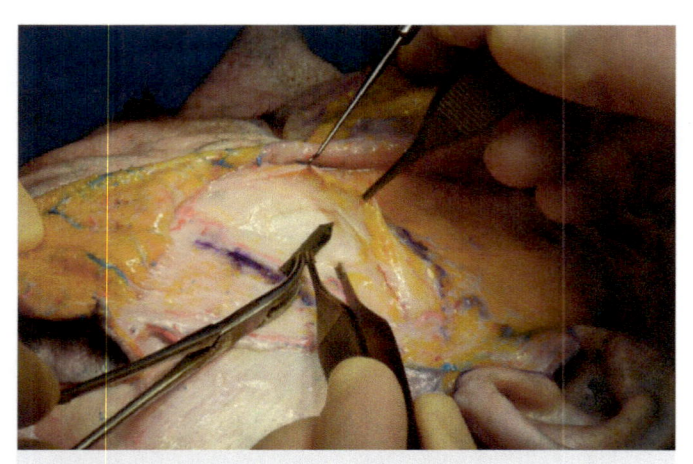

Fig. 36.3 Dissecção em cadáver demonstrando o ramo frontal na região temporal (*seta*). A fáscia superficial (sistema musculoaponeurótico superficial [SMAS]) investe a artéria temporal superficial, enquanto, profundamente ao SMAS (no plano entre a fáscia superficial e a profunda) encontra-se a camada areolar frouxa, denominada fáscia subaponeurótica, que contém gordura subSMAS. Os ramos do nervo frontal se situam no plano subaponeurótico investido na gordura subSMAS.

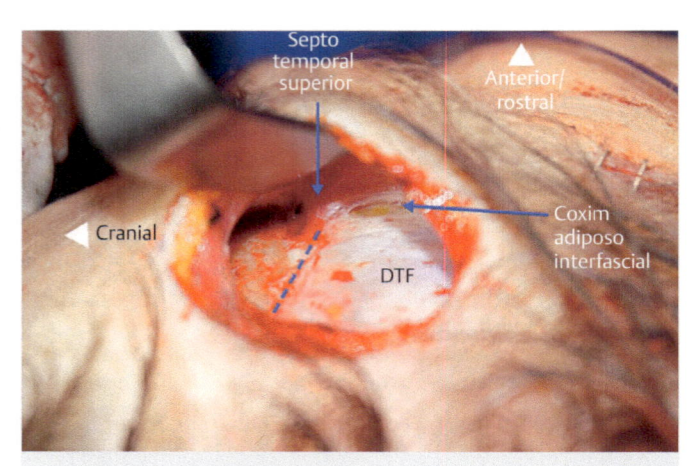

Fig. 36.4 Dissecção temporal. A continuidade do plano de dissecção subperiosteal cranial e da dissecção caudal no topo da fáscia temporal profunda (DTF) é obtida seccionando-se o septo temporal superior. A linha azul interrompida indica a linha temporal superior.

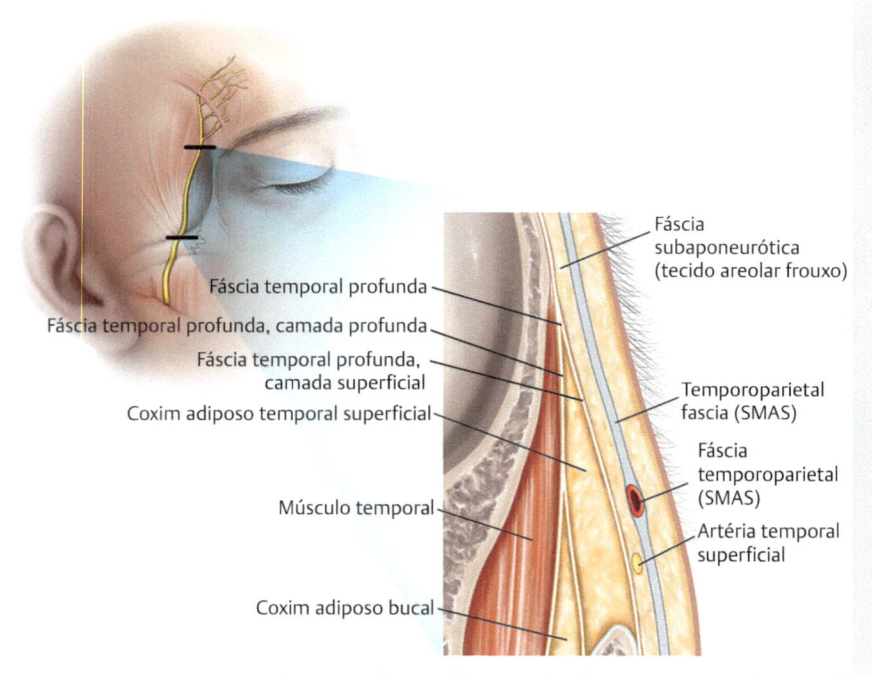

Fig. 36.5 Corte transversal da região temporal, ilustrada na região entre a borda orbital superior e o arco zigomático. A chave da segurança ao operar a região temporal é dissecar superficial ou profundamente ao plano do ramo frontal.

- Pode-se usar um afastador Ragnell para proteger a artéria e o nervo supraorbitais.
- O músculo corrugador é seccionado com cautério bipolar fino.

36.2.2 Incisão Temporal Lateral

- Realiza-se uma incisão temporal lateral até a fáscia temporal.
- A dissecção é executada acima da fáscia temporal profunda caudalmente ao septo temporal superior (▶ Fig. 36.4).
- Cranialmente ao septo, a dissecção é realizada inferomedialmente, em um plano subperiosteal em direção à borda orbital lateral superior.

- O septo temporal é liberado, unindo os dois planos de dissecção.
- A seguir a camada profunda de fáscia temporal profunda recebe incisão, assim expondo o coxim adiposo temporal (▶ Fig. 36.5).
- A fronte inteira é escavada no plano subperiosteal para permitir recobertura ideal.

36.2.3 Liberação Ligamentar

- Volta-se a atenção para a incisão da blefaroplastia, em que se aborda o periósteo da borda orbital superior lateral.
- A dissecção subperiosteal na direção cranial até o nível do tendão cantal lateral libera o espessamento orbital lateral (▶ Fig. 36.6).

Exemplo de Caso

- O coxim adiposo pode ser visualizado nessa área.
- Superomedialmente, a dissecção nesse plano libera o ligamento retentor orbital e as aderências ligamentares supraorbitais.
- Obtém-se a continuidade entre os planos de dissecção temporal subperiosteal na blefaroplastia superior (▶ Fig. 36.7).

36.2.4 Fixação

- São feitas duas suturas, em PDS 3-0, para prender a gálea à camada de periósteo mobilizado/fáscia temporal superficial.

36.2.5 Remoção de Pele

- O excesso de pele é removido, aproximadamente 1 a 1,5 cm.
- Usam-se grampos para fechamento da pele.

36.3 Cuidados Pós-Operatórios

- O autor sênior não usa drenos, e não é necessário envolver para fazer compressão.
- Os pacientes podem tomar banho de chuveiro em 2 dias.
- Pode-se aplicar gelo às incisões por 3 a 5 dias.
- Os grampos são removidos em 7 dias.
- Aplica-se Aquaphor às incisões duas vezes ao dia por 2 semanas.

36.4 Exemplo de Caso

Fotos pré e pós-operatórias de mulher com 51 anos 1 ano após blefaroplastias superior e inferior e levantamento lateral do supercílio bilateralmente (▶ Fig. 36.8).

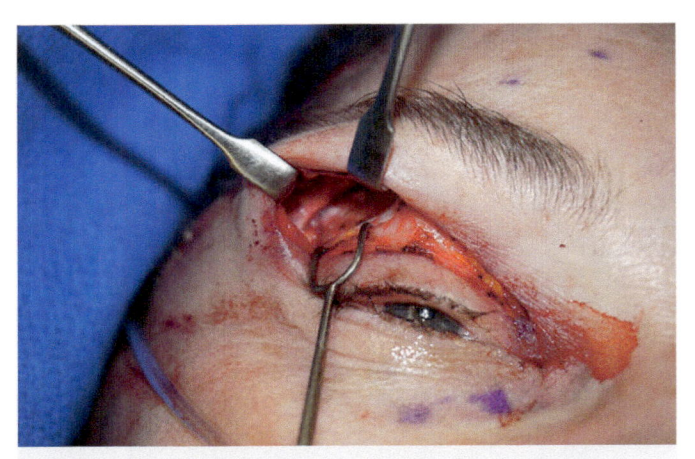

Fig. 36.6 Dissecção na blefaroplastia alta lateral. A dissecção subperiosteal é realizada, e o espessamento orbital lateral é liberado.

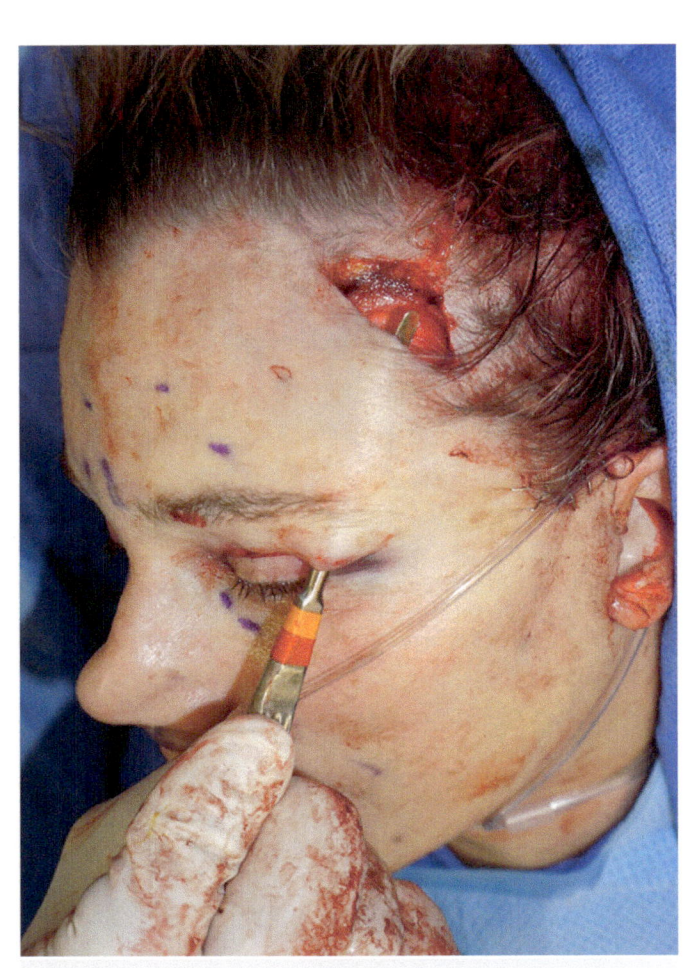

Fig. 36.7 Demonstra-se a continuidade entre os planos de dissecção temporal e subperiosteal na blefaroplastia alta.

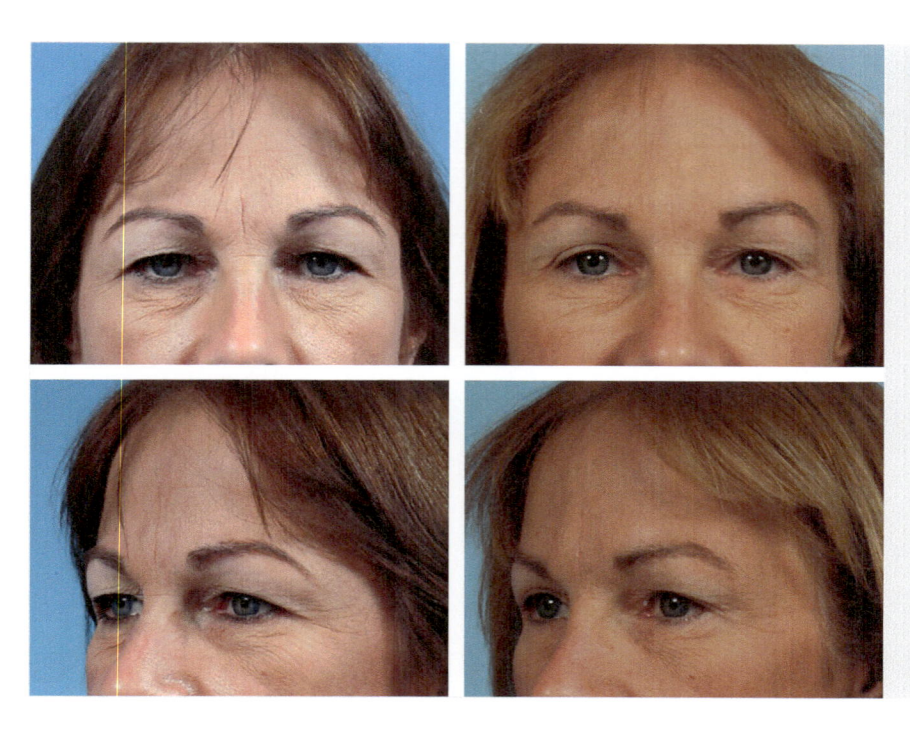

Fig. 36.8 Fotos pré e pós-operatórias de mulher de 51 anos 1 ano após blefaroplastias alta e baixa e levantamento lateral do supercílio bilateralmente.

36.5 Conclusão

Este procedimento é um tratamento abrangente para excesso de pele lateral no supercílio e pode ser realizado sob anestesia local. Os resultados são naturais e confiáveis no longo prazo usando-se uma abordagem combinada de blefaroplastias lateral e superior.

Referências

Codner MA, Kikkawa DO, Korn BS, Pacella SJ. Blepharoplasty and brow lift. Plast Reconstr Surg. 2010;126(1):1e-17e.

Drolet BC, Phillips BZ, Hoy EA, Chang J, Sullivan PK. Finesse in forehead and brow rejuvenation: modern concepts, including endoscopic methods. Plast Reconstr Surg. 2014;134(6):1141-50.

Knize DM. Anatomic concepts for brow lift procedures. Plast Reconstr Surg. 2009;124(6):2118-26.

Turin SY, Vaca EE, Cheesborough JE, Sinno S, Mustoe TA. Simplified lateral brow lift under local anesthesia for correction of lateral hooding. Plast Reconstr Surg Glob Open. 2019;7(6):e2098.

Warren RJ. The modified lateral brow lift. Aesthet Surg J. 2009;29(2):158-66.

37 Supercílio e Fronte: Levantamento Temporal Subcutâneo do Supercílio

Sammy Sinno • Charles H. Thorne

Resumo
Para pacientes com pele fina e ptose lateral do supercílio, um levantamento temporal subcutâneo do supercílio, empregando uma incisão em ziguezague na linha de implantação dos cabelos, é técnica extremamente efetiva para melhorar a posição e a forma do supercílio.

Palavras-chave: ptose do supercílio, levantamento temporal do supercílio, incisão em ziguezague, flacidez do supercílio, dissecção subcutânea.

Pontos Essenciais

- Esta técnica não aborda o supercílio medial. A maioria dos pacientes precisa apenas de elevação lateral do supercílio.
- O candidato ideal é aquele com flacidez significativa do supercílio e pele fina.
- A pele da fronte é recoberta na direção vertical ao longo da incisão, tendo a certeza de preservar a natureza em ziguezague do fechamento.

37.1 Etapas Pré-Operatórias

- O paciente ideal é um idoso com pele tipo I ou II de Fitzpatrick.
- O procedimento é realizado via incisão em ziguezague ao longo da parte vertical da linha de implantação dos cabelos temporal. A técnica exige excisão das orelhas de cachorro ao longo da parte transversa da linha de implantação dos cabelos temporal e ao longo de uma parte da linha de implantação dos cabelos frontal (▶ Fig. 37.1).
- A técnica não aborda o supercílio medial.
- O objetivo é elevar o supercílio lateral até um nível aproximadamente igual ao do supercílio medial.
- Para elevar o supercílio medial, é preciso um grau ainda maior de elevação do supercílio lateral para obter uma forma do supercílio esteticamente agradável.
- A técnica costuma ser realizada em associação à blefaroplastia superior padrão.
- Se for realizado um *lifting* facial, concomitantemente, as incisões no supercílio e na face não serão contínuas, a menos que se use uma incisão pré-linha de implantação dos cabelos para a face.

37.2 Etapas Operatórias

37.2.1 Acesso Temporal e Dissecção

- A anestesia local é infiltrada em todas as áreas de dissecção planejadas.
- Depois de 10 minutos, usa-se uma lâmina nº 15 para fazer a incisão em ziguezague.
- A pele e o tecido subcutâneo são levantados vários centímetros da superfície do músculo frontal usando-se uma lâmina nº 10.
- Quando conveniente, insere-se um afastador com fonte luminosa, e a dissecção continua inferiormente até a região do supercílio, usando-se tesoura.
- A dissecção é lateral aos ramos dos nervos supraorbitais.
- A elevação se completa quando o supercílio lateral inteiro está livremente móvel. Tipicamente, é necessária dissecção do supercílio imediatamente abaixo e lateral (▶ Fig. 37.2).

37.2.2 Recobertura da Pele

- A pele da fronte é recoberta em direção vertical ao longo da parte vertical da linha de implantação dos cabelos temporal.
- O excesso de pele é removido, juntamente com as orelhas de cachorro, ao longo da linha de implantação de cabelos frontal e da parte horizontal da linha de implantação dos cabelos temporal, tendo-se o cuidado de preservar a natureza em ziguezague da incisão/fechamento (▶ Fig. 37.3).

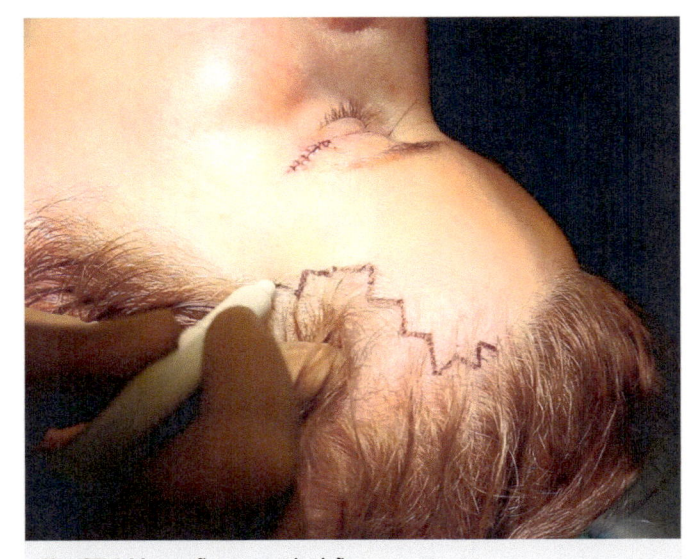

Fig. 37.1 Marcações para a incisão.

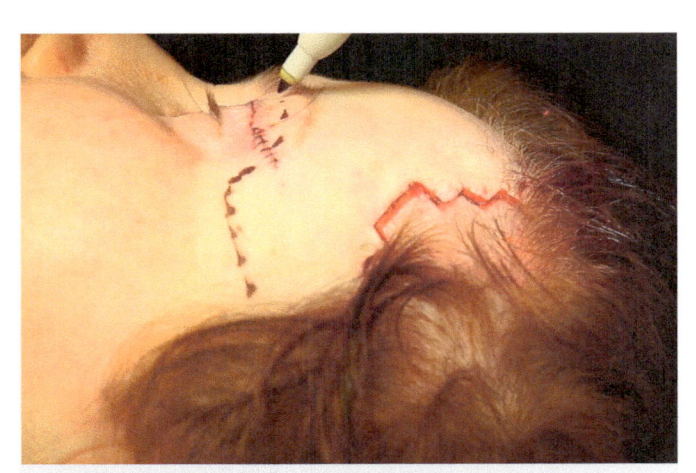

Fig. 37.2 Extensão da dissecção (*linha negra interrompida*).

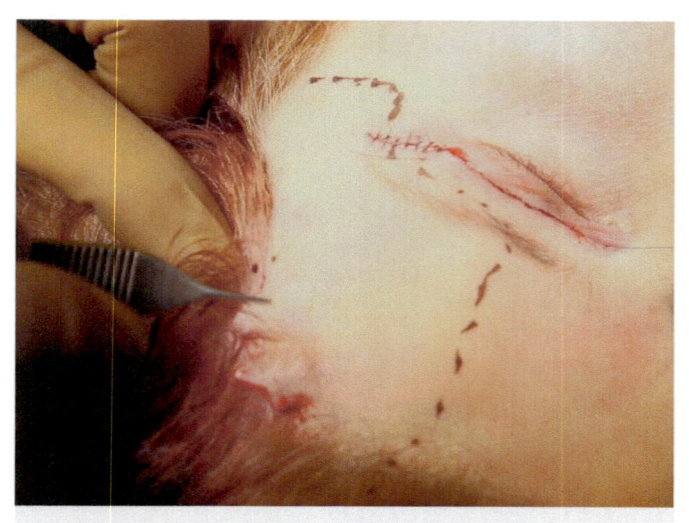

Fig. 37.3 Recobertura da pele.

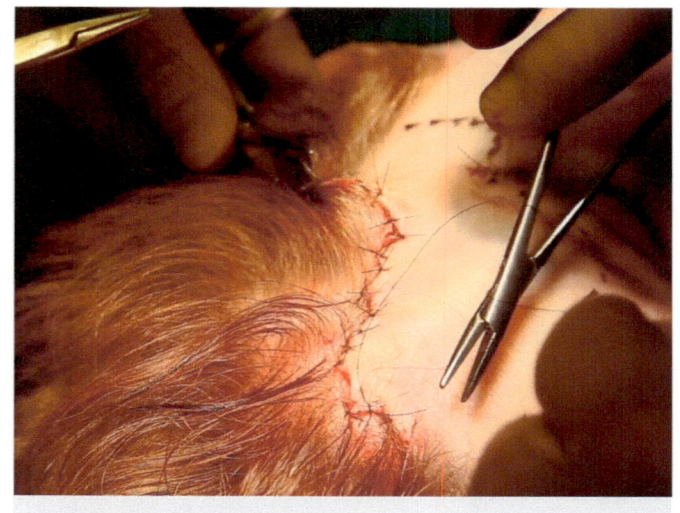

Fig. 37.4 Fechamento.

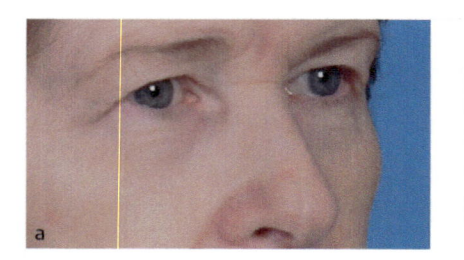

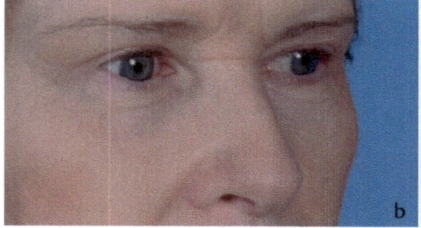

Fig. 37.5 Fotos pré-operatórias **(a, c)** e pós-operatórias **(b, d)** de paciente com 68 anos de idade 1 ano após a técnica de levantamento temporal subcutâneo do supercílio.

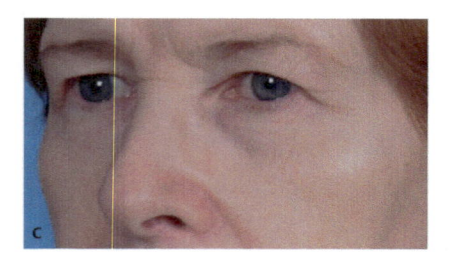

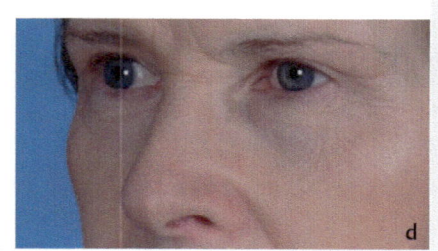

37.2.3 Fechamento

- Coloca-se um dreno de Jackson-Pratt (JP) de 7 mm por uma incisão feita posteriormente nos cabelos e é frequentemente removida antes que o paciente deixe o estabelecimento uma hora ou duas mais tarde.
- O fechamento é realizado usando-se apenas suturas em *nylon* 5-0 (▶ Fig. 37.4).

37.3 Cuidados Pós-Operatórios

- Suturas alternadas são removidas depois de 4 a 5 dias, sendo o restante removido em 7 dias.
- Pode ser usada pomada de silicone nas incisões nos primeiros 6 a 9 meses.

37.4 Exemplo de Caso

Fotos pré e pós-operatórias de paciente com 68 anos, 1 ano após técnica de levantamento temporal subcutâneo do supercílio (▶ 37.5).

37.5 Conclusão

Como o ponto de fixação fica próximo do supercílio lateral, o procedimento é técnica efetiva para elevação lateral do supercílio. Os melhores candidatos são aqueles que têm flacidez significativa do supercílio e pele fina, que têm pouca probabilidade de desenvolver cicatrizes significativas.

Ver **Vídeo 37.1**

Referências

Bidros RS, Salazar-Reyes H, Friedman JD. Subcutaneous temporal brow lift under local anesthesia: a useful technique for periorbital rejuvenation. Aesthet Surg J. 2010.30(6):783-8.

Connell BF, Lambros VS, Neurohr GH. The forehead lift: techniques to avoid complications and produce optimal results. Aesthetic Plast Surg. 1989;13(4):217-37.

Miller TA. Lateral subcutaneous brow lift. Aesthet Surg J. 2003;23(3):205-10.

Ullmann Y, Levy Y. In favor of the subcutaneous forehead lift using the anterior hairline incision. Aesthetic Plast Surg. 1998;22(5):332-7.

Wolfe SA, Baird WL. The subcutaneous forehead lift. Plast Reconstr Surg. 1989;83(2):251-6.

Parte IV
Otoplastia

38	Otoplastia	*165*
39	Otoplastia com Marcação Anterior	*169*

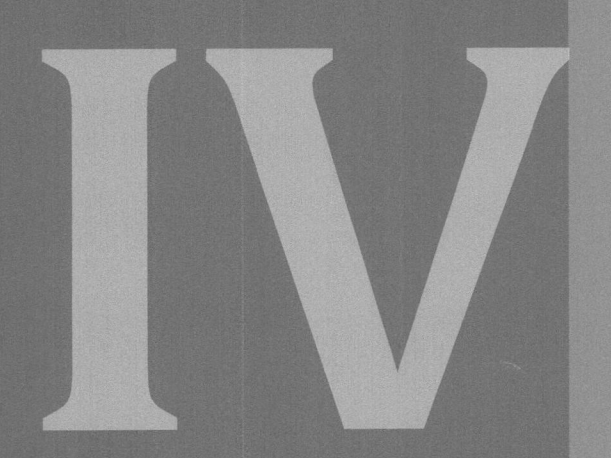

38 Otoplastia

Sammy Sinno ▪ Joshua M. Cohen ▪ Charles H. Thorne

Resumo
Orelhas proeminentes e outras deformidades das orelhas afetam mais de 10% da população em geral. Para a maioria dos pacientes com orelhas proeminentes, a otoplastia oferece resultados consistentes. Orelhas excessivamente grandes ou orelhas com contornos indesejáveis (orelhas de Stahl, bordas da hélice pouco desenvolvidas etc.) precisarão de manobras adicionais.

Palavras-chave: otoplastia, orelhas proeminentes, recuo conchal, prega da anti-hélice, cartilagem auricular.

> **Pontos Essenciais**
>
> - A avaliação da orelha deve ser realizada nos terços, e nem todos os pacientes precisarão de modificação cirúrgica de todos os "terços".
> - Os tecidos moles precisam ser removidos da parte profunda à concha para facilitar o recuo conchal.
> - Suturas de Mustardé são importantes para ajudar com o recuo do terço superior e com a criação de uma prega da anti-hélice.

38.1 Etapas Pré-Operatórias

- Cada terço da orelha é avaliado quanto à proeminência (superior, médio e inferior) (▶ Fig. 38.1 e ▶ Fig. 38.2).
- Nem todos os pacientes precisarão de modificação cirúrgica de todos os três "terços" da aurícula.
- O procedimento é realizado sob anestesia local em adultos e adolescentes e sob anestesia geral em crianças.

38.2 Etapas Operatórias
38.2.1 Incisão e Exposição

- Faz-se uma incisão no sulco retroauricular.
- A superfície medial da cartilagem auricular é exposta.
- Os tecidos moles são removidos da profundidade à concha para facilitar o recuo conchal.
- Remove-se um triângulo de pele da superfície medial do lóbulo, antecipando o recuo lobular.

38.2.2 Combinação de Pequena Excisão e Recuo Conchais

- Remove-se da concha uma meia-lua de cartilagem com não mais do que 3 mm na junção do assoalho e parede posterior.
- O defeito conchal é aproximado com suturas em PDS.
- Faz-se sutura do mastoide conchal com PDS 3-0 (▶ Fig. 38.3).

38.2.3 Reposicionamento do Lóbulo

- Os tecidos moles são removidos do sulco retrolobular para exposição da face caudal da concha.
- Usam-se três suturas em PDS 5-0 não apenas para aproximar a pele, mas também para incluir uma quantidade de cartilagem na superfície profunda da concha a fim de corrigir proeminência lobular.

38.2.4 Recuo do Terço Superior e Criação de Prega da Anti-Hélice

- Uma série de pontos de Blair-Donati em *nylon* claro 4-0 é feita entre a fossa escafoide e a concha e entre a fossa escafoide e a fossa triangular, começando caudalmente e progredindo em direção ao terço superior da aurícula (suturas de Mustardé) (▶ Fig. 38.4).
- Alguns pacientes precisarão de uma ou duas suturas no terço superior, enquanto outros precisarão de seis a sete suturas nos terços médio e superior.

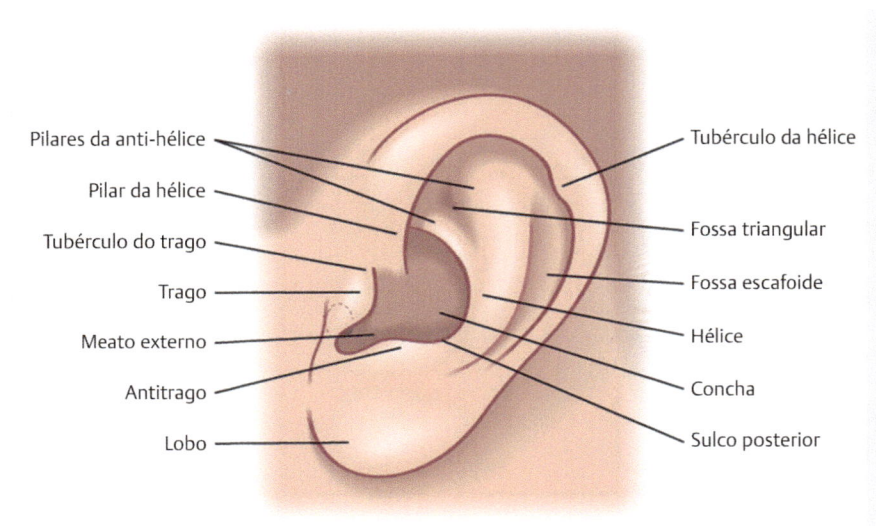

Fig. 38.1 Pontos de referência de uma orelha estética. (Reproduzida com permissão de Mesa J, Buchman S, Mackay D et al. (Eds.). Atlas of Operative Craniofacial Surgery. 1. ed. Thieme; 2019.)

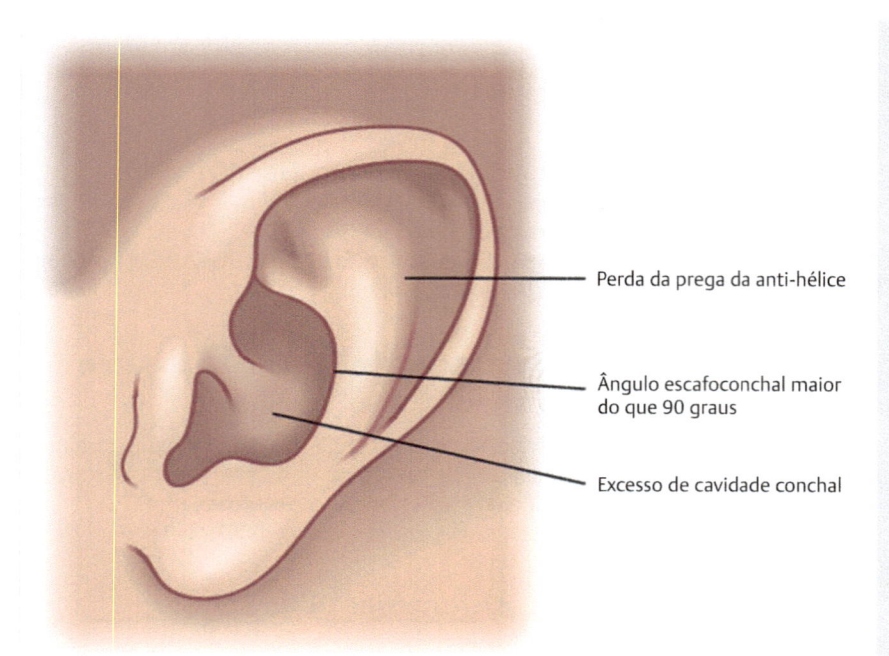

Fig. 38.2 Morfologia e proporções da orelha proeminente. (Reproduzida com permissão de Mesa J, Buchman S, Mackay D et al. (Eds.). Atlas of Operative Craniofacial Surgery. 1. ed. Thieme; 2019.)

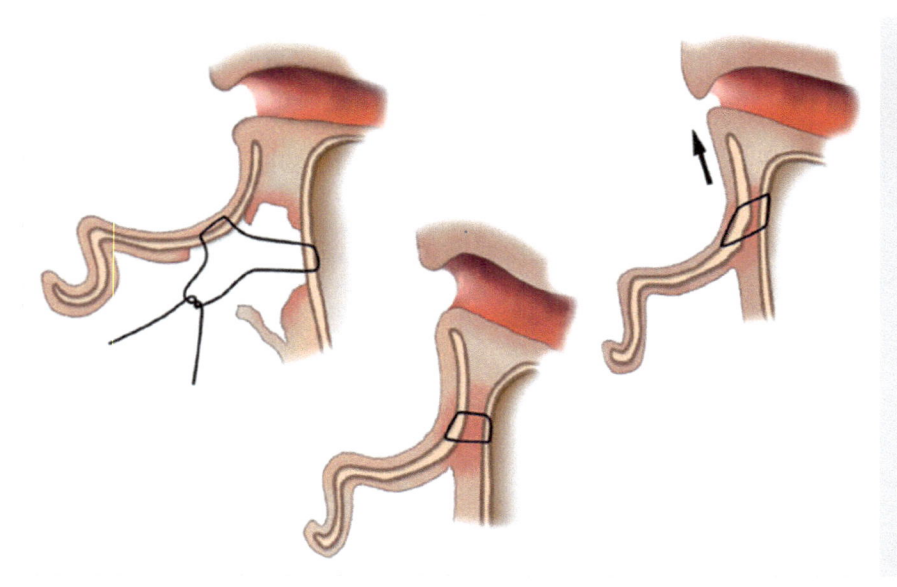

- Perda da prega da anti-hélice
- Ângulo escafoconchal maior do que 90 graus
- Excesso de cavidade conchal

Fig. 38.3 Suturas mastóideas conchais para corrigir excesso conchal. (Reproduzida com permissão de Pu L (Ed.). Aesthetic Plastic Surgery in Asians: Principles & Techniques.1. ed. Thieme; 2015.)

38.2.5 Hatch-Hitch

- Para pacientes em que o ângulo criado pelo couro cabeludo temporal e a hélice ascendente for excessivamente grande, faz-se uma incisão de 1,5 cm na extremidades craniana do sulco retroauricular e se faz uma sutura em PDS 3-0 entre a fáscia temporal e a cartilagem na hélice ascendente.

38.2.6 Incisão Lateral

- Para pacientes que precisem de redução da fossa escafoide para encurtar a orelha ou de aumento da definição da borda da hélice, acrescenta-se uma incisão lateral dentro da borda da hélice.

38.3 Cuidados Pós-Operatórios

- Um curativo volumoso e macio é enrolado o mais frouxamente possível em torno da cabeça do paciente.
- O curativo é removido 3 a 5 dias mais tarde.
- Não é necessário remover as suturas.
- O paciente pode tomar banho de chuveiro e usar xampu depois que o curativo for removido e é instruído a lavar o sulco retroauricular com um cotonete ensaboado ao tomar banho.
- Alguns pacientes se sentem mais seguros usando-se uma bandana por mais ou menos uma semana, mas isso não é necessário.
- Se os pacientes insistirem em usar uma bandana, deve-se recomendar que ela fique o mais solta possível sem cair.

38.4 Exemplo de Caso

Fotos pré e pós-operatórias de um paciente 2 meses após técnica de otoplastia em visualizações (a) anteroposterior (AP) pré-operatória, (b) oblíqua pré-operatória, (c) perfil pré-operatória, (d) posteroanterior (PA) pós-operatória, (e) oblíqua pós-operatória, (f) perfil pós-operatória e (g) PA *close up* pós-operatória (▶ Fig. 38.5a-g).

38.5 Conclusão

Um dos aspectos mais críticos do procedimento é julgar o *endpoint*; a borda da hélice deve ser uma linha reta quando vista posteriormente. Esta técnica resultará em uma subcorreção ocasional, mas raramente resultará em supercorreção. A excisão da pele, exceto quando descrita para reposicionamento do lóbulo, geralmente não é necessária, exceto em casos de recuo extremo, em que a pele redundante fica com má aparência. Alguns pacientes podem retornar com suturas em *nylon* claro protrusas que exijam remoção. Isso pode ocorrer meses a anos mais tarde.
Ver **Vídeo 38.1**.

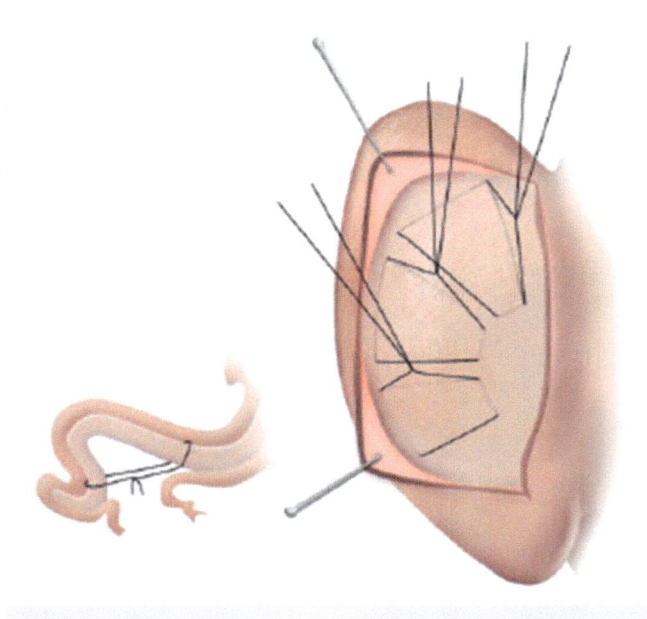

Fig. 38.4 Técnica da sutura acolchoada Mustarde para criar a prega da anti-hélice. (Reproduzida com permissão de Pu L (Ed.). Aesthetic Plastic Surgery in Asians: Principles & Techniques. 1. ed. Thieme; 2015.)

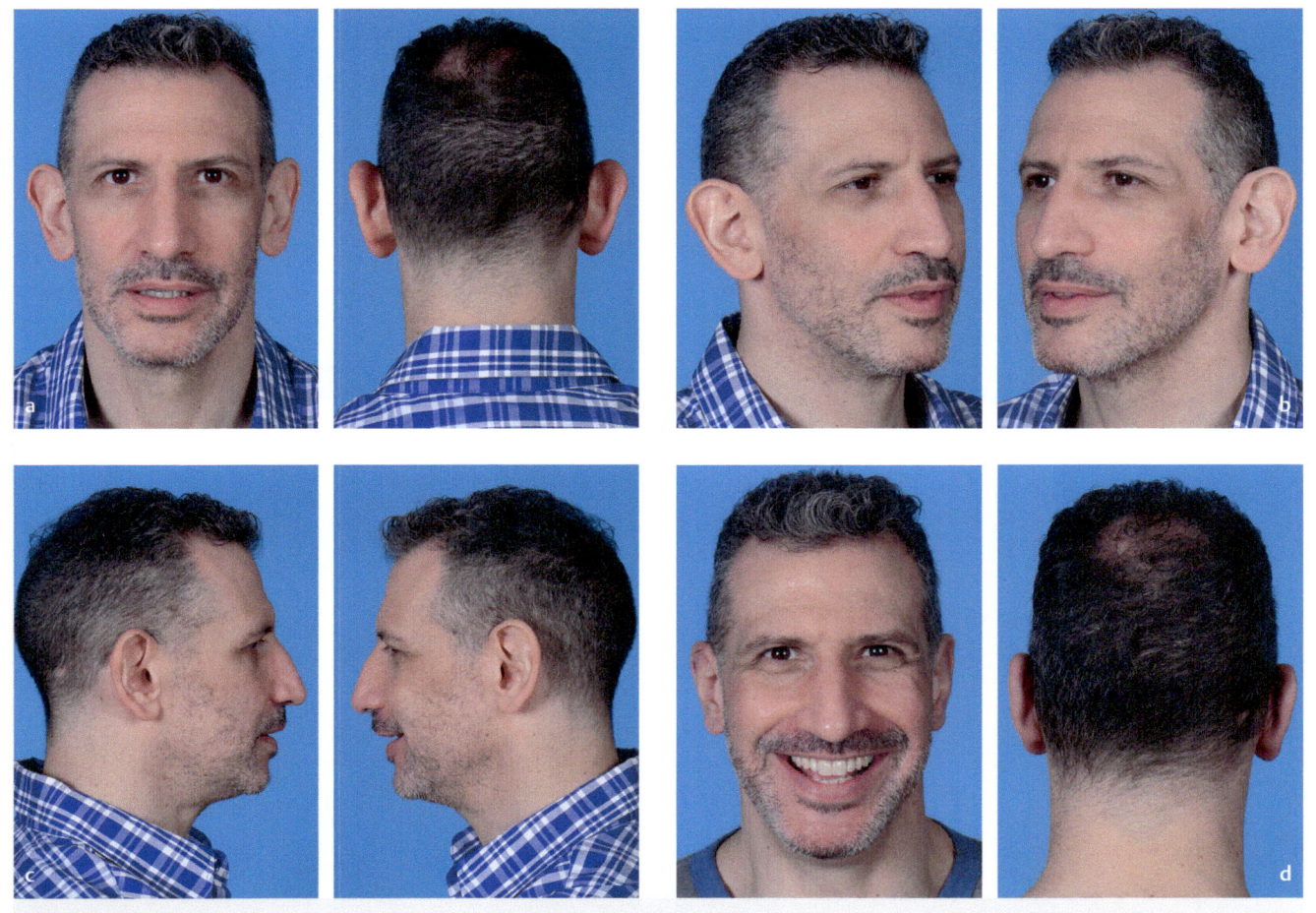

Fig. 38.5 Fotos pré e pós-operatórias de um paciente 2 meses após a técnica de otoplastia em (**a**) anteroposteriores (AP) pré-operatórias, (**b**) oblíquas pré-operatórias, (**c**) perfis pré-operatórios, (**d**) posteroanteriores (PA) pós-operatórias.

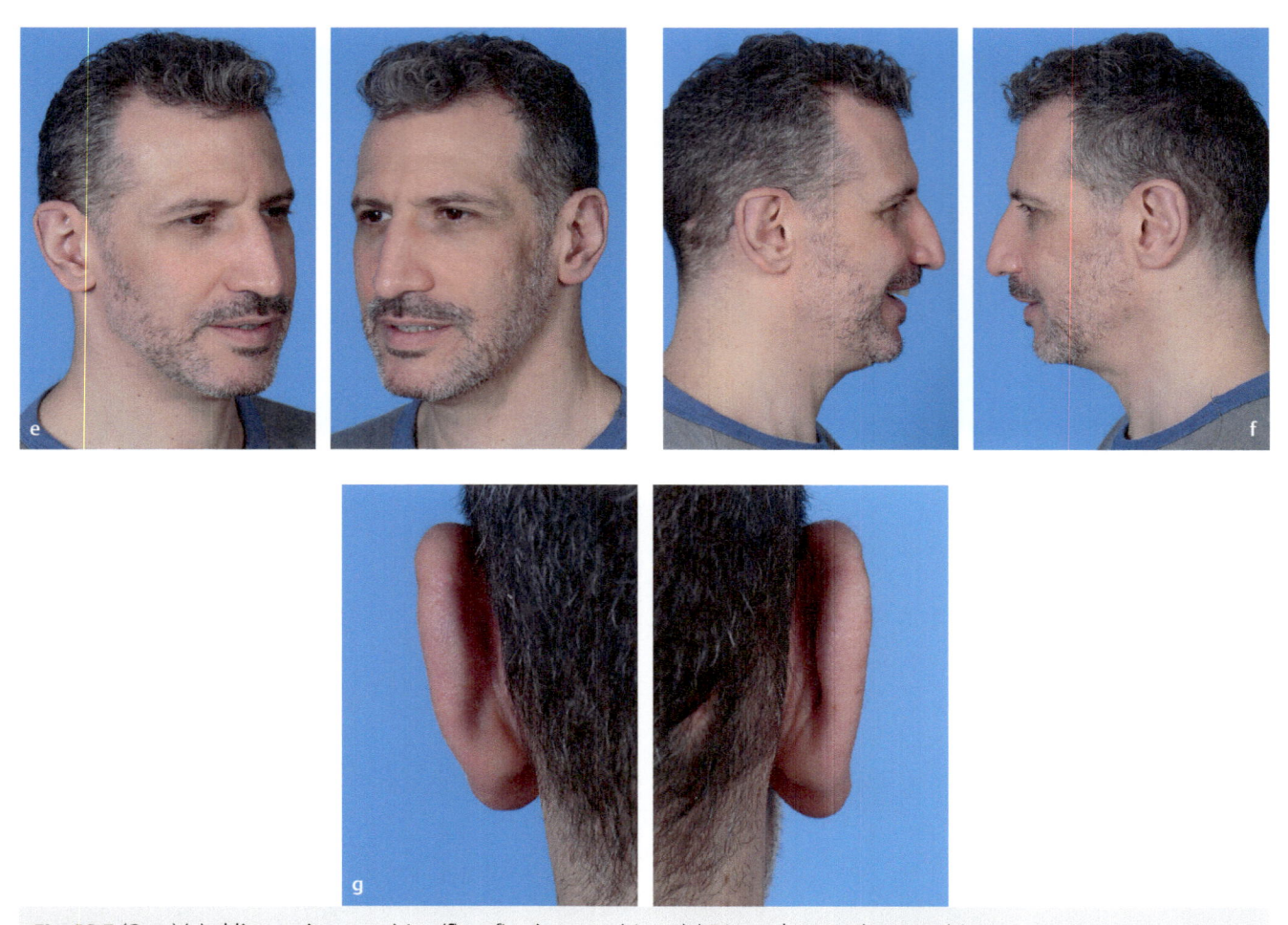

Fig. 38.5 *(Cont.)* (**e**) oblíquas pós-operatórias, (**f**) perfis pós-operatórios e (**g**) PA em *close-up* pós-operatórias.

Referências

Janis JE, Rohrich RJ, Gutowski KA. Otoplasty. Plast Reconstr Surg. 2005;115(4):60e-72e.

Pawar SS, Koch CA, Murakami C. Treatment of prominent ears and otoplasty: a contemporary review. JAMA Facial Plast Surg. 2015;17(6):449-54.

Sinno S, Chang JB, Thorne CH. Precision in otoplasty: combining reduction otoplasty with traditional otoplasty. Plast Reconstr Surg. 2015;135(5):1342-8.

Thorne CH. Otoplasty. Plast Reconstr Surg. 2008;122(1):291-2.

Thorne CH, Wilkes G. Ear deformities, otoplasty, and ear reconstruction. Plast Reconstr Surg. 2012;129(4):701e-716e.

39 Otoplastia com Marcação Anterior

Ira L. Savetsky • Yash J. Avashia • H. Steve Byrd

Resumo

Orelhas proeminentes e outras deformidades da orelha são bem comuns. Compreender a anatomia subjacente e anomalias anatômicas associadas que causam deformidades da orelha ajudará a orientar a técnica cirúrgica. Os procedimentos de otoplastia têm como objetivo restaurar uma orelha com aparência anormal, em uma orelha com aparência natural sem evidência de intervenção cirúrgica.

Palavras-chave: otoplastia, orelhas proeminentes, deformidade da orelha, excesso conchal, prega da anti-hélice, ângulo conchoescafal, suturas conchalmastóideas.

Pontos Essenciais

- A compreensão minuciosa da anatomia das orelhas normais e proeminentes é básica para corrigir e análise precisa de deformidades da orelha.
- As técnicas de otoplastia têm por objetivo corrigir deformidades das orelhas sem evidências de intervenção cirúrgica.

39.1 Anatomia

- A orelha é uma composição de cartilagem e pele com cinco elementos-chave — concha, hélice, anti-hélice, trago e lóbulo. Estruturas adicionais são antitrago, incisura intertragal e tubérculo de Darwin (▶ Fig. 39.1).
- A cartilagem de uma orelha neonatal é mais macia e mais maleável, enquanto que a cartilagem se torna mais rígida e mais calcificada, à medida que o envelhecimento avança.
- A orelha tem 85% de seu tamanho adulto à idade de 3 anos e chega ao seu tamanho maduro em meninos aos 7 anos e, em meninas, 6 anos.
- O comprimento da orelha amadurece em meninos em 13 anos, e em meninas, em 12 anos.
- O suprimento vascular para a orelha vem de ramos da artéria carótida externa, primariamente das artérias auricular posterior e a temporal superficial.
- A inervação da orelha é fornecida pelos ramos anterior e posterior do nervo auricular magno, o nervo auriculotemporal e ramos dos nervos vago e glossofaríngeo.

39.2 Anatomia da Orelha Proeminente

- Hipertrofia ou excesso conchal.
- Prega da anti-hélice inadequada.
- Ângulo conchoescafal maior do que 90 graus.
- Combinação de hipertrofia conchal e prega da anti-hélice pouco desenvolvida.
- Anormalidades cranianas.
- Protrusão lobular.
- Deslocamento anterolateral da cauda da hélice.

39.3 Objetivos da Otoplastia

- Toda a protrusão da orelha no terço superior precisa ser corrigida.
- A hélice de ambas as orelhas deve ser vista além da anti-hélice na visualização frontal.
- A hélice deve ter uma linha suave e regular em todo o seu percurso.
- O sulco pós-auricular não deve estar diminuído ou retorcido acentuadamente.
- A distância da hélice ao mastoide deve cair na faixa normal de 10 a 12 mm no terço superior, 16 a 18 mm no terço médio e de 20 a 22 mm no terço inferior.
- A posição da borda lateral da orelha, na cabeça, deve corresponder em 3 mm em qualquer ponto entre as duas orelhas.
- Produção de uma prega da anti-hélice suave, redonda e bem definida.
- Ângulo conchoescafal de 90 graus.
- Redução conchal ou redução do ângulo conchomastóideo.
- Projeção lateral da borda da hélice além do lóbulo.

39.4 Etapas Pré-Operatórias

- A idade de 6 ou 7 anos é apropriada para a correção cirúrgica, dado que a orelha está quase desenvolvida totalmente.
- Avalie o grau das dobras da anti-hélice.

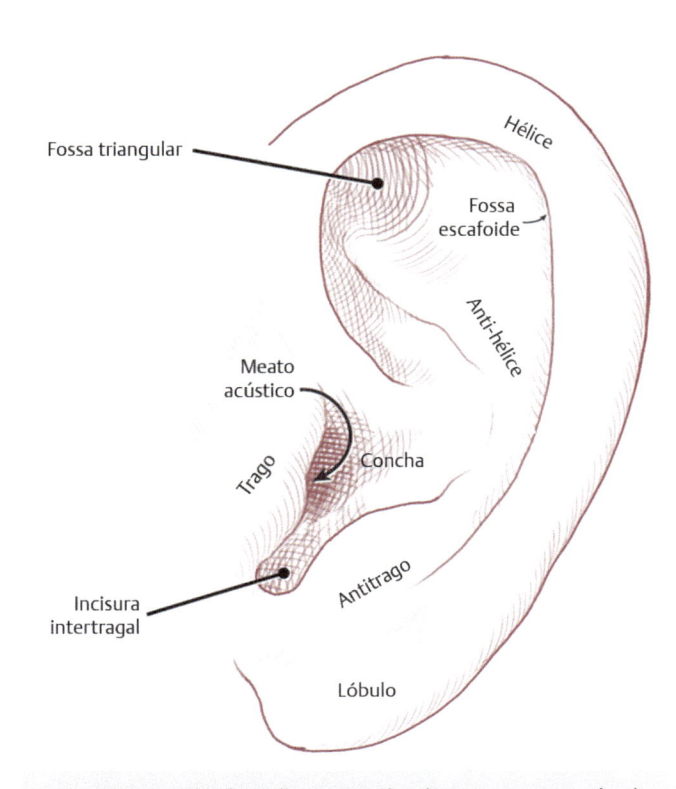

Fig. 39.1 Anatomia da orelha. (Reproduzida com permissão de Ali K, Meaike J, Maricevich R, Olshinka A. The Protruding Ear: Cosmetic and Reconstruction. Semin Plast Surg. 2017;31(3): 15260.)

- Avalie a profundidade da cavidade conchal.
- Determine o plano do lóbulo e da deformidade.
- Determine o ângulo entre a borda da hélice e o plano mastóideo.
- Avalie a qualidade e a maleabilidade da cartilagem auricular.

39.5 Etapas Operatórias

- Medidas e marcações (▶ Fig. 39.2):
  - Estabeleça a altura vertical em 7 mm (crianças com 5-6 anos de idade).
  - Estabeleça a altura vertical em 9 mm (adolescentes/adultos).
  - É importante marcar a anti-hélice de maneira curvilínea.
  - A incisão é marcada de maneira curvilínea do sulco inferior para o superior.
- A pele recebe uma incisão com lâmina n° 15.
- O retalho de pele posterior é elevado em um plano subcutâneo, usando-se eletrocautério.
- Uma porção do músculo auricular posterior é removida para dar espaço ao recuo da concha "cymba" (concha superior).
- O retalho de pele anterior é elevado em um plano subcutâneo por meio de uma tesoura.
- A cartilagem anterior é abordada por meio de uma janela feita entre a interface do antitrago e o "cavum da concha" (▶ Fig. 39.3). Realiza-se uma abordagem anterior tradicional em casos selecionados (deformidade de Stahl).
- Um plano subpericondral é elevado anteriormente com o uso de um elevador de Joseph pequeno.
- A cartilagem anterior é então marcada.
- A cartilagem é então fraturada e avalia-se a maleabilidade da cartilagem.

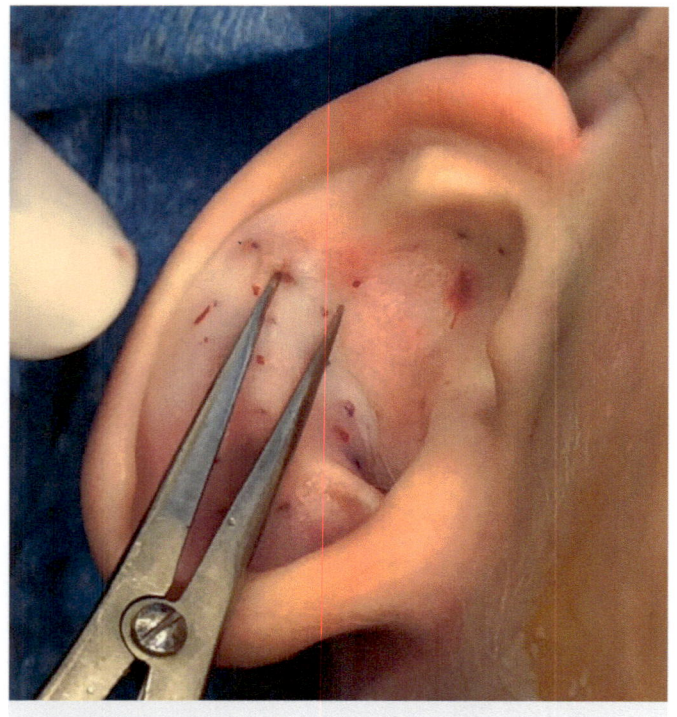

Fig. 39.2 Altura vertical estabelecida em 7 mm em crianças.

- A concha recebe então uma incisão e é elevada, usando-se uma lâmina n° 15.
- Para prevenir uma deformidade em telefone, a cartilagem intertragal é seccionada inferiormente e na raiz da hélice superiormente.
- Realiza-se excisão da concha cymba curva.
- Realiza-se a sutura da concha, usando-se *nylon* claro 4-0 da fáscia mastóidea para a concha.
- O tecido mole é então suturado acima da cartilagem, usando-se sutura em Vicryl 5-0.
- São feitas suturas de Blair-Donati horizontais, usando-se *nylons* claros 4-0 para recriar a prega da anti-hélice.
- São feitas suturas concha-mastoide, usando-se *nylons* claros 4-0 para recuar a orelha.
- O lobo da orelha é recuado e suturado, usando-se sutura em Vicryl 5-0.
- A pele é recoberta, e remove-se o excesso de pele.
- Realiza-se o fechamento da pele, usando-se suturas em Vicryl 4-0 feitas de maneira dérmica profunda enterrada.
- Coloca-se então cola para pele sobre a incisão.
- O molde da orelha é preparado, usando-se acréscimo A e B DETAX® 1:1 e se deixa para endurecer; em seguida, coloca-se EAR BAND-IT®.

39.6 Exemplo de Caso

Menino de 7 anos se apresentou ao autor sênior (H. Steve Byrd) com orelhas proeminentes. São mostradas fotos anteroposteriores (AP), posteroanteriores (PA) e em perfil pré-operatórias (à esquerda) do paciente. Também são mostradas fotos pós-operatórias (à direita) do retorno de 3 meses (▶ Fig. 39.4a-c).

39.7 Conclusão

A compreensão minuciosa da anatomia da orelha normal e da proeminente é crucial para o sucesso cirúrgico. O objetivo da otoplastia é corrigir deformidades da orelha sem evidências de intervenção cirúrgica.

Ver **Vídeo 39.1**.

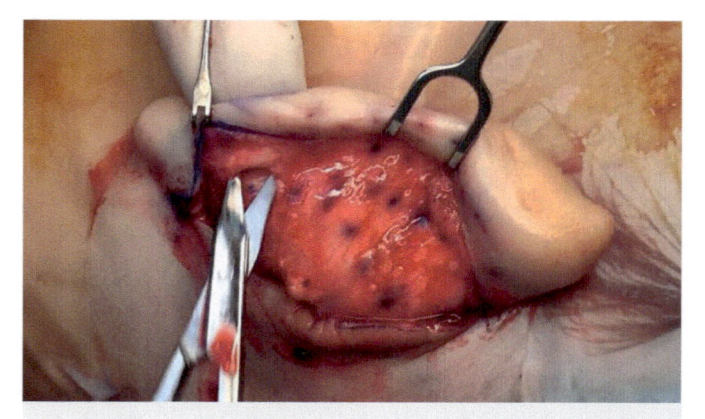

Fig. 39.3 Faz-se uma janela entre a interface do antitrago e o *cavum* da concha para ter acesso à cartilagem anterior.

Conclusão

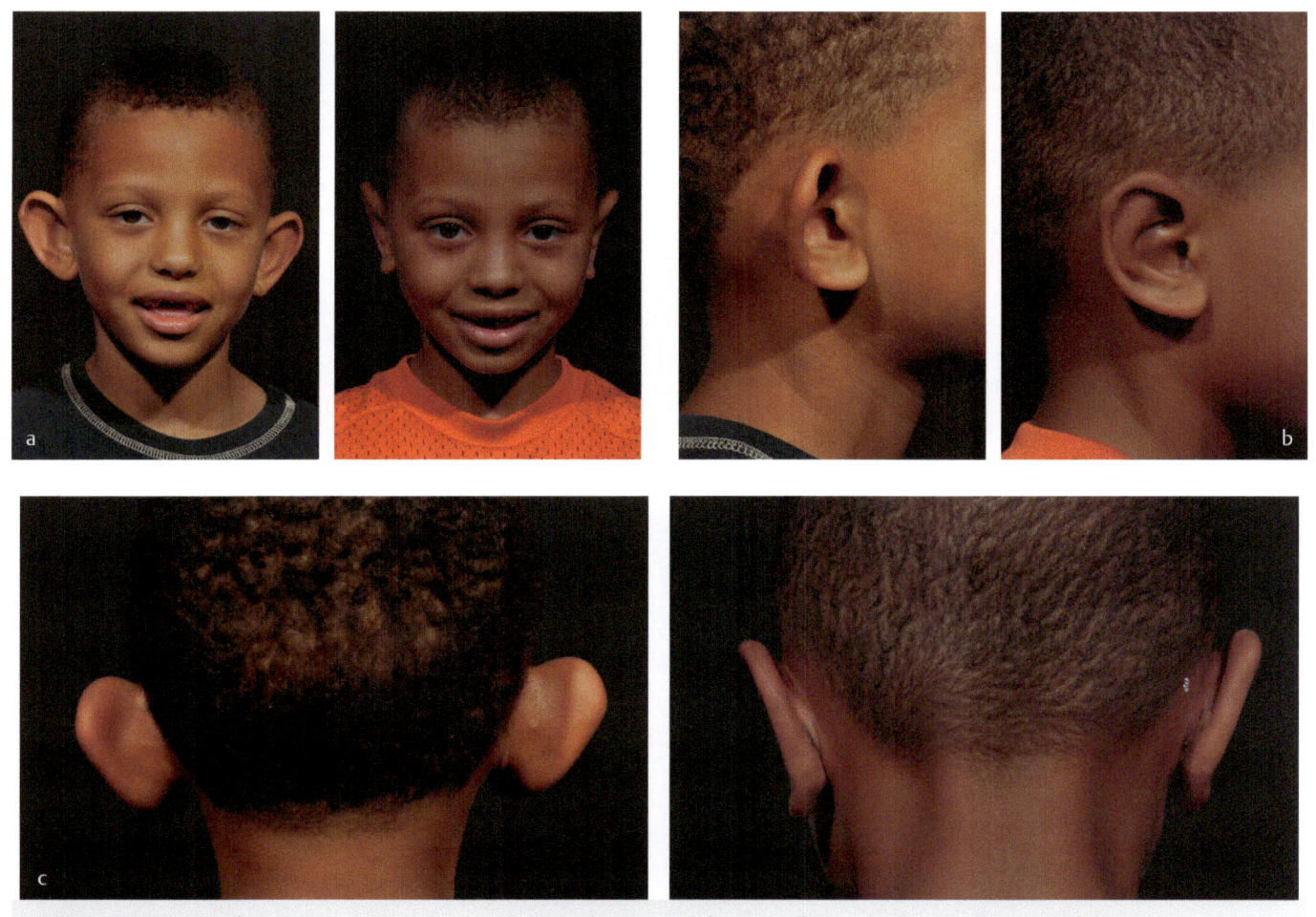

Fig. 39.4 (a-c) Menino de 7 anos apresentou-se ao autor sênior (H. Steve Byrd) com orelhas proeminentes. São mostradas imagens anteroposterior (AP), posteroanterior (PA) e em perfil pré-operatórias (à esquerda) do paciente. À direita, são mostradas as imagens pós-operatórias do retorno de 3 meses.

Referências

Furnas DW. Otoplasty for prominent ears. Clin Plast Surg. 2002;29(2):273–88, viii.

Janis JE, Rohrich RJ, Gutowski KA. Otoplasty. Plast Reconstr Surg. 2005;115(4):60e-72e.

Thorne CH, Wilkes G. Ear deformities, otoplasty, and ear reconstruction. Plast Reconstr Surg. 2012;129(4):701e-716e.

Tuncer S, Demir Y, Atabay K. A simple surgical technique for correction of macrotia with poorly defined helical fold. Aesthetic Plast Surg. 2010; 34(2):136-40.

Yuen A, Coombs CJ. Reduction otoplasty: correction of the large or asymmetric ear. Aesthetic Plast Surg. 2006; 30(6):675-8.

Parte V
Rejuvenescimento Perioral

40	Levantamento Labial (*Lifting Labial*)	*175*
41	Realce Labial com Injeção de Preenchedor	*178*
42	Enxertia de Gordura na Região Perioral	*182*
43	Neuromodulação para Rejuvenescimento Perioral	*184*

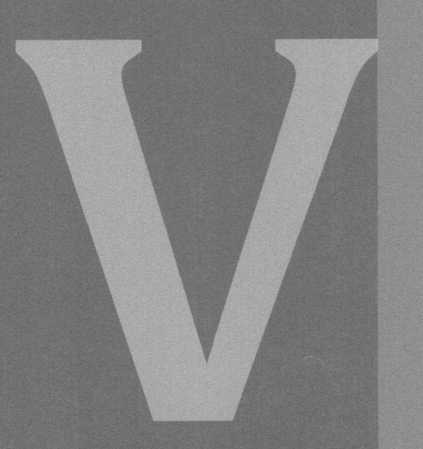

40 Levantamento Labial (*Lifting* Labial)

Rod J. Rohrich ▪ Stephanie E. Farber ▪ Paul N. Afrooz

Resumo

A estética perioral tem papel central em criar uma aparência facial jovem. Por essa razão, tem crescido o interesse em rejuvenescimento perioral. O levantamento labial é um procedimento cirúrgico que pretende diminuir a ptose labial, aumentar a eversão do vermelhão e aumentar o aparecimento incisal – todas essas características de uma região perioral jovem. A cirurgia envolve retirada de uma tira de pele e músculo imediatamente inferior ao nariz na parte mais superior do lábio superior. Essa intervenção efetivamente roda e eleva o lábio superior para uma estética facial melhorada. Aqui, caracterizamos a aparência de um lábio e região perioral jovens e discutimos variações técnicas do procedimento de levantamento labial.

Palavras-chave: lábio, levantamento labial, rejuvenescimento perioral, envelhecimento facial, rejuvenescimento facial, aumento labial.

> **Pontos Essenciais**
>
> - A região perioral não é adequadamente abordada por outros procedimentos cirúrgicos ou não cirúrgicos comumente realizados que visem a criar uma aparência mais jovial.
> - O levantamento labial é um procedimento cirúrgico que tem a intenção de tratar o envelhecimento perioral, que diminui a ptose do lábio superior, aumenta a eversão do vermelhão e aumenta o aparecimento incisal.
> - Procedimentos não invasivos, como o aumento labial e *resurfacing* da pele, podem ser combinados ao levantamento labial para atuarem como estratégia de rejuvenescimento perioral abrangente.

40.1 Etapas Pré-Operatórias

40.1.1 Anatomia do Lábio Jovial

- A unidade estética do lábio superior inclui o vermelhão seco e o lábio superior cutâneo, limitado pela base nasal e os sulcos nasolabiais.
- Uma subunidade do lábio superior atraente se caracteriza por filtro curto, arco do Cupido proeminente e vermelhão completo evertido.
- A altura do filtro deve ser de aproximadamente 18 a 20 mm, com uma altura do lábio superior de 7 a 8 mm ou aproximadamente 25% da altura total do lábio superior.
- A relação do lábio superior para o inferior se caracteriza por um lábio superior que faz protrusão de 1 a 2 à frente do lábio inferior e tem 75 a 80% do volume.
- Outras características do lábio superior jovial incluem discreta inclinação superior para a comissura e aparecimento incisal de 1 a 3 mm.

40.1.2 Caracterização do Lábio Envelhecido

- O lábio envelhecido se caracteriza por alongamento do lábio superior, achatamento do vermelhão, descida das comissuras e perda de definição do arco do Cupido.
- Os pacientes que se submeteram a um *lifting* facial, do pescoço ou outra cirurgia de rejuvenescimento facial podem queixar-se de aparência envelhecida persistente que, algumas vezes, pode ser atribuída aos lábios e à região perioral. Portanto, procedimentos labiais podem abordar mais minuciosamente o envelhecimento facial.
- Outros procedimentos na região perioral podem impactar a estética do lábio superior e resultar em aparência mais envelhecida. Por exemplo, preenchedores injetados nos sulcos nasolabiais e na abertura piriforme podem causar alongamento e enrijecimento do lábio superior decorrente da tração caudal que o preenchedor exerce sobre o tecido labial.

40.1.3 Determinação do Plano Cirúrgico

- Pode-se usar uma abordagem sistemática para classificar deformidades senis do lábio superior e determinar as intervenções mais adequadas, medindo-se a altura do filtro, a altura labial e o aparecimento dental.
- Uma altura do filtro anormal pode ser corrigida com levantamento labial, enquanto que uma altura labial anormal pode ser corrigida com aumento labial. Se ambas as medidas forem anormais, deve-se usar um procedimento combinado.

40.2 Abordagens Operatórias

Ver **Vídeo 40.1** e **Vídeo 40.2**.

40.2.1 Levantamento Labial Central

- O levantamento labial central é realizado mais comumente.
- As marcações são desenhadas em um padrão de chifre de touro, sendo a borda superior desenhada imediatamente inferior à base columelar e ao peitoril nasal, estendendo-se ao longo das asas, chegando ao sulco alar-facial, permitindo-se maior levantamento lateralmente (▶ Fig. 40.1). A borda inferior é marcada com base na quantidade desejada de excisão de tecido, tendo-se em mente os ideais estéticos já mencionados (comprimento do lábio, aparecimento incisal etc.), com observação de qualquer assimetria.
- Faz-se uma excisão com espessura total, incluindo a pele e o tecido subcutâneo, com ou sem excisão em espessura parcial do orbicular (▶ Fig. 40.2).
- A incisão é fechada em camadas, e qualquer gordura autóloga ou preenchedores são injetados nesse ponto (▶ Fig. 40.3).

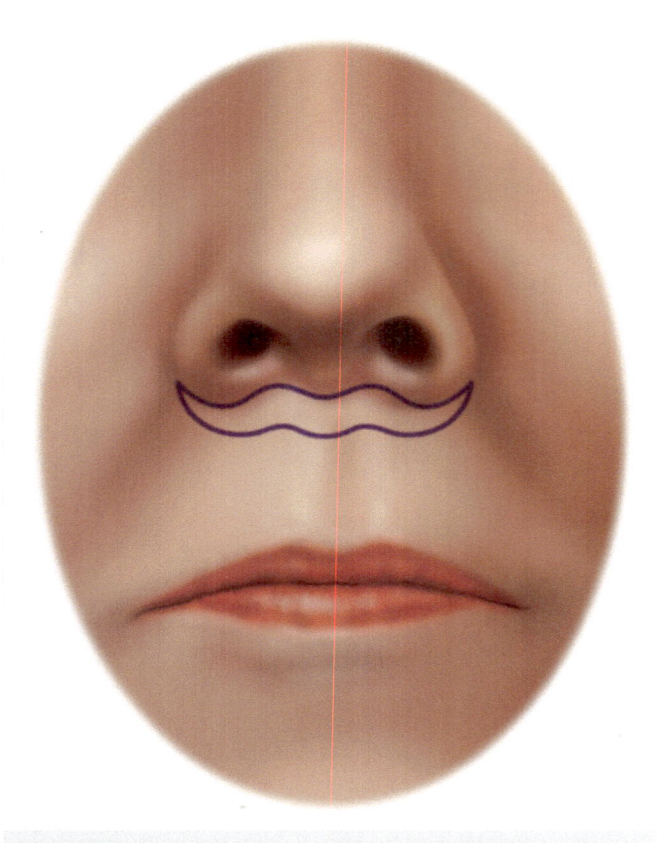

Fig. 40.1 As marcações são desenhadas em padrão de chifre de touro, sendo a borda superior desenhada imediatamente inferior à base columelar e ao peitoril da narina, estendendo-se ao longo das asas, chegando ao sulco asas-facial, permitindo mais levantamento lateralmente.

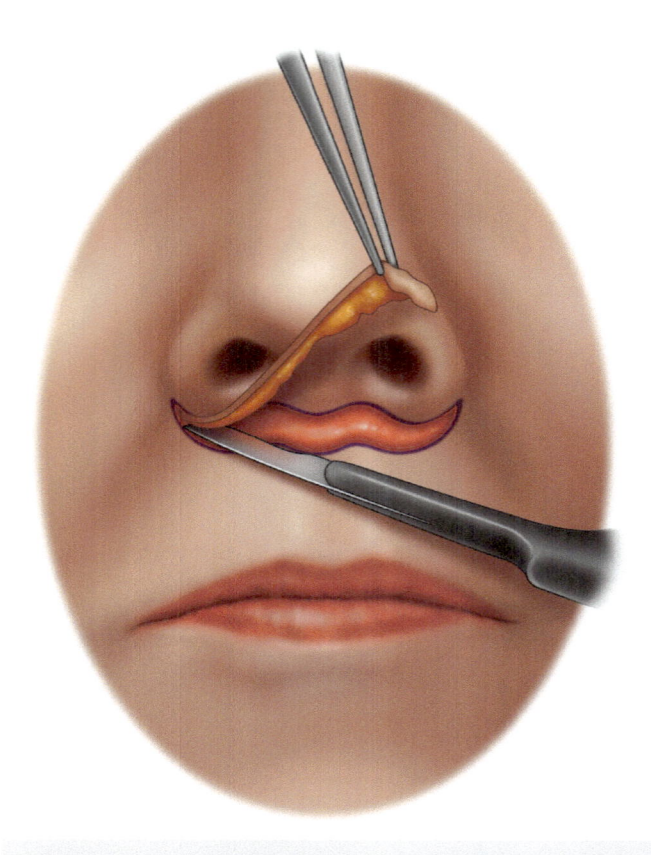

Fig. 40.2 Faz-se excisão em espessura total, incluindo pele e tecido subcutâneo com ou sem excisão em espessura parcial do orbicular.

40.2.2 Procedimentos Adicionais

- O *resurfacing* labial aborda as rítides finas orientadas radialmente em torno dos lábios superior e inferior e pode ser realizado usando-se dermabrasão, *laser* ou *peeling* químico.
- O aumento labial aumenta o volume labial, a eversão e a definição do arco do Cupido e pode ser realizado com material autólogo (enxerto de gordura) ou material aloplástico (ácido hialurônico).

40.3 Cuidados Pós-Operatórios

- Os pacientes são orientados a manter a cabeça elevada.
- As suturas são removidas em 5 a 7 dias de pós-operatório.
- Proteção solar e evitar a exposição ao sol são críticos para manter uma cicatriz que não chame a atenção.

40.4 Exemplo de Caso

Fotos pré e pós-operatórias de paciente após procedimento de levantamento labial em repouso e sorrindo (▶ Fig. 40.4a, b).

40.5 Conclusão

Dos procedimentos não invasivos e invasivos que os cirurgiões plásticos oferecem aos pacientes que buscam rejuvenescimento facial, o levantamento labial é a única técnica que aborda o alongamento do filtro, a inversão do vermelhão e a diminuição do aparecimento incisal que ocorrem com o envelhecimento.

O levantamento labial pode ser combinado com *resurfacing* da pele para abordar as alterações da pele do lábio superior e aumento labial para aumentar a plenitude do vermelhão, assim servindo de estratégia de rejuvenescimento perioral abrangente.

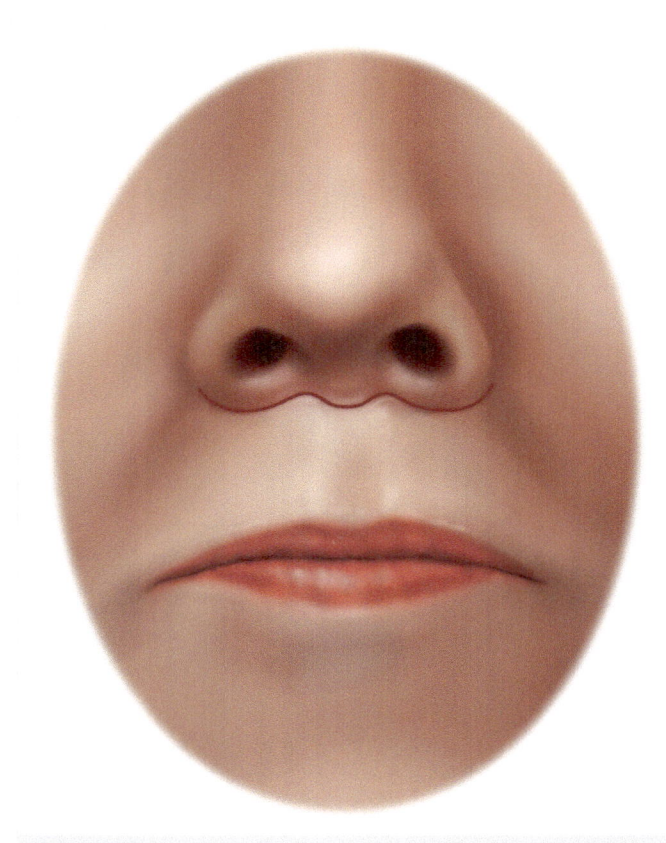

Conclusão

Fig. 40.3 A incisão é fechada em camadas e qualquer gordura autóloga ou preenchedores são injetados neste ponto.

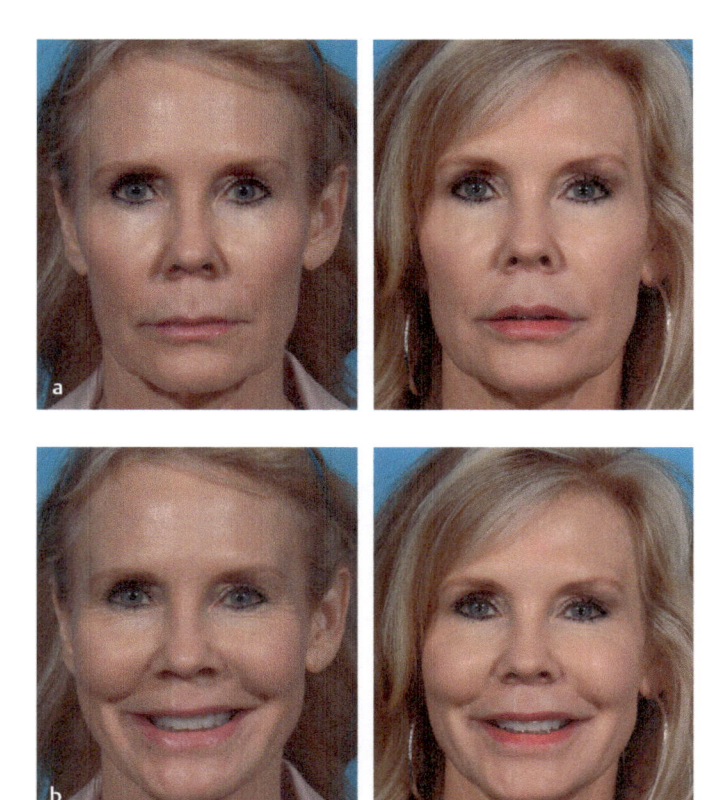

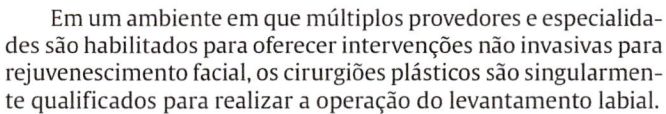

Fig. 40.4 Fotos (**a**) pré-operatórias e (**b**) pós-operatórias de uma paciente após procedimento de levantamento labial em repouso e sorrindo.

Em um ambiente em que múltiplos provedores e especialidades são habilitados para oferecer intervenções não invasivas para rejuvenescimento facial, os cirurgiões plásticos são singularmente qualificados para realizar a operação do levantamento labial.

As limitações do levantamento labial incluem seu impacto preferencial nos dois terços centrais do lábio superior e sua incapacidade de elevar significativamente as comissuras. Os pacientes devem ser informados, no pré-operatório, sobre essas limitações.

Referências

Austin HW. The lip lift. Plast Reconstr Surg. 1986;77(6):990-4.

Haworth RD. Customizing perioral enhancement to obtain ideal lip aesthetics: combining both lip voluming and reshaping procedures by means of an algorithmic approach. Plast Reconstr Surg. 2004;113(7):2182-93.

Lee DE, Hur SW, Lee JH, Kim YH, Seul JH. Central lip lift as aesthetic and physiognomic plastic surgery: the effect on lower facial profile. Aesthet Surg J. 2015;35(6):698-707.

Raphael P, Harris R, Harris SW. The endonasal lip lift: personal technique. Aesthet Surg J. 2014;34(3):457-68.

Santanchè P, Bonarrigo C. Lifting of the upper lip: personal technique. Plast Reconstr Surg. 2004;113(6):1828-35, discussion 1836-7.

41 Realce Labial com Injeção de Preenchedor

Christopher C. Surek • Roy Kim

Resumo

Este capítulo fornece uma abordagem sucinta e de alto rendimento do reforço labial abrangente com injeção de preenchimento.

Palavras-chave: filtro, arco de cupido, *white roll'* (junção vermelhão-cutâneo), vermelhão seco, tubérculos labiais, vermelhão úmido, junção seco-úmido, comissura oral.

Pontos Essenciais

- O conhecimento abrangente da anatomia labial, especificamente as subunidades e a arquitetura vascular, é essencial antes de executar uma injeção labial.
- Idade, gênero e considerações étnicas devem ser notadas e discutidas na consulta antes da injeção.
- O lábio "jovem" e o "envelhecido" possuem características de morfologia peculiares que, com frequência, demandam abordagens customizadas.
- Um algoritmo reprodutível e seguro é essencial para tratar o filtro, junção vermelhão-cutânea, o vermelhão seco e o vermelhão úmido em procedimentos de realce labial.
- Um *kit* de choque (*crash kit*) de injeção de preenchedor deve ser montado e estar acessível em seu consultório caso ocorra uma oclusão vascular após a injeção labial.

41.1 Etapas Pré-Operatórias

41.1.1 Anatomia Labial (▶ Fig. 41.1)

Lábio Superior (Formado pela Fusão de Dois Tubérculos Laterais e um Tubérculo Central)

- Subunidades:
  - Filtro.
  - Arco de cupido e *white roll* (também conhecido como junção vermelhão-cutâneo).
    - Corresponde à inserção do folheto da *pars marginalis* no músculo orbicular da boca.
      - Vermelhão seco.
      - Vermelhão úmido.

Lábio Inferior (Formado pela Fusão de Dois Tubérculos Laterais)

- Subunidades:
  - Junção vermelhão-cutânea
  - Vermelhão seco.
  - Vermelhão úmido.

Anatomia Vascular (▶ Fig. 41.2)

- Artéria labial inferior (ILA):
  - Suprida pela artéria facial principal.
  - Mais usualmente, ela corre em orientação medial, próxima à borda do vermelhão do lábio inferior. *Entretanto, em 10 a 15% dos pacientes, o ramo principal da ILA pode atravessar tão baixo quanto a prega labiomentoniana.*
  - Todo cuidado deve ser tomado na abordagem para aumento da prega labiomentoniana em qualquer paciente, pois é possível que a ILA esteja muito próxima.
- Artéria labial superior (SLA):
  - Suprida pela artéria facial principal.
  - Geralmente se ramifica para fora da artéria facial em uma área de 1,5 cm lateral à comissura oral.
  - Viaja acima do *white roll* pelos dois terços laterais do lábio e, então, atravessa inferior à junção vermelhão-cutâneo, no terço medial do lábio superior, em direção ao tubérculo central.

41.1.2 Plano de Tratamento com a Paciente

- Contraindicações:
  - Gravidez.
  - Surto atual de afta.
  - História de sensibilidade ao preenchedor de ácido hialurônico.
- Lábio jovem (▶ Fig. 41.3a-f):
  - Com frequência o lábio jovem é um procedimento verdadeiro de "realce".
  - As alterações da pele, do orbicular, da gordura e do alvéolo ocasionadas pelo envelhecimento são mínimas.
  - Com frequência, os objetivos são a criação de forma e volume adicionais.
- Lábio envelhecido (▶ Fig. 41.3a-f):
  - O lábio envelhecido é, com frequência, um verdadeiro procedimento de "restauração".
  - Dependendo da paciente, há vários níveis de perda de partes moles e de tecido ósseo, acompanhados por alongamento e achatamento do músculo orbicular dos olhos.

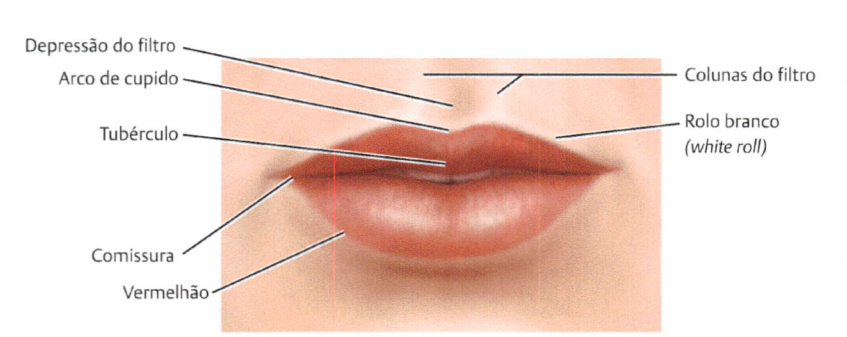

Fig. 41.1 As subunidades anatômicas do lábio: filtro, arco de cupido, rolo branco, vermelhão seco e comissura oral.

- Os objetivos são, com frequência, direcionados à restauração de definição, volume e formato diminuídos durante o processo de envelhecimento.
- Expectativas:
  - É importante discutir com os pacientes sobre as metas e objetivos deles para assegurar a existência de compreensão entre pacientes e injetores.

41.2 Etapas Operatórias

Ver **Vídeo 41.1** e **Vídeo 41.2**.

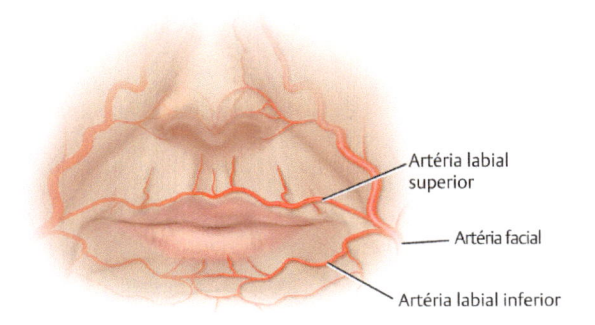

Fig. 41.2 Anatomia vascular da região perioral: artéria facial, artéria labial inferior e artéria labial superior.

41.2.1 Técnica de Assepsia

- A técnica de assepsia apropriada é fundamental para ajudar a prevenir sequelas adversas.

41.2.2 Anestesia

- Anestésico tópico.
- Injeções de anestésico local.
  - Bloqueio de campo: nervo infraorbitário, nervo mental.
  - Injeção direta em sítios planejados da porta da cânula.

41.2.3 Seleção de Produto

- O ácido hialurônico é o preenchedor mais comum injetado no lábio.
- O tamanho da partícula, o G-*prime* e a coesividade do produto todos devem ser considerados ao selecionar o produto de preenchimento.
  - Decidir se as linhas finas do lábio, o próprio lábio ou ambos serão injetados.
  - Em geral, um preenchedor G-*prime* mais baixo é usado para linhas finas ao redor dos lábios e um preenchedor G-*prime* mais alto é usado para definir borda e corpo.

41.2.4 Algoritmo de Injeção Labial

- Definição (pode ser explicada à paciente como o "delineamento"):
  - Filtro.
  - *White roll* e arco de cupido.

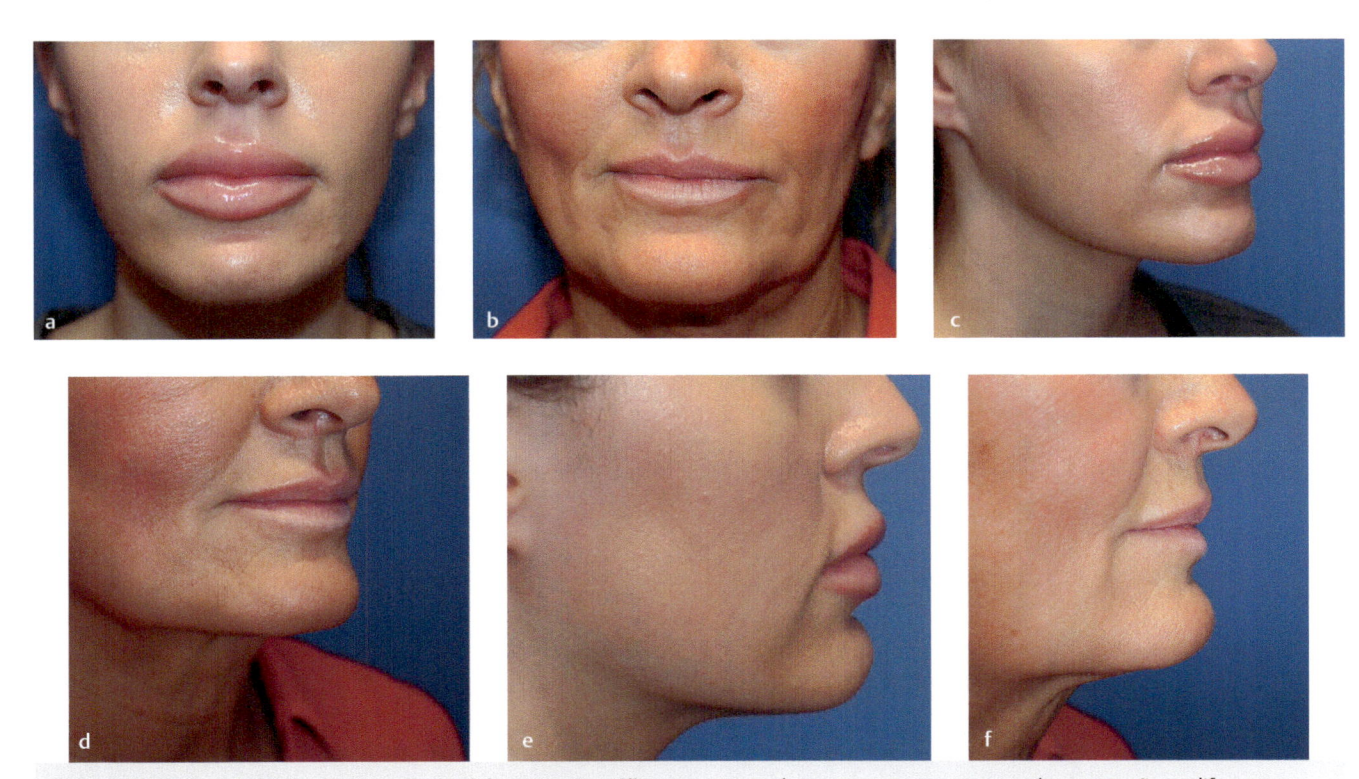

Fig. 41.3 Comparação "mãe-filha": esses modelos são mãe e filha. O conjunto de imagens que se seguem demonstrarão as diferenças peculiares entre o lábio jovem e aquele em envelhecimento. **(a)** Visualização anteroposterior (AP) da filha representando um lábio jovem. **(b)** Visualização AP da mãe representando um lábio envelhecendo. **(c)** Visualização oblíqua da filha representando um lábio jovem. **(d)** Visualização oblíqua da mãe representando um lábio em envelhecimento. **(e)** Visualização lateral da filha representando um lábio jovem. **(f)** Visualização lateral da mãe representando um lábio em envelhecimento.

- Comissura
- Formato (pode ser explicado à paciente como "exibição do batom"):
  - Vermelhão seco.
- Proporção (pode ser explicada à paciente como manutenção do "equilíbrio"):
  - Comparação de volume entre os lábios superior e inferior.
  - O ensino tradicional sugere a proporção de 1:1,6; entretanto, a morfologia específica e a etnia da paciente deverão ser consideradas.

41.2.5 Considerações Especiais

- Aspirar sempre, se indicado.
- Métodos adjuntos como sutura vertical, fio dental ou outras modalidades podem ser considerados, se indicados, para ajudar na criação do formato.
- O efeito do buraco da fechadura – a habilidade de observar um leve orifício na porção central dos lábios superior e inferior – é considerado o ideal estético pela maioria das pacientes.
- Pressão direta sempre a fim de assegurar menos sangramento e formação de hematomas.
- *Kit* de choque de preenchedor: todos os injetores deverão ter suprimentos apropriados, na eventualidade de uma oclusão vascular acidental. Esse *kit* sempre deverá incluir hialuronidase. Outros produtos recomendados incluem, sem limitação: aspirina, pasta de nitroglicerina e oxigênio suplementar.

41.2.6 Considerações Estéticas Adjuntas

- As proporções faciais inferiores deverão ser mantidas; portanto, deve-se considerar o realce simultâneo do queixo, se necessário, após o realce labial (▶ Fig. 41.4a, b).

41.3 Cuidados Pós-Operatórios

- Pressão direta em áreas de sangramento ou de exsudação.
- Aplicar gelo.
- Monitorar quando a sinais de comprometimento vascular.
- Considerar a profilaxia antiviral, especialmente para pacientes com história de aftas.

41.4 Exemplo de Caso

Trata-se de uma paciente de 34 anos de idade e que nunca se submeteu a um procedimento de injeção de preenchedor. Ela deseja realçar o filtro, rolo branco (*white roll* e vermelhão vermelho. Executamos a injeção com preenchedor de ácido hialurônico. A injeção com agulha foi feita para o filtro, o arco der cupido e o rolo branco. A injeção da cânula a partir do sítio da porta lateral foi usada para dar volume ao vermelhão vermelho no plano pré--orbicular da boca (▶ Fig. 41.5a-f).

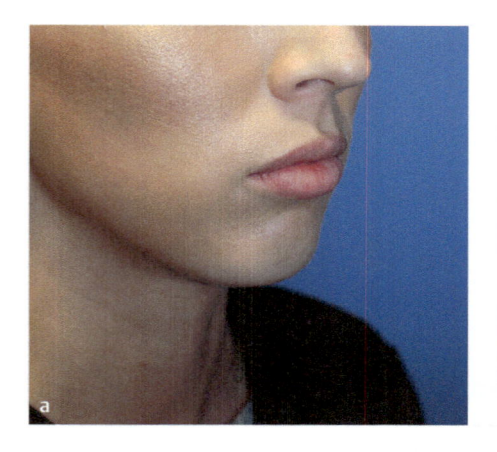

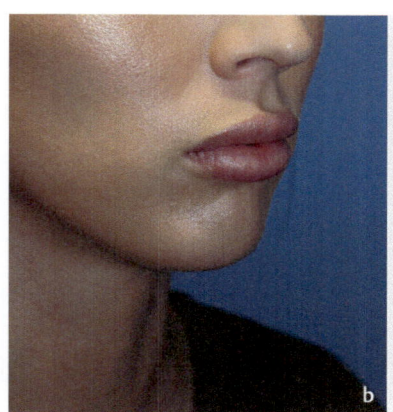

Fig. 41.4 (a) Visualização oblíqua pré-procedimento. A paciente tem assimetria labial, assim como recessão do mento e, portanto, as duas condições deverão ser tratadas.
(b) Visualização oblíqua após o procedimento. A paciente foi submetida ao realce labial assim como o realce do queixo para manter as proporções faciais inferiores.

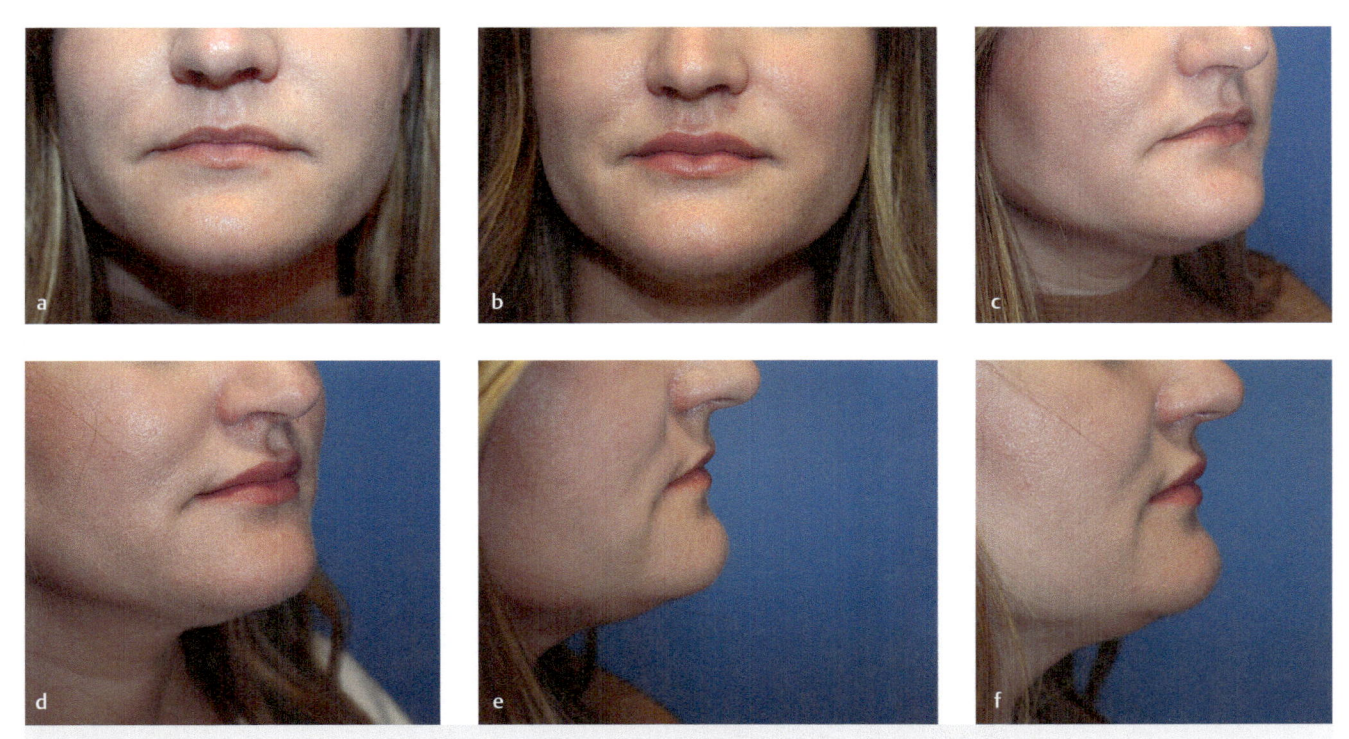

Fig. 41.5 Exemplo de caso antes e depois. **(a)** Visualização anteroposterior (AP) antes do procedimento de realce labial. **(b)** Visualização AP após esse procedimento. **(c)** Projeção oblíqua antes do procedimento de realce labial. **(d)** Visualização oblíqua após o procedimento. **(e)** Projeção lateral antes do procedimento. **(f)** Projeção lateral após o procedimento.

41.5 Conclusão

O realce labial com injeção de preenchedor é um procedimento comum que pode ajudar a melhorar o contorno e o formato no lábio "jovem" e/ou restaurar volume e formato no lábio "em envelhecimento". O injetor precisa ter bom conhecimento e respeito pela vascularidade labial e pela anatomia da subunidade. Os injetores deverão desenvolver um algoritmo reprodutível e seguro para abordar procedimentos de injeção labial e se equiparem com ferramentas próprias para tratar complicações em potencial.

Referências

de Maio M, Wu WTL, Goodman GJ, Monheit G. Alliance for the Future of Aesthetics Consensus Committee. Facial assessment and injection guide for Botulinum toxin and injectable hyaluronic acid fillers: focus on the lower face. Plast Reconstr Surg. 2017; 140(3):393e-404e.

Ramaut L, Tonnard P, Verpaele A, Verstraete K, Blondeel P. Aging of the upper lip: Part I: A retrospective analysis of metric changes in soft tissue on magnetic resonance imaging. Plast Reconstr Surg. 2019; 143(2):440-446.

Rohrich RJ, Bartlett EL, Dayan E. Practical approach and safety of hyaluronic acid fillers. Plast Reconstr Surg Glob Open. 2019; 7(6):e2172.

Snozzi P, van Loghem JAJ. Complication management following rejuvenation procedures with hyaluronic acid fillers-an algorithm-based approach. Plast Reconstr Surg Glob Open. 2018; 6(12):e2061.

Surek CC, Guisantes E, Schnarr K, Jelks G, Beut J. "No-touch" technique for lip enhancement. Plast Reconstr Surg. 2016; 138(4):603e-613e.

42 Enxertia de Gordura na Região Perioral

Rod J. Rohrich • Raja Mohan

Resumo
Um dos adjuntos principais em rejuvenescimento facial é a transferência de gordura autóloga ou enxertia de gordura facial para vários compartimentos adiposos da face. Uma região importante a considerar é a perioral, onde são visíveis rugas periorais profundas e finas. A enxertia de gordura autóloga nessa região acrescenta volume a áreas esvaziadas ou que se tornaram deprimidas após o envelhecimento e a frouxidão da pele.

Palavras-chave: enxertia de gordura, rejuvenescimento perioral, envelhecimento facial, transferência de gordura.

Pontos Essenciais

- A enxertia de gordura na região perioral é um adjunto útil em rejuvenescimento facial.
- A enxertia de gordura autóloga nos compartimentos de gordura superficial da região perioral (▶ Fig. 42.1) visa a tratar a deflação de volume e as rugas profundas que não podem ser tratadas com ritidoplastia (*facelift*).
- Outras modalidades como descamações químicas (*peels*), microdermabrasão e regeneração epidérmica (*ressurfacing*) induzem a regeneração dérmica, mas não adicionam volume na região perioral.
- As injeções de gordura não são recomendadas para o *white roll*. Injeções nessa região são imprevisíveis e assimétricas após o movimento.

42.1 Passos Pré-Operatórios

42.1.1 Análise

- Realiza-se uma análise pré-operatória completa do terço inferior da face para indicar áreas de deflação de volume e de flacidez de tecidos.
- As áreas com deflação de volume, assim como as rugas profundas, são marcadas antes da operação na região perioral para determinar áreas que exigem aumento de volume.
- Os lábios se tornam finos com a idade e as atrofias de gordura subcutânea. Além disso, as pregas nasolabiais e as linhas de marionete se tornam mais proeminentes com a deflação e a descida da gordura.

42.2 Passos Operatórios

Ver **Vídeo 42.1** e **Vídeo 42.2**.

42.2.1 Técnica Geral de Colheita e Transferência de Gordura Autóloga

- O tecido adiposo é colhido das áreas mediais das coxas com seringa de 10 mL e cânula calibre 14 (multiorifícios de 3 mm).
- Nenhuma umidificação ou solução de infiltração é usada para essa colheita.
- O lipoaspirado colhido é centrifugado a 2.250 rpm durante 1 minuto, seguido da remoção do infranadante e sobrenadante para isolar a gordura destinada à transferência.

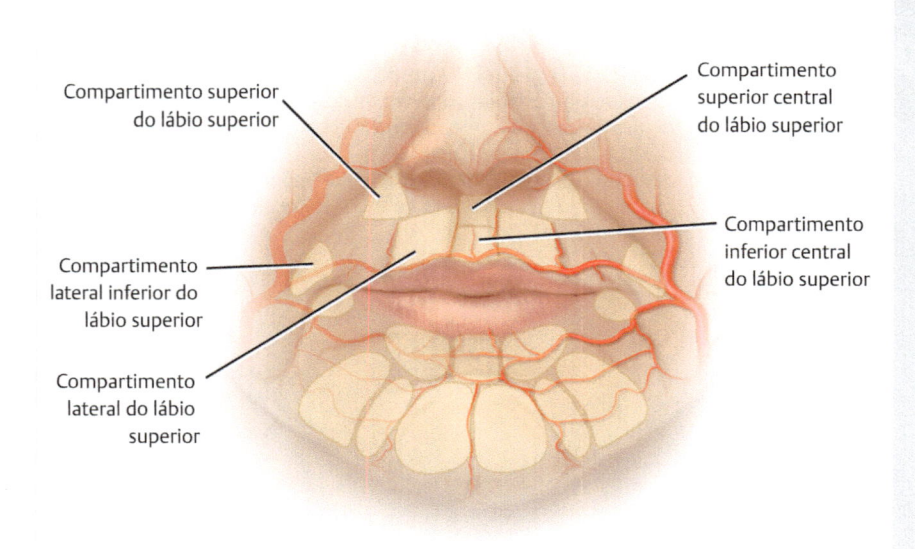

Fig. 42.1 Compartimentos de gordura superficial da região perioral.

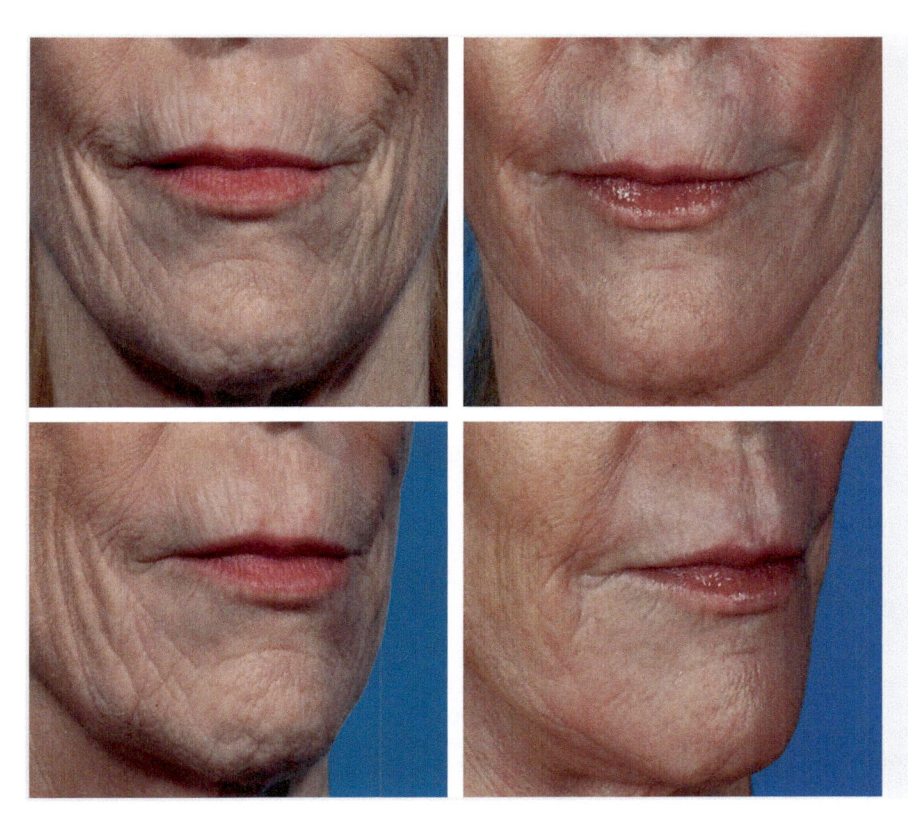

Fig. 42.2 Fotografias pré- e pós-operatórias de uma paciente submetida à ritidoplastia com rejuvenescimento perioral usando gordura autóloga. As regiões periorais parecem mais jovens. As rugas profundas são menos visíveis e as regiões perioral e do mento estão misturadas com uma transição mais suave.

- A gordura é colhida em seringas de 1 mL.
- Para qualquer compartimento de gordura facial, a seringa de 1 mL com a gordura colhida é conectada a uma cânula cega e injetada em baixa pressão com movimentos anterógrados e retrógrados.

42.2.2 Técnica de Injeção para a Região do Mento

- Com uma seringa de 1 cc anexa a uma cânula cega de 1,5 cm e calibre 22, pequenas porções de gordura são transferidas para áreas da região perioral demandando aumento de volume.
- A gordura autóloga é transferida para áreas de esvaziamento lateral, o lábio superior e as linhas de marionete.
- Em geral concentrados de gordura de 1 a 2 mL são inseridos em cada compartimento adiposo superficial da região perioral.
- As áreas de transferência de gordura deverão ser massageadas e moldadas para atingir uniformidade e simetria.

42.3 Cuidados Pós-Operatórios

- Compressas frias são usadas intermitentemente na face nas primeiras 72 horas após a cirurgia.
- As pacientes são incentivadas a evitar virar a cabeça e a limitar os movimentos faciais na primeira semana.
- As pacientes devem repousar com a cabeça elevada em 45 graus sem travesseiro, para evitar a flexão do pescoço.

42.4 Exemplo de Caso

Fotografias pré- e pós-operatórias de uma paciente submetida à ritidoplastia com rejuvenescimento perioral usando gordura autóloga. As regiões periorais aparecem mais jovens. As rugas profundas são menos visíveis e as regiões perioral e do mento estão misturadas com uma transição mais suave (▶ Fig. 42.2).

42.5 Conclusão

O aumento com gordura para a região perioral pode restaurar a perda de volume associada ao envelhecimento que outras modalidades não conseguem tratar. O aumento da região perioral com gordura pode suavizar os compartimentos de gordura superficial dessa região.

Referências

Pezeshk RA, Stark RY, Small KH, Unger JG, Rohrich RJ. Role of autologous fat transfer to the superficial fat compartments for perioral rejuvenation. Plast Reconstr Surg. 2015; 136(3):301e-309e.

Rohrich RJ, Afrooz PN. Finesse in face lifting: the role of facial fat compartment augmentation in facial rejuvenation. Plast Reconstr Surg. 2019; 143(1):98-101.

Rohrich RJ, Ghavami A, Constantine FC, Unger J, Mojallal A. Lift-and-fill face lift: integrating the fat compartments. Plast Reconstr Surg. 2014; 133(6):756e-767e.

Rohrich RJ, Pessa JE. The anatomy and clinical implications of perioral submuscular fat. Plast Reconstr Surg. 2009; 124(1):266-271.

Rohrich RJ, Pessa JE. The fat compartments of the face: anatomy and clinical implications for cosmetic surgery. Plast Reconstr Surg. 2007; 119(7):2219-2227. discussion 2228-2231.

43 Neuromodulação para Rejuvenescimento Perioral

Steven Fagien • Yash J. Avashia

Resumo

A neuromodulação para o rejuvenescimento perioral demanda a compreensão especial da função e da complexidade da anatomia muscular e da função perioral. Diferentemente da face superior, em que grupos de músculos podem ser isolados com mais facilidade, os músculos da região facial inferior são excepcionalmente entrelaçados, o que torna o isolamento específico para a área mais desafiador. A melhor técnica e dosagem, assim como a seleção apropriada de pacientes, são exigidas para oferecer resultados previsíveis e coerentes.

Palavras-chave: rejuvenescimento perioral, orbicular da boca, depressor do ângulo da boca, toxina botulina tipo A, neuromodulação, rugas periorais.

> **Pontos Essenciais**
>
> - Os lábios são o foco central para a estética da face inferior.
> - As rugas periorais verticais podem resultar do envelhecimento, do tabagismo e de expressões miméticas frequentes.
> - As rugas finas da região perioral são quase sempre tratadas com preenchedor, mas o uso controlado de neuromoduladores pode ser usado separadamente ou em combinação.
> - As funções complexas da região perioral merecem atenção cuidadosa. Nas regiões faciais inferiores, a neuromodulação deverá ser executada por injetores experientes.

43.1 Anatomia

- A musculatura perioral inclui o orbicular da boca, o depressor do ângulo da boca e o mentual.
- O orbicular da boca é o músculo esfinctérico da boca.
- O depressor do ângulo da boca se origina na mandíbula inferior e se insere no ângulo da boca. Sua função é a de deprimir esse ângulo e retraí-lo para trás (posteriormente).
- O mentual eleva a pele sobre o queixo e pode criar depressão na superfície.

43.2 Técnica de Injeção Perioral

43.2.1 Orbicular da Boca (▶ Fig. 43.1)

- O número médio de pontos de injeção é um total de 2 a 7 para os lábios superior e inferior.
- A dose inicial total média para a área perioral é de 2 a 6 U com 1 U por ponto de injeção.
- As técnicas conservadoras recomendam 0,5 a 0,75 U por ponto e serão determinadas pelo número de pontos de injeção e resultados desejados.
- As áreas nas quais se deve evitar a injeção incluem o lábio superior na linha média no filtro e ambas as comissuras.
- Em geral, as injeções deverão ser mantidas superficiais e simétricas. A simetria é um componente crítico para a neuromodulação perioral, a menos que se esteja tentando tratar uma assimetria preexistente.
- As injeções deverão ser aplicadas logo acima da borda do vermelhão, e com o máximo de 5 mm de altura acima da borda, para evitar inversão, eversão ou ptose labial.
- O uso de gelo para efeito anestésico tópico é benéfico para reforçar o conforto da paciente.
- A abordagem inicial é começar com um sítio por quarto de lábio (quadrante) e reavaliar em duas semanas. Em geral, doses mais baixas têm duração mais curta e isso, assim como o potencial para disfunção labial temporária (movimento de "franzir os lábios" excessivamente fraco ou "dificuldade para usar um canudinho") deverão ser explicados à paciente antes do tratamento (▶ Fig. 43.1).
- Os sítios de injeção deverão estar 0,5 a 1 mm acima da borda do vermelhão. As injeções são superficiais.

43.2.2 Depressor do Ângulo da Boca

- Os músculos depressores do ângulo da boca são tratados com doses baixas de 2 U a 5 U em cada lado.
- Complicações em potencial:
  - O tratamento excessivo da área perioral pode resultar em dificuldade de franzir os lábios, prejuízo da fala (incapacidade de pronunciar "b" ou "p") e dificuldade de usar um canudinho ao se alimentar.
  - O excesso de tratamento não intencional dos músculos depressores do ângulo da boca pode resultar no envolvimento de outros músculos, levando à incompetência oral, queda e assimetria do lábio inferior.

43.3 Exemplo de Caso

Essa paciente jovem, de 34 anos, apresentou desejo de melhorar a eversão do lábio superior. Ela não havia recebido nenhum preenchedor de partes moles no lábio superior antes e, da mesma forma, não queria nenhum preenchedor na época da consulta. Portanto, foram injetadas duas unidades da toxina onabotulina A 1 mm acima da borda do vermelhão, lateralmente, nos dois lados, em um ponto médio entre a comissura lateral e o arco de cupido. Todo cuidado foi tomado para não injetar centralmente

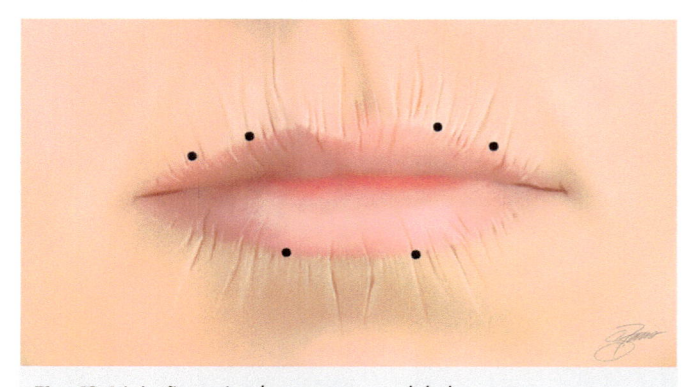

Fig. 43.1 Injeção perioral com neuromodulador.

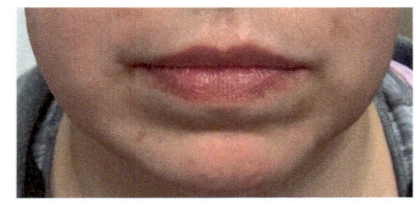

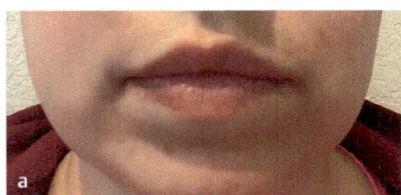

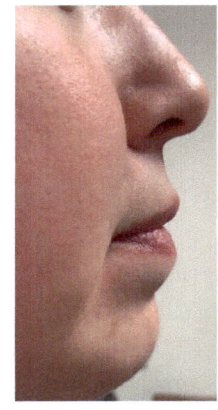

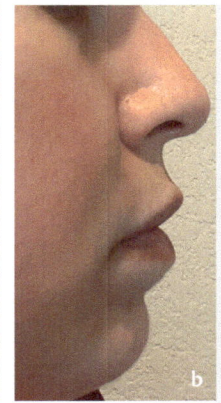

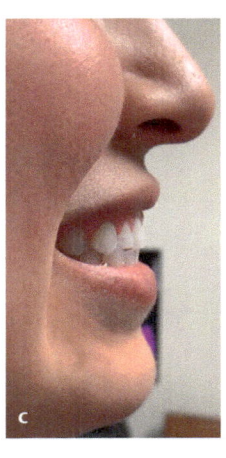

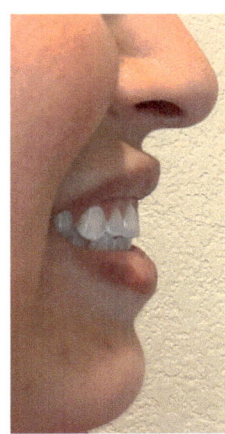

Fig. 43.2 (a-c). Paciente jovem, de 34 anos, que se apresentou com desejo de melhorar a eversão no lábio superior. Ela não havia recebido anteriormente nenhum preenchedor de partes moles no lábio superior e, da mesma forma, não queria nenhum preenchedor à época da consulta. Portanto, duas unidades de toxina onabotulina A foram injetadas 1 mm acima da borda do vermelhão, lateralmente, nos dois lados, em um ponto médio entre a comissura lateral e o arco de cupido. Todo cuidado foi tomado para não injetar no centro ou com mais de 1 mm de altura acima dessa borda, o que pode levar ao risco de perda da função esfinctérica do orbicular da boca. As imagens do caso demonstram o antes e duas semanas após a injeção. Observar a leve eversão do lábio superior em repouso e mediante animação (sorriso).

ou mais alto que 1 mm acima dessas bordas, o que traz o risco de perda da função esfinctérica do orbicular da boca. As imagens do caso demonstram antes e duas semanas após a injeção. Observar a leve eversão do lábio superior em repouso e mediante animação (sorriso) (▶ Fig. 43.2a-c).

43.4 Conclusão

A seleção e a melhor técnica de injeção possível são essenciais. Pacientes que dependem da função perioral (músicos, cantores, locutores) não são os melhores candidatos. O tratamento conservador é recomendado para tratamentos iniciais com reavaliação em duas semanas. Evitar tratar os cantos dos lábios, o que pode resultar em queda e salivação (baba). Evitar a linha média do lábio superior para não causar achatamento do lábio. Evitar tratar muito longe da margem labial.

Manter as injeções superficiais e massagear lateralmente. As injeções na área do lábio inferior têm mais probabilidade de afetar a função; portanto, tratar de modo conservador, se tudo for possível. Considerar o uso de toxina botulina tipo A em conjunto com procedimentos de regeneração epidérmica (*ressurfacing*) e preenchedores. Usar gelo para liberar e anestesiar a área, pois as injeções na área perioral podem ser dolorosas.

Ver **Vídeo 43.1.**

Referências

Carruthers J, Fagien S, Matarasso SL, Botox Consensus Group. Consensus recommendations on the use of botulinum toxin type a in facial aesthetics. Plast Reconstr Surg. 2004; 114(6) Suppl:1S-22S.

Fagien S. Botulinum toxin type A for facial aesthetic enhancement: role in facial shaping. Plast Reconstr Surg. 2003; 112(5) Suppl:6S–18S, discussion 19S-20S.

Fagien S, Raspaldo H. Facial rejuvenation with botulinum neurotoxin: an anatomical and experiential perspective. J Cosmet Laser Ther. 2007; 9 Suppl 1:23-31.

Fagien S, Carruthers A, Carruthers J. Expanded uses of BTX-A for facial aesthetic enhancement. In: Fagien S, ed. Cosmetic Oculoplastic Surgery. 4th ed. London UK: Elsevier Publishers; 2007:303-336.

Fagien S, Brandt FS. Primary and adjunctive use of Botox in facial aesthetic surgery: beyond the glabella. In: Matarasso A, Matarasso SL, eds. Clinics in Plastic Surgery. Philadelphia: W. B. Saunders Co.; 2000:127-148.

**Parte VI
Aumento do Queixo e
Rejuvenescimento da Mandíbula**

44	Preenchedores de Mandíbula	*189*
45	Implante de Mento	*196*
46	Enxertia de Gordura no Mento	*199*
47	Excisão de Coxim de Gordura Bucal	*201*

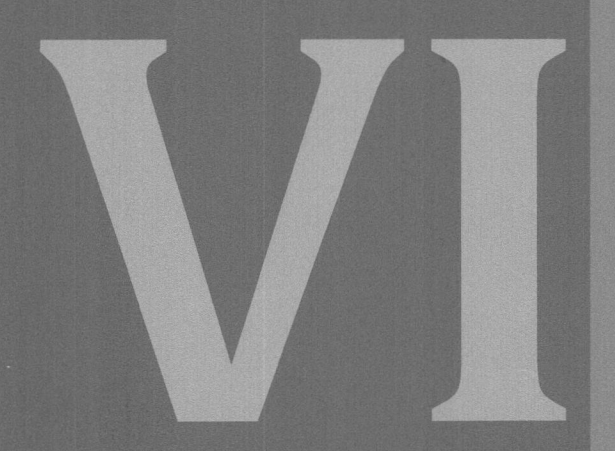

44 Preenchedores de Mandíbula

K. Kay Durairaj ▪ Vivian N. Nguyen ▪ Omer Baker

Resumo
Uma linha de mandíbula definida fornece força, traços e beleza à face. Essa linha reforça a face com elegância e apresenta uma borda distinta entre a face e o pescoço. As intervenções não cirúrgicas com preenchedores injetáveis, como os preenchedores de ácido hialurônico (HA) e não HA são uma ferramenta excelente para o realce da beleza e rejuvenescimento das alterações da face inferior em processo de envelhecimento. O uso de preenchedores para melhorar a projeção da mandíbula e reduzir o peso dessa estrutura tem-se tornado mais popular, à medida que mais pessoas estão buscando os meios para combater os sinais do envelhecimento facial.

Atrofia de gordura, fragmentação de colágeno dérmico, perda de volume subcutâneo e reabsorção óssea são as culpadas por alterar a face inferior. Preenchedores à base de HA são benéficos para aumento da linha da mandíbula, pois têm G-*primes* médio a alto e são usados para reverter o embotamento do ângulo da mandíbula e a papada da face inferior. Preenchedores não HA, como aqueles à base de cálcio, são úteis para se atingir projeção mais pronunciada e suporte das alterações de reabsorção óssea ao redor dos ligamentos mandibulares. Esses preenchedores não HA têm os G-*primes* mais altos e atuam como bioestimuladores. Por causa de suas propriedades bioestimulatórias peculiares e composição química, preenchedores não HA não podem ser dissolvidos e demandam injetores especializados com conhecimento anatômico abrangente.

Uma abordagem gradativa ao contorno da linha da mandíbula fornece os melhores resultados. As áreas que fornecem a escultura mais efetiva da linha da mandíbula incluem quatro sítios principais de injeção: o ângulo mandibular, a incisura antegonial, o sulco pré-papada e a junção da extremidade anterior do corpo mandibular com o mentual. A elevação para volume de preenchedores de alta densidade nesses locais melhora a herniação adiposa ao redor dos ligamentos mandibulares.

A habilidade de preenchedores injetáveis de aliviar a perda de volume subcutâneo e reduzir a frouxidão do tecido revolucionou a estética médica. Preenchedores da face inferior e da linha da mandíbula são procedimentos minimamente invasivos que melhoram, confiavelmente, essa linha com segurança e eficácia excelentes.

Palavras-chave: preenchedor da linha da mandíbula, linha da mandíbula, papadas, mandíbula, envelhecimento facial, reabsorção óssea, G-*prime*, bioestimulador, preenchedor de HA, preenchedor não HA.

> **Pontos Essenciais**
>
> - O tratamento das alterações do envelhecimento facial deve tratar da manutenção de uma projeção de linha de mandíbula jovem e correção de suas alterações de volume. As alterações do envelhecimento da linha da mandíbula incluem: pele com fragmentação de colágeno dérmico, coxins adiposos com atrofia de gordura subcutânea e reabsorção óssea.
> - Os preenchedores de gel hialurônico e as injeções de bioestimuladores não ácido hialurônico (não HA) são altamente eficazes para corrigir as alterações do envelhecimento da linha da mandíbula. Preenchedores à base de HA são benéficos para aumento moderado de partes moles, pois têm G-*prime* moderado a alto, indicando a habilidade elástica do preenchedor em resistir à compressão e melhorar a volumização. Preenchedores à base de não HA ajudam a atingir características faciais aumentadas mais robustas por causa de seus G-*primes* mais altos, habilidade de contornar alterações de densidade óssea e habilidade de atuar como bioestimuladores para induzir a neocolagênese secundária.

44.1 Etapas Pré-Operatórias
44.1.1 Conhecimento Prévio
- A reabsorção de osso mandibular é mais proeminente em sítios com anexos de músculos e cruzamentos de estruturas vasculares, demandando correção. As alterações em densidade óssea contribuem para a formação da papada ao causar a remodelação do osso para uma configuração convexa, o que causa retração dos ligamentos e músculos faciais.
- A avaliação das alterações da mandíbula devidas ao envelhecimento deverá envolver a inspeção dos ligamentos de retenção, a mandíbula óssea, o sulco pré-papada, o músculo masseter e as alterações da pele.
- Há dois ligamentos de retenção essenciais na papada: o ligamento mandibular do platisma e o ligamento osteocutâneo mandibular. Esses dois ligamentos trabalham juntos para manter a estabilidade dos tecidos e dos músculos na face inferior. Injeções de um preenchedor dando suporte a esses ligamentos tratarão as alterações de reabsorção óssea ajudando os ligamentos faciais a reterem seu efeito mecânico nos tecidos ao redor. A miomodulação de músculos inferiores da face pela colocação precisa de preenchedores ao redor dos ligamentos mandibulares também contribui para melhorar a função e a elevação.
- Os preenchedores podem aliviar a aparência de papadas melhorando a projeção do osso da mandíbula e do maxilar, permitindo o aumento do suporte dos tecidos em queda na área pré-papada da mandíbula e do mentual.

44.1.2 Compreensão Clínica Pré-Operatória
- Os pacientes deverão ser aconselhados a evitarem, pelo menos 7 dias antes da injeção, quaisquer agentes que possam causar afinamento do sangue, como aspirina, ibuporofeno, Motrin (ou quaisquer outras drogas anti-inflamatórias não esteroidais [AINEs]), óleo de peixe ou vitamina E. O consumo de álcool 7 dias antes e depois da injeção não é recomendado, pois aumenta o risco de formação de hematomas e inchaço.

44.1.3 Dia do Procedimento
- Conduzir uma avaliação detalhada da história de saúde do paciente quanto a alergias conhecidas, quadros médicos ou contraindicações para preenchedores em potencial, preenchedor anterior, cirurgia facial, trauma e história de implante.
- A maquiagem deverá ser removida e a face deverá ser lavada com álcool a 70%, clorexidina ou betadine para assegurar condições de esterilização.
- Fotos de antes do tratamento para documentação fotográfica deverão ser obtidas para comparações pré- e pós-procedimento.

44.1.4 Seleção de Preenchedor
- Pacientes exibindo papada considerável se beneficiam, principalmente, de produtos G-*prime* altos como hidroxiapatita de cálcio e preenchedores de gel hialurônico de G-*prime* alto. Esses preenchedores densos possuem propriedades viscoelásticas que podem imitar o suporte e os contornos do periósteo. Pacientes com afinamento dérmico subcutâneo superficial

beneficiar-se-ão mais dos preenchedores de gel hialurônico do meio, pois suas propriedades de G-*prime* permitem o bombeamento e a hidratação do afinamento dérmico.
- Pacientes novos para injetáveis, indecisos ou nervosos sobre a reversibilidade do preenchedor deverão ser tratados com preenchedores de ácido hialurônico. Aqueles com alterações de tecido cicatricial da face e que possam ter suprimento linfático e vascular anormal após procedimentos cirúrgicos também recebem recomendação para uso de preenchedores de gel hialurônico. Os efeitos do preenchedores de gel HA podem ser revertidos e dissolvidos com hialuronidase (diferentemente dos preenchedores não HA). Ambos os preenchedores HA e não HA têm a duração de 12 a 24 meses.
- A estética esculpida e contornada que, com frequência, atrai pacientes mais jovens, pode ser mais bem obtida por meio de preenchedores não HA, como a hidroxiapatita de cálcio. Esse é um implante composto de carboximetilcelulose e hidroxiapatita de cálcio. Além disso, trata-se de um bioestimulador que pode induzir neocolagênese primária e secundária, onde quer que seja colocado. Por meio da neocolagênese, os efeitos desses preenchedores continuam após a injeção e não podem ser revertidos ou dissolvidos.
- Pacientes altamente sensíveis ou comprovadamente alérgicos ou reativos a outros injetáveis deverão considerar a hidroxiapatita de cálcio não HA em lugar da HA, pois ela é biocompatível com os tecidos humanos e não antigênica. É recomendável que os injetores principiantes comecem com preenchedores HA por causa de sua reversibilidade e duração mais curta.

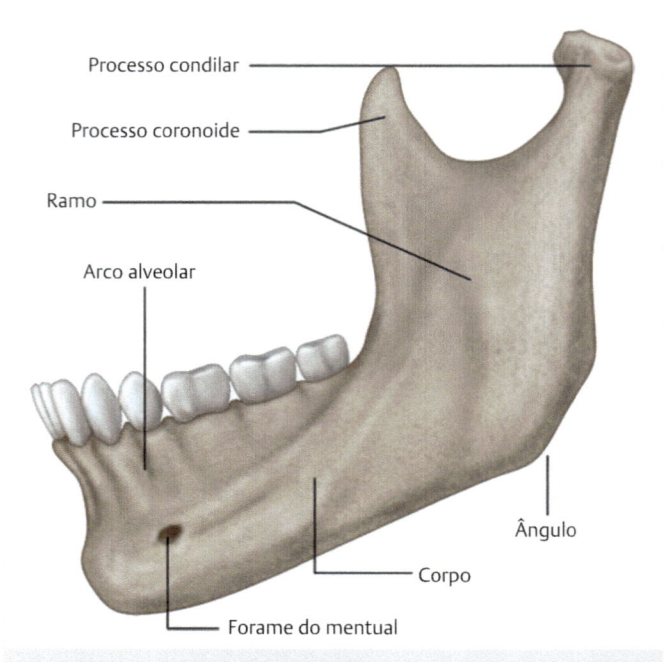

Fig. 44.1 Representação da visão lateral da estrutura tridimensional da mandíbula, o ângulo da mandíbula e o ramo da mandíbula. (Reproduzida com autorização de Watanabe K, Shoja MM. Anatomy for Plastic Surgery of the Face, Head, and Neck. Thieme; 2016.)

44.1.5 Avaliação de Anatomia e Marcações

- Avaliar os coxins de gordura malar medial e lateral quanto a qualquer deflação ou descida, pois é importante determinar se a queda e o peso da bochecha estão contribuindo para a papada e as alterações da linha da mandíbula. É importante refazer a volumização da maxila lateral e da eminência malar.
- Avaliar o ângulo ideal da mandíbula (▶ Fig. 44.1). Esse ângulo gonial é formado pela junção no ponto médio da borda posterior do ramo e a borda inferior do corpo da mandíbula (▶ Fig. 44.1 e ▶ Fig. 44.2). Isso varia entre os gêneros, mas um bom padrão para mulheres é de 120 a 125 graus, e de 130 a 140 graus para os homens.
- Avaliar o compartimento lateral profundo do queixo (▶ Fig. 44.3). Como descrito por Lamb e Surek em seu livro *Facial Volumization: An Anatomic Approach*, essa região contém um coxim adiposo que é integral para fornecer volume ao sulco pré-papada. Esse coxim pode estar localizado profundo ao músculo depressor do ângulo da boca (DAO, em inglês para *depressor anguli oris*). Essa camada de gordura protege o nervo mental e, por estar localizado próximo à artéria labial inferior, a injeção do preenchedor aqui demanda cuidado.
- Avaliar músculos que também influenciam os contornos da linha da mandíbula, como o músculo masseter, que pode fazer essa linha parecer volumosa. Além disso, o músculo DAO contribui para puxar para baixo ao redor da boca e o sulco profundo da pré-papada (▶ Fig. 44.4). O DAO contribui para a descida do tecido gorduroso na região do sulco pré-papada, a região diretamente inferior à comissura e fica em associação ao ligamento mandibular. Esse ligamento suspende o tecido flácido que contribui para a formação da papada, a partir de trás do sulco de marionete e com correção do preenchedor, a suspensão do tecido será reforçada.
- O músculo masseter é uma estrutura de duas camadas, com um componente superficial e profundo localizado na superfície lateral do ramo e ângulo mandibular (▶ Fig. 44.5).
- As injeções no músculo masseter causarão o aparecimento de músculo masseter hipertrófico e devem ser evitadas. A palpação da borda anterior do músculo masseter leva à incisura antegonial. É importante saber que a presença de uma grande incisura antegonial mandibular é indicativa de alterações de reabsorção mandibular, que deverão ser tratadas com preenchedor para corrigir a deformidade de contorno. A partir de um ponto anterior para o sulco pré-papada, uma cânula pode ser usada com técnica de injeção retrógrada para colocação de um preenchedor hialurônico integrado, de alta densidade.
- Na junção da extremidade anterior do corpo mandibular e mentual, fios retrógrados lineares de preenchedor podem ser colocados em várias direções para suportar as comissura oral e o lábio e para estender o contorno ao queixo e à crista do mentual. Isso aumenta a projeção mandibular máxima.
- A colocação de preenchedores ao redor dos ligamentos mandibulares de suporte é crítico para aliviar a herniação da gordura que cria papadas (▶ Fig. 44.6). Como descrito por Lamb e Surek no texto *Facial Volumization: An Anatomic Approach*, o ligamento mandibular do platisma pode ser encontrado, grosseiramente, 5 cm distais ao ângulo gonial, superior à borda mandibular. Aqui as injeções são benéficas, pois esse é um ponto de estabilidade muscular para o platisma. O ligamento osseocutâneo mandibular pode ser encontrado apalpando-se entre a papada anterior e a linha de marionete. Ele está localizado cerca de 1 cm superior à borda mandibular e 5,5 cm a partir do ângulo gonial. Aqui as injeções fornecerão suporte estrutural e elevação para tecido flácido, para criar uma linha de mandíbula com aparência jovem.

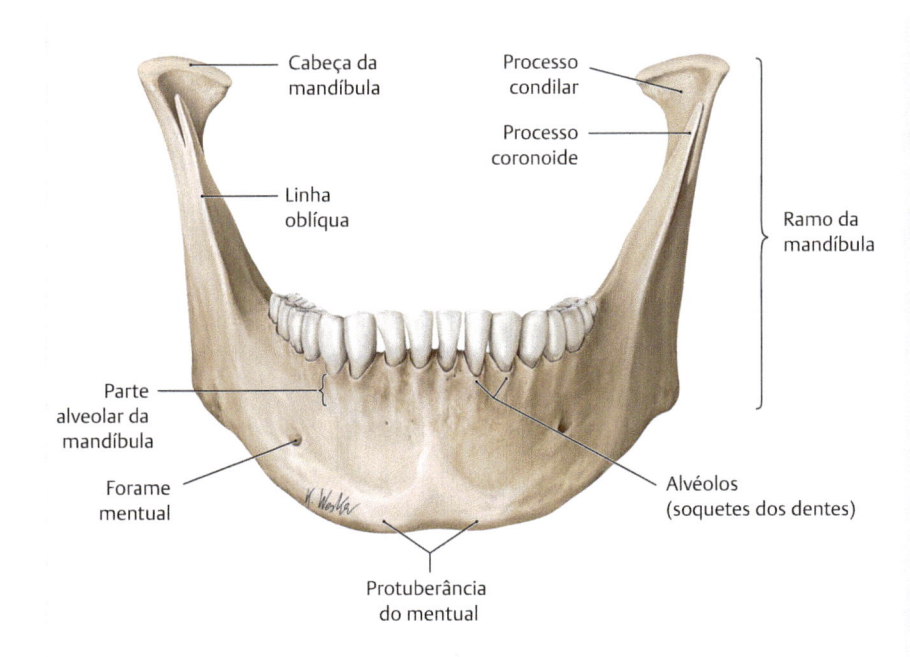

Fig. 44.2 Representação da visão frontal da estrutura tridimensional da mandíbula, do ângulo da mandíbula e do ramo da mandíbula. (Reproduzida com autorização de Watanabe K, Shoja MM. Anatomy for Plastic Surgery of the Face, Head, and Neck. Thieme; 2016.)

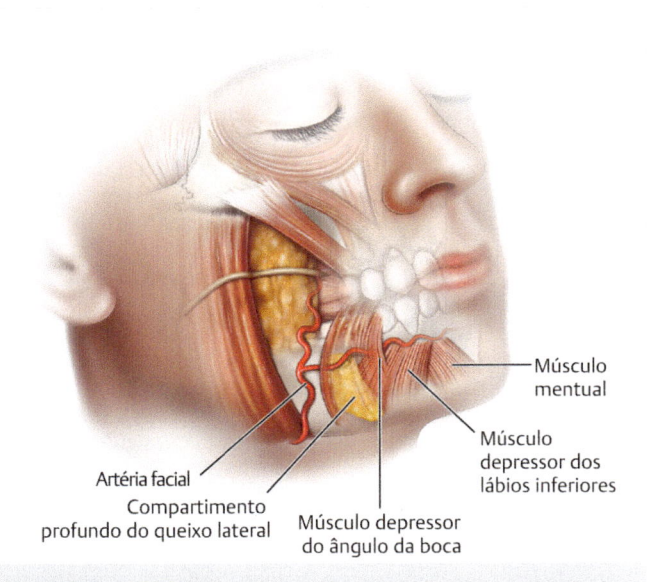

Fig. 44.3 Localizações anatômicas do compartimento profundo do queixo lateral e da artéria labial inferior.

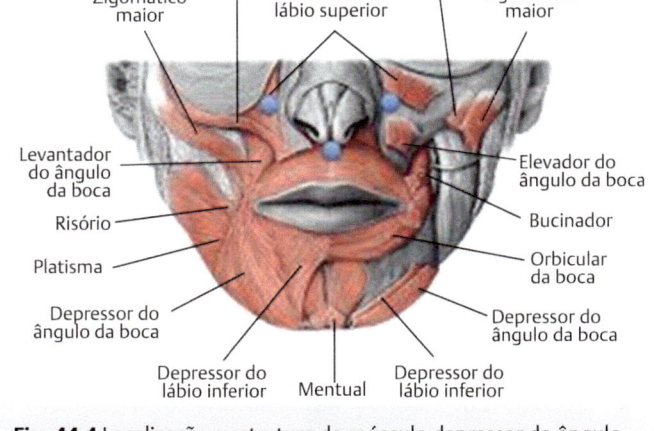

Fig. 44.4 Localização e estrutura do músculo depressor do ângulo da boca. (Reproduzida com autorização de Benson BE, Blitzer A. Botulinum Neurotoxin for Head and Neck Disorders. Thieme; 2012.)

44.1.6 Zonas de Perigo Anatômico e Marcações

- A incisura antegonial pode ser encontrada apalpando bem anterior ao masseter, na borda inferior do ramo mandibular. O ramo da artéria facial pode ser evitado com palpação profunda procurando sentir o pulso ligeiro. A artéria labial inferior é outro ramo da artéria facial que fica no plano de injeção e deverá ser evitada. A artéria labial inferior está localizada profunda ao platisma, em uma região cerca de 2,5 cm da comissura labial e outros 2,5 cm inferiores ao ramo da mandíbula.
- A glândula parótida e os ramos do nervo facial estão localizados na área pré-auricular (▶ Fig. 44.7). Injeções no tecido da glândula salivar da parótida podem causar problemas com salivação, mastigação ou lesão do nervo facial se eles estiverem no plano incorreto. Os ramos do nervo facial saem na área pré-auricular, incluindo os ramos frontal, zigomático, bucal, mandibular marginal e cervical (▶ Fig. 44.8). Todo cuidado deve ser tomado ao redor do forame mentual, pois essa cavidade contém vasculatura densa e o nervo mentual.

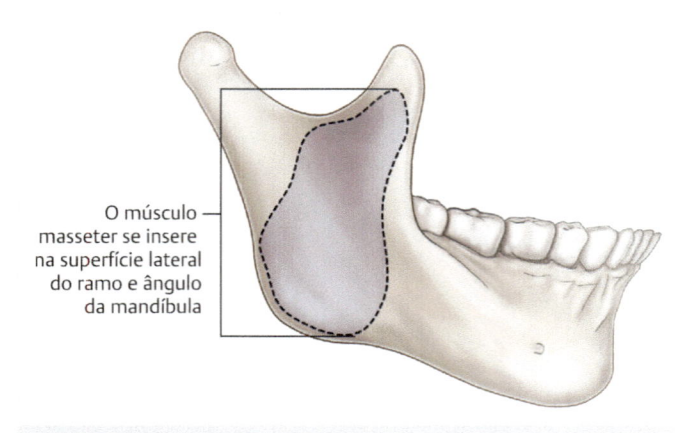

Fig. 44.5 Anatomia do masseter.

- O nervo mandibular marginal se ramifica em direção ao DAO e deverá ser evitado (▶ Fig. 44.9). Esse nervo sai da fáscia massetérica da parótida e corre pelo sistema aponeurótico muscular subsuperficial (sub-SMAS), cerca de 3 mm anteriores aos vasos faciais e 2,2 cm distais ao ângulo gonial. Além disso, esse nervo tem um ramo que geralmente se estende 1 cm acima do ligamento osteocutâneo mandibular.

44.2 Etapas Operatórias

44.2.1 Escolha de Preenchedor

- Determinar qual preenchedor é o melhor para a qualidade e flacidez da pele do paciente. Tanto preenchedores de gel hialurônico de G-*prime* moderado ou elevado quanto preenchedores não hialurônicos podem ser usados individualmente ou em conjunto.

44.2.2 Preparação da Seringa: Reconstituição do Doutor Kay de Hidroxiapatita de Cálcio Recomendada

- Hidroxiapatita de cálcio – recomendada para mistura com uma seringa de adaptador vermelha (1,5 cc) com 0,3 a 0,5 cc de lidocaína com epinefrina a 1:100.000.

44.2.3 Seleção de Agulha

- A regra geral é usar a agulha de menor calibre possível e que ainda possa enviar o produto com eficiência.
- Recomenda-se agulha de 1 a 1,5 polegadas e calibre 27.

44.2.4 Esterilização

- Limpar a pele com betadine e remover toda a maquiagem.

44.2.5 Injeção

- O ângulo da mandíbula é tratado, primeiro, usando um preenchedor estrutural de G-prime elevado. O primeiro passo é criar

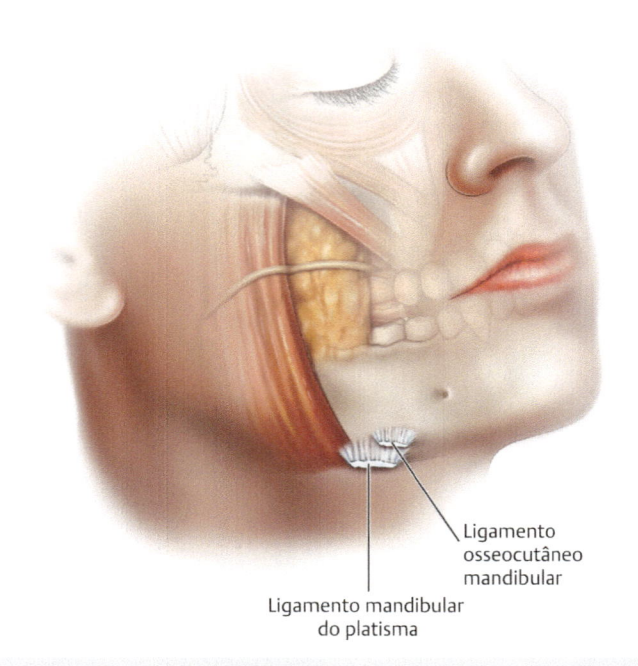

Fig. 44.6 Ligamentos de retenção dentro da mandíbula.

um ponto de entrada com agulha calibre 27. A agulha deverá penetrar a pele em orientação perpendicular com atenção para apontar o chanfro da agulha na direção da área mais profunda a ser preenchida. O ponto de entrada ideal seria um que fica superomedial e cerca de 0,5 cm do ápice do ângulo mandibular. Um bolo de aproximadamente 0,3 cc deverá ser aplicado neste sítio de injeção. Preenchedor é usado para criar um contorno agudo do ângulo e bolos profundos são injetados na área pré-auricular.

- O ângulo ideal da mandíbula para cada paciente vai variar, mas geralmente esse ângulo ideal para mulheres é de 120 a 125 graus, e para os homens é de 130 a 140 graus. As injeções deverão ser feitas estritamente no periósteo, com a intenção de recriar os aspectos posterior e anterior do ângulo. A agulha deverá ser avançada a partir da junção dermossubdérmica na área pré-auricular, para criar um cume linear de preenchedor que imita a borda da mandíbula.
- Movimentando-se anteriormente na mandíbula, o próximo sítio de injeção é a incisura antegonial. Apalpar primeiro pela artéria facial e colocar a mão não dominante na artéria para retraí-la suave e posteriormente para fora da direção da injeção. Manter essa posição da mão para assegurar uma injeção segura, longe da artéria, e injetar um bolo de 0,2 a 0,3 cc na incisura antegonial.
- Mais para baixo da mandíbula está a região do compartimento de gordura da papada que não deverá ser injetada, pois isso pode causar inchaço adicional, hematoma e mais papada. Anterior a esse compartimento está a injeção do coxim de gordura do sulco pré-papada. Essa região contém outro ramo da artéria facial que demanda palpação adicional e retração posterior para a injeção segura de um bolo de 0,1 a 0,2 cc neste sítio.

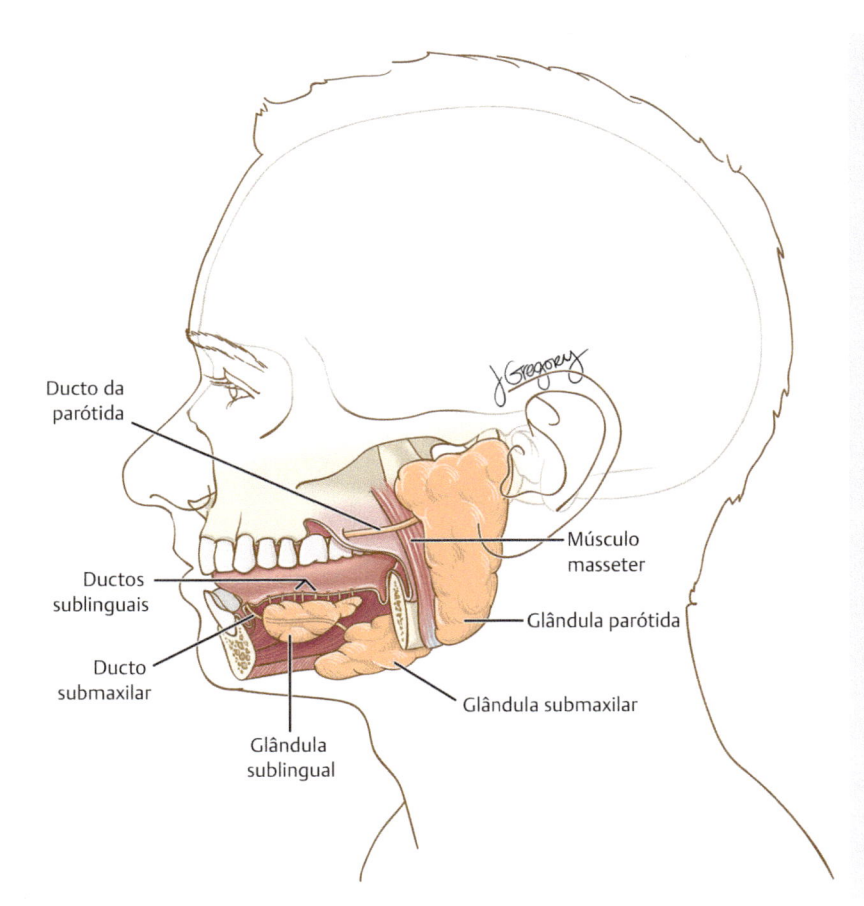

Fig. 44.7 Localização de ducto/glândula da parótida. (Reproduzida com autorização de Anthony P. Sclafani. Total Otolaryngology—Head and NeckSurgery. Thieme; 2104.)

O próximo sítio de injeção visado está localizado na extremidade anterior do corpo mandibular e do mento. Novamente, apalpar para outro ramo onde a artéria facial cruza e sua retração é necessária para aplicar com sucesso um bolo de 0,1 a 0,2 cc.
- A seguir, os coxins adiposos ao redor dos dois ligamentos de retenção, o platisma mandibular e o osteocutâneo mandibular, deverão ser injetados com pequenos bolos de 0,1 a 0,2 cc do preenchedor. Isso ajuda a suportar áreas de herniação de gordura sobre os ligamentos mandibulares.
- As injeções finais deverão ser aplicadas no plano subcutâneo, via fios subcutâneos entre esses quatro pontos de injeção, totalizando 0,2 a 0,3 cc. O plano subcutâneo é um plano seguro para injetar. Recomenda-se a moldagem imediata do produto para assegurar que o preenchedor esteja colocado suavemente, a fim de garantir que a linha da mandíbula exiba o ângulo esculpido e o formato desejado.

44.3 Possíveis Efeitos Colaterais e Complicações

- As técnicas impróprias de injeção de preenchimento podem levar à obstrução vascular e a complicações graves, como comprometimento visual, cegueira, derrame, necrose, oclusão vascular etc., e exigirão intervenção imediata. Outros sinais retardados de oclusão vascular incluem: equimose, neovascularização, formação de hematoma, branqueamento da pele, dor, eritema duradouro, cicatrização e alterações de pigmento.
- A injeção de um preenchedor com G-*prime* mais alto e viscoelasticidade tem risco mais alto de oclusão vascular. Preenchedores não HA como hidroxiapatita de cálcio não são prontamente dissolvíveis, por causa de seu conteúdo mineral, diferente da experimentação com tiossulfato sódico. Para prevenir a oclusão vascular é necessária a compreensão completa dos locais anatômicos de vasos faciais críticos e de zonas de perigo.

44.4 Cuidados Pós-Operatórios

- Em geral, os efeitos do tratamento começarão a aparecer imediatamente após o procedimento. O preenchedor estará totalmente definido em 14 dias. Evitar colocar pressão sobre a área da mandíbula, dormir diretamente sobre a face ou receber tratamentos faciais durante 7 dias. Usar máscaras faciais durante 1 a 2 semanas após o tratamento. Minimizar a exposição da área tratada à luz do sol ou ao calor por pelo menos 24 horas após o tratamento e, se possível, até o desaparecimento do inchaço e vermelhidão. Observar que sal, álcool e calor pioram possíveis efeitos do inchaço.

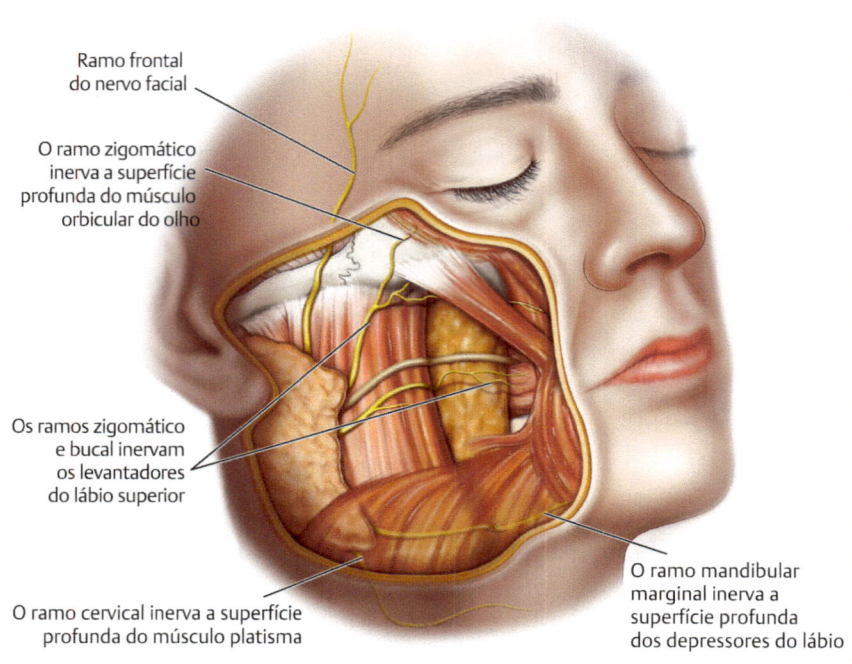

Fig. 44.8 Anatomia da artéria facial.

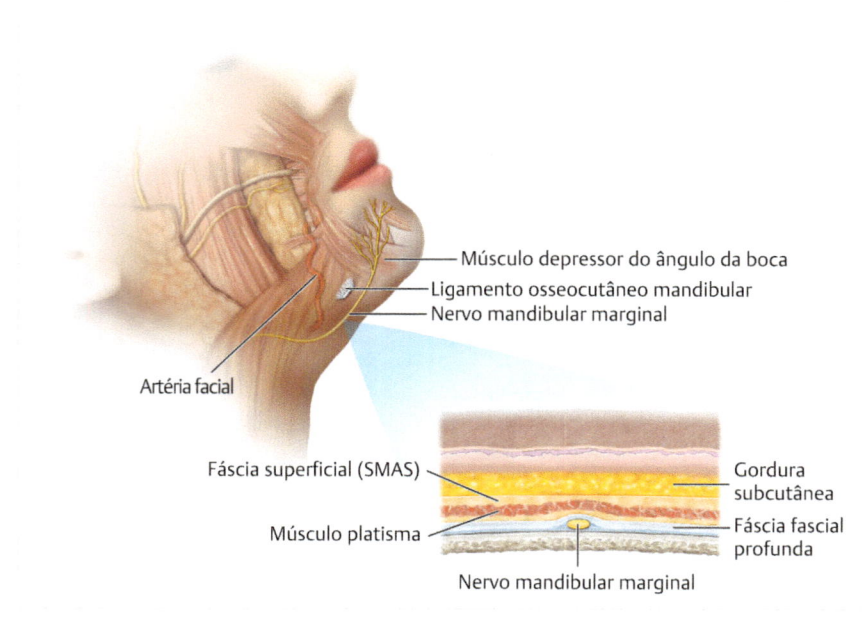

Fig. 44.9 Localização do ramo mandibular marginal da artéria facial.

- Inchaço e hematomas podem ocorrer nos primeiros 3 a 4 dias do tratamento. Essas reações podem levar à assimetria, o que é normal. Se a assimetria persistir, uma consulta de acompanhamento poderá ser feita para reavaliação. Massagem na área e aplicação de gelo podem aliviar o inchaço, mas certifique-se de que a massagem e a aplicação sejam suaves.

44.5 Exemplo de Caso

Estudo de caso - Painel esquerdo: foto de uma paciente de 30 anos antes de receber qualquer preenchimento da linha da mandíbula. Painel direito: foto da mesma paciente após receber uma seringa de injeção de hidroxiapatita de cálcio na mandíbula (▶ Fig. 44.10a, b).

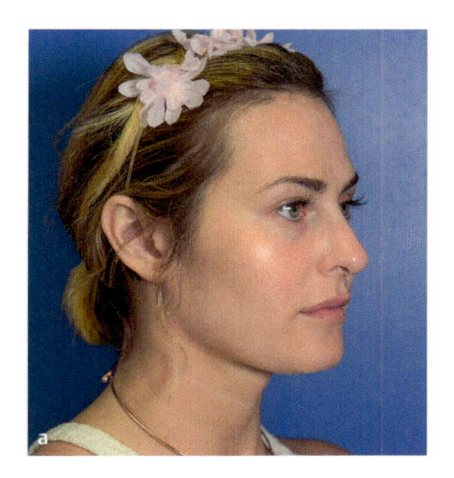

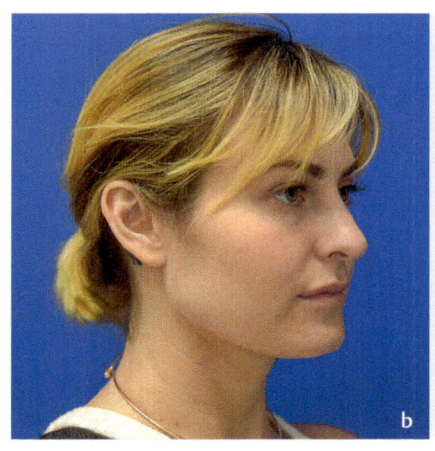

Fig. 44.10 (a,b) Painel esquerdo: foto de uma paciente de 30 anos antes de receber qualquer preenchedor na linha da mandíbula. Painel direito: foto da paciente após receber uma seringa de injeção de hidroxiapatita de cálcio na mandíbula.

44.6 Conclusão

A abordagem individualizada é importante na seleção do melhor produto adequado à anatomia do paciente. O uso do preenchedor não hialurônico é benéfico para pacientes com queda significativa e frouxidão. Os preenchedores não HA são mais passíveis de contorno, oferecem mais suporte e podem promover o crescimento natural de colágeno após a injeção, enquanto os preenchedores HA são mais benéficos para pacientes que desejam uma aparência mais sutil e natural.

A abordagem passo a passo ao contorno da linha da mandíbula fornece os melhores resultados. As áreas que levam à escultura mais efetiva da linha da mandíbula incluem quatro sítios principais de injeção: o ângulo da mandíbula, a incisura antegonial, o sulco pré-papada e a junção da extremidade anterior do corpo mandibular com o mentual. A elevação de volume de preenchedores de alta densidade nestes sítios melhora a herniação de gordura ao redor dos ligamentos mandibulares.

De modo geral, os preenchedores da linha da mandíbula ajudam os pacientes a atingirem contornos mais rejuvenescidos ao reduzirem a papada e a flacidez para criar uma aparência mais esculpida e definida.

Ver **Vídeo 44.1**.

Referências

Alghoul M, Bitik O, Mcbride J, Zins JE. Relationship of the zygomatic facial nerve to the retaining ligaments of the face. Plast Reconstr Surg. 2012; 130:42.

Brennan C. Avoiding the "danger zones" when injecting dermal fillers and volume enhancers. Plast Surg Nurs. 2014; 34(3):108-111, quiz 112-113.

Jacovella PF. Use of calcium hydroxylapatite (Radiesse) for facial augmentation. Clin Interv Aging. 2008; 3(1):161-174.

Lamb J, Surek C. Facial Volumization. 1st ed. New York: Thieme Medical Publishers; 2018:37-47.

Salti G, Rauso R. Facial rejuvenation with fillers: the dual plane technique. J Cutan Aesthet Surg. 2015; 8(3):127-133.

45 Implante de Mento

Rod J. Rohrich • Erez Dayan

Resumo

Os implantes de mento representam um método útil para atingir consistentemente o aumento de projeção na direção anteroposterior. Essa técnica é particularmente útil em pacientes que precisam de mais de 2 mm de projeção. Os autores preferem usar implantes de silicone lisos colocados por meio de abordagem submentoniana.

Palavras-chave: microgenia, implante de mento, implante de mento com silicone, aumento do queixo.

> **Pontos Essenciais**
>
> - Nas mulheres o queixo deverá estar aproximadamente 2 mm posteriores à linha do lábio superior. Nos homens, essa estrutura deverá se alinhar à linha vertical do lábio superior.
> - A projeção do mento é um componente-chave da avaliação facial lateral e pode ser corrigida só com enxertia de gordura, se a microgenia for inferior a 2 mm, ou com implante de mento, se for necessária uma projeção superior a 2 mm.
> - Implantes de silicone liso são preferíveis aos materiais porosos (p. ex., polietileno poroso).

45.1 Etapas Pré-Operatórias

- A história clínica e física detalhada deve ser obtida para todos os pacientes antes do tratamento. Os critérios de exclusão são: infecção ativa em ferimentos abertos, quadros dermatológicos, transtornos de sangramento, estado imunocomprometido ou a necessidade de correção ortognática da relação maxilar-mandibular.
- A consulta com os pacientes deverá ser usada para estabelecer expectativas realistas, assim como instruir o paciente com as instruções importantes de cuidados perioperatórios para o melhor resultado possível.

45.2 Etapas Operatórias (▶ Fig. 45.1 e ▶ Fig. 45.2)

- Ver **Vídeo 45.1**.
- Uma incisão submentoniana é marcada e infiltrada com anestesia local.
- Com lâmina nº 15, executa-se a incisão 2 cm através do tecido subcutâneo. A seguir, um elevador periósteo é usado para desenvolver uma bolsa subperiosteal precisa para colocação do medidor do implante anatômico de silicone de mento. A área é minada desde o mento, lateralmente, ao longo da borda mandibular lateral para preservar os nervos do mento bilateralmente.
- Depois de determinar tamanho e projeção corretos com base nas marcações e discussão pré-operatórias com o paciente, o tamanho/projeção do implante de silicone no mento é escolhido e colocado com precisão.
- O implante é estabilizado na linha média para o periósteo com sutura de Vicryl 3-0 (Ethicon Inc., Somerville, NJ).
- O músculo mentoniano e a área subdérmica são fechados com sutura interrompida profunda de Vicryl 4-0 (Ethicon Inc., Somerville, NJ).
- A pele é fechada com suturas simples interrompidas de *nylon* 6-0.

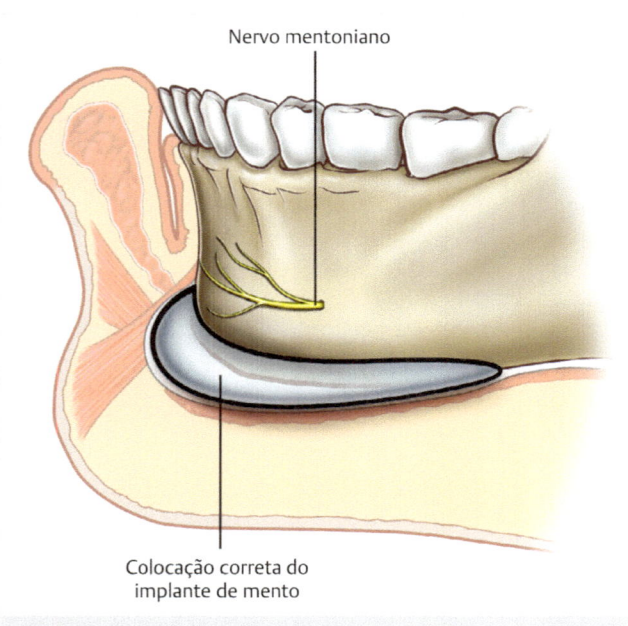

Fig. 45.1 Colocação apropriada do implante em relação ao mento e ao feixe neurovascular mentoniano.

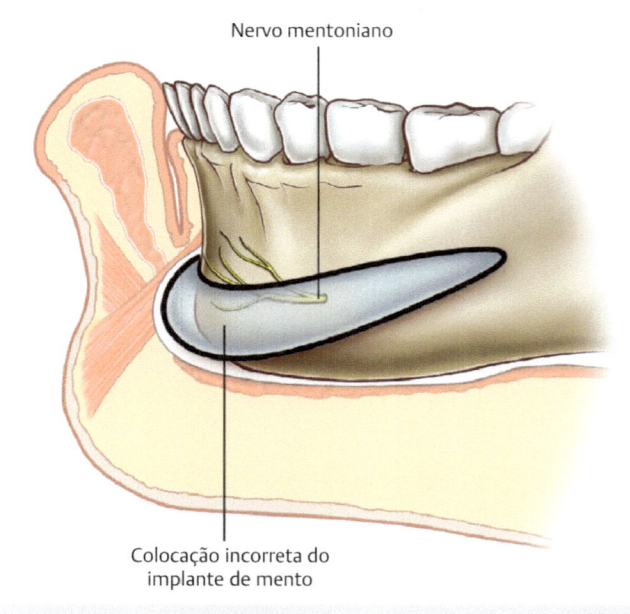

Fig. 45.2 Colocação incorreta do implante de queixo mostrando compressão do nervo mentoniano.

Conclusão

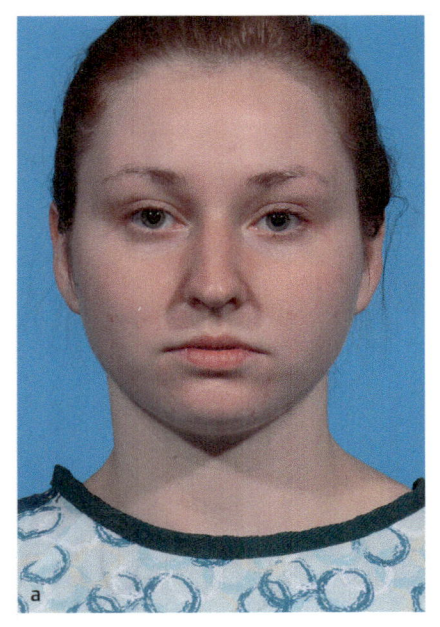

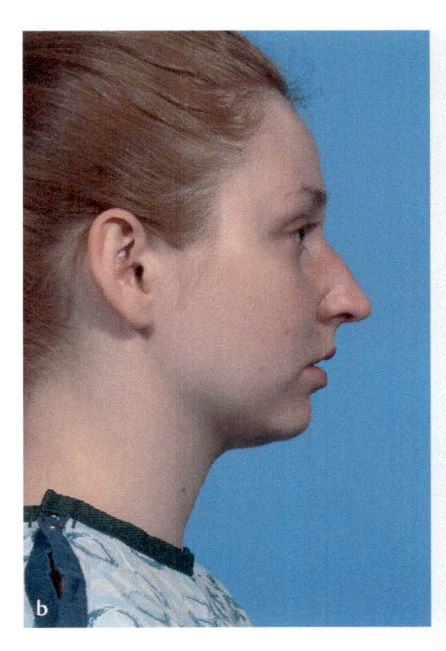

Fig. 45.3 (a-d) Paciente mulher de 22 anos com microgenia notável e submetida à rinoplastia combinada com aumento do queixo com um pequeno implante de silicone. As imagens pós-operatórias mostram melhora na harmonia do complexo nariz-lábio-queixo.

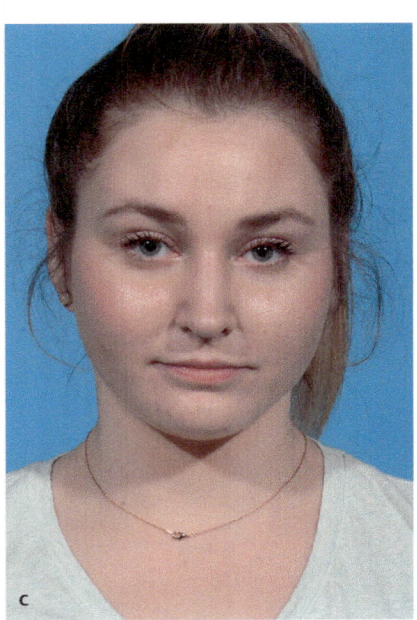

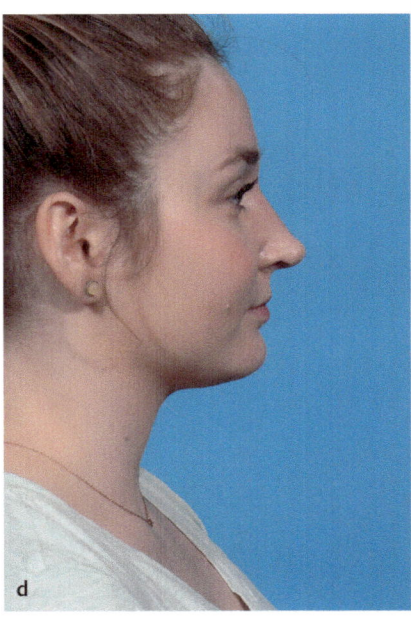

45.3 Cuidados Pós-Operatórios

- Os pacientes são instruídos a evitar atividade extenuante por 2 a 3 semanas.
- Às vezes o queixo é enfaixado para manter a posição do envelope de partes moles e obliterar o espaço morto.

45.4 Exemplo de Caso

Paciente de 22 anos com microgenia notável e submetida a um procedimento combinado de rinoplastia e aumento do queixo com implante de silicone pequeno. As imagens pós-operatórias mostram aumento na harmonia do complexo nariz-lábio-queixo (▶ Fig. 45.3a-d).

45.5 Conclusão

Para pacientes com microgenia superior a 2 mm, um implante de queixo é o procedimento escolhido para melhorar a projeção e a harmonia da face inferior tanto em homens quanto em mulheres. A formação correta da bolsa e a seleção do implante são essenciais para evitar a migração indesejável do implante e as depressões. A reaproximação do mento é necessária para evitar a deformidade de queixo de bruxa.

Referências

Flowers RS. Alloplastic augmentation of the anterior mandible. Clin Plast Surg. 1991; 18(1):107-138.

McCarthy JG, Ruff GL, Zide BM. A surgical system for the correction of bony chin deformity. Clin Plast Surg. 1991; 18(1):139-152.

McCarthy JG, Ruff GL. The chin. Clin Plast Surg. 1988; 15(1):125-137.

Michelow BJ, Guyuron B. The chin: skeletal and soft-tissue components. Plast Reconstr Surg. 1995; 95(3):473-478.

Zide BM, Longaker MT. Chin surgery: II. Submental ostectomy and soft-tissue excision. Plast Reconstr Surg. 1999; 104(6):1854–1860, discussion 1861-1862.

46 Enxertia de Gordura no Mento

Rod J. Rohrich ▪ Raja Mohan

Resumo

Um adjunto muito importante em rejuvenescimento facial é a transferência de gordura autóloga ou a enxertia de gordura facial para vários compartimentos de gordura facial (▶ Fig. 46.1). Uma região importante a ser considerada é o queixo, onde rugas profundas são visualizadas, com frequência, na face em processo de envelhecimento. Alguns pacientes podem apresentar microgenia leve. A enxertia de gordura autóloga nessa região adiciona volume a áreas deprimidas ou que se tornaram esvaziadas. Ela também pode adicionar volume a pacientes com microgenia.

Palavras-chave: enxertia de gordura, aumento do mento, envelhecimento facial, transferência de gordura.

> **Pontos Essenciais**
>
> - A enxertia de gordura no mento é um adjunto útil em rejuvenescimento facial e não carrega os riscos de uma genioplastia óssea ou baseada em implante.
> - A enxertia de gordura autóloga no mento é indicada para pacientes com microgenia leve ou rugas faciais demandando volumização.
> - Essa técnica também ajuda a tratar assimetrias e irregularidades de contorno que não podem ser corrigidas de forma adequada com implantes de mento.

46.1 Etapas Pré-Operatórias

46.1.1 Análise

- Uma análise pré-operatória completa do terço inferior da face deve ser realizada para identificar áreas de esvaziamento de volume e de frouxidão tecidual.
- Áreas de deflação de volume, assim como rugas profundas são marcadas antes da operação na região mentoniana para determinadas áreas que demandam aumento de volume.

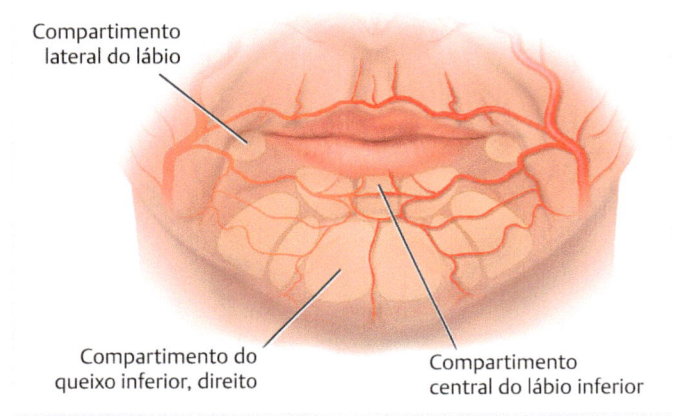

Fig. 46.1 Compartimentos de gordura da face inferior. (Reproduzida com autorização de Pessa JE. Facial Topography. Thieme; 2012.)

- A microgenia é avaliada com base em um fio de prumo desenhado do lábio superior para o mento.
- Ao analisar a relação lábio-mento com esse fio, os pacientes com subprojeção leve (menos de 5 mm) serão bons candidatos para enxertia de gordura autóloga no mento.

46.2 Etapas Operatórias

Ver **Vídeo 46.1** e **Vídeo 46.2**.

46.2.1 Técnica Geral para Colheita e Transferência de Gordura Autóloga

- O tecido adiposo é colhido da região medial das coxas com seringa de 10 mL e cânula calibre 14 (multiorifícios de 3 mm).
- Não se aplica nenhuma solução úmida ou de infiltração para a colheita.
- O lipoaspirado colhido é centrifugado a 2.250 rpm durante 1 minuto, seguido pela remoção do infranadante e do supernadante para isolar a gordura para a transferência.
- A gordura é colhida em seringas de 1 mL.
- Para qualquer compartimento de gordura facial, a seringa de 1 mL com a gordura colhida é conectada a uma cânula obtusa de calibre 16 e injetada a baixa pressão com movimentos anterógrados e retrógrados.

46.2.2 Técnica de Injeção para a Região Mentoniana

- Com uma seringa de 1 cc anexa a uma cânula cega de calibre 16, pequenas alíquotas de gordura são transferidas para áreas da região mentoniana demandando volumização.
- Áreas comuns para tratamento são o sulco labiomentoniano, a depressão lateral do queixo e a fenda da linha média.
- Os sítios de acesso são a linha média para tratar a fenda dessa linha ou o queixo bífido. Dois sítios laterais são usados para tratar a depressão lateral do queixo. Um sítio é usado lateralmente para a crista labiomentoniana.
- Para tratar a linha média, o aumento é realizado depositando-se a gordura (cerca de 1-2 cc) acima do periósteo. A cânula é então apontada lateralmente para tratar áreas laterais à linha média, depositando-se cerca de 1 a 2 cc de gordura.
- As depressões do queixo lateral são acessadas lateralmente e 2 a 3 cc de gordura são transferidos para essas áreas de maneira radial e longitudinal.
- Para um sulco labiomentoniano profundo, injetam-se 1 a 2 cc para preencher essa depressão.
- A gordura autóloga também pode ser transferida ao longo da borda inferior e mandibular lateral, se necessário.
- Em geral, um concentrado de gordura de 1 a 2 mL é colocado em cada região e supercorrigido em 50% nas mulheres e em 100% nos homens.
- As áreas de transferência de gordura deverão ser massageadas e moldadas para atingir uniformidade e simetria.

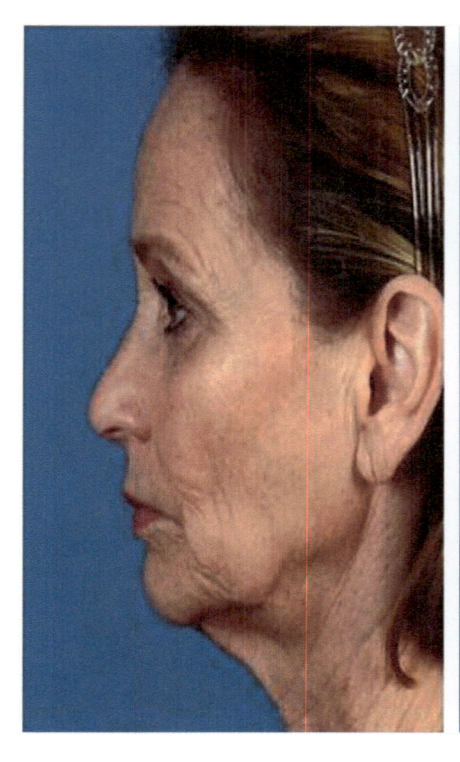

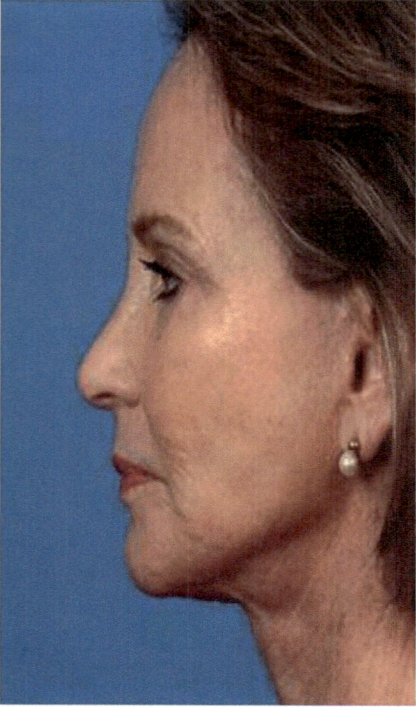

Fig. 46.2 Esta paciente foi submetida a um *facelift* de elevação-e-preenchimento e, como adjunto, a um aumento do queixo com gordura autóloga. O *facelift* ajudou a melhorar o ângulo cervicomentoniano e a eliminar a papada presente antes da operação. Além disso, a microgenia leve da paciente foi corrigida com aumento da gordura facial. Ela teve a relação lábio-queixo melhorada após a operação, que a fizeram apresentar aparência mais jovem.

46.3 Cuidados Pós-Operatórios

- Compressas frias intermitentes são aplicadas na face nas primeiras 72 horas após a operação.
- Os pacientes são encorajados a evitar girar a cabeça e limitar os movimentos faciais na primeira semana.
- Os pacientes devem repousar com a cabeça elevada a 45 graus, sem travesseiros, para evitar a flexão do pescoço.

46.4 Exemplo de Caso

Essa paciente submeteu-se a um *facelift* de elevação-e-preenchimento e, como adjunto, a um aumento do mento com gordura autóloga. O *facelift* melhorou o ângulo cervicomentoniano e eliminou a papada presente antes da operação. Além disso, a microgenia leve da paciente foi corrigida com aumento da gordura facial. Ela apresenta melhora na relação lábio-queixo após a cirurgia, o que a faz parecer mais jovem (▶ Fig. 46.2).

46.5 Conclusão

O aumento do mento com gordura pode restaurar a perda de volume associada ao envelhecimento. Esse procedimento pode suavizar as linhas de marionete e as rugas profundas nessa região. Os sítios mais usualmente tratados são a fenda da linha média, as depressões laterais e o sulco labiomentoniano. Essa técnica evita os riscos de genioplastia óssea ou à base de implante e é adequada para pacientes com microgenia leve. Recomendamos a supercorreção em homens e a subcorreção nas mulheres.

Referências

Pezeshk RA, Small KH, Rohrich RJ. Filling the facial compartments during a face lift. Plast Reconstr Surg. 2015; 136(4):704-705.

Rohrich RJ, Afrooz PN. Finesse in face lifting: the role of facial fat compartment augmentation in facial rejuvenation. Plast Reconstr Surg. 2019; 143(1):98-101.

Rohrich RJ, Ghavami A, Constantine FC, Unger J, Mojallal A. Lift-and-fill face lift: integrating the fat compartments. Plast Reconstr Surg. 2014; 133(6):756e-767e.

Rohrich RJ, Sanniec K, Afrooz PN. Autologous fat grafting to the chin: a useful adjunct in complete aesthetic facial rejuvenation. Plast Reconstr Surg. 2018; 142(4):921-925.

Rohrich RJ, Pessa JE. The fat compartments of the face: anatomy and clinical implications for cosmetic surgery. Plast Reconstr Surg. 2007; 119(7):2219-2227, discussion 2228-2231.

47 Excisão de Coxim de Gordura Bucal

Rod J. Rohrich • Yash J. Avashia • Ira L. Savetsky • Nikhil A. Agrawal

Resumo

O coxim de gordura bucal pode ser a causa da largura facial em excesso e do enfraquecimento do queixo. A excisão dessa gordura é uma opção significativa para pacientes que desejariam ter a face inferior mais delgada. Se houver excisão dessa gordura em excesso, o processo do envelhecimento poderá ser antecipado. O coxim de gordura é fragmentado em lobos e, através de uma pequena incisão intraoral e tração suave, a excisão pode ser limitada à extensão bucal do coxim de gordura da boca. Isso levará ao contorno agradável da face inferior sem a complicação de envelhecimento prematuro.

Palavras-chave: excisão de coxim de gordura, compartimentos de gordura, gordura bucal, análise facial, plenitude da bochecha, hipertrofia do masseter, definição mandibular.

Pontos Essenciais

- A excisão do coxim de gordura bucal é um procedimento excelente para estreitar a largura da face inferior.
- O coxim adiposo é dividido em quatro lobos principais, separados por uma camada fibrosa fina.
- O excesso de tração ou de dissecção do coxim de gordura pode levar à excisão de muitos lobos de gordura e ao envelhecimento precoce.

47.1 Etapas Pré-Operatórias
47.1.1 Anatomia e Análise (▶ Fig. 47.1a, b)

- O coxim de gordura bucal consiste em um corpo principal e quatro extensões:
  - Extensão bucal.
  - Extensão pterigóidea.
  - Temporal superficial.
  - Temporal profunda.
- Examinar o paciente e a fonte do contorno bucal e mandibular:
  - O volume bucal anterior pode ser tratado com a remoção da gordura bucal.
  - O volume bucal posterior pode ser tratado com injeções de Botox no masseter.
  - O aumento da borda mandibular é mais bem definido com preenchedor.

47.1.2 Expectativas de Tratamento

- Definir onde o paciente gostaria de reduzir a largura da face.
- Discutir o risco de envelhecimento prematuro e a necessidade de enxertia da face com gordura quando o paciente for mais idoso para rejuvenescimento facial.

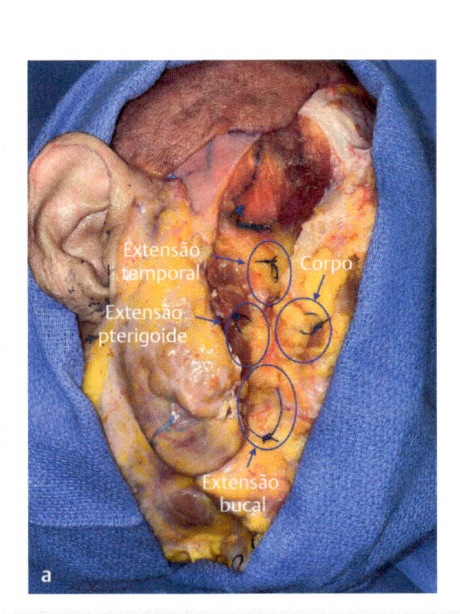

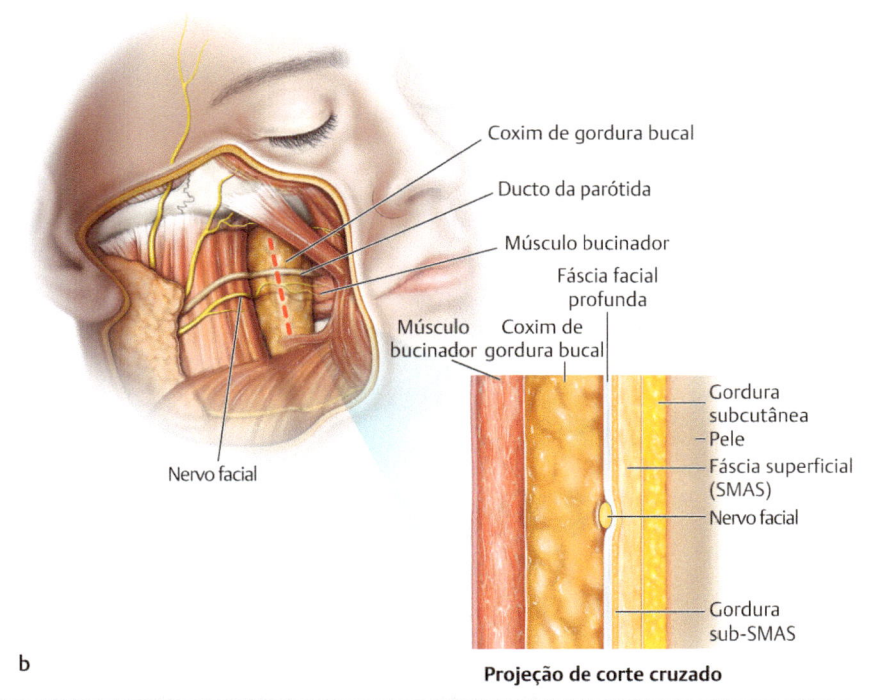

Fig. 47.1 (a) Os lobos do coxim de gordura bucal são exibidos aqui. As extensões temporais superficial e profunda são superiores. O corpo é anterior. A extensão do pterigoide é vista posteriormente e a extensão bucal é vista inferiormente. **(b)** O corpo do coxim de gordura bucal é adjacente aos ramos bucais do nervo facial, que pode ser lesionado se houver excesso de tração durante a cirurgia.

- No paciente adequado, essa cirurgia pode ser feita no consultório mediante anestesia local.

47.2 Etapas Operatórias

Ver **Vídeo 47.1**.

47.2.1 Marcações e Anestesia

- A incisão horizontal de 2 cm é marcada 2 cm inferiores ao ducto de Stensen.
- Para hemostasia e anestesia injeta-se uma mistura de 4 mL de lidocaína a 1% com epinefrina.
- Dois retratores intraorais de Obwegeser são usados para a visualização.
- A incisão é feita com um eletrocautério de Bovie para prevenir qualquer sangramento que possa obstruir a visualização (▶ Fig. 47.2).

47.2.2 Dissecção e Excisão

- A dissecção prossegue, então, cegamente com tesouras.
- O coxim de gordura é encontrado e raspado com grampos lisos.
- A gordura é suavemente escovada para fora da incisão.
- A dissecção superagressiva causará a violação das camadas fibrosas entre os lobos de gordura, provocando a remoção exagerada da extensão bucal.
- A excisão de gordura deverá ser realizada totalmente com Bovie.
- É importante, também, observar que o volume do coxim de gordura bucal não é simétrico, de modo que a excisão também deverá ser assimétrica.

47.2.3 Fechamento e Cuidados Pós-Operatórios

- Fechar a incisão com suturas de Vicryl 4-0 em modelo interrompido simples.
- O paciente é colocado em dieta leve por 1 semana.
- Realizar um curso oral demorado de lavagem com clorexedina a 0,12%.

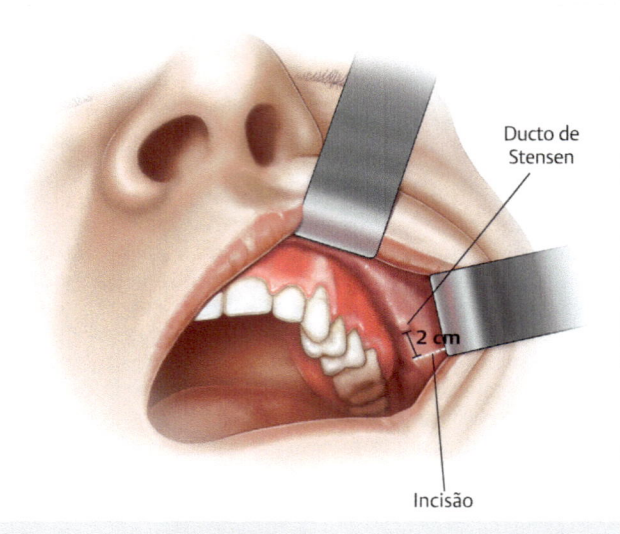

Fig. 47.2 Ducto de Stensen identificado e incisão transversa feita 2 cm abaixo desse ducto.

47.3 Complicações

- Em geral, a deiscência pode ser tratada por cicatrização secundária.
- Embora o hematoma seja improvável, ele precisará ser drenado intensamente.
- O coxim de gordura está muito próximo aos ramos bucais do nervo facial, de modo que isso representa um risco teórico.

47.4 Exemplo de Caso

- Exemplo de excisão de coxim de gordura bucal antes e após a cirurgia. As fotos pré-operatórias à esquerda e fotos pós-operatórias 6 meses depois, à direita (▶ Fig. 47.3a-c).

47.5 Conclusão

A excisão de gordura bucal é confiável para remoção de volume a partir da bochecha anterior. O procedimento pode ser feito no consultório ou na sala de cirurgia. Os benefícios precisam ser ponderados contra o risco de envelhecimento prematuro.

Conclusão

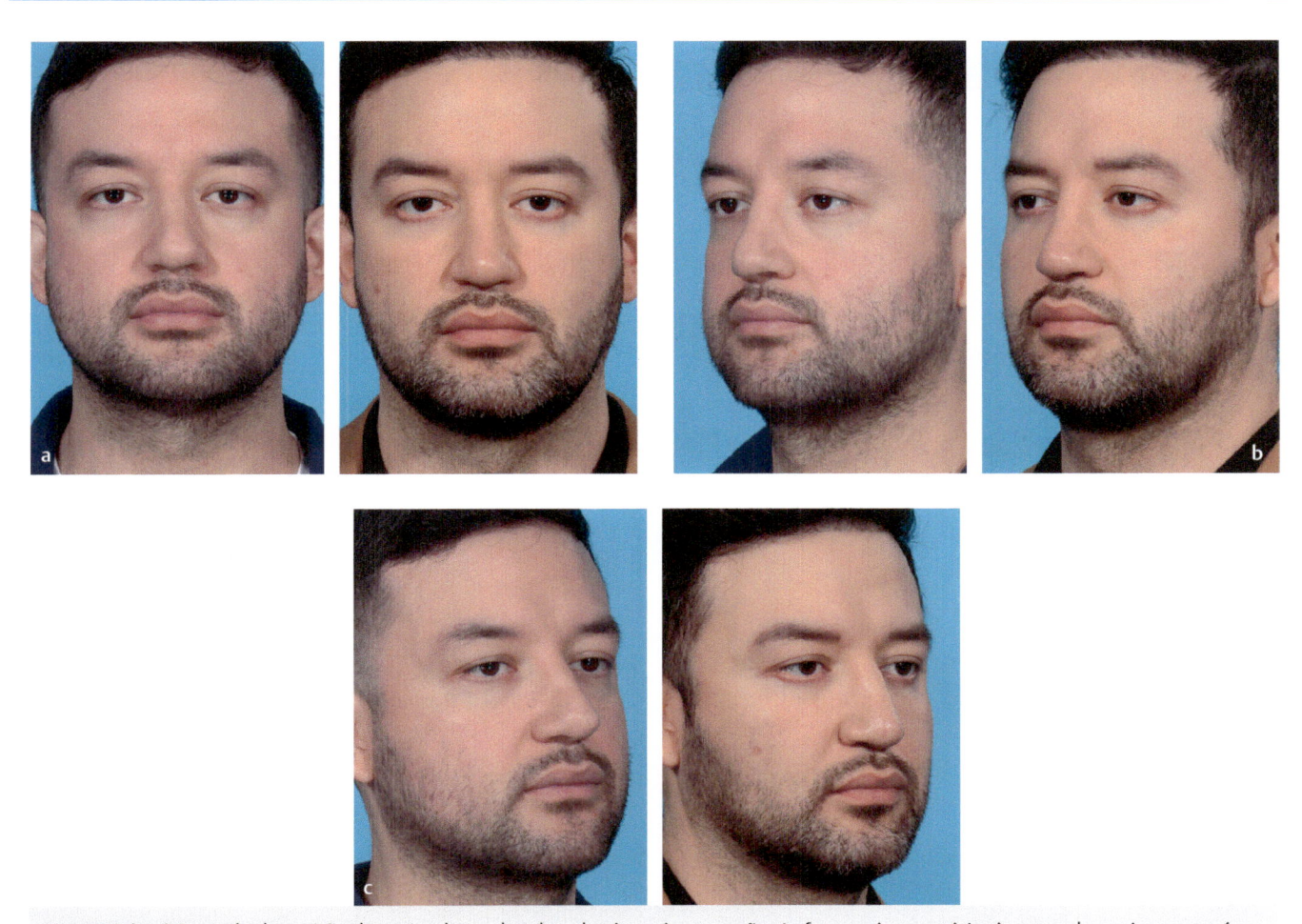

Fig. 47.3 (a-c) Exemplo de excisão de coxim de gordura bucal pré- e pós-operação. As fotos pré-operatórias à esquerda e seis meses pós-cirurgia à direita.

Referências

Benjamin M, Reish RG. Buccal fat pad excision: proceed with caution. Plast Reconstr Surg Glob Open. 2018; 6(10):e1970.

Sezgin B, Tatar S, Boge M, Ozmen S, Yavuzer R. The excision of the buccal fat pad for cheek refinement: volumetric considerations. Aesthet Surg J. 2019; 39(6):585-592.

Matarasso A. Buccal fat pad excision: aesthetic improvement of the midface. Ann Plast Surg. 1991; 26(5):413-418.

Stuzin JM, Wagstrom L, Kawamoto HK, Baker TJ, Wolfe SA. The anatomy and clinical applications of the buccal fat pad. Plast Reconstr Surg. 1990; 85(1):29-37.

Zhang HM, Yan YP, Qi KM, Wang JQ, Liu ZF. Anatomical structure of the buccal fat pad and its clinical applications. Plast Reconstr Surg. 2002; 109(7):2509-2518.

Parte VII
Neuromoduladores Finesse

48	Neuromodulação da Glabela e da Fronte	*207*
49	Injeção de Toxina Botulínica para Pés-de-Galinha	*212*
50	Microbotox da Face, Pescoço e Cicatrizes	*214*
51	Bandas Platismais	*219*
52	Neurotoxinas: Hipertrofia do Masseter	*222*

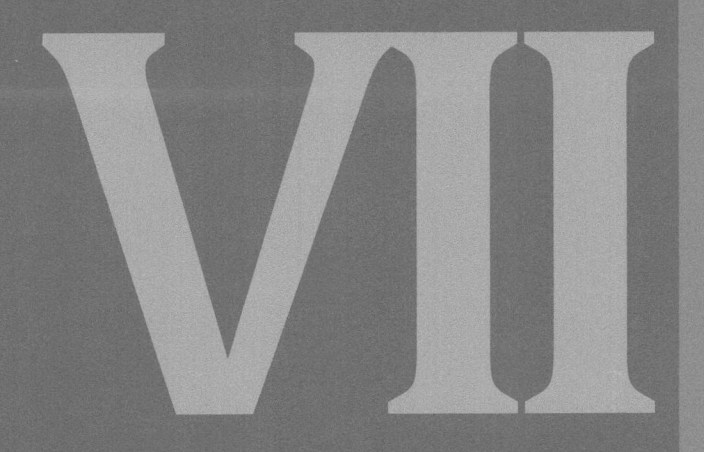

48 Neuromodulação da Glabela e da Fronte

Steven Fagien • Yash J. Avashia

Resumo

Os neuromoduladores injetáveis são os mais populares de todos os procedimentos estéticos faciais em virtude de sua relativa facilidade de uso, tempo mínimo de inatividade e previsibilidade. Com a melhora nas técnicas de injeção, a compreensão reforçada da anatomia muscular funcional da face e a introdução de novos produtos, os neuromoduladores podem ser selecionados com base em seu desempenho individual e preferência de injetores. Além disso, áreas adicionais na face hoje são passíveis de intervenção não cirúrgica. A compreensão dos efeitos dessas substâncias, a anatomia-alvo e as técnicas de injeção otimizadas nos permitem oferecer resultados seguros e coerentes. A avaliação detalhada e a neuromodulação focalizada dos músculos da região frontal e da glabela podem atingir melhora temporária no formato facial superior e redução/eliminação de rugas dessas regiões.

Palavras-chave: neurotoxina, fronte, frontal, glabela, músculo prócero, depressor dos supercílios, corrugador dos supercílios, Botox.

Pontos Essenciais

- Os músculos frontais inferiores funcionam, primariamente, como levantado-res das sobrancelhas e contribuem para a formação de rugas horizontais dinâmicas da testa.
- O frontal superior pode funcionar como depressor da linha do cabelo.
- O processo glabelar inclui os músculos prócero, corrugador dos supercílios e depressor dos supercílios, que contribuem para as linhas de expressão verticais e horizontais, respectivamente.
- A porção orbitária lateral do músculo orbicular do olho funciona, em parte, como depressor da sobrancelha lateral e contribui para as rugas periorbitais, que são rugas dinâmicas ao longo da órbita lateral durante aperto dos olhos e sorriso.
- A avaliação focalizada e a neuromodulação desses músculos são os objetivos deste capítulo.

48.1 Neuromoduladores

- A neurotoxina para neuromodulação cosmética deriva do *Clostridium botulinum*, um anaeróbio Gram-positivo formador de esporos.
- O subtipo Tipo A é o mais amplamente estudado e atua seu mecanismo de prevenir a liberação pré-sináptica de acetilcolina na junção neuromuscular.
- Cinco preparações comercialmente disponíveis de neurotoxina foram aprovadas pela Food and Drug Administration nos EUA (FDA), cada uma com um perfil de desempenho similar, embora único. As unidades de cada neurotoxina não são intercambiáveis:
  - Botox® Cosmetic (toxina onabotulínica A).
  - Dysport® (toxina abobotulínica A).
  - Jeuveau® (toxina prabotulínica A).
  - Xeomin® (toxina incobotulínica A).
  - Myobloc® (toxina botulínica tipo B).
- Indicações:
  - Regiões faciais aprovadas pela FDA.
  - Melhora de rugas faciais dinâmicas e formato facial amplamente não descrito.
- Contraindicações (como indicado na bula do produto):
- Infecção ativa ou hipersensibilidade.
- Pacientes com transtornos neuromusculares como: esclerose lateral amiotrófica (ALS, na sigla em inglês), miastenia grave e síndrome de Lambert-Eaton.
- Coadministração de antibacterianos de aminoglicosídeos que interferem na transmissão neuromuscular.
- Gestantes (Categoria C).
- Lactantes.
- Condições inflamatórias da pele.

48.2 Avaliação Pré-Procedimento

48.2.1 Anatomia da Fronte

- Músculo frontal:
  - Único levantador da sobrancelha e depressor da testa superior; origina-se da gálea aponeurótica e se insere na crista superciliar do osso frontal.
- Músculos glabelares:
  - Prócero: o músculo se origina da superfície inferoanterior do par de ossos nasais e se insere na pele da raiz nasal.
  - Corrugador dos supercílios: fica em sítio profundo aos músculos frontal e prócero. A cabeça oblíqua se origina no arco superciliar e a cabeça transversa se insere na pele, logo superior à linha da sobrancelha, que é aproximada por uma extensão vertical a partir do limbo corneoescleral medial.
  - Depressor dos supercílios: este músculo, imediatamente inferior e superficial ao corrugador e considerado, por alguns, como um componente do complexo orbicular do olho e parte de um grupo funcional junto com os corrugadores, que também deprimem a sobrancelha medial/central. Esse músculo se origina na borda orbitária medial e se estende para o aspecto medial da órbita óssea.

48.2.2 Avaliação Geral da Face Superior

- A face superior deverá ser analisada pela avaliação geral que considere deficiências que possam se beneficiar do tratamento, por abordagem tanto cirúrgica, de preenchedor e de neuromodulador.
- A têmpora deverá ser uniforme ou levemente convexa, sem qualquer concavidade significativa, depressão ou covinhas (consultar *Capítulo 53*: Preenchedor Finesse: Fronte).
- A sobrancelha feminina esteticamente desejável deverá estar sobre a margem supraorbitária, com o aspecto medial levemente mais baixo que o aspecto lateral.
- No aspecto central, a sobrancelha tem seu pico idealmente em uma linha vertical ao longo do limbo lateral da íris.
- A pálpebra superior deverá estar plena acompanhando o arco natural da sobrancelha e margem da pálpebra superior, sem capuz.
- A face superior deverá ser avaliada quanto à perda de volume nas têmporas e testa, posição da sobrancelha e presença de excesso de pele nas pálpebras superior e inferior.
- A presença de linhas estáticas em repouso e de linhas dinâmicas durante a animação deverá ser avaliada na testa, glabela, canto lateral e sobrancelhas.

- O músculo frontal eleva a sobrancelha e é o único músculo levantador na face superior.
- A contração do músculo frontal leva ao desenvolvimento de linhas horizontais na testa e pode atuar, também, como depressor da linha do cabelo.
- Linhas de expressão podem se desenvolver em decorrência do envelhecimento natural e da contração contínua dos músculos prócero, corrugador e orbicular do olho.
- A contração do músculo prócero abaixa o aspecto medial da sobrancelha e é o principal contribuinte para as linhas horizontais nessa região.
- A contração do músculo corrugador geralmente puxa para baixo o aspecto medial e pode centralizar a cabeça medial da sobrancelha, sendo o principal responsável pelas linhas verticais.
- A contração repetida de vários músculos faciais envolvidos no ato de sorrir ou de apertar os olhos, notadamente os músculos orbiculares laterais dos olhos, leva à formação de linhas de canto laterais, também conhecidas como rugas periorbitais. Essas linhas começam somente como dinâmicas (não presentes em repouso) e, por fim, tornam-se estáticas (presentes em repouso).
- A parte orbitária do músculo orbicular dos olhos pode afetar a posição das sobrancelhas e funciona, primariamente, pelo fechamento voluntário da pálpebra.

48.3 Neuromodulação da Face Superior

48.3.1 Armazenamento e Preparação

- O agente neurotoxina está disponível em pó e a reconstituição é feita em solução fisiológica a 0,9% esterilizada. A maioria dos injetores prefere usar soro fisiológico bacteriostático para reduzir o desconforto da injeção, mas isso é considerado (*off-label*).
- Os fabricantes recomendam usar a toxina dentro de 4 horas da reconstituição e armazenamento entre 2° a 8°C. A experiência indica que a toxina mantém a integridade e a potência para além dessa recomendação.
- As preferências individuais sobre a reconstituição variam de 1 a 5 mL e foram originalmente consideradas como exercendo pouco efeito sobre os resultados, mas esse conceito foi recentemente desafiado e pode variar na otimização, dependendo de qual neurotoxina seja considerada e de quais músculos sejam visados. Os injetores apresentam, também, preferências variadas de tipos de seringa e agulha, mas geralmente usam seringas de 1 mL para permitir a injeção precisa de volume com agulhas de ponta fina de calibre 30 a 32.

48.3.2 Anestesia

- Gelo ou bolsas de água gelada.
- Combinações de anestésicos tópicos e locais.
- Técnicas de distração.

48.3.3 Planejamento

- O tratamento deve ser individualizado com base nos desejos e preferências individualizados do paciente, experiências anteriores, força muscular, espessura da pele, grau das rugas e escolha da neurotoxina.

48.3.4 Injeção no Frontal (▶ Fig. 48.1)

- As injeções regulares (conforme a bula) da onabotulina toxina A (a única neurotoxina atualmente "aprovada" para essa região) para o tratamento de linhas horizontais na testa podem ser aplicadas em cinco sítios, como mostrado, e essa é a indicação da bula nessas regiões aprovadas pela FDA para o uso de onabotulina toxina A. Essa área é, provavelmente, a mais variada quanto às preferências do injetor e depende da escolha da neurotoxina e da análise objetiva individualizada.
- As técnicas de injeção também variam muito e dependem, também, da escolha da neurotoxina e dos efeitos desejados. Injeções intramusculares ou intradérmicas são aplicadas às áreas-alvo que também possam ser influenciadas pela escolha da neurotoxina e pelo efeito desejado.
- A dosagem e o padrão da injeção refletem o objetivo estético do tratamento e o grau de atividade muscular. Para a injeção conforme a bula com onabotulina toxina A, cerca de quatro unidades são aplicadas em cada sítio de injeção (▶ Fig. 48.1).
- A dosagem apropriada, seja qual for a neurotoxina escolhida, deverá ser usada para evitar a aparência congelada da testa, a assimetria da sobrancelha ou a ptose medial e/ou lateral da sobrancelha.
- Estender os sítios de injeção suficientemente longe, lateralmente, para evitar a elevação excessiva da parte lateral da sobrancelha (aparência de Mefisto ou de Spock).

48.3.5 Injeção no Complexo Glabelar (▶ Fig. 48.2)

- Para evitar a ptose da sobrancelha, em alguns indivíduos tratando os músculos frontais, pode ser importante tratar também os depressores do complexo glabelar e o canto lateral para minimizar a tendência à ptose da sobrancelha em alguns pacientes.
- As injeções na região glabelar são executadas, primariamente, para a eliminação ou redução de "linhas de expressão" verticais que são dinâmicas, mas também podem, com o tempo, reduzir linhas estáticas e servir para modelar a sobrancelha medial e profilaxia.
- As injeções de qualquer uma das neurotoxinas para tratamento de linhas glabelares têm envolvido, tradicionalmente, cinco sítios de aplicação (▶ Fig. 48.2), mas variam dependendo da escolha do fármaco e da apresentação do paciente, que pode variar de 2 ou mais de 8 pontos de injeção, dependendo da apresentação do paciente e dos efeitos desejados. O tratamento/injeções adicionais aos músculos orbicular medial/depressor supraciliar pode ser benéfico em alguns indivíduos.
- As injeções indicadas são feitas no músculo prócero (um sítio) e nos músculos corrugadores medial e lateral (dois sítios de cada lado), que também podem variar.
- Para injeções no músculo prócero, pinçar a pele pode ajudar a guiar a injeção, que pode ser intramuscular ou intradérmica (para evitar sangramento/hematoma).
- A injeção no músculo corrugador medial é feita pinçando-se a pele gentilmente e inserindo a agulha à profundidade máxima e angulando lateralmente e para cima. Essa é, geralmente, uma injeção profunda logo superior à sobrancelha medial, lateral ao vínculo ou dobra mais medial, que é o local da artéria supratroclear (a ser evitada).
- Por causa de sua localização mais superficial, a injeção no músculo corrugador lateral pode ser facilitada pinçando-se a pele

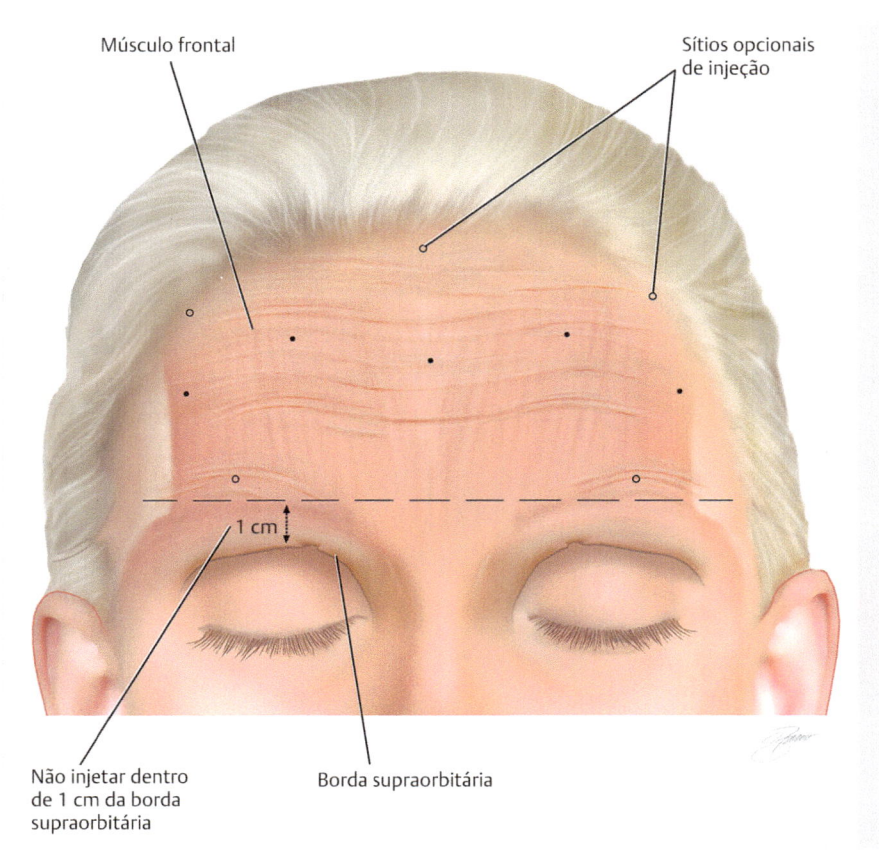

Fig. 48.1 Injeção de neuromodulador no frontal. (Reproduzida com autorização de Kontis T, Kacombe V. Cosmetic Injection Techniques: AText and Video Guide to Neurotoxin Fillers. 2nd ed. Thieme; 2019.)

e inserindo-se a agulha a um terço de sua profundidade, enquanto angulada lateralmente para cima; entretanto, se a injeção for muito superficial, o frontal nessa região poderá ser mais afetado.

48.3.6 Pés-de-Galinha e Outros Efeitos com Injeção no Músculo Orbicular

- O tratamento bem-sucedido de linhas periorbitais na maioria das situações pode ser concluído por injeções em três (conforme a bula) ou mais sítios de cada lado.
- Dois padrões diferentes foram recomendados, dependendo de a posição da sobrancelha lateral ser baixa ou alta e o padrão das rugas periorbitais que pode envolver um aspecto mais medial da pálpebra inferior lateral.
- Nos indivíduos que desejam ou se beneficiam de uma sobrancelha lateral mais elevada, um ponto de injeção adicional poderá ser administrado lobo por baixo dos cílios da sobrancelha lateral, para efeito mais reforçado de elevação da sobrancelha.
- Inserir a agulha em plano subdérmico e injetar a neurotoxina superficial e subdermal nas fibras laterais do músculo orbicular do olho geralmente é o meio mais efetivo.
- Manter os olhos do paciente fechados. Usar um dedo para proteger a pálpebra superior e é sempre melhor injetar com a direção da agulha e a ponta da agulha longe do olho. Essa área é passível de sangramento por causa de alta vascularidade e a colocação mais superficial (criando um "movimento de rotação") pode minimizar a formação de hematoma.

- A injeção opcional e avançada no músculo orbicular pré-tarsal (▶ Fig. 48.3) também pode ser administrada para aqueles indivíduos com graus leves a moderados de blefaroptose. As doses devem ser reduzidas a 1 U por ponto de injeção para evitar lagoftalmo.
- A dosagem total depende da intensidade das rugas. Rugas dinâmicas são bem tratadas com neuromodulação. Com frequência, rugas estáticas não serão tratadas completamente.
- A dosagem por injeção é de aproximadamente 1 a 4 unidades.

48.4 Exemplos de Casos

48.4.1 Caso 1

Este exemplo demonstra a eficácia da neuromodulação da fronte com neurotoxina. Com abordagem sistemática à neuromodulação da região frontal, as rugas dinâmicas, tanto horizontais quanto verticais podem ser tratadas e muitos pacientes se beneficiam da combinação de neuromodulação e preenchimento de linhas finas (▶ Fig. 48.4). *Consultar Capítulo 53* – Preenchedor Finesse: Fronte.

48.4.2 Caso 2

Este exemplo demonstra a eficácia da neuromodulação periorbitária do músculo orbicular do olho. Uma abordagem sistemática ao músculo orbicular lateral do olho ajuda a remover as rugas periorbitais que se mostram mais proeminentes na animação (▶ Fig. 48.5).

48.5 Conclusão

A neuromodulação segura e coerente implica: (1) a compreensão dos desejos e experiências anteriores do paciente; (2) o conhecimento da anatomia muscular da região; (3) avaliação de assimetria facial, intensidade das rugas e natureza dinâmica dos músculos; (4) compreensão dos perfis de desempenho individual para cada uma das neurotoxinas; e (5) técnicas seguras/eficazes

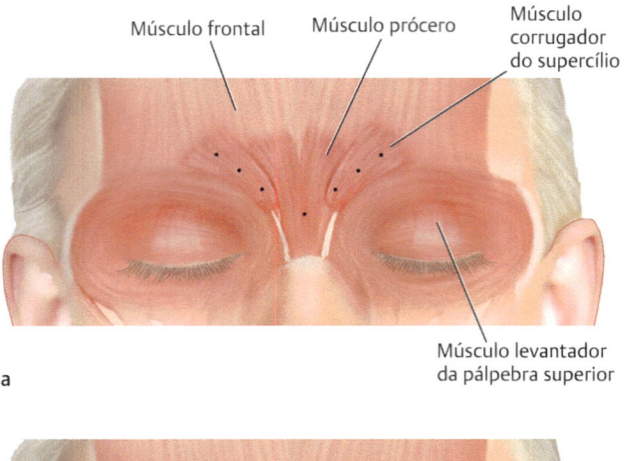

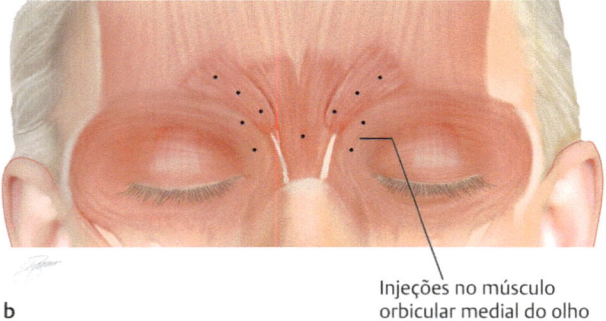

Fig. 48.2 (a, b) Injeção de neuromodulador no complexo glabelar. (Reproduzida com autorização de Kontis T, Kacombe V. Cosmetic Injection Techniques: A Text and Video Guide to Neurotoxin Fillers. 2nd ed. Thieme; 2019.)

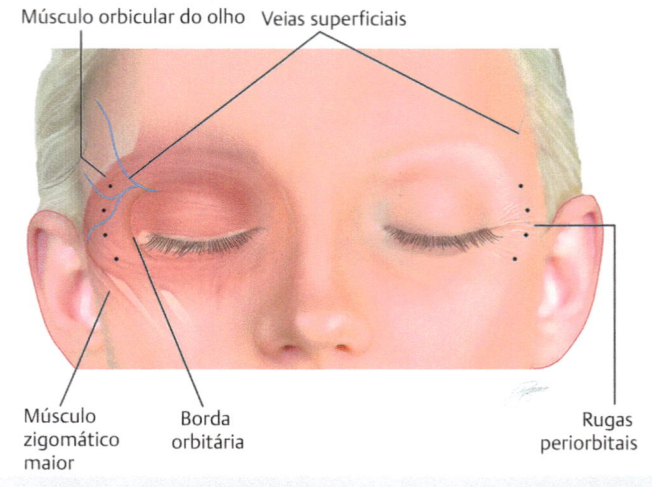

Fig. 48.3 Injeção de neuromodulador para pés-de-galinha. (Reproduzida com autorização de Kontis T, Kacombe V. Cosmetic Injection Techniques: AText and Video Guide to Neurotoxin Fillers. 2nd ed. Thieme; 2019.)

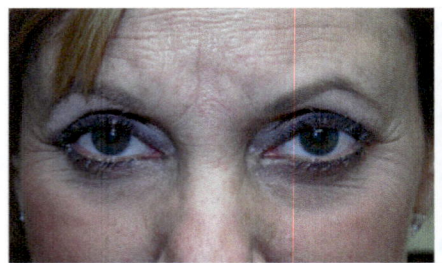

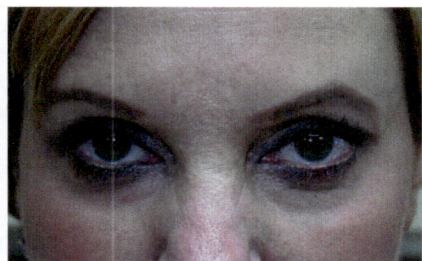

Fig. 48.4 Caso 1. Este exemplo demonstra a eficácia da neuromodulação da fronte com neurotoxina. Com uma abordagem sistemática para neuromodulação da região frontal, ambas as rugas horizontais e verticais podem ser tratadas.

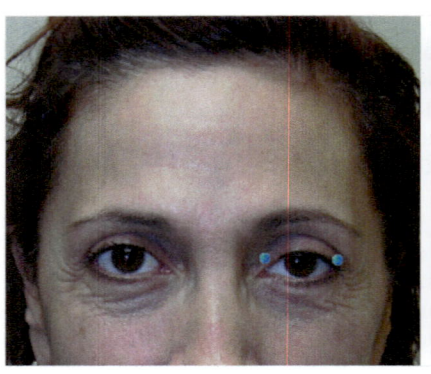

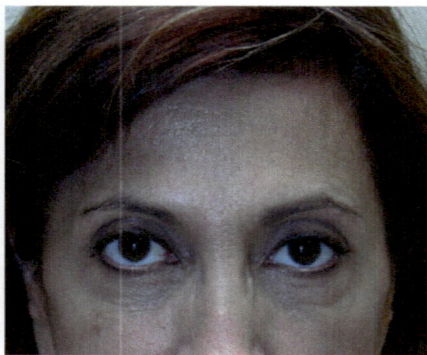

Fig. 48.5 Caso 2. Este exemplo demonstra a eficácia da neuromodulação periorbitária do músculo orbicular do olho. Uma abordagem sistemática ao músculo orbicular lateral do olho ajuda a remover as rugas periorbitais que são mais proeminentes na animação.

para injeção, para evitar ou reduzir o desconforto, os efeitos colaterais indesejados e a oferta dos melhores resultados possíveis para cada paciente.

Ver **Vídeo 48.1**.

Referências

Carruthers J, Fagien S, Matarasso SL, Botox Consensus Group. Consensus recommendations on the use of botulinum toxin type a in facial aesthetics. Plast Reconstr Surg. 2004; 114(6) Suppl:1S-22S.

de Maio M, Swift A, Signorini M, Fagien S. Aesthetic Leaders in Facial Aesthetics Consensus Committee. Facial assessment and injection guide for botulinum toxin and injectable hyaluronic acid fillers: focus on the upper face. Plast Reconstr Surg. 2017; 140(2):265e-276e.

Fagien S. Botulinum toxin type A for facial aesthetic enhancement: role in facial shaping. Plast Reconstr Surg. 2003; 112(5) Suppl:6S–18S, discussion 19S-20S.

Fagien S, Carruthers A, Carruthers J. Expanded uses of BTX-A for facial aesthetic enhancement. In: Fagien S, ed. Cosmetic Oculoplastic Surgery. 4th ed. London UK: Elsevier Publishers; 2007:303-336.

Fagien S, Cox SE, Finn JC, Werschler WP, Kowalski JW. Patient-reported outcomes with botulinum toxin type A treatment of glabellar rhytids: a double-blind, randomized, placebo-controlled study. Dermatol Surg. 2007; 33(1 Spec No.):S2-S9.

Fagien S. Temporary management of upper lid ptosis, lid malposition, and eyelid fissure asymmetry with botulinum toxin type A. Plast Reconstr Surg. 2004; 114(7):1892-1902.

49 Injeção de Toxina Botulínica para Pés-de-Galinha

Joshua M. Cohen • Sammy Sinno

Resumo

A contração repetida de vários músculos faciais envolvidos no ato de sorrir e de apertar os olhos, mais notadamente o orbicular do olho, leva à formação de linhas de canto. Essas linhas aparecem, inicialmente, só durante a animação, mas com o tempo podem-se tornar estáticas em decorrência de alterações da pele relacionadas com o envelhecimento. As linhas de canto laterais, ou rugas periorbitais são a única indicação aprovada pela FDA para toxina botulínica.

Palavras-chave: toxina botulínica, Botox, linhas de canto, rugas periorbitais, canto lateral.

> **Pontos Essenciais**
>
> - As linhas de canto lateral podem resultar da contração do músculo orbicular do olho durante a animação. A injeção de toxina botulínica reduz a contração desse músculo, reduzindo assim o aparecimento de linhas na região do canto lateral.
> - O número de unidades de toxina botulínica necessário e/ou de pontos de injeção varia com base na atividade do músculo orbicular do olho.
> - Um *brow lift* (elevação de sobrancelha) lateral pode ser obtido por injeção de algumas unidades na cauda da sobrancelha lateral.

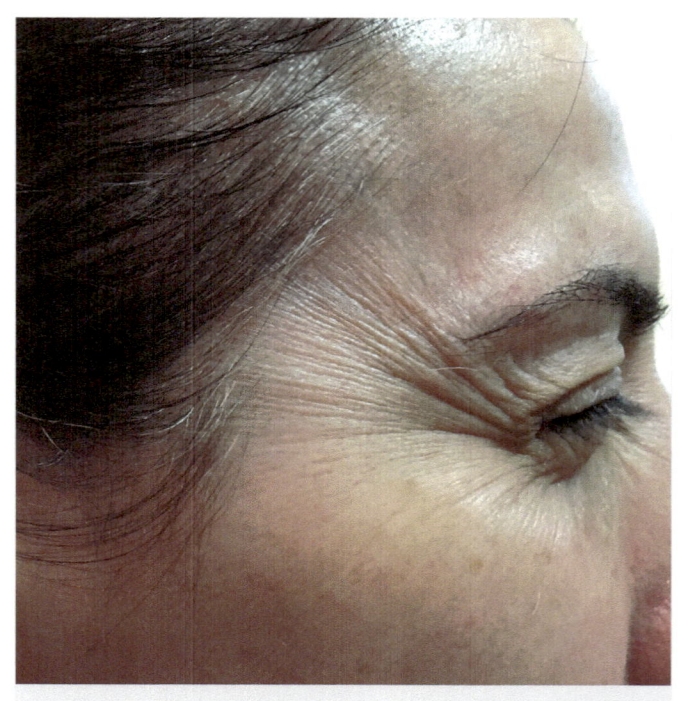

Fig. 49.1 Paciente demonstrando linhas de canto laterais durante a animação.

49.1 Etapas Pré-Procedimento

- Os pacientes que se apresentam para tratamento de rugas periorbitais variam em idade, geralmente começando por volta dos 20 anos.
- As linhas de canto têm duas etiologias:
  - A contração do músculo orbicular do olho durante a animação, como no sorriso ou aperto dos olhos (▶ Fig. 49.1).
  - O excesso de frouxidão da pele que causa excesso de tecido caindo sobre a área do canto lateral; esses pacientes usualmente possuem rugas significativas em repouso e não terão melhora significativa com toxina botulínica, sendo candidatos para a elevação cirúrgica da sobrancelha.
- São observadas assimetrias entre os dois lados.
- É comum que o olho com mais linhas de canto lateral ou com abertura palpebral menor demandem mais neurotoxina.

49.2 Etapas do Procedimento

Ver **Vídeo 49.1**.

49.2.1 Administração de Toxina Botulínica nas Rugas Periorbitais

- O paciente é preparado com um *swab* de álcool.
- Quaisquer veias grandes na área do canto são notadas e evitadas para prevenir a formação de hematomas (▶ Fig. 49.2).
- Em pacientes com rugas significativas nessa área, 12 a 15 unidades de toxina botulínica são usadas em cada lado.

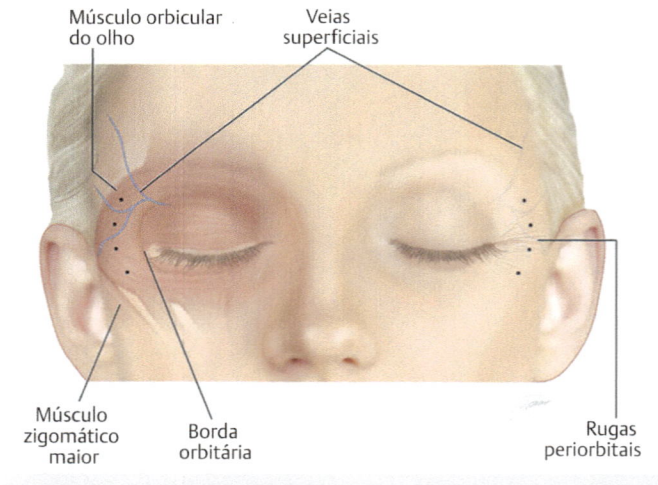

Fig. 49.2 Pontos padronizados de injeção com delineamento anatômico e observância de veias superficiais.

- Três pontos de injeção são padronizados. O tratamento começa ao nível do canto lateral e, então, uma injeção superior e uma inferior (▶ Fig. 49.3).

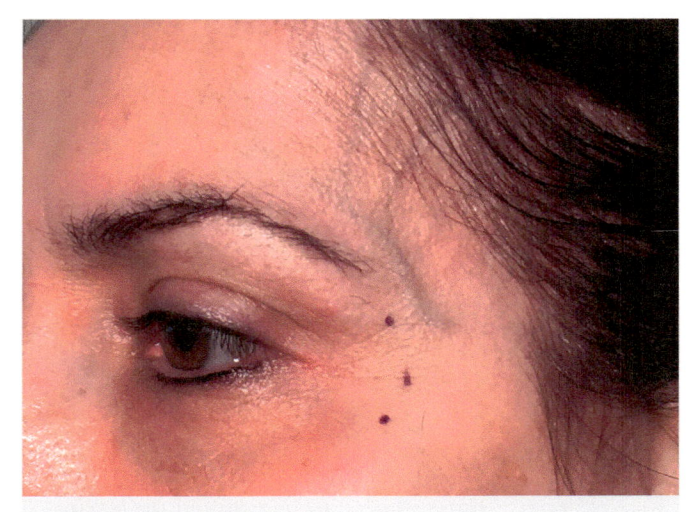

Fig. 49.3 Pontos de injeção padronizados em paciente com veia superficial grande visível.

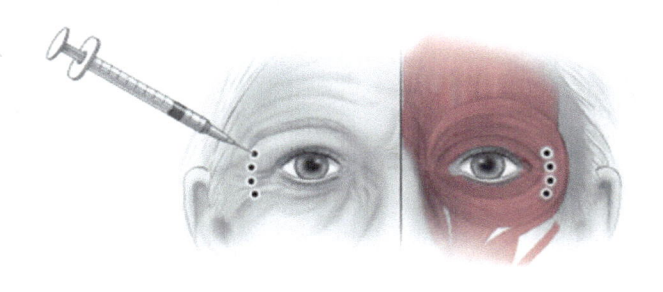

Fig. 49.4 Ponto de injeção adicional caudal à cauda da sobrancelha para atingir efeito de *lifting*.

- Uma segunda dose pode ser injetada para um orbicular do olho mais ativo com rugas periféricas.
- Pode-se obter um *brow lift* (elevação de sobrancelha) injetando-se 3 a 4 unidades adicionais superiormente, bem caudal à cauda da sobrancelha (▶ Fig. 49.4).

49.3 Cuidados Pós-Procedimento

- Pode-se usar gelo para minimizar o inchaço e a formação de hematoma.
- Os pacientes são instruídos para evitar exercícios e consumo de álcool por uma noite após as injeções.
- Os pacientes deverão evitar chapéus ou faixas de cabeça apertados.
- Os resultados começam a aparecer em 1 semana.

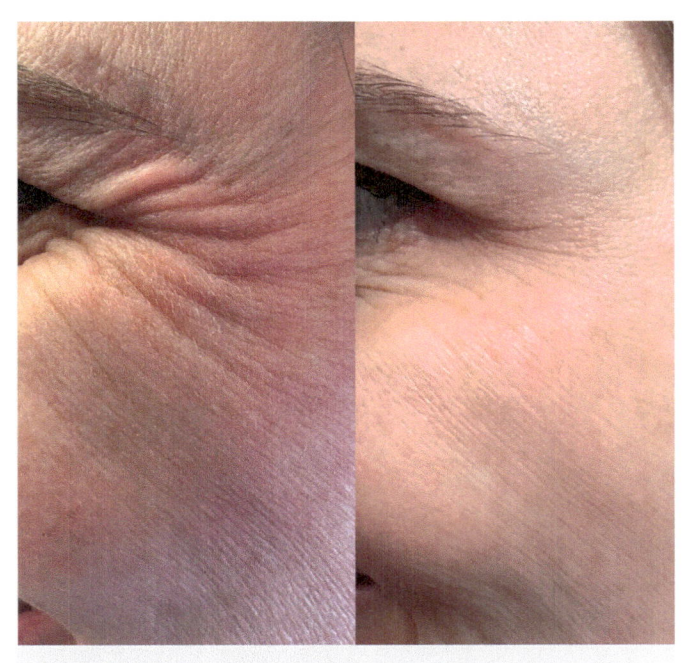

Fig. 49.5 Fotos de um paciente antes e 1 mês depois da injeção de 15 unidades de toxina botulínica em cada lado.

49.4 Exemplo de Caso

Fotos pré- e pós-procedimento de um paciente 1 mês após a injeção de 15 unidades de toxina botulínica em cada lado (▶ Fig. 49.5).

49.5 Conclusão

O uso de toxina botulínica é uma modalidade efetiva para tratamento de linhas dinâmicas ao redor do canto lateral.

Referências

Carruthers J, Carruthers A. Botulinum toxin type A treatment of multiple upper facial sites: patient-reported outcomes. Dermatol Surg. 2007; 33(1 Spec No.):S10-S17.

Carruthers J, Fagien S, Matarasso SL, Botox Consensus Group. Consensus recommendations on the use of botulinum toxin type a in facial aesthetics. Plast Reconstr Surg. 2004; 114(6) Suppl:1S-22S.

de Maio M, Swift A, Signorini M, Fagien S, Aesthetic Leaders in Facial Aesthetics Consensus Committee. Facial assessment and injection guide for botulinum toxin and injectable hyaluronic acid fillers: focus on the upper face. Plast Reconstr Surg. 2017; 140(2):265e-276e.

Monheit G. Neurotoxins: current concepts in cosmetic use on the face and neck—upper face (glabella, forehead, and crow's feet). Plast Reconstr Surg. 2015; 136(5) Suppl:72S-75S.

Sykes JM, Trevidic P, Suárez GA, Criollo-Lamilla G. Newer understanding of specific anatomic targets in the aging face as applied to injectables: facial muscles—identifying optimal targets for neuromodulators. Plast Reconstr Surg. 2015; 136 5:56S-61S.

50 Microbotox da Face do Pescoço e das Cicatrizes

Woffles T. L. Wu

Resumo

Microbotox é uma técnica em que microgotículas de onabotulinumtoxinaA são injetadas nas camadas superficiais da pele e das partes moles da face e do pescoço como um carpete superficial de gotas minúsculas para reduzir linhas finas e rugas, melhorar a textura e o brilho da pele e melhorar o contorno cervicomentual e da face inferior sem comprometer a função ou a mobilidade muscular. O tamanho da gotícula e não a dose é a consideração mais importante ao se injetar toxina botulínica na face e no pescoço. As microgotículas têm capacidade limitada de difusão com o resultado de que a onabotulinumtoxinaA permanece visada ao nível dérmico profundo, ou onde as fibras superficiais dos músculos faciais são inseridas na subsuperfície da derme. Como resultado, a atividade muscular mais profunda é retida e os pacientes parecem e se sentem mais naturais.

Três tipos de microbotox são empregados: microbotox-20, que contém 20 unidades de onabotulinumtoxinaA em uma seringa de 1 mL de toxina diluída (usada para poros e linhas finas) sobre as áreas de zona-T infraorbitária e central; microbotox-24, que contém 24 unidades em solução de 1 mL que inclui lidocaína e é usada para face superior e inferior e pescoço em indivíduos com pele fina, como as mulheres; e microbotox-28, que contém 28 unidades em solução de 1 mL e é usado para face superior e inferior e pescoço em pacientes com pele mais espessa, como os homens. Os efeitos permanecem por 3 a 4 meses.

Palavras-chave: microbotox, microgotículas, tamanho da gotícula, difusão, textura da pele, contorno cervicomentual.

Pontos Essenciais

- Microbotox, desenvolvido por este autor em 2000, é uma técnica de microgotículas para administração de microdoses de toxina onabotulina na face e no pescoço para conseguir a redução de linhas e de cristas, melhorar a textura, o brilho e a aparência da pele e melhor contorno cervicomentual e da linha da mandíbula, com redução de linhas horizontais no pescoço, sem as complicações e a aparência dura e rígida que, com frequência, acompanha o uso de injeções padrão de macrogotículas de toxina onabotulina em potência total nessas áreas.
- As microgotículas são injetadas como bolhas minúsculas na derme ou na interface entre a derme e as fibras superiores dos músculos faciais e do pescoço, em intervalos de aproximadamente 1 cm, criando uma trama superficial de gotículas minúsculas de toxina onabotulina. Esses músculos são únicos, pois algumas de suas fibras superficiais estão anexas à subsuperfície da derme, criando assim as linhas de crista ativas e passivas da face e do pescoço com as quais estão familiarizados. O enfraquecimento dessas fibras musculares superficiais reduz linhas e rugas sem comprometer a integridade e a potência das camadas musculares mais profundas, que não são afetadas e podem, ainda, se contrair ativamente, o que confere uma aparência facial mais natural.
- Microbotox também tem efeito sobre a pele ao reduzir o inchaço e a atividade das glândulas sebáceas que, por sua vez, reduz a visibilidade de poros faciais, melhora a textura e o brilho e reduz a acne.
- Microbotox é útil, também, em acelerar a cicatrização de ferimentos cirúrgicos frescos atuando como molde químico para diminuir a tensão da pele nas bordas da ferida, reduzindo a fase vermelho/marrom da cicatrização de ferimentos e evitando a formação de queloides.
- A técnica de microbotox foi desenvolvida por este autor usando, primariamente, a Toxina Onabotulina Tipo A (Botox®, Allergan Pharmaceuticals Ireland, Westport, Co. Mayo, Ireland) e, por essa razão, a toxina será referida no texto como Botox® ou microbotox.

50.1 Princípio e Conceitos Subjacentes

- Com o advento da toxina onabotulina e sua popularização, desde meados dos anos de 1990, as indicações normais para o medicamento no mundo todo incluem uma técnica de injeção de cinco pontos para as linhas de expressão da glabela (20 unidades), uma técnica de injeção de seis pontos para rugas periorbitais (24 unidades) e uma técnica de cinco pontos para a fronte (20 unidades).
- Cada um desses pontos é uma gotícula de 0,1 mL contendo 4 unidades de toxina onabotulina padronizada. Uma injeção padrão de toxina onabotulina geralmente é preparada com 2,5 mL de soro fisiológico para efetuar mais fácil a compreensão do cálculo de administração da dose: 0,5 mL é de 20 unidades, 0,6 mL é de 24 unidades e 0,7 mL é de 28 unidades. Uma seringa da 1 mL de toxina onabotulina padrão contém, portanto, 40 unidades.
- Os médicos têm acompanhado amplamente essas diretrizes regulares e a consequência é sempre o retorno dos pacientes reclamando que sentem a testa rígida, as sobrancelhas imóveis e em posição mais baixa que aquela de antes da injeção, e eles também notam cristas infraorbitárias e na bochecha mais profundas, aparecendo abaixo da região do bloqueio das rugas periorbitais, conferindo assim uma aparência não desejada e não natural atribuída ao uso do Botox®. Em alguns casos esses pacientes podem sofrer ptose da pálpebra superior em decorrência da difusão da toxina para os músculos levantadores.
- Este autor concluiu que estava havendo administração de toxina em excesso e que a consideração mais importante ao se injetar a toxina onabotulina não era a dose, mas o volume da gotícula. Gotículas grandes de 0,1 ou 0,05 mL têm um raio de difusão tridimensional muito mais amplo, o que afeta não só uma área além do ponto de injeção, mas também toda a profundidade do envelope de partes moles.
- Por outro lado, o microbotox usa microgotículas de 0,01 mL ou menos (▶ Fig. 50.1).

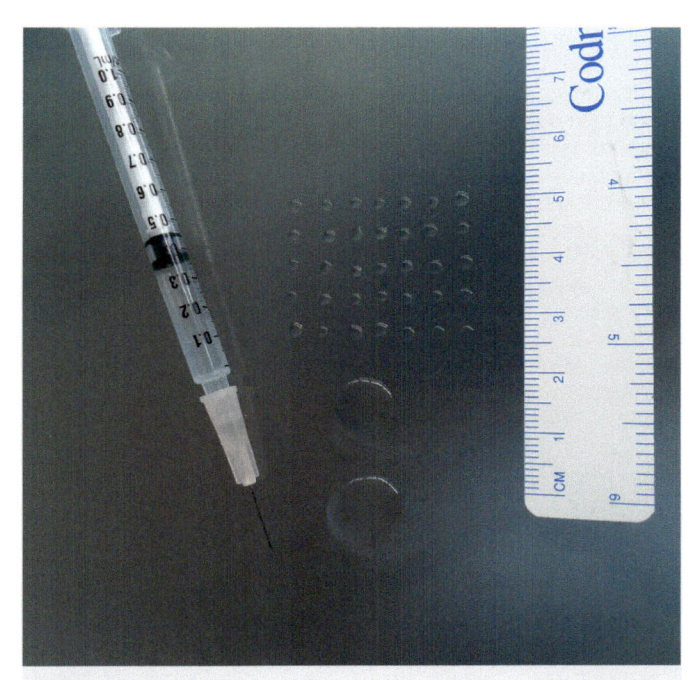

Fig. 50.1 Comparação entre volume e tamanho de uma gotícula de 0,1 ou 0,05 cc e um aglomerado de microgotículas de microbotox, tudo acrescido para 0,05 cc.

50.2 Microbotox do Terço Superior da Face

- Existem pacientes que demandam e querem uma testa totalmente lisa e imóvel, sem qualquer traço de movimento na região da glabela e, certamente, nada de linhas periorbitais. Doses padronizadas de Botox® podem conseguir esse resultado.
- Para aqueles pacientes que desejam uma aparência mais natural ou refinada, com algum movimento de todos os músculos, a técnica de microbotox é extremamente útil, pois isso não paralisa completamente a musculatura (▶ Fig. 50.2a, b).
- Uma terceira categoria é aquela dos pacientes que podem precisar algumas macrogotículas padronizadas em músculos específicos, como a carranca glabelar medial (originária do corrugador) ou a região central das rugas periorbitais bem lateral ao canto lateral, mas uma técnica microbotox na testa. Aqui o autor usa a técnica padrão, assim como a microbotox em combinação.
- Cada paciente deve ser avaliado individualmente, pois existem diferentes padrões de elevação de sobrancelhas. Alguns pacientes são tracionadores centrais, nos quais a sobrancelha medial é mais elevada que o aspecto lateral, alguns são tracionadores laterais, nos quais a sobrancelha tem elevação lateral maior que medial e alguns são tracionadores uniformes, nos quais a sobrancelha se eleva sem nenhuma distorção em seu formato. O microbotox-24 é usado para mulheres, enquanto o microbotox-28 é usado para homens com pele mais espessa e músculos glabelares mais ativos.
- Uma vez que as tendências estéticas se alteraram com os anos e a ênfase está, agora, em uma aparência mais natural, este autor prefere aplicar gotículas de microbotox para todo o terço facial superior. Há muito menos complicações e queixas menores. Os pacientes são informados de que o efeito vai durar de 3 a 4 meses.

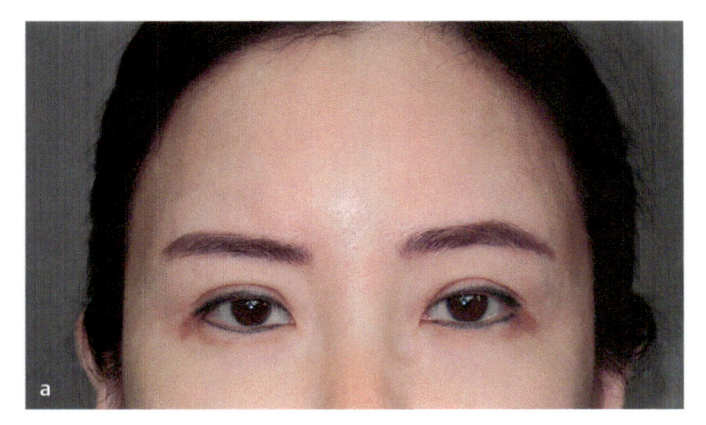

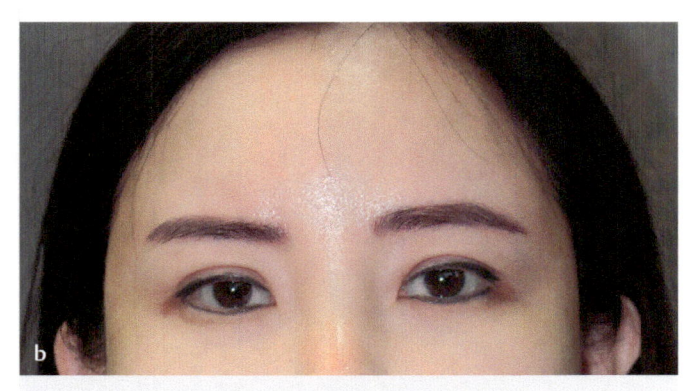

Fig. 50.2 (a, b) Microbotox do terço facial superior (áreas da testa, glabela e de pés-de-galinha) mostrando aparência brilhante e elevada das sobrancelhas, suavização das linhas de expressão e aparência e reflexo da pele melhorados.

50.3 Microbotox do Terço Médio Facial

- O terço médio da face inclui as pálpebras inferiores, rugas horizontais nasais e a pele sobre o nariz e as bochechas, que podem ter poros proeminentes, pele oleosa, rosácea ou acne.
- Doses padronizadas de toxina botulínica podem ser usadas para tratar linhas da pálpebra inferior e dos rolos musculares hipertróficos do tarso, mas isso pode estar repleto de complicações como pálpebras inferiores que não se movem de maneira nenhuma no sorriso ou, pior, um relaxamento excessivo da porção orbitária do músculo orbicular do olho permitindo que as bolsas oculares fiquem mais evidentes. Os pacientes podem ter discernimento apurado e não hesitarão em manifestar seu descontentamento com essa aparência.
- As injeções de microbotox na pele do terço facial médio podem ser mais suavizadas efetivamente e apertar a pele (em razão da atrofia de volume das glândulas sudoríparas e sebáceas) induzida neuroquimicamente, assim como pela redução dos efeitos sutis de puxamento e amarração dos músculos faciais nos sítios em que estão anexos à pele (▶ Fig. 50.3a, b).

50.4 Microbotox da Face Inferior e do Pescoço

- A área da face inferior e do pescoço que se beneficia das injeções de microbotox é definida como uma zona limitada por uma linha de três dedos de largura, superior e paralela à borda inferior da mandíbula, um dedo posterior à borda lateral do músculo depressor do ângulo da boca e todo o caminho descendente sobre o ângulo cervicomentual e pescoço anterior até a borda superior da clavícula, em frente à borda anterior do esternocleidomastóideo. Isso corresponde à extensão anatômica do platisma à medida que ele varre para cima, a partir da clavícula sobre a linha da mandíbula, para se misturar ao sistema musculoaponeurótico superficial (SMAS) da face (▶ Fig. 50.4a-c).

- As injeções são aplicadas somente fora dessa área, sobre o posterior ao esternocleidomastóideo se houver linhas horizontais no pescoço que se estendam muito lateralmente, ou se houver faixas do platisma lateral particularmente fortes. A intenção de aplicar microbotox nessa área é não só melhorar a textura da pele do pescoço, coloração e suavidade (▶ Fig. 50.5a-c), mas também reduzir a atividade das fibras superficiais do músculo platisma que, por sua vez, cria um efeito de levantamento (*lifting*) das papadas e da linha da mandíbula, assim como melhor contorno cervicomentual.

50.5 O Efeito Platisma

- Quando um músculo se contrai, ele encurta em comprimento, mas seu diâmetro ou cintura aumenta. A contração axial cria uma força ou abaulamento de cada lado do músculo. Se apenas um lado do músculo estiver enfraquecido, então, mediante ativação, o músculo vai se contrair no lado que está normal, causando um vetor de movimento distante do lado enfraquecido.
- O músculo platisma é uma placa grande de músculo subcutâneo cujas fibras superficiais se inserem na superfície subjacente da pele de cobertura. À medida que ele se contrai, encurta a distância entre o queixo e a clavícula, com embotamento do ângulo cervicomentual. Isso pode ser facilmente observado contraindo-se o músculo.
- O enfraquecimento das fibras superficiais do músculo platisma com injeções de miocrobotox reduz a aparência das linhas verticais do pescoço e das faixas verticais, enquanto as fibras musculares mais profundas continuam a funcionar e exercer seu puxão

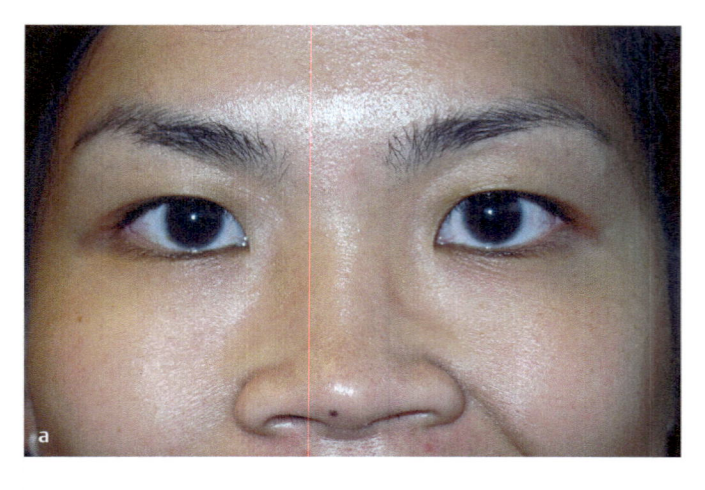

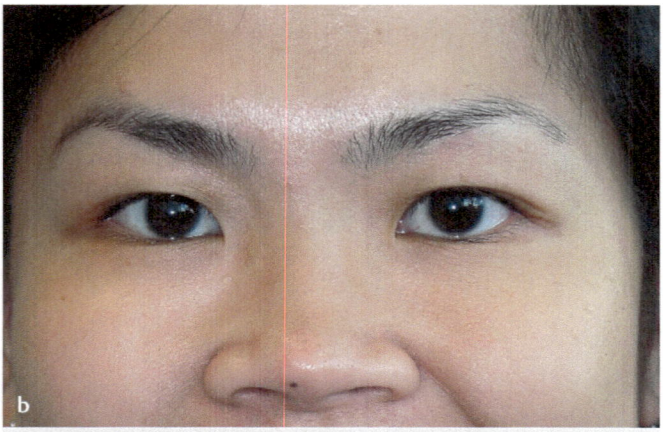

Fig. 50.3 (a, b) Antes e após microbotox das zonas infraorbitária e do meio da bochecha com redução das linhas finas, alisamento da superfície da pele e redução da visibilidade dos poros.

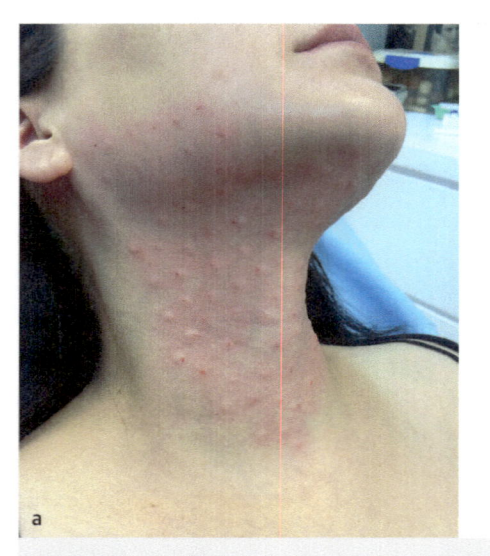

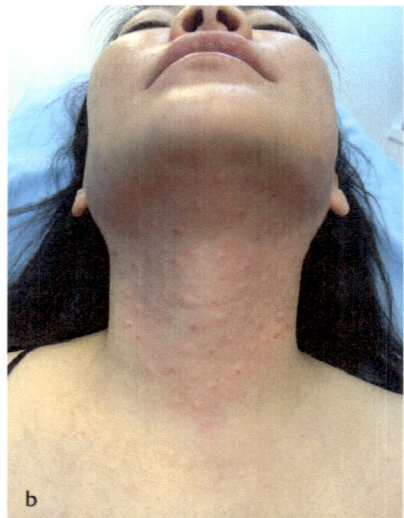

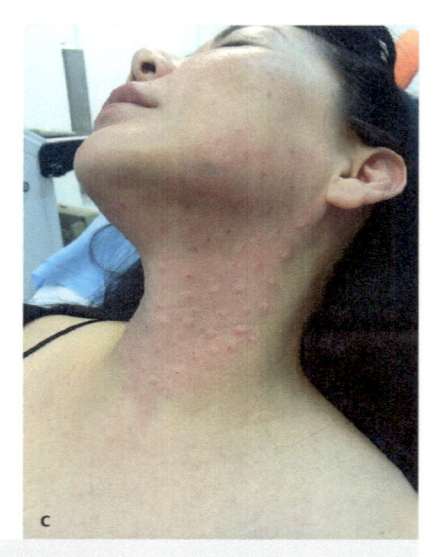

Fig. 50.4 (a-c) Distribuição de mais de 200 microgotículas sobre as regiões da face inferior e do pescoço, conforme delineado por uma linha contínua de três dedos de largura acima da borda mandibular, posterior ao depressor do ângulo da boca, sobre todo o pescoço e região cervicomentual, anteriormente, e limitadas, posteriormente, pela borda do esternocleidomastóideo. Isso corresponde à extensão do músculo platisma.

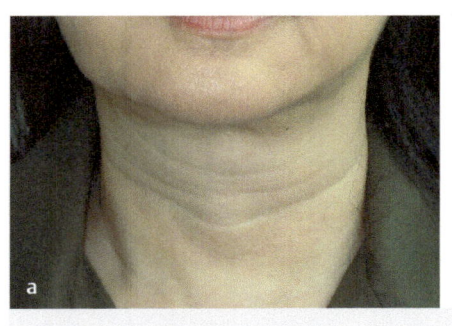

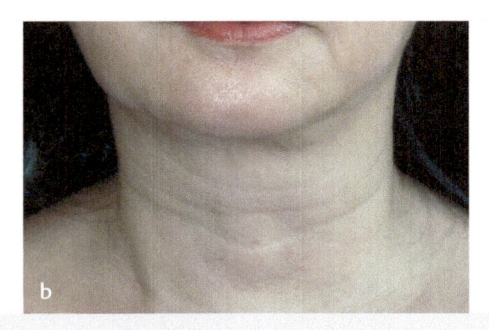

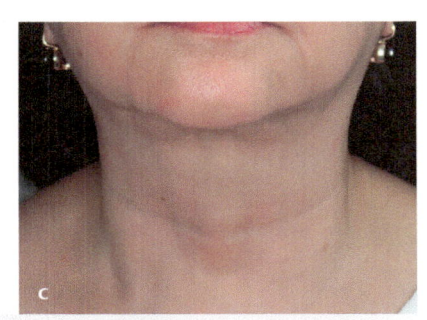

Fig. 50.5 (a-c) Microbotox das linhas horizontais do pescoço observadas antes da injeção e 2 semanas e 2 meses após a injeção, mostrando alisamento visível do pescoço anterior.

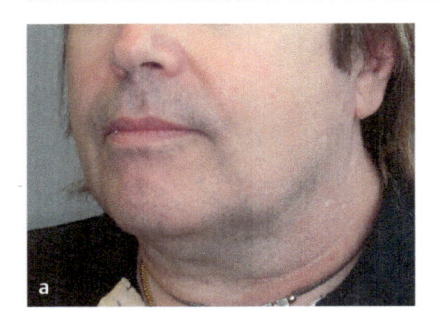

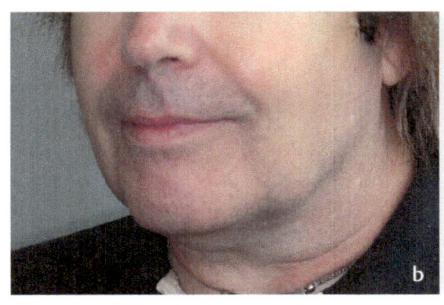

Fig. 50-6 (a, b). Um paciente de 65 anos com queixa de linha da mandíbula flácida e pescoço pesado recebeu três seringas (3 cc) de microbotox-28 num total de 84 unidades. Antes e duas semanas após a injeção, observando-se o aperto da linha da mandíbula e o contorno cervicomentual melhor.

para dentro e para cima criando uma posição mais confortável do platisma em relação às estruturas subjacentes do pescoço. Isso cria um ângulo cervicomentual mais definido, assim como a ilusão de elevação da papada e da linha da mandíbula (▶ Fig. 50.6a, b). Esse mecanismo de ação é chamado de efeito platisma.
- O microbotox sobre a superfície do monte do queixo reduz o efeito de um queixo saliente sem as complicações de um sorriso torno em decorrência da difusão não desejada da toxina para os músculos depressor dos lábios ou depressor do ângulo da boca (▶ Fig. 50.7a, b).
- Microbotox da face inferior e do pescoço é uma solução não cirúrgica simples e ideal para pacientes que buscam melhorar a frouxidão leve do pescoço e da papada, da pele crepe com textura rude, linhas horizontais do pescoço e faixas verticais, mas que não querem se submeter a uma cirurgia.
- A técnica pode ser usada em conjunto com outros dispositivos e terapias para endurecimento da pele. Os efeitos não duram mais que alguns meses e o procedimento precisa ser repetido periodicamente. Assim, a perda de resultado não é considerada uma falha.

50.6 Microbotox para Cicatrizes e Queloides

As injeções de microbotox são administradas a ferimentos cirúrgicos frescos, logo antes da remoção dos pontos, no 7º ou 8º dias após a operação. Existe uma redução da pele no ferimento, diminuindo a incidência de cicatrizes hipertróficas ou de queloides, e a vermelhidão anterior dessas cicatrizes diminui mais rapidamente. Isso é benéfico para pacientes asiáticos com tendência mais alta de apresentar cicatrizes hipertróficas e queloides. O autor usa essa técnica rotineiramente em todas as pacientes com lacerações faciais ou corporais, aumento ou redução de mamas, cicatrizes de cesariana, abdominoplastia ou CABG (▶ Fig. 50.8a-e). A técnica é claramente exibida no vídeo.

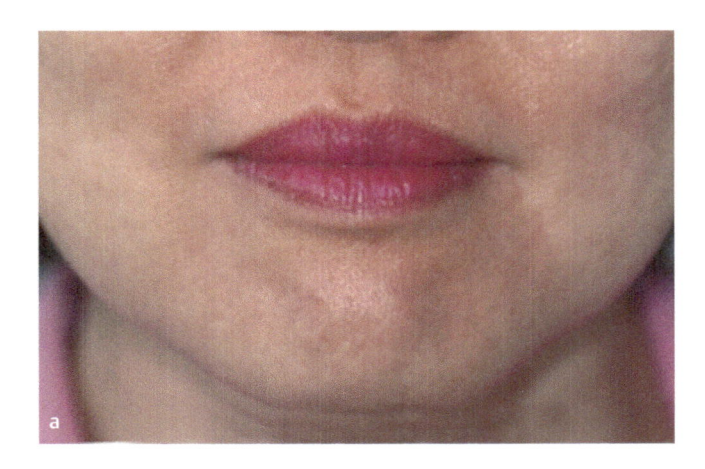

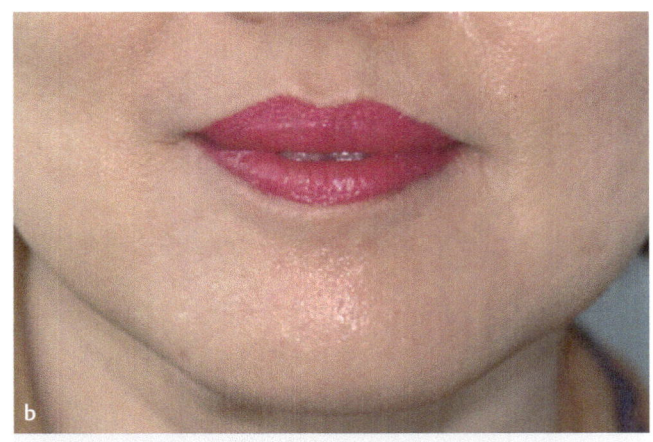

Fig. 50.7 (a, b) Microbotox antes e depois do monte queixo e bochechas. Observar a redução do queixo saliente e a melhoria geral da textura facial e do brilho da pele.

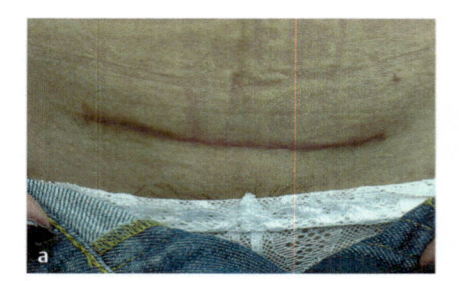

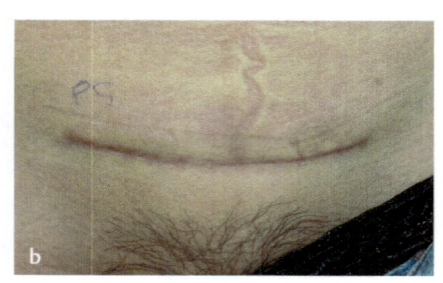

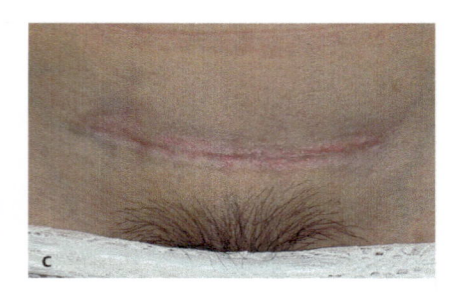

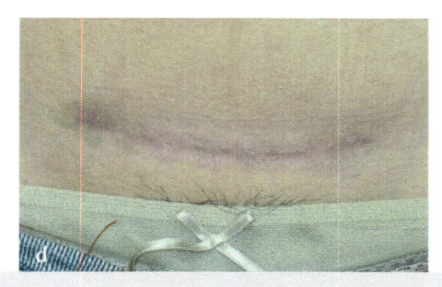

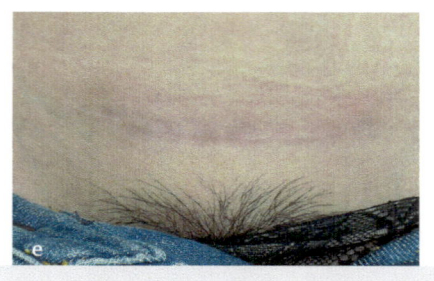

Fig. 50.8 Cicatriz de cesariana de 3 semanas com hipertrofia precoce visualizada em: **(a)** pré-injeção com uma seringa de microbotox-24; **(b)** 1 mês depois, **(c)** 2 meses depois, **(d)** 3 meses depois e **(e)** 5 meses depois. A injeção foi repetida em cada sessão.

50.7 Exemplo de Caso

Cicatriz de cesariana de três semanas com hipertrofia precoce observada em: (a) pré-injeção com uma seringa de microbotox-24, (b) 1 mês depois, (c) 2 meses depois, (d) 3 meses mais tarde e (e) 5 meses mais tarde. A injeção foi repetida em cada sessão (▶ Fig. 50-8a-e).

50.8 Conclusão

Microbotox provou ser uma técnica efetiva e versátil que pode ser usada para melhorar: (1) linhas e rugas faciais e do pescoço sem comprometer os movimentos musculares naturais; (2) textura da pele, poros, rosácea e acne; (3) endurecimento da face inferior e contorno cervicomentual; (4) recuperação de cicatriz pós-operatória fresca; e (5) tratamento de cicatrizes hipertróficas ou de queloides.

Ver **Vídeo 50.1**.

Referências

Wu WTL. Non surgical facial rejuvenation with the 4 R principle: innovative uses of Botox and facelifting with theWoffles lift. In: Panfilov D, ed. Aesthetic Surgery of the Facial Mosaic. Berlin: Springer; 2006:636-649.

Wu WTL. Skin resurfacing with Microbotox and the treatment of keloids. In: Benedetto Anthony V, ed. Botulinum Toxins in Clinical Aesthetic Practice. 2nd ed. New York: Informa Healthcare; 2011:190-205.

Wu WTL. Botulinum toxin A injections for facial rejuvenation and reshaping. In: Lee P, Chen YR, Li QF, Park DH, Takanayagi S, Wu TL, Woffles, Wei FC, eds. Aesthetic Plastic Surgery in Asians: Principles and Techniques. Vol. I and II. 1st ed. CRC Press; 2015:149-169.

Wu WTL. Microbotox of the lower face and neck: evolution of a personal technique and its clinical effects. Plast Reconstr Surg. 2015; 136(5) Suppl:92S-100S.

Wu WTL. The microbotox technique. In: Tonnard P, Verpaele A, Bensimon R, eds. Centrofacial Rejuvenation. Thieme; 2017:289-310.

51 Bandas Platismais

Rod. J. Rohrich • Ira L. Savetsky

Resumo

Uma análise facial abrangente e sistemática é importante no estabelecimento de metas e para formular um plano preciso para rejuvenescimento facial neuromodulador. O grau de lipodistrofia pré-platismal e subplatismal é observado e registrado. Também se observa a presença de formação de bandas platismais e se elas são parciais ou completas com relação à borda mandibular.

Palavras-chave: bandas platismais, platisma, contorno mandibular, toxina botulínica neurotoxina

> **Pontos Essenciais**
>
> - Uma análise facial abrangente e sistemática é importante no estabelecimento de metas e para formular um plano preciso para rejuvenescimento facial neuromodulador.
> - Estabelecer expectativas realistas com o paciente é importante para obter alta satisfação do paciente.

51.1 Etapas Pré-Procedimento

51.1.1 Análise Facial

- A consulta inicial começa com uma análise facial minuciosa, incluindo proporções faciais, identificação de áreas com deflações de volume, rítides e flacidez tecidual.
- Observa-se o grau de lipodistrofia pré-platismal e subplatismal.
- É preciso observar extensão da papada ao pescoço e o obscurecimento do contorno mandibular.
- Também se observa a presença de bandas platismais anteriores e se elas são parciais ou completas com relação à borda mandibular.

51.1.2 Critérios para um Pescoço Rejuvenescido (Ellenbogen e Karlin) (▶ Fig. 51.1)

- Borda inferior da mandíbula distinta.
- Depressão sub-hióidea visível.
- Abaulamento visível da cartilagem tireóidea.
- Borda anterior do músculo esternocleidomastóideo visível.
- Ângulo cervicomentual de 105 a 120 graus.

51.1.3 Estigmas do Pescoço Envelhecido

- Ângulo cervicomentual obtuso (flacidez da pele, gordura pré-platismal, gordura subplatismal, baixa posição do osso hioide)
- Bandas platismais.
- Envelhecimento da parte inferior da face/mento.
- Borda mandibular indistinta.

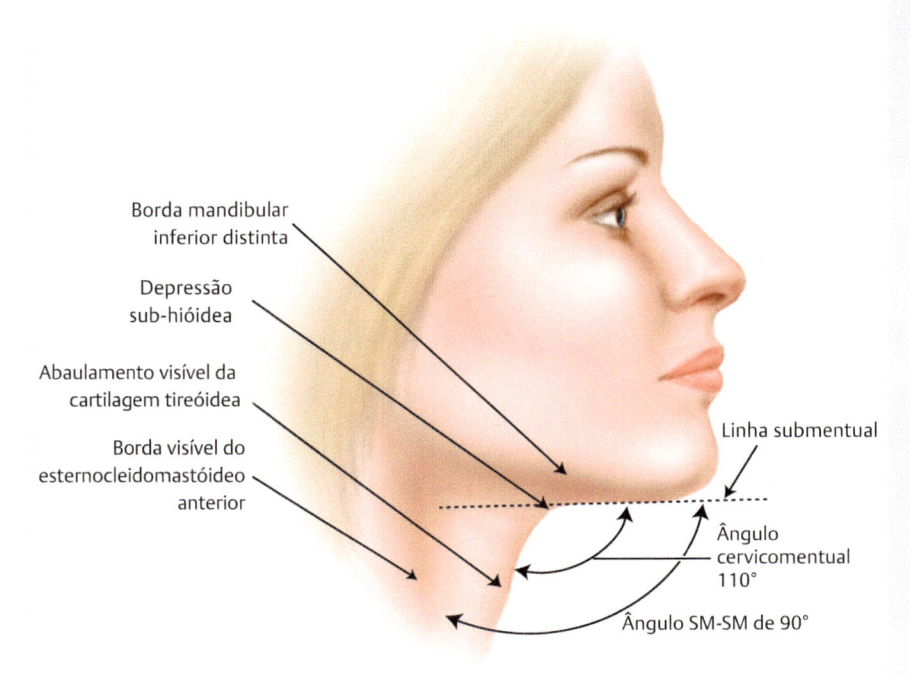

Fig. 51.1 Critérios para um pescoço com aparência jovem.

51.1.4 Bandas Platismais

- A patogênese, provavelmente, se relaciona com o enfraquecimento da fáscia cervical relacionado com a idade, resultando em abaulamento a partir de estruturas cervicais mais profundas, criando assim as bandas.
- Pesquise se há bandas platismais estáticas (passivas) ou dinâmicas (ativas) centrais e/ou laterais.
- Observam-se a localização, trajeto e distância entre as bandas.

51.2 Etapas do Procedimento

Ver **Vídeo 51.1**.

51.2.1 Toxina Botulínica

- Efetiva no tratamento das bandas platismais, particularmente das bandas dinâmicas.
- Pode ser usada para adiar ou suplementar a intervenção cirúrgica em um caso de bandas persistentes pós-operatórias ou em pacientes relutantes em passar por cirurgia.
- A toxina é injetada diretamente superior e lateralmente (▶ Fig. 51.2) à banda, bem como diretamente na banda platismal (▶ Fig. 51.3), mas apenas quando apanhada e desviada do pescoço para evitar complicações em potencial, como disfagia.
- A dose de início é de 10 a 30 unidades em mulheres e de 10 a 40 unidades nos homens: entretanto, existe variabilidade, dependendo da espessura da banda.
- Injete 10 unidades ao longo da borda mandibular para melhorar o contorno da mandíbula (efeito Nefertiti).
- Aplique 2 a 12 injeções por banda, aproximadamente 1 a 2 unidades a cada centímetro.
- Usa-se um total de aproximadamente 40 a 100 unidades.
- Os melhores resultados são vistos em pacientes com mínima flacidez de pele e bandas ativas.

51.3 Cuidados Pós-Procedimento

- Evite Aspirina®, Motrin®, Advil®, Aleve® (naproxeno), vitamina E (> 400 unidades por dia) e óleo de peixe pelo menos 7 a 10 dias antes do dia marcado e por 5 dias após o tratamento.
- Aplique compressas de gelo à área de tratamento nas primeiras 24 horas.
- Evite exercício pesado, como corrida, ioga e levantamento de pesos por 24 horas.

51.4 Exemplo de Caso

Imagens anteriores de mulher de 63 anos antes (esquerda) e 1 semana depois (direita) injeção de toxina botulínica para bandas platismais (▶ Fig. 51.4a, b).

51.5 Conclusão

A análise facial acurada e sistemática é crucial para o sucesso do rejuvenescimento facial. Os objetivos do cirurgião e as expectativas do paciente precisam estar alinhados. O uso da toxina botulínica é método efetivo para as bandas platismais, particularmente em pacientes com bandas ativas e flacidez mínima na pele.

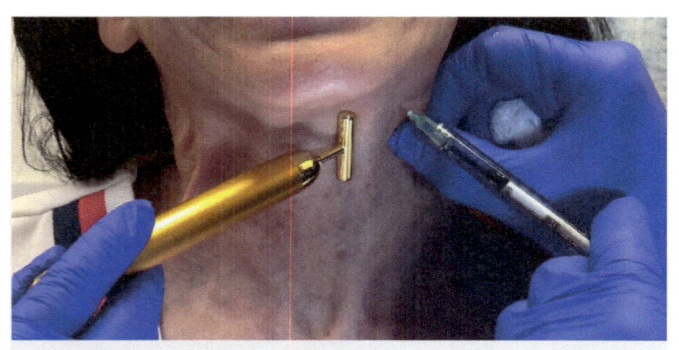

Fig. 51.2 A toxina é injetada diretamente superior e lateral à banda.

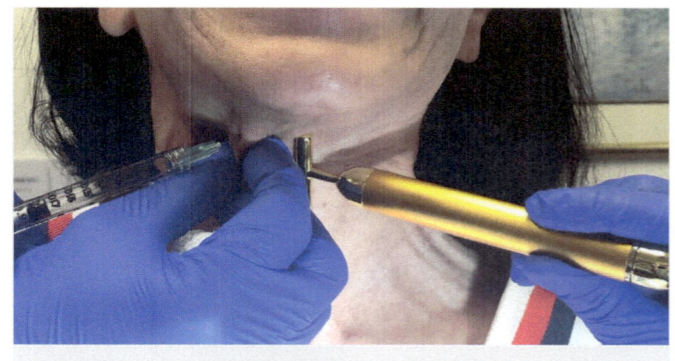

Fig. 51.3 A toxina é injetada diretamente na banda platismal, mas apenas quando apanhada e desviada do pescoço.

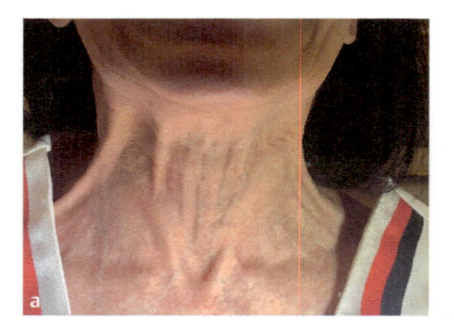

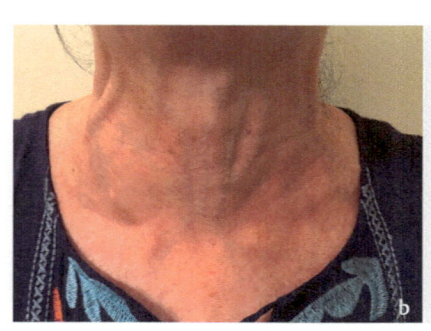

Fig. 51.4 (a, b) Imagens anteriores de mulher de 63 anos antes (esquerda) e 1 semana depois (direita) da injeção de toxina botulínica para bandas platismais.

Referências

Brandt FS, Bellman B. Cosmetic use of botulinum A exotoxin for the aging neck. Dermatol Surg. 1998; 24(11):1232-1234

de Castro CC. The anatomy of the platysma muscle. Plast Reconstr Surg. 1980; 66(5): 680-683

Ellenbogen R, Karlin JV. Visual criteria for success in restoring the youthful neck. Plast Reconstr Surg. 1980; 66(6):826-837

Kane MA. Nonsurgical treatment of platysmal bands with injection of botulinum toxin A. Plast Reconstr Surg. 1999; 103(2):656-663, discussion 664-665

Matarasso A, Matarasso SL, Brandt FS, Bellman B. Botulinum A exotoxin for the management of platysma bands. Plast Reconstr Surg. 1999; 103(2):645-652, discussion 653-655

52 Neurotoxinas: Hipertrofia do Masseter

Heather J. Furnas • Grace J. Graw

Resumo
A hipertrofia do masseter pode ser tratada com sucesso pela via não cirúrgica com neurotoxina. A condição pode resultar em face quadrada, dando a elas uma aparência masculina. Bruxismo e cerrar os dentes podem resultar em hipertrofia do masseter. Três injeções nas partes central, inferior e posterior do músculo, onde ele for mais espesso, podem resultar em melhora em 2 semanas. Observar os pontos de referência anatômicos ao planejar as injeções minimiza as complicações.

Palavras-chave: hipertrofia do masseter, bruxismo, cerrar os dentes, face quadrada, neurotoxina, neuromodulador

Pontos Essenciais

- A hipertrofia do masseter pode causar comprometimento funcional (bruxismo e dor) e insatisfação estética (contorno largo e quadrado da parte inferior da face).
- O tratamento com neurotoxina pode melhorar a funcionalidade e a cosmética para a paciente e lhe oferecer um modo alternativo efetivo de manejo à redução cirúrgica para hipertrofia do masseter.
- Quase todas as pacientes não provenientes do leste da Ásia apresentam hipertrofia do masseter associada a bruxismo, enquanto a hipertrofia na população do leste da Ásia é quase universalmente benigna.
- A hipertrofia do masseter pode ocorrer unilateralmente bem como bilateralmente.

52.1 Etapas Pré-Procedimento

52.1.1 Análise

- Avalie, inspecionando, se há uma aparência com forma quadrada na face.
- Palpe a hipertrofia do masseter e não leve em conta os contornos ósseos, parótida hiperdesenvolvida e tecido adiposo espesso como causa do alargamento da parte inferior da face.
- Avalie a flacidez da pele, pois as injeções em pacientes com baixo tono da pele podem causar exacerbação de papadas por até 2 meses depois do tratamento.
- Para avaliar o volume muscular, palpe o masseter durante relaxamento e contração.
- Use fotografias frontais padrão para a análise pré e pós-procedimento, com imagens em perfil opcionais para observas alterações da contração muscular.

52.2 Etapas do Procedimento
Ver **Vídeo 52.1**.

52.2.1 Considerações Anatômicas

- O masseter é um músculo mastigatório com três camadas, originado do arco zigomático e que se insere no ramo lateral e no ângulo da mandíbula.
- Ramos do nervo massetérico são encontrados mais comumente no terço médio inferior do músculo masseter.
- A veia facial geralmente corre anterior ao músculo, e a artéria facial geralmente corre anterior à veia facial.
- O ducto da parótida em geral corre superiormente a uma linha traçada entre o lobo da orelha e a comissura dos lábios.
- O músculo risório pode cobrir parcialmente o masseter anterior.
- Zona de segurança (▶ Fig. 52.1):
  - Borda superior: linha imaginária traçada entre o lobo da orelha e a comissura dos lábios.
  - Borda inferior: borda mandibular.
  - Borda anterior: 1 cm posterior à borda anterior do músculo masseter.
  - Borda posterior: músculo masseter posterior.

52.2.2 Técnica de Injeção

- A dose de toxina onabotulínica A é dividida igualmente entre três injeções para cada músculo masseter.
- A espessura massetérica determina a dose total da onabotulinumtoxinaA por músculo:
  - Hipertrofia leve: 20 a 25 U.
  - Hipertrofia moderada: 25 a 30 U.
  - Hipertrofia intensa: 30 a 40 U.
- Injete usando uma agulha de calibre 30 com uma seringa de 1 mL.
- Locais de injeção:
  - Geralmente três pontos de injeção por lado (▶ Fig. 52.2):

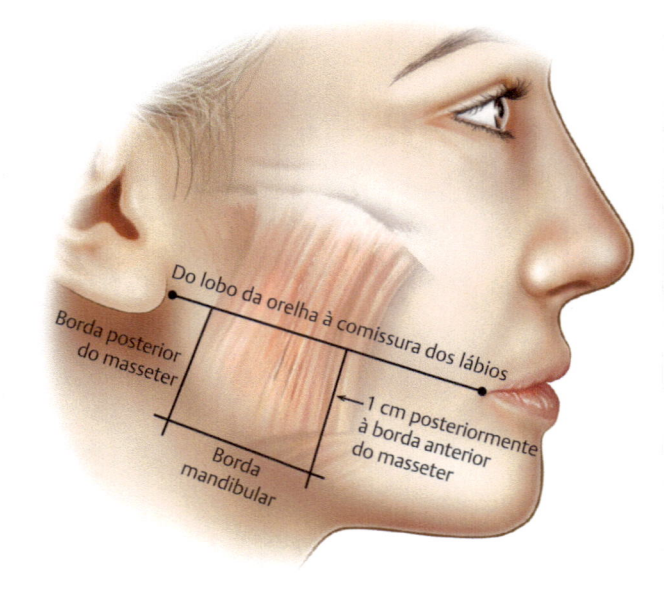

Fig. 52.1 Zona de segurança: **Borda superior:** Lobo da orelha até a comissural dos lábios. **Borda posterior:** Borda posterior do masseter. **Borda anterior:** 1 cm posterior à borda anterior do próprio masseter. **Borda inferior:** Borda mandibular.

- Primeira injeção: região central mais espessa do abaulamento muscular, geralmente 1,5 cm superiormente ao ângulo da mandíbula.
- Segunda e terceira injeções: distribuem-se equidistantes da primeira na superfície do abaulamento, formando um triângulo, ficando inferior e posterior ao músculo para prevenir paralisia inadvertida dos pterigoides e para prevenir difusão para os músculos da mímica.
- Para hipertrofia intensa, a dose total pode ser dividida em 4 ou mais pontos de injeção, distribuídos igualmente para prevenir abaulamento do músculo pós-tratamento.
- Dicas técnicas:
  - Para prevenir difusão inadvertida e paralisia dos pterigoides medial e lateral, fique abaixo da incisura sigmoide da mandíbula.
  - Permaneça posteriormente no músculo para evitar a difusão anterior da toxina botulínica para o risório, os zigomáticos maior e menor e os músculos levantadores do ângulo da boca para prevenir assimetria da expressão e do sorriso.

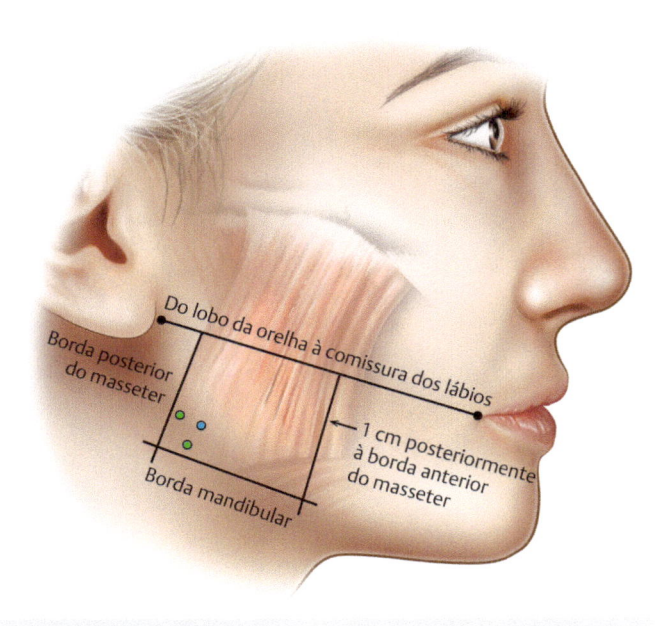

Fig. 52.2 Pontos de injeção: 1ª injeção (azul) na região central mais espessa do abaulamento muscular, geralmente 1,5 cm superiormente à borda da mandíbula. A segunda e a terceira injeção (verde) são equidistantes do primeiro ponto, distribuem-se igualmente sobre o abaulamento, permanecendo inferior e posteriormente no masseter.

52.3 Cuidados Pós-Procedimento

- Atrofia do masseter tipicamente começa a ser notada em 1 a 2 semanas.
- Os pacientes que mostram resposta mínima podem retornar para injeções de reforço em intervalos de 1 mês até ser obtido o ponto final desejado.
- Ponto final: falta de movimento palpável do músculo masseter ao cerrar os dentes.
- Injeções de reforço para manter o ponto final podem ser realizadas em intervalos de 6 meses, embora os resultados possam durar 12 meses ou mais.
  - Redução rápida do volume do masseter pode causar esvaziamento na face e formação de papada.
  - Para prevenir esvaziamento e formação de papada na face, faça as injeções com uma dose menor ao longo de um período de tempo mais longo, e não uma dose maior por um período de tempo mais curto.
- Para manutenção da aparência, os pacientes geralmente passam por injeções 1 a 2 vezes por ano.

52.4 Exemplo de Caso

Mulher de 29 anos apresentou-se para afinamento facial, bem como por dor na articulação temporomandibular. Ela recebeu a injeção de 20 U de toxina onabotulínica A em cada masseter, dividida em quantidades iguais para três injeções, para um tratamento total de 40 U. Foram feitas fotos pós-operatórias 2 semanas mais tarde (▶ Fig. 52.3a, b). Ela não apresentou complicações. O tratamento resultou em alívio completo de sua dor na mandíbula, em menos cefaleias e em uma linha da mandíbula mais delgada. Os resultados persistiram por 14 meses, durante os quais ela engravidou e teve seu bebê. No entanto, quando o efeito diminuir, ela planeja retornar para tratamentos de reforço a cada 6 meses.

52.5 Conclusão

A injeção de toxina botulínica é ferramenta efetiva e não operatória para obtenção de contorno estético de uma parte inferior da face larga e quadrada causada por hipertrofia do masseter. É importante o conhecimento dos pontos de referência para obter resultados favoráveis e para evitar complicações que afetem a aparência e a função. São alcançados ótimos resultados com o uso de neurotoxina quando o movimento do músculo masseter já não for palpável quando os dentes são cerrados. A aparência sustentada de uma parte inferior da face mais delgada pode exigir injeções de manutenção a cada 6 a 12 meses, dependendo da resposta da paciente.

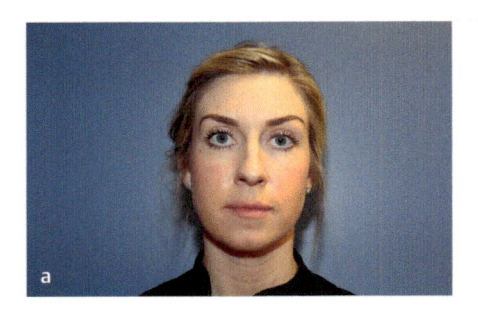

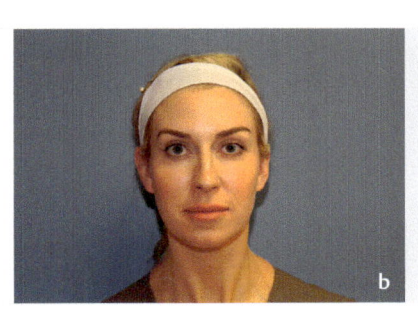

Fig. 52.3 (a) Fotos pré-operatória e **(b)** pós-operatória de uma paciente 2 semanas depois de ser submetida à injeção de toxina botulínica para hipertrofia do masseter.

Referências

Almukhtar RM, Fabi SG. The masseter muscle and its role in facial contouring, aging, and quality of life: a literature review. Plast Reconstr Surg. 2019; 143(1):39e-48e

Kim NH, Chung JH, Park RH, Park JB. The use of botulinum toxin type A in aesthetic mandibular contouring. Plast Reconstr Surg. 2005; 115(3):919-930

Kim NH, Park RH, Park JB. Botulinum toxin type A for the treatment of hypertrophy of the masseter muscle. Plast Reconstr Surg. 2010; 125(6):1693-1705

Liew S, Dart A. Nonsurgical reshaping of the lower face. Aesthet Surg J. 2008; 28(3):251-257

Wu WTL. Botox facial slimming/facial sculpting: the role of botulinum toxin-A in the treatment of hypertrophic masseteric muscle and parotid enlargement to narrow the lower facial width. Facial Plast Surg Clin North Am. 2010; 18(1):133-140

Parte VIII
Preenchedor Finesse

53	Preenchedor Finesse: Fronte	*227*
54	Preenchedor Finesse: Têmporas	*231*
55	Parte A: Preenchedor Finesse: Bochechas	*235*
	Parte B: Preenchedor Finesse: Bochechas	*238*
56	Preenchedor Finesse: Calha Lacrimal e Pálpebra Superior	*244*
57	Parte A: Preenchedor Finesse: Nariz	*247*
	Parte B: Preenchedor Finesse: Nariz	*251*
58	Preenchedor Finesse: Sulco da Pálpebra Superior	*254*
59	Preenchedor Finesse: Mãos — Papel do Ácido Hialurônico, da Hidroxiapatita de Cálcio e da Gordura Autóloga	*257*

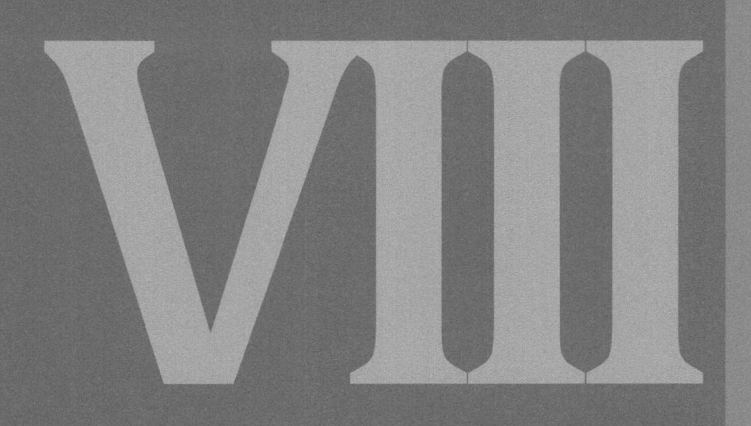

53 Preenchedor Finesse: Fronte

Steven Fagien • Rod J. Rohrich • Yash J. Avashia

Resumo
Antes de se ter maior conhecimento sobre o envelhecimento da fronte, as neurotoxinas tinham sido o foco principal para a eliminação das linhas frontais e sulcos glabelares. Uma testa jovem exibe certas qualidades que incluem contornos lisos. As atuais aplicações de rejuvenescimento da região frontal incluem abordar esses contornos da testa, incluindo a região da têmpora e melhora da eliminação das rítides estáticas com o uso combinado de neurotoxinas e preenchedores. Uma revisão da anatomia relevante é essencial para que se tenha consciência sobre as melhores regiões pretendidas, bem como para evitar a injeção inadvertida em artérias, veias e feixes nervosos regionais. É crítica a técnica de injeção lenta, homogênea e cuidadosa como volumes apropriados. A avaliação detalhada de áreas de pobreza de tecidos moles ajudará a moldar a técnica de restauração de volume.

Palavras-chave: preenchedor com ácido hialurônico, injeção intravascular, aumento, volumização temporal, preenchedor na fronte.

Pontos Essenciais

- Os produtos com preenchedor ilustrados aqui incluirão Juvederm® Ultra (Allergan plc, Dublin, Irlanda), mas podem ser obtidos resultados semelhantes a outros produtos de preenchimento com ácido hialurônico nas tecnologias Vycross ou Hylacross, com a família de produtos Restylane® (Galderma), com Belotero® (MERZ) e com os produtos RHA (Revance).
- É essencial conhecer a anatomia relevante para obter ótimos resultados e para evitar injeção inadvertida em artérias, veias e feixes nervosos regionais com subsequentes eventos adversos.
- É importante a técnica de injeção lenta, homogênea e cuidadosa.
- A técnica de injeção pode variar, mas é preciso considerar modos de maximizar os resultados, ao mesmo tempo evitando complicações.
- A aspiração não garante localização extravascular, mas é recomendada, em muitas situações, para assegurar a colocação apropriada da agulha ou cânula.
- O volume da injeção deve ser moldado à obtenção do efeito de tratamento desejado e a evitar complicações em potencial.

53.1 Avaliação Facial Alta

- A têmpora deve ser plana, discretamente côncava ou discretamente convexa, sem concavidade, depressão e escavação significativas ou um degrau acentuado com relação ao zigoma lateral, posteriormente.
- A perda de volume relacionada com a idade, na parte alta da face, pode resultar em escavação das têmporas. As têmporas jovens geralmente são planas ou discretamente convexas; a volumização das têmporas é indicada quando elas se tornam visivelmente côncavas.
- A sobrancelha feminina esteticamente desejável deve estar acima da margem supraorbital, sendo a parte medial discretamente mais baixa do que a lateral.
- A posição e/ou forma da sobrancelha pode mudar com o envelhecimento. Os preenchedores podem realçar o contorno e o volume da sobrancelha e podem ser usados para melhorar a elevação da cauda da sobrancelha nos casos em que a toxina onabotulínica A proporcionar elevação insuficiente da sobrancelha.
- A parte superior da face deve ser avaliada quanto à perda de volume nas têmporas e fronte, posição da sobrancelha e presença de excesso de pele nas pálpebras superiores e inferiores.
- As linhas dinâmicas da testa geralmente são tratadas com neuromoduladores, mas os preenchedores de ácido hialurônico podem ser usadoa, seguramente, para tratar rugas horizontais profundas (estáticas) (ou linhas horizontais que, tratadas com neuromoduladores, induzem ptose da sobrancelha) para criar um contorno homogêneo na região frontal.
- A maioria dos preenchedores de ácido hialurônico não se destina ao preenchimento de linhas finas, como é o caso com Juvederm® Ultra, que precisa ser reconstituído a uma concentração mais baixa para ser ideal para injeção/colocação dérmica superficial.

53.2 Preenchedor Facial Superior

53.2.1 Preparação

- Maquiagem e outros contaminantes na face devem ser removidos antes da injeção e devem ser evitados no dia do procedimento.
- Deve-se usar a técnica asséptica, que inclui minuciosa lavagem das mãos, uso de luvas e técnica estéril com transferência por agulha ou ao reconstituir o produto.
- A preparação do local na pele para produtos Vycross® deve incluir clorexidina, iodopolividona ou produto semelhante e, para produtos Hylacross®, o álcool será suficiente.
- A pele deve ser visivelmente avaliada para transtornos dermatológicos locais (comedões, acne), infecções bacterianas ou virais ativas ou processos inflamatórios.
- Deve-se evitar o tratamento em pele irritada ou inflamada.

53.2.2 Aspectos Técnicos

- Para o preenchimento de linhas finas, sugerem-se agulhas de 0,5 polegada calibre 30 ou 32, dependendo do produto usado ou do método de reconstituição.
- A agulha da injeção deve ser trocada regularmente para minimizar o risco de infecção e de aumento do desconforto pelo procedimento sem ponta.
- É essencial uma velocidade lenta de injeção com agulhas menores para evitar que o produto se espalhe quando a agulha for inadvertidamente colocada no intravascular.
- Agulhas menores também tendem a causar menos contusões e limitam os volumes, reduzindo eventos adversos locais.
- Nas áreas de tratamento com anatomia desafiadora ou risco mais alto de complicações, pode ser aconselhável usar cânulas não perfurantes em vez de agulhas; entretanto, elas não evitam complicações.

53.2.3 Preenchimento de Linhas na Fronte (▶ Fig. 53.1)

- As linhas estáticas da região frontal que não forem apropriadas para quimiodenervação do frontal são mais bem tratadas com Juvederm® Ultra reconstituído.
- A reconstituição é variável e depende da espessura da pele e da profundidade das rítides, mas geralmente é efetuada (preferência do autor Steven Fagien) por mistura ou "diluição" do produto a aproximadamente 50% da concentração da embalagem de 24 mg/mL para aproximadamente 12 mg/mL, adicionando-se quantidades iguais de solução de anestésico (acrescenta-se 1 mL de lidocaína com epinefrina a 1 mL de Juvederm® Ultra, produzindo 2 mL de produto reconstituído).
- Usa-se uma agulha calibre 32 e se efetua a redução/eliminação por passagem sequencial ou punção sequencial com a agulha aproximadamente paralela à superfície da pele, tendo-se o cuidado em particular de injetar pela via intradérmica.
- As injeções prosseguem até a correção completa sem correção excessiva.
- Espera-se um branqueamento com a epinefrina e a aparência é completamente diferente de uma injeção arteriolar inadvertida.

53.2.4 Volumização das Têmporas (▶ Fig. 53.2)

- Voluma® é mais frequentemente preferido para deficiência moderada a intensa de volume na têmpora quando injetado no espaço supraperiosteal (profundamente ao músculo temporal) da fossa temporal, enquanto um método alternativo, usando Juvederm® Ultra Plus reconstituído, pode ser indicado ou preferido para deficiência leve a moderada de volume e é injetado por via subcutânea (superficial ao músculo temporal). Ambos têm suas vantagens. O plano profundo é geralmente desprovido de vasos e pode ser seguramente aplicado usando-se o método Swift. Ainda que mais segura, essa técnica quase sempre exige volumes maiores para alcançar o resultado planejado. O plano subcutâneo é mais eficiente (maior *lifting* por volume de injetante, como na maioria das áreas), mas é mais próximo dos vasos que poderiam ser problemáticos.
- Identifique a artéria temporal por palpação ou visualização direta e a rede de veias temporais por inspeção, bem como a junção da crista temporal ou linha de fusão com a borda orbital. Pode ser útil marcar ambas as áreas, bem como as veias subcutâneas visíveis para evitar os pontos de referência para injeção.
- Identifique a área de maior perda de volume.
- Para a técnica de injeção no plano profundo/supraperiosteal: a agulha deve ser posicionada 1 cm superior à borda orbital lateral ao longo da linha de fusão temporal e 1 cm lateral à crista temporal, distante dos vasos identificados.
- Insira a agulha perpendicularmente ao osso, aspire e depois injete muito lentamente usando uma injeção em bolo supraperiosteal. Os volumes de injeção variam, dependendo de um conjunto de fatores, inclusive da intensidade.
- A pressão com a mão livre superiormente na região da linha de implantação dos cabelos evitará propagação não desejada superiormente e posteriormente.

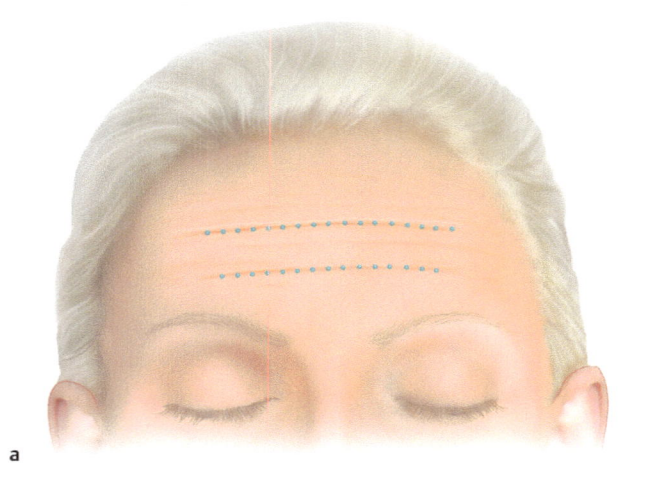

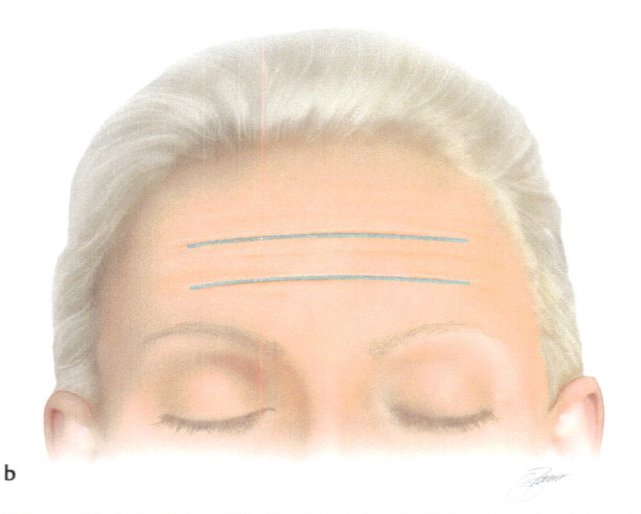

Fig. 53.1 (a, b) Correção de rítides horizontais com preenchedores.

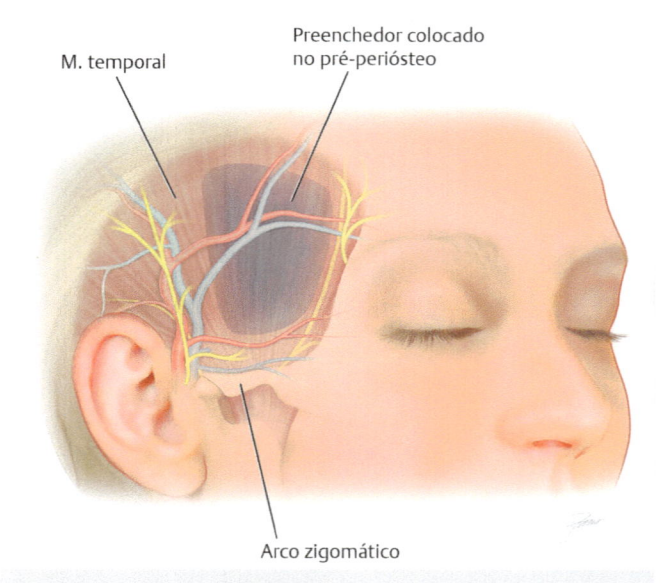

Fig. 53.2 Aumento temporal seguro com preenchedores.

- Depois de remover a agulha, aplique pressão sobre o local da injeção por vários minutos para tamponar o sangramento de qualquer punção venosa e evite equimoses de início tardio.
- Pode ser necessário moldar delicadamente a região temporal depois da injeção de volumes típicos na faixa de 0,3 a 1,0 mL para a maioria das escavações temporais.
- Perda intensa de volume pode exigir até 2 mL de Voluma® por lado.
- Se for usado Juvederm® Ultra Plus, deve-se fazer uma segunda injeção ao longo da borda lateral do arco frontozigomático, medialmente à primeira injeção, ou converter para Juvederm® Ultra reconstituído de modo ultradiluído, misturando 1 mL de produto ao diluente preferido do injetor (anestésico local, soro fisiológico ou combinação) até um total de 5 mL, injetando aproximadamente 1,5 a 2,5 mL por têmpora no plano subcutâneo. É necessária atenção particular com essa técnica para evitar vasos e observar o reenchimento imediato de tecidos moles/têmpora. O reenchimento é imediato nesse plano superficial, e a falta dessa observação deve levar à parada imediata (poderia ser um vaso sanguíneo), movendo a agulha para uma localização próxima/adjacente e reinjeção.

53.2.5 Pontos de Segurança

- São realizadas inspeção visual e palpação para evitar a artéria e a veia temporais superficiais, que se situam no tecido subcutâneo.
- Selecione uma localização supraperiosteal alta na fossa temporal para minimizar o risco de eventos intravasculares.
- As artérias temporais profundas e a artéria temporal média localizam-se comumente mais posteriores a esse ponto, e os calibres dessas artérias são pequenos nessa região; entretanto, sempre se justifica a aspiração antes da injeção.
- Evite injeções profundas com agulha na fossa inferior ou posterior acima do arco zigomático, o que traz risco em potencial de necrose do palato por injeções nos ramos da artéria maxilar interna.

53.2.6 Preenchedor da Sobrancelha

- A conformação da sobrancelha pode ser obtida usando-se Juvederm® Ultra Plus.
- Identifique a borda orbital para evitar injeção inadvertida na cavidade orbital.
- Posicione a agulha e aspire antes da injeção.
- Insira a agulha na extremidade lateral da sobrancelha, injete horizontalmente na direção da sobrancelha e muito lentamente, usando uma injeção em bolo supraperiosteal, e depois massageie em direção cranial para dar a forma. Injeções na face lateral das sobrancelhas têm o objetivo de promover suporte do teto.
- Lembre-se de palpar a borda orbital e proteja com um dedo para evitar a migração do preenchedor para a pálpebra superior.
- Evite corrigir exageradamente a sobrancelha com o preenchedor, porque pode resultar em um aspecto indevidamente proeminente da sobrancelha ou causar edema palpebral.
- A segunda injeção deve ser feita da mesma maneira, medialmente à primeira injeção ao longo da sobrancelha.
- Tenha cuidado em evitar o forame supraorbital ao injetar lateralmente a ele.

53.2.7 Preenchedor da Fronte

- Posicione a agulha perto da extremidade lateral da rítide horizontal, pelo menos 2 cm acima da sobrancelha.
- Insira inteiramente a agulha, injete muito lentamente, usando uma injeção em bolo supraperiosteal, e injete profundamente para evitar aos vasos e nervos frontais e temporais.
- A ponta da agulha precisa estar sobre o osso, abaixo da gálea, para acesso a esse plano avascular. Fazendo movimento medial ao longo da fronte, a segunda e a terceira injeções são dadas no mesmo lado da face, pelo menos 2 cm acima da sobrancelha.
- Injete muito lentamente usando uma injeção em bolo supraperiosteal e injete profundamente para evitar os feixes de vasos supraorbitais e supratrocleares.

53.2.8 Pontos de Segurança

- Injete pelo menos 2 cm acima da sobrancelha e dos vasos supratrocleares e supraorbitais.
- Mantenha a injeção profunda para evitar feixes de vasos subcutâneos.

53.3 Complicações

- As complicações precoces e autolimitadas comuns incluem eritema, edema, dor e equimoses.
- Nódulos e saliências ou coloração alterada para cinza-azulada sob a pele, causados pelo efeito Tyndall, podem ocorrer com injeção de preenchedores quando injetados superficialmente em demasia e em geral podem ser tratadas com massagem, com a passagem do tempo ou com o uso de hialuronidase.
- Reações alérgicas (muito raras com os preenchedores de ácido hialurônico), em geral ocorrem em várias horas e podem ser evitadas, na maioria dos casos, pela cuidadosa entrevista pré-tratamento dos pacientes.
- Se ocorrer comprometimento vascular ou compressão causados pelos preenchedores de ácido hialurônico ou se houver suspeita disso, a ocorrência geralmente ficará evidente pelas alterações da pele ou reticulares, palidez, branqueamento e dor ao longo da distribuição da artéria, o que é distinguível do branqueamento pela epinefrina e, se diagnosticadas, precisam ser tratados agressivamente com injeção de hialuronidase na área, o que, na maioria das situações de iminente comprometimento da pele, pode ser completamente revertido.
- Complicações tardias do preenchedor, incluindo aparecimento tardio de nódulos, que felizmente são raras e podem ocorrer meses depois do tratamento, podem ser tratadas com corticosteroides orais e outros anti-inflamatórios.
- Consulte os manuscritos referentes aos métodos atuais e mais abrangentes de tratamento de complicações, caso surjam.

53.4 Exemplo de Caso

Este exemplo demonstra mulher de meia-idade com rítides profundas na fronte, tratadas de modo subideal com neuromodulação, causando falta de efeito e ptose da sobrancelha. Foi realizada injeção intradérmica de ácido hialurônico com as técnicas descritas anteriormente. A imagem pós-procedimento demonstra remoção das rítides horizontais (estáticas) (▶ Fig. 53.3).

Fig. 53.3 (a, b) Este exemplo demonstra mulher de meia-idade com rítides profundas na testa. Realizou-se injeção intradérmica de ácido hialurônico usando as técnicas descritas. A imagem pós-procedimento demonstra remoção das rítides horizontais.

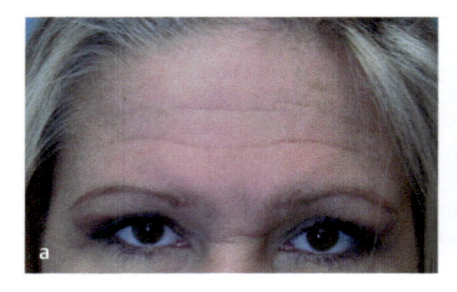

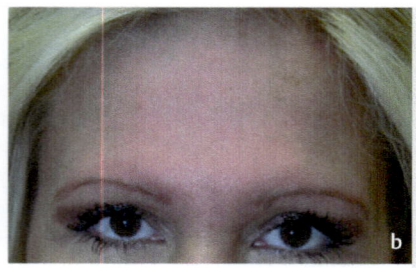

8 m após 0,4 mL Juve ultra no 16 mg./mL

53.5 Conclusão

O uso de preenchedores de ácido hialurônico é útil para oferecer correção de perda de volume, apoio estrutural e melhora das rítides faciais superiores. A parte superior da face tem sido considerada área básica para uso exclusivo de toxina botulínica, mas agora se tornou área mais bem abordada e mais abrangentemente usando uma combinação de neurotoxinas e preenchedores. O uso de preenchedores em regiões superiores da face continua a ser um desafio em decorrência dos riscos de complicações intravasculares em potencial, sendo fundamental um conhecimento completo da anatomia e do manejo de complicações, caso surjam.

Ver **Vídeo 53.1**.

Referências

Carruthers J, Humphrey S, Beleznay K, Carruthers A. Suggested injection zone for soft tissue fillers in the temple? Dermatol Surg. 2017; 43(5):756-75.

Carruthers JD, Fagien S, Rohrich RJ, Weinkle S, Carruthers A. Blindness caused by cosmetic filler injection: a review of cause and therapy. Plast Reconstr Surg. 2014; 134(6):1197-1201

de Maio M, Swift A, Signorini M, Fagien S, Aesthetic Leaders in Facial Aesthetics Consensus Committee. Facial assessment and injection guide for botulinum toxin and injectable hyaluronic acid fillers: focus on the upper face. Plast Reconstr Surg. 2017; 140(2):265e-276e

Sclafani AP, Fagien S. Treatment of injectable soft tissue filler complications. Dermatol Surg. 2009; 35 Suppl 2:1672-1680

54 Preenchedor Finesse: Têmporas

Val Lambros

Resumo

Em muitas fazes as têmporas ficam escavadas, fazendo a face parecer abatida e mais velha, bem como fazendo-a parecer mais longa e mais estreita. Isso pode ser remediado preenchendo-se as têmporas com produtos injetáveis. Descrevemos um método para fazê-lo e também um método para pré-visualizar os resultados do procedimento para que o paciente possa saber ou que pode esperar.

Palavras-chave: face envelhecida, têmporas escavadas, injeções com preenchedor de AH nas têmporas, injeção com cânula, diluição dos preenchedores, face abatida, face estreita.

Pontos Essenciais

- A escavação das têmporas é um indicador poderoso do envelhecimento. O tratamento pode fazer profunda diferença na percepção global da face.
- A correção pode ser efetuada com injeções relativamente simples.
- Nos planos subcutâneo e subfascial, a correção pode durar vários anos com pre-enchedores de ácido hialurônico (AH).

54.1 Etapas Pré-Procedimento

- A análise é a chave para um tratamento bem-sucedido. Compreenda o trajeto do nervo facial (▶ Fig. 54.1a, b).
- O envelhecimento frequentemente resulta na escavação das têmporas com exposição da órbita lateral e visibilidade da linha de fusão temporal, o que dá à cabeça e à face uma aparência estreita abatida. As caudas das sobrancelhas parecem curtas e baixas ao seguirem o rádio de curvatura reduzido da têmpora.
- Um dos principais efeitos do preenchimento da têmpora é o alongamento e a aparente elevação da cauda da sobrancelha.
- De maneira ideal, as têmporas devem ser planas, nem côncavas, nem convexas.
- É importante observar a posição da artéria temporal, que muitas vezes pode ser vista e confirmada por palpação. Se houver dúvida, um Doppler é útil para mapear quaisquer ramos que atravessem a têmpora (▶ Fig. 54.2a-c).
- A decisão de injetar as têmporas se baseia em o paciente gostar do aspecto de têmporas mais preenchidas.
- Como o benefício de uma injeção nas têmporas é um conceito visual, não entendido facilmente quando descrito de modo verbal, gosto de injetar a têmpora com alguns centímetros cúbicos de anestésico local diluído para mostrar ao paciente e a mim mesmo o efeito desejado (e também pela dor e hemostasia). É como experimentar roupas antes de comprá-las, e os pacientes, uniformemente, gostam da ideia de conseguirem ver o resultado antes de se comprometerem com a injeção; além disso, o paciente agora consegue tomar a decisão sobre o procedimento de um modo verdadeiramente informado. A injeção do produto segue esse *preview*. Geralmente usa-se 1,5 a 2 mL do produto por lado.
- Na ocasião da escrita deste texto, prefiro o Juvederm® Ultra.
- O sucesso de qualquer tratamento com preenchedor depende da distribuição cuidadosa e atenta.
- A têmpora tem três áreas distintas: a escavação principal da têmpora, a cauda da sobrancelha e uma pequena escavação vertical com frequência vista inferiormente à causa da sobrancelha.
- Há dois métodos principais para injetar as têmporas: um acesso transmuscular periosteal e um acesso subcutâneo/subgaleal (fáscia subtemporoparietal), que prefiro por sua homogeneidade e longevidade.

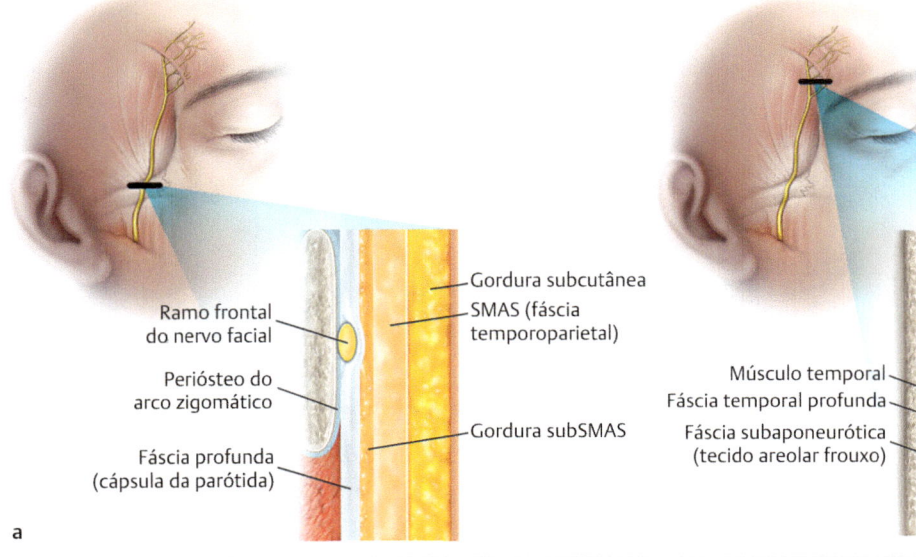

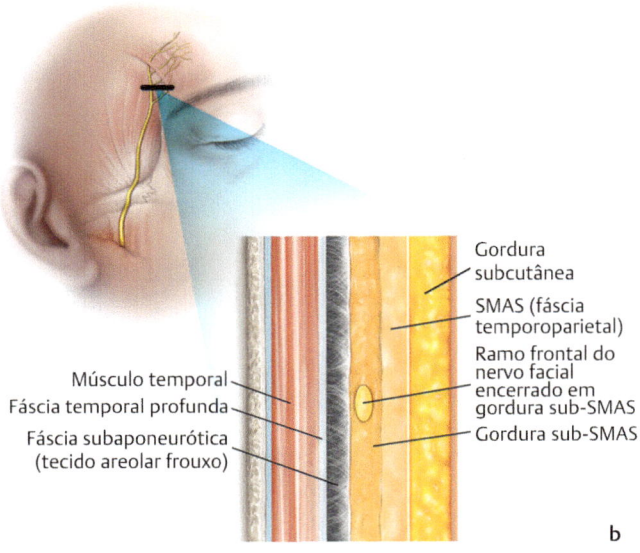

Fig. 54.1 Trajeto do nervo facial (a) inferiormente e (b) superiormente.

- O acesso transmuscular periosteal coloca o preenchedor em um único bolo no periósteo 1 cm posteriormente e 1 cm superiormente à origem inferior da linha de fusão temporal na parte lateral da órbita. Esse acesso, embora fácil, direto e conveniente, aborda apenas a parte superior da escavação da têmpora e a cauda da sobrancelha. A duração dos preenchedores de AH, com esse acesso, é de aproximadamente 6 meses na minha experiência, consideravelmente mais curto do que com o acesso subcutâneo/subgaleal.
- A longevidade do efeito no plano subcutâneo/subgaleal quase sempre é superior a 2 anos; não é incomum durar 3 anos.

Como o produto é distribuído pela têmpora inteira e a parte lateral da sobrancelha, cobre uma área mais ampla de modo muito homogêneo.

54.2 Etapas do Procedimento

- Ver **Vídeo 54.1**.
- É tecnicamente difícil distribuir um preenchedor concentrado igualmente por uma área ampla, tarefa esta que se torna muito mais fácil por reconstituição do produto.

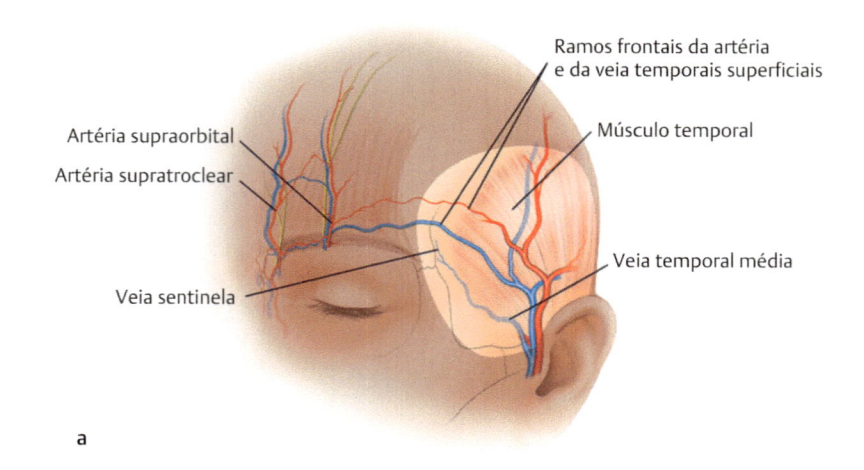

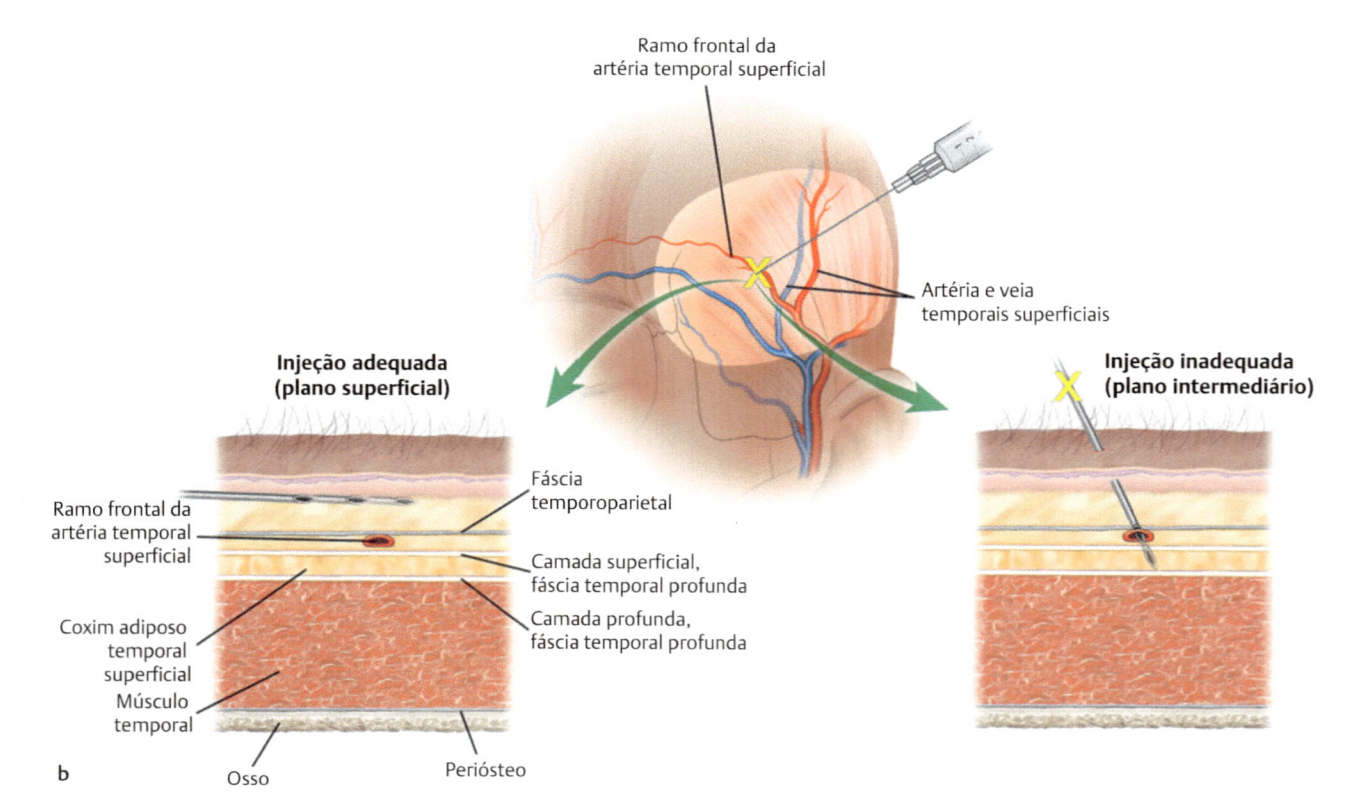

Fig. 54.2 (a) Anatomia vascular relevante e injeção apropriada no **(b)** plano superficial. *(Continua.)*

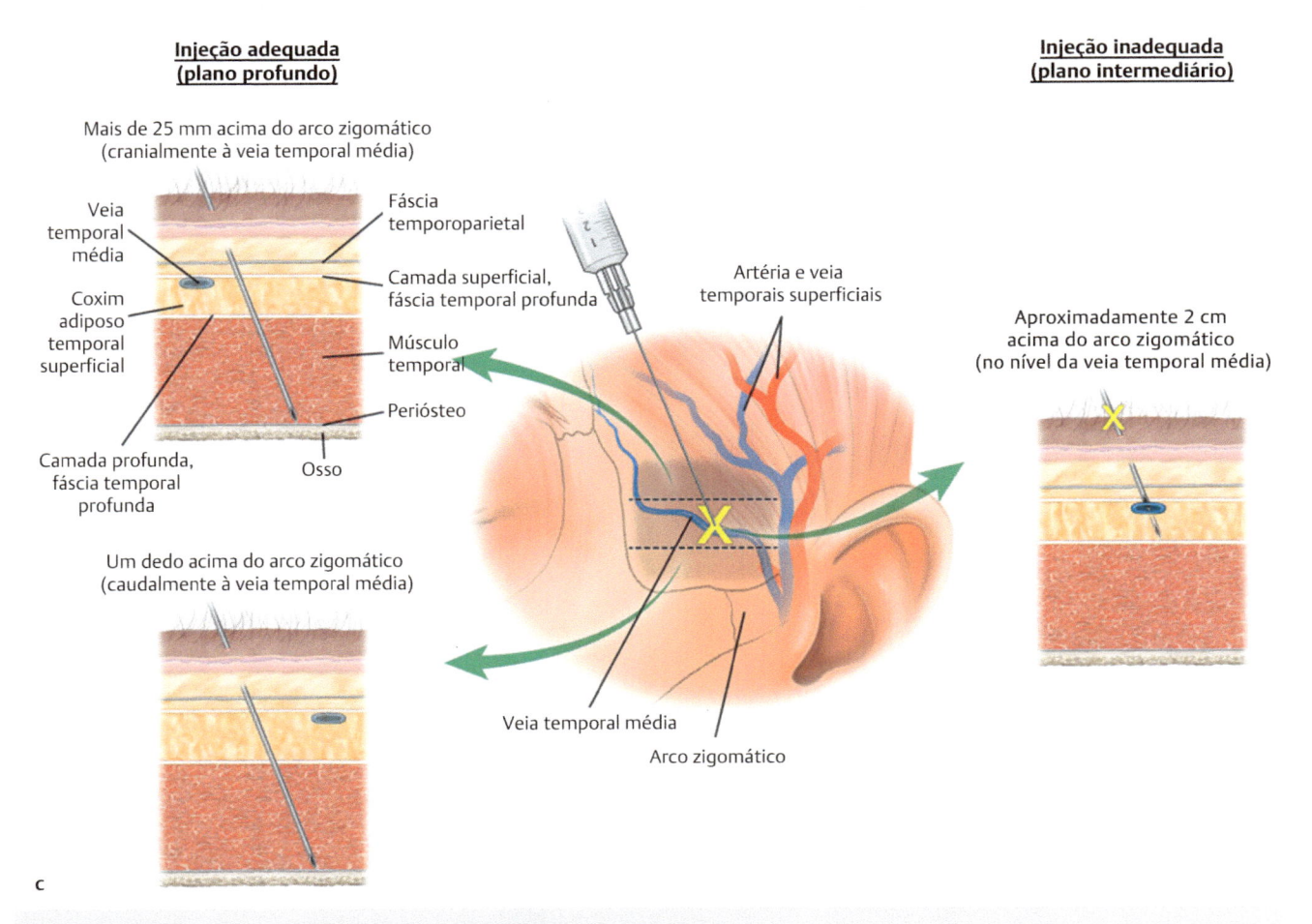

Fig. 54.2 *(Cont.)* **(c)** Profundidade adequada da injeção no plano profundo.

- Uma analogia seria tentar pintar uma parede por igual com uma lata pequena de tinta concentrada. É muito mais fácil pintar a parede por igual com tinta diluída; depois, o diluente evapora.
- O produto é reconstituído com uma parte de produto para duas partes de soro fisiológico, de modo que a injeção de 1 mL de produto consistiria em 3 mL de injetado total. Usando um *hub* de transferência, é misturado entre duas seringas e injetado por meio de uma cânula de 2 polegadas calibre 22. Como o produto é viscoso quando reidratado, a injeção por uma cânula calibre 25 pode ser difícil.
- A cauda da sobrancelha recebe a injeção no plano subcutâneo e o restante da injeção é aplicado entre a fáscia profunda e a superficial (subgaleal). Se a cânula for introduzida em um ângulo raso desde a parte inferior da escavação da têmpora, flexionará e deslizará na fáscia temporal profunda e seguirá o plano profundo até as artérias temporais.
- Fazem-se múltiplas passagens para espalhar a mistura o mais homogeneamente possível. O produto tende a refluir ao longo da haste da cânula, e não a se propagar radialmente a partir da ponta e fará um bolo perto do local da injeção, a menos que seja aplicada pressão com o dedo sobre a parte proximal da cânula para guiar o fluxo distalmente.
- As veias temporais superficiais provavelmente ficarão maiores por até algumas semanas depois da injeção; os pacientes devem ser informados.
- O produto reconstituído faz um abaulamento alarmantemente grande e temporário de soro fisiológico, que se dissipa, em sua maior parte, na primeira meia hora. A diluição do produto, juntamente com a injeção por igual, é responsável pelo contorno muito homogêneo que esse método produz.

54.3 Cuidados Pós-Procedimento

- Há pouco a fazer após a injeção. Pode haver pequeno edema residual por mais ou menos 1 dia.
- Usa-se gelo nas primeiras horas, embora seja incomum o aparecimento de equimose com uma cânula; se ocorrer, aparecerá na pálpebra inferior.

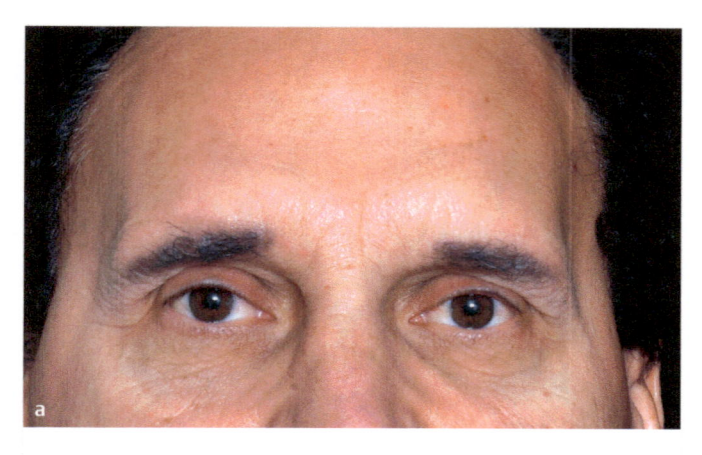

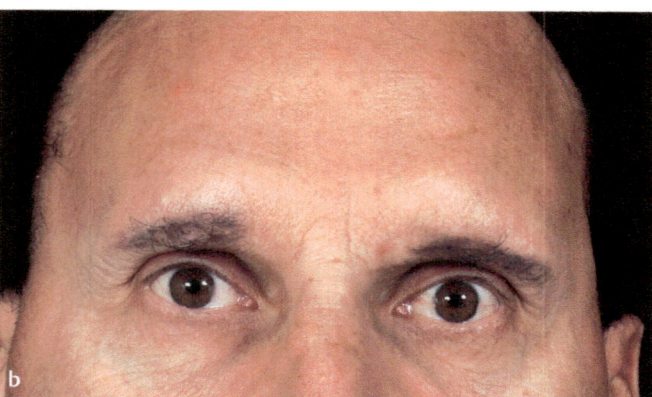

Fig. 54.3 (a, b) Homem de 65 anos antes e 2 anos depois de injeções nas têmporas de 2 mL em cada lado.

- Como o paciente vê o efeito e aprova os resultados do procedimento com a *prévia do* anestésico local, as queixas sobre os efeitos estéticos da injeção são muito raros. Até o presente não tive de dissolver o produto em um paciente que tenha visto e aprovado o resultado da prévia com o anestésico local.

54.4 Exemplo de Caso

Homem de 65 anos visto antes e 2 anos depois de injeções nas têmporas de 2 mL em cada lado (▶ Fig. 54.3a, b).

54.5 Conclusão

O poder do tratamento de influenciar o funcho estrutural da face é demonstrado.

Referências

Coleman S, Mazzola R, eds. Fat Injection from Filling to Rejuvenation. St. Louis, MO: Quality Medical Publishing; 2009

Fagien S. Variable reconstitution of injectable hyaluronic acid with local anesthetic for expanded applications in facial aesthetic enhancement. Dermatol Surg. 2010; 36 suppl 1:815-821

Lambros V. A technique for filling the temples with highly diluted hyaluronic acid: the "dilution solution." Aesthet Surg J. 2011; 31(1):89-94

Swift A. One Up, One Over Regional Approach in "Upper face: anatomy and regional approaches to injectables" found in supplement issue Soft Tissue Fillers and Neuromodulators: International and Multidisciplinary Perspectives. Plast Reconstr Surg 2015; 136(5s):204S-218S

Swift A, DeLorenzi C, Kapoor K. Injection anatomy: avoiding the disastrous complication. In: Jones DH, Swift A, eds. Injectable Fillers: Facial Contouring and Shaping. 2nd ed. Wiley-Blackwell; 2019

55 Parte A: Preenchedor Finesse: Bochechas

Rod J. Rohrich ▪ Ira L. Savetsky ▪ Paul D. Durand

Resumo

O envelhecimento do terço médio da face pode ser atenuado por meio de aumento do volume. Injeções no arco, eminência zigomática e compartimentos mediais profundos podem resultar em escavação adjacente ou em depressão notável na paciente madura. Nossa técnica aborda essas *depressões* secundárias. O foco nessas áreas pode melhorar os resultados estéticos do aumento zigomático.

Palavras-chave: eminência zigomática, compartimento de gordura, aumento zigomático, preenchedor da bochecha, picos, depressões secundárias

> **Pontos Essenciais**
>
> - É importante a análise facial abrangente e sistemática para estabelecer objetivos e formular um plano preciso para aumento zigomático.
> - Uma abordagem gradual do aumento zigomático, que aborda depressões secundárias, restaura os pontos de referência anatômicos joviais e melhora a estética facial.

55A.1 Envelhecimento Facial

- O envelhecimento facial se caracteriza por perda de colágeno e diminuição da espessura da pele, reabsorção óssea e falta de sustentação e de volume nos tecidos moles.
- A gordura subcutânea da face é dividida em compartimentos superficial e profundo.
- A gordura zigomática ainda se divide em compartimentos medial, médio e bochecha lateral temporal, separados por septos fasciais (▶ Fig. 55A.1).
- A perda de volume de gordura resulta em atrofia e escavação do terço médio da face.
- O aumento desses compartimentos pode ser realizado para melhorar a estética facial.
- Os tecidos faciais, as estruturas subjacentes e os compartimentos de gordura são independentes e precisam ser abordados de maneira individualizada.
- A injeção no compartimento de gordura medial profundo aumenta a projeção do terço médio da face.
- As injeções nos picos primários (▶ Fig. 55A.2) nas pacientes ao longo do arco zigomático, eminência zigomática e compartimentos mediais profundos melhorarão a proeminência da

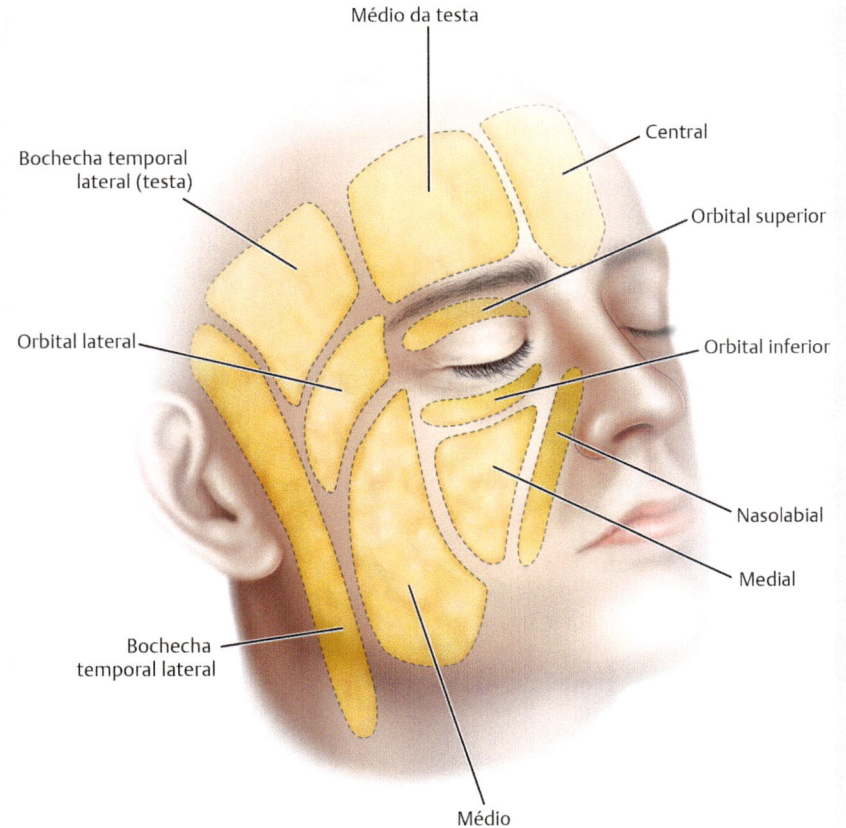

Fig. 55A.1 Compartimentos de gordura zigomática.

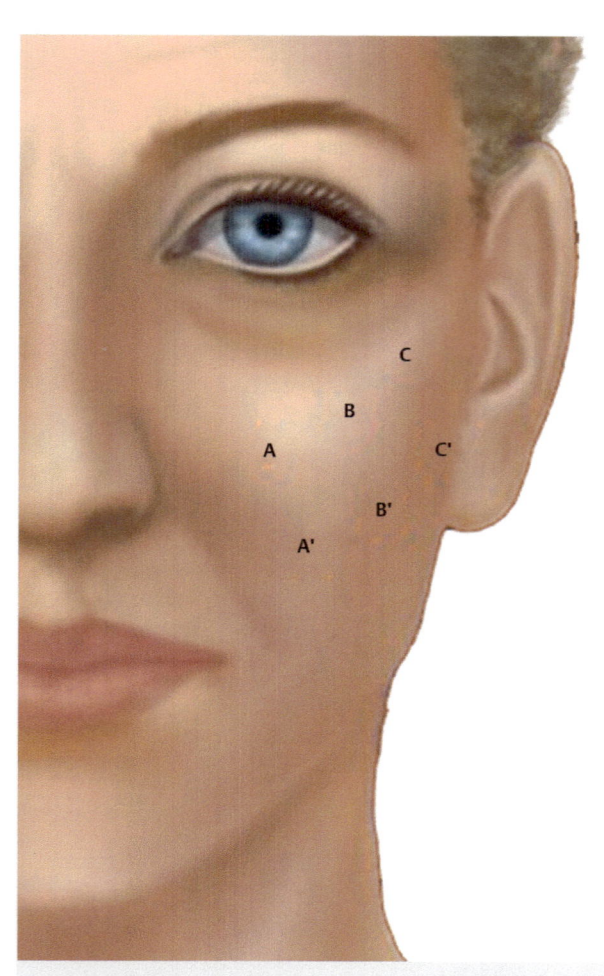

Fig. 55A.2 Pontos de referência zigomáticos em paciente do sexo feminino. **Picos:** Compartimento zigomático profundo (A), eminência zigomática (B) e arco zigomático (C). **Vales secundários:** A', B' e C'.

- Em geral, pode ser vantajoso escolher um preenchedor com valor de G' e viscosidade mais altos para oferecer efeito de *lifting* na volumização do terço médio da face.
- Usa-se uma agulha calibre 30 para as injeções.
- Aplica-se anestesia tópica, e a pele é limpa com clorexidina.
- Podem-se usar rolos de gelo e pressão leve para distração.
- Utilizam-se luzes para a visualização ideal durante o procedimento.

55A.3 Injeções nas Depressões Secundárias

- A borda infraorbital, a eminência zigomática e o arco são palpados para orientação.
- Identifica-se a parte medial superficial da bochecha (lateralmente ao sulco nasolabial) e os compartimentos médios da bochecha (medialmente ao zigomático maior).
- Observam-se a profundidade e a extensão da depressão secundária.
- As injeções são realizadas lentamente, com baixa pressão e pequenos incrementos de maneira anterógrada/retrógrada para maximizar a segurança.
- As injeções são realizadas no plano subcutâneo ao longo da junção dos compartimentos medial e médio.
- Deve-se evitar o forame infraorbital, que se situa aproximadamente um dedo abaixo da borda infraorbital no plano vertical do limbo medial.
- São feitas passagens adicionais de maneira transradial e se realiza o *fanning*.
- Podem-se realizar injeções ao longo do compartimento lateral para melhorar as depressões antigas.
- O objetivo não é apenas corrigir a perda de volume, mas também melhorar o contorno de maneira homogênea e contígua.
- Pode-se realizar massagem delicada para dispersar homogeneamente o material do preenchedor.
- As alterações zigomáticas devem ser observadas de múltiplas perspectivas (anteroposterior [AP], oblíqua, lateral), e a iluminação de fundo é fundamental para a avaliação adequada.
- Os *pontos* estéticos finais incluem *lifting* de tecidos sobrejacentes e suavização de sombras visíveis.

55A.4 Instruções para o Período Após o Procedimento

- Evite ácido acetilsalicílico, ibuprofeno, naproxeno, vitamina E (> 400 unidades por dia) e óleo de peixe por pelo menos 7 a 10 dias antes da data marcada para o procedimento e por 5 dias após o tratamento.
- Entre em contato com o consultório imediatamente se apresentar qualquer um dos seguintes:
  - Febre e/ou calafrios.
  - Se a área de tratamento parecer vermelha, quente ao toque ou tiver aspecto "irritado".
  - Se apresentar dor intensa ou aumento da dor.
  - Se em qualquer ponto de injeção ou nas áreas em torno se desenvolverem manchas com coloração alterada ou se a área tiver aspecto pálido.
- Aplique compressas de gelo cobertas à área tratada nas primeiras 24 horas.

bochecha, resultando em uma aparência *elevada do osso zigomático* esteticamente desejável.
- Quando o arco, a eminência zigomática e o compartimento medial profundo são injetados nas pacientes maduras, resta um vale secundário aprofundado (▶ Fig. 55A.2).
- Essa região escavada se situa inferior e paralelamente aos picos. Essa área deve ser preenchida com volume para melhora do contorno.

55A.2 Planejamento

- A consulta inicial começa com minuciosa análise facial, incluindo as proporções faciais, identificação de áreas com deflações de volume, rítides e flacidez tecidual.
- A preparação, a diluição e a injeção de substâncias nos tecidos faciais devem ser realizadas sob técnica estéril.
- Devem-se considerar as propriedades dos preenchedores, incluindo viscosidade, rigidez (G'), afinidade por água, grau de reticulação e concentração do ácido hialurônico (AH).

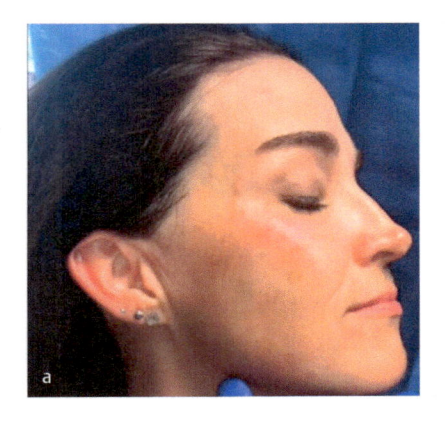

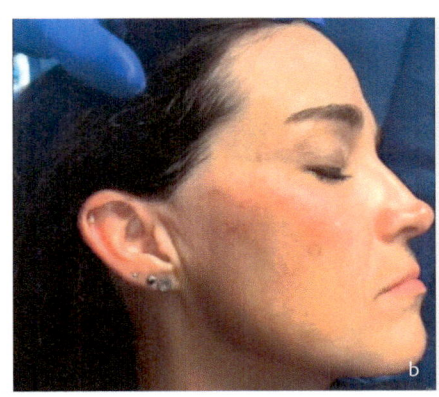

Fig. 55A.3 (a, b) Imagens em perfil antes (esquerda) e imediatamente depois (direita) da injeção de preenchedor zigomático.

- Evite exercício pesado, como corrida, ioga e levantamento de pesos por pelo menos 36 horas, e a frequência cardíaca deve permanecer abaixo de 100 batimentos por minuto.
- O médico vai atender você em retorno após 2 semanas e novamente depois de 3 meses após as injeções. Telefone para o consultório para marcar o retorno quando for mais conveniente.

55A.5 Sequelas/Complicações

- As complicações menores incluem edema, equimoses ou assimetria, geralmente desaparecendo em alguns dias.
- Edema zigomático persistente pode exigir mais tempo antes da resolução.
- As complicações mais temidas incluem necrose tecidual ou embolização pelo preenchedor. Os sintomas agudos podem incluir dor, branqueamento da pele, livedo ou perda visual. O paciente deve ser visto na clínica imediatamente para avaliação. A hialuronidase deve estar à disposição e ser usada generosamente. Outras intervenções podem incluir massagem, compressas mornas, nitroglicerina tópica e ácido acetilsalicílico.

55A.6 Exemplo de Caso

Imagens em perfil antes (esquerda) e imediatamente depois (direita) de injeção zigomática de preenchedor (▶ Fig. 55A.3a, b).

55A.7 Conclusão

Proporciona-se uma abordagem gradual do aumento zigomático em pacientes do sexo feminino, englobando vales secundários. Essa técnica de injeção restaura pontos de referência anatômicos joviais e melhora a estética facial. A satisfação das pacientes é alta quando esses pontos secundários são abordados no aumento zigomático.

Ver **Vídeo 55A.1**.

Referências

Cotofana S, Schenck TL, Trevidic P, et al. Midface: clinical anatomy and regional approaches with injectable fillers. Plast Reconstr Surg. 2015; 136(5) Suppl: 219S-234S

Ramanadham SR, Rohrich RJ. Newer understanding of specific anatomic targets in the aging face as applied to injectables: superficial and deep facial fat compartments-an evolving target for site-specific facial augmentation. Plast Reconstr Surg. 2015; 136(5) Suppl:49S-55S

Rohrich RJ, Pessa JE, Ristow B. The youthful cheek and the deep medial fat compartment. Plast Reconstr Surg. 2008; 121(6):2107-2112

Scheuer JF, III, Sieber DA, Pezeshk RA, Campbell CF, Gassman AA, Rohrich RJ. Anatomy of the facial danger zones: maximizing safety during soft-tissue filler injections. Plast Reconstr Surg. 2017; 139(1):50e-58e

Wan D, Amirlak B, Rohrich RJ. The clinical importance of the fat compartments in midfacial aging. Plast Reconstr Surg Glob Open. 2014; 1(9):e92

55 Parte B: Preenchedor Finesse: Bochechas

K. Kay Durairaj ▪ Vivian N. Nguyen ▪ Omer Baker ▪ Simranjit Sidhu

Resumo

A bochecha é uma das características estruturais mais importantes da arquitetura facial – significando jovialidade, fertilidade e beleza. Fica sobrejacente ao osso zigomático lateral, mas também engloba o terço médio da face inteira, incluindo o tecido abaixo da órbita. Os preenchedores faciais devem ser usados no terço médio da face como agentes de volume. Preenchedores em gel hialurônico podem ser tão efetivos quanto enxerto de gordura quando usados nos coxins adiposos faciais para aumentar as alterações com deflação de volume. É obrigatório restaurar o volume do terço médio da face para melhorar o aspecto flácido e caído e elevar as áreas centrais de peso.

Ao usar preenchedores faciais, precisamos avaliar o envelhecimento em termos de alterações ósseas faciais e atrofia da gordura. Para melhorar os sinais de alterações ósseas profundas, as injeções supraperiosteais são feitas em áreas de reabsorção óssea limitadas por ligamentos retentores e devem ser feitas com os preenchedores com o *G-prime* mais alto. Aumentos do coxim adiposo com profundidade moderada são feitos melhor com preenchedores com *G-prime* alto a moderado, enquanto as deficiências subcutâneas mais superficiais são aumentadas com preenchedores leve a *G-prime* moderado.

Tendo como objetivo os quatro ligamentos no terço médio da face (ligamentos cutâneos zigomaticocutâneo, orbital, maxilar e massetérico superior), melhora a suspensão do tecido da bochecha. Os compartimentos nasolabial, infraorbital, medial superficial da bochecha, medial profundo da bochecha e da gordura medial e lateral suborbicular do olho (SOOF) geralmente sofrem perda de volume. Os bolos que são levados ao longo das bordas superior, medial e inferior do arco zigomático, seguindo o contorno natural do zigoma, melhoram a projeção dos ossos da bochecha. A eficácia dos preenchedores faciais em atuar como agentes volumizantes possibilita aos pacientes resultados com duração mais longa, sendo confiáveis e minimamente invasivos.

Palavras-chave: aumento da bochecha, preenchedor da bochecha, agentes volumizantes, alterações do envelhecimento, atrofia gordurosa, reabsorção óssea, ligamentos retentores, coxins adiposos, arco zigomático, bochechas.

> **Pontos Essenciais**
>
> - O envelhecimento facial é multifatorial e envolve algumas alterações da face, incluindo a ocorrência de perda gradual do colágeno dérmico e da gordura subcutânea, causando perda do volume subcutâneo nos compartimentos nasolabial, infraorbital, da bochecha superficial medial, da bochecha medial profunda e da gordura medial e lateral suborbicular do olho (SOOF), que é responsável pela flacidez e deflação da bochecha.
> - Para se contrapor aos sinais de envelhecimento facial, as injeções de ácido hialurônico (AH) e não ácido hialurônico (não AH) são técnicas excelentes para manter a projeção jovial dos coxins adiposos zigomáticos. Ambos os tipos de preenchedores diferem significativamente em termos *G-prime* (capacidade elástica de resistir à compressão), em longevidade do preenchedor e em reversibilidade. Os preenchedores AH têm *G-prime* baixo a alto e são os mais benéficos para pacientes que precisem de reposição de deflação de gordura, que desejem um preenchedor reversível e que prefiram aumento com tecido mais sutil. Os preenchedores não AH têm um *G-prime* mais alto e podem alcançar uma aparência com mais contorno. Adaptam-se melhor às abordagens de alterações ósseas profundas e dos coxins adiposos por meio de seu suporte e capacidade de induzir neocolagênese primária e secundária.

55B.1 Etapas Pré-Procedimento

55.B.1.1 Conhecimentos Básicos

- Vários ligamentos retentores faciais em toda a área bucal ancoram e estabilizam a fáscia superficial e a profunda, garantindo que os coxins adiposos do terço médio da face permaneçam em suas localizações anatômicas designadas. Os ligamentos retentores do terço médio da face são os ligamentos cutâneos zigomaticocutâneo, orbital, maxilar e massetérico superior (▶ Fig. 55B.1). Como a reabsorção de gordura ocorre, principalmente, nos limites desses ligamentos; palpar esses ligamentos na superfície da pele expõe deflação de volume e diminuição da espessura dos coxins adiposos que se beneficiarão de correção.

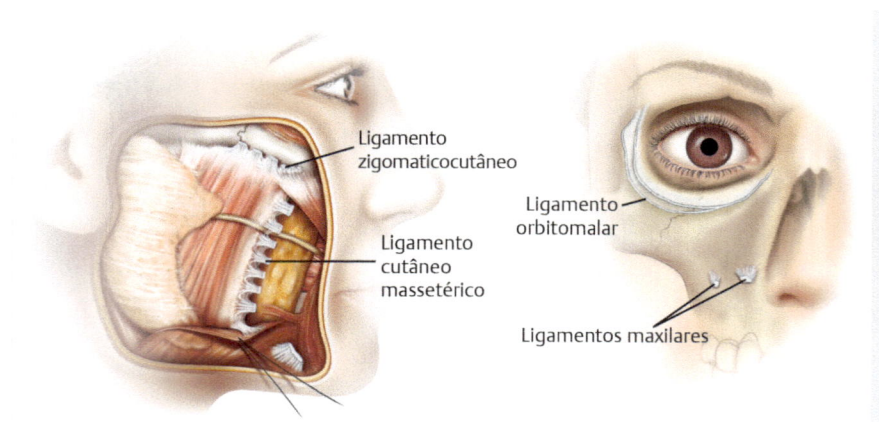

Fig. 55B.1 Localização e detalhes dos ligamentos retentores faciais. Quatro ligamentos retentores do terço médio da face: os ligamentos zigomaticocutâneos, orbitais, maxilares e massetéricos superiores formam os limites que ancoram os coxins adiposos superficiais e são pontos de referência críticos para se compreender a fim de colocar preenchedores para melhora volumétrica.

- Há compartimentos superficiais e profundos de gordura no terço médio da face, todos eles contribuindo para a descida do complexo de tecidos moles zigomáticos e levando a alterações morfológicas distintas associadas ao envelhecimento facial, como a depleção de volume (▶ Fig. 55B.2a-c). Os três compartimentos de gordura facial superficiais são os coxins adiposos nasolabial, infraorbital e medial superficial da bochecha. As regiões adiposas profundas incluem os coxins adiposos SOOF medial e lateral, bucal e os mediais profundos da bochecha (conforme descritos por Wan, Amirlak, Rohrich e Davis em *The Clinical Importance of the Fat Compartments in Midfacial Aging*).

55B.2 Análise Pré-Tratamento
55B.2.1 Seleção do Preenchedor

- Aos pacientes que ainda não usaram preenchedores ou que estejam preocupados com alterações estruturais faciais a longo prazo, recomenda-se o uso de preenchedores AH, pois seus efeitos podem ser revertidos e dissolvidos. Tanto os preenchedores AH como os não AH geralmente são viáveis por 12 a 24 meses. Os pacientes que exibem alterações de tecidos moles e subcutâneas com perda de espessura dérmica se beneficiam dos preenchedores AH, pois sua variedade de *G-primes* – baixos, moderados e altos – possibilitam ao preenchedor se integrar melhor aos tecidos para proporcionar uma colocação mais superficial e para suavizar linhas marcadas. Para a correção em áreas com suporte ligamentar e de tecidos moles enfraquecido, considere o uso de um preenchedor com *G-prime* moderado a alto em certas áreas dos compartimentos adiposos e no espaço do sistema musculoaponeurótico subsuperficial (sub-SMAS).
- A estética esculpida e com um contorno que muitas vezes atrai os pacientes mais jovens pode ser mais bem obtida com preenchedores não AH, como a hidroxiapatita de cálcio. Seu *G-prime* alto e propriedades viscoelásticas permitem simularem estruturalmente o zigoma ósseo, o que assegura projeção máxima. A hidroxiapatita de cálcio é um bioestimulador que induz neocolagênese primária e secundária – a segunda facilita um efeito em longo prazo. Os pacientes com pele sensível ou antecedentes de reação a outros injetáveis devem considerar não AH, pois estes são biocompatíveis com tecido humano, inertes e não antigênicos.

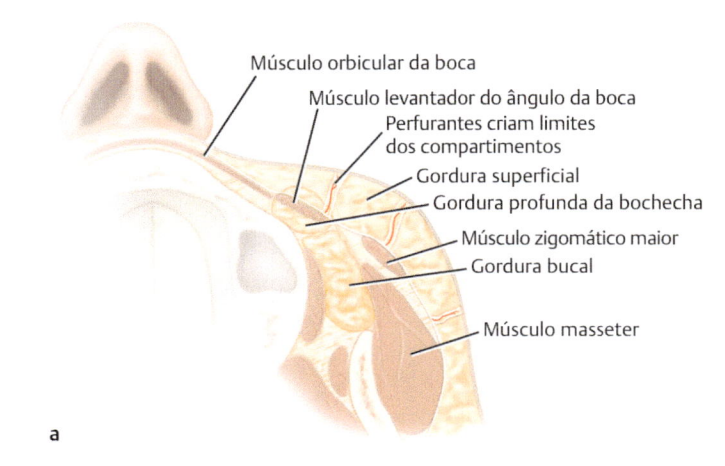

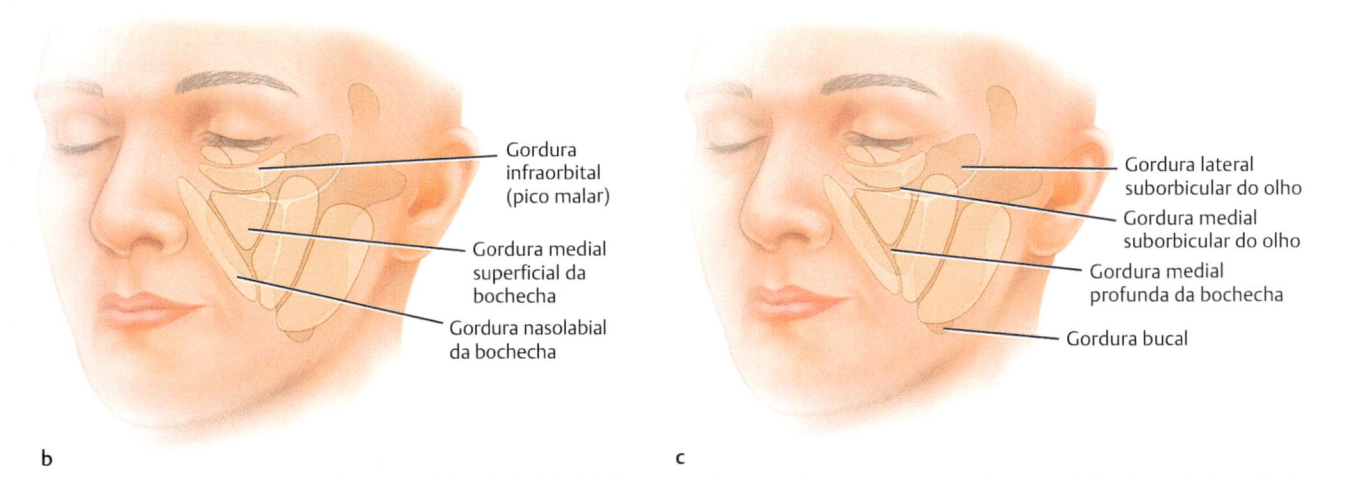

Fig. 55B.2 (a-c) Localizações dos compartimentos de coxins adiposos.

55B.2.2 Avaliação da Anatomia

- Bisseccione a face e palpe a estrutura óssea zigomática bilateralmente para pesquisar assimetria, deflação e queda dos coxins adiposos e formação de papada.
- Por palpação, identifique os ligamentos retentores zigomaticocutâneo, orbital, maxilar e massetérico e avalie qualquer conexão de enfraquecimento que afete a capacidade de os ligamentos restringirem a pele facial contra os efeitos gravitacionais. O ligamento zigomaticocutâneo se origina da face inferior do arco zigomático e se expande anteriormente em direção à junção entre o corpo e o arco zigomáticos. O ligamento retentor orbital se estende ao longo da abertura orbital e termina onde se espessa a órbita lateral. Os ligamentos retentores maxilares são superficiais ao maxilar, originando-se da fáscia massetérica e situando-se sobre o músculo masseter.
- Avalie a proeminência zigomática e os compartimentos de gordura superficiais das bochechas (▶ Fig. 55B.2a-c). A gordura infraorbital se localiza entre o ligamento retentor orbicular e os ligamentos zigomaticocutâneos no nível subcutâneo e é continuação da calha lacrimal. Injeções nessa área se associam a aumento do risco de dano linfático e edema.
- Os sulcos nasolabiais são dos sinais mais proeminentes de envelhecimento facial, e seu tratamento é mais bem-feito por sustentação dos coxins adiposos zigomáticos descendentes para elevar seu peso gravitacional nos sulcos nasolabiais. Como descrito por Lamb e Surek em seu tratado *Facial Volumization: An Anatomy Approach*, acredita-se que a perda de volume associada ao envelhecimento comece no compartimento superficial lateral e avance medialmente, o que se correlaciona com a intensidade do envelhecimento facial. Acrescentar volume a esses compartimentos proporciona sustentação e elevação às estruturas cutâneas e facilita a distribuição apropriada da tensão nas fibras subdérmicas colagenosas. A injeção perpendicular às linhas de Langer permite contorno mais natural das bochechas.
- Em pacientes com mais idade, o espaço piriforme profundo (▶ Fig. 55B.3), localizado profunda e anteriormente ao maxilar, exige análise porque a abertura piriforme recua com a idade, resultando em aumento do volume dessa escavação. Injetar preenchedor nesse ponto via cânula permite volumização e elevação do terço médio inferior da face. O preenchedor pode ser distribuído seguramente sem o risco de comprometimento intravascular, pois a artéria angular não está dentro do plano de injeção, e seu trajeto é lateral e superficial a esse espaço. A parte medial profunda do coxim adiposo da bochecha e o espaço de Ristow são críticos para volumizar também dessa maneira.
- Os coxins adiposos profundos também exigem avaliação porque os pacientes com mais idade comumente apresentam deflação nessas regiões. A gordura da parte medial profunda da bochecha consiste em componentes medial e lateral: o componente medial é anterior ao espaço pré-maxilar e posterior ao espaço piriforme profundo, enquanto o componente lateral é vizinho ao espaço bucal e à depressão maxilar óssea (▶ Fig. 55B.4). A injeção de preenchedor no componente medial e no espaço piriforme profundo alcança valorização efetiva do volume. Essas injeções devem ser feiras profunda e medialmente na parte anterior da bochecha. O componente lateral não deve receber injeção, pois é área de alto risco de edema.
- Injeção no espaço pré-zigomático (▶ Fig. 55B.5) também permite volumização aprimorada no terço médio da face. Como descrito por Lamb e Surek em seu tratado *Facial Volumization: An Anatomic Approach*, esse espaço é delimitado pelos ligamentos retentores orbitais, profundamente ao músculo orbicular do olho e entre a SOOF e o coxim adiposo pré-periosteal. A SOOF é uma camada estreita de gordura que se situa entre o músculo orbicular do olho e a cápsula posterior do SMAS. Pode-se fazer uma injeção segura pinçando e retraindo a pele e o orbicular para cima, ao mesmo tempo inserindo a cânula lateralmente no espaço pré-zigomático.
- O espaço pré-maxilar também deve ser analisado quanto à escavação. Esse espaço se expande abaixo da cápsula posterior do músculo orbicular do olho. É preciso muita cautela ao injetar nessa área, pois o feixe neurovascular infraorbital se situa

Fig. 55B.3 Localizações anatômicas do espaço piriforme profundo e do platisma.

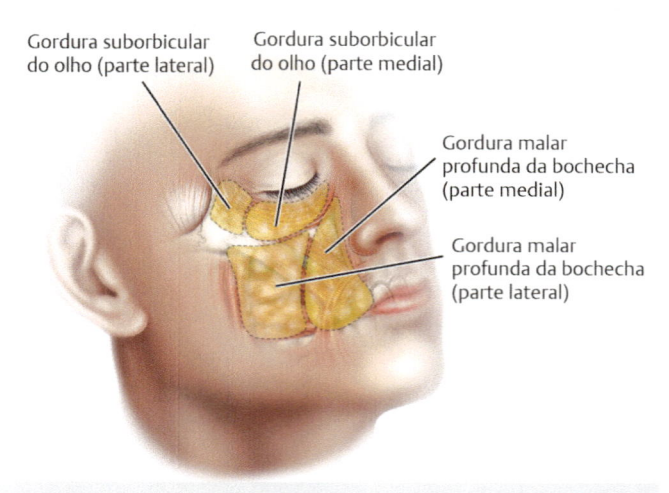

Fig. 55B.4 Localizações anatômicas da parte medial profunda da bochecha e gordura lateral e medial suborbicular do olho (SOOF).

Análise Pré-Tratamento

profundamente a esse espaço próximo da superfície anterior do levantador do lábio superior, e a veia angular tem seu trajeto lateralmente, atravessando a aborda desse espaço.

55B.2.3 Zonas Faciais de Perigo

- O forame do nervo infraorbital (▶ Fig. 55B.6), que se situa superficialmente ao processo zigomático do maxilar e 1 cm abaixo da borda orbital na linha pupilar média, está no campo de interesse e se deve ter muita cautela em evitar lesão do nervo.

- A veia maxilar zigomática atravessa a região zigomática horizontalmente e pode ser localizada por bissecção do canto lateral, seguindo inferiormente na direção do zigoma. Embora geralmente haja certa escavação nessa região, essa veia precisa ser levada em conta.

- Cinco artérias principais devem ser cuidadosamente evitadas: artéria facial, artéria transversa, ramo bucal da maxilar, infraorbital e ramo zigomático da artéria lacrimal (▶ Fig. 55B.7). A artéria facial se origina profundamente ao platisma, tendo um trajeto profundo relativamente ao ventre posterior dos músculos digástrico e estilo-hióideo, continuando superiormente da bochecha em direção à comissura oral, enquanto outro ramo atravessa ao longo da asa nasal, indo ao canto medial. A artéria facial transversa se localiza no músculo masseter, inferiormente à borda inferior do ramo zigomático do nervo facial e superiormente à glândula parótida. A artéria maxilar se localiza perto da glândula parótida e atravessa da glândula parótida anteriormente ao colo da mandíbula e, lateralmente, ao músculo pterigóideo lateral. O ramo zigomático da artéria lacrimal entra na órbita e corre superiormente ao longo do músculo reto lateral, geralmente cerca de 0,25 mm abaixo do canto lateral.

- A artéria facial tem um ramo terminal chamado artéria angular (▶ Fig. 55B.7). Esse ramo específico é uma zona de perigo significativa, pois se situa no campo de interesse e tem um trajeto superior à comissura medial do sulco alarfacial e se une ao ramo nasal dorsal da artéria oftálmica. A veia angular também deve ser considerada, pois se localiza lateralmente à artéria angular e tem um trajeto lateral, atravessando o espaço pré-maxilar. Quando a veia está 5 mm lateralmente ao canto medial, seu trajeto se faz ao longo da borda do músculo orbicular do olho.

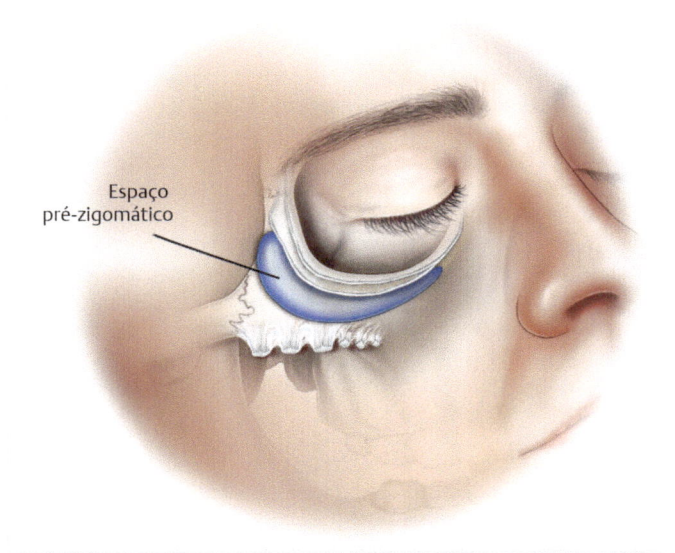

Fig. 55B.5 Localização do espaço pré-zigomático.

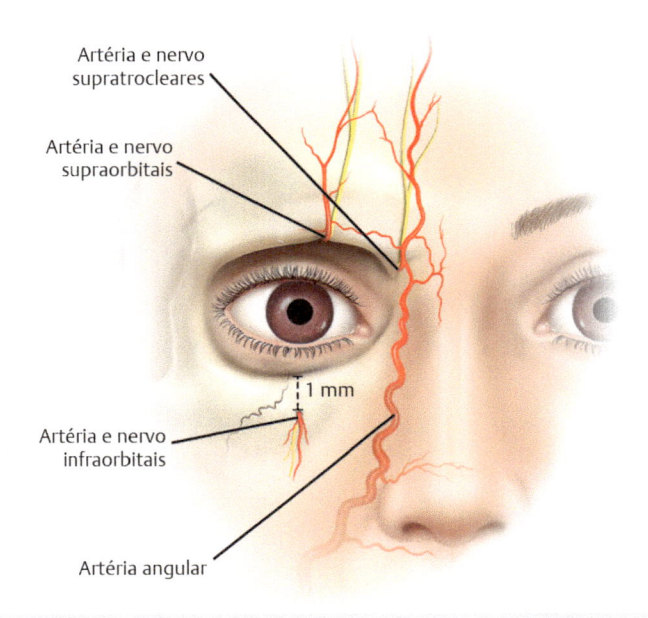

Fig. 55B.6 Localização da ramificação arterial e de nervos no terço médio da face.

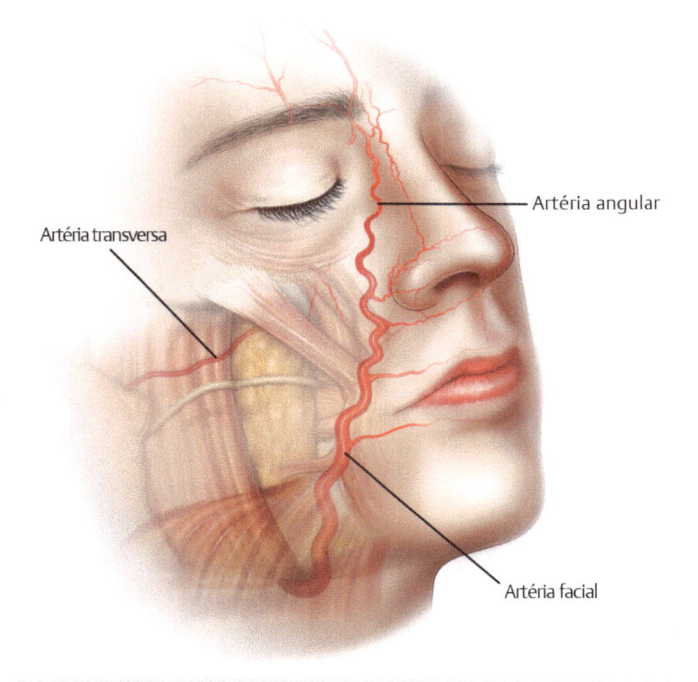

Fig. 55B.7 Localização da artéria facial e do ramo angular.

- O nervo facial se divide em cinco ramos principais (frontal, zigomático, bucal, mandibular marginal e cervical), que têm um trajeto atravessando o terço médio da face e precisam ser evitados. Habitualmente a ramificação do nervo frontal começa 0,5 cm inferiormente ao trago e tem um trajeto 1,5 cm lateralmente até a borda supraorbital. Fica profundamente no SMAS e atravessa superficialmente ao longo da fáscia temporoparietal, aproximadamente 2 cm acima do arco zigomático. O ramo zigomático tem seu trajeto ao longo da lateral da glândula parótida e corre ao longo da lateral do músculo masseter e artéria facial transversa. O ramo bucal está localizado superficialmente nos ligamentos massetéricos superior e inferior e fica no interior da fáscia do masseter. O ramo mandibular marginal se origina do interior da fáscia platisma-auricular, e seu trajeto é anterior ao longo do masseter, indo em direção do nível do ligamento mandibular. O ramo cervical se divide em vários outros pequenos ramos que atravessam inferiormente ao pescoço.

55B.2.4 Marcações Faciais

- Trace uma linha do canto medial orbital à comissura oral e outra linha que se estenda a partir do equador zigomático, bilateralmente. O ângulo formado por essas duas linhas é indicação confiável de simetria facial bilateral.
- Bisseccionar o ângulo formado acima é algo direcionalmente satisfatório para a trajetória natural do osso zigomático e onde o preenchedor pode ser colocado para máxima projeção e elevação.

55B.3 Etapas do Procedimento

55B.3.1 Diluições Recomendadas pelo Dr. Kay

- Hidroxiapatita de cálcio simples – recomendada para misturar com uma seringa com adaptador *luer lock* (1,5 mL) com 0,2 a 0,5 mL de lidocaína com epinefrina a 1:100.000.

55B.3.2 Seleção de Agulha

- Recomenda-se uma agulha calibre 27 e 1 polegada (20 mm) de comprimento.

55B.3.3 Esterilidade

- Deve-se remover a maquiagem e a face deve ser limpa com álcool 70%, clorexidina ou betadine para assegurar as condições estéreis.

55B.3.4 Técnicas de Injeção

Contornos Zigomáticos

- Visualize sempre as zonas de perigo da bochecha e lembre-se de seguir as bordas naturais do zigoma.
- Mantenha as injeções seguras; todas devem permanecer no periósteo. O uso da cânula é ideal para a volumização dos coxins adiposos profundos da face e das áreas perioculares, proporcionando ótima segurança para a prevenção de lesões vasculares.

- Palpe para que a sutura mantenha o osso temporal e o processo temporal do osso zigomático juntos. Uma vez encontrada essa sutura, continue palpando com dois dedos para delinear as bordas superior e inferior do osso zigomático.
- O local inicial de injeção é no ápice da bochecha, na intersecção das porções lateral e medial do zigoma. Esse é o mais importante local de injeção porque, se o ápice estiver caído, os tecidos sofrerão deflação sobre o zigoma. Injetar um bolo de 0,3 mL nesse local ajuda a elevar o coxim adiposo.
- Movendo-se inferiormente ao longo da borda inferior do zigoma, distribua três bolos de 0,1 a 0,2 mL mais ou menos 1 cm distantes uns dos outros, afunilando em direção cranial. É importante distribuir pelo menos um desses bolos, dando suporte aos ligamentos cutâneos massetéricos superiores e, possivelmente, mais um bolo distribuído nos ligamentos cutâneos zigomáticos. Um bom ponto de referência para a borda inferior é a linha previamente traçada a partir do equador zigomático.
- Caminhe superiormente ao longo da borda superior do zigoma. Na junção da órbita com a bochecha, há pequena área plana no osso zigomático no espaço pré-zigomático. Injetar um bolo de 0,2 mL nesse local oferece projeção máxima da parte superior do osso zigomático.
- Continue a mover-se superiormente ao longo da borda superior do osso zigomático, ao mesmo tempo tendo atenção e palpando o forame zigomaticofacial. Mais dois bolos de 0,1 a 0,2 mL devem ser distribuídos com distância de aproximadamente 1 cm entre si nessa borda superior, especificamente onde se situa o ligamento zigomaticocutâneo. A borda superior é limitada pela linha previamente traçada do canto lateral à sua intersecção com a linha do equador zigomático.
- O último ponto de foco deve ser a porção média do arco zigomático, seguindo a linha de trajetória formada pela bissecção do ângulo previamente encontrado. Pequenos bolos de 0,1 mL devem ser distribuídos por toda a extensão dessa linha, diretamente no periósteo.

Abordagem dos Sulcos Nasojugais

- Faça um ponto de injeção 1,5 cm inferolateralmente ao canto lateral enquanto se pinça e retrai a pele para orientar a cânula através do espaço pré-zigomático. Deve ser audível um som de estalido uma vez que a cânula tenha sido penetrada neste espaço. Mova a cânula dentro do espaço pré-zigomático ao longo do maxilar e sinta os ligamentos zigomaticocutâneos e os ligamentos retentores orbitais. Uma vez na localização apropriada, pequenos bolos, totalizando 0,6 mL, devem ser distribuídos nesse espaço para preencher os sulcos nasojugais.

55B.4 Possíveis Efeitos Colaterais e Complicações

- A colocação inadequada do preenchedor pode levar a algumas complicações, como obstrução vascular, comprometimento visual, acidente vascular encefálico, necrose e oclusão vascular e precisa de intervenção imediata. Os sinais e sintomas comuns de oclusão vascular incluem equimose, contusão, branqueamento da pele, dor, eritema por longo prazo, cicatrização e alterações pigmentares.

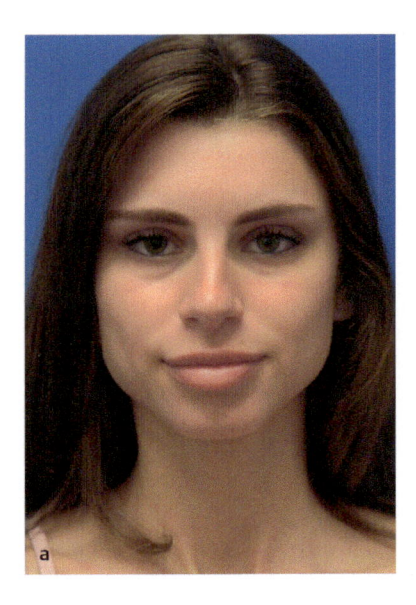

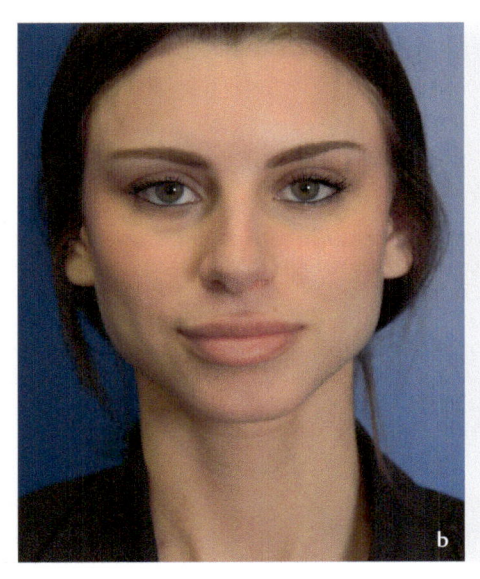

Fig. 55B.8 (a, b) O painel esquerdo mostra uma foto de paciente de 22 anos antes de ter recebido o preenchedor. O painel direito mostra a mesma paciente na consulta de retorno um mês depois de ter recebido 1,5 mL de volume total de hidroxiapatita de cálcio nas bochechas. As fotos do antes e depois da paciente ilustram o acompanhamento do contorno ósseo mais delgado, *lifting* e escultura dos coxins adiposos malares e amenização das tendências de papada e peso da parte inferior da face, mudando o vetor do levantamento do terço médio da face. A paciente não tem o aspecto completamente arredondado dos coxins adiposos zigomáticos geralmente associados aos preenchedores com gel de AH.

- Injetar um preenchedor com *G-prime* e viscoelasticidade mais altos causa um risco mais alto de oclusão vascular. Em razão da composição química dos preenchedores não AH, não são prontamente dissolvidos. Também tenha em mente que a oclusão vascular pode ocorrer até pós-injeção de preenchedor. A fim de prevenir isso, é necessário um conhecimento completo das localizações anatômicas dos vasos faciais críticos e das zonas de perigo.

55B.5 Cuidados Pós-Procedimento

- Geralmente os resultados do tratamento têm efeito imediato, mas a aparência é melhor 48 horas depois de ocorrido o tratamento.
- Evite fazer pressão excessiva diretamente na bochecha. Os pacientes devem se abster de usar tratamentos faciais ou aplicar máscaras faciais à área por 1 a 2 semanas depois do tratamento.
- Pode ocorrer certo edema e contusão nos primeiros 3 a 4 dias depois do tratamento e criar assimetria. Se a assimetria persistir por 2 semanas pós-injeção, marque um retorno. Massagear a área e aplicar gelo pode ajudar a amenizar o edema, mas esses procedimentos devem ser feitos de modo delicado. Também pode ser usada a prednisona prescrita por um médico.
- Minimize a exposição da área tratada ao sol ou ao calor por pelo menos 24 horas depois do tratamento e, se possível, até que desapareçam o edema e o eritema. Note que o sal, o álcool e o calor pioram possíveis efeitos do edema.

55B.6 Exemplo de Caso

O painel esquerdo mostra foto de uma paciente de 22 anos antes de ter recebido preenchedor em 11/12/2018. O painel à direita mostra a mesma paciente no seu retorno em 07/01/2019, depois de receber 1 seringa de hidroxiapatita de cálcio nas bochechas (▶ Fig. 55B.8a, b).

55B.7 Conclusão

Ajudar os pacientes a alcançar os objetivos estéticos exige uma abordagem individualizada e gradual para determinar o preenchedor mais adequado para a anatomia do paciente. Os preenchedores com AH ajudam a proporcionar aumento da bochecha mais natural e moderado, enquanto os preenchedores não AH e preenchedores Vy-cross ajudarão a alcançar uma aparência mais contorno e esculpida com seu *G-prime* alto e capacidade de induzir neocolagênese.

As injeções de preenchedores orientados para dar suporte aos ligamentos retentores faciais no terço médio da face ajudarão a aumentar a suspensão tecidual e amenizarão os sinais de reabsorção óssea. A avaliação das alterações do coxim adiposo ajudará a mirar áreas com deflação de volume.

De modo geral, injeções de preenchedores nas bordas superior, inferior e média do arco zigomático, bem como adjacentes aos ligamentos faciais e coxins adiposos ajudarão os pacientes a alcançarem contornos joviais na bochecha, permitindo mais elevação e sustentação no interior dos tecidos.

Ver **Vídeo 55B.1**.

Referências

Alghoul M, Bitik O, Mcbride J, Zins JE. Relationship of the zygomatic facial nerve to the retaining ligaments of the face. Plast Reconstr Surg. 2012; 130:42

Allen S. Anatomic danger zones for facial injection of soft tissue fillers. UpToDate. https://www.uptodate.com/contents/anatomic-danger-zones-for-facial-injection-ofsoft-tissue-fillers?source=history_widget. Published January 11, 2019. Accessed August 5, 2019

Carruthers A, Carruthers J, Humphrey S. Injectable soft tissue fillers: overview of clinical use. UpToDate. https://www.uptodate.com/contents/injectable-soft-tissue-fillers-overview-of-clinical-use?source=history_widget. Published May 17, 2019. Accessed August 1, 2019

Lamb J, Surek C. Facial columization. 1st ed. New York: Thieme Medical Publishers; 2018:3-23

Maio MD. The 5-point cheek reshape. https://www.mdmaio.com/2018/12/11/the-5-point-cheek-reshape/. Accessed July 14, 2019

56 Preenchedor Finesse: Calha Lacrimal e Pálpebra Superior

Patrick Trevidic

Resumo

O envelhecimento da área infraorbital e da pálpebra superior pode ser melhorado usando-se ácido hialurônico. A fim de obter os melhores resultados para seu paciente, é importante ter bom conhecimento da anatomia e fazer uma avaliação abrangente do paciente e escolher a técnica e o produto corretos. Aqui discutimos como avaliar a anatomia do paciente e a melhor técnica a usar a fim de abordar uma falta de volume na calha lacrimal, o sulco palpebromalar e a pálpebra superior. Ao usar preenchedores nessas áreas, é importante assegurar que você esteja injetando na camada correta e que você não esteja usando produto demais.

Palavras-chave: aumento da bochecha, preenchedor da bochecha, agentes volumizantes, alterações do envelhecimento, atrofia gordurosa, reabsorção óssea, ligamentos retentores, coxins adiposos, arco zigomático, bochechas.

> **Pontos Essenciais**
>
> - O processo de envelhecimento na área infraorbital e na pálpebra superior causa uma aparência cansada e triste e pode ser melhorado pela injeção de preenchedor.
> - O único preenchedor útil e de longa duração é o ácido hialurônico (a injeção de gordura não é descrita neste capítulo);
> - Para as injeções de preenchedores, qualquer que seja a localização, seguimos nosso protocolo ATP, o que significa:
>   - Primeiro, A: conhecimento da Anatomia e Avaliar o paciente
>   - Segundo, T: escolha a Técnica correta e
>   - Terceiro, P: use o Produto correto
> - Certifique-se de que está no plano correto, não exceda no preenchedor e não se exceda na promessa de resultados.

56.1 Avaliação e Anatomia

56.1.1 Avaliação

- Discuta as expectativas do paciente e conduza uma avaliação do paciente usando fotos da história.
- Considere os tratamentos prévios ou as doenças médicas que poderiam contraindicar os preenchedores (siga as instruções para uso no folheto).
- Conduza um exame clínico para determinar quaisquer outras contraindicações: flacidez palpebral (teste do pinçamento positivo), proeminências zigomáticas, vetores positivos ou neutros, pele muito fina ou infecção de pele.
- Se o paciente tiver depressão da parte média da bochecha com um sulco nessa localização, isso precisa ser abordado antes de tratar a calha lacrimal e o sulco palpebromalar.

56.1.2 Anatomia

Borda Infraorbital

- Por que temos uma calha lacrimal? Essa depressão é causada onde o músculo orbicular do olho se fixa ao osso. A pele aí pode ter uma aparência mais escura (criando as olheiras) e também pode ser ofuscada por bolsas palpebrais, assim causando uma aparência cansada.
- Por que temos um sulco palpebromalar? Deve-se à perda do topo da compartimento de gordura infraorbital, criando perda de espessura da órbita lateral infraorbital.
- O que ocorre durante o processo de envelhecimento? Vários fatores contribuem para o envelhecimento sob os olhos: perda de gordura superficial (criando e aumentando o sulco palpebromalar); recuo do osso na margem infraorbital aprofunda a depressão da calha lacrimal; e aumento do volume do coxim adiposo palpebral.
- Onde estão os perigos anatômicos (▶ Fig. 56.1)? Não há nenhum próximo à calha lacrimal e ao sulco palpebromalar:
  - A artéria angular é superficial no sulco nasojugal e depois sobe na parte lateral do nariz.
  - O nervo infraorbital tem 3 mm abaixo da margem orbital.

Pálpebra Superior: Deformidade em A, Olhos Fundos ou Encovados

- Por que envelhecemos? Deformidade em A ou olhos fundos:
  - Pode ser congênita em razão da falta de gordura intraorbital ou grandes soquetes oculares, mais comumente, pós-blefaroplastia, é devida à remoção excessiva de gordura. Também se pode associar à fraqueza do levantador da pálpebra superior.
  - Durante o processo de envelhecimento, a depressão dos olhos encovados é relativamente estável com o tempo, mas a flacidez da pele aumenta.
- Onde estão os perigos anatômicos (▶ Fig. 56.1)?

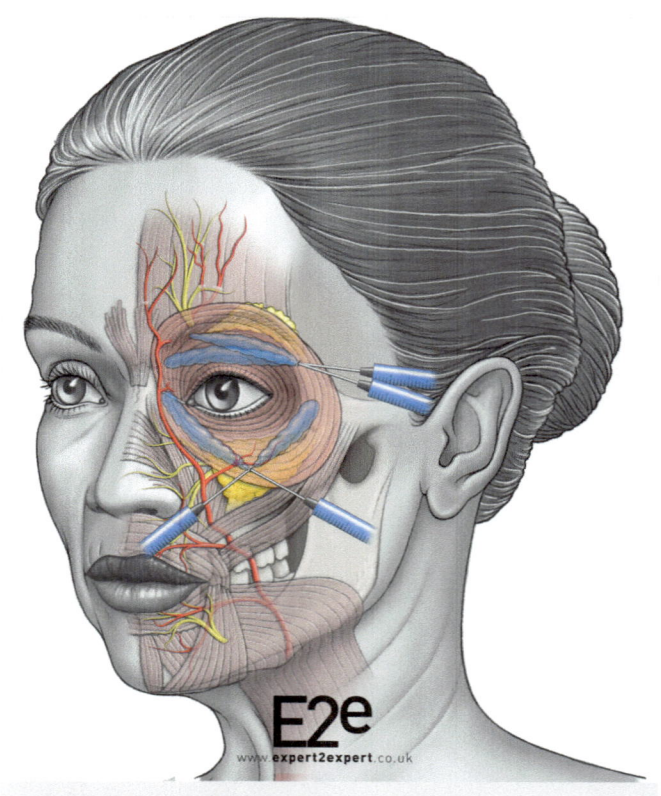

Fig. 56.1 Injeção periorbital e perigos anatômicos.

- Perigos vasculares anatômicos estão bem mais distantes, já que as artérias supraorbitais profundas e supratrocleares emergem do forame ósseo.
- O único perigo teórico é ao entrar em um plano retrosseptal, o que pode ser evitado usando-se uma cânula rígida de calibre 25 e um ponto de entrada na borda orbital no plano correto entre o osso e o orbicular do olho.

56.2 Etapas do Procedimento

- **Não se esqueça** de tirar fotos da face (frontal e oblíqua), obter os termos de consentimento informado e oferecer ao paciente informações escritas.

56.2.1 Posição, Marcação, Desinfecção

- Remova a maquiagem da paciente.
- O paciente fica na posição sentada para marcação e injeção.
- Mantenha os cotovelos no nível do ponto de injeção.
- Marque a área a corrigir.
- Desinfecte a área.

56.2.2 Equipamento

- Use uma cânula calibre 25 longa o suficiente para chegar ao topo da calha lacrimal e ao sulco palpebromalar, bem como à borda dos olhos encovados desde o ponto de entrada; a distância fica entre 38 e 55 mm, dependendo do paciente e da marca do equipamento.
- Por que uma cânula calibre 25? Na borda infraorbital, evita hematoma e contusões (não há perigos anatômicos nessa área) e, na borda supraorbital, ajuda a manter a injeção à frente do septo (em vez de evitar as artérias supraorbital e supratroclear).
- Use um produto específico para a área periorbital com baixa coesividade e baixas propriedades higroscópicas para evitar edema.

56.2.3 Técnica

- Inicie criando um ponto de entrada com uma agulha (um calibre acima do diâmetro da cânula), o que lhe dará a profundidade e a direção para sua cânula.
- Esse ponto de entrada se localiza assim:
  - Para a borda infraorbital: na junção da calha lacrimal com o sulco palpebromalar.
  - Para a pálpebra superior: alguns milímetros sob a cauda da sobrancelha, medialmente na borda orbital lateral.
- Introduza a cânula pelo orifício para que a ponta não perfurante fique sobre o osso:
  - Para a borda infraorbital, será inserida na gordura suborbicular do olho (SOOF) e empurrada ao longo da borda orbital lateral sob o orbicular do olho (▶ Fig. 56.2, ▶ Fig. 56.3).
  - Para a pálpebra superior, a cânula é introduzida através do ponto de entrada para que o plano de introdução fique entre o músculo orbicular do olho e o periósteo.
  - Empurre delicadamente a cânula medialmente.
  - A ponta da cânula seguirá o trajeto sob o orbicular do olho e acima do septo. Essa é a área anatômica que não pode ser cruzada.

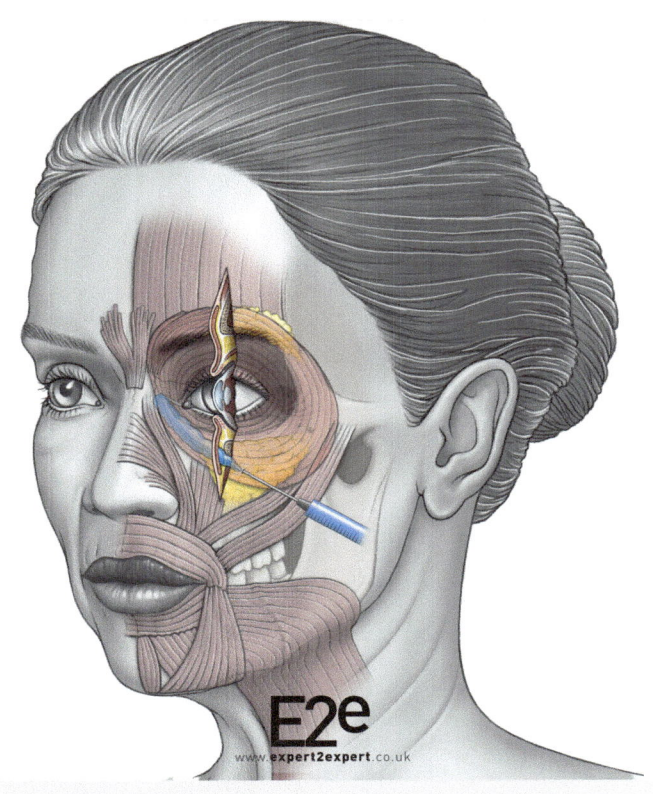

Fig. 56.2 Injeção profunda na calha lacrimal ao longo do osso.

- Empurre a cânula horizontalmente para o melhor resultado (▶ Fig. 56.4).
- Empurre de modo lento. Normalmente, se você estiver no plano correto, não sentirá resistência.
- Se sentir resistência ou se o paciente sentir dor, injete pequena quantidade de produto (que contém lidocaína) para facilitar o processo e fazer cessar a dor.
- Injeção anterógrada diminui a dor.
- Local de deposição do preenchedor: no osso para a borda infraorbital (▶ Fig. 56.2 e ▶ Fig.56.3) e acima do septo para a pálpebra superior (▶ Fig. 56.4).
- Quantidade média de preenchedor: 0,3 mL para a calha lacrimal, 0,2 mL para o sulco palpebromalar e 0,2 mL para a pálpebra superior.
- É difícil avaliar quanto preenchedor será necessário para completar o tratamento. Dica útil: use sempre menos, e não mais preenchedor. Peça ao paciente para lhe dizer se prefere sua aparência 2 dias (com algum edema) ou 3 semanas depois do tratamento; se for 2 dias, precisa de mais preenchedor.
- Para a borda infraorbital: não massageie a área e se sentir uma saliência; molde-a cuidadosamente ou espremerá o produto com baixa coesividade entre seus dedos e o osso e o empurrará para longe do local da injeção.
- A duração é muito longa, com bons resultados.
- Se houver algum erro (colocação errada ou correção excessiva), não espere, use hialuronidase.

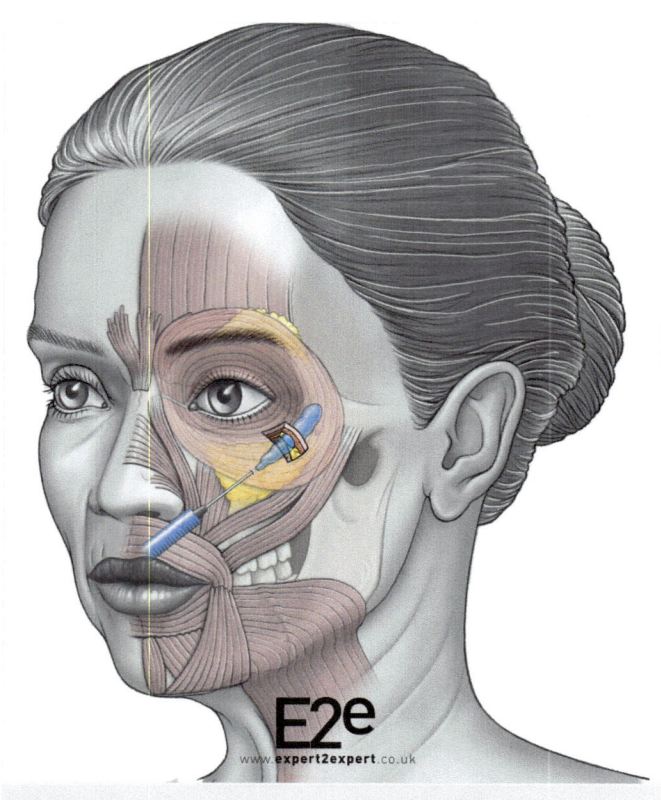

Fig. 56.3 Injeção no sulco palpebromalar profundamente ao longo do osso.

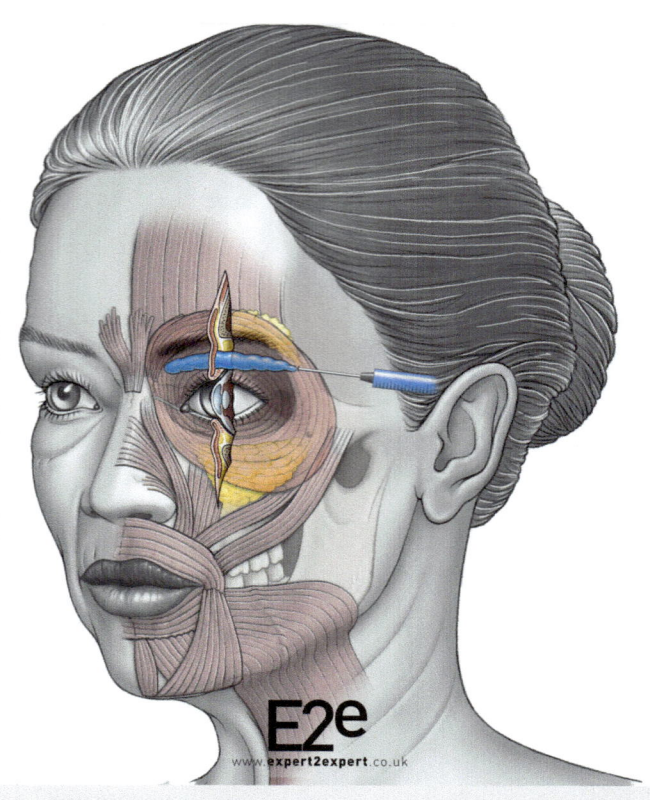

Fig. 56.4 Injeção na pálpebra superior entre o músculo orbicular do olho e o septo.

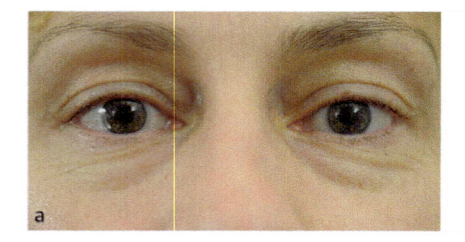

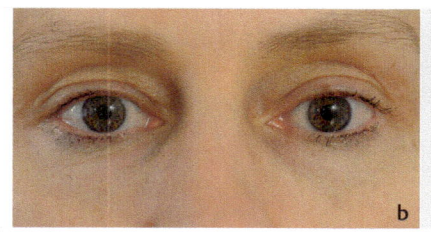

Fig. 56.5 Fotos **(a)** antes e **(b)** depois de pacientes 4 meses após injeção na calha lacrimal, no sulco palpebromalar e na pálpebra superior.

56.3 Cuidados Pós-Procedimento
- Os pacientes são orientados a repousar e a dormir com a cabeça elevada e a ter cuidado em evitar aplicar pressão ao produto.
- A consulta pós-injeção ocorre depois de 3 semanas.

56.4 Exemplo de Caso
Fotos do antes e do depois de paciente 4 meses após a injeção na calha lacrimal, sulco palpebromalar e pálpebra superior (▶ Fig. 56.5a, b).

56.5 Conclusão
O ácido hialurônico é uma opção muito boa para tratar o envelhecimento periorbital, removendo as depressões que criam sombras. Certifique-se de está no plano correto para injeção e não injete preenchedor demais. Escolha o paciente certo, a técnica certa e o produto certo. Não se esqueça de que não consegue remover todos os sinais de envelhecimento nessa área apenas com preenchedores; eles não abordarão a cor da pele, as bolsas palpebrais ou o excesso de pele.

Ver **Vídeo 56.1**.

Referências
Azib N, Berros P, Braccini F, et al. Anatomy and volumizing injection. Paris: Expert2 Expert Medical Publishing (Oulu); 2013

Cotofana S, Schenck TL, Trevidic P, et al. Midface: clinical anatomy and regional approaches with injectable fillers. Plast Reconstr Surg. 2015; 136(5) Suppl:219S-234S

Criollo-Lamilla G, DeLorenzi C, Karpova E, et al. Anatomy and filler complications. Paris: Expert2Expert Medical Publishing (Oulu); 2017

Farhi D, Trevidic P, Kestemont P, et al. Emervel French Survey Group. The Emervel French survey: a prospective real-practice descriptive study of 1,822 patients treated for facial rejuvenation with a new hyaluronic acid filler. J Drugs Dermatol. 2013; 12(5):e88-e93

Sykes JM, Cotofana S, Trevidic P, et al. Upper face: clinical anatomy and regional approaches with injectable fillers. Plast Reconstr Surg. 2015; 136(5) Suppl: 204S-218S

57 Parte A: Preenchedor Finesse: Nariz

Rod J. Rohrich ▪ Ira L. Savetsky

Resumo

Os preenchedores de tecidos moles são métodos excelentes para aumentar ou refinar irregularidades nasais. Uma análise nasofacial sistemática e abrangente é fundamental para assegurar o sucesso do preenchedor de tecidos moles. O uso de preenchedor de tecidos moles tem alargado o arsenal do cirurgião de rinoplastia. Iremos rever as indicações da injeção de preenchedor de tecidos moles no nariz, bem como as técnicas e dicas de injeção.

Palavras-chave: rinoplastia, análise nasofacial, preenchedor, rinoplastia líquida.

> **Pontos Essenciais**
> - Os preenchedores de tecidos moles são modalidades excelentes para aumentar ou refinar irregularidades nasais.
> - Uma análise nasofacial abrangente e sistemática é a etapa inicial mais importante para estabelecer objetivos e formular um plano de injeção preciso para o preenchedor de tecidos moles nasais.
> - Estabelecer expectativas realistas com o paciente é essencial para obter alta satisfação do pós-injeção.

57A.1 Planejamento da Injeção

57A.1.1 Definindo Metas

- Peça aos pacientes para listarem suas três principais preocupações estéticas nasais e para registrarem-nas precisamente.

57A.1.2 História Nasal Concentrada

- Deve-se pedir do paciente qualquer histórico sobre transtornos alérgicos ou inflamatórios, como rinite alérgica, asma, rinite e sinusite.
- Medicamentos e suplementos dietéticos, como ácido acetilsalicílico, anti-inflamatórios não esteroidais e óleo de peixe devem ser analisados, pois podem aumentar as equimoses.

57A.2 Proporções Nasofaciais e Análise Nasal Sistemática (▶ Tabela 57A.1)

57A.2.1 Análise Nasal "10-7-5"

- A avaliação em visualização frontal deve incluir 10 áreas básicas: proporções faciais, tipo de pele/espessura da pele, simetria/desvio nasal, largura da abóbada óssea, assimetria da abóbada média, linhas estéticas dorsais, forma da ponta/pontos de definição da ponta, bordas/base alares, projeção lobular infraponta e hipoplasia periapical/comprimento do lábio superior.
- Na imagem em perfil, avaliam-se 7 áreas. Altura e posição da raiz, convexidade dorsal, comprimento nasal, projeção da ponta, rotação da ponta, relação alar-columelar e projeção do mento.
- Use a imagem da base para avaliar 5 áreas: projeção nasal, forma/simetria das narinas, simetria/largura da columela, largura da base alar e alargamento da borda alar.

57A.3 Fotografia Padronizada e Imagens Digitais

- Devem ser feitas fotografias padronizadas, incluindo frontal, lateral, oblíqua e basal para cada paciente.
- As imagens digitais são ferramentas excelentes para comunicação com o paciente e avaliação das expectativas do paciente.

Tabela 57A.1 Análise nasofacial sistemática

Visualização nasal	Análise
Frontal	
1. Proporções faciais	Altura (terços, largura (quintos), simetria
2. Tipo/qualidade da pele	Tipo de Fitzpatrick, fina ou espessa, sebácea
3. Simetria/desvio nasal	Linha média, desvio dorsal, forma de C, forma de C invertido ou desvio em forma de S
4. Linhas estéticas dorsais	Retas, simétricas ou assimétricas, bem ou mal definidas, estreitas ou largas
5. Abóbada óssea	Estreita ou larga, assimétrica, ossos nasais curtos ou longos
6. Abóbada média	Estreita ou larga, colapso, V invertido, deformidade em sela
7. Ponta nasal	Ideal/bulbosa/quadrada/arrebitada, supraponta, pontos definidores da ponta, lóbulo infraponta
8. Bordas alares	Em forma de gaivota, facetas, incisura, retração
9. Base alar	Largura
10. Lábio superior	Longo ou curto, septos depressores dinâmicos, prega do lábio superior
Lateral	
1. Ângulo nasofrontal e raiz	Agudo ou obtuso, raiz alta ou baixa, násio proeminente ou baixo
2. Comprimento nasal, dorso e supraponta	Comprimento: longo ou curto; Dorso: liso, giba, escavado Supraponta: quebra, cheia, bico de papagaio, projeção excessiva ou insuficiente
3. Projeção da ponta	Projeção excessiva ou insuficiente
4. Rotação da ponta	Rotação excessiva ou insuficiente
5. Relação asa-columela	Asa pendente ou retraída, columela pendente ou retraída, deficiência maxilar ou de tecidos moles
6. Hipoplasia periapical	Deficiência maxilar ou de tecidos moles
7. Relação lábio-mento	Normal, mento com projeção excessiva ou insuficiente
Basal	
1. Projeção nasal	Excessiva ou insuficiente, bem ou mal definida, pontos de definição da ponta, relação columela-lóbulo
2. Narina	Simetria, longa/estreita ou narina curta/larga, relação narina/ponta, asa côncava ou convexa
3. Columela	Desvio septal caudal, alargamento do pilar medial
4. Base alar	Largura
5. Alargamento alar	Tipo I, II, III ou IV

57A.4 Manejo das Expectativas

- Analise todas as imagens fotográficas com o paciente.
- É extremamente importante discutir com o paciente o que pode e não pode ser obtido com preenchedores de tecidos moles.
- Um paciente com foco em problemas menores ou incorrigíveis ou com expectativas não realistas, apesar de discussão extensiva, provavelmente ficará desapontado pós-injeção, independentemente da melhora estética.

57A.5 Indicações para Preenchedor de Tecidos Moles

- Pacientes que queiram procedimento conservador antes de se comprometerem com a cirurgia.
- Pacientes de rinoplastia que não queiram passar por cirurgia de revisão para corrigir uma deformidade.
- Pacientes que não sejam candidatos cirúrgicos.
- Pacientes que estejam aguardando o intervalo de tempo apropriado antes de passarem por uma rinoplastia secundária.

57A.6 Dicas Técnicas

- O conhecimento da anatomia nasal é crítico para usar preenchedores de tecidos moles acurada e precisamente.
- Ao considerar a aplicação adequada de preenchedores de tecidos moles para contorno nasal, a espessura da pele é consideração importante. A pele é mais fina e mais móvel, proximalmente, e se torna mais espessa e mais imóvel distalmente (▶ Fig. 57A.1).
- O nível da injeção são as camadas dérmicas profunda ou subdérmica a fim de maximizar o efeito, ao mesmo tempo evitando-se a visibilidade e o efeito Tyndall.
- Para minimizar o risco de injeção intravascular, é preciso levar em consideração a localização subcutânea dos vasos nasais superficiais aos músculos nasais, juntamente com o rico plexo de vasos com contribuições das artérias faciais, supraorbitais e supratrocleares (▶ Fig. 57A.2a, b).
- Evitar injeção com alta pressão, pois isso se associa à injeção intravascular e à embolia para vasos oculares, bem como à necrose por pressão.
- Os preenchedores devem ser injetados usando a menor agulha possível para maximizar o controle sobre o volume da injeção.

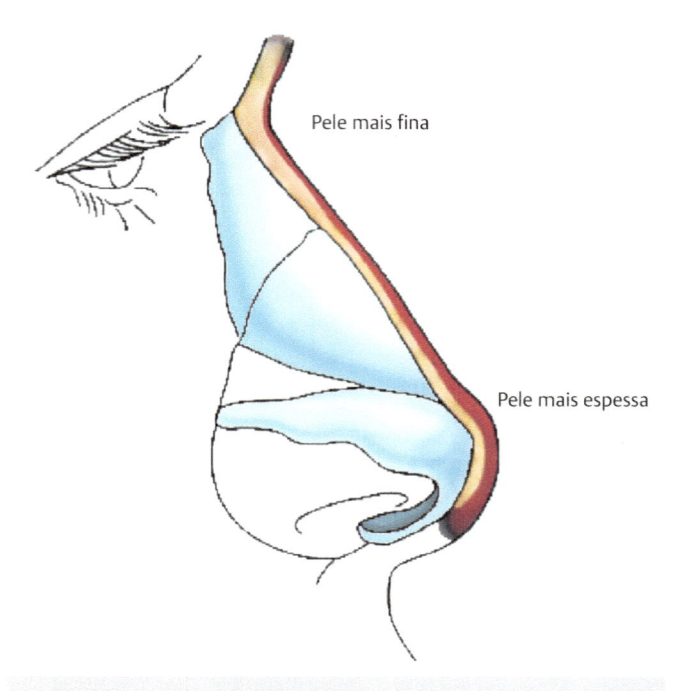

Fig. 57A.1 Técnicas de injeção: dorso nasal. Voluma® é uma formulação mais nova de preenchedor com ácido hialurônico com consistência mais espessa e adequado para aumento do volume quando colocado em um plano profundo ao longo de uma estrutura osteocartilaginosa. É sujeito a edema pós-injeção e, desse modo, a área deve ficar discretamente subtratada. Produtos com uma consistência mais espessa devem ser evitados nos pacientes com pele fina ou com diminuição da elasticidade dos tecidos moles depois de rinoplastia prévia. (Reproduzida com permissão de Rohrich R, Adams W, Ahmad J et al., eds. Dallas Rhinoplasty: Nasal Surgery by the Masters, 3rd ed. Thieme; 2014.)

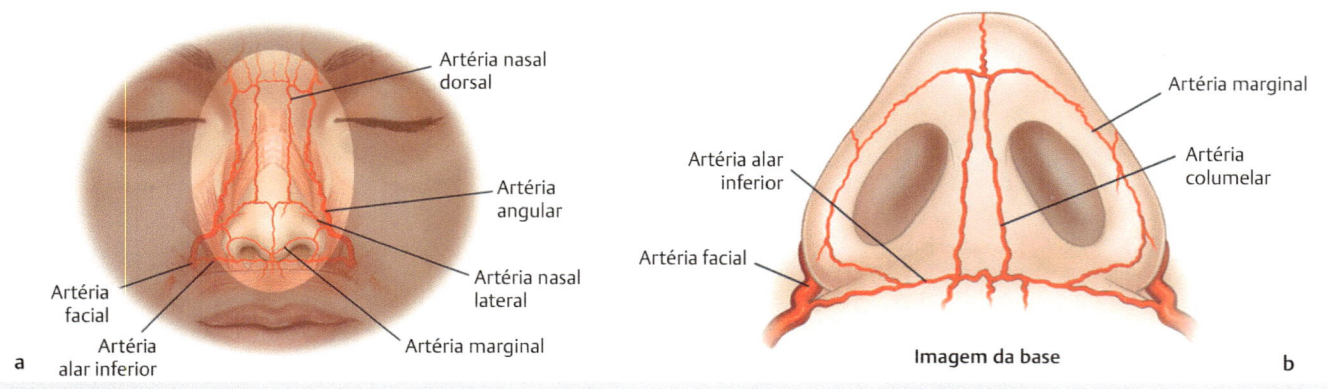

Fig. 57A.2 Vasculatura da unidade estética nasal a partir da visualização anterior (a) e basal (b). A artéria facial corre em direção cranial, tornando-se a artéria angular. Ramos importantes da artéria facial incluem a artéria nasal lateral e a artéria alar inferior. O par de artérias nasais dorsais se localiza lateralmente à linha média ao longo do dorso do nariz. A injeção intravascular em qualquer desses ramos terminais do sistema carótida externa pode causar fluxo retrógrado e embolização das artérias oftálmica e da retina. (Reproduzida com permissão de Rohrich R, Stuzin J, Dayan E et al., eds. Facial Danger Zones: Staying Safe with Surgery, Fillers and Non-invasive Devices. 1st ed. Thieme, 2019.)

57A.7 Técnica de Injeção Específica para o Local

57A.7.1 Dorso Nasal (▶ Fig. 57A.3)

- Melhor abordagem utiliza pequenas quantidades de ácido hialurônico.
- Restylane® é o produto preferido para usar nessa área por seu nível mais alto de reticulação e hidrofilicidade mais baixa.
- Depois da injeção, o ácido hialurônico deve ser delicadamente massageado para ajudar com a distribuição por igual, evitando-se assim irregularidades de contorno.
- Depois da injeção, o cirurgião deve deixar passar 15 minutos a fim de dar tempo aos tecidos moles para se ajustarem e ao produto para se difundir completamente, o que permite uma avaliação mais acurada do efeito antes de continuar a injetar.
- O volume da injeção e a cor da pele devem ser avaliados regularmente para evitar qualquer comprometimento da perfusão vascular à pele nasal.
- É preferível colocar o ácido hialurônico em camadas da profunda para a superficial para restauração de volume do dorso nasal.
- Deve-se usar uma técnica de aprofundamento ao longo do maior eixo do dorso nasal para manter a forma apropriada do nariz (▶ Fig. 57A.4)

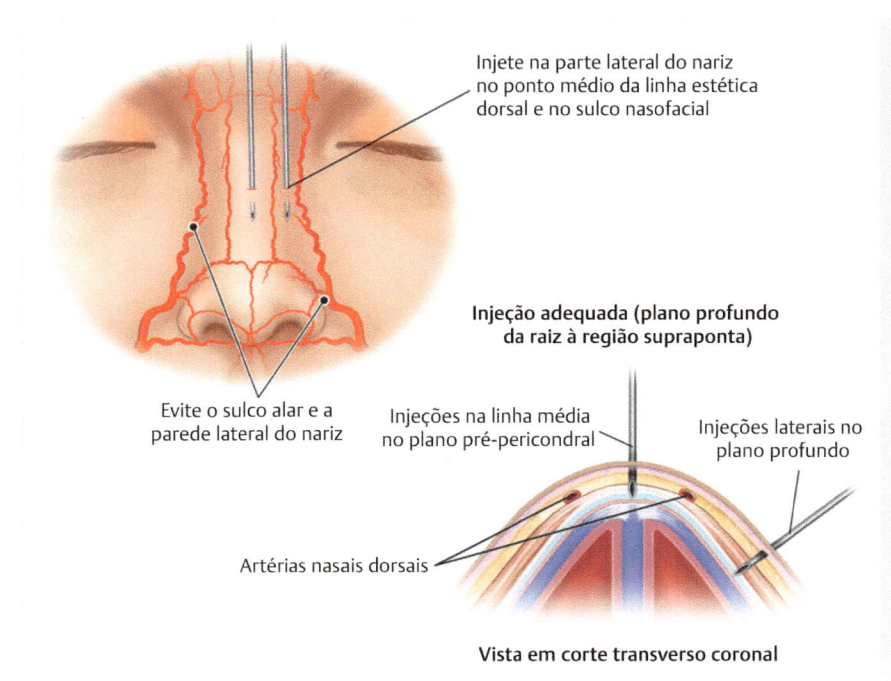

Fig. 57A.3 Esquema da técnica apropriada de injeção. As injeções podem ser realizadas profundamente na linha média, desde a raiz até a quebra supraponta para evitar injeção intravascular. Se as injeções forem realizadas lateralmente, isso será feito profundamente no ponto médio da linha estética dorsal e no sulco nasofacial. (Reproduzida com permissão de Rohrich R, Stuzin J, Dayan E et al., eds. Facial Danger Zones: Staying Safe with Surgery, Fillers and Non-invasive Devices. 1st ed. Thieme, 2019.)

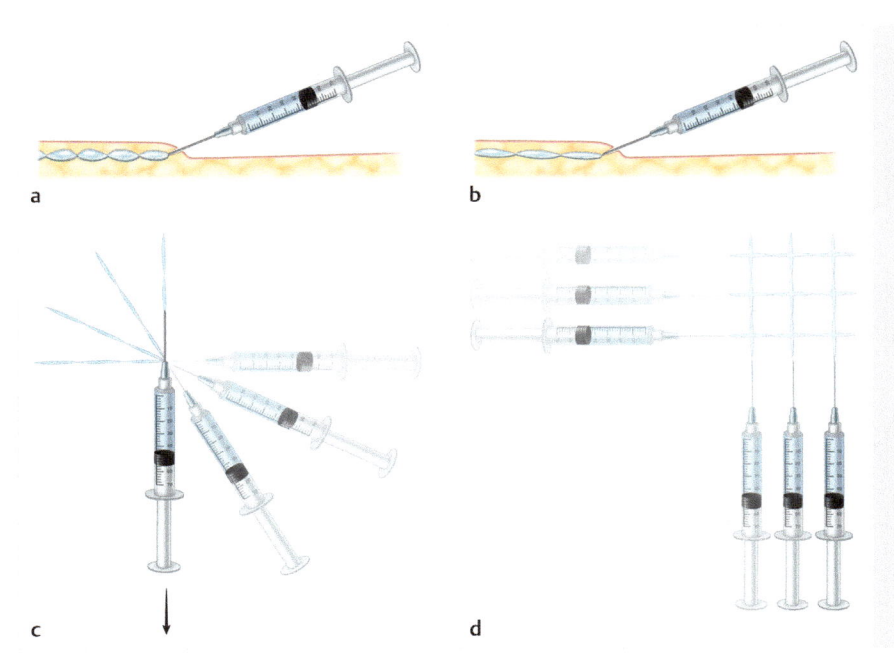

Fig. 57A.4 Técnicas de injeção: **(a)** Punção sequencial, **(b)** aprofundamento linear, **(c)** leque e **(d)** cruzamento/radial. (Reproduzida com permissão de Rohrich R, Adams W, Ahmad J et al., eds. Dallas Rhinoplasty: Nasal Surgery by the Masters, 3rd ed. Thieme; 2014.)

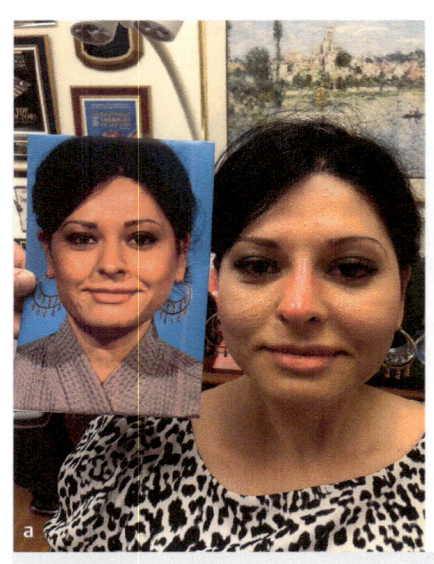

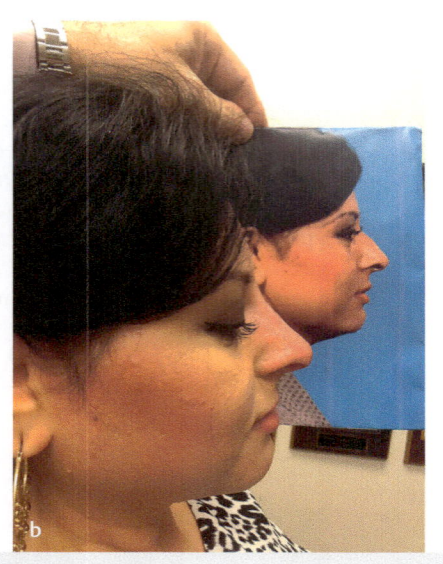

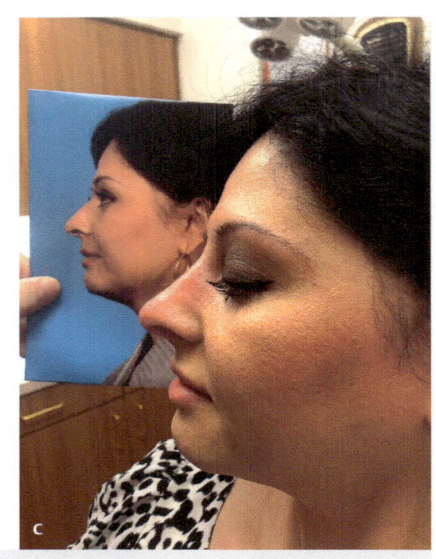

Fig. 57A.5 Imagens anteroposteriores de mulher de 39 anos antes e imediatamente depois de **(a)** injeção de preenchedor nasal. **(b, c)** Imagens laterais pré-injeção e pós-injeção imediata.

57A.7.2 Parede Lateral Nasal (▶ Fig. 57A.3)

- Abordagem é melhor usando-se pequenas quantidades de ácido hialurônico com massagem pós-injeção e um intervalo de 15 minutos antes da reinjeção.
- A pele da parede lateral nasal também deve ser continuamente avaliada para evidências de comprometimento vascular.
- A injeção é mais bem realizada usando-se uma técnica de cruzamento a fim de obter uma expansão de volume uniforme ao longo do plano horizontal da parede lateral nasal.
- Restylane® é o produto preferido para uso sob a pele fina da parede lateral nasal.

57A.7.3 Ponta e Asa do Nariz

- Pequenas quantidades de ácido hialurônico, massagem pós-injeção e intervalo de 15 minutos antes da reinjeção também se aplicam aqui.
- A pele da ponta nasal precisa ser tratada com volumes conservadores, e a perfusão da pele deve ser avaliada constantemente para se evitar sequelas potencialmente desastrosas de comprometimento da pele da ponta nasal.
- Alguns injetores preferem Juvederm® para tratamento da ponta e da asa do nariz em razão de sua maleabilidade vários dias depois da injeção.
- Considerando os contornos esteticamente sensíveis da ponta e da asa do nariz, a capacidade de molde da Juvederm® depois da injeção comprova ser um benefício para o paciente e o cirurgião.
- Deve-se injetar via técnica de punção sequencial para maximizar a precisão e a acurácia ao longo dessa área esteticamente crítica.
- Pequenos volumes de ácido hialurônico, na faixa de 0,1 a 0,2 mL, podem resultar na melhora significativa do contorno da ponta nasal.

57A.8 Exemplo de Caso

Imagens anteroposteriores de mulher de 39 anos antes e imediatamente depois (acima) de injeção de preenchedor nasal (no meio e embaixo). São mostradas imagens laterais pré-injeção e pós-injeção imediata (▶ Fig. 57A.5a-c).

57A.9 Conclusão

Análise e avaliação nasal sistemática pré-operatória acurada da via aérea nasal são cruciais para o sucesso da injeção. Os objetivos do cirurgião e as expectativas do paciente precisam estar alinhados. Um conhecimento completo da anatomia e das diferenças básicas entre as propriedades de produtos individuais possibilitarão a seleção dos preenchedores nasais de tecidos moles apropriados.

Ver **Vídeo 57A.1**.

Referências

Humphrey CD, Arkins JP, Dayan SH. Soft tissue fillers in the nose. Aesthet Surg J. 2009; 29(6):477-484

Kurkjian TJ, Ahmad J, Rohrich RJ. Soft-tissue fillers in rhinoplasty. Plast Reconstr Surg. 2014; 133(2):121e-126e

Rohrich RJ, Ghavami A, Crosby MA. The role of hyaluronic acid fillers (Restylane) in facial cosmetic surgery: review and technical considerations. Plast Reconstr Surg. 2007; 120(6) Suppl:41S-54S

Rohrich RJ, Villanueva NL, Small KH, Pezeshk RA. Implications of facial asymmetry in rhinoplasty. Plast Reconstr Surg. 2017; 140(3):510-516

Villanueva NL, Afrooz PN, Carboy JA, Rohrich RJ. Nasal analysis: considerations for ethnic variation. Plast Reconstr Surg. 2019; 143(6):1179e-1188e

57 Parte B: Preenchedor Finesse: Nariz

Lara Devgan ▪ *Annette K. Kaminaka* ▪ *Elizabeth Klein*

Resumo
Pode-se realizar a rinoplastia não cirúrgica para propiciar alterações estruturais e estéticas duradouras no nariz. Quando realizada com medida, marcações e técnica de injeção precisas, é alternativa efetiva e previsível à rinoplastia cirúrgica. As rinoplastias não cirúrgicas são não redutivas, dependendo de uma alteração na luz e sombras do nariz, e não de uma redução ou remodelação de ossos ou cartilagem. Como não é possível realizar manobras de estreitamento, o procedimento pode ser menos adequado para narizes largos, com projeção excessiva ou muito grandes. Os resultados são temporários, durando 1 a 2 anos. A injeção periosteal profunda e pericondral em plano tecidual avascular é a abordagem mais segura para evitar complicações vasculares raras, embora sérias, incluindo necrose tecidual e cegueira permanente.

Palavras-chave: rinoplastia não cirúrgica, ácido hialurônico, rinoplastia, preenchedor, injetáveis, otimização facial.

> **Pontos Essenciais**
>
> - A rinoplastia não cirúrgica é alternativa efetiva e previsível à rinoplastia cirúrgica para melhora do contorno nasal de maneira não redutiva.
> - Injeção periosteal e pericondral profunda na linha média é a abordagem mais segura para evitar complicações vasculares.

57B.1 Etapas Pré-Procedimento

57B.1.1 Análise

- Realiza-se análise minuciosa da anatomia, incluindo a altura da raiz, o alinhamento do perfil dorsal, o ângulo nasofrontal, o ângulo nasolabial, a posição ideal da ponta, a inclinação do eixo central do nariz, as linhas estéticas nasais dorsais, os pontos de definição da ponta, espessura da pele e presença ou ausência de cicatrizes cirúrgicas prévias. A análise da vista frontal, da vista em perfil, da vista da base e o exame nasal interno são realizados em todos os pacientes.
- Devem-se considerar os fatores de risco para comprometimento vascular, incluindo rinoplastia cirúrgica prévia, presença de cicatrizes transcolumelares ou subnasais, o histórico médico e história de tabagismo, consumo de cigarros eletrônicos ou uso de drogas.
- É importante conhecer bem os objetivos e expectativas do paciente, pois a rinoplastia não cirúrgica tem limitações significativas: é aditiva, e não redutiva, é temporária e não é possível realizar manobras de estreitamento, como a redução da base alar, suspensão da ponta ou escoras na cartilagem.
- É preciso realizar uma discussão detalhada durante a assinatura do consentimento livre e esclarecido, incluindo os riscos de complicações raras, mas catastróficas, como comprometimento vascular, necrose tecidual e cegueira permanente.

57B.2 Etapas do Procedimento

Ver **Vídeo 57B.1**.

57B.2.1 Preparação

- Realizam-se anestesia tópica e esterilização do nariz.
- Prepara-se um preenchedor com ácido hialurônico de alto G', com alta densidade e alta viscosidade. Antes de qualquer injeção de preenchedor com ácido hialurônico, é preciso ter segurança sobre um complemento completo de suprimentos de emergência, incluindo 20.000 UI de hialuronidase, nitropasta, ácido acetilsalicílico, compressas quentes e um oftalmologista de plantão à distância preparado para realizar injeção retrobulbar.

57B.2.2 Técnica de Injeção

- Com a entrada da agulha, realiza-se aspiração pela seringa para avaliar a segurança do local pretendido para o aumento.
- O preenchedor é injetado profundamente e na linha média usando-se uma técnica de injeção em microgotículas, injetando na retirada da agulha e movendo continuamente para amenizar as preocupações com injeção intravascular.
- A injeção é executada no plano tecidual avascular imediatamente sobre o periósteo ou o pericôndrio.
- A injeção é executada profundamente e na linha média do nariz para a probabilidade mais alta de evitar a vasculatura variante e complexa do nariz.
- Ao realizar rinoplastia não cirúrgica, penso no preenchedor injetável como se fosse um enxerto cirúrgico de cartilagem, usando o vetor elevação do preenchedor para realizar uma rotação na ponta ou elevação do ângulo nasolabial.

57B.2.3 Retificação Dorsal

- Para criar a ilusão de um dorso retificado, a injeção pode precisar ser realizada na raiz, bem como abaixo de uma giba dorsal.
- Elevar a altura da quebra da supraponta criará uma aparência mais reta do nariz, mas também alongará a aparência do nariz. Atenuação da retificação com o ângulo da ponta percebido é algo que depende do julgamento estético do injetor.
- Ao retificar o dorso, é importante não construir demais o nariz, a menos que o injetor crie uma aparência volumosa ou leonina no nariz.

57B.2.4 Refinamento da Ponta

- Para criar a aparência de uma ponta nasal mais delicada, injeto preenchedor lateralmente, acima das cúpulas das cartilagens laterais inferiores, imediatamente acima do pericôndrio.
- Visualizo o preenchedor como se fosse um enxerto de escudo líquido a fim de conceitualizar a colocação do produto para a aparência estética mais desejável do nariz.
- É importante injetar criteriosamente a ponta nasal, não apenas a fim de evitar comprometimento vascular e necrose da ponta nasal, mas também para evitar fazer a ponta nasal parecer mais bulbosa ou volumosa.

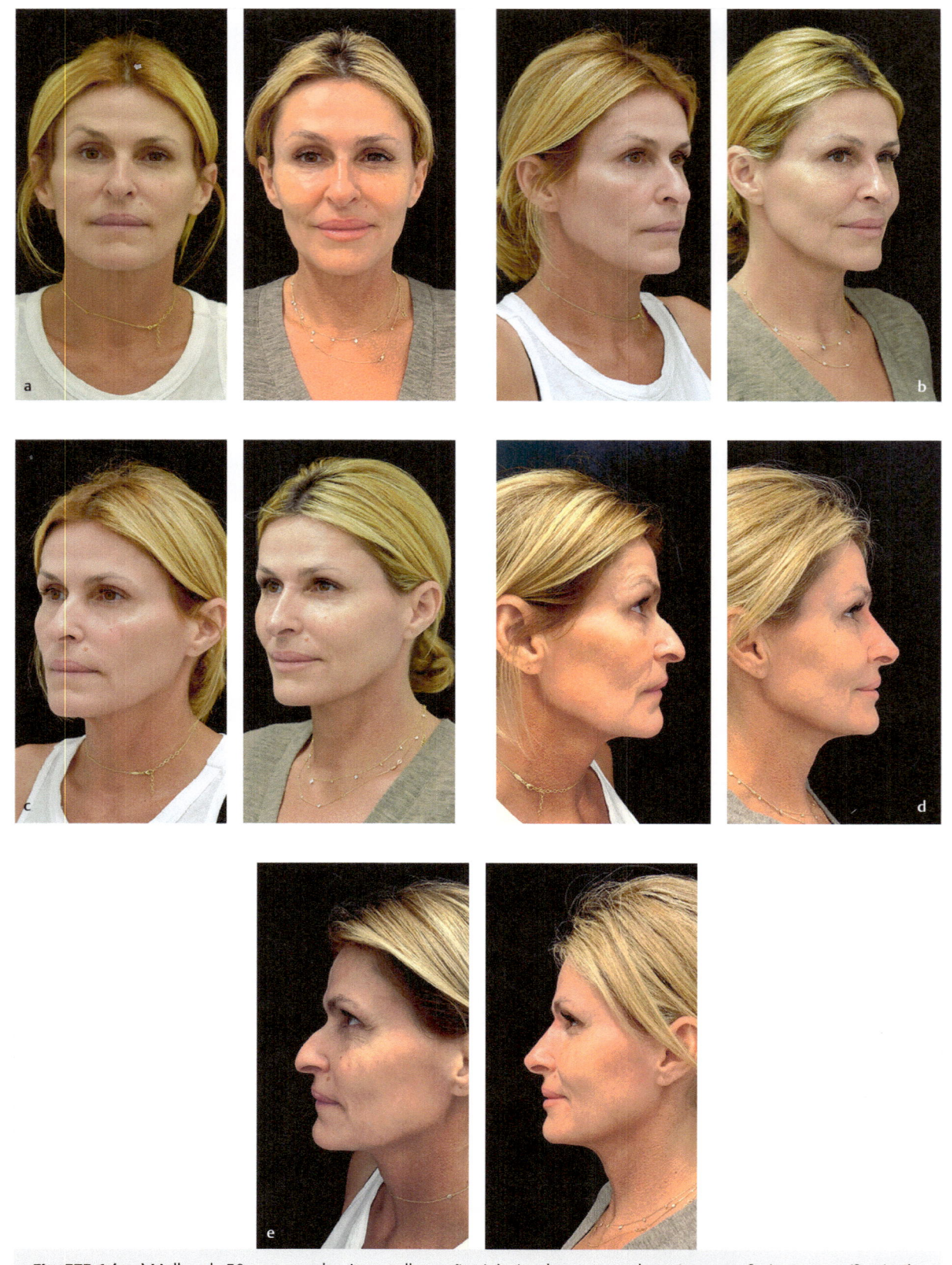

Fig. 57B.1 (a-e) Mulher de 50 anos que desejava melhora não cirúrgica do contorno do nariz, com referência específica à giba dorsal, ponta nasal bulbosa e ângulo nasolabial agudo. Depois da consulta e análise, realizei rinoplastia não cirúrgica usando preenchedor à base de ácido hialurônico para suavizar a raiz profunda, retificar o dorso, elevar a ponta nasal e acrescentar definição aos pontos de definição da ponta. A paciente ficou muito satisfeita com o resultado.

57B.2.5 Correção de Assimetria

- O preenchedor pode ser injetado fora da linha média para criar uma sensação de melhora da simetria em alguns casos, mas é necessário julgamento cirúrgico para avaliar a segurança dessa manobra em uma base de caso a caso.

57B.2.6 Correção de Deformidades Nasais Pós-Cirúrgicas

- Incisura alar, deformidade em bico de papagaio, ponta arrebitada, nariz em sela e irregularidade do contorno do nariz podem ser abordadas usando esses princípios de orientação.
- Os riscos são maiores nos narizes pós-cirúrgicos em razão do comprometimento da irrigação sanguínea e da presença de tecido cicatricial.

57B.3 Cuidados Pós-Procedimento

- Os pacientes são instruídos a evitar álcool e outros afinadores do sangue por vários dias antes e depois de qualquer procedimento injetável.
- Recomenda-se evitar atividade física pesada por 1 dia e elevar a cabeça.
- Evitar pressão direta sobre o nariz, como com óculos pesados ou dormir com o rosto para baixo.
- Compressas frias são possíveis, mas podem promover deformação de preenchedor colocado cuidadosamente e não são recomendadas de rotina para esse procedimento em meu serviço.
- O preenchedor pode durar 6 meses a 2 anos, dependendo da quantidade e do tipo de produto usado, bem como da taxa metabólica e características anatômicas do paciente. Aconselham-se os pacientes a fazerem o acompanhamento quando notarem regressão do preenchedor, mas antes da dissolução completa do produto. Observa-se que sessões subsequentes do preenchedor duram mais tempo do que as sessões iniciais e também podem obter resultados mais dramáticos, talvez em decorrência do entrelaçamento preexistente do suporte tecidual proporcionado pela sessão inicial.

57B.4 Exemplo de Caso

Mulher de 50 anos que desejava melhora não cirúrgica do contorno do nariz, com referência específica à giba dorsal, ponta do nariz bulbosa e ângulo nasolabial agudo. Depois de consulta e análise, realizei rinoplastia não cirúrgica usando preenchedor à base de ácido hialurônico para suavizar a raiz profunda, retificar o dorso, elevar a ponta do nariz e adicionar definição aos pontos de definição da ponta. A paciente ficou muito satisfeita com o resultado (▶ Fig. 57B.1a-e).

57B.5 Conclusão

A rinoplastia não cirúrgica é uma alternativa previsível e efetiva à rinoplastia cirúrgica para muitos pacientes. Ela depende de uma alteração de luz e sombras no nariz, e não de uma redução ou remodelação do osso ou cartilagem, de modo que pode ser menos adequado para narizes largos, com projeção excessiva ou muito grandes. A injeção pericondral e periosteal profunda em um plano tecidual avascular na linha média do nariz é o modo mais seguro de evitar comprometimento vascular.

Referências

Bray D, Hopkins C, Roberts DN. Injection rhinoplasty: non-surgical nasal augmentation and correction of post-rhinoplasty contour asymmetries with hyaluronic acid: how we do it. Clin Otolaryngol. 2010; 35(3):227-230

Humphrey CD, Arkins JP, Dayan SH. Soft tissue fillers in the nose. Aesthet Surg J. 2009; 29(6):477-484

Jasin ME. Nonsurgical rhinoplasty using dermal fillers. Facial Plast Surg Clin North Am. 2013; 21(2):241-252

Kim DW, Yoon ES, Ji YH, Park SH, Lee BI, Dhong ES. Vascular complications of hyaluronic acid fillers and the role of hyaluronidase in management. J Plast Reconstr Aesthet Surg. 2011; 64(12):1590-1595

58 Preenchedor Finesse: Sulco da Pálpebra Superior

Val Lambros

Resumo
Em muitos pacientes a borda orbital superior e a sobrancelha sofrem deflação com a idade e faz sentido preencher a área para ela readquirir o senso de um olho jovem. Para mostrar ao paciente o efeito do procedimento, a área é preenchida com anestesia local antes da injeção.

Palavras-chave: escavação da órbita, preenchedores AH, injeções orbitais e na sobrancelha, envelhecimento dos olhos, amostra com anestesia local, harmonia facial, levantamentos dos olhos.

Pontos Essenciais

- Nos jovens, a área periorbital se caracteriza por abundante tecido subcutâneo com pele elástica sobre ele. As pálpebras superiores dos jovens são longas e cheias. Com o tempo os tecidos moles da sobrancelha e da órbita podem ficar mais finos e escavados, a borda orbital se torna aparente, e o olho parece mais curto, mais redondo e abatido.
- Esse último contorno frequentemente é visto depois de cirurgia da pálpebra superior Embora órbitas assim possam parecer altamente definidas e dramáticas com área considerável para maquiagem, também podem fazer o olho e a face parecerem mais velhos, em geral.
- Em algumas pessoas, a reinflação da sobrancelha e da órbita superior parece melhor.
- Esse é um conceito visual, que não é intuitivo para muitos pacientes; simplesmente descrevê-lo não permite que um paciente compreenda como ficará o resultado do tratamento.
- Minha prática, há décadas, tem sido fazer uma amostra do efeito do tratamento, injetando as sobrancelhas com anestésico local diluído para duplicar o efeito do preenchedor.
- Os pacientes uniformemente gostam dessa ideia. Como provar roupas antes de comprá-las, os pacientes podem ver e compreender o resultado desejado antes de realmente ser submetido a um procedimento potencialmente caro, do qual poderiam não gostar. Permite que o paciente tome a decisão mais esclarecida possível. Além disso, o injetor pode ver a prévia e decidir se e onde modificar a injeção para benefício máximo. O paciente agora está sob anestesia e também em vasoconstrição.
- Colocar o anestésico local precisamente é mais difícil do que a injeção do produto. É fácil fazer bolhas na pele. Fazer as prévias torna o clínico um injetor melhor.

58.1 Injeção

- Como pode ser visto na ▶ Fig. 58.1, a região da sobrancelha contém numerosas grandes artérias. Como também pode ser visto, as artérias correm profundamente ao orbicular e ao frontal no nível da sobrancelha. A chave para preencher a sobrancelhas com segurança é injetar precisamente no coxim adiposo subcutâneo da sobrancelha, área claramente desprovida de vasos, como se vê na figura.
- Isso se faz analogamente a outras partes da face, como os lábios, o nariz, as linhas de franzimento glabelar, onde a localização das artérias é conhecida e evitada. A amostra não apenas causa vasoconstrição da área, mas, expandindo o volume da região da sobrancelha, dá ao injetor um volume pretendido muito maior para colocação da agulha, acrescentando segurança ao procedimento. Acredito em embasamento próprio que injetar preenchedor com AH em uma área expandida com soro fisiológico leve à melhor difusão do produto e a uma distribuição mais homogênea. Essa injeção tem sido notavelmente suave, talvez por causa desse efeito.
- Esta não é uma injeção para principiantes; o injetor precisa ter a habilidade de confinar a profundidade da agulha ao plano subcutâneo. Provavelmente não é adequada para injeção em bolo e alisamento com o dedo. Acredito que as injeções lineares funcionam melhor. A injeção deve ser o mais homogênea possível antes de usar alguma pressão com o dedo para finalizar a distribuição de modo igual.
- Por razões de custo, a injeção típica geralmente é de 0,5 mL de produto por lado. Essa quantidade pode não ser suficiente para algumas sobrancelhas, mas melhorará todos os pacientes corretamente escolhidos. Prefiro produtos de AH particulados.
- A injeção de produto é feita imediatamente depois de os pacientes aprovarem a prévia.
  - A colocação do produto é parcialmente visual, o que fica aparente por meio do anestésico local e, em parte, pelo tato. Prefiro usar uma agulha de 30 g e ½ polegada para injetar atravessando a sobrancelha.
- Podem-se usar cânulas, porém, são mais flexíveis do que as agulhas. Em algumas órbitas, o bulbo do olho se assenta imediatamente adjacente à borda orbital superior e poderia ser lesado. A curvatura da sobrancelha é difícil de seguir com a cânula.
- Com essa técnica, a quantidade de preenchedor por passagem é minúscula, cerca de 3 centésimos de um mL por passagem. Talvez o mais importante seja manter a agulha sempre em movimento.
  - Começando lateralmente, para cada entrada da agulha, fazem-se passagens com inclinações superior, neutra e inferior. As injeções, então, marcham atravessando a sobrancelha no plano subcutâneo. As injeções são mantidas na margem inferior da borda orbital superior ou acima dela, exceto por uma pequena quantidade medialmente.
- No tecido mole da parte medial da órbita, fazem-se minúsculas injeções para preencher as curvas delicadas ali. Uma agulha oferece, consideravelmente, mais precisão nessa localização do que uma cânula. Passagens minúsculas do produto são usadas no espaço subcutâneo.
- A injeção intra-arterial do produto, embora muito rara, sempre deve estar presente no plano.
- Como seria esperado, uma agulha produz mais contusões na sobrancelha do que se esperaria de uma cânula. Isso é discutido com o paciente de forma antecipada. Para esse procedimento, acho que a maior precisão vale a pena, apesar da contusão.
- Em alguns pacientes, pequeno grau de flacidez da pele da pálpebra pode ser preenchida e expandida. Pode haver certa elevação real ou aparente da sobrancelha. Como a função primária do preenchimento da sobrancelha é a expansão da pele, se o injetor tentar elevar as sobrancelhas ou preencher uma grande quantidade de pele extra da pálpebra superior, as sobrancelhas provavelmente parecerão artificialmente grandes.

Conclusões

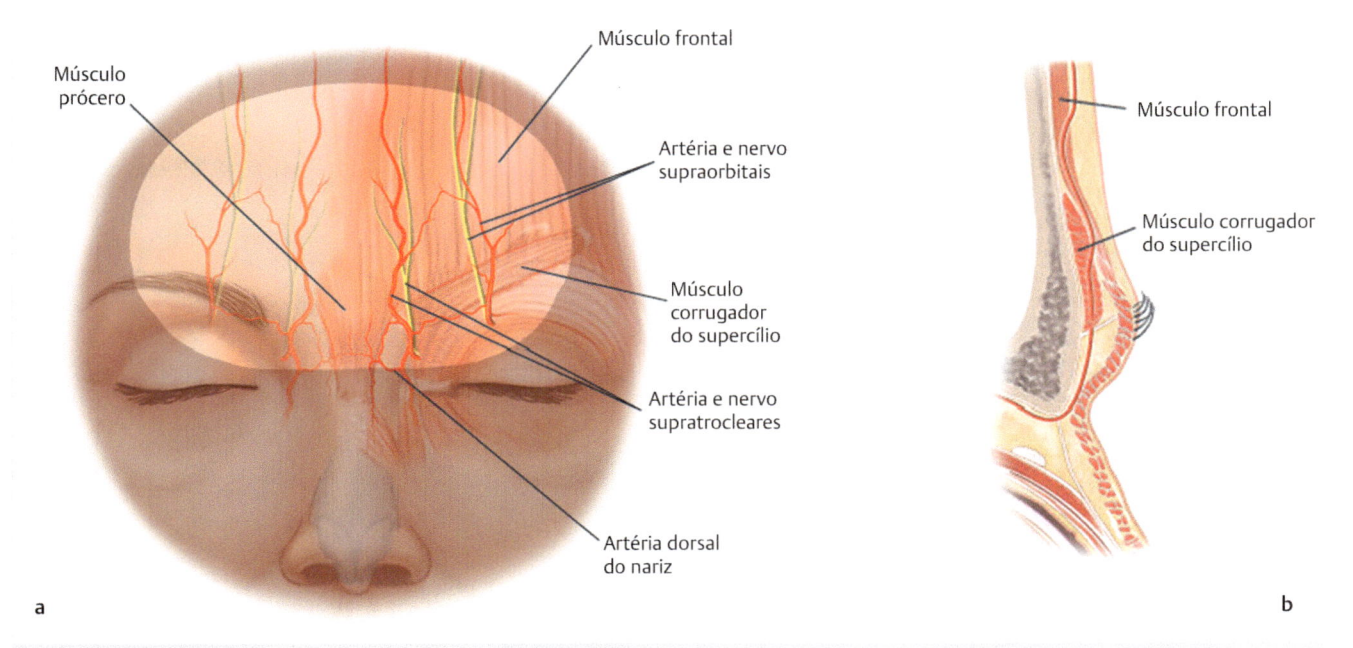

Fig. 58.1 (a) Diagrama mostrando os músculos da mímica na região glabelar e da fronte. O músculo corrugador do supercílio é responsável pelas linhas de franzimento verticais e oblíquas da glabela. O músculo prócero é responsável pelas rítides nasais dorsais transversas. O músculo frontal é responsável pelas rítides frontais transversas. **(b)** Corte transverso demonstrando a via de profunda à superficial da artéria supratroclear e supraorbital ao sair da borda supraorbital.

- Há muitos pacientes que, pela idade ou por cirurgia excisional da pálpebra, parecem muito encovados ("olhar senil") e não são candidatos a outra cirurgia tradicional. De igual modo, há pacientes que exibem bordas orbitais superiores com vetor negativo não projetando plano. Ambos esses grupos têm o potencial para melhora muito atraente com o preenchimento das sobrancelhas e consequente encolhimento visual de uma órbita grandemente depletada.
- Temos observado alguns dos melhores resultados para a pálpebra em pacientes que tinham certo preenchimento das sobrancelhas e passaram por pequena remoção da gordura e da pele palpebrais.

58.2 Cuidados Pós-Procedimento

- No primeiro dia, tudo que se pode fazer é usar gelo. A maioria dos pacientes tem certa contusão, inicialmente, tornando-se o resultado final visível em 1 ou 2 semanas.
- Como os pacientes que tiveram uma prévia com anestésico local sabem quais resultados esperar da injeção, é distintamente incomum a insatisfação com o procedimento. Algumas vezes são necessários pequenos retoques, e a hialuronidase em pequenas doses consertará pequenas irregularidades. As sobrancelhas geralmente são pouco preenchidas com essa quantidade de produto, mas é infrequente os pacientes quererem mais.
- A duração dos preenchedores com AH particulado nessa localização é, no mínimo, de 2 anos; é comum a duração de 3 anos.

58.3 Exemplo de Caso

Mulher de 60 anos antes e 2 anos pós-injeção de AH nas sobrancelhas. A cada lado, usou-se 1,2 mL. Essa é uma configuração interessante. Inclinação, escavação elevada medialmente na órbita superior confere um aspecto de ansiedade ou preocupação nesses pacientes, talvez porque se assemelha a uma sobrancelha medial elevada, o que também projeta essas emoções. Tornar a órbita medial mais plana reduz a projeção emocional (▶ Fig. 58.3a, b).

58.4 Conclusões

Nos pacientes cuidadosamente selecionados e preparados, o preenchimento das sobrancelhas (e da têmpora) pode fazer os pacientes parecerem consideravelmente melhor do que antes. Esse procedimento é particularmente útil para pacientes com deflação pela idade ou depois de cirurgia excisional da órbita superior. Os resultados podem durar 2 a 4 anos.

Ver **Vídeo 58.1**.

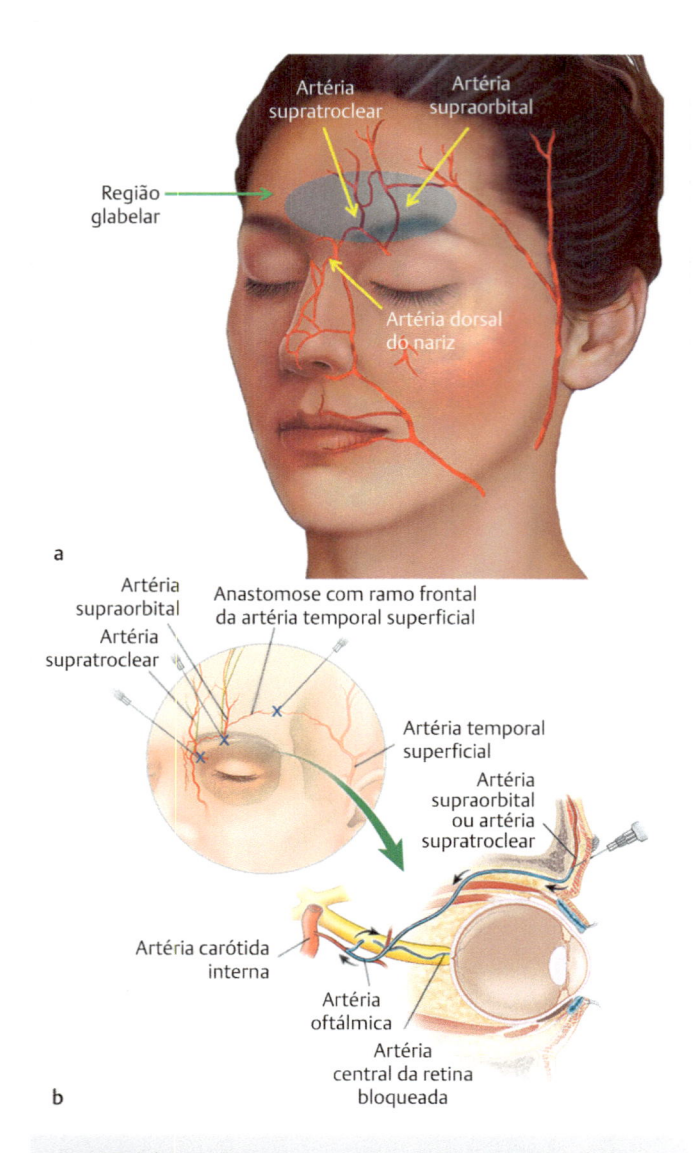

Fig. 58.2 (a) Ricas anastomoses entre as artérias supratroclear, supraorbital e dorsal do nariz na região glabelar criam potenciais rotas para embolização retrógrada da artéria oftálmica.
(b) A injeção intravascular inadvertida na artéria supraorbital ou supratroclear pode criar propagação retrógrada de material estranho para a artéria oftálmica. Subsequente embolia distal da artéria oftálmica para a artéria central da retina pode causar perda da visão. (Reproduzida com permissão de Rohrich R, Stuzin J, Dayan E et al., eds. Facial Danger Zones: Staying Safe with Surgery, Fillers and Non-invasive Devices. 1st ed. Thieme; 2019.)

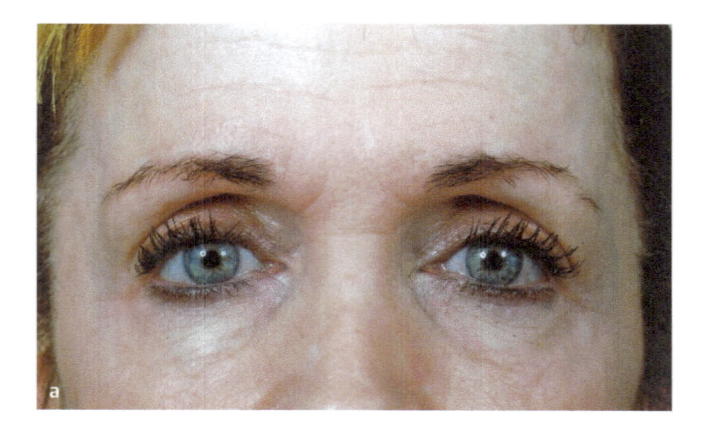

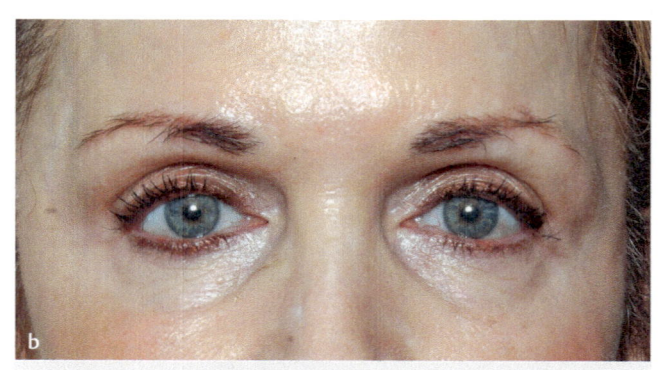

Fig. 58.3 Mulher de 60 anos **(a)** antes e **(b)** 2 anos depois de injeção de ácido hialurônico (AH) nas sobrancelhas 1,2 mL por lado. Esta é uma configuração interessante. Inclinação, escavação elevada medialmente na órbita superior, confere um aspecto de ansiedade ou preocupação nesses pacientes, talvez porque se assemelhe a uma sobrancelha medial elevada, o que também projeta essas emoções. Tornar a parte medial da órbita mais plana reduz a projeção emocional.

Referências

Coleman SR. Structural fat grafting. St. Louis, MO: Quality Medical Publishing; 2004

Costa CR, Kordestani R, Small KH, Rohrich RJ. Advances and refinement in hyaluronic acid facial fillers. Plast Reconstr Surg. 2016; 138(2):233e-236e

Lambros V. Volumizing the brow with hyaluronic acid fillers. Aesthet Surg J. 2009; 29(3):174-179

Lambros VS. Fat injection for the aging midface. Oper Tech Plast Reconstr Surg. 1998; 5:129-137

Sykes JM, Cotofana S, Trevidic P, et al. Upper face: clinical anatomy and regional approaches with injectable fillers. Plast Reconstr Surg. 2015; 136 Suppl: 204S-218S

59 Preenchedor Finesse: Mãos — Papel do Ácido Hialurônico, da Hidroxiapatita de Cálcio e da Gordura Autóloga

Heidi A. Waldorf ▪ Anup Patel ▪ Rod J. Rohrich

Resumo

À medida que o rejuvenescimento minimamente invasivo da face veio se tornando lugar-comum, aumentou a conscientização sobre outras áreas anatômicas de envelhecimento. A discrepância entre uma face com aparência jovial e as mãos com aparência envelhecida é uma preocupação em particular, já que as mãos, diferentemente de outras partes do corpo, são visíveis em quase todas as circunstâncias. Técnicas de *resurfacing*, dos *peelings* químicos aos *lasers*, podem melhorar a cor e a textura da pele, mas deixam de abordar o contorno. Nos anos mais recentes, a injeção de gordura autóloga e de agentes de preenchimento dérmico prontos para uso se tornou o padrão de atendimento para restaurar a perda de volume. Este capítulo faz a revisão das melhores práticas para rejuvenescimento das mãos, inclusive como navegar a anatomia complexa das mãos para oferecer resultados seguros e efetivos.

Palavras-chave: mão, preenchedor, ácido hialurônico, gordura, colágeno, rejuvenescimento, hidroxiapatita de cálcio, anatomia da mão.

> **Pontos Essenciais**
>
> - Semelhantemente à face, o envelhecimento das mãos decorre de fatores intrínsecos e extrínsecos. No entanto, a tendência até dos esteticamente orientados de ignorarem os cuidados e a proteção para as mãos significa que a idade tende a aparecer mais cedo nas mãos.
> - O envelhecimento intrínseco consiste na atrofia da derme cutânea, dos músculos e da gordura subcutânea. O envelhecimento extrínseco pelo fotoenvelhecimento e o uso das mãos para atividades da vida diária, como exposição à água, a produtos de limpeza e a temperaturas extremas, tornam mais rápidas as alterações na textura, densidade e cor da pele. Desse modo, as mãos envelhecidas se caracterizam por pele flácida, enrugada e heterogeneamente pigmentada cobrindo os espaços que se dirigem aos dedos no dorso das mãos, ossos, tendões e veias proeminentes. Além da alteração de cor pelo fotoenvelhecimento, as veias visíveis podem produzir um matiz azulado.
> - A restauração de uma aparência homogênea da mão exige abordagem combinada para melhorar a superfície e o contorno da pele. As técnicas usadas incluem melhora da textura e da cor utilizando criocirurgia, *peelings* químicos e dispositivos elétricos. A restauração do contorno suave jovial inclui injeção de gordura, de preenchedores, bioestimuladores e, em casos selecionados, escleroterapia para reduzir o aparecimento de vasos proeminentes.
> - O primeiro preenchedor a ganhar a aprovação da Food and Drug Administration (FDA) para rejuvenescimento das mãos foi Radiesse®, hidroxiapatita de cálcio (Merz, Frankfurt, Alemanha), em 2015. A hidroxiapatita de cálcio oferece melhora a longo prazo do contorno, e sua natureza opaca atua como camuflagem para veias proeminentes. Restylane Lyft® (Galderma, Texas) foi o primeiro preenchedor com gel de ácido hialurônico aprovado pela FDA para perda de volume relacionada com a idade nas mãos, isso em 2018. Por ser ácido hialurônico, Restylane Lyft® pode ser revertido.

59.1 Anatomia Pertinente (▶ Fig. 59.1)

- Bidic *et al.* descreveram a anatomia da mão em camadas distintas, transicionando de superficial a profunda: pele, lâmina superficial dorsal, fáscia superficial dorsal, lâmina intermediária dorsal, fáscia intermediária dorsal, lâmina profunda dorsal e fáscia profunda dorsal.
- A lâmina superficial dorsal é uma camada adiposa profunda à pele; faltam nervos sensitivos e grandes veias, tornando-a um plano desejável para injeções.

59.2 Técnica

Ver **Vídeo 59.1** e **Vídeo 59.2**.

59.2.1 Preparação Antisséptica

- Limpe os dedos, os espaços interdigitais, as partes dorsais das mãos e os punhos com ChoraPrepTM® (álcool isopropílico 70%/gluconato de clorexidina 3,15%) ou álcool 70%, seguindo-se LasercrynTM Dermal Spray® (cloreto de sódio, sulfato de sódio, fosfato monobásico de sódio, ácido hipocloroso [0,009%], água).

59.2.2 Anestesia

- Embora a anestesia tópica com uma preparação de lidocaína possa ser usada, em geral, não é necessária. Ao usar uma cânula para injeção, pequenas bolhas intradérmicas de lidocaína a 1% sem epinefrina são colocadas nos pontos de inserção planejados.

59.2.3 Técnica da Injeção

- Ao utilizar uma cânula descartável com ponta romba, o acesso pode ser distal ou proximal. Os protocolos mais comuns são o uso de dois ou três pontos de inserção entre os espaços interdigitais dorsais ou ponto único de inserção na junção da mão com o punho. O tamanho da cânula apropriado é de calibre 25 com 50 mm ou de calibre 22 com 70 mm e pode ser passada facilmente acima de estruturas críticas.
- Ao usar uma agulha, o preenchedor pode ser colocado via micropunção de múltiplas injeções dorsais de 0,05 a 0,1 mL, quatro pequenos bolos de injeção de 0,2 a 0,5 mL, bolo único centralmente ou aprofundamento linear. A injeção é realizada puxando a pele e injetando o preenchedor perpendicularmente à pele para a técnica em bolo, ou paralelamente para a técnica de aprofundamento.

59.2.4 Agente de Preenchimento

- O ácido hialurônico não exige preparação específica e pode ser usado assim que retirado da caixa. Alternativamente, pode ser usado *off-label*, misturado com soro fisiológico para melhora da maleabilidade ou com hidroxiapatita de cálcio para produzir opacidade.

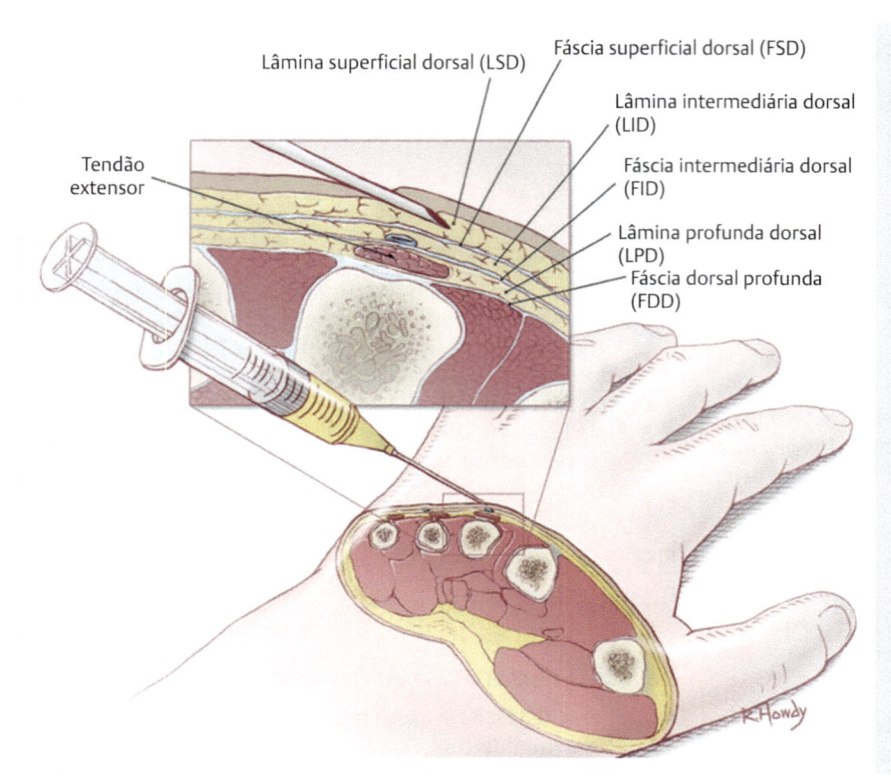

Fig. 59.1 Anatomia crítica da mão relevante para o rejuvenescimento seguro da mão.

- Embora a indicação de bula para hidroxiapatita de cálcio para a mão descreva mistura de 1,5 mL de hidroxiapatita de cálcio com 0,3 mL de lidocaína a 1%, o uso padrão é uma diluição 1:1 de hidroxiapatita de cálcio com uma combinação de lidocaína a 1% e soro fisiológico.
- A gordura deve ser coletada da parte medial da coxa. Precisa ser centrifugada por 1 minuto antes da reinjeção nos planos superficiais da mão (20-30 mL por lado).
- Independentemente do instrumento e do agente de preenchimento usado, a colocação apropriada na superfície dorsal e na camada intermediária dorsal é importante para evitar a camada profunda dorsal, as veias e os tendões. Também é importante adicionar o preenchedor ou a gordura gradualmente e reavaliar ambas as mãos durante o tratamento. A massagem das áreas de tratamento entre as injeções é útil para avaliação do progresso.
- Uma vez obtida simetria, o dorso das mãos pode ser massageado com gel para ultrassonografia, soro de glicerina ou outro lubrificante no dorso das mãos para criar um contorno suave. O tratamento pode ser completado em uma sessão, contanto que a função manual não seja comprometida. Deve-se observar que os pacientes com mãos menores e/ou punhos mais estreitos podem queixar-se de edema suficiente e desconforto que limitem sua atividade. Fracionar o tratamento em duas sessões em intervalos de 2 a 4 semanas é uma opção que oferece melhora gradual sem edema ou desconforto.
- Uma luva de vinil sem os dedos pode ser deslizada sobre cada mão, e uma bolsa de gelo deslizada por baixo dela.

59.3 Instruções Pós-Injeção

- Depois da injeção de hidroxiapatita de cálcio, o médico pode pedir para que se faça massagem delicadamente no dorso das mãos por vários minutos por dia (3 minutos 3 vezes ao dia, por 3 dias).
- Para reduzir as contusões e o edema, os pacientes devem evitar todos os anticoagulantes não prescritos por um médico, inclusive álcool, ácido acetilsalicílico, anti-inflamatórios não esteroidais (AINEs), vitamina E, suplementos contendo óleo de peixe, erva-de-são-joão, *gingko*, *ginseng* e alho por pelo menos 7 a 10 dias antes e 3 a 5 dias após o tratamento. Nenhuma medicação deve ser suspensa sem o expresso consentimento do médico que a prescreveu.
- Para reduzir o edema, é útil aplicar compressas de gelo às áreas tratadas 10 a 20 minutos por hora enquanto o paciente estiver acordado, nas primeiras 48 horas. As compressas de gelo podem ser mantidas no local com luvas de vinil ou algodão para permitir a função.
- Evitar atividades que coloquem pressão ou levem a aumento do fluxo sanguíneo para as mãos e braços por uma semana.
- Por 2 semanas antes e depois da injeção, evitar tratamentos com *laser* e de pele nas mãos e dedos, a menos que expressamente aprovados pelo médico que fará a injeção.
- Não passe por manicure por 2 semanas depois da injeção do preenchedor.
- A injeção do preenchedor não é recomendada para as mãos em pacientes que tenham passado por dissecção de linfonodos significativa ou que tenham linfedema naquela extremidade.

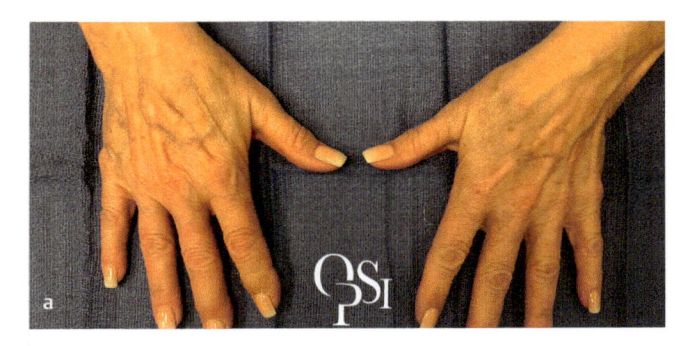

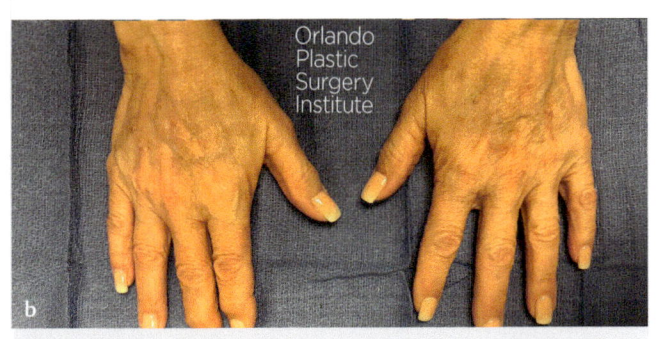

Fig. 59.2 Mulher de 60 anos apresenta-se para rejuvenescimento das mãos, usando ácido hialurônico. **(a)** Pré-injeção e **(b)** pós-injeção com Restylane Lyft® em 3 meses.

- Viagem de avião no período de 2 semanas depois da injeção do preenchedor nas mãos pode causar edema prolongado e excessivo e não é recomendada.
- O retorno é feito em 2 a 3 semanas para qualquer tratamento adicional. O retorno seguinte, em geral, é feito em 4 a 6 meses após a injeção do preenchedor.
- O paciente deve notificar imediatamente o consultório se ocorrer qualquer um dos seguintes:
  - Febre e/ou calafrios.
  - Área de tratamento aparecer com eritema, quente ao toque ou parecer "irritada".
  - A pele no local da injeção ou em torno dela desenvolver bolhas, descamação ou manchas com coloração alterada ou se o aspecto for pálido.
  - Dor ou edema intensos ou crescentes na extremidade.
  - Dificuldade para movimentar a mão ou os dedos.

59.4 Exemplo de Caso

Mulher de 60 anos apresentou-se para rejuvenescimento das mãos usando ácido hialurônico. Pré-injeção e pós-injeção com Restylane Lyft® em 3 meses (▶ Fig. 59.2).

59.5 Conclusão

Embora o rejuvenescimento facial tenha se tornado lugar comum, o tratamento de mãos de idosos permanece menos universal. Ainda assim, a recente aprovação da FDA a dois preenchedores dérmicos para restauração de volume das mãos aumentou a conscientização pública, levando a aumento da demanda para rejuvenescimento das mãos.

Para evitar a ruptura temporária da função das mãos, o injetor precisa ter conhecimento sobre os agentes de preenchimento à disposição, instrumentos para injeção e anatomia da mão.

Este capítulo e seus vídeos associados descrevem protocolos de preenchimento padronizados para agentes de preenchimento aprovados pela FDA, hidroxiapatita de cálcio e ácido hialurônico e gordura autóloga. São descritas técnicas com entrada única e múltipla, com cânula e agulha.

Como seu uso na face, os preenchedores e a gordura nas mãos recriam um contorno mais jovial e são parte integrante da terapia combinada para rejuvenescimento das mãos.

Referências

Bidic SM, Hatef DA, Rohrich RJ. Dorsal hand anatomy relevant to volumetric rejuvenation. Plast Reconstr Surg. 2010; 126(1):163-168

Graivier MH, Lorenc ZP, Bass LM, Fitzgerald R, Goldberg DJ. Calcium hydroxyapatite (CaHA) indication for hand rejuvenation. Aesthet Surg J. 2018; 38(1) suppl_1: S24-S28

Hoang D, Orgel MI, Kulber DA. Hand rejuvenation: a comprehensive review of fat grafting. J Hand Surg Am. 2016; 41(5):639-644

Khosravani N, Weber L, Patel R, Patel A. The 5-step filler hand rejuvenation: filling with hyaluronic acid. Plast Reconstr Surg Glob Open. 2019; 7(1):e2073

Riyaz FR, Ozog D. Hand rejuvenation. Semin Cutan Med Surg. 2015; 34(3):147-152

Parte IX
Resurfacing Facial

60	*Peeling* com Ácido Tricloroacético	*263*
61	Dermoabrasão da Face	*265*
62	*Resurfacing* com *Laser*	*268*
63	Microagulhamento	*273*

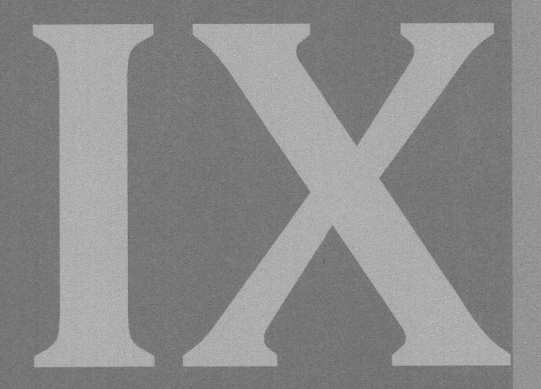

60 *Peeling* com Ácido Tricloroacético

Rod J. Rohrich ▪ Erez Dayan

Resumo

O ácido tricloroacético (TCA) é um agente versátil, eficaz em tratar um espectro de rítides e discromias faciais em concentrações variáveis. O TCA é comumente usado em concentração de 30 a 35% para se obter um *peeling* de profundidade média na derme reticular superior. O acréscimo de solução de Jessner antes da aplicação do *peeling* com TCA leva à remoção parcial da epiderme, permitindo penetração mais profunda do TCA. Essa combinação é benéfica, já que concentrações mais baixas do TCA podem ser usadas para a mesma profundidade de *peeling*, minimizando complicações como as cicatrizes.

Palavras-chave: *peeling* químico, TCA, ácido tricloroacético, solução de Jessner, *resurfacing* da pele.

> **Pontos Essenciais**
>
> - O acréscimo da solução de Jessner ao ácido tricloroacético (TCA) a 35% melhora a qualidade e a consistência do *peeling*, ao mesmo tempo permitindo que menos TCA seja usado para um efeito dado.
> - É importante a preparação da pele pré-procedimento para evitar complicações e melhorar os resultados.
> - Sempre use gaze ou aplicadores com ponta de algodão com TCA para prevenir eventos adversos.
> - O número de passagens e a pressão se relacionam com a profundidade do *peeling*.
> - Avalie continuamente alterações de cor para determinar a profundidade e a eficácia do *peeling*.

60.1 Etapas Pré-Procedimento

- A consulta do paciente deve ser usada para estabelecer metas e expectativas realistas, bem como para orientar o paciente sobre importantes instruções sobre cuidados perioperatórios para resultados ideais. Uma história e um exame físico cuidadosos permitem ao clínico determinar se os pacientes são mesmo candidatos (▶ Tabela 60.1).
- Nossa preferência é pré-tratar todos os pacientes por 4 a 6 semanas antes do *peeling* químico. Esse esquema inclui tretinoína tópica (0,05-0,1%), hidroquinona (2-4%), filtro solar e alfa-hidroxiácidos (4-10%). O pré-tratamento melhora a tolerância da pele, regula a função dos fibroblastos e melanócitos, melhora a circulação dérmica e permite que a pele tratada se recupere 3 a 4 dias mais rápido em razão do aumento da divisão celular e de neoformação de colágeno. As modificações a esse esquema pré-procedimento (doses e intervalos de aplicação) são feitas conforme a necessidade, com base na tolerância e nos tipos de pele. Uma semana antes do *peeling*, os pacientes iniciam o protocolo de limpeza e tonificação e são incentivados a manter hidratação e umidade adequadas da pele.
- Inicia-se o aciclovir 2 dias antes do *peeling* químico, sendo continuado por 5 dias depois do *peeling* em pacientes com antecedentes de lesões herpéticas.
- O arranjo é ordenado com vidros claramente identificados da esquerda para a direita na sequência apropriada de uso. Os vidros são cheios pelo profissional com: (1) álcool etílico 70%, (2) acetona, (3) solução de Jessner e (4) solução de TCA a 35%.
- Em nosso serviço, a solução de Jessner é pré-misturada por um farmacêutico e contém 100 mg de etanol a 95%, 14 g de resorcinol, 14 g de ácido salicílico e 14 mL de ácido lático. De igual modo, ficam disponíveis na mesa gazes 2 × 2 e aplicadores com ponta de algodão.

60.2 Etapas do Procedimento

- A pele do paciente é anestesiada aproximadamente 40 a 60 minutos pré-procedimento com anestésico tópico (lidocaína/prilocaína em creme).
- O procedimento começa com a limpeza da pele usando gaze medindo 2 × 2 embebida em álcool etílico 70%. A seguir aplica-se a acetona de maneira semelhante como agente desengordurante.
- A solução de Jessner é então aplicada depois que a pele é seca ao ar para exfoliar e fazer o *peeling* do estrato córneo da epiderme. A profundidade do *peeling* de Jessner é controlada pelo número de aplicações. Uma a quatro camadas de solução de Jessner são aplicadas à face, sendo o ponto final áreas uniformes de eritema com discretas áreas de congelamento.
- Depois de se completar a aplicação de Jessner, aplica-se a solução de TCA a 35%. A aplicação da solução de Jessner e do TCA é semelhante, com gaze 2 × 2 saturada e torcida para evitar gotejamento. Usa-se uma técnica com três dedos para permitir que seja coberta uma superfície ampla e consistente. Um aplicador com ponta de algodão com TCA é usado para tratar rítides na região periorbital e perioral. A pele dessas áreas é esticada para permitir que o *peeling* chegue ao fundo das rítides. A extremidade de madeira do aplicador com ponta de algodão pode ser usada para a aplicação seletiva do *peeling* para rítides mais profundas. A margem da área que está recebendo o *peeling* (geralmente a borda mandibular) recebe leve *camada* para permitir uma transição natural e que não chame a atenção.

Tabela 60.1 Indicações e contraindicações para o uso de *peeling* químico

Indicações para *peeling* químico	Contraindicações
Rítides/fotoenvelhecimento superficial ou profundo	Terapia com isotretinoína nos 6 meses anteriores
Lesões pré-neoplásicas ou neoplásicas (ceratose actínica e lentículas)	Ausência de unidades pilossebáceas na face
Doença de pele subjacente (p. ex., acne)	Infecção ou feridas abertas (herpes e cistos de acne abertos)
Discromias pigmentares	Procedimento de *resurfacing* médio ou profundo no período de 3 a 12 meses anteriores
	Cirurgia facial recente envolvendo escavação
	História de exposição à radiação terapêutica
	Peles tipos IV, V e VI de Fitzpatrick

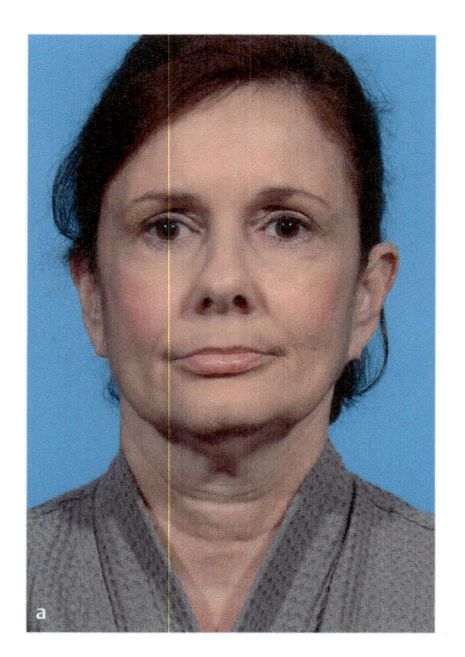

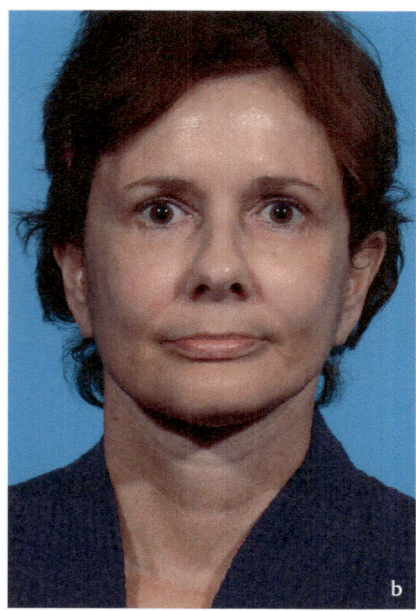

Fig. 60.1 (a, b) Mulher de 56 anos com rítides faciais finas e leves, mas notáveis, e alterações actínicas submetidas a um *lifting* facial do tipo *lift-and-fill* com *peeling* químico usando ácido tricloroacético (TCA). O *peeling* químico foi realizado ao final da operação após método em quatro etapas: álcool, acetona, solução de Jessner e *peeling* com TCA. Imagens pós-operatórias mostram a melhora nas rítides finas da paciente, em seu tom de pele e nas discromias.

60.3 Cuidados Pós-Procedimento

- Uma vez completo o *peeling*, aplica-se fina camada de pomada Bactroban® às áreas tratadas.
- Os pacientes são instruídos a não umedecerem a área, pois isso impedirá o esfacelo desejado.
- Geralmente 7 a 10 dias são necessários para a pele se desprender e reepitelizar. A regeneração dérmica leva até 6 semanas. Os pacientes podem lavar o rosto diariamente sem esfregar nos primeiros 3 dias. São instruídos a comprimir suavemente a área para secar usando uma toalha macia.
- Usam-se compressas frias e ansiolíticos para minimizar o desconforto e podem ser usados narcóticos por via oral conforme a necessidade. Todos os pacientes recebem 24 horas de antibióticos profiláticos. Uma vez reepitelizada a pele (7-10 dias), reinicia-se o esquema pré-procedimento já mencionado.

60.4 Exemplo de Caso

Mulher de 56 anos com rítides finas e leves possíveis de notar e alterações actínicas é submetida a um *lifting* facial do tipo *lift-and-fill* com *peeling* químico por TCA. O *peeling* químico foi realizado ao se completar a operação após o método das quatro etapas: álcool, acetona, solução de Jessner, *peeling* com TCA. As imagens pós-operatórias mostram a melhora das rítides finas da paciente, do seu tom de pele e das discromias (▶ Fig. 60.1a, b).

60.5 Conclusão

Em pacientes selecionados, a combinação de solução de Jessner com solução de TCA a 35% permite um *resurfacing* seguro e efetivo e rítides faciais moderadas e discromias. Os cuidados com a pele pré-procedimento e pós-procedimento, além da aplicação sistêmica do *peeling* químico, aperfeiçoam os resultados com mínimo potencial de complicações.

Ver **Vídeo 60.1**.

Referências

Glogau RG, Matarasso SL. Chemical peels. Trichloroacetic acid and phenol. Dermatol Clin. 1995; 13(2):263-276

Herbig K, Trussler AP, Khosla RK, Rohrich RJ. Combination Jessner's solution and trichloroacetic acid chemical peel: technique and outcomes. Plast Reconstr Surg. 2009; 124(3):955-964

Matarasso SL, Glogau RG. Chemical face peels. Dermatol Clin. 1991; 9(1):131-150 O'Connor AA, Lowe PM, Shumack S, Lim AC. Chemical peels: a review of current practice. Australas J Dermatol. 2018; 59(3):171-181

Weissler JM, Carney MJ, Carreras Tartak JA, Bensimon RH, Percec I. The evolution of chemical peeling and modern-day applications. Plast Reconstr Surg. 2017; 140(5): 920-929

61 Dermoabrasão da Face

Steven M. Levine • Daniel C. Baker

Resumo

A face na idade avançada muda em múltiplas facetas. Embora a cirurgia seja o padrão ouro para tratar flacidez e atenuação dos ligamentos retentores, as técnicas de *resurfacing* podem abordar alterações de textura da superfície, bem como outras relacionadas com o envelhecimento e o dano ambiental. A dermoabrasão é um método altamente efetivo, confiável e com baixo custo para o *resurfacing* facial. É particularmente útil para rítides periorais verticais.

Palavras-chave: dermoabrasão, *resurfacing*, rítides periorais, envelhecimento, ceratose solar.

> **Pontos Essenciais**
> - O perímetro de qualquer área tratada deve receber alisamento para minimizar a criação de uma zona de transição entre o tecido que passou por dermoabrasão e o que não passou.
> - A chave para a dermoabrasão é manter a pele sob tensão o tempo todo.
> - O desfecho da dermoabrasão é uma combinação de sangramento puntiforme e visualização do apagamento das rítides. O objetivo ideal é apagar completamente a rítide pretendida antes de fazer a dermoabrasão profunda demais e danificar os melanócitos.

61.1 Etapas Pré-Procedimento

- As indicações para dermoabrasão são amplas e incluem desejo de melhorar a textura da pele, reduzir linhas finas visíveis ou redução de manchas da idade (como da ceratose solar).
- A dermoabrasão pode ser realizada na totalidade da face e do pescoço ou pode ser isolada para unidades estéticas específicas, como a glabela ou a região perioral (▶ Fig. 61.1).
- A dermoabrasão pode ser realizada como procedimento isolado ou combinado ao *lifting* facial e do pescoço.
- A consideração primária para planejamento pré-operatório é o tom de pele do paciente. Quanto maior a pigmentação da pele, mais alta a chance de complicações pós-dermoabrasão, como hiperpigmentação pós-inflamatória ou áreas de hipopigmentação.
- Alguns profissionais escolhem pré-tratar os pacientes com retinol ou agente branqueador por 4 a 6 semanas antes da dermoabrasão. Os autores não usam pré-tratamento.
- É importante conseguir saber se há uma história de herpes oral para que esses pacientes sejam pré-tratados com medicação antiviral (▶ Fig. 61.2).

61.2 Etapas do Procedimento

61.2.1 Marcações e Posicionamento

- Usa-se um marcador no pré-operatório para colorir as linhas finas que a dermoabrasão terá como alvo (▶ Fig. 61.3).
- O paciente fica supino na mesa de procedimento.
- Geralmente a cabeceira do leito fica discretamente elevada.
- O profissional deve estar sentado para ter máxima estabilidade.
- A abordagem pode ser efetuada usando-se várias técnicas que produzam uma distribuição controlada reproduzível de *resurfacing* mecânico da pele.

61.2.2 Dermoabrasão Mecânica

- A face é limpa com álcool.
- Pequena quantidade (0,1 mL para o lábio superior inteiro) de lidocaína a 1% com epinefrina é injetada na derme das áreas que vão passar por dermoabrasão.
- Deixe passar 8 minutos para obter o efeito da epinefrina.

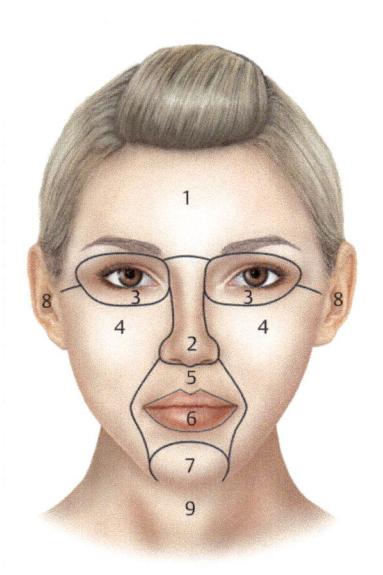

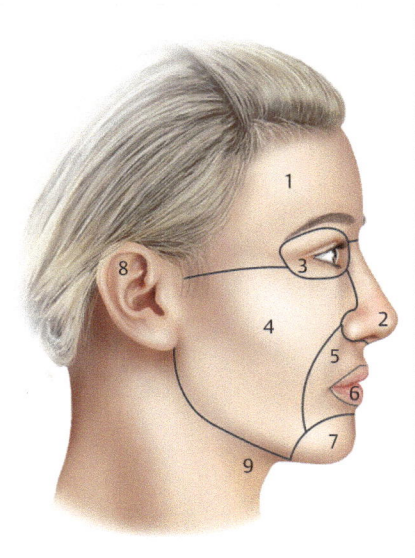

Fig. 61.1 Unidades estéticas da face. (Reproduzida com permissão de Rohrich R, Stuzin J, Dayan E et al., eds. Facial Danger Zones: Staying Safe with Surgery, Fillers and Non-invasive Devices. 1st ed. Thieme; 2019.)

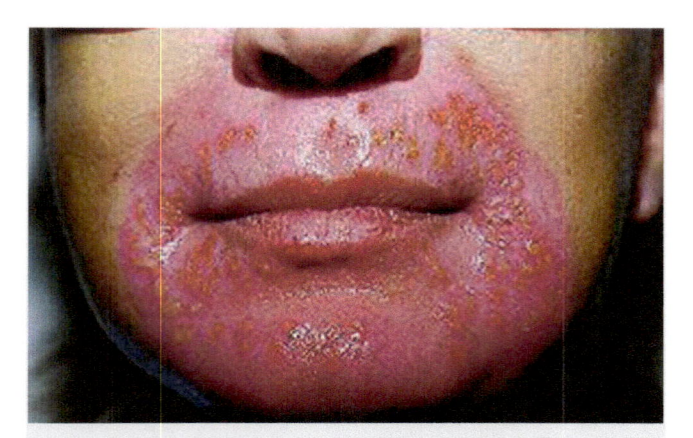

Fig. 61.2 A paciente desenvolveu uma infecção por herpes depois da dermoabrasão perioral, pois não foi feita a profilaxia pré-procedimento. (Reproduzida com permissão de Cohen M, Thaller S, eds. The Unfavorable Result in Plastic Surgery: Avoidance and Treatment. 4th ed. Thieme; 2018.)

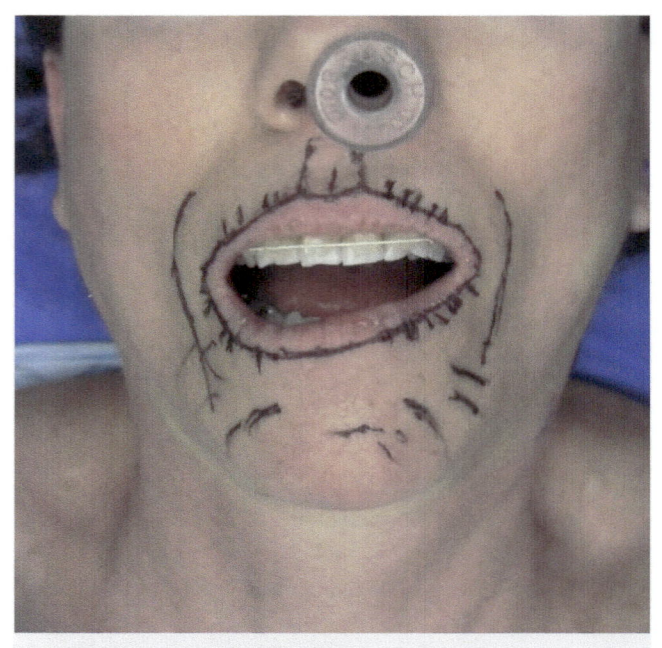

Fig. 61.3 Marcações das linhas finas que são alvo da dermoabrasão.

Ponta de dermoabrasor em ogiva

Ponta de dermoabrasor em "barril"

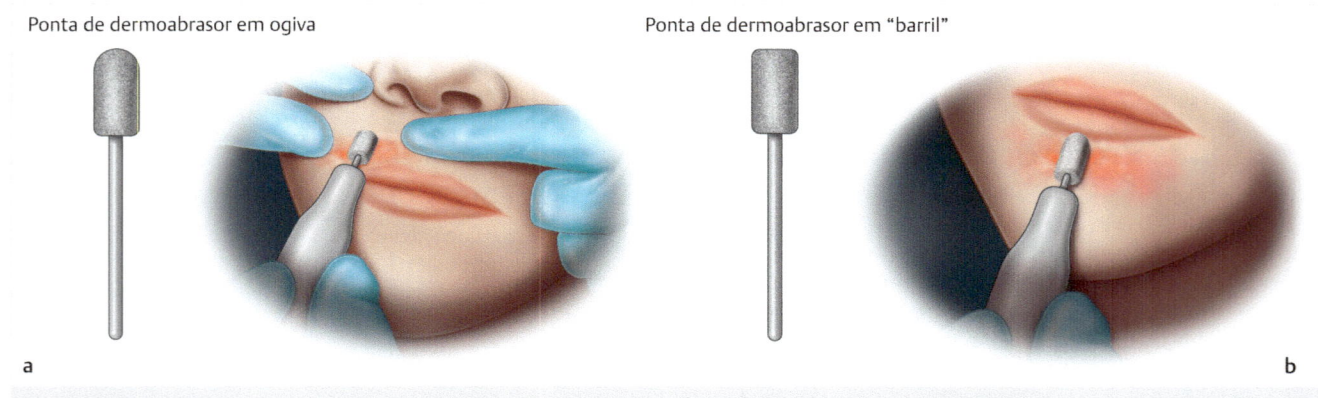

a

b

Fig. 61.4 Várias pontas de dermoabrasão podem ser usadas e incluem **(a)** bala, para o lábio superior, e **(b)** barril para áreas maiores.

- Escolha a ponta de dermoabrasão com a qual se sinta mais confortável para uma área específica (os autores preferem a ogiva para áreas acima do lábio e a barril para áreas maiores, como abaixo do lábio) (▶ Fig. 61.4a, b).
- Você pode realizar efetivamente uma dermoabrasão em várias velocidades. Inicie com lenta (5.000-10.000 rpm) e avance até 25.000 rpm.
- A chave para a dermoabrasão é manter a pele sob tensão e é efetuada com a mão não dominante. Não tente realizar o procedimento em uma área que não esteja sob tensão.
- O desfecho é uma combinação de sangramento pontual e visualização do apagamento das rítides. A meta ideal é apagar completamente a rítide pretendida antes de realizar a dermoabrasão profunda demais e danificar os melanócitos.
- Mantenha o dermoabrasor em movimento para evitar penetrar profundamente demais em qualquer área em particular.
- O perímetro de qualquer área em tratamento deve receber cuidadoso "alisamento" para minimizar a criação de uma zona de transição entre tecido que recebeu tratamento e o que não recebeu.
- Prolongue sempre o tratamento além da zona pretendida (p. ex., abaixo da linha da mandíbula se tratar a face inteira).
- É importante estar ciente do campo cirúrgico inteiro. É frequente uma gaze ficar perto do campo para auxiliar o profissional a limpar o sangue do campo operatório. Essa gaze pode ser pega facilmente no dermoabrasor e chicotear, atingindo a face ou o olho do paciente.
- A dermoabrasão agressiva demais pode danificar os melanócitos e levar a áreas de hiperpigmentação.
- A hiperpigmentação, caso ocorra, geralmente se resolve por si mesma. É fundamental evitar o sol. Agentes clareadores, como a hidroquinona tópica a 4%, podem ser usados, se necessário.

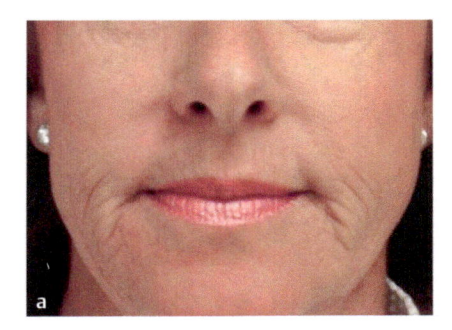

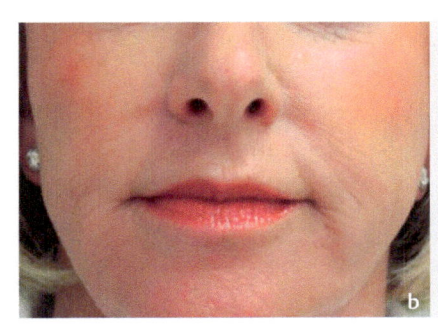

Fig. 61.5 (a, b) Fotos pré e pós-operatórias de uma paciente no retorno de 2 anos depois de *lifting* facial com enxerto de gordura autóloga, *lifting* cervical, *peeling* com ácido tricloroacético (TCA) a 35% e dermoabrasão perioral.

61.3 Cuidados Pós-Procedimento

- Este procedimento costuma ser combinado a um *lifting* facial. Nesse caso, a dermoabrasão deve ser realizada depois do *lifting* facial.
- Aplica-se uma gaze impregnada de vaselina às áreas que passaram por dermoabrasão imediatamente depois do procedimento.
- Também se usam bolsas frias para reduzir o edema.
- Os pacientes são instruídos a usar compressas frias em casa nas primeiras 24 horas.
- Os pacientes são instruídos a permanecerem fora do sol durante o período agudo do *peeling* (7-10 dias de pós-operatório).
- Evitar o sol é algo que deve ser executado por vários meses depois da dermoabrasão.
- Os pacientes devem manter a gaze no lugar por vários dias. À medida que a pele reepiteliza, a gaze cai. Quando isso ocorrer, os pacientes devem aplicar fina camada de pomada à base de vaselina 3 vezes ao dia até que a pele esteja reepitelizada.

61.4 Exemplo de Caso

Fotos pré e pós-operatórias de uma paciente no retorno de 2 anos depois de *lifting* facial com enxerto de gordura autóloga, *lifting* cervical, *peeling* com ácido tricloroacético (TCA) a 35% e dermoabrasão perioral* (▶ Fig. 61.5a, b).

---

* Nota do Tradutor: (não traduzi o final deste período porque ele não coincide com as fotos; as duas imagens são em AP; não há imagem oblíqua)

61.5 Conclusão

A dermoabrasão melhorará, previsivelmente, certas linhas finas e reduzirá o aparecimento de certos problemas de pigmentação superficial. O profissional precisa iniciar usando essa técnica de maneira calculada para ficar à vontade com as expectativas e as limitações.

Ver **Vídeo 61.1**.

Referências

Alkhawam L, Alam M. Dermabrasion and microdermabrasion. Facial Plast Surg. 2009; 25(5):301-310

Holmkvist KA, Rogers GS. Treatment of perioral rhytides: a comparison of dermabrasion and superpulsed carbon dioxide laser. Arch Dermatol. 2000; 136(6):725-731

Jared Christophel J, Elm C, Endrizzi BT, Hilger PA, Zelickson B. A randomized controlled trial of fractional laser therapy and dermabrasion for scar resurfacing. Dermatol Surg. 2012; 38(4):595-602

Perkins SW, Sklarew EC. Prevention of facial herpetic infections after chemical peel and dermabrasion: new treatment strategies in the prophylaxis of patients undergoing procedures of the perioral area. Plast Reconstr Surg. 1996; 98(3):427-433, discussion 434-435

Smith JE. Dermabrasion. Facial Plast Surg. 2014; 30(1):35-39

62 Resurfacing com Laser

Pooja Sodha • Paul M. Friedman

Resumo

O *resurfacing* fracionado ablativo e o não ablativo são opções efetivas e seguras para tratamento de rítides, fotoenvelhecimento, cicatrizes e flacidez leve. Zonas térmicas microscópicas induzem remodelação epidérmica e dérmica, criando assim o efeito regenerado. A avaliação pré-procedimento do tipo de pele, o uso de isotretinoína, infecções, cicatrização de ferida prévia e melasma, entre outras características, são importantes, pois podem afetar se o tratamento for procurado. Os ajustes do *laser* na ocasião do tratamento são determinados pelo seguinte: energia, profundidade, densidade das zonas térmicas microscópicas e número de passagens. É importante o resfriamento intraoperatório da pele para prevenir aquecimento global da pele. A cor da pele obriga a modificações nos parâmetros de tratamento, particularmente a densidade do tratamento. Os cuidados pós-procedimento precisam ser instruídos em detalhes aos pacientes, e estes precisam ser dedicados a maximizar os benefícios do tratamento.

Palavras-chave: *resurfacing*, *laser*, ablativo, não ablativo, rítides, cicatriz/cicatrização, fotoenvelhecimento.

> **Pontos Essenciais**
>
> - *Lasers* fracionais ablativos e não ablativos são opções efetivas e seguras para o tratamento de rítides, de fotoenvelhecimento, de cicatrizes e de flacidez leve da pele em virtude da remodelação dérmica como efeito do tratamento.
> - Os comprimentos de onda não ablativos criam lesão coagulativa dérmica em profundidades de 1 mm ou mais, poupando o estrato córneo, enquanto os comprimentos de onda ablativos induzem colunas de ablação que se estendem do estrato córneo à derme (até 4 mm). Esses pontos de lesão não contíguos são chamados zonas térmicas microscópicas. A densidade do tratamento (cobertura) é de 5 a 50%, sendo utilizada densidade mais baixa nos tipos de pele mais escuros (▶ Fig. 62.1 e ▶ Fig. 62.2).
> - A tecnologia no modo fracionado permite a capacidade de tratar tipos de pele mais escuros e locais anatômicos com risco mais alto, embora com cautela.

62.1 Indicações

As indicações para terapia fracionada com *laser* estão listadas na ▶ Tabela 62.1.

62.2 Seleção de Dispositivo

- As instruções, neste capítulo, baseiam-se na experiência com Solta Fraxel DUAL (1.550 nm/1.926 nm, Érbio/Túlio) e Solta Fraxel Re:pair (10.600 nm, CO_2). Esses dispositivos utilizam sistema de rastreio óptico inteligente que distribui as zonas térmicas microscópicas igualmente ao longo de várias passagens do rolete, sendo responsável pela velocidade de deslizamento do profissional, reduzindo assim os riscos de aquecimento global. Os conceitos apresentados neste capítulo podem ser estendidos cautelosamente a outros *lasers* fracionais não ablativos infravermelhos (1.550 nm/1.540 nm/1.440 nm) e *lasers* fracionais ablativos (2.790 nm/2.940 nm);

62.3 Etapas Pré-Procedimento

- O procedimento de *resurfacing* facial começa com minuciosa análise pré-procedimento para avaliar a intensidade da dermato-heliose, a distribuição das rítides, a discromia, cicatrizes e objetivos gerais do tratamento e expectativas do paciente.
- Os pacientes com preocupação com fotoenvelhecimento epidérmico, rítides leves e cicatrizes (atróficas, queimaduras ou traumáticas) são bons candidatos ao *resurfacing* fracionado não ablativo (NAFR). Cicatrizes mais recentes respondem melhor à terapia a *laser*. Os pacientes com rítides mais profundas, flacidez maior, cicatrizes traumáticas, cicatrizes de queimaduras com contraturas e cicatrizes mais profundas de acne são bons candidatos ao *resurfacing* fracionado ablativo (AFR). Os pacientes devem esperar 2 semanas de afastamento de atividades depois de AFR.
- Avaliação das contraindicações absolutas, incluindo infecções ativas, gravidez e fenômenos de Koebner, como psoríase e vitiligo.
- Avaliação de contraindicações relativas, incluindo bronzeamento ou exposição ao sol recente e uso de isotretinoína nos 6 meses anteriores.
- História de melasma sutil e hiperpigmentação pós-operatória devem ser avaliadas, pois pode ocorrer hiperpigmentação de rebote depois de tratamentos agressivos (alta fluência, alta cobertura). Nesse caso, os pacientes devem ser aconselhados sobre o uso de *lasers* fracionados não ablativos em baixas fluências e/ou baixa cobertura, o que pode necessitar de mais tratamentos.
- Para evitar complicações pigmentares, recomende pré-tratamento com hidroquinona, ácido retinoico ou ácido tranexâmico tópico (como SkinMedica® Lytera 2.0 ou SkinCeuticals® Discoloration Defense) por 2 a 4 semanas antes e fotoproteção.
- História de vírus do herpes simples (HSV) deve ser avaliada e se deve iniciar profilaxia antiviral 1 dia antes do tratamento, continuando por um total de 3 dias (não ablativo) e 7 dias (ablativo).
- Em nossa experiência, antibióticos orais (doxiciclina 100 mg 2 vezes ao dia iniciada no dia anterior ao tratamento, duração total de 7 dias) são fornecidos a todos os pacientes submetidos a AFR.
- Ao contrário, os pacientes com história de acne submetidos a NAFR podem ser tratados com antibióticos em baixas doses (doxiciclina 50 mg 2 vezes ao dia, iniciando no dia do procedimento, duração total de 5 dias) para reduzir o risco de reativação da acne depois do procedimento.
- Recomende o uso de Alastin® Regenerating Skin Nectar como pré-tratamento 2 a 3 semanas antes do procedimento para ativar as vias celulares de remodelação dérmica, sendo empregado durante o período pós-operatório.
- Retinoides tópicos devem ser descontinuados 5 dias antes do tratamento a *laser*.

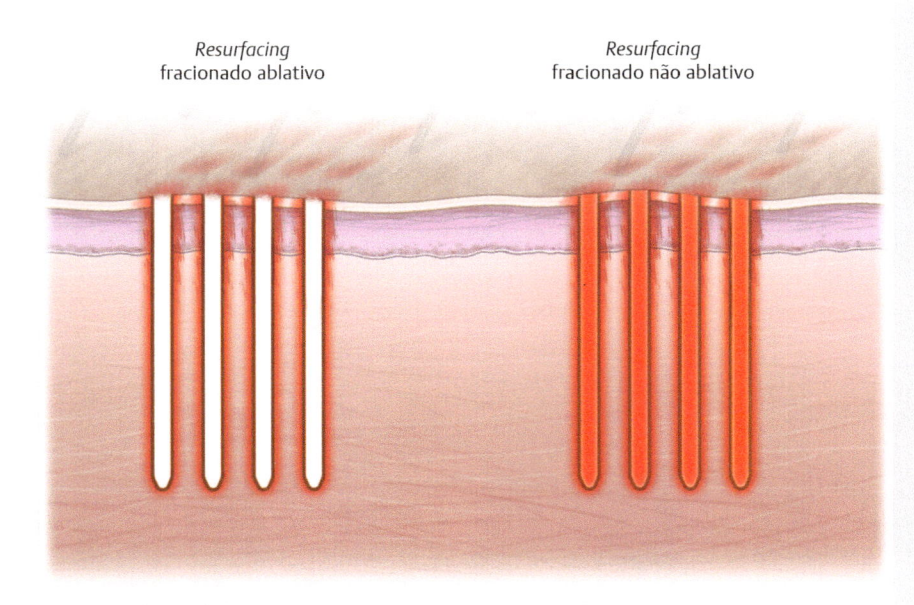

Fig. 62.1 Diferenças entre *resurfacing* fracionado ablativo (AFR) e *resurfacing* fracionado não ablativo (NAFR).

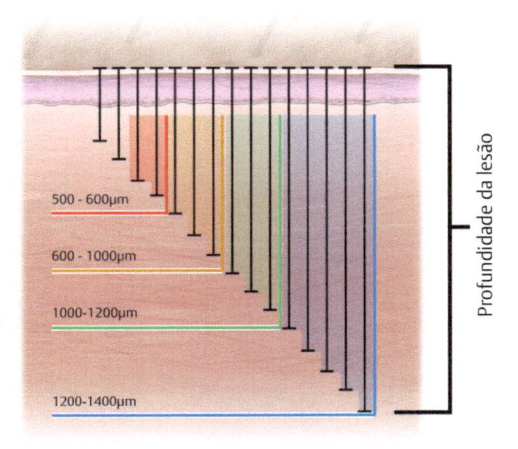

Fig. 62.2 Profundidade de várias lesões e energias de pulsos associadas ao *laser* fracionado não ablativo com 1.550 nm.

Energia pulsada

- 6-12 mj — Pigmento, tom/textura Superficial
- 15-25 mj — Rítides leves, Faixa média
- 30-40 mj — Rítides moderadas, acne rasa ou cicatrizes cirúrgicas, Faixa profunda média
- 45-70 mj — Cicatrizes de acne e cicatrizes cirúrgicas Profunda

Tabela 62.1 Indicações para terapia com *laser* fracionado

Terapia com *laser* fracionado não ablativo	Terapia com *laser* fracionado ablativo
Fotoenvelhecimento, discromia	Rítides, flacidez
Alterações da textura	Fotoenvelhecimento, discromia
Rítides, flacidez	Cicatrizes
Cicatrizes: atróficas, hipopigmentadas, hipertróficas, queimaduras, pós-cirúrgicas, rinofima leve	Cicatrizes: atróficas, queimaduras, contraturas, pós-cirúrgicas, traumáticas
	Rinofima

- Recomenda-se anestesia tópica por 60 minutos antes do procedimento para NAFR (lidocaína a 23%/tetracaína a 7% para tipos de pele 1-3 e pele mais espessa; benzocaína a 20%/lidocaína a 6%/tetracaína a 6% para tipos de pele 4-6, pacientes asiáticos e pele com tendência à acne; também se pode considerar EMLA [lidocaína/prilocaína] para tipos de pele asiática e sensível), enquanto se recomenda sedação consciente para AFR para oferecer conforto ao paciente.
- Limpe os locais de tratamento com clorexidina em líquido para garantir a remoção completa de anestesia tópica antes do tratamento.

62.4 Etapas do Procedimento

Ver **Vídeo 62.1**.

62.4.1 Marcação das Zonas de Tratamento

- Marque cada uma das regiões anatômicas a ser tratada usando pontos de referência, como a região temporal, o sulco melolabial, o sulco melomentual, o arco zigomático e o ângulo mandibular para isolar as zonas de tratamento, como a fronte, as bochechas, a pele periorbital, o nariz, o lábio superior e o mento.

- Recomende cautela com a redução da densidade e da profundidade ao tratar a face, ao longo das pálpebras e ao longo da linha da mandíbula e a parte inferior do pescoço.

62.4.2 Seleção dos Parâmetros de Tratamento e das Medidas durante o Procedimento

- Os ajustes para tratamento são ditados por quatro parâmetros: ajuste da energia, profundidade, densidade das zonas térmicas microscópicas e número de passagens.
- Para indicações epidérmicas (como discromia e lentigo), recomendamos o tratamento em ajustes superficiais com baixa energia para *lasers* não ablativos; para lesões profundas (como acne cicatricial e rítides), recomendamos o tratamento em ajustes de energia profundos e mais altos.
- Cicatrizes com tensão alta devem ser tratadas não antes de 3 meses, de modo a não romper o leito da ferida.
- A maior densidade das zonas térmicas microscópicas melhora os resultados do tratamento para lesões profundas, pois há maior lesão térmica da derme; entretanto, isso deve ser minimizado na cor pele de cor.
- O número de passagens dita em que taxa as zonas térmicas microscópicas são formadas. Maior número de passagens permite oferta gradual da lesão controlada e evita aquecimento global. As passagens devem ser orientadas de maneira perpendicular (de proximal a distal e, depois, de medial a lateral).
- Recomendo ar forçado manual durante todo o tratamento e entre as passagens para minimizar a lesão térmica, melhorar o conforto do paciente e minimizar o aquecimento global.
- Se for observado desconforto do paciente, considere prolongar o resfriamento entre as passagens, diminuindo a taxa de rolagens/carimbos ou diminuindo a energia e/ou a densidade das zonas térmicas microscópicas.

62.5 Cuidados Pós-Procedimento

- Cuidados pós-procedimentos são determinantes importantes dos resultados pós-operatórios.

62.5.1 NAFR (▶ Fig. 62.1, ▶ Fig. 62.2, ▶ 62.3)

- Deixe o paciente esfriar por vários minutos com compressa fria com resfriamento do ar Zimmer.
- Nos tipos de pele 1-3, aplique ceramida e hidratante contendo fator de crescimento, seguido por filtro solar. Eles podem continuar o tratamento com tal hidratante por 1 a 2 semanas depois do tratamento.

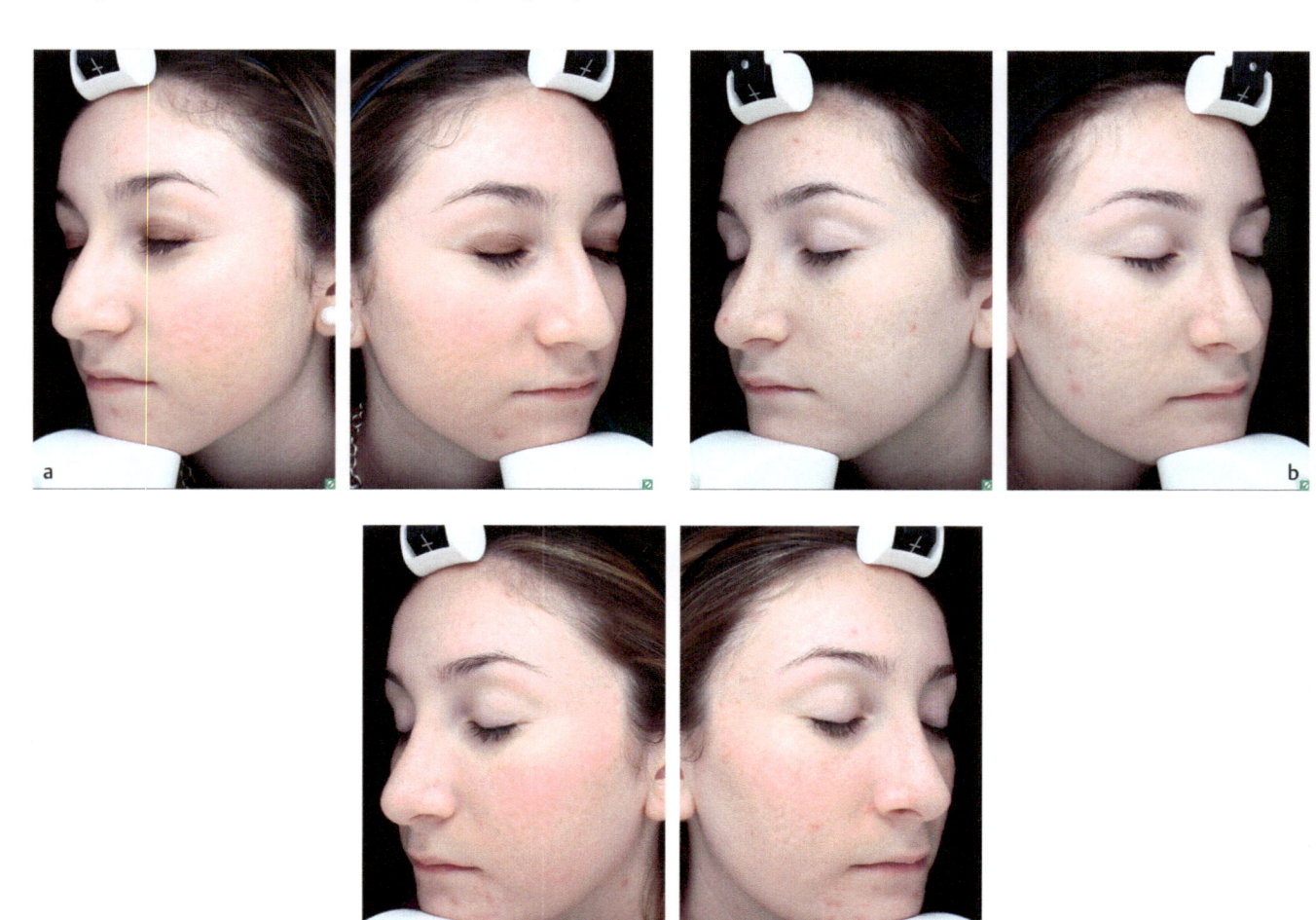

Fig. 62.3 (a) *Resurfacing* fracionado não ablativo (NAFR), pré-tratamento de base. **(b)** NAFR, pós-tratamento, 4 meses após 7 tratamentos com NAFR para cicatrizes de acne. **(c)** NAFR 1 ano depois de 7 tratamentos por NAFR.

- Nas peles tipos 4-6 aplique soro de avivamento (como SkinCeuticals® Discoloration Defense) à pele antes da aplicação do hidratante e do filtro solar.
- Os pacientes devem ser aconselhados a esperar edema e eritema por 5 a 7 dias. Se as lesões epidérmicas forem tratadas, poderá aparecer um aspecto de bronze no dia e persistir por 3 a 5 dias.
- As pacientes podem aplicar maquiagem e voltar às atividades normais depois do tratamento.
- Recomenda-se cuidado delicado da pele, juntamente com o uso de emolientes suaves e proteção do sol dedicada.
- Edema depois de tratamento mais agressivos pode ser tratado com um curso de 3 dias de esteroides orais.
- Anti-inflamatórios orais (anti-inflamatórios não esteroidais [AINEs]) e anti-histamínicos podem ser tomados para o edema.
- Todos os retinoides tópicos e alfa/beta ácidos devem ser descontinuados na primeira semana depois do tratamento.
- O uso de filtro solar é obrigatório por pelo menos 4 semanas depois do tratamento.

62.5.2 AFR (▶ Fig. 62.4)

- Depois de limpar a face com clorexidina e do resfriamento com Zimmer, os canais abertos são fundamentais para o tratamento com medicamento assistido por *laser*. Para cicatrizes de acne e rítides (lesões atróficas), administre Sculptra®; para cicatrizes ou lesões hipopigmentadas, administre bimatoprosta; para cicatrizes hipertróficas, administre 5-fluorouracila com ou sem Kenalog®. Administre medicações que possam ser seguramente injetadas na pele ou na corrente sanguínea.
- Aplique soro de avivamento (como SkinCeuticals® Discoloration Defense), seguido por Alastin® Regenerating Skin Nectar e depois Alastin® Recovery Balm.
- Aplique TELFA aos pontos tratados, seguindo-se tela elástica.
- Recomendamos que os pacientes sejam vistos nos dias 1, 3, 5, 7 e 14 do pós-operatório para assegurar cicatrização adequada da ferida, detectar sinais precoces de infecção (presença de pústulas, vesículas, aumento de dor e incapacidade de reepitelização no dia 6 do pós-operatório) e identificar cicatriz hipertrófica precoce. Se qualquer desses sinais estiver presente, recomende retorno mais frequente por duração mais longa.
- Eritema e edema são muito comuns; ainda que o edema possa se resolver em 1 a 2 semanas, eritema prolongado pode durar até 3 meses.
- Bolhas, sangramento e crostas são comuns, e os pacientes devem ser aconselhados para manter os locais limpos e hidratados para prevenir infecção e cicatrizes (ver instruções sobre o esquema de cuidados tópicos).
- Podem ser tomados anti-inflamatórios orais (AINEs) e anti-histamínicos para o edema.
- Pode aparecer prurido 4 a 7 dias pós-procedimento e deve ser tratado com esteroides tópicos classe 6 ou 7.
- A formação de *milia* pode ser causada pelo uso de curativo tópico oclusivo e deve ser tratada com ivermectina tópica.
- Todos os retinoides e alfa/beta-ácidos tópicos devem ser descontinuados na primeira semana depois do tratamento.
- O filtro solar deve ser usado disciplinadamente por pelo menos 8 semanas depois do tratamento.
- Evitar fumar auxiliará na recuperação. O contato direto com *pets* deve ser evitado até que banhos reepitelizados e com vinagre já não sejam necessários (geralmente 7-10 dias).
- Eritema intenso prolongado além de 3 semanas deve ser tratado com esteroide tópico classes 4-6 por *laser* de corante pulsado com baixa fluência.
- No caso de cicatriz hipertrófica, considere *laser* de corante pulsado com baixa fluência, seguido por 5-fluoruracila e Kenalog®-10 (9:1) intralesional.

62.6 Exemplo de Caso

Mulher com pele Tipo 2 de Fitzpatrick apresentou-se com a idade de 17 anos para avaliação e tratamento de cicatrizes de acne tipo *boxcar* e *rolling*. Ela foi submetida a 7 NAFR, seguidos por 2 tratamentos AFR ao longo de 22 meses, juntamente com terapia oral e tópica para controlar sua acne residual. Notamos melhora considerável (> 75%) nas lesões atróficas (▶ Fig. 62.5).

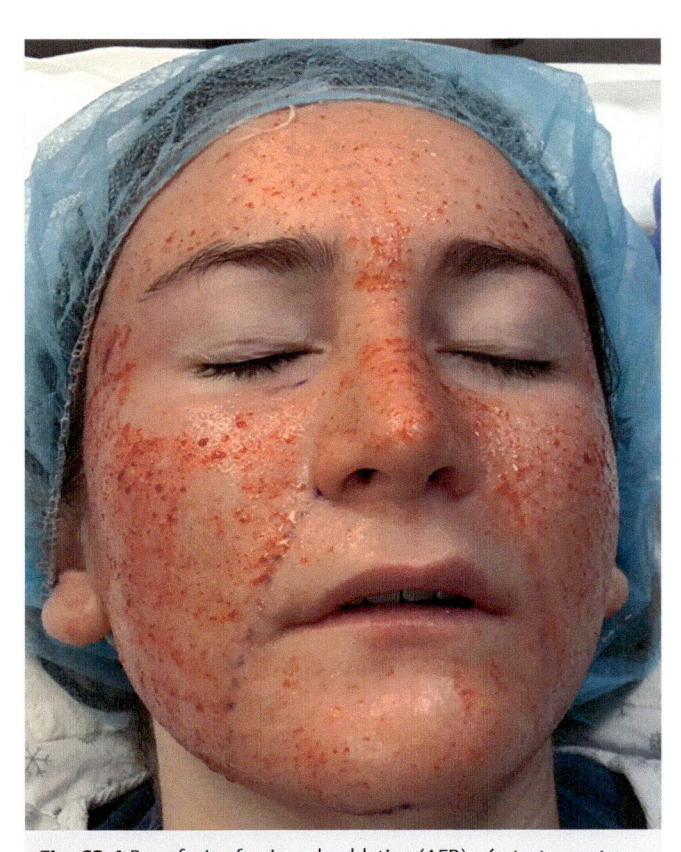

Fig. 62.4 *Resurfacing* fracionado ablativo (AFR) pós-tratamento imediato.

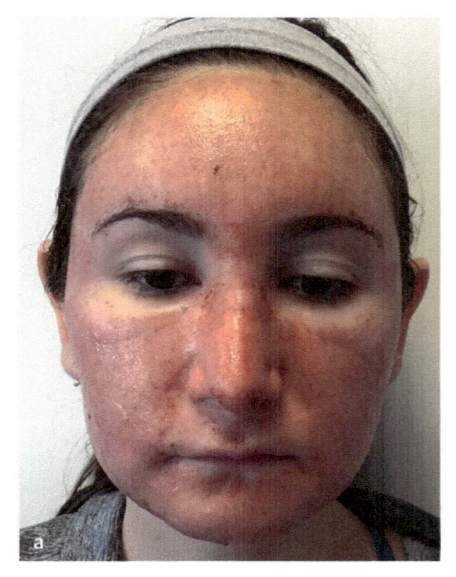

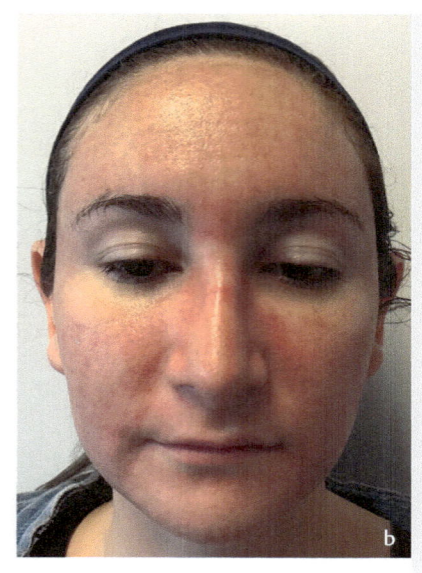

Fig. 62.5 *Resurfacing* fracionado ablativo (AFR) **(a)** dia 1 do pós-op.; **(b)** dia 5 do pós-op.; **(c)** dia 7 e **(d)** dia 18 do pós-op.

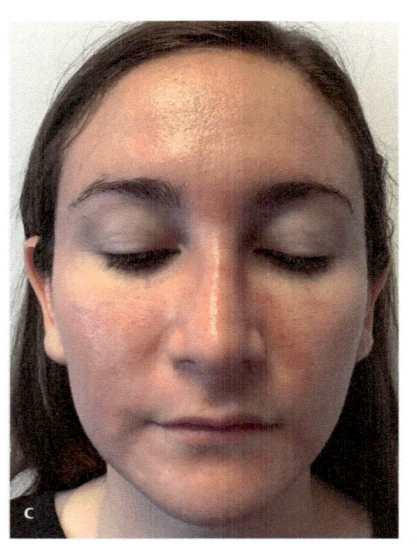

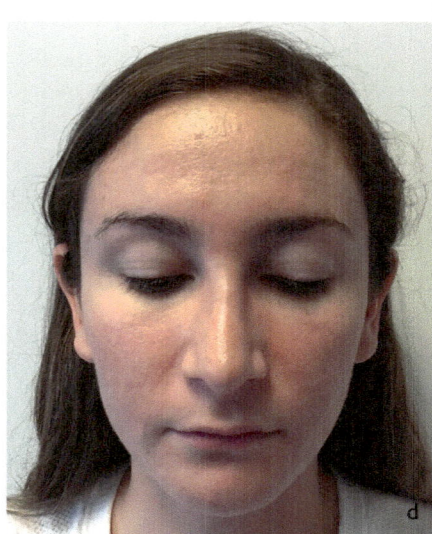

62.7 Conclusão

NAFR e AFR são a base do *resurfacing* com *laser* facial. A oferta de medicamentos assistida por *laser* potencializa os resultados. Terapia tópica como pré-tratamento preparará efetivamente a pele para *resurfacing* com *laser* e são obrigatórios os cuidados pós-tratamento para resultados ideais. NAFR com baixa densidade é favorecido nos tipos de pele mais escuros, mas se pode usar AFR em tipos de pele mais escuros com ajustes apropriados e esquema de branqueamento profilático.

Referências

Alajlan AM, Alsuwaidan SN. Acne scars in ethnic skin treated with both nonablative fractional 1,550 nm and ablative fractional CO2 lasers: comparative retrospective analysis with recommended guidelines. Lasers Surg Med. 2011; 43(8):787-791

Geddes ER, Ravanfar P, Friedman PM. Nonablative fractional resurfacing. In: Laser and Light Source Treatments for the Skin. 1st ed. New Delhi, India: Jaypee Brothers Medical Publishers Ltd; 2014

Risner-Rumohr S, Ravanfar P, Friedman PM. Ablative fractional resurfacing. In: Laser and Light Source Treatments for the Skin. 1st ed. New Delhi, India: Jaypee Brothers Medical Publishers Ltd; 2014

Rkein A, Ozog D, Waibel JS. Treatment of atrophic scars with fractionated CO2 laser facilitating delivery of topically applied poly-L-lactic acid. Dermatol Surg. 2014; 40(6):624-631

Waldman A, Bolotin D, Arndt KA, et al. ASDS Guidelines Task Force: consensus recommendations regarding the safety of lasers, dermabrasion, chemical peels, energy devices, and skin surgery during and after isotretinoin use. Dermatol Surg. 2017; 43(10):1249-126.

63 Microagulhamento

Tina S. Alster

Resumo

A popularidade do microagulhamento tem crescido ao longo dos últimos anos para várias condições da pele, como cicatrizes, estrias, rítides e lesões por exposição à luz solar. As vantagens do microagulhamento incluem sua custo-efetividade, alta eficácia clínica e excelente perfil de segurança com taxa de complicações baixa. Por isso, o microagulhamento é uma alternativa ou complemento valioso a procedimentos mais invasivos, como o *resurfacing* da pele com *laser* e *peeling* químico profundo. O microagulhamento pode ser usado como tratamento independente ou combinado a outras terapias para melhorar os resultados clínicos.

Palavras-chave: microagulhamento, cicatrizes, estrias, rítides, dano por exposição à luz solar, tratamento.

> **Pontos Essenciais**
>
> - Os dispositivos originais de microagulhamento consistiam em agulhas distribuídas igualmente afixadas a um rolete em forma de tambor.
> - Os dispositivos de microagulhamento evoluíram, incluindo agora canetas com fios elétricos ou alimentadas por bateria com pontas descartáveis contendo 12 a 36 agulhas.
> - Os dispositivos com canetas automáticas oferecem variabilidade de profundidade das agulhas (0,25 a 3,0 mm) com cartucho único e pequenas o suficiente para tratarem áreas de difícil acesso por um dispositivo com rolete.
> - Além de seu avanço em esterilidade e facilidade de manobra, as canetas de microagulhamento podem penetrar mais efetiva e confiavelmente na derme mais profunda para produzir melhora dos resultados clínicos.
> - O microagulhamento pode tratar com sucesso ampla variedade de condições cutâneas, incluindo cicatrizes (atróficas, cirúrgicas, traumáticas), rítides, estrias, poros proeminentes e pele com dano por exposição à luz do sol (ceratoses actínicas, discromia).

63.1 Etapas Pré-Procedimento

- Avalie se há uma condição tratável na pele.
- Evite áreas de inflamação, infecção ou exposição recente ao sol.

63.1.1 Material para o Microagulhamento

- Dispositivo de microagulhamento e escudo de proteção.
- Ponta de agulha estéril para uso único.
- Gel para deslizamento (ácido hialurônico).
- Água gelada em um recipiente.
- Gaze de 4" × 4".
- Anestésico tópico.
- Luvas descartáveis.

63.1.2 Pontos-Chave do Microagulhamento

- Condições tratadas:
  - Dano por exposição à luz do sol (ceratoses actínicas, discromia)
  - Poros proeminentes.
  - Rítides
  - Cicatrizes (atróficas, cirúrgicas, traumáticas)
  - Estrias
- Evite:
  - Infecção ou inflamação ativa (acne, eczema)
  - Recente exposição à luz ultravioleta ou evidência de bronzeamento.
- Preparação:
  - Produto para limpeza suave (não irritante).
  - Anestésico tópico.
  - Solução antimicrobiana.
- Técnica:
  - Gel de ácido hialurônico (ou plasma rico em plaquetas) para facilitar o deslizamento do dispositivo.
  - Tração da pele com colocação da ponta do dispositivo perpendicular.
  - Passagens de microagulhamento em padrão cruzado.
  - *Término* com sangramento puntiforme.
  - Compressão com água gelada para hemostasia.
- Pós-cuidados:
  - Gel ou creme hidratante (ácido hialurônico ou hidrocortisona).
  - Bloqueador solar mineral (FPS 30 ou mais).

63.2 Etapas do Procedimento

- Limpe a pele com produto apropriado não irritante.
- Aplique creme anestésico tópico (lidocaína a 30%) por 30 a 60 minutos.
- Remova o anestésico com solução antimicrobiana (ácido hipocloroso).
- Aplique camada fina de gel de ácido hialurônico (ou plasma rico em plaquetas) para facilitar a ação deslizante do dispositivo (evite o uso excessivo de gel, o que pode interferir no mecanismo de microagulhamento).
- Selecione a profundidade apropriada da agulha para a lesão (rítides profundas e cicatrizes fibróticas geralmente exigem comprimentos de agulha mais longos de 2,5-3 mm, enquanto rítides superficiais, cicatrizes rasas e regiões com pele fina podem ser tratadas com agulhas mais curtas de 1-1,5 mm).
- Aplique tração delicada à pele para garantir a colocação perpendicular da ponta do dispositivo e para auxiliar na chegada vertical e homogênea das agulhas à derme (▶ Fig. 63.1).
- Exerça pressão mínima à pele para facilitar a ação deslizante do dispositivo.
- São feitas passagens de microagulhamento em padrão cruzado até que fique evidente o apagamento lesional e/ou sangramento puntiforme.
- Aplique água gelada estéril ou gaze embebida em soro fisiológico para remover o excesso de sangue e obter hemostasia.

63.3 Cuidados Pós-Procedimento

- Aplique bálsamo calmante ou gel/creme hidratante (ácido hialurônico, hidrocortisona).
- Aplique bloqueador solar mineral (óxido de zinco e/ou dióxido de titânio) (FPS 30 ou mais).
- Evite a aplicação de substâncias não aprovadas para uso intradérmico a fim de reduzir a possibilidade de dermatite ou de formação de granuloma (os canais induzidos pela microagulha continuam patentes por várias horas pós-tratamento).

63.4 Tratamentos Adicionais

- O microagulhamento pode ser usado juntamente com tratamentos à base de energia, como os *lasers* de corante pulsados e fracionados, radiofrequência ou ultrassom microfocado a fim de potencializar os resultados clínicos.
- Preconizam-se tratamentos de microagulhamento mensais até a obtenção dos resultados clínicos desejados.
- Costumam ser recomendadas sessões de tratamento de manutenção em base anual ou semestral a fim de potencializar os resultados cosméticos.

63.5 Exemplos de Casos

63.5.1 Exemplo de Caso 1

Rítides periorais antes e depois de três sessões de microagulhamento (▶ Fig. 63.2a, b).

63.5.2 Exemplo de Caso 2

Cicatriz cirúrgica abdominal e estrias antes e depois de três sessões de microagulhamento (▶ Fig. 63.3a, b).

63.5.3 Exemplo de Caso 3

Cicatrizes atróficas e poros aumentados no nariz e sulcos perinasais antes e depois de três tratamentos por microagulhamento (▶ Fig. 63.4a, b).

63.6 Conclusões

O microagulhamento é um tratamento simples e efetivo para várias condições cutâneas, incluindo discromia, dano por exposição à luz do sol, rítides, cicatrizes e estrias. Suas vantagens incluem a capacidade de tratar ampla gama de fototipos com recuperação rápida pós-tratamento e risco mínimo de efeitos colaterais. O microagulhamento pode ser aplicado com tratamento independente, mas também pode ser integrado a uma abordagem multimodal para potencializar a textura e o contorno da pele. Preconizam-se sessões mensais de tratamento, mas ainda é necessário estabelecer protocolos padronizados (com e sem terapias concomitantes) para melhorar os resultados clínicos.

Ver **Vídeo 63.1**.

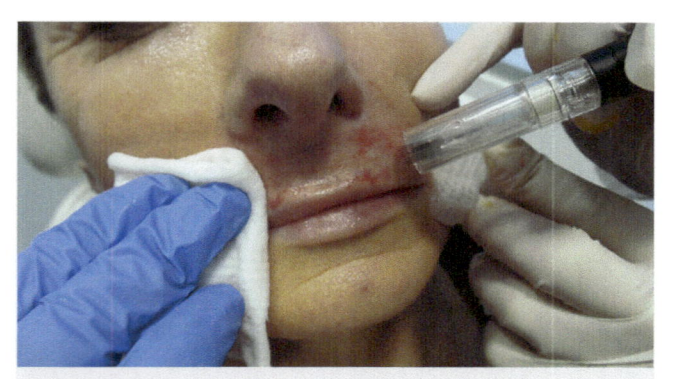

Fig. 63.1 Tração aplicada durante o microagulhamento. (Reproduzida com permissão de Hausauer AK, Jones DH, PRP and Mikroneedling in Aesthetic Medicine. Thieme; 2019).

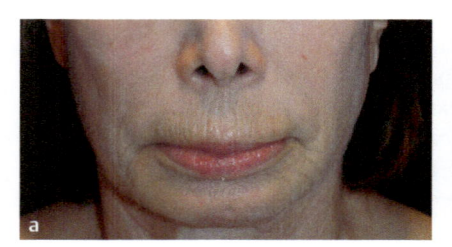

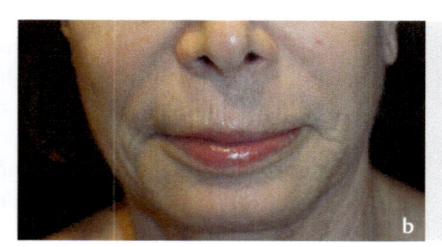

Fig. 63.2 (a, b) Caso 1. Rítides periorais antes e depois de 3 sessões de microagulhamento.

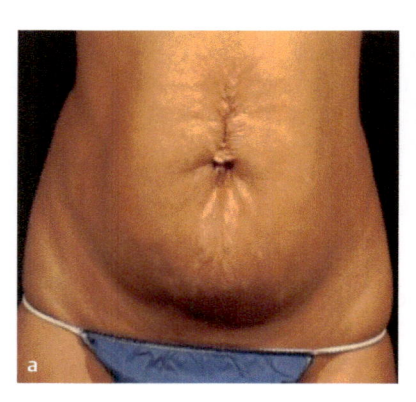

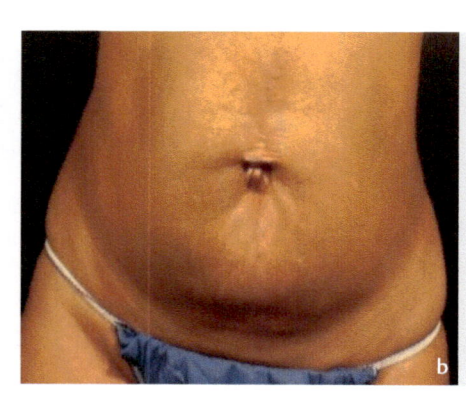

Fig. 63.3 (a, b) Caso 2. Cicatriz cirúrgica abdominal e estrias antes e depois de 3 sessões de microagulhamento.

Conclusões

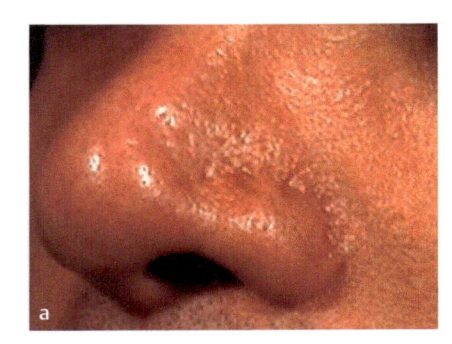

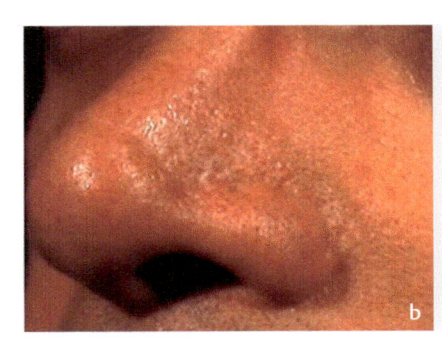

Fig. 63.4 (a, b) Caso 3. Cicatrizes atróficas e poros aumentados no nariz e sulcos perinasais antes e depois de 3 tratamentos por microagulhamento.

Referências

Alster TS, Graham PM. Microneedling: a review and practical guide. Dermatol Surg. 2018; 44(3):397-404

Alster TS, Li MK. Microneedling of scars: a large prospective study with long-term follow-up. Plast Reconstr Surg. 2020; 145(2):358-364

Alster TS, Li MK. Microneedling treatment of striae distensae in light and dark skin with long-term follow-up. Dermatol Surg. 2020; 46(4):459-464

Pellicane B, Alster TS. Microneedling: clinical applications. In: Hausauer AK, Jones DH, eds. PRP and Microneedling in Aesthetic Medicine. New York: Thieme Medical Publishers Inc.; 2019:69-82

Parte X
Mama

64	**Mamoplastia de Aumento**	*279*
65	**Mamoplastia de Aumento Subfascial**	*285*
66	**Mastopexia com Cicatriz Vertical e Retalho para Autoaumento**	*289*
67	**Mastopexia em T Invertido**	*293*
68	**Mastopexia de Aumento Segura**	*297*
69	**Mastopexia de Aumento com Refinamento**	*301*
70	**Mastopexia de Aumento com e sem Enxerto de Gordura**	*305*
71	**Mamoplastia Redutora com Cicatriz Vertical**	*308*
72	**Mamoplastia Redutora em Padrão de Wise**	*312*
73	**Mamas Tuberosas/Constritas**	*316*

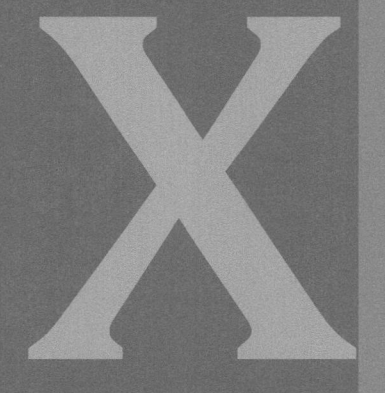

64 Mamoplastia de Aumento

Rafael A. Couto ▪ *David Sieber* ▪ *William P. Adams Jr.*

Resumo

A mamoplastia de aumento não é um procedimento cirúrgico isolado, mas um verdadeiro processo, consistindo em quatro etapas: (1) orientação da paciente e consentimento livre e esclarecido; (2) planejamento com base no tecido; (3) técnica cirúrgica refinada/recuperação em 24 horas com a via rápida; e (4) esquema definido de cuidados pós-operatórios. É fundamental seguir essas etapas para praticar mamoplastia de aumento no nível mais alto, já que melhora os resultados para a paciente e sua satisfação. Os detalhes do processo de mamoplastia de aumento são discutidos e ilustrados.

Palavras-chave: mamoplastia de aumento, plano duplo, Processo *High Five*, planejamento baseado no tecido, plano de 14 pontos.

> **Pontos Essenciais**
>
> - Os resultados da mamoplastia de aumento são aperfeiçoados usando-se o processo de aumento da mama, incluindo: (1) a paciente é orientada e fornece consentimento livre e esclarecido, (2) planejamento com base no tecido, (3) técnica cirúrgica refinada/recuperação em 24 horas com a via rápida e (4) esquema definido de cuidados pós-operatórios (▶ Fig. 64.1).
> - Preconizamos a realização de mamoplastia de aumento em plano duplo em todas as pacientes, exceto nas fisiculturistas.
> - O plano cirúrgico em 14 pontos diminui efetivamente as infecções no local cirúrgico, a contratura capsular e o linfoma anaplásico de grandes células associado ao implante mamário (BIA-ALCL).

64.1 Etapas Pré-Operatórias

64.1.1 Orientação da Paciente e Obtenção de Consentimento Livre e Esclarecido

- Esta etapa é fundamental para um ótimo resultado. A equipe cirúrgica orienta a paciente sobre os conceitos e objetivos do procedimento.
- O objetivo é criar uma parceria entre a paciente e a equipe cirúrgica para seleção do implante e cuidados pós-operatórios.

64.1.2 Planejamento com Base no Tecido

- O Processo *High Five* é usado para determinar, no pré-operatório: o plano da loja, tamanho/tipo do implante, posição da prega inframamária (PIM) e incisão (▶ Fig. 64.2).
- Mede-se a espessura dos polos superior e inferior da mama por pinçamento dos tecidos moles (▶ Fig. 64.3a).
- A medida da largura da mama se correlaciona com a loja do implante subpeitoral. É uma medida linear no nível do mamilo que se estende da borda medial à lateral da mama (▶ Fig. 64.3b).
- A elasticidade da pele da mama é medida prendendo a pele medial ao mamilo e puxando-a anteriormente (▶ Fig. 64.3c).
- A distância do mamilo para a PIM (M:PIM) é medida a partir do ponto médio do mamilo sob estiramento máximo até a PIM (▶ Fig. 64.3d).
- Imagens tridimensionais são uma ferramenta de consulta abrangente. Fornecem uma orientação visual eficiente para a paciente sobre assimetrias da mama e da parede torácica e sobre a simulação visual final cientificamente precisa (98%) do resultado pós-operatório.

64.1.3 Marcações na Mama (▶ Fig. 64.4)

- São marcadas a linha média e a PIM da paciente.
- A nova posição da PIM é determinada com base nas relações *High Five* estabelecidas que correlacionam a posição M:PIM com base no volume de preenchimento ideal da mama. Recurso mnemônico simples: o novo nível da PIM pode ser determinado usando-se o seguinte método: 300 mL de implante exige uma distância M:PIM de 8,0 cm; para cada 10 mL de alteração volumétrica, a distância M:PIM deve ser ajustada 0,1 cm. Todas as medidas são sempre no estiramento máximo.

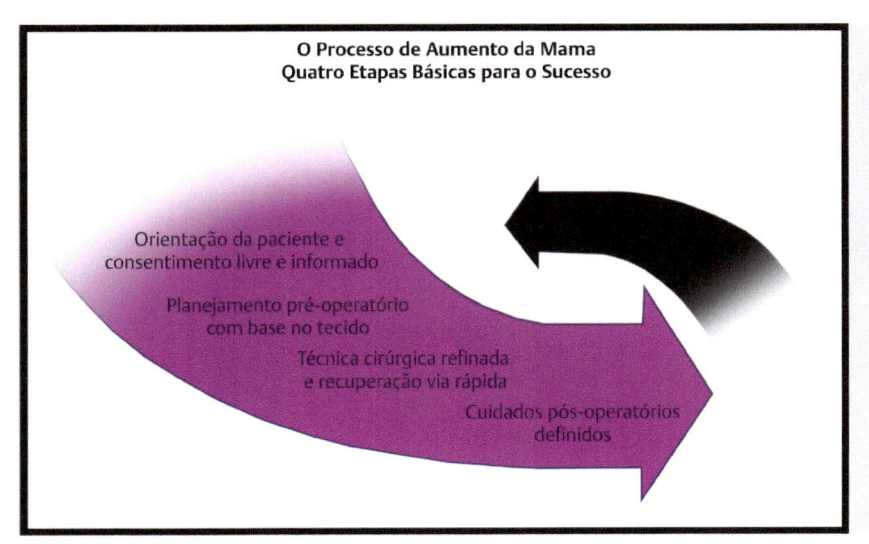

Fig. 64.1 As quatro etapas básicas para mamoplastia de aumento bem-sucedida são: (1) orientação da paciente e consentimento livre e informado; (2) planejamento com base no tecido; (3) refino da técnica cirúrgica; e (4) esquema de cuidados pós-operatórios claros. (Reproduzida com permissão de Adams WP Jr. ed. Breast Augmentation Video Atlas. 2nd ed. New York, NY: Thieme; 2019:2.)

William P. Adams, Jr., M.D. Avaliação Clínica para Mamoplastia de Aumento para
Preferência da Paciente, Objetivos, Preparação, História, Limitações, Exame, Seleção do Implante

Tamanho que a Pct deseja: (x) Mama com aparência natural: ( ) Mama alta, abaulada, não natural; (x) Proporcional para proteger os tecidos; ( ) Muito grande Taça Desejada Aproximada **Texto customizado 8**; Solicitação específica em mL: _____ ( ) Pct escolhe o tamanho; ( ) Pct deixa escolha do tamanho para o Dr. Adams **Implante:** ( ) Redondo; ( ) Anatômico; ( ) Liso; ( ) Texturizado ( ) Salina; ( ) Silicone; ( ) Coesivo; ( ) Pct deixa escolha do tipo para o Dr. Adams **Localização da Bolsa:** (x) PRP; ( ) RM; ( ) Dr. Adams decide **Localização da Incisão:** (x) IM; ( ) PA; ( ) AX; ( ) Escolha da incisão pelo Dr. Adams Iniciais da Pct: _____	**Fatores de Contratura Capsular e Estiramento do Tecido:** (x) Escolha do implante pode afetar o risco (x) Pct aceita plena responsabilidade por todos os custos (hospital e anestesia) para qualquer cirurgia necessária para tratar cápsula, deformidades por estiramento do tecido e implantes antigos. A cirurgia de revisão pode exceder os custos da cirurgia original Iniciais da Pct: _____	**Paciente preencheu, leu e assinou:** (x) Consulta com Orientador da Pct; (x) Documentos de Escolha; (x) Website do Dr. Adams Iniciais da Pct: _____ **Discutido/Paciente Aceita que:** (x) Quanto maior o implante, mais riscos de perda de sensibilidade, de dano aos tecidos e de aumento do risco para reoperações Iniciais da Pct: _____
Idade: **Idade da Pessoa** Altura: **Texto Customizado 12** Estrutura: ( ) Peq; ( ) Med; ( ) Gr Tronco: ( ) Nrm; ( ) Largo; ( ) Estreito Gestações, Partos **Texto customizado 10** Idades: **Texto customizado 8** Tamanho das alças do sutiã: 32, 34, 36 Fabricante: _____ Tamanho da **Taça** da Mama (Aprox.) Antes da Gravidez **Texto customizado 6** Maior com Gravidez **Texto customizado 9** Atual Tamanho da Taça **Texto customizado 7** Tamanho desejado da taça **Texto customizado 8** Doença Prévia na Mama: ( ) Nenhuma Biópsias: ( ) Não; ( ) Sim _____ Histórico Familiar de Câncer de Mama ( ) Não; ( ) Sim Mãe Avó Tia ( ) Materna; ( ) Paterna	Mamografias Prévias: ( ) Não; ( ) Sim Data: **Aviso da Pessoa** Interpretação: ( ) Normal Outra: _____ Histórico Médico Pertinente: **Lista customizada 6** Antecedentes Cirúrgicos: **Memorando Customizado 1** Tabagista: ( ) Não; ( ) Sim Alergias: **Lista de Alergias da Pessoa** Uso atual de Medicamentos, Fitoterápicos, Vitaminas: **Lista Atual de Medicação da Pessoa** Acompanhante: Cônjuge Relacionamento: _____	Limitações Específicas Discutidas com a Paciente: (x) Suas mamas jamais vão combinar (x) Você pode perder uma parte ou toda a sensibilidade (x) Você pode sentir bordas do seu implante em decorrência de tecido fino (x) Você pode vir a precisar de reoperações com custos adicionais no futuro em razão do tamanho do implante requisitado e das características de estiramento do tecido (x) Não damos garantia do tamanho da taça (x) Qualquer reoperação pode exigir uma incisão inframamária (x) Paciente verbaliza compreensão e aceitação de todos os itens assinalados acima Iniciais da Pct: _____	Massas nas Mamas ( ) Nenhuma ( ) Tamanho e Localização: _____ _____ Mama Maior: ( ) Esquerda; ( ) Direita Dif. Vol. Est. _____ mL TBD Nível do Mamilo Discrepância _____cm N/A Nível da PIM Discrepância_____cm N/A Complacência do Envelope ( ) Nl; ( ) Aum.; ( ) Dim. ( ) Envelope Inferior Comprimido ( ) PIM Curta, fixa ( ) Outra _____ ( ) Nota Ditada

Medidas Clínicas das Mamas E/D	Estimativa do Volume Desejado do Implante da Mama Baseadas em Medidas das Mamas e Características do Tecido Sistema High 5											SNN/M:PIM
Peso da Mama	Parênquima com Largura da Base (cm)	10,5	11,0	11,5	12,0	12,5	13,0	13,5	14,0	14,5	15,0	D
	Volume Inicial Estimado do Implante (mL)	200	250	275	300	300	325	350	375	375	400	E
SSEst. Máx	Se SS < 2,0–30 mL											D/E
	Se SS > 3,0+30 mL											Peso
	Se SS > 4,0+60 mL											SS
M:PIMEst,Máx	Se M:PIM > 9,5+30 mL											AD
Tipo de Mama												SPP
												IPP
Pedido da Pct												PP
	Volume Total Estimado do Implante											Tipo de Mama:
	Estimativa do Nível Ideal da Prega Inframamária Relativamente ao Mamilo											I/II/III/IV/V
	Para cada volume indicado	200	250	275	300		325	350	375		400	Observações
Nova PIM	Estabeleça nova PIM na distância M:PIM (cm)(medida sob máximo estiramento)	7,0	7,0	7,5	8,0		8,25	8,5	9,0		9,5	

Implante Selecionado: _____ Volume: _____mL Base D_____ Alt: _____cm

1. Cobertura ST   4. Posição PIM_____cm M:PIM   5. Incisão ( ) PIM; ( ) PIM RT
SPP > 2 SG, DP 1 2 3   ( ) PA ( ) PIM IT
SPP < 2 RP, DP 1 2 3   Prega inferior   Pós-M:PIM ( ) TA
                                             Não baixar o sulco

Principais preocupações:
Nome da Paciente: **"Primeiro Nome da Pessoa "Sobrenome da Pessoa MRN: "ID da Pessoa"**
Data EDU: _____Data da Consulta: **Data da Próxima Consulta da Pessoa**
Ref **"Fonte de Encaminhamento da Pessoa"**

Fig. 64.2 Ficha de avaliação clínica do Processo *High Five*. (Reproduzida com permissão de Adams WP Jr. ed. Breast Augmentation Video Atlas. 2nd ed. New York, NY: Thieme; 2019:26.)

Etapas Operatórias

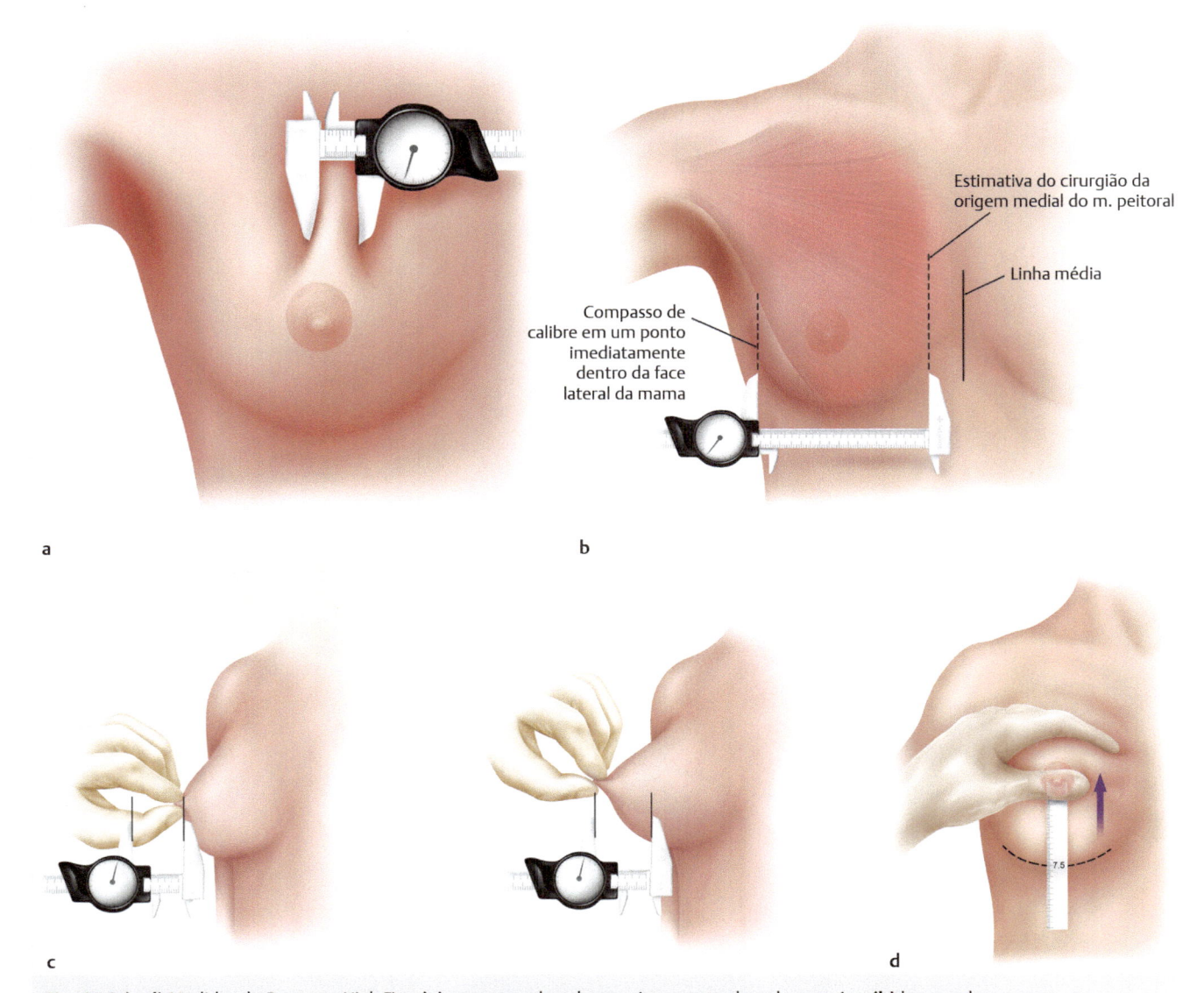

Fig. 64.3 (a-d) Medidas do Processo *High Five*: **(a)** espessura da pele por pinçamento do polo superior; **(b)** largura da mama; **(c)** estiramento da pele anterior; e **(d)** distância do mamilo à prega inframamária. (Reproduzida com permissão de Adams WP Jr. ed. Breast Augmentation Video Atlas. 2nd ed. New York, NY: Thieme; 2019:23-25.)

- A incisão é marcada na nova PIM. A extensão medial da incisão é marcada em um meridiano vertical 1 cm medial ao mamilo e então é prolongada lateralmente por 4,5 cm.
- Marque a altura e a largura da dissecção da loja, que se baseiam nas dimensões do implante.

64.2 Etapas Operatórias

- O tórax é preparado com ChloralPrep® e coberto de maneira estéril, sendo colocados escudos para os mamilos.
- A incisão é infiltrada com lidocaína a 1% com epinefrina (1:100.000) ou bupivacaína a 0,25% e epinefrina 1:200.000.
- A mamoplastia de aumento é realizada após a clássica dissecção em plano duplo em quatro partes (▶ Fig. 64.5).

64.2.1 Incisão na Pele e Secção da Prega Inframamária

- Usando um bisturi nº 15, faz-se a incisão da pele até a derme. O restante da dissecção é realizado usando eletrocautério e sob visualização direta, pois possibilita a criação de uma bolsa subpeitoral atraumática e sem sangue (hemostasia prospectiva).
- Disseque em um ângulo de 45 graus, atravessando o parênquima até o músculo peitoral maior.
- O afastamento efetivo e contínuo com um afastador com extremidade dupla facilitará a dissecção. Quando o peitoral maior é colocado em estiramento, faz uma tenda anteriormente com relação à parede torácica. Essa manobra não apenas facilita a secção do peitoral maior, mas também ajuda a identificação com relação ao peitoral menor abaixo.

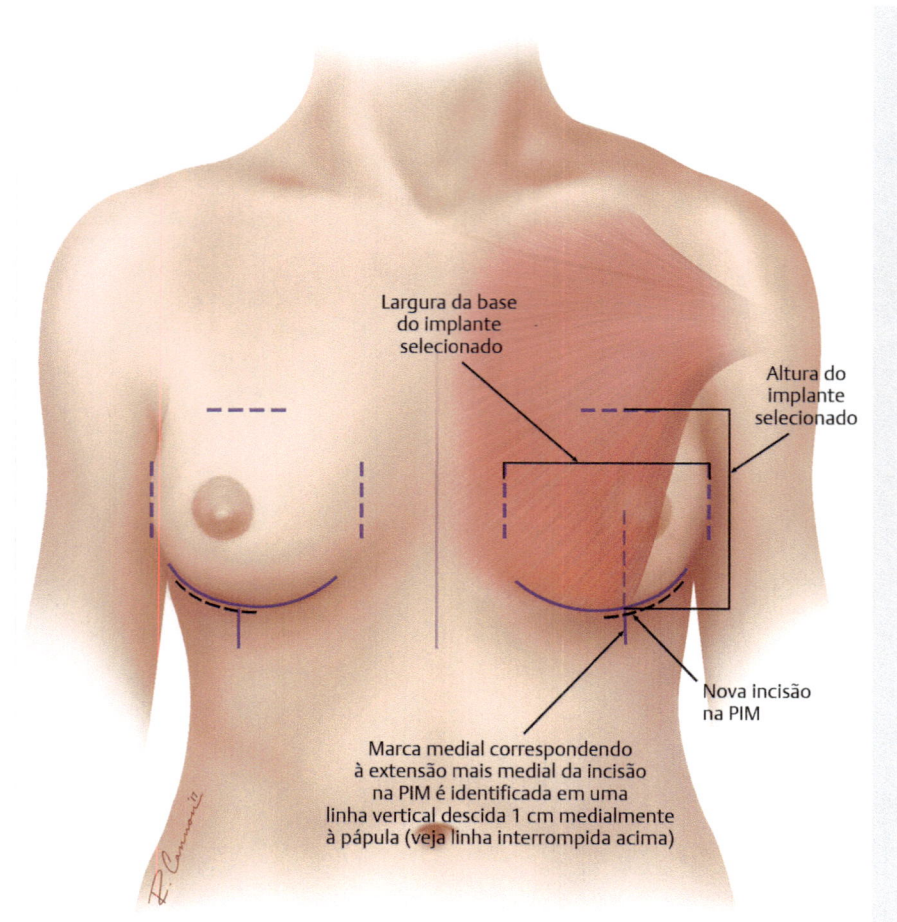

Fig. 64.4 Marcações pré-operatórias na mama. As marcações de largura e altura da mama se correlacionam com a dissecção da bolsa do implante subpeitoral. As dimensões da bolsa subpeitoral devem ser iguais às dimensões do implante escolhido. Outras marcações incluem a linha média, prega inframamária (PIM) existente e localização e comprimento da nova incisão da PIM. (Reproduzida com permissão de Adams WP Jr. ed. Breast Augmentation Video Atlas. 2nd ed. New York, NY: Thieme; 2019:81.)

- O peitoral maior é seccionado paralelamente e 1 cm acima da PIM planejada, entrando-se no espaço subpeitoral. É importante preservar as origens esternais do músculo. A dissecção da bolsa subpeitoral medial é parada nas marcações de largura mediais da mama.

64.2.2 Dissecção da Bolsa Subpeitoral Lateral
- Estenda sua dissecção lateralmente para separar o peitoral maior do peitoral menor e do serrátil anterior. A dissecção para nas marcações de largura laterais da mama.

64.2.3 Dissecção da Bolsa Subpeitoral Superior
- Mude para um afastador longo de fibra óptica com capacidade de evacuação de fumaça e disseque a bolsa superiormente. A dissecção deve ficar limitada à altura do implante, sendo guiada pelas marcações superiores da mama.

64.2.4 Dissecção da Bolsa Subpeitoral Medial
- Disseque a bolsa subpeitoral medialmente e seccione quaisquer origens acessórias do peitoral maior. Evite dissecar além das marcações mediais de largura da mama.

64.2.5 Avaliação e Ajustes do Plano Duplo
- Introduza dedos no espaço subpeitoral e levante o peitoral maior e o parênquima da mama até o nível esperado de expansão. Usando sua outra mão, avalie o grau de mobilidade do tecido da mama e da pele relativamente ao peitoral maior. Mamas com ptose maior precisarão de um ajuste maior do plano duplo.
- Usando o eletrocautério, separe de maneira crescente o peitoral maior do tecido glandular. O objetivo é obter a interface implante-parênquima desejada com a menor quantidade de dissecção.

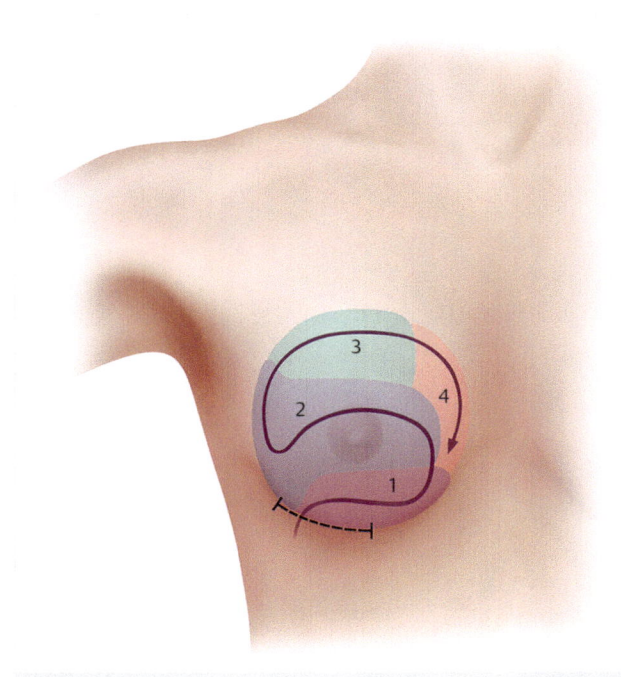

Fig. 64.5 Dissecção sistemática de uma mamoplastia de aumento em plano duplo envolvendo quatro etapas: (1) secção das origens inferiores do peitoral maior; (2) definição da bolsa lateral; (3) dissecção da bolsa superior; e (4) secção das origens mediais acessórias do peitoral maior. (Reproduzida com permissão de Adams WP Jr. ed. Breast Augmentation Video Atlas. 2nd ed. New York, NY: Thieme; 2019:87.)

64.2.6 Preparação da Loja e Introdução do Implante

- Semelhantemente ao processo de aumento da mama, que melhora os resultados para a paciente, o protocolo de irrigação da loja para a mama melhora os resultados na preparação da loja para o implante.
- Irrigue a loja com 150 mL de soro fisiológico normal, seguindo-se 150 mL de solução tripla com betadine (50 mL de betadine a 10%, 500 mL de soro fisiológico normal, 1 g de cefazolina, 80 mg de gentamicina).
- Prepare novamente as incisões com pequeno *prep stick* de clorexidina, mergulhe/limpe o afastador em solução tripla de betadine-antibióticos e coloque-o dentro da loja na mama. Depois de trocar de luvas, os implantes são inseridos manualmente na loja da mama.
- Depois da introdução do implante, examina-se a forma estética da mama e se fazem quaisquer ajustes finais.

64.2.7 Fixação da PIM e Fechamento da Pele

- Realiza-se a fixação da PIM em pacientes com aumento do risco de mau posicionamento do implante como:
  - Nulíparas/envelope justo.
  - Mamas com polo inferior comprimido
  - Largura da base ± 11 cm e envelope justo (estiramento da pele < 2 cm).
  - PIM cirurgicamente rebaixada.
- A técnica de fixação da PIM consiste em uma sutura em três pontos que prende a fáscia superficial acima e abaixo da incisão à fáscia profunda no nível da PIM. Usando fio de polidioxanona (PDS) 3-0, a PIM é fixada em um a três pontos. Essa sutura pode produzir leve indentação temporária aos tecidos moles.
- O fechamento da incisão na PIM envolve sutura com PDS 3-0 em pontos contínuos ao longo da fáscia superficial, seguida por uma sutura subdérmica em poliglecaprona 3-0 (Monocryl) e uma sutura subcuticular em pontos contínuos com Monocryl 4-0.

64.3 Cuidados Pós-Operatórios

64.3.1 Cuidados com a Ferida

- Uma tira com gel Band-Aid® é deixada no local por 7 dias. Inicia-se a terapia para a cicatriz com gel de silicone, sendo continuada por 3 meses, seguida por massagens na cicatriz.

64.3.2 Sutiã

- Não usar sutiã que levante a mama por 6 semanas.

64.3.3 Atividade

- Com a chegada à casa, tire uma soneca de 2 horas, seguida por um banho de chuveiro quente por 20 minutos e atividade leve.
- Realize exercícios orientados de elevação dos braços 5 vezes a cada hora, enquanto acordada, nos 5 dias seguintes.
- Atividade leve — compras, sair para jantar.

64.3.4 Exercício

- Comece exercícios aeróbicos em 2 semanas, exercícios sem resistência do tórax em 4 semanas e abdominais em 6 semanas após a cirurgia.

64.4 Exemplo de Caso

Fotos pré e pós-operatórias de uma paciente após mamoplastia de aumento em posições anteroposterior, oblíqua e perfil. Essa paciente foi submetida a uma mamoplastia de aumento em plano duplo usando implantes lisos redondos (▶ Fig. 64.6a-f).

64.5 Conclusão

O conceito de mamoplastia de aumento como processo, em vez de um procedimento isolado, facilita a orientação da paciente e o manejo perioperatório, melhorando a satisfação e o resultado. A chave para a estética da mama é o controle da distância M:PIM para a proporção de largura da mama.

Ver **Vídeo 64.1**.

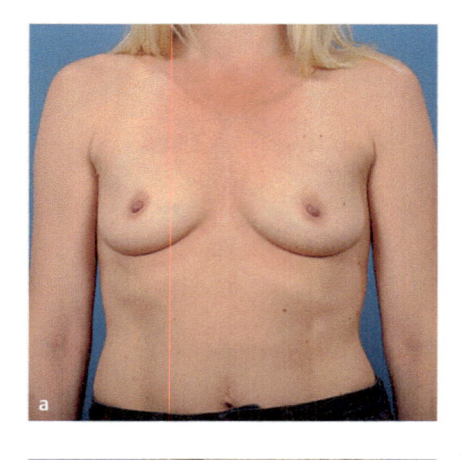

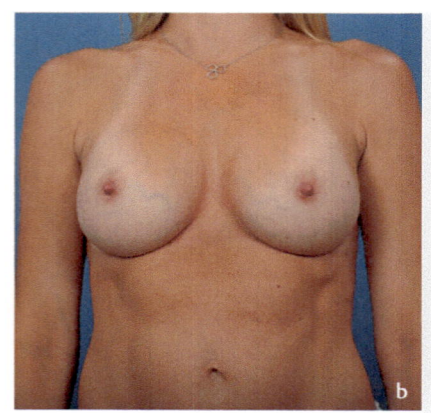

Fig. 64.6 Fotos pré- e pós-operatórias de paciente após mamoplastia de aumento em imagens **(a, b)** anteroposteriores, **(c, d)** oblíquas e **(e, f)** perfis. Esta paciente foi submetida a uma mamoplastia de aumento usando implantes redondos lisos.

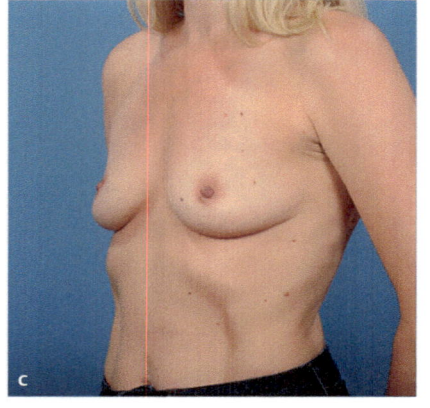

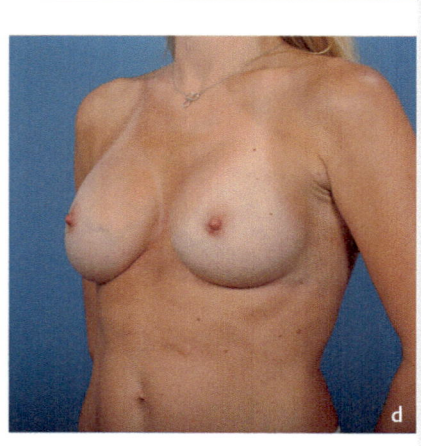

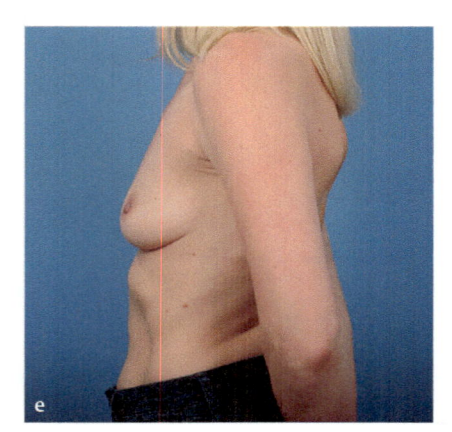

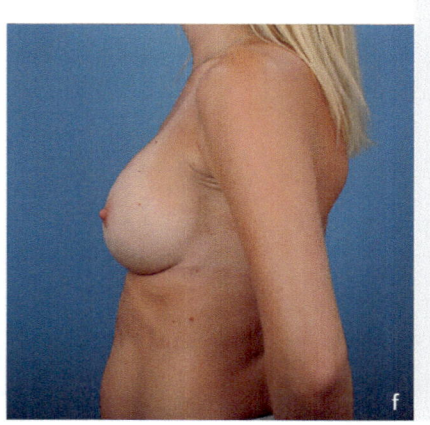

Referências

Adams WP Jr, ed. Breast augmentation video atlas. 2nd ed. New York, NY: Thieme; 2019:20-25

Adams WP, Jr. The process of breast augmentation: four sequential steps for optimizing outcomes for patients. Plast Reconstr Surg. 2008; 122(6):1892-1900

Adams WP, Jr, Culbertson EJ, Deva AK, et al. Macrotextured breast implants with defined steps to minimize bacterial contamination around the device: experience in 42,000 implants. Plast Reconstr Surg. 2017; 140(3):427-431

Adams WP, Jr, Rios JL, Smith SJ. Enhancing patient outcomes in aesthetic and reconstructive breast surgery using triple antibiotic breast irrigation: sixyear prospective clinical study. Plast Reconstr Surg. 2006; 118(7) Suppl:46S-52S

Tebbetts JB, Adams WP, Jr. Five critical decisions in breast augmentation using five measurements in 5 minutes: the high five decision support process. Plast Reconstr Surg. 2005; 116(7):2005-2016

65 Mamoplastia de Aumento Subfascial

Ryan E. Austin ▪ Frank Lista ▪ Jamil Ahmad

Resumo
A mamoplastia de aumento subfascial é uma técnica versátil na qual um implante de mama é colocado sob a fáscia do músculo peitoral maior para proporcionar uma camada de barreira adicional entre o implante e o parênquima da mama. Essa técnica, semelhante à mamoplastia de aumento subglandular, permite melhora da forma e tamanho da mama em pacientes com várias morfologias da mama e da parede torácica. Este capítulo fará a revisão de nossa técnica cirúrgica para realizar a mamoplastia de aumento subfascial de maneira segura e com resultados reprodutíveis.

Palavras-chave: mamoplastia de aumento, implante, subfascial, subglandular.

> **Pontos Essenciais**
> - A mamoplastia de aumento subfascial é semelhante às técnicas subglandulares; em vez de colocar o implante atrás do parênquima da mama, o implante é colocado sob a fáscia do músculo peitoral maior (MPM).
>   - Teoricamente, isso proporciona uma camada de barreira adicional entre o implante e a glândula mamária, reduzindo a formação de biopelícula.
> - Implantes superficiais lisos podem ser colocados seguramente no plano subfascial ou subglandular sem aumento significativo do risco de complicações, inclusive de contratura capsular.

65.1 Etapas Pré-Operatórias

65.1.1 Seleção das Pacientes

- A mamoplastia de aumento subfascial é uma técnica versátil aplicável a quase todas as pacientes que desejam implantes mamários.
- A mamoplastia de aumento subfascial (e subglandular) é particularmente benéfica para pacientes com certas morfologias de mama e de tórax, incluindo:
  - Pacientes com baixa implantação mamária.
    - O MPM está presente no terço superior da implantação mamária apenas; isso oferece mínima cobertura adicional do polo superior, mas aumenta o risco de mau posicionamento e animação do implante.
  - Pacientes com bordas mamárias pouco definidas.
    - A colocação de implante subfascial melhora a definição da borda mamária sem visibilidade, palpabilidade ou ondulação significativa do implante.
  - Pacientes com esterno largo que desejam melhora da clivagem medial.
    - A dissecção da bolsa medial não é limitada pela origem esternocostal do MPM.
- A largura da base mamária é medida, e uma variedade de possíveis volumes de implantes para a paciente escolher é determinada pela manutenção de uma largura da base do implante a 5 mm da largura da base mamária e projeção variável do implante.
- De rotina, usam-se implantes de gel de silicone mais coesos, lisos, redondos, com enchimento ideal da concha.
- Com a tecnologia dos implantes mamários apresentando enchimento ideal da concha e gel de silicone mais coeso, realizamos mamoplastia de aumento subfascial em pacientes com 2 cm ou menos de espessura do polo superior pelo pinçamento e temos obtido excelentes resultados estéticos.

65.1.2 Preparação Pré-Operatória

- Duas vezes ao dia, por 3 dias antes da cirurgia, as pacientes higienizam as mamas e o tórax com gluconato de clorexidina (4%) e aplicam pomada de mupirocina (2%) no nariz nas orelhas e no umbigo.

65.1.3 Marcações Cirúrgicas

- A linha média do tórax é marcada como linha vertical entre a incisura esternal e o processo xifoide.
- As bordas planejadas para a dissecção da bolsa do implante são traçadas com base na implantação mamária e na largura da base do implante mamário (▶ Fig. 65.1):
  - Superomedial: a marcação é angulada para evitar lesão da segunda e terceira perfurantes intercostais durante a dissecção da bolsa.
  - Medial: a extensão medial da dissecção não pode ir além da borda medial da mama para evitar visibilidade da borda do implante.
  - Superolateral: a marcação é prolongada em direção à inserção do MPM; isso ajuda a recrutar pele para o implante e na ablação da zona de aderência inferior ao rolo axilar.

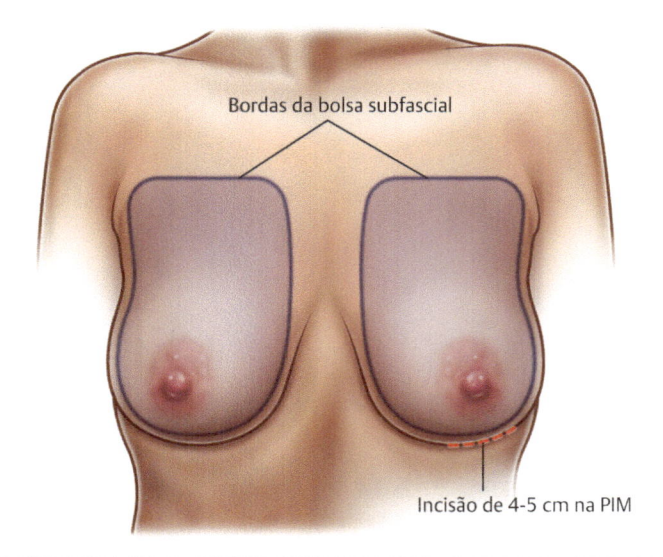

Fig. 65.1 As bordas planejadas para a dissecção da bolsa do implante são traçadas com base na implantação mamária e na largura da base do implante mamário.

- Planeja-se uma incisão de 4 a 5 cm na prega inframamária (PIM) para a dissecção da loja subfascial, iniciada imediatamente lateral à borda medial do complexo mamiloareolar (CMA).
  - Todo o aumento subfascial é realizado por meio de uma incisão na PIM para reduzir o risco de contaminação bacteriana associada à inserção periareolar do implante.

65.2 Etapas Operatórias

- Antes da incisão, as pacientes recebem uma dose de antibiótico intravenoso:
  - Cefazolina 1 g se a paciente pesar menos de 80 kg, 2 g se o peso for maior ou igual a 80 kg.
  - Clindamicina, 600 mg, se houver alergia documentada à penicilina.
- Usa-se solução de gluconato de clorexidina (4%) para a preparação do campo cirúrgico.
- Um curativo em película adesiva transparente (Tegaderm®, curativo em película transparente, 3M, St. Paul, MN) é colocado acima do CMA antes da incisão.
  - Ajuda a prevenir a flora bacteriana ductal de contaminar o campo cirúrgico.
- A incisão na PIM e as bordas da bolsa planejada são infiltradas com 20 mL de lidocaína a 1% com epinefrina (1:100.000) no plano subcutâneo para melhorar a hemostasia.
- A incisão é aprofundada com bisturi na glândula mamária usando-se um bisturi com lâmina n° 15.
  - A dissecção é discretamente angulada em direção superior até a origem inferior do MPM, o que é auxiliado por leve tração superior com um afastador Senn-Miller.
  - Duas camadas de fáscia superficial densa podem ser claramente identificadas e seccionadas antes de se chegar à fáscia do MPM.
    - Essas camadas fasciais, mais tarde, proporcionarão força ao fechamento da incisão.
- Usa-se um eletrocautério monopolar com mudança manual para desenvolver a bolsa do implante com o auxílio de um afastador mamário iluminado; é preciso cuidado para assegurar hemostasia prospectiva durante a dissecção.
- A loja do implante é desenvolvida sob a fáscia do MPM (▶ Fig. 65.2).
- A dissecção da bolsa continua até as marcações pré-operatórias das bordas da mama.
  - A loja superior pode ser discretamente dissecada a mais para permitir recobrimento dos tecidos moles sobre o implante.
  - Evite a dissecção excessiva medialmente para prevenir visibilidade da borda do implante.
  - Preferimos dissecar um pouco a menos a bolsa lateralmente para maximizar a clivagem medial e reduzir o risco de mau posicionamento lateral do implante.
- Durante a dissecção da loja, realiza-se um corte radial da cápsula mamária nas extremidades medial e lateral da incisão.
  - Permite expansão do polo inferior da mama.
  - Realizar essa liberação também auxilia na retração e facilita a visualização da loja.
- Certifique-se da simetria entre as lojas e confirme a hemostasia antes de prosseguir para a inserção do implante.
- Cada bolsa do implante é irrigada com 3 seringas de 60 mL de solução de antibióticos; a pele peri-incisional é limpa com a mesma solução.
  - Solução de antibióticos (em 500 mL de soro fisiológico): cefazolina 1 g, gentamicina 80 mg e 50 mL de solução de iodopolividona a 10%.
    - Desse ponto em diante, qualquer instrumento inserido na loja é higienizado com a solução dos antibióticos antes da inserção.
- Técnica do "Mínimo Toque" da inserção do implante:
  - O implante é manipulado apenas pelo cirurgião.
  - Antes de aceitar o implante e colocá-lo em um campo estéril, o cirurgião troca as luvas estéreis.
  - O implante é mantido selado em sua embalagem interna estéril até que esteja pronto para inserção.
    - Insere-se uma agulha calibre 18 sem ponta perfurante através da embalagem de papel estéril, e cada implante é irrigado com 30 mL de solução de antibióticos para reduzir a carga eletrostática na superfície do implante.
  - O implante é transferido de sua embalagem para uma manga de inserção de implantes (Keller Funnel®2, Allergan Inc., Dublin, Irlanda) que tenha sido enxaguada com a solução dos antibióticos.
  - Insere-se um afastador Deaver na bolsa para auxiliar na inserção do implante.

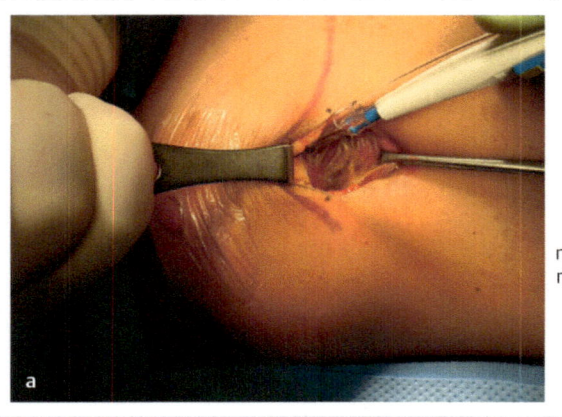

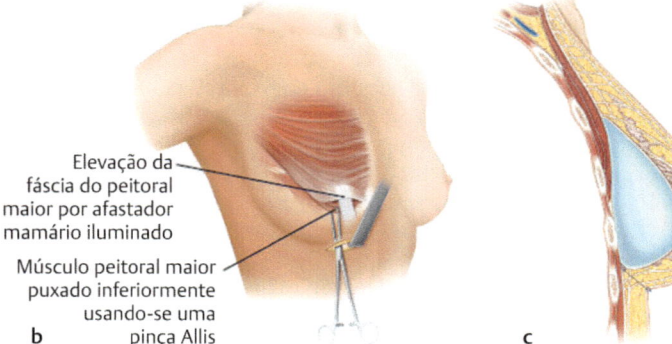

Fig. 65.2 (a-c) Cria-se uma bolsa subfascial. (Reproduzida com permissão de Jones GE. Bostwick's Plastic and Reconstructive Breast Surgery. 4th ed. Thieme; 2020.)

- A ponta da manga de inserção do implante é introduzida por completo na bolsa antes de expelir o implante para impedir o contato com a pele.
  - Certifique-se de que o implante esteja inserido com a orientação apropriada do dispositivo.
- Evite manipulação excessiva do implante e da loja.
  - Se for necessário ajuste manual, o cirurgião deve higienizar suas luvas e instrumentos na solução de antibióticos antes da manipulação.
- Insere-se um angiocateter calibre 18 na face inferolateral da bolsa sob visualização direta.
- A incisão é fechada com múltiplas camadas para assegurar um fechamento "impermeável".
  - Usa-se uma sutura em três pontos com fio Vicryl Plus 2-0 (Ethicon, Inc., Somrville, NJ) para reparo das camadas superficiais da cápsula mamária até a fáscia profunda, reconstituindo assim a PIM.
    - Geralmente são necessários dois ou três pontos.
  - O reparo da cápsula mamária superficial é reforçado usando-se pontos invertidos interrompidos em Vicryl Plus 2-0 (Ethicon, Inc., Somerville, NJ).
  - As bordas da pele são reaproximadas usando-se sutura dérmica profunda invertida contínua em Vicryl Plus 3-0 (Ethicon, Inc., Somerville, NJ).
  - As bordas da pele são reopostas usando-se sutura intradérmica contínua em Monocryl Plus 4-0 (Ethicon, Inc., Somerville, NJ).
- Através do angiocateter, 10 mL de uma solução contendo anestésico local (bupivacaína a 0,25% com epinefrina 1:100.000) e anti-inflamatório (cetorolaco 15 mg) são infiltrados em cada bolsa mamária.
  - Isso ajuda a minimizar o desconforto pós-operatório, limita a necessidade de opioides pós-operatórios e acelera a recuperação.
- O angiocateter é retirado e os escudos dos mamilos são removidos.
- Coloca-se um curativo de barreira resistente à água sobre a incisão (Dermabond® Prineo® Skin Closure System, Ethicon Inc., San Lorenzo, PR, USA).

65.3 Etapas Pós-Operatórias

- Todas as pacientes recebem alta para casa no dia do procedimento (dia de pós-operatório [DPO] n°0).
- As pacientes retornam no DPO 1 e são instruídas a que, durante o banho de chuveiro diário, cubram as incisões com um curativo em gaze não aderente em seu sutiã cirúrgico.
- O curativo de barreira resistente à água é removido no retorno pós-operatório em 2 semanas.
  - As pacientes também são instruídas a iniciarem a massagem no implante por 5 minutos 5-10 vezes ao dia.
- As pacientes são instruídas a usar um sutiã cirúrgico o tempo todo por 4 semanas após a cirurgia.
- Evitar atividade física pesada (inclusive exercício) por 4 semanas após a cirurgia.
- As pacientes são instruídas a deitar sobre o peito por 10 minutos 1-2 vezes ao dia, iniciando 1 mês após a cirurgia.
- Aplicam-se bandagens de silicone às incisões uma vez que todas as feridas estejam completamente fechadas em 4 a 6 meses de pós-operatório.

65.4 Exemplo de Caso

Imagens pré e pós-operatórias de uma paciente 6 meses após mamoplastia de aumento subfascial em posições anteroposterior (AP), oblíqua e perfil. Essa mulher de 36 anos tinha passado por uma perda de peso de 35 kg após cirurgia bariátrica. A mamoplastia de aumento foi realizada usando-se um implante de gel de silicone redondo e liso com 385 mL (▶ Fig. 65.3a-c).

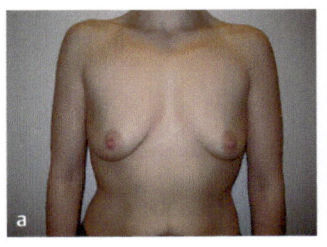

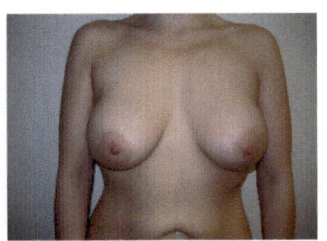

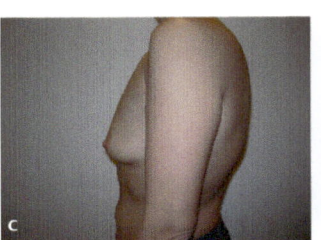

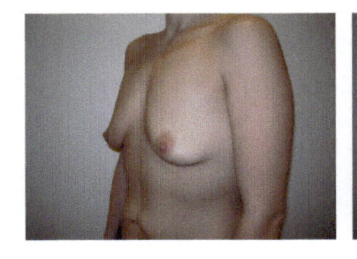

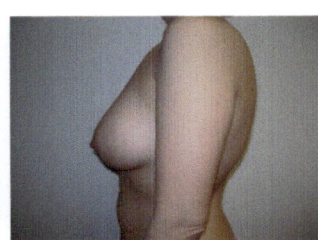

Fig. 65.3 Imagens pré e pós-operatórias de uma paciente 6 meses após mamoplastia de aumento subfascial nas tomadas (a) anteroposterior (AP), (b) oblíqua e (c) perfil. Essa mulher de 36 anos tinha passado, anteriormente, por uma perda de peso de 35 kg após cirurgia bariátrica. A mamoplastia de aumento foi realizada usando-se um implante de gel de silicone redondo liso de 385 mL.

65.5 Conclusão

A mamoplastia de aumento subfascial é uma técnica versátil aplicável a quase todas as pacientes que desejam implantes mamários. A colocação subfascial do implante é particularmente benéfica para pacientes com baixa implantação mamária, pacientes com bordas mamárias pouco definidas e pacientes com esterno largo que desejam melhorar a clivagem medial. Os implantes com superfície lisa podem ser seguramente colocados no plano subfascial ou subglandular sem aumento significativo do risco de complicações (inclusive contratura capsular). A adesão a técnicas cirúrgicas que pretendem minimizar a contaminação bacteriana do implante mamário, inclusive a técnica do "toque mínimo", é importante para reduzir o risco de complicações na mamoplastia de aumento subfascial.

Ver **Vídeo 65.1**.

Referências

Adams WP, Jr, Culbertson EJ, Deva AK, et al. Macrotextured breast implants with defined steps to minimize bacterial contamination around the device: experience in 42,000 implants. Plast Reconstr Surg. 2017; 140(3):427-431

Lista F, Ahmad J. Evidence-based medicine: augmentation mammaplasty. Plast Reconstr Surg. 2013; 132(6):1684-1696

Lista F, Austin RE, Saheb-Al-Zamani M, Ahmad J. Does implant surface texture affect the risk of capsular contracture in subglandular breast augmentation and breast augmentation-mastopexy? Aesthet Surg J. 2020;40(5):499-512

Lista F, Tutino R, Khan A, Ahmad J. Subglandular breast augmentation with textured, anatomic, cohesive silicone implants: a review of 440 consecutive patients. Plast Reconstr Surg. 2013; 132(2):295-303

Tebbetts JB, Adams WP. Five critical decisions in breast augmentation using five measurements in 5 minutes: the high five decision support process. Plast Reconstr Surg. 2005; 116(7):2005-2016

66 Mastopexia com Cicatriz Vertical e Retalho para Autoaumento

Ryan E. Austin ▪ Jamil Ahmad ▪ Frank Lista

Resumo
A mastopexia com cicatriz vertical é uma técnica de *lifting* de mama confiável com cicatriz curta, semelhante ao que se tem na mamoplastia com cicatriz vertical. No entanto, em vez da ressecção do parênquima em excesso do polo inferior, usamos esse tecido para criar um retalho para autoaumento com base central que aumente o volume do polo superior e a projeção sem a necessidade de um implante mamário. Este capítulo fará a revisão de nossa técnica cirúrgica para realização da mastopexia com cicatriz vertical e retalho para autoaumento de maneira segura com resultados reproduzíveis.

Palavras-chave: mamoplastia de aumento, implante, subfascial, subglandular.

Pontos Essenciais

- A técnica é semelhante à da mamoplastia redutora com cicatriz vertical; em vez de ressecção do tecido no polo inferior, usa-se um retalho para autoaumento com base central para aumentar o volume e a projeção do polo superior.
- É ideal que pacientes com graus 2-3 de ptose desejem melhora da aparência estética da mama, mas não queiram aumentar o tamanho da mama e/ou declinem um implante mamário.

66.1 Etapas Pré-Operatórias

- A mastopexia com cicatriz vertical é um procedimento versátil que pode ser adaptado à maioria das pacientes que procuram correção de ptose mamária.
  - Pacientes com significativa deflação da mama e tecido insuficiente no polo inferior não são candidatas adequadas para esta técnica.
- Não realizamos este procedimento em pacientes com um índice de massa corporal (IMC) ≥ 35,0 kg/m² ou em tabagistas ativas em razão do risco significativamente mais alto de complicações.
- Não é necessária mamografia pré-operatória antes da mastopexia com cicatriz vertical; devem ser seguidas as diretrizes de triagem nacionais ou regionais para mamografia.
- **Observação:** esta técnica não deve ser realizada em pacientes com implantes mamários, pois a irrigação para o retalho de autoaumento é rompida durante a colocação prévia do implante mamário.

66.1.1 Marcações Cirúrgicas (▶ Fig. 66.1)

- Marque a linha média do tórax e a prega inframamária (PIM).
- O eixo central da mama é marcado traçando-se uma linha reta do ponto médio da clavícula (7-8 cm lateralmente à linha média) até o complexo areolomamilar (CAM).
- O nível da PIM é transposto anteriormente para a mama e marcado; isso representa a nova localização da borda superior do CAM (ponto A).
  - A altura da marcação do ponto A é transposta para a mama contralateral para evitar assimetria do CAM em decorrência de assimetria da PIM.
  - Em comparação com a redução de mama, onde não há ponderação da mama, e o CAM, geralmente, se localiza mais alto do que foi marcado no pré-operatório, a mastopexia não envolve a não ponderação da mama, de modo que o CAM frequentemente continua onde é marcado.
- Marque um ponto 5 a 10 cm superior ao ponto A como referência para o inserto do retalho de autoaumento.
- A extensão inferior da excisão da pele planejada é marcada 2 a 4 cm acima da PIM (ponto B).
  - Impede a migração da cicatriz vertical para o tórax.
- O local para a nova borda superior do CAM é traçado como cúpula de mesquita, iniciando no ponto A e estendendo-se aos pontos C e D.
  - É traçado de modo que quando os pontos C e D são unidos, a cúpula da mesquita forma um círculo.
- As alças verticais são traçadas como linhas curvas que se estendem do ponto B aos pontos C e D.
  - O deslocamento medial e lateral da mama pode auxiliar em aproximar essas linhas.
  - Em comparação com a mamoplastia redutora, onde mais tecido mamário é removido entre os pilares, necessitando de mais excisão de pele, durante a mastopexia, geralmente

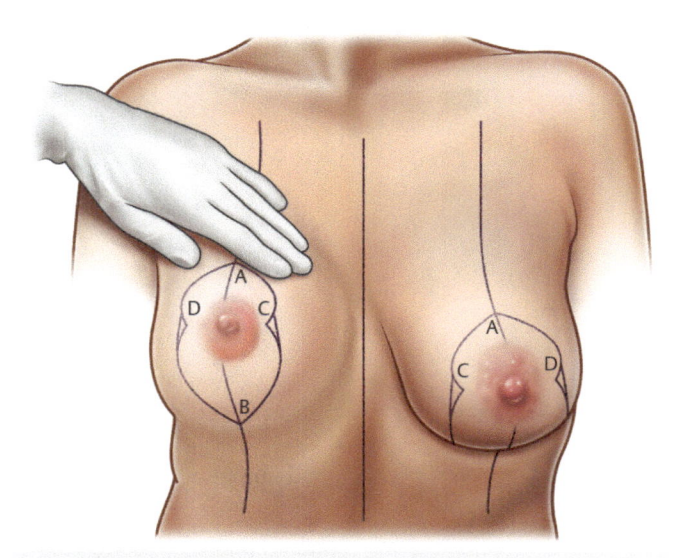

Fig. 66.1 Ilustração das marcações na pele para mastopexia com cicatriz vertical com retalho para autoaumento. O **ponto A** representa a nova localização da borda superior do complexo mamiloareolar (CAM). O **ponto B** é a extensão inferior da cicatriz vertical, localizado 2 a 4 cm acima da prega inframamária (PIM). Os **pontos C e D**, os triângulos de bloqueio, devem criar um círculo do padrão em cúpula de mesquita quando unidos. O tecido do polo inferior nas alças verticais marcadas tornar-se-ão um retalho para autoaumento com base central.

0 a 100 g de tecido mamário são removidos do retalho para autoaumento, de modo que menos pele pode ser removida entre os pilares.
- A ressecção planejada pode ser testada fazendo-se um cone na mama para aproximar as incisões verticais planejadas; deve vir juntamente com tensão mínima.
- A extensão inferior da cicatriz vertical deve ter forma de "V" para minimizar a formação de orelhas.
- Bloquear triângulos nos pontos C e D impede o estreitamento do CAM.
- **Observação:** O tecido do polo inferior nas alças verticais marcadas tornar-se-á um retalho para autoaumento com base central.

66.2 Etapas Operatórias
Ver **Vídeo 66.1**.

66.2.1 Infiltração
- Incisão com bisturi feita na extensão inferior da cicatriz vertical planejada; solução tumescente (1 L de Ringer lactato + 1 mL de epinefrina 1:1.000) infiltrada sob as incisões verticais planejadas e em todo o parênquima mamário superficial, bem como na parte lateral do tórax e rolo axilar se for indicada lipoaspiração dessas áreas.
  - Evite a infiltração do polo inferior onde será criado o retalho para autoaumento; o líquido tumescente distorce os tecidos, tornando a dissecção mais difícil, e pode hidrodissecar o retalho para autoaumento da fáscia do músculo peitoral maior (MPM).
  - Infiltração realizada usando a técnica da tumescência para separação simultânea (TSS) com uma cânula de 4 mm com ponta explodida e vibrolipoaspiração (PAL – *power-assisted liposuction*).
    ◆ Evite usar TSS no parênquima central e profundo da mama, pois isso pode romper o retalho para autoaumento.
  - Cada mama em geral é infiltrada com aproximadamente 100 a 200 mL de solução tumescente; pode-se infiltrar mais na parte lateral do tórax e rolo axilar se for necessária lipoaspiração.

66.2.2 Seleção do Pedículo
- Torniquete mamário aplicado para manter a tensão na pele.
- Novo CAM delineado usando um areolótomo de metal circular (aproximadamente 44 mm de diâmetro) centralizado sobre o mamilo.
- Se qualquer parte da nova aréola se situar superiormente a uma linha imaginária traçada entre os triângulos de bloqueio (pontos C e D), usa-se um pedículo superior. Se toda a nova aréola se situar inferiormente a essa linha, usa-se um pedículo superomedial (▶ Fig. 66.2a, b).
  - Se o CAM estiver posicionado medialmente, poderá ser necessário um pedículo superolateral para permitir rotação e inserção.
- Se o pedículo selecionado for traçado com uma borda de 2,5 cm em torno da nova aréola.
  - Para um pedículo superomedial, deve-se manter uma proporção de largura-comprimento de 1:2 de pedículo para preservar a irrigação de sangue para o novo CAM.

66.2.3 Retalho para Autoaumento
- Com o torniquete mamário colocado, o pedículo planejado e o retalho para autoaumento no polo inferior são desepitelizados.
  - É importante deixar a derme profunda intacta:
    ◆ Pedículo: ajuda a manter a irrigação vascular subdérmica.
    ◆ Retalho para autoaumento: a derme atua como camada de tecido forte para suspensão do retalho até a fáscia do MPM no polo superior.
- O pedículo dermoglandular é desenvolvido a uma profundidade de aproximadamente 2,5 cm para proteger o suprimento neurovascular que corre a aproximadamente 1 a 1,5 cm de profundidade da derme.
  - Além dessa profundidade, a dissecção é cortada em ângulo, superiormente, e continua seguindo até a fáscia do MPM.
    ◆ Isso protegerá o suprimento neurovascular e também preservará tecido suficiente no retalho para autoaumento e vai maximizar o aumento do polo superior.
- O pilar parenquimatoso medial é desenvolvido por incisão ao longo da alça medial do padrão vertical, descendo diretamente até uma profundidade de aproximadamente 2,5 cm.
  - Nessa profundidade é importante dissecar em ângulo medialmente para evitar escavar a base do retalho para autoaumento.

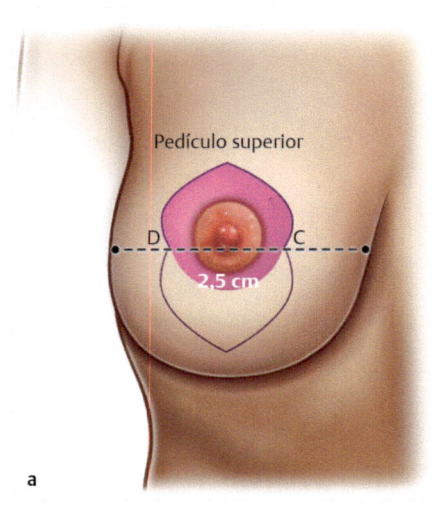

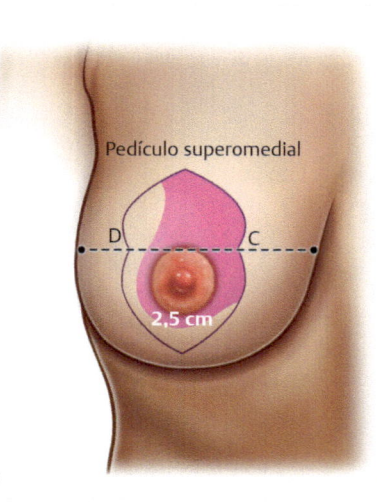

Fig. 66.2 Ilustração de seleção de pedículo dermoglandular. Se qualquer parte da nova aréola se situar superiormente a uma linha imaginária traçada entre os triângulos de bloqueio (pontos C e D), será usado um pedículo superior **(a)**. Se toda a nova aréola estiver situada inferiormente a essa linha, será usado um pedículo superomedial **(b)**. O pedículo selecionado é tirado com uma borda de 2,5 cm em torno da borda da nova aréola.

- A dissecção é levada abaixo até a fáscia do MPM.
- A alça lateral do padrão vertical recebe incisão até uma profundidade de aproximadamente 2,5 cm.
  - Semelhante ao pilar medial, nessa profundidade, a incisão é angulada lateralmente para evitar estreitamento da base do retalho para autoaumento; a dissecção continua, descendo até a fáscia do MPM.
- **Observação:** esteja atento a seu assistente cirúrgico; retração excessiva pode distorcer a percepção do retalho para autoaumento e resultar em estreitamento da base do retalho.
- Na extensão inferior da incisão vertical, a pele é afinada para deixar tecido no retalho para autoaumento.
  - A dissecção desce até abaixo da PIM para minimizar o risco de lesão da irrigação sanguínea centralmente baseada do retalho para autoaumento.
- Uma vez criado o retalho, desenvolve-se uma loja subglandular no polo superior quase na região da clavícula ao longo do eixo central da mama para permitir inserção do retalho.
  - É importante deixar a fáscia do MPM intacta durante a dissecção, pois essa fáscia será usada para ancorar o retalho para autoaumento.
- O retalho para autoaumento é testado para se ter certeza de que pode ser facilmente mobilizado ao polo superior com mínima tensão.
  - Se restar alguma tensão, será necessária maior liberação da base do retalho medial, lateral e inferiormente.
- **Observação:** se estiver presente assimetria do tamanho das mamas, o parênquima poderá ser removido das superfícies superior, medial e lateral do retalho para autoaumento no lado maior para reduzir o volume da mama sem escavar a base do retalho.
- O retalho para autoaumento é inserido no polo superior na região do terceiro espaço intercostal usando-se sutura em PDS n°0 (Ethicon Inc., Somerville, NJ).
  - Geralmente são necessárias duas suturas feitas através da derme desepitelizada nos cantos superomedial e superolateral do retalho para autoaumento.
- Em pacientes com retalhos para autoaumento maiores ou com flacidez tecidual significativa, o parênquima do retalho pode herniar lateralmente depois da inserção superior.
  - Nesse caso, a derme lateral do retalho pode ser suturada à fáscia do MPM para manter a projeção central e medial.
- É importante ter certeza de que os retalhos para autoaumento sejam inseridos na mesma altura para melhorar a simetria entre as mamas.

66.2.4 Remodelação Glandular

- Os pilares medial e lateral são reaproximados acima do retalho para autoaumento usando-se suturas invertidas em Vicryl n°1 (Ethicon, Inc., Somerville, NJ) feitas através da cápsula mamária; geralmente são necessários dois pontos nos pilares parenquimatosos.
  - A sutura no pilar inferior não deve ficar a menos de 4 cm da extremidade inferior da incisão para prevenir a criação de uma deformidade do tipo cone em pé, que predispõe à formação de orelha.
  - A sutura no pilar superior não deve ficar a menos de 2 cm do CAM para evitar distorção.
- O CAM é rodado para a posição e inserido antes do fechamento da incisão vertical.
- O CAM é inserido com Monocryl Plus 3-0 (Ethicon, Inc. Somerville, NJ) em pontos dérmicos profundos invertidos interrompidos nas posições 3, 6, 9 e 12 horas.
  - O CAM é fechado usando-se sutura intradérmica contínua em Monocryl Plus 3-0 (Ethicon, Inc., Somerville, NJ).
- Usam-se suturas em caixa dérmicas profundas invertidas em quatro pontos em Monocryl Plus 3-0 (Ethicon, Inc. Somerville, NJ) para reunir a pele da incisão vertical e abreviar o comprimento da cicatriz vertical a aproximadamente 8 a 10 cm.
  - Suturas em caixa são feitas, iniciando-se no ápice inferior da incisão vertical e trabalhando em direção ao CAM; cada sutura deve ser feita imediatamente adjacente à sutura prévia para maximizar a união.
  - Suturas em caixa costumam causar dobras horizontais ao longo da incisão vertical; essas precisam ser corrigidas para impedir a criação de linhas horizontais permanentes na cicatriz vertical.
  - A pele a 2 cm da aréola não é unida para impedir a distorção da aréola.
- O restante da ferida é fechada com suturas dérmicas profundas invertidas interrompidas em Monocryl Plus 3-0 (Ethicon, Inc. Somerville, NJ).
- Usam-se grampos na pele ao longo da ferida vertical para o fechamento final.
- A pele da mama medial e lateral à incisão é injetada com 10 mL de bupivacaína a 0,5% com epinefrina 1:200.000 para alívio da dor pós-operatória.
- As incisões recebem um curativo com gaze com antisséptico impregnada com parafina, gaze seca e faixas abdominais; a paciente é colocada em um sutiã pós-cirúrgico.

66.3 Etapas Pós-Operatórias

- Todas as pacientes recebem alta para casa no dia do procedimento (dia pós-operatório [DPO] n°0).
- As pacientes retornam no DPO n°1; são instruídas a lavar as incisões diariamente com água e sabão.
- Os grampos da pele são removidos no DPO n°5/6 e substituídos por Steri-Strips (3 M, St. Paul, MN).
- As pacientes iniciam massagem à parte lateral do tórax, se tiver sido realizada lipoaspiração, em uma semana de pós-operatório, e à mama, em 2 semanas de pós-operatório.
  - Avise as pacientes para serem delicadas com a massagem no polo superior da mama na área do retalho para autoaumento.
- As pacientes são instruídas a usar um sutiã pós-cirúrgico o tempo todo por 4 semanas após a cirurgia.
- Evite atividade física pesada (inclusive exercício) por 4 semanas após a cirurgia.
- Aplicam-se bandagens de silicone às incisões uma vez que todas as feridas estejam completamente fechadas em 4 a 6 meses de pós-operatório.

66.4 Exemplo de Caso

Imagens pré e pós-operatórias de paciente com 44 anos 6 meses após mastopexia com cicatriz vertical e retalho para autoaumento nas posições (a) anteroposterior (AP), (b) oblíqua e (c) em perfil. A mastopexia foi realizada usando-se um pedículo dermoglandular superior bilateralmente, tendo sido removidos 49 g de tecido do lado direito e 59 g do lado esquerdo (▶ Fig. 66.3a-c).

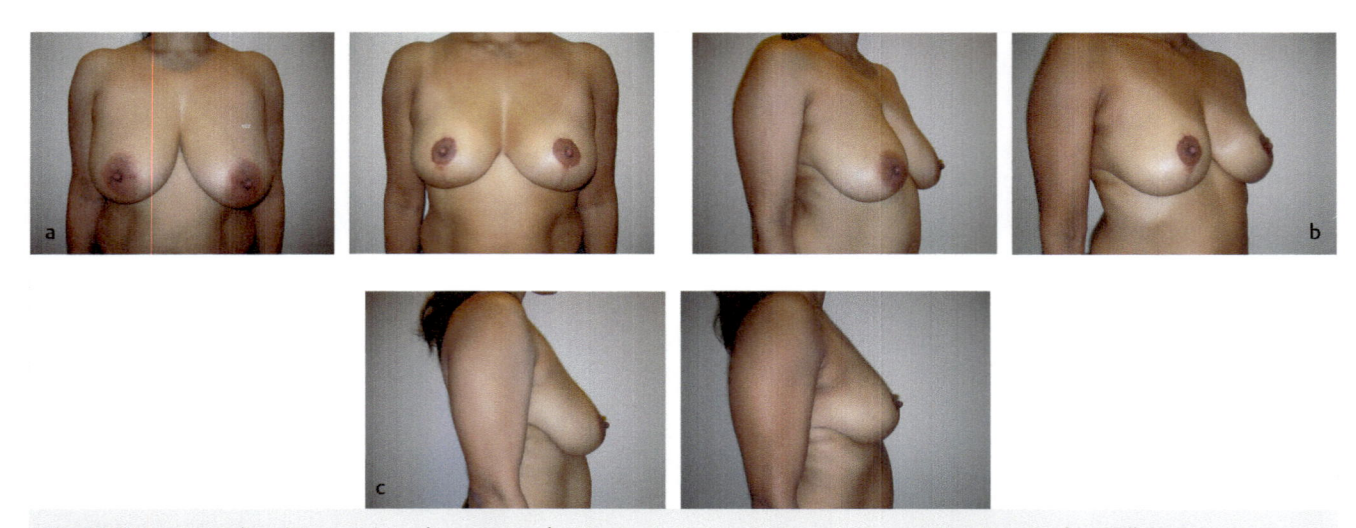

Fig. 66.3 Imagens pré e pós-operatórias de pacientes de 44 anos 6 meses após mastopexia com cicatriz vertical e retalho para autoaumento nas posições **(a)** anteroposterior (AP), **(b)** oblíqua e **(c)** perfil. A mastopexia foi realizada usando-se um pedículo dermoglandular superior bilateralmente, e 49 g de tecido foram removidos do lado direito, sendo 59 g removidos do lado esquerdo.

66.5 Conclusão

A mastopexia com cicatriz vertical e retalho para autoaumento é técnica confiável de *lifting* da mama para pacientes que procurem obter melhora da forma das mamas, inclusive quanto ao volume e à projeção do polo superior, sem o uso de implante mamário. Embora seja preciso cuidado em evitar escavar o retalho para autoaumento com base central, é igualmente importante manter tecido adequado nos pilares medial e lateral do parênquima para impedir deformidades de contorno no polo inferior da mama. A assimetria do tamanho das mamas pode ser corrigida usando-se essa técnica. O parênquima pode ser removido das partes superficiais do retalho para autoaumento no lado maior para reduzir o volume mamário sem escavar a base central do retalho.

Referências

Biggs TM, Graf R, Taneja A. Maintaining shape in mastopexy. Aesthet Surg J. 2003; 23(5):391-392

Graf R, Reis de Araujo LR, Rippel R, Neto LG, Pace DT, Biggs T. Reduction mammaplasty and mastopexy using the vertical scar and thoracic wall flap technique. Aesthetic Plast Surg. 2003; 27(1):6-12

Hammond DC, O'Connor EA. The lower island flap transposition (LIFT) technique for control of the upper pole in circumvertical mastopexy. Plast Reconstr Surg. 2014; 134(4):655-660

Lista F, Austin RE, Singh Y, Ahmad J. Vertical scar reduction mammaplasty. Plast Reconstr Surg. 2015; 136(1):23-25

Rohrich RJ, Thornton JF, Jakubietz RG, Jakubietz MG, Grünert JG. The limited scar mastopexy: current concepts and approaches to correct breast ptosis. Plast Reconstr Surg. 2004; 114(6):1622-1630

67 Mastopexia em T Invertido

Jacob G. Unger ▪ *G. Patrick Maxwell*

Resumo

A mastopexia em T invertido é um procedimento poderoso para criar melhora duradoura e elegante da forma das mamas. Este capítulo mostra uma abordagem passo a passo para criar confiavelmente contornos mamários previsíveis e estéticos na cirurgia de mastopexia. Você aprenderá técnicas cirúrgicas, bem como terá orientações pré-operatórias e cuidados pós-operatórios dessas pacientes. O vídeo está incluído como orientação visual para ajudar a elucidar as etapas básicas em particular desta cirurgia.

Palavras-chave: mastopexia, *lifting* das mamas, autoaumento, enxerto com gordura da mama, mastopexia em T invertido, pedículo superior, reparo de ptose mamária.

> **Pontos Essenciais**
> - A mastopexia pode ser usada para criar melhor forma global das mamas e uma aparência mais jovial para elas.
> - A mastopexia melhorará as proporções das mamas, mas não levarão à plenitude a longo prazo no polo superior.

67.1 Etapas Pré-Operatórias

67.1.1 História

- Obtenha histórias familiar e médica passadas detalhadas, especialmente com referência a câncer de mama.
- Obtenha uma história cirúrgica passada detalhada com referência a cirurgias prévias de mama, o que pode ter impacto sobre a escolha do pedículo.

67.1.2 Análise

- Avalie a forma global da mama, o grau de ptose, a qualidade da pele, o volume das mamas, a altura da paciente, o comprimento do esterno e as assimetrias mamárias.
- Meça os pontos-chave da incisura esternal ao mamilo, do mamilo à prega inframamária (PIM) e a largura da base para determinar o melhor pedículo a utilizar.

67.2 Etapas Operatórias

Ver **Vídeo 67.1**.

67.2.1 Abordagem de Cima para Baixo – Estabelecimento da Altura do Mamilo

- Marque a PIM a cada lado, as pregas mamárias laterais, a incisura esternal e a linha média.
- Marque a nova posição do mamilo no pré-operatório com a paciente em posição sentada.
- Determine a posição ideal do mamilo, com base no ponto de Pitanguy, a altura esternal, a altura da paciente e o volume total das mamas: geralmente entre 20 e 23 cm de distância da incisura esternal ao mamilo (IE-CAM).
- Marque 2 cm acima da posição ideal do mamilo para a face superior da porção circum-vertical do padrão.
- Determine o pedículo a ser usado. Geralmente, para menos de 5 cm de elevação, use pedículo superior, para 5 a 10 cm de elevação, utilize pedículo superomedial e, para mais de 10 cm de elevação, considere pedículo inferior, a menos que já tenha experiência com a técnica do pedículo superomedial.
- Utilize um padrão circum-vertical de 13 cm para um mamilo em cortador de massa de 38 mm, e padrão de 14 cm para um cortador de massa de 42 mm.
- A largura da abertura inferior do traçado circum-vertical será a futura largura dos pilares verticais, mais comumente com distância entre 4 e 6 cm entre eles (▶ Fig. 67.1).
- Inscreva o mamilo com uma lâmina nº15 depois de usar cortador de massa em torno do complexo mamiloareolar (CAM).
- Molde prendendo o mamilo verticalmente para ficar em posição com três grampos até o topo do traçado circum-vertical. O primeiro grampo fica às 12 horas e os outros às 10 horas e às 2 horas (▶ Fig. 67.2).

67.2.2 Estabelecimento dos Pilares Verticais

- Tome a face inferior de seu padrão circum-vertical e leve de medial a lateral: esse é o cone da etapa da mama.
- Comece moldando e prendendo a pele, imbricando uma linha reta a partir da posição das 6 horas do mamilo, caminhando em direção inferior (de cima para baixo).

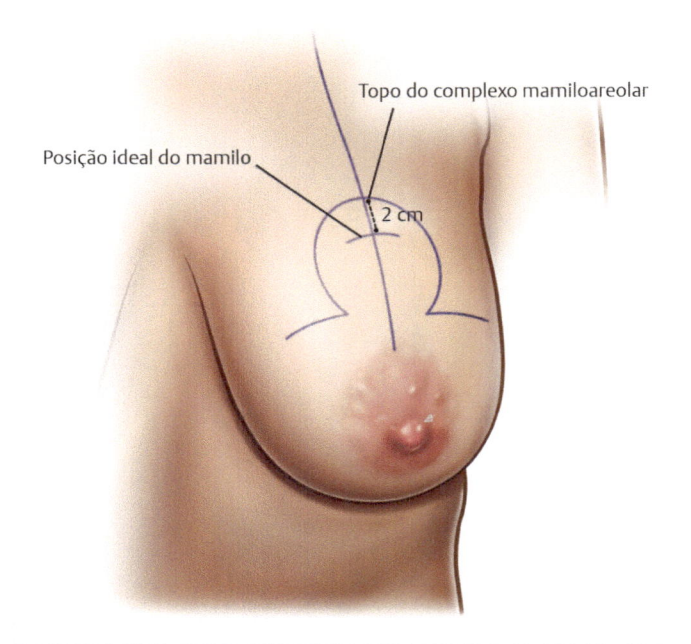

Fig. 67.1 A largura da abertura inferior do traçado circum-vertical será a futura largura dos pilares verticais, mais comumente com distância de 4 a 6 cm entre si.

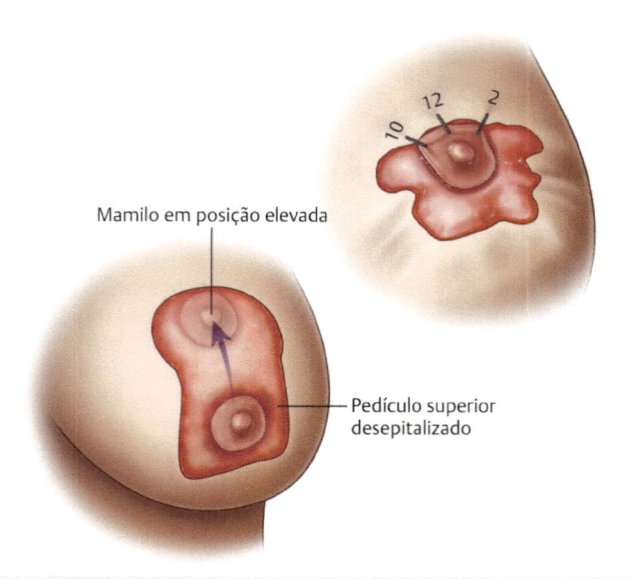

Fig. 67.2 Moldagem pregada do mamilo verticalmente em posição com três grampos até o topo do traçado circum-vertical. Primeiro grampo às 12 horas e depois às 10 e às 2 horas.

- Mantenha os pilares medial e lateral em estiramento semelhante. Deve haver tensão fisiológica nos grampos, mas não devem lugar para permanecer juntos.
- Continue a criar essa linha de grampos até que a distância mamilo-PIM esteja no comprimento desejado. Consegue-se medir melhor por meio do grampo mais cranial à prega, o que representa a distância da aréola à prega (que é do mamilo à PIM – 2 cm) (lembre-se de que o diâmetro final do CAM é de 38 mm) (▶ Fig. 67.3).

67.2.3 Remoção do Excesso Vertical

- Uma vez que a relação mamilo-prega inframamária (M-PIM) é estabelecida imbricando-se o excesso transverso, podemos, então, trabalhar na remoção do excesso vertical.
- Comece pregando a extensão inferior da plicação e molde pregando esse ponto até a PIM com dois grampos (um em cada alça vertical).
- Isso estabelecerá a altura da excisão transversa.
- Molde prendendo a partir da linha média e, lateralmente, a partir do novo nível da PIM desejada, indo até a PIM real.
- Lateralmente, se a ressecção exigir extensão lateral à linha axilar anterior, siga a borda lateral da mama cranialmente para evitar criar mama quadrada.

67.2.4 Verificação da Simetria

- Uma vez realizado o molde pregado em ambos os lados, *sente* a paciente para verificar a simetria.
- Uma vez que você esteja satisfeito(a) com a forma global e os contornos, deite a paciente de volta e use uma caneta para marcar todas as áreas presas no molde. Certifique-se de marcar onde seus pilares medial e lateral se encontram ao longo da PIM.
- Retire todos os grampos e use uma lâmina n° 10 para inscrever as incisões circum-vertical, vertical e transversa.

67.2.5 Excisão do Tecido

- Despitelize o pedículo no padrão.

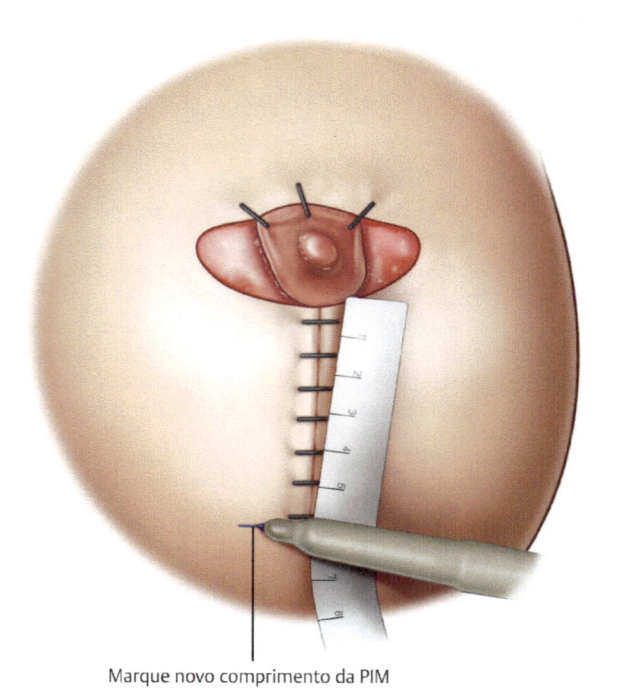

Fig. 67.3 Crie uma linha de grampos até que a distância mamilo-prega inframamária (PIM) esteja no comprimento desejado. Isso se mede melhor por meio do grampo mais cranial à prega, que representa a distância infra-aréola à prega (que é do mamilo à PIM – 2 cm) (lembre-se de que o diâmetro do complexo mamiloareolar (CMA) é de 38 mm).

- Remova o tecido inferior em bloco abaixo do pedículo abaixo para certificar-se de que haja espaço para a reaproximação dos pilares e para remover o tecido ptótico da mama. Essa manobra permitirá a remoção de tecido adicional do lado maior do que do lado menor, automaticamente, pois o tecido adicional do lado mais cheio repousará todo no polo inferior.
- Libere o pedículo e a derme de maneira gradual, apenas liberando tecido mole suficiente para permitir elevação livre de tensão do CAM para sua nova posição.
- Realize hemostasia meticulosa antes do fechamento.

67.2.6 Fechamento

- A primeira sutura é em PDS 2-0 na sutura em 3 Pontos com Agulha CT-1 a partir da fáscia superficial (SFS) da base dos pilares verticais à fáscia da PIM.
- Depois, feche a fáscia dos pilares verticais com pontos interrompidos em PDS 2-0.
- Feche os retalhos medial e lateral da SFS à PIM.
- Feche a derme profunda com pontos interrompidos em Monocryl 3-0.
- Insira o mamilo com 8 a 10 dérmicos profundos em Monocryl 3-0.
- Sutura subcuticular contínua em Monocryl 4-0 periareolar, vertical e transversa às incisões.
- Use Steri-Strips estrela de 8 pontas para o CMA e também ao longo das incisões vertical e transversa.

67.2.7 Procedimentos Adjuvantes

- Para pacientes que desejem enchimento um pouco maior ou melhora do contorno do polo superior, considere um enxerto de gordura.

Exemplo de Caso

- Para um volume mais baixo, esvazie as mamas, utilizando uma técnica de autoaumento, mantendo o tecido inferior e elevando cranialmente, o que pode ajudar a aumentar a projeção da mama e o tamanho modestamente.
- Realizado via técnica de Coleman com incisões por agulha calibre 16 e cânulas rombas de 1,5 mm calibre 17 com seringa de 10 mL.
- Para pacientes com suporte de tecidos moles e qualidade dérmica muito ruim, considere dissolver o suporte interno da tela, como a GalaFLEX®, para ajudar a prevenir o estiramento do polo inferior.

67.3 Cuidados Pós-Operatórios

- Sutiã de suporte compressivo o tempo todo por 6 semanas no pós-operatório.
- Banho de chuveiro permitido a partir do dia 2.
- Atividade normal permitida no dia seguinte, incentivando-se as caminhadas.
- Não realizar exercícios pesados para o coração por 2 a 4 semanas.
- Liberação completa para todos os exercícios em 6 semanas.

67.4 Exemplo de Caso

Essa é uma mulher de 42 anos G2P2 não tabagista que deseja *lifting* das mamas e melhora da forma global das mamas. Sua distância da incisura esternal ao mamilo era de 28 cm e ela mede 1,60 m. Recebeu uma abordagem por pedículo superior com ressecção no padrão de pele em T invertido, autoaumento e enxerto de gordura para os polos superiores de ambas as mamas. A altura da incisura esternal ao mamilo foi estabelecida em 21 cm. Essas fotos são de 1 ano após a cirurgia. Ela é mostrada em todas as posições. Também recebeu uma abdominoplastia na ocasião da mastopexia. Não foram realizados outros procedimentos na ocasião da mastopexia (▶ Fig. 67.4a-e).

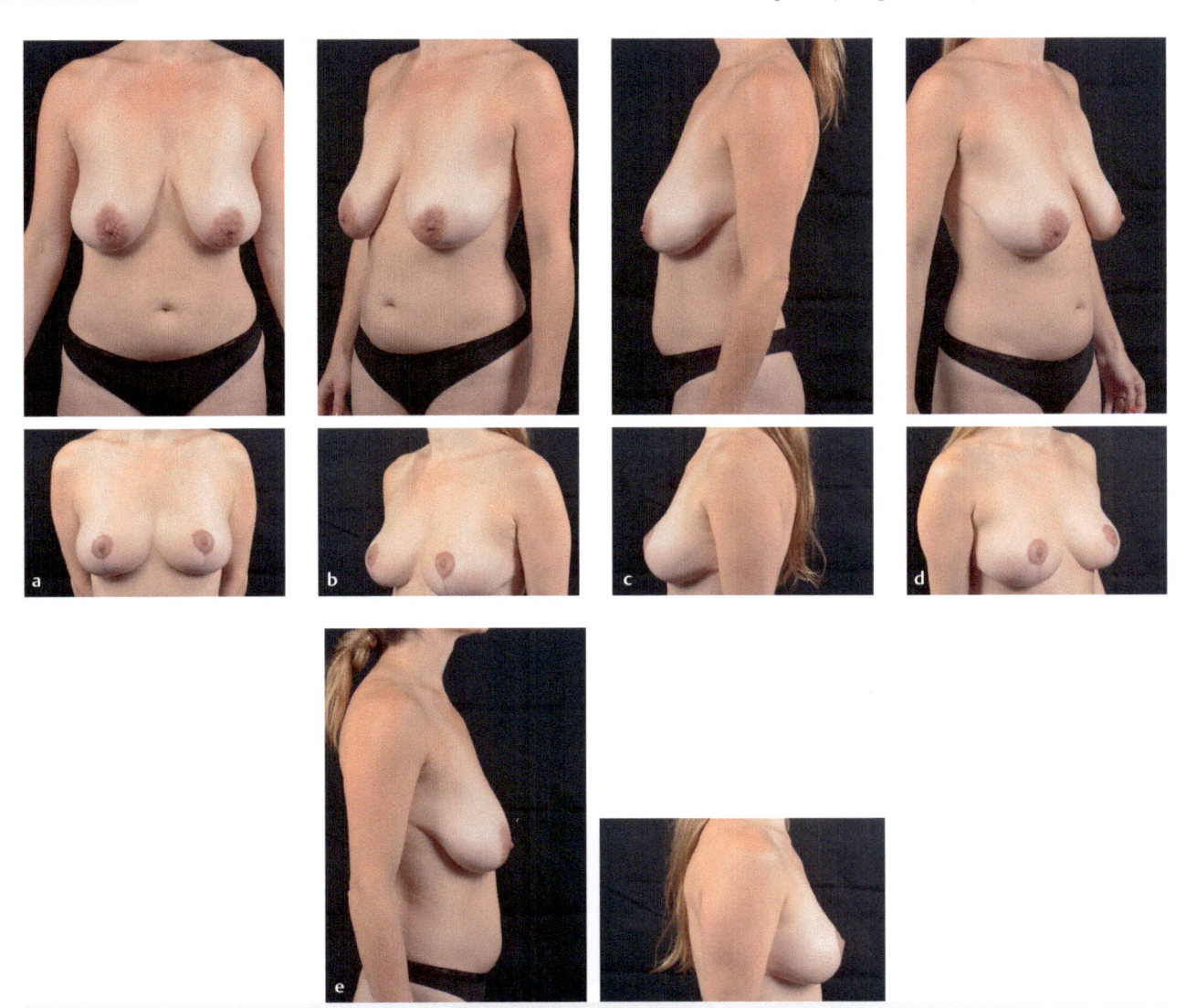

Fig. 67.4 (a-e) Esta é uma mulher de 42 anos G2P2 não tabagista que desejava um *lifting* mamário e melhora na forma global da mama. A distância da incisura esternal ao mamilo era de 28 cm, e ela mede 1,60 m. Ela recebeu uma abordagem do pedículo superior com ressecção no padrão da pele em T invertido, autoaumento e enxerto de gordura aos polos superiores de ambas as mamas. A altura da incisura esternal ao mamilo foi estabelecida em 21 cm. Essas fotos são de um ano de pós-operatório. Ela é mostrada em todas as posições. Também recebeu abdominoplastia na ocasião da mastopexia. Nenhum outro procedimento foi realizado ao mesmo tempo em que a mastopexia.

67.5 Conclusão

A mastopexia pode ser realizada com alto grau de sucesso e simetria com a moldagem pregada e verificação de simetria. Utilizar uma abordagem em "T invertido" permite a remoção direta do tecido em excesso tanto na dimensão vertical como na transversa. O enxerto de gordura é um adjunto útil para criar mais volume no polo superior e na mama como um todo. Não há modo confiável de criar enchimento duradouro do polo superior no mesmo grau que se obtém com um implante.

Referências

Lee MR, Unger JG, Adams WP, Jr. The tissue-based triad: a process approach to augmentation mastopexy. Plast Reconstr Surg. 2014; 134(2):215-225

Sarosiek K, Maxwell GP, Unger JG. Getting the most out of augmentation-mastopexy. Plast Reconstr Surg. 2018; 142(5):742e-759e

Wong C, Vucovich M, Rohrich R. Mastopexy and reduction mammoplasty pedicles and skin resection patterns. Plast Reconstr Surg Glob Open. 2014; 2(8):e202

68 Mastopexia de Aumento Segura

Kyle Sanniec • William P. Adams Jr.

Resumo

A mastopexia de aumento é tão desafiadora quanto popular. Continua a ser um procedimento difícil, repleto de complicações, mesmo em mãos experientes. O dilema da redução de tecido (mastopexia) com expansão de tecido (aumento) tem levado a taxas de revisão altas, complicações da ferida e pouca satisfação das pacientes. Tudo isso tem levado muitos autores a recomendarem o estadiamento de todos os procedimentos. No entanto, podem-se obter resultados confiáveis e reproduzíveis seguindo uma abordagem processada padronizada. Essa abordagem processada tem levado a um resultado estético altamente previsível com taxa muito baixa de reoperações. A seleção das pacientes, o planejamento pré-operatório e as *nuances* intraoperatórias dessa abordagem processada são apresentados com uma chave para orientar o cirurgião para alcançar resultados seguros, realizáveis e previsíveis.

Palavras-chave: mastopexia de aumento, mastopexia de aumento em estágio único, tríade baseada no tecido, processo de mastopexia de aumento, critérios de estadiamento para mastopexia de aumento, mastopexia com implante.

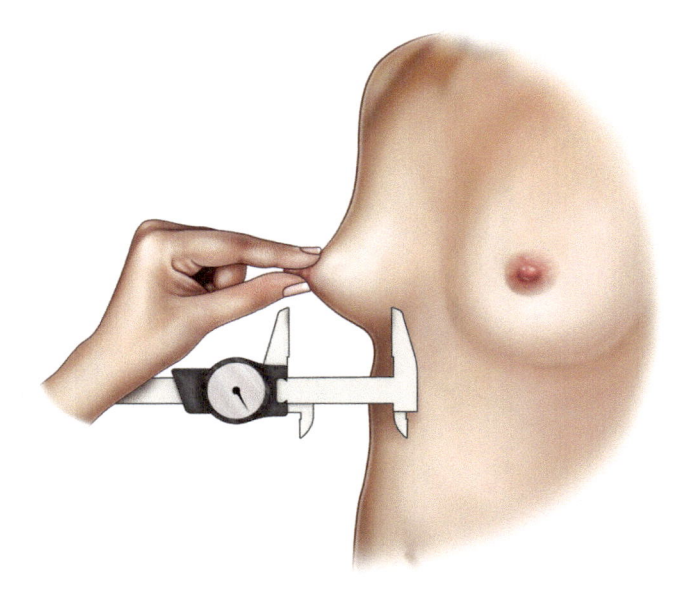

Fig. 68.1 Ilustração esquemática mostrando a medida da distensibilidade da pele.

Pontos Essenciais

- A tríade baseada no tecido na mastopexia de aumento permite procedimento em um estágio seguro e confiável com alta previsibilidade e as taxas mais baixas e reoperação publicadas com revisão por pares.
- O controle do comprimento do mamilo para a prega na proeminência da mama permite controle total da forma da mama.
- Seguir uma abordagem baseada em processo para a mastopexia de aumento aumenta a consistência em oferecer resultados de alta qualidade para pacientes em um procedimento que pode ser repleto de complicações.

68.1 Etapas Pré-Operatórias

68.1.1 Tríade Baseada no Tecido (▶ Fig. 68.1, ▶ Fig. 68.2 e ▶ Fig. 68.3)

- A largura da base das mamas (LBM), a medida do mamilo à prega (MPIM), a distensibilidade da pele (DP) e o excesso vertical (EV) das pacientes são medidos e usados para determinar objetivamente quais pacientes podem ser submetidas à mastopexia de aumento *versus* mastopexia de aumento em um estágio *versus* mastopexia de aumento em dois estágios.
  - DP < 4 e MPIM < 10 cm podem ser tratadas com aumento em dois planos apenas.
  - DP > 4 ou MPIM > 10 cm tem flacidez da pele, justificando excisão de pele além da colocação do implante.
  - EV é a medida-chave para *determinar o estadiamento*, sendo que EV > 6 cm exige mastopexia de aumento em dois estágios.

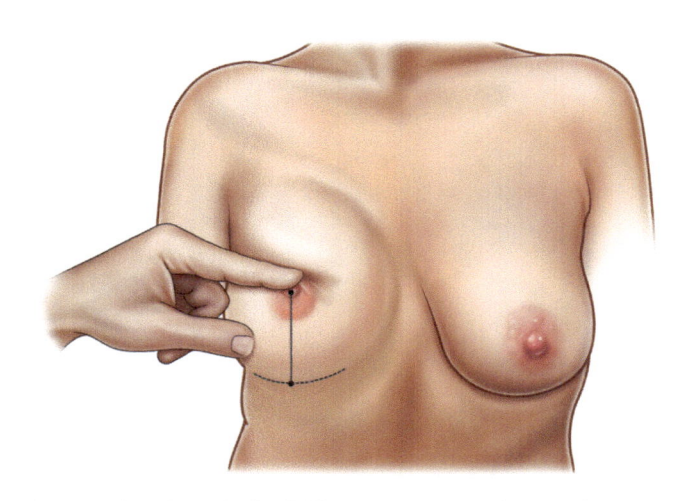

Fig. 68.2 Ilustração esquemática demonstrando a medida do mamilo à prega em extensão máxima.

68.1.2 Seleção do Implante

- Os implantes são selecionados com altura suficiente para preencher apenas o polo superior, com base na largura da mama da paciente abaixo de 1 cm, o que geralmente corresponde a implantes de 200 a 300 mL.
- A quantidade de parênquima mamário determina o perfil do implante.
  - Mínimo tecido mamário = implante com perfil moderado para fornecer o volume que esteja faltando no tecido mamário.

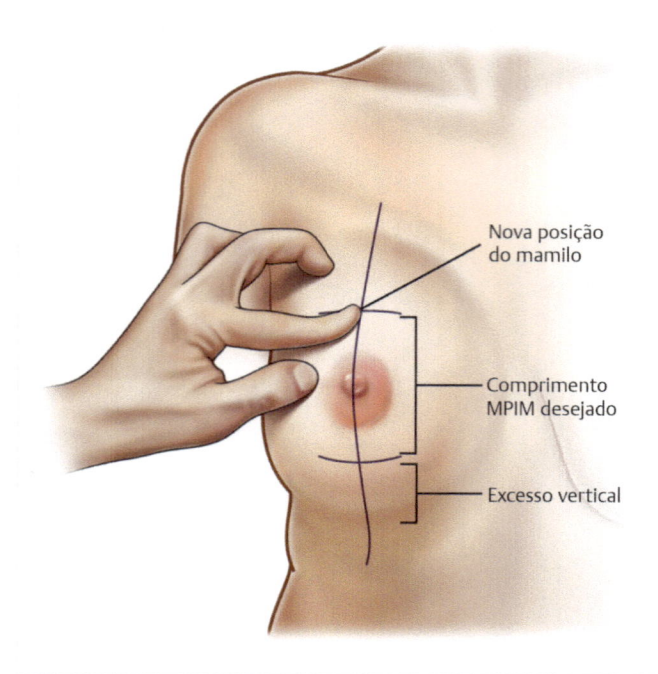

Fig. 68.3 Ilustração esquemática da medida do excesso vertical.

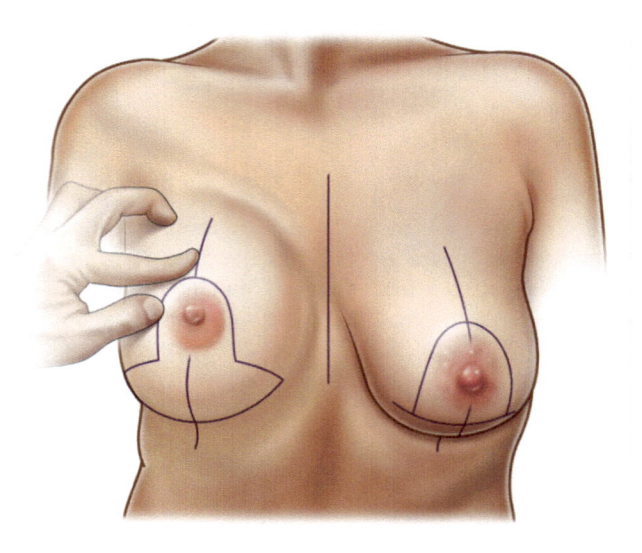

Fig. 68.4 Ilustração das marcações pré-operatórias.

- Tecido mamário adequado = implante com perfil baixo ou baixo plus para fornecer preenchimento no polo superior.

68.2 Etapas Operatórias
Ver **Vídeo 68.1**.

68.2.1 Marcações (▶ Fig. 68.4)
- O meridiano da mama, a linha média e a prega inframamária (PIM) são marcados para referência com a paciente em posição ereta.
- O mamilo é marcado pelo método de Pitanguy com confirmação baseada na elevação manual do mamilo até o local esteticamente mais agradável na mama e depois se marca essa posição.
  - Confirma-se, então, se a posição do mamilo é simétrica, tendo certeza de que a distância da incisura esternal seja equivalente em ambos os lados.
- A MPIM ideal é marcada em estiramento em um arco a partir dessa posição ideal do mamilo. Esse arco será a nova borda inferior da mama.
  - Todos os pontos ao longo desse arco são equidistantes na nova posição do mamilo.
- Tudo abaixo dessa marca é o EV, a distância adicional entre o comprimento desejado do mamilo à prega e a PIM no momento.
- A técnica é chamada método ascendente (de baixo para cima), pois o EV determina o comprimento da incisão na PIM e o ângulo de divergência das alças verticais por superposição da distância do EV medial e lateralmente do meridiano da mama.
- A marca da nova prega e a prega existente são marcadas no ponto em que o comprimento do EV conecta as duas marcações horizontais.

- As alças verticais são marcadas imediatamente fora da aréola a partir da posição ideal do mamilo até onde as larguras lateral e medial da incisão horizontal se iniciam.
- Também se faz marcação demonstrando a largura e a altura do implante para garantir que a bolsa não seja excessivamente dissecada.

68.2.2 Aumento
- Cria-se uma incisão na PIM dentro das marcações da mastopexia e se realiza uma dissecção em quatro partes com hemostasia prospectiva para criar uma loja firme que se adapte exatamente às dimensões do implante.
- A loja é então preparada usando-se o plano de 14 pontos para diminuir a carga bacteriana sobre o implante.
- Depois de o implante ser colocado, a fáscia superficial é fechada em duas camadas com sutura de pontos corridos, iniciando-se a segunda camada lateralmente à incisão para imbricar e garantir uma vedação impermeável do implante.

68.2.3 Mastopexia
- A técnica ascendente usa uma elevação central, e a marcação com padrão de incisão em T invertido é confirmada para se ter certeza de que a pele não esteja retesada demais e que as alças verticais e o ponto T se juntarão.
- Depois que as alças vertical e horizontal recebem incisões, a área em torno do pedículo da elevação central é desepitelizada.
- A cunha inferior do polo inferior é removida com espessura completa no local da incisão, com exceção do retalho dérmico de Adams, que é apenas desepitelizado. Esse retalho é então usado durante o fechamento para cobrir a bolsa do implante e para permitir que haja tecido dérmico sob o ponto T caso este desabe.
- Os retalhos de pele são elevados medial e lateralmente até exatamente acima do sistema fascial superficial, sendo elevados apenas o suficiente para permitir que os retalhos se unam no ponto T sem muita tensão.

- O ponto T é então fechado e o retalho dérmico de Adams é puxado cranialmente sob o ponto T e se usa uma sutura em três pontos ligando o retalho dérmico e as alças lateral e medial para descarregar a tensão no ponto T.
- As suturas de fixação da PIM da fáscia profunda à fáscia superficial são feitas na alça horizontal medial e lateral para tracionar a pele e a incisão desce até a prega.
- A incisão vertical é fechada com grampos e se mede a posição ideal do mamilo.
  - Usam-se ganchos de pele nas partes superior e inferior da alça vertical para fazer a pele ficar plenamente estendida.
  - A posição ideal se baseia na largura final da mama, sendo a MPIM aproximadamente peso corporal × 0,7 + 1 cm para se ter a proporção ideal do mamilo para a elevação da mama.
  - Marcar o mamilo ao final do procedimento permite melhor controle da posição ideal do mamilo na mama.

68.3 Cuidados Pós-Operatórios
- Steri-Strips® permanecem no local por 7 dias e permitem compressão por igual sobre a aréola.
- A terapia da cicatriz é iniciada uma vez que as Steri-Strips® sejam retiradas.

68.4 Exemplo de Caso
Imagens pré e pós-operatórias 12 meses após mastopexia de aumento em um estágio. A paciente foi submetida a aumento em plano duplo com colocação de implantes de 270 mL e, então, mastopexia em elevação central em T invertido (▶ Fig. 68.5).

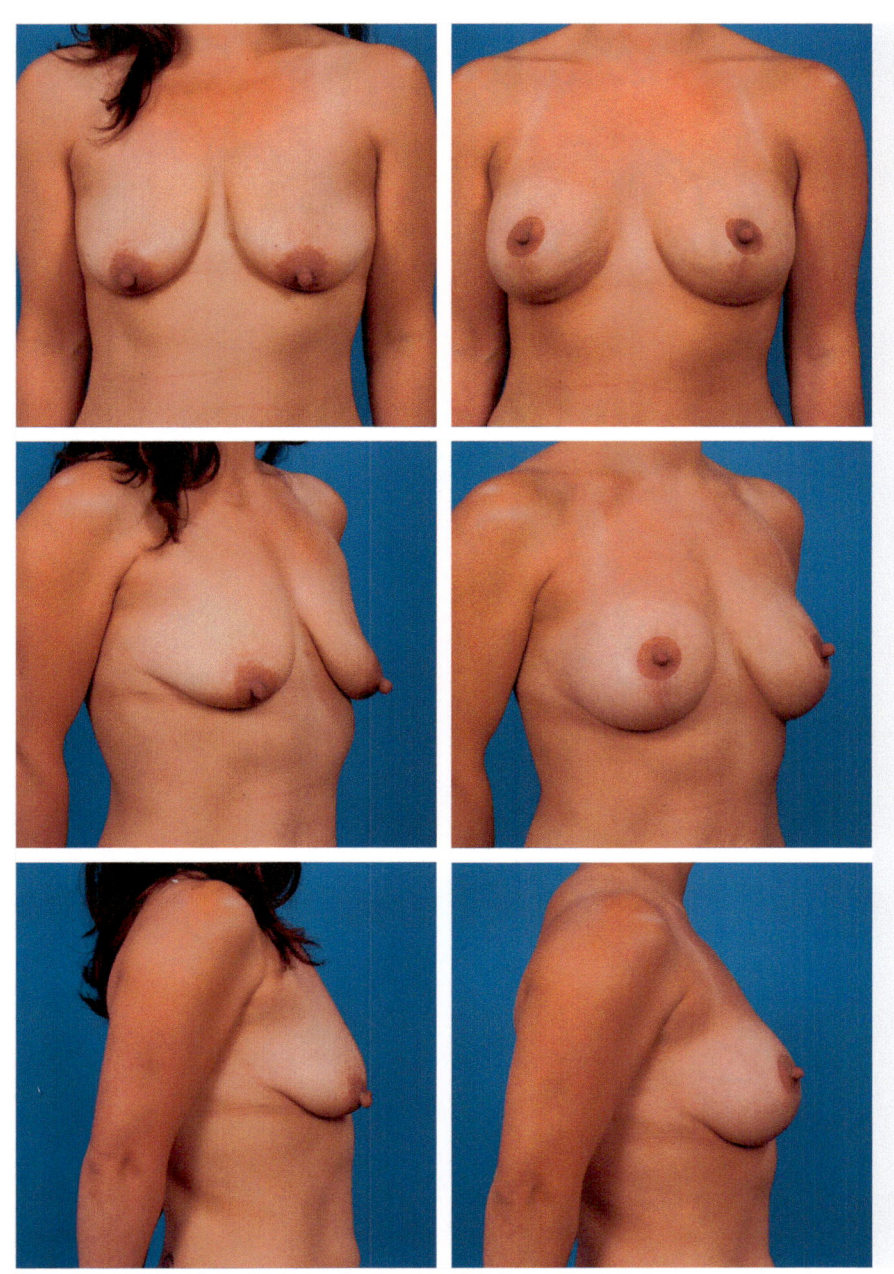

Fig. 68.5 Imagens pré e pós-operatórias 12 meses após mastopexia de aumento em estágio único. A paciente foi submetida a aumento em plano duplo com colocação de implantes de 270 mL e, então, mastopexia com elevação central em T invertido.

68.5 Conclusão

A tríade baseada no tecido oferece medidas objetivas para categorizar quais pacientes precisam de aumento *versus* mastopexia de aumento e se é seguro realizá-las em procedimento com um estágio *versus* dois estágios. O uso de uma abordagem baseada em processo permite diminuição das complicações e melhora dos resultados. A abordagem sistemática para mastopexia de aumento permite que o cirurgião tenha uma estrutura em que basear suas decisões e um processo racionalizado para o planejamento e execução eficientes da cirurgia.

Referências

Adams WP, Jr, Small KH. The process of breast augmentation with special focus on patient education, patient selection and implant selection. Clin Plast Surg. 2015; 42(4):413-426

Beale EW, Ramanadham S, Harrison B, Rasko Y, Armijo B, Rohrich RJ. Achieving predictability in augmentation mastopexy. Plast Reconstr Surg. 2014; 133(3):284e-292e

Lee MR, Unger JG, Adams WP, Jr. The tissue-based triad: a process approach to augmentation mastopexy. Plast Reconstr Surg. 2014; 134(2):215-225

Sanniec K, Adams WP, Jr. The tissue-based triad in augmentation mastopexy: singlestage technical refinements. Aesthet Surg J. 2019; 39(12):1331-1341

Tebbetts JB. A process for quantifying aesthetic and functional breast surgery: I. Quantifying optimal nipple position and vertical and horizontal skin excess for mastopexy and breast reduction. Plast Reconstr Surg. 2013; 132(1):65-73

69 Mastopexia de Aumento com Refinamento

Daniel J. Gould ▪ *Nathaniel L. Villanueva* ▪ *W. Grant Stevens*

Resumo

A mastopexia de aumento sempre tem sido vista como procedimento difícil em virtude da combinação de dois objetivos aparentemente conflitantes, a elevação da mama por remoção de pele do envelope, ao mesmo tempo acrescentando-se volume com um implante para oferecer preenchimento do polo superior. Pode-se dizer que é comum acrescentar volume e corrigir a ptose em muitos procedimentos em cirurgia plástica e, ao longo dos últimos 20 anos, vários grupos têm demonstrado segurança e excelentes resultados na mastopexia de aumento. Dada a dificuldade deste procedimento, a mastopexia de aumento secundária é comum, tendo uma taxa de 16,9%, sendo que 5% desejam mudança do tamanho do implante e 5% têm cicatriz insatisfatória. O procedimento não para o processo de envelhecimento – com o passar do tempo, as pacientes muitas vezes precisam de revisão e refinamento. A finalidade deste capítulo é discutir as técnicas e princípios para a revisão de mastopexia de aumento secundária.

Palavras-chave: *lifting* de mama, mastopexia de aumento, mastopexia de aumento secundária.

> **Pontos Essenciais**
>
> - O refinamento da mastopexia de aumento costuma ser procedimento difícil – identificar razões comuns para realizar mastopexia de aumento secundária.
> - Deixe que a paciente defina sucesso na consulta pré-operatória.
> - A mastopexia de aumento secundária deve utilizar *lifting* agressivo do envelope mamário, ao mesmo tempo preservando o fluxo sanguíneo para o mamilo – evitando complicações.
> - Os tamanhos do implante e da mama são fatores importantes para reduzir o tamanho ou elevar o tamanho.
> - Diferentes técnicas e materiais podem ajudar a proporcionar resultados duradouros.
> - Saiba tratar complicações.

69.1 Etapas Pré-Operatórias

- Discuta o plano para a cirurgia e peça à paciente para definir sucesso.
- Conheça a irrigação para a mama e o mamilo (▶ Fig. 69.1a, b) e como incisões prévias podem ter comprometido a irrigação do mamilo.
- Identifique a distância da incisura esternal ao mamilo e planeje a quantidade de translação do mamilo necessária com base no ponto de Pitanguy (ou na prega inframamária [PIM]).
- Marque o meridiano da mama e a implantação da mama. Mova o mamilo para cima em direção ao meridiano.
- Evite colocar o implante alto demais e o mamilo baixo demais – estabeleça a altura correta para o implante durante a etapa de aumento, projetando a loja correta na mesa; não aceite implante que migrem com o tempo ou com ondulações.
- Projete a excisão da pele com base em uma distância planejada do mamilo à PIM (M:PIM) de 6 a 8 cm.
- Use o teste do pinçamento para identificar a quantidade segura de pele que pode ser retirada na vertical e na horizontal.
- Os autores preferem uma incisão da pele em forma de coruja para abordar a correção vertical, bem como o excesso horizontal; há várias opções (▶ Fig. 69.2).
- Implantes submusculares são os mais seguros, pois preservam as perfurantes miocutâneas para a mama – evita aumento subglandular ou subfascial.
- Na mastopexia de aumento de revisão, não converta um implante subglandular prévio em loja submuscular.
- Os retalhos da pele da mama não devem ter mais de 1 cm de espessura; limite a escavação da pele.
- A seleção do implante se baseia nos objetivos desejados, na implantação da mama e na escolha de textura *versus* liso (todos lisos agora).
- Sutiã interno via desepitelização com *laser* ou pelo uso de GalaFLEX® ou GalaFORM® ou outra tela, se necessário.

69.2 Etapas Operatórias

- Utilize normotensão permissiva; injete com anestesia local antes da preparação.
- Planeje todas as incisões na pele e faça incisão em torno do mamilo.
- Faça uma incisão vertical através do parênquima da mama, descendo até a bolsa do implante mamário – preserve um manguito de tecido caudalmente (na base) para fechamento e para evitar uma junção em T se possível.
- É fundamental preservar o fluxo sanguíneo para o mamilo; assim, depois da incisão cutânea inicial, são tomadas providências para proteger a vascularidade (Hitch Stitch e Goalpost).
- Retire a cápsula do implante, se necessário, ou crie uma bolsa neossubpeitoral, se necessário, para recriar uma bolsa do implante firme a fim de considerar redução do tamanho ou outro mau posicionamento do implante (▶ Fig. 69.3a, b).
- Selecione o novo implante e utilize medidores para confirmar a posição ideal.
- Coloque o implante e feche a fáscia profunda e, então, pregue a moldagem novamente.
- Utilize matrizes dérmicas acelulares nesse ponto, se necessário, para melhora do resultado estético ou para reduzir contratura capsular recorrente.
- Comprometa-se com a incisão cutânea inferior e corte novamente a localização proposta para o mamilo.
- Libere e escave minimamente em torno da futura base do mamilo e das alças verticais.
- Aproxime os pilares verticais, profundamente, para cobrir o implante de mama em dois planos a fim de diminuir a largura horizontal da mama e adicionar suporte à mastopexia.
- Coloque uma tela em colete nesse ponto se desejado, tabulada ou não tabulada, customizada ou pré-formada.
- Feche todas as incisões com pontos profundos e subcuticulares. Não são necessários drenos nem suturas externas ou removíveis, geralmente, mas isso fica a critério do cirurgião.

Fig. 69.1 (a, b) Irrigação vascular da mama.

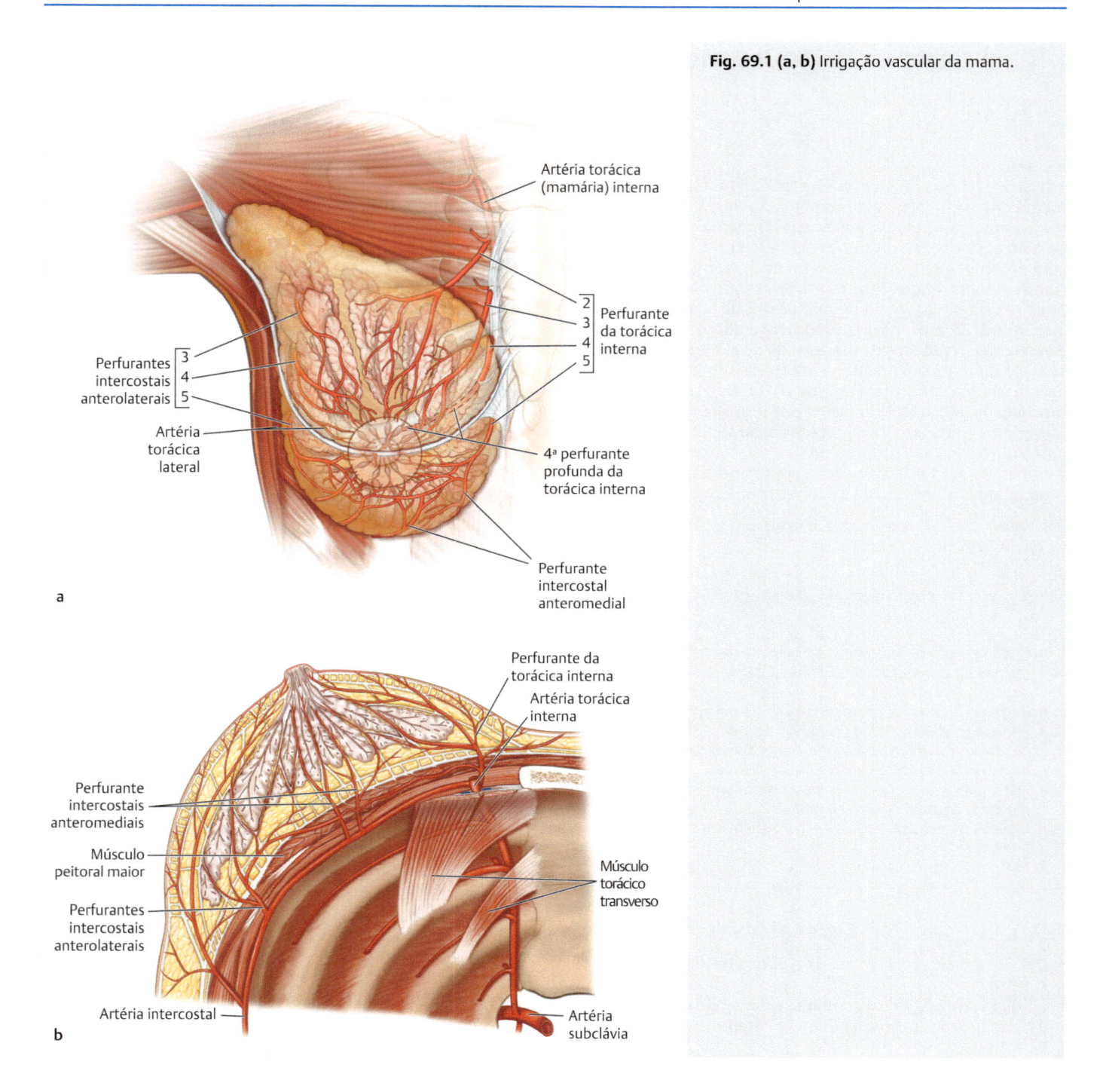

69.3 Cuidados Pós-Operatórios

- No pós-operatório, monitore a viabilidade do mamilo; use nitropasta, se necessário. Atenda no dia 1 do pós-operatório e troque o curativo oclusivo. Retorno à clínica no dia 3 e depois em 1 semana.
- Faixa de suporte sem adesivos.
- Manejo padrão da cicatriz.
- Espere para começar a massagem nos implantes até 2 semanas de pós-operatório.

69.4 Exemplo de Caso

Esta mãe de 43 anos se queixava de assimetria das mamas e de contratura capsular na mama direita. Tinha sido submetida a aumento subglandular da mama direita para assimetria mamária 25 anos antes. Foi submetida a capsulectomia direita e explante de

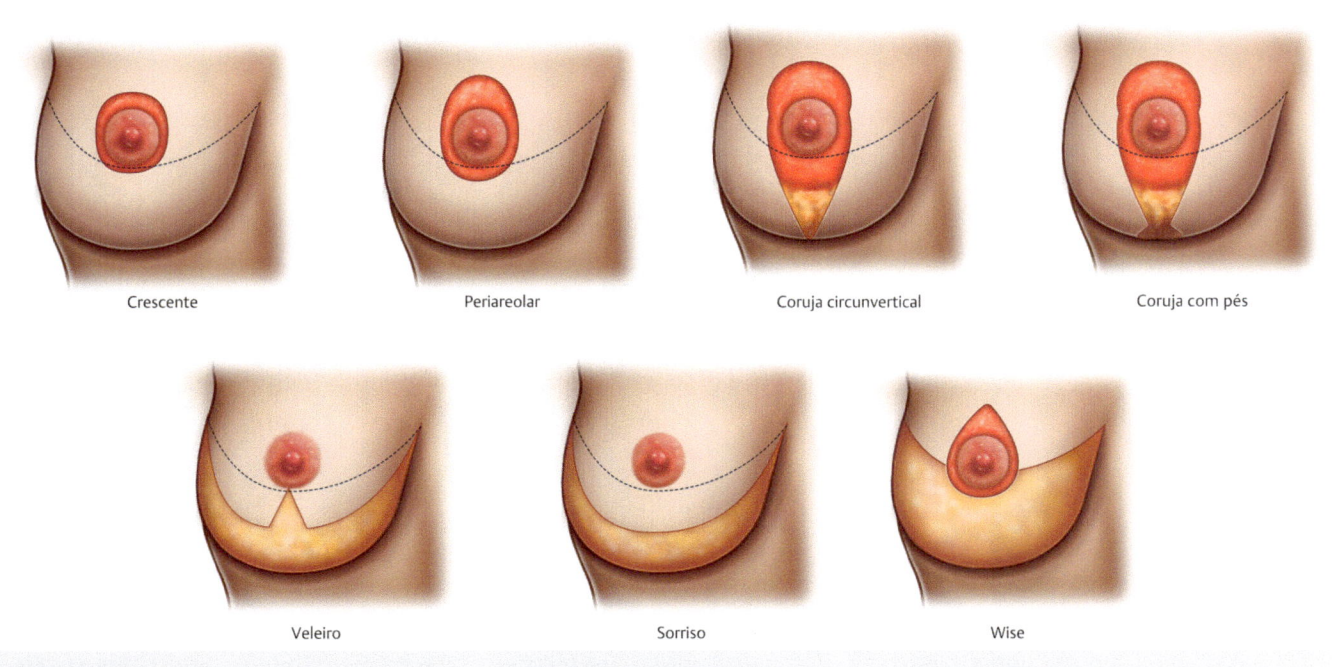

Fig. 69.2 Há muitas opções para incisões revisionais – escolha aquela que permita controlar o envelope cutâneo, mas preserve a maior parte do fluxo de sangue.

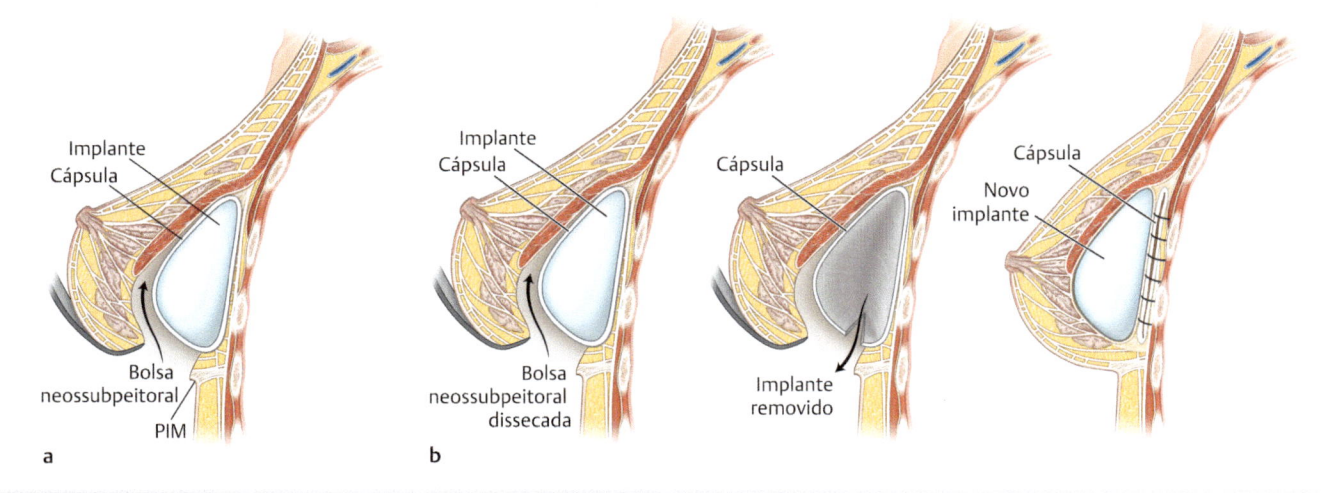

Fig. 69.3 (a) A bolsa neossubpeitoral é criada com o implante deixando *in situ* para facilitar a dissecção. **(b)** Depois que a bolsa neossubpeitoral é dissecada, o implante antigo é removido, e a cápsula anterior é pregada frouxamente. A cápsula inferior reforça a prega inframamária.

um implante de gel roto. Depois de 2 meses, ela foi submetida a um aumento de mama bilateral único estágio com 275 mL de implantes de gel Moderate Plus Profile Mentor® em bolsa submuscular e mastopexia bilateral com cicatrizes em T invertido. Ela é mostrada antes (▶ Fig. 69.4a, c, e) e depois (▶ Fig. 69.4b, d, f) de 6 meses após o procedimento de aumento secundário e mastopexia.

69.5 Conclusão

O aumento em mastopexia pode ser realizado seguramente como procedimento primário ou secundário, preservando-se a irrigação para o mamilo. Dissecção cuidadosa e seleção apropriada do implante têm o maior impacto.

Ver **Vídeo 69.1**.

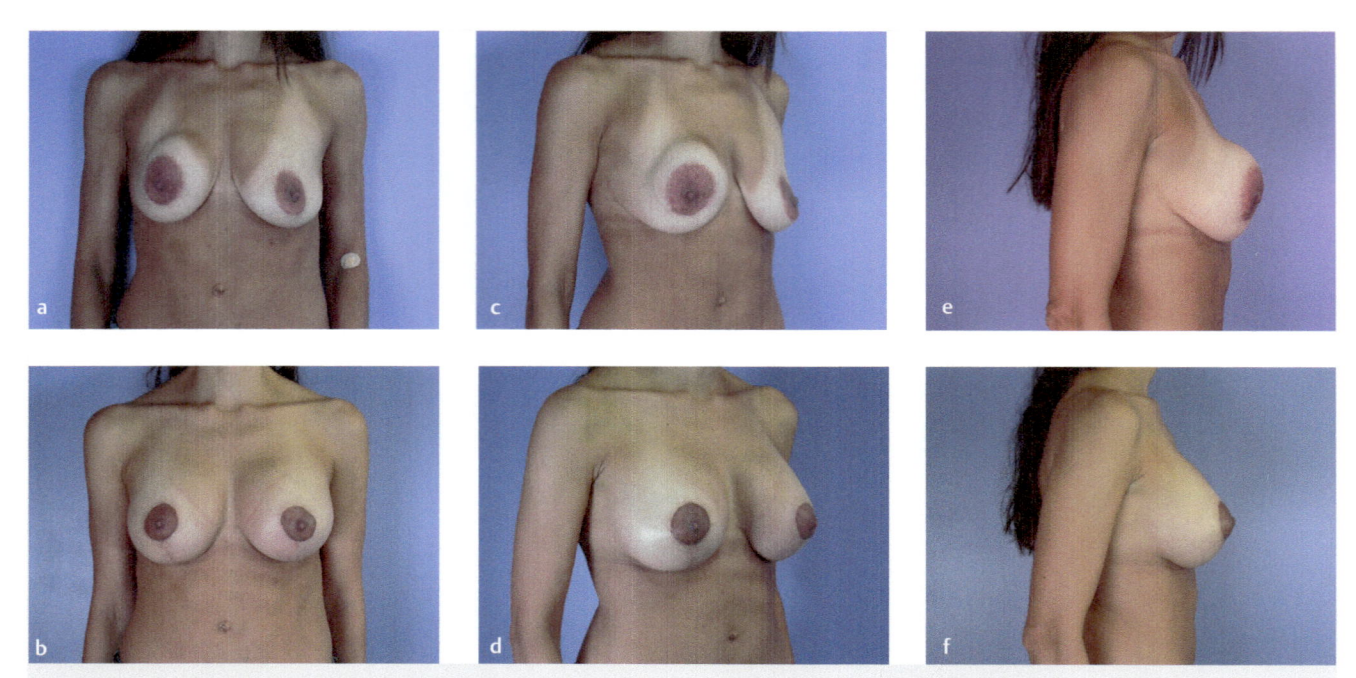

Fig. 69.4 (a-f) Esta mãe de 43 anos se queixava de assimetria mamária e contratura capsular na mama direita. Tinha sido submetida a aumento subglandular da mama direita para assimetria mamária 25 anos antes. Foi feita capsulectomia direita e explante de um implante de gel roto. Depois de 2 meses, ela passou por mamoplastia bilateral de aumento de único estágio com 275 mL de implantes de gel Moderate Plus Profile Mentor® em uma bolsa submuscular e mastopexia bilateral com cicatrizes em T invertido. Ela é mostrada **(a, c, e)** antes e **(b, d, f)** 6 meses depois do procedimento de aumento secundário e mastopexia.

Referências

Georgiade NG, Georgiade GS. Aesthetic surgery of the breast. W.B. Saunders Company; 1990.

Messa CA, Messa CA. One-stage augmentation mastopexy: a retrospective ten-year review of 2183 consecutive procedures. Aesthet Surg J. 2019; 39(12):1352-1367

Sanniec K, Adams WP. The tissue-based triad in augmentation mastopexy: singlestage technical refinements. Aesthet Surg J. 2019; 39(12):1331-1341

Spear SL, Pelletiere CV, Menon N. One-stage augmentation combined with mastopexy: aesthetic results and patient satisfaction. Aesthetic Plast Surg. 2004; 28(5):259-267

Tebbetts JB. Augmentation mastopexy. In: Augmentation Mammaplasty. Amsterdam: Mosby Elsevier; 2010:501-551

70 Mastopexia de Aumento com e sem Enxerto de Gordura

Rod J. Rohrich • Dinah Wan

Resumo
A mastopexia de aumento em estágio único pode ser realizada de maneira segura e confiável usando a técnica do padrão Wise, com retalho de pedículo inferior/central. Fazendo as marcações pré-operatórias precisas, o cirurgião pode-se comprometer com as incisões da mastopexia sem a necessidade de suturas de teste. O tamanho do implante é limitado a menos de 300 mL para facilitar o fechamento sem tensão e para melhorar os resultados a longo prazo. Pode-se realizar enxerto de gordura autóloga juntamente para melhorar ainda mais o contorno da mama.

Palavras-chave: aumento, mastopexia, mastopexia de aumento, implante mamário, enxerto de gordura, transferência de gordura.

> **Pontos Essenciais**
>
> - A mastopexia de aumento em estágio único pode ser realizada de maneira previsível usando a técnica do padrão Wise, com retalho de pedículo inferior/central.
> - Os implantes são usados para restaurar o preenchimento do polo superior, e não para aumento do volume.
> - Pode-se usar enxerto de gordura autóloga em lugar de implante ou acrescentada a eles para melhorar o contorno da mama e a clivagem.

70.1 Etapas Pré-Operatórias

70.1.1 Análise

- As pacientes com grau leve a moderado de ptose (grau 1 a 2) e precisando de 4 cm ou menos de elevação do mamilo são candidatas favoráveis à mastopexia de aumento em estágio único.
- Pacientes com grau intenso de ptose (grau 3) ou que precisem de mais de 4 a 6 cm de elevação do mamilo devem ser avaliadas para mastopexia de aumento em dois estágios.
- Pacientes obesas ou que tiveram perda de peso massiva e ex-fumantes devem ser avaliadas para mastopexia de aumento em dois estágios.
- A cirurgia não deve ser oferecida para pacientes tabagistas ativas.
- A escolha do implante deve limitar-se aos implantes de perfil baixo ou moderado com não mais do que 300 mL.

70.2 Etapas Operatórias

Ver **Vídeo 70.1**.

70.2.1 Marcações

- Com a paciente em pé, marque os meridianos das mamas.
- Marque o ponto de Pitanguy transpondo a prega inframamária para o meridiano da mama. Confirme se a distância da incisura esternal ao ponto de Pitanguy está a aproximadamente 21 cm bilateralmente.
- Marque linhas verticais a 8 a 9 cm do ponto de Pitanguy. Mantenha o ângulo de abertura estreito, compreendendo apenas a largura da aréola.
- Marque a prega inframamária, curvando 30 graus para cima, lateralmente, no nível da prega axilar anterior.
- Enquanto eleva delicadamente a mama, trace uma linha reta medial e lateralmente desde as linhas verticais até a prega inframamária.

70.2.2 Isolamento do Retalho de Pedículo Inferior/Central

- Faça uma incisão em torno da aréola usando um marcador circular de 42 mm.
- Faça todas as incisões no padrão Wise.
- Desepitelize o pedículo inferior, mantendo base ampla.
- Preserve uma ponte superior de tecido desepitelizado acima da aréola.

70.2.3 Eleve Retalhos Cutâneos

- Retire cunhas mediais e laterais da mama conforme a necessidade para a simetria.
- Eleve retalhos cutâneos de mama mediais e laterais com 2 cm de espessura (▶ Fig. 70.1). Limite a dissecção acima do nível da aréola.
- Disseque os retalhos cutâneos por 4 a 5 cm ou apenas o suficiente para ganhar mobilidade para fechamento.

70.2.4 Crie Bolsa Subpeitoral

- Disseque lateralmente ao parênquima do pedículo inferior para identificar a borda inferolateral do músculo peitoral maior.

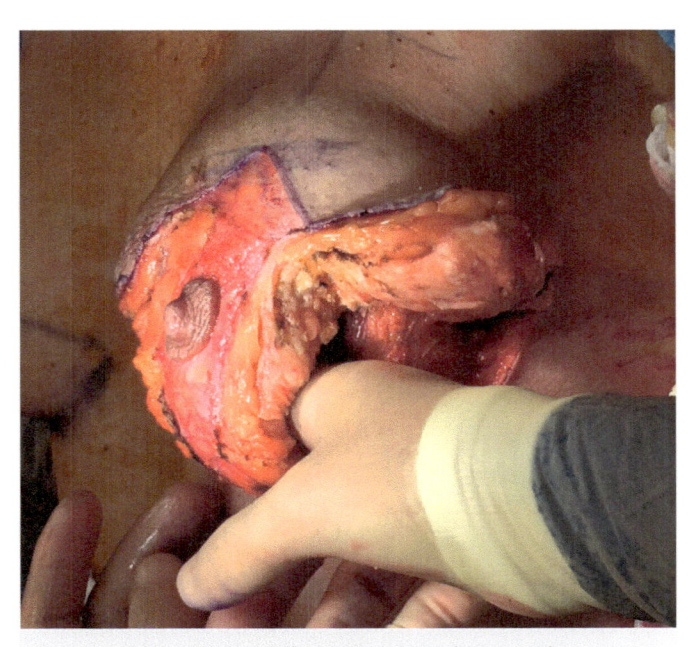

Fig. 70.1 Dissecção do retalho cutâneo lateral espesso da mama com preservação do retalho de pedículo inferior/central e uma ponte superior de tecido desepitelizado.

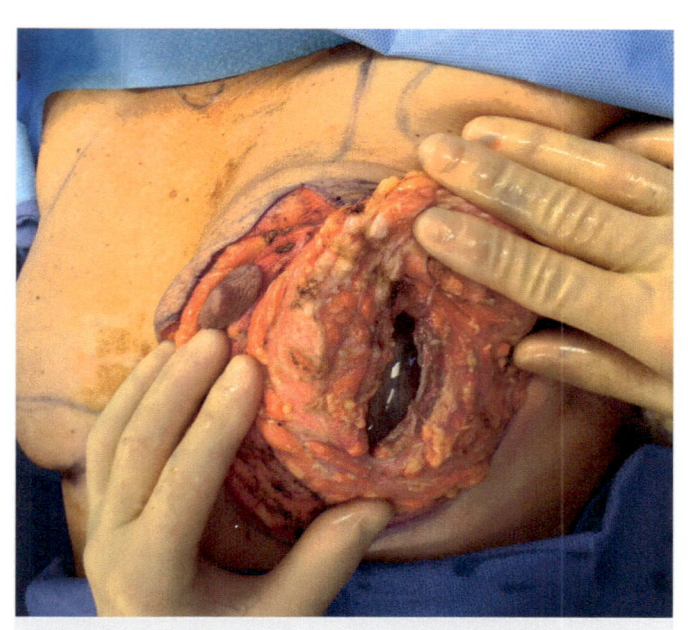

Fig. 70.2 Colocação do implante na bolsa subpeitoral por meio de uma incisão de divisão nos dois terços laterais do músculo peitoral maior. O músculo peitoral lateral serve de *sling* para a bolsa do implante.

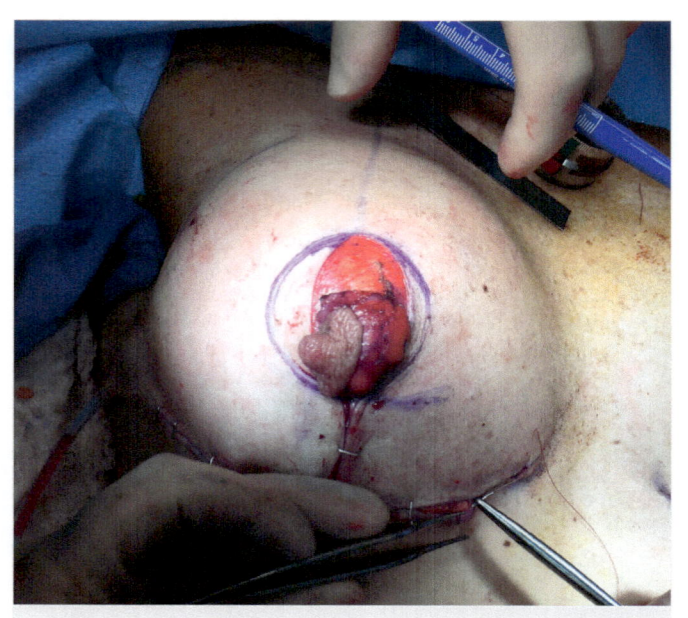

Fig. 70.3 A borda inferior da aréola é marcada 4 a 5 cm acima da incisão inframamária.

- Divida o músculo peitoral maior nos dois terços laterais ao longo da direção das fibras do músculo (▶ Fig. 70.2).
- Eleve a bolsa subpeitoral de lateral a medial
- Libere as fixações inferiores do peitoral maior para criar uma loja em dois planos (*dual plane*).

70.2.5 Colocação do Medidor/Implante

- Faça hemostasia.
- Irrigue a loja subpeitoral com soro fisiológico e depois com solução tripla de antibióticos.
- Coloque o medidor/implante e faça suturas de teste na mama para avaliar o fechamento. Se necessário, reduza o tamanho do implante (< 300 mL) ou libere ainda mais os retalhos cutâneos para obter um fechamento livre de tensão.
- Coloque um dreno 15-French na loja subpeitoral, exteriorizando pela prega inframamária lateral.

70.2.6 Fechamento e Inserção Areolar

- Faça a montagem da mama.
- Marque a borda inferior da aréola em uma distância de 4 a 5 cm desde a prega inframamária, levando em conta o estiramento do polo inferior com o passar do tempo (▶ Fig. 70.3).
- Insira a aréola com um marcador circular de 38 a 40 mm.
- Complete o fechamento das incisões horizontal e vertical em camadas.

70.2.7 Enxerto de Gordura (Se Indicado)

- Infiltre a parte medial da coxa ou o abdome com 200 a 300 mL de lidocaína a 0,25% com epinefrina.
- Use uma cânula de lipoaspiração de 3 a 3,5 mm para coletar a gordura para um recipiente coletor "em linha". Drene o cristaloide não desejado.
- Transfira a gordura para seringas de 60 mL, fixada a uma cânula Coleman de calibre 14 para injeção.
- Injete por múltiplos pontos de entrada ao longo da prega inframamária. Use um padrão de leque e mantenha a cânula em movimento o tempo todo.
- Direcione a maior parte da injeção de gordura para o polo superomedial para melhorar a clivagem. Evite a injeção em torno da aréola ou no retalho de pedículo inferior/central.
- Injeta-se um total de 100 a 200 mL de gordura no espaço subcutâneo de cada mama (e não diretamente no tecido mamário).

70.3 Cuidados Pós-Operatórios

- Removem-se os drenos depois que a drenagem for inferior a 30 mL ao longo de um período de 24 horas (geralmente em 2-5 dias).
- Deve ser usado um sutiã de suporte depois da cirurgia. As pacientes podem fazer a transição para um sutiã com armação depois de 6 semanas.
- A terapia da cicatriz é iniciada em 2 a 3 semanas.
- Atividade pesada e exercícios são evitados até 3 semanas depois da cirurgia.
- É obrigatório abandonar o tabagismo mesmo após a cirurgia.

70.4 Exemplo de Caso

Mulher de 36 anos submetida à mastopexia de aumento em estágio único usando 175 mL de implantes em gel de silicone com perfil moderado. São mostradas fotos pré e pós-operatórias após 3 meses (▶ Fig. 70.4a-c e ▶ Fig. 70.5a-c).

70.5 Conclusão

Marcações pré-operatórias precisas usando linhas verticais de 8 a 9 cm e uma base de pedículo ampla permitem ao cirurgião comprometer-se com as incisões da mastopexia sem a necessidade

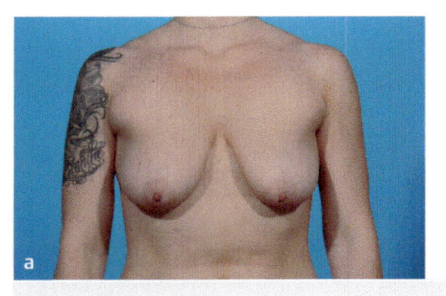

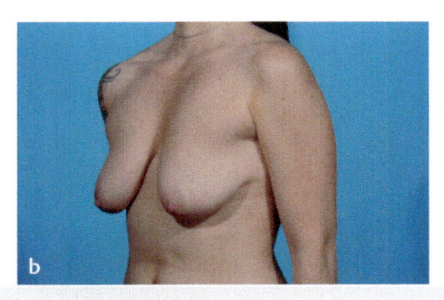

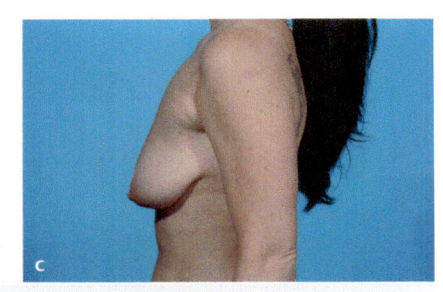

Fig. 70.4 Fotos pré-operatórias de mastopexia de aumento em estágio único usando implante de gel de silicone de 175 mL de perfil moderado: imagens **(a)** frontal, **(b)**, oblíqua e **(c)** perfil.

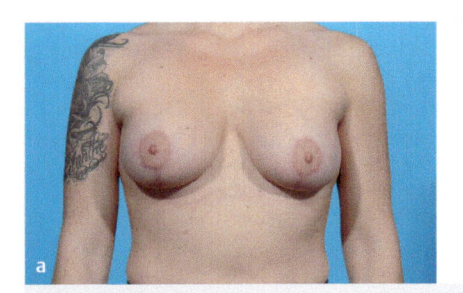

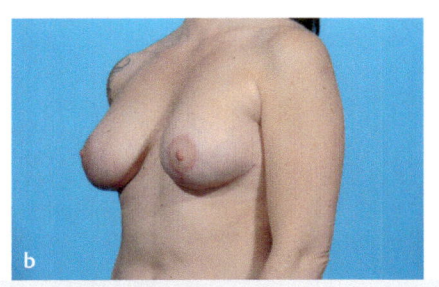

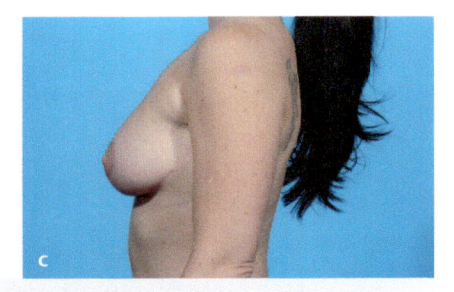

Fig. 70.5 Fotos pós-operatórias 3 meses depois de mastopexia de aumento em estágio único usando implantes de gel de silicone de 175 mL de perfil moderado: imagens **(a)** frontal, **(b)** oblíqua e **(c)** perfil.

de suturas de teste em uma mastopexia de aumento em estágio único. O uso de pequenos implantes subpeitorais (< 300 mL) é fundamental para obter um fechamento sem tensão e resultados consistentes a longo prazo. Limitando a dissecção dos retalhos cutâneos e a dissecção periareolar a apenas a quantidade necessária para recobrir o envelope cutâneo, a irrigação é maximizada para os retalhos cutâneos e mamilos. Pode-se realizar enxerto de gordura autóloga com a mastopexia para melhorar o contorno das mamas e a clivagem.

Agradecimentos

Os autores gostariam de expressar sua gratidão especial a Erez Dayan, MD e Amy Xue, MD, por seu auxílio com o vídeo.

Referências

Beale EW, Ramanadham S, Harrison B, Rasko Y, Armijo B, Rohrich RJ. Achieving predictability in augmentation mastopexy. Plast Reconstr Surg. 2014; 133(3):284e-292e

Del Vecchio D, Rohrich RJ. A classification of clinical fat grafting: different problems, different solutions. Plast Reconstr Surg. 2012; 130(3):511-522

Kerfant N, Henry AS, Hu W, Marchac A, Auclair E. Subfascial primary breast augmentation with fat grafting: a review of 156 cases. Plast Reconstr Surg. 2017; 139(5):1080e-1085e

Khavanin N, Jordan SW, Rambachan A, Kim JY. A systematic review of single-stage augmentation-mastopexy. Plast Reconstr Surg. 2014; 134(5):922-931

Rohrich RJ, Parker TH, III. Aesthetic management of the breast after explantation: evaluation and mastopexy options. Plast Reconstr Surg. 2007; 120(1):312-315

71 Mamoplastia Redutora com Cicatriz Vertical

Ryan E. Austin • Jamil Ahmad • Frank Lista

Resumo

A redução das mamas com cicatriz vertical é uma técnica confiável de mamoplastia redutora com cicatriz curta e que tem o objetivo de melhorar a hipertrofia mamária sintomática e aprimorar a forma das mamas em longo prazo, ao mesmo tempo em que minimiza a formação de cicatriz visível nas mamas. Este capítulo revisará nossa técnica cirúrgica para a realização da redução das mamas com cicatriz vertical de maneira segura e com resultados reprodutíveis.

Palavras-chave: redução das mamas, lipoaspiração, mamoplastia redutora, cicatriz curta, cicatriz vertical.

> **Pontos Essenciais**
>
> - A redução das mamas com cicatriz vertical tem como objetivo melhorar a hipertrofia mamária sintomática, enquanto aprimora a forma das mamas em longo prazo com mínima criação de cicatrizes.
> - O tamanho das mamas no pós-operatório provavelmente permanecerá maior com o uso da técnica da cicatriz vertical. Pacientes com hipertrofia mamária significativa desejando mamas com tamanho pequeno no pós-operatório podem não ser candidatas ideais para este procedimento.
> - É comumente combinada com a lipoaspiração do tórax lateral e do rolo axilar para melhorar o contorno do tórax e o resultado estético de redução mamária.

71.1 Etapas Pré-Operatórias

71.1.1 Seleção da Paciente

- A redução das mamas com cicatriz vertical é um procedimento versátil que pode ser adaptado para a maioria das pacientes que buscam mamoplastia redutora.
  - Pacientes com hipertrofia mamária grave, que desejam um tamanho bastante reduzido das mamas no pós-operatório, não são candidatas adequadas a esta técnica.
- A hipertrofia mamária sintomática pode ter um impacto significativo na qualidade de vida da paciente. Pacientes que manifestam dois ou mais dos seguintes sintomas geralmente apresentam melhores resultados com a redução mamária:
  - Dores na parte superior das costas.
  - Dores no pescoço.
  - Dor no ombro.
  - Dores nos braços.
  - Dormência nas extremidades superiores.
  - Erupções cutâneas.
  - Depressão cutânea pela alça do sutiã.
- Não realizamos este procedimento em pacientes com um índice de massa corporal (BMI) ≥ 35 kg/m² ou em fumantes ativas em decorrência de risco significativamente maior de complicações.
- A mamografia pré-operatória não é necessária antes da redução mamária com cicatriz vertical; orientações nacionais ou regionais de triagem para mamografia devem ser seguidas.

71.1.2 Marcações Cirúrgicas (▶ Fig. 71.1)

- Marcar a linha mediana do tórax e o sulco inframamário (IMF).
- O eixo central da mama é marcado pelo desenho de uma linha reta do ponto médio da clavícula (7-8 cm lateral à linha mediana) até o complexo mamiloareolar (NAC).
- O nível do IMF é transposto anteriormente na mama e marcado; isso representa a nova localização do limite superior do NAC (ponto A).
  - A altura da marcação do ponto A é transposta para a mama contralateral para evitar a assimetria do NAC como resultado da assimetria do IMF.
  - Se houver assimetria no tamanho das mamas (≥ 100 g), o ponto A no lado maior deve ser marcado 1 a 2 cm mais baixo do que o lado menor para compensar o desnível em decorrência da diferença de peso entre elas.
- A extensão inferior da excisão planejada da pele é marcada 2 a 4 cm acima do IMF (ponto B).
  - Isso ajuda a evitar a migração da cicatriz vertical para o tórax.
  - Quanto maior for a redução, mais superior será a elevação do IMF, portanto, maior distância deve ser deixada entre o IMF e o ponto B.
- O local para o novo NAC é desenhado como uma cúpula de mesquita, começando no ponto A e estendendo-se aos pontos C e D.
  - É desenhado de forma que quando os pontos C e D são reunidos, a cúpula da mesquita forma um círculo.
- Os membros verticais são desenhados como linhas curvas que se estendem do ponto B até os pontos C e D.
  - O deslocamento medial e lateral da mama pode ajudar na aproximação dessas linhas.

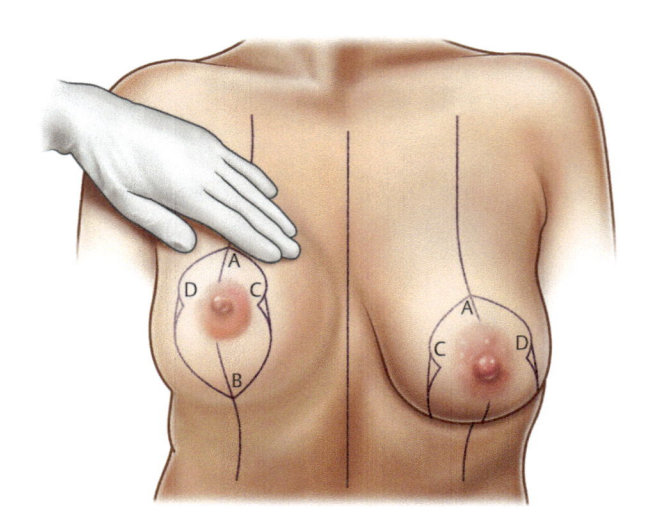

Fig. 71.1 Ilustração das marcações da pele para mastopexia com cicatriz vertical utilizando retalho de aumento com tecido autólogo. O **ponto A** representa a nova localização da borda superior do complexo mamiloareolar (NAC). O **ponto B** é a extensão inferior da cicatriz vertical, localizada 2 a 4 cm acima do sulco inframamário (IMF). Os **pontos C e D**, os triângulos de bloqueio, devem criar um círculo a partir do desenho de cúpula de mesquita, quando reunidos.

- A extensão inferior da cicatriz vertical deve ter a forma de um "V" para minimizar a formação de orelhas de cachorro.
- Os triângulos de bloqueio nos pontos C e D impedem uma "deformidade em gota de lágrima" do NAC.
- As áreas para lipoaspiração do tórax lateral e do rolo axilar são marcadas.

71.2 Etapas Operatórias

Ver **Vídeo 71.1**.

71.2.1 Infiltração

- Uma pequena incisão cirúrgica é feita logo acima do ponto B, dentro das margens de ressecção planejadas; solução tumescente (1 L de Ringer lactato + 1 mL de adrenalina 1:1.000) infiltrada sob as incisões verticais planejadas e em todo o parênquima mamário, porção lateral do tórax e rolo axilar.
  - Infiltração realizada utilizando a técnica de tumescência com separação simultânea (SST) com uma cânula de ponta explodida de 4 mm e lipoaspiração assistida por energia (PAL).
  - Cada mama geralmente é infiltrada com aproximadamente 500 mL de solução tumescente.

71.2.2 Seleção do Pedículo

- O torniquete mamário é aplicado para manter a tensão sobre a pele.
- O novo NAC é delineado usando um marcador circular de metal (aproximadamente 44 mm de diâmetro) centrado sobre o mamilo.
- Se qualquer parte da nova aréola estiver em posição superior a uma linha imaginária traçada entre os triângulos de bloqueio (pontos C e D), o pedículo superior é utilizado. Se toda a nova aréola estiver em posição inferior a essa linha, é utilizado um pedículo superomedial (▶ Fig. 71.2).
  - Se o NAC for posicionado medialmente, um pedículo superolateral pode ser necessário para permitir a rotação e a inserção.
- O pedículo selecionado é traçado com uma margem de 2,5 cm ao redor da borda da nova aréola.
  - Para um pedículo superomedial, uma relação largura/comprimento de 1:2 do pedículo deve ser mantida para preservar o suprimento sanguíneo para o novo NAC.

71.2.3 Ressecção Glandular

- O pedículo planejado é desepitelizado com o torniquete mamário no lugar.
  - É importante deixar a derme profunda intacta para minimizar a lesão no suprimento vascular subdérmico.
- A excisão é realizada em bloco usando o bisturi com lâmina nº20, seguindo as marcações na pele pré-operatórias.
- O pedículo dermoglandular é levantado mantendo-se uma espessura do retalho de pelo menos 2,5 cm.
  - Os vasos perfurantes para os pedículos superior e superomedial têm aproximadamente 1 a 1,5 cm de profundidade em relação à derme; a elevação do pedículo de 2,5 cm de espessura protegerá o suprimento neurovascular, permitindo a máxima redução do volume parenquimatoso.

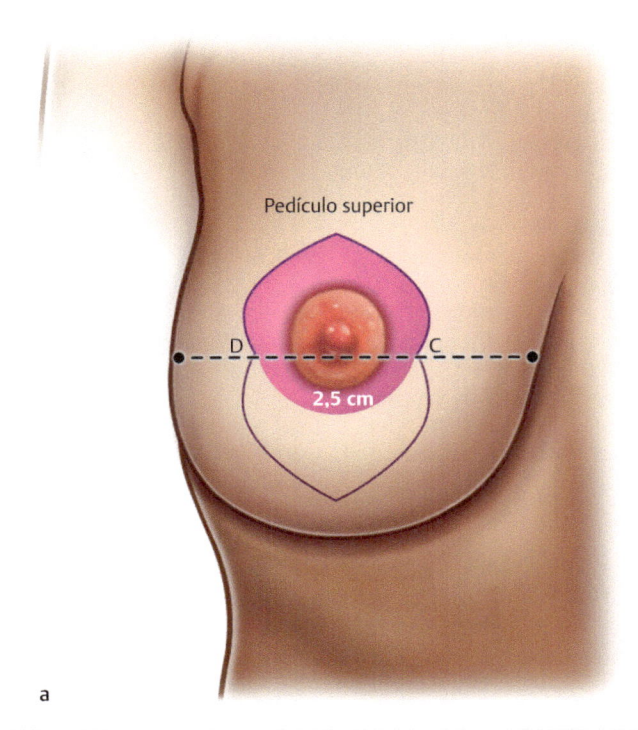

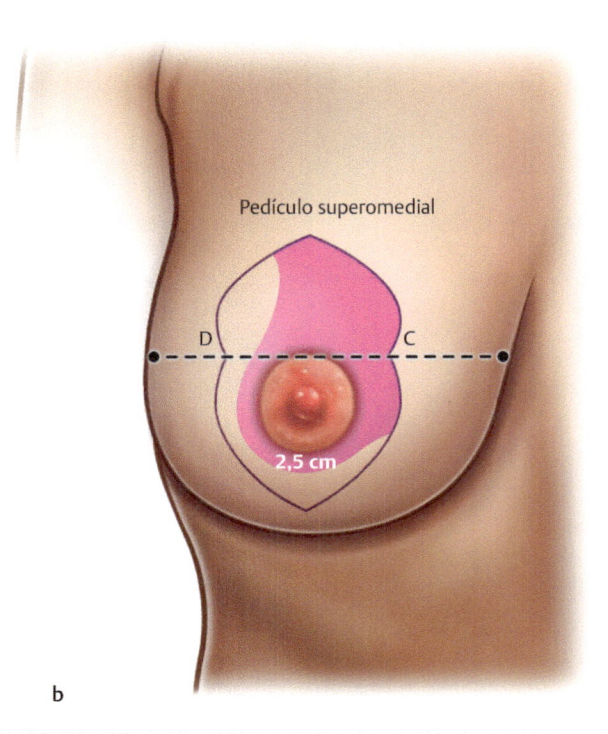

Fig. 71.2 Ilustração da seleção do pedículo dermoglandular. Se qualquer parte da nova aréola for superior a uma linha imaginária traçada entre os triângulos de bloqueio (pontos C e D), um pedículo superior é utilizado **(a)**. Se toda a nova aréola for inferior a essa linha, um pedículo superomedial é utilizado **(b)**. O pedículo selecionado é traçado com uma margem de 2,5 cm ao redor da borda da nova aréola.

- O pilar parenquimatoso medial é desenvolvido pela incisão ao longo da linha medial da marcação vertical em linha reta a um nível logo acima da fáscia peitoral.
  - Isso mantém a plenitude da mama medial e a melhor estética da mama.
- É realizada a incisão da linha lateral da marcação vertical a uma profundidade de 2,5 cm. O pilar parenquimatoso lateral é desenvolvido com a manutenção desse retalho com espessura de 2,5 cm à medida que a dissecação é realizada em direção à borda lateral da mama.
  - O volume de redução pode ser ajustado, deixando uma espessura maior para o pilar lateral; o pilar lateral nunca deve ter menos de 2,5 cm de espessura para evitar anormalidades no contorno e na forma.
- O tecido a ser ressecado é elevado da fáscia peitoral da porção inferior para a superior.
  - Uma vez liberado da fáscia peitoral, a retração direcionada inferiormente sobre o tecido a ser ressecado permite a excisão parenquimatosa mais extensiva dos polos superior e superolaterais.
    - Esta é uma técnica útil quando se tenta maximizar o volume de redução.
- A ressecção é concluída conectando as incisões glandulares mediais, laterais e superiores.
- O tecido entre a extensão inferior da incisão vertical e o IMF é afinado para minimizar a formação de orelhas de cachorro.
  - Uma camada de gordura deve ser deixada na fáscia peitoral para prevenir a fixação da pele.
- Uma vez concluída a excisão, os retalhos cutâneos mediais, superiores e laterais devem ser lisos no contorno com espessura uniforme do tecido.

71.2.4 Lipoaspiração

- A lipoaspiração é realizada usando uma cânula romba com três furos, de 4 mm na PAL, de acordo com a técnica de lipoaspiração com a separação, aspiração, uniformização e equalização da gordura (SAFE).
- A lipoaspiração da parede torácica lateral e do rolo axilar é realizada através da incisão vertical após a ressecção glandular.
  - Evite a lipoaspiração direta dos pilares mediais e laterais; estes são necessários para uma posterior remodelação glandular.
  - Evitar a lipoaspiração excessivamente agressiva da transição entre a mama lateral e o tórax anterolateral.
    - A pele da parede lateral do tórax é avançada sobre a mama lateral durante o fechamento; a lipoaspiração agressiva pode criar deformidades no contorno da porção lateral da mama.

71.2.5 Remodelagem glandular

- Os pilares medial e lateral são reaproximados usando as suturas invertidas de Vicryl® #1 (Ethicon, Inc., Somerville, NJ) colocadas através da cápsula mamária; duas suturas no pilar parenquimatoso normalmente são necessárias.
  - A sutura inferior do pilar não deve estar a menos de 4 cm da extremidade inferior da incisão para evitar a criação de uma deformidade do cone na posição vertical, que predispõe à formação de orelhas de cachorro.
  - A sutura superior do pilar não deve estar a menos de 2 cm do NAC para evitar distorções.
- O NAC é rotacionado em posição e inserido antes do fechamento da incisão vertical:
  - O NAC é inserido com suturas dérmicas profundas interrompidas do tipo Monocryl® Plus 3-0 (Ethicon, Inc. Somerville, NJ) nas posições das 3, 6, 9 e 12 horas.
  - O NAC é fechado usando uma sutura intradérmica contínua com Monocryl® Plus 3-0 (Ethicon, Inc. Somerville, NJ).
- As suturas quadrangulares invertidas da derme profunda em quatro pontos com fio Monocryl® Plus 3-0 (Ethicon, Inc., Somerville, NJ) são utilizadas para recolher a pele da incisão vertical e encurtar o comprimento da cicatriz vertical de aproximadamente 8 a 10 cm.
  - As suturas quadrangulares são colocadas começando no ápice inferior da incisão vertical e continuando em direção ao NAC; cada sutura deve ser colocada imediatamente ao lado da sutura anterior para maximizar a compensação da pele.
  - As suturas quadrangulares frequentemente causam pregas horizontais ao longo da incisão vertical; estas devem ser corrigidas com as suturas dérmicas profundas invertidas para evitar a criação de linhas horizontais permanentes dentro da cicatriz vertical.
  - A pele dentro de 2 cm da aréola não é compensada para evitar a distorção da aréola.
- O restante da ferida é fechado com suturas dérmicas profundas interrompidas invertidas com Monocryl® 3-0 Plus (Ethicon, Inc., Somerville, NJ).
- Os grampos de pele são utilizados ao longo da ferida vertical para o fechamento final.
- A pele da mama medial e lateral à incisão vertical é injetada com 10 mL de 0,5% de bupivacaína com 1:200.000 de adrenalina para alívio da dor pós-operatória.
- As incisões são revestidas com uma gaze antisséptica impregnada com parafina, gaze seca e almofadas abdominais; um sutiã pós-cirúrgico é colocado na paciente.

71.3 Etapas Pós-Operatórias

- Todas as pacientes recebem alta para casa no dia do procedimento (dia de pós-operatório [POD] nº0).
- As pacientes retornam no POD nº1; são instruídas a lavar suas incisões diariamente com água e sabão.
- Os grampos de pele são removidos no POD nº5/6 e substituídos por Steri-Strips (3M, St. Paul, MN).
- As pacientes começam a massagem nos locais da lipoaspiração e na mama em 1 semana de pós-operatório.
- As pacientes são instruídas a usar um sutiã pós-cirúrgico em tempo integral durante 4 semanas após a cirurgia.
- Evite atividades físicas extenuantes (incluindo exercícios) por 4 semanas após a cirurgia.
- As bandagens de silicone são aplicadas nas incisões uma vez que todas as feridas cicatrizarem completamente em um período de 4 a 6 meses de pós-operatório.

71.4 Exemplo de Caso

As vistas pré e pós-operatórias de uma paciente de 51 anos de idade após 6 meses de redução de mama com cicatriz vertical nas (a) vistas anteroposterior (AP), (b) oblíqua e (c) lateral. A redução das mamas foi realizada utilizando um pedículo dermoglandular superior bilateralmente. No lado direito, foram ressecados 415 g de tecido junto com 400 cc de lipoaspiração da parede lateral do tórax. No lado esquerdo, 340 g de tecido foi ressecado juntamente com um volume de 400 cc de lipoaspiração da parede torácica lateral (▶ Fig. 71.3a–c).

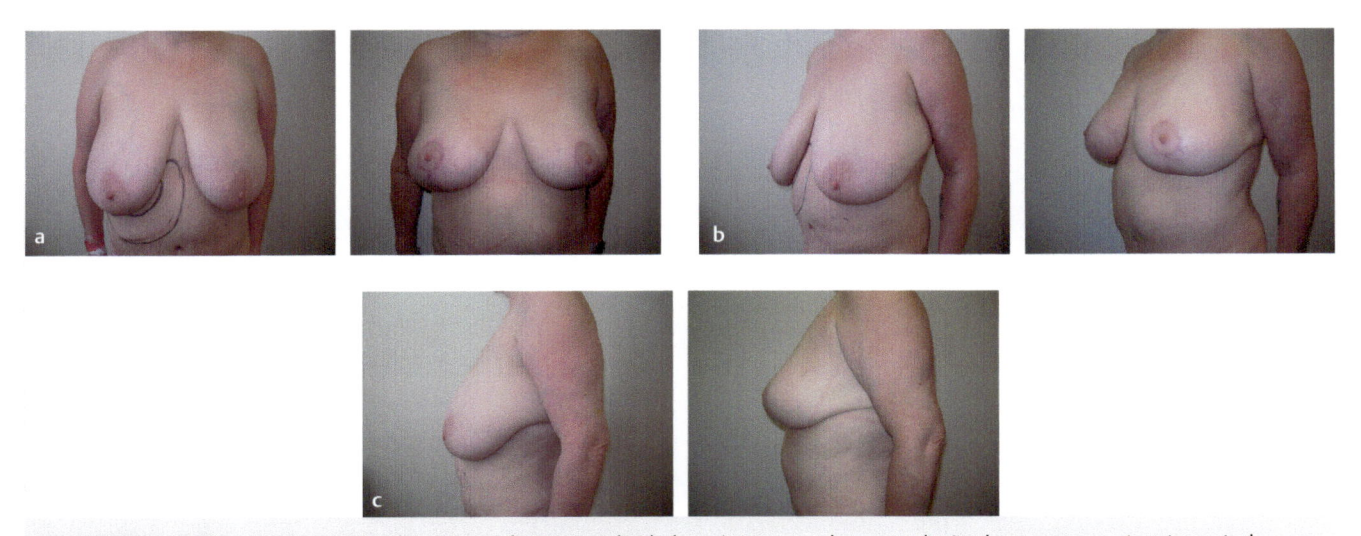

Fig. 71.3 Vistas pré e pós-operatórias de paciente de 51 anos de idade após 6 meses de uma redução de mama com cicatriz vertical nas vistas **(a)** anteroposterior (AP), **(b)** oblíqua e **(c)** lateral. A redução das mamas foi realizada utilizando um pedículo dermoglandular superior bilateralmente. No lado direito, 415 g de tecido foi ressecado juntamente com 400 cc de lipoaspiração da parede lateral do tórax. No lado esquerdo foram ressecados 340 g de tecido juntamente com 400 cc de lipoaspiração da parede lateral do tórax.

71.5 Conclusão

A redução da mama com cicatriz vertical é uma técnica confiável que pode ser adaptada à maioria das pacientes que procuram a mamoplastia redutora. A posição final do NAC é mais alta (cerca de 1,0 cm) do que a prevista pelas marcações pré-operatórias, pois a redução do peso do polo inferior da mama reduz a tração no pedículo dermoglandular. Isto é particularmente importante em casos de assimetria de tamanho com volumes diferenciais de ressecção. É importante manter a extensão inferior da cicatriz vertical planejada, 2 a 4 cm acima do IMF para evitar a migração da cicatriz vertical para a pele da parede torácica. A lipoaspiração da parede torácica lateral e do rolo axilar é um importante procedimento complementar para melhorar o contorno do tórax e o resultado estético da mamoplastia redutora com cicatriz vertical.

Referências

Ahmad J, Lista F. Vertical scar reduction mammaplasty: the fate of nipple-areola complex position and inferior pole length. Plast Reconstr Surg. 2008; 121(4):1084-1091

Ahmad J, McIsaac SM, Lista F. Does knowledge of the initial technique affect outcomes after repeated breast reduction? Plast Reconstr Surg. 2012; 129(1):11-18

Austin RE, Lista F, Ahmad J. Management of recurrent or persistent macromastia. Clin Plast Surg. 2016; 43(2):383-393

Lista F, Austin RE, Singh Y, Ahmad J. Vertical scar reduction mammaplasty. Plast Reconstr Surg. 2015; 136(1):23-25

Lista F, Ahmad J. Vertical scar reduction mammaplasty: a 15-year experience including a review of 250 consecutive cases. Plast Reconstr Surg. 2006; 117(7):2152-2165, discussion 2166-2169

72 Mamoplastia Redutora em Padrão de Wise

Francesco M. Egro • Kenneth C. Shestak

Resumo

A redução das mamas em padrão de Wise é uma técnica ideal para melhorar a deficiência funcional e estética causada pela macromastia moderada a grave. Esta técnica permite o reposicionamento do complexo mamiloareolar, remoção do excesso de parênquima e de transposição de pele para se ajustar à nova forma e tamanho das mamas. Este capítulo do livro revisa as etapas pré-operatórias, intraoperatórias e pós-operatórias para a obtenção de resultados estéticos ideais em pacientes submetidas à redução das mamas em padrão de Wise para o tratamento da macromastia.

Palavras-chave: redução das mamas, mamaplastia redutora, mamoplastia redutora, Wise, T invertido, pedículo inferior, contorno das mamas, estética mamária, macromastia.

Pontos Essenciais

- A redução das mamas em padrão de Wise é uma técnica ideal para melhorar a deficiência funcional e estética causada pela macromastia moderada a grave.
- Esta técnica permite o reposicionamento do complexo mamiloareolar (NAC), a remoção do excesso de parênquima e a transposição de pele para ajustar à forma e tamanho das novas mamas.
- A redução da mama requer uma cuidadosa seleção da paciente, planejamento e prestação do procedimento cirúrgico para resultados estéticos ideais.

72.1 Etapas Pré-Operatórias

72.1.1 Análise

- A primeira etapa é entender as expectativas da paciente e avaliar se elas podem ser cumpridas.
- Uma história completa deve se concentrar na história pessoal ou familiar de câncer de mama, cirurgia mamária prévia e o tamanho atual e o desejado das mamas.
- Um exame detalhado inclui a avaliação da simetria das mamas, implantação da mama no tórax, tamanho, forma, grau de ptose, qualidade e elasticidade da pele, presença de tecido axilar, sulco inframamário (IMF) e tamanho e forma do NAC.

72.1.2 Marcações

- Na posição de pé, as mamas são marcadas incluindo a linha mediana, o meridiano da mama, IMF, ponto de Pitanguy e nova posição do mamilo.
- Um "V" invertido é traçado da posição do mamilo com os membros medindo aproximadamente 9 cm com o grau de divergência com base na quantidade de ressecção planejada.
- O contorno da nova aréola (4 cm de diâmetro) é traçado com o aspecto superior da aréola marcado 2 cm acima do ponto de Pitanguy.
- A porção média do meridiano mamário é transposta para a área inferior do tórax marcando a porção média da incisão inframamária (traçada 2 cm acima do IMF).
- Os membros mediais e laterais são estendidos para que elas se juntem às marcações da incisão inframamária. As marcações em padrão de Wise são mostradas na ▶ Fig. 72.1.
- Um pedículo piramidal de 7 cm é marcado.

72.2 Etapas Operatórias

Uma descrição das principais etapas operatórias é mostrada no **Vídeo 72.1.**

72.2.1 Delineamento do NAC e do Pedículo

- Injetar 1:1 da mistura de 0,5% de bupivacaína e 1% de xilocaína com 1/100.000 de adrenalina na derme profunda e na camada adiposa de tecido subcutâneo superficial de cada mama (não no parênquima) para vasoconstrição superficial e analgesia pós-operatória imediata e prolongada. Aproximadamente um volume de 10 cc é colocado em cada lado.
- O novo NAC é marcado com um areolótomo do tipo "cortador de biscoitos" de 42 mm.
- As incisões são realizadas ao longo das marcações para delinear o NAC e o pedículo.

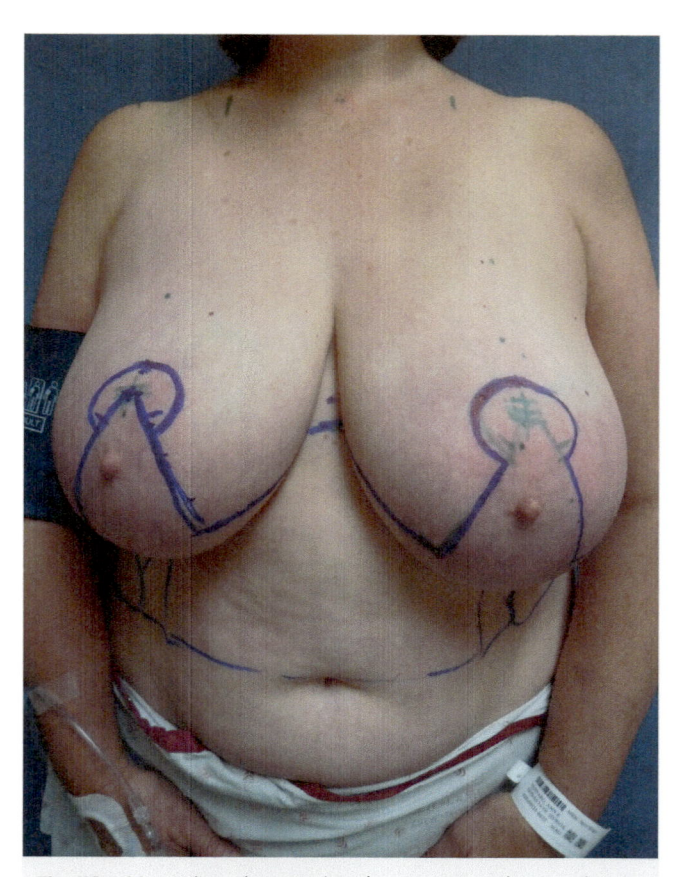

Fig. 72.1 Marcação pré-operatória de uma mamoplastia redutora em padrão de Wise.

- O pedículo e o NAC são desepitelizados utilizando um bisturi n°10.

72.2.2 Dissecção Medial
- A dissecção é iniciada medialmente ao pedículo, realizando uma dissecção biselada para preservar os vasos perfurantes do sistema mamário interno (▶ Fig. 72.2).
- A dissecção é então iniciada no nível da junção da fáscia mamária anterior no tecido subcutâneo profundo para levantar um retalho de aproximadamente 1 cm de espessura, e é aprofundada através da cápsula mamária a 2 cm da borda medial do pedículo.
- A dissecção inferior do triângulo medial é feita com o bisel em direção cefálica. A dissecção é aprofundada através do sistema da fáscia superficial 2 cm acima da incisão para preservar o IMF.
- O triângulo medial é então ressecado.

72.2.3 Dissecção Lateral
- A dissecção lateral é semelhante à dissecção medial.
- A dissecção é realizada lateralmente ao pedículo em modo biselado para criar um pedículo piramidal, preservando os perfurantes a partir do sistema torácico lateral.
- À medida que a dissecção prossegue em direção à área axilar média da mama, a partir da borda lateral do pedículo desepitelizado, a ressecção é alinhada com a área de incisão desepitelizada. A dissecção é aprofundada até a fáscia que recobre o músculo serrátil anterior.
- A dissecção é então avançada na direção lateral para elevar o membro lateral do padrão de Wise para criar um retalho de cobertura de pelo menos 2 cm de espessura. Deve-se tomar cuidado para não realizar a ressecção excessiva do retalho, devendo ser mais espessa na região mais próxima à parede torácica.
- O triângulo lateral é então excisado por meio de uma dissecção, da posição superior para a inferior, em direção à incisão inframamária.
- A dissecção inferior do triângulo lateral é novamente biselada, cefalicamente, vindo através do sistema da fáscia superficial 2 cm acima da incisão para preservar o IMF.
- Tecido adicional ao longo da parede lateral do tórax pode ser elevado e excisado para melhorar o contorno lateral.
- O segmento do tecido lateral é ressecado no nível da fáscia muscular. Cuidados são tomados para não penetrar na fáscia sobrejacente à fáscia serrátil anterior, preservando o suprimento nervoso, que entra lateralmente na mama.
- O gráfico do pedículo inferior e do tecido mamário ressecado é mostrado na ▶ Fig. 72.3.

72.2.4 Dissecção Superior
- A dissecação é feita, então, de forma superior ao pedículo, realizando-se a incisão acima do NAC e com o bisel na direção cefálica para baixo até à fáscia pré-peitoral maior subindo até o segundo espaço intercostal.
- O tecido a ser ressecado é então mobilizado por meio da elevação dos retalhos superiormente a uma espessura de aproximadamente 1,5 cm. Isto é feito com a progressão em direção ao segundo espaço intercostal e aprofundando a dissecção à medida que o cirurgião se aproxima da parede torácica para unir a dissecção já feita na fáscia peitoral.

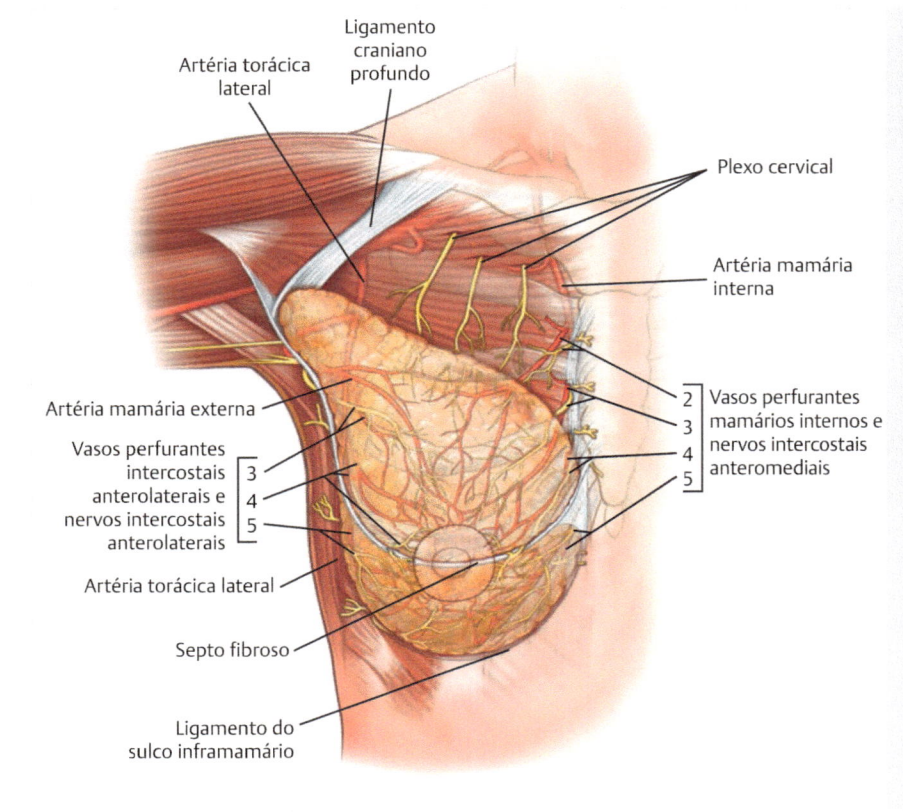

Fig. 72.2 Anatomia vascular da mama destacando os vasos perfurantes mamários internos. (Reproduzida com permissão de Nahai F. The Art of Aesthetic Surgery. 2nd ed. Thieme; 2011.)

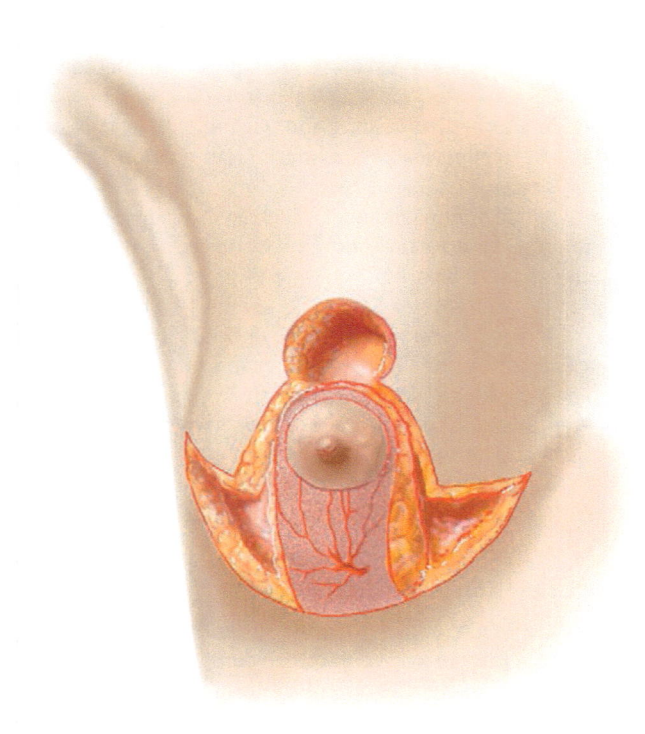

Fig. 72.3 Ressecção no padrão de Wise mostrando o pedículo inferior e tecido mamário ressecado. (Reproduzida com permissão de Nahai F. The Art of Aesthetic Surgery. 2nd ed. Thieme; 2011.)

- As feridas são fechadas temporariamente colocando-se uma sutura do tipo Prolene® de três pontos, seguida de fechamento temporário com grampo das feridas cutâneas.

72.2.5 Redução Contralateral da Mama
- O mesmo processo descrito nas etapas 1 a 4 é conduzido.

72.2.6 Refinamentos
- Realiza-se a avaliação da simetria, projeção, plenitude, contorno da mama na porção lateral, além do tamanho e forma do NAC.
- Qualquer ajuste pode ser realizado.
- É possível realizar uma redução lateral adicional do pedículo, o que frequentemente é necessário. Isso pode ser feito em uma visão direta, biselando para fora do pedículo para preservar as contribuições do sistema torácico lateral.
- O retalho de pele medial pode ser afinado com cautério ou tesoura de Bovie.
- Toma-se cuidado para manter a plenitude medialmente conforme o segmento medial é grampeado para seu fechamento.

- Se o pedículo for significativamente longo, ou seja, a distância da aréola na posição das 6 horas para o IMF é de 12 cm ou mais, o cirurgião pode encurtar o pedículo com uma imbricação transversal da derme aproximadamente 3 a 4 cm acima do IMF com o tecido imbricado em uma extensão de 3 a 4 cm em sua altura com uma sutura contínua de ácido poliglicólico 3-0 revestido. Isso aumenta a projeção do pedículo "empurrando" o parênquima mamário posteriormente.
- Em pacientes com comprometimento significativo na elasticidade do tecido cutâneo e mamário, a pele adicional na borda superior do pedículo pode ser desepitelizada e suturada à fáscia do músculo peitoral no nível da terceira costela usando 2 ou 3 suturas de ácido poliglicólico 2-0 revestidas como meio de suspensão, que podem ajudar a manter a forma da mama durante as primeiras 6 a 8 semanas de cicatrização.

72.2.7 Fechamento e Curativos
- Uma vez satisfeito com o resultado, o fechamento é realizado com suturas dérmicas profundas interrompidas com Monocryl® 3-0 e suturas subcuticulares com Monocryl® 4-0.
- Aplica-se a fita adesiva de papel de 0,635 cm nas incisões.
- A gaze afofada é aplicada sobre as mamas e mantida no lugar com um sutiã pós-cirúrgico.

72.2.8 Conselhos Preciosos
- Preservar o IMF biselando a dissecção cefalicamente.
- A preservação do IMF melhora a forma das mamas.
- Não dissecar o pedículo.
- Modelar o pedículo em forma piramidal.

72.3 Cuidados Pós-Operatórios
- As pacientes são encorajadas a usar um sutiã pós-cirúrgico ou esportivo durante as primeiras 4 semanas. É importante evitar os sutiãs com armação.
- A paciente pode tomar banho após 48 horas, mas as incisões devem ser fechadas com curativo seco posteriormente.
- Trauma ou pressão nas mamas deve ser evitado.
- Exercícios devem ser evitados durante a primeira semana seguidos de reintrodução gentil ao longo das 3 semanas seguintes.
- A analgesia é prescrita conforme necessário.
- Se uma sutura Prolene® for colocada no ponto do "T", ela é retirada em 7 a 10 dias.
- As pacientes geralmente são avaliadas em 3 dias, 1 semana, 2 semanas, 5 semanas e 3 meses de pós-operatório.

72.4 Exemplo de Caso
As fotos pré e pós-operatórias de mulher de 48 anos de idade com macromastia, submetida à redução da mama com pedículo inferior em padrão de Wise (▶ 72.4a, b).

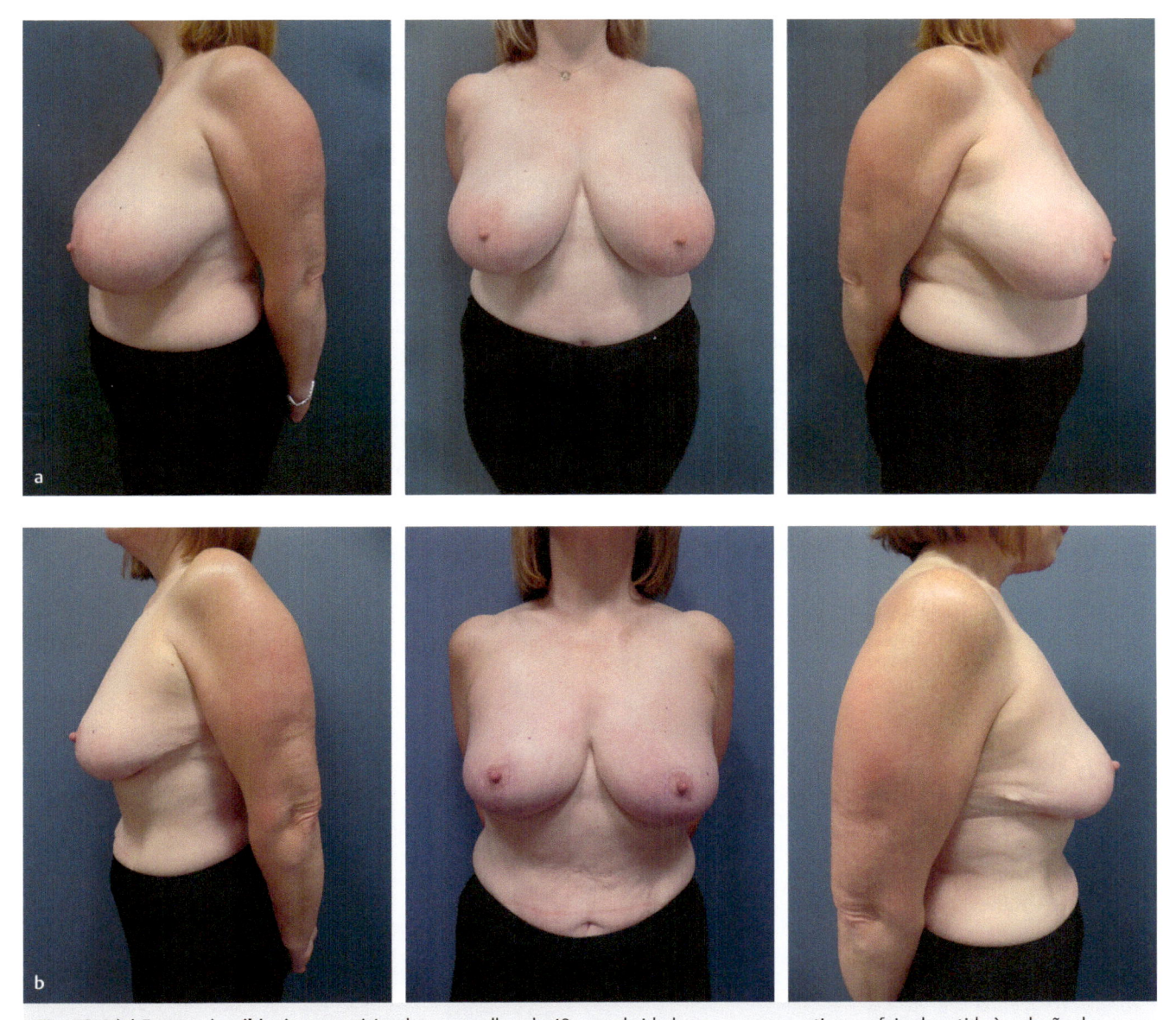

Fig. 72.4 (a) Fotos pré- e **(b)** pós-operatórias de uma mulher de 48 anos de idade com macromastia, que foi submetida à redução das mamas com pedículo inferior em padrão de Wise.

72.5 Conclusão

A redução das mamas em padrão de Wise é uma técnica ideal para melhorar a deficiência funcional e estética causada pela macromastia moderada a grave. A mamoplastia redutora em padrão de Wise confere grande flexibilidade no reposicionamento do NAC, ressecção parenquimatosa e quantidade de ressecção da pele. A redução das mamas requer cuidadosa seleção da paciente, planejamento e prestação do procedimento cirúrgico para resultados estéticos ideais.

Referências

Hall-Findlay EJ, Shestak KC. Breast reduction. Plast Reconstr Surg. 2015; 136(4):531e-544e

Nahai F. The art of aesthetic surgery. 2nd ed. Thieme; 2011

Shestak KC, Davidson EH. Assessing risk and avoiding complications in breast reduction. Clin Plast Surg. 2016; 43(2):323-331

van Deventer PV, Graewe FR. The blood supply of the breast revisited. Plast Reconstr Surg. 2016; 137(5):1388-1397

Wise RJ. A preliminary report on a method of planning the mammaplasty. Plast Reconstr Surg (1946). 1956; 17(5):367-375

73 Mamas Tuberosas/Constritas

Rafael A. Couto • William P. Adams Jr.

Resumo

Semelhante às pacientes tradicionais, as mamas tuberosas/constritas são submetidas ao processo de mamoplastia de aumento em quatro partes: (1) educação da paciente e consentimento informado; (2) planejamento baseado em tecidos; (3) técnica cirúrgica refinada/recuperação rápida em 24 horas e (4) regime de cuidados pós-operatórios definidos; entretanto, as mamas tuberosas/constritas apresentam anomalias anatômicas distintas que precisam ser restauradas no momento do aumento. Aqui nos concentramos na decisão clínica e técnicas específicas relativas à correção dessas deformidades.

Palavras-chave: aumento das mamas, plano duplo, constrita, Processo em Cinco Etapas (*High Five*), planejamento baseado em tecidos, tuberosa, plano de 14 pontos.

Pontos Essenciais

- O processo de mamoplastia de aumento consiste em quatro partes essenciais: (1) educação da paciente e consentimento informado, (2) planejamento baseado em tecidos, (3) técnica cirúrgica refinada e (4) regime claro de cuidados pós-operatórios. A integração dessas quatro etapas aperfeiçoa os resultados observados na paciente.
- A mama constrita requer manobras específicas para corrigir a deformidade, incluindo:
  - Uso de um implante que seja mais largo do que a largura da mama.
  - Abaixamento do sulco inframamário (IMF).
  - Liberação das bandas/fáscia de constrição horizontal no polo inferior da mama.
  - Uso de um implante com maior coesão do gel e uma distribuição inferior do preenchimento na mama.
  - Correção da pseudo-herniação da aréola.
- Pacientes com constrição leve a moderada do polo inferior são candidatas a um procedimento de uma etapa, enquanto indivíduos com uma constrição grave do IMF podem necessitar de uma abordagem em duas etapas.

73.1 Etapas Pré-Operatórias

73.1.1 Educação da Paciente e Consentimento Informado

- Quanto mais a paciente souber, melhor será o resultado, assim como a satisfação. Durante a fase de educação e consentimento, os principais conceitos e objetivos são abordados e revisados com a paciente.
- Para obter mais detalhes, consulte o *Capítulo 64 Mamoplastia de Aumento*.

73.1.2 Planejamento Baseado no Tecido

- O Processo em Cinco Etapas e suas medidas correspondentes são utilizados para o planejamento baseado nos tecidos. Uma vez que a largura da mama é mais estreita por definição na mama constrita, o cirurgião utiliza a largura da mama desejada para calcular o volume ideal de preenchimento. Para mais detalhes, consulte o *Capítulo 64 Mamoplastia de Aumento*.

- Uma técnica única de planejamento para mamas tuberosas/constritas é uma tração anterior no IMF. Esta manobra é usada para determinar o grau de constrição do polo inferior das mamas. Uma paciente na qual seja possível realizar a tração do IMF (constrição leve) é candidata a um procedimento de uma etapa; enquanto uma paciente com IMF fixo (constrição moderada–grave) precisará de uma abordagem em duas fases: expansões de tecido, seguidas de colocação de implante (▶ Fig. 73.1).
- Com o intuito de maximizar a plenitude dos polos inferiores, preferimos utilizar implantes anatômicos ou redondos com alta coesão. Ao utilizar implantes anatômicos ou redondos é importante usar um implante de menor altura para deslocar a distribuição do preenchimento no polo inferior da mama.
- A imagem tridimensional é uma ferramenta útil nestes casos particulares. Facilita o cirurgião a demonstrar com precisão para a paciente: (1) uma simulação visual das mamas no pós-operatório e (2) uma avaliação objetiva da mama ou da parede torácica.

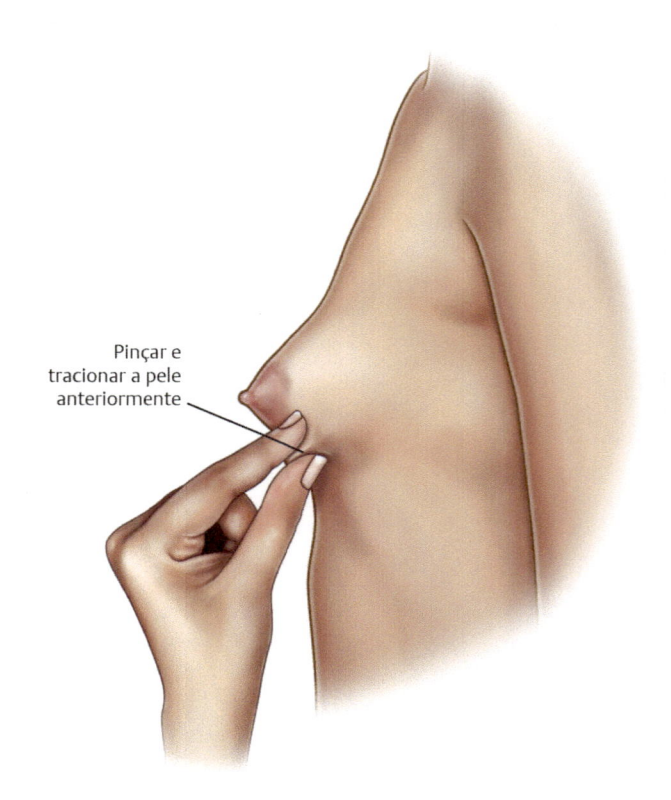

Fig. 73.1 A tração anterior do sulco inframamário (IMF) avalia o grau de constrição do polo inferior da mama. A pele que se sobrepõe ao IMF é pinçada e tracionada anteriormente. Pacientes com um IMF móvel (constrição leve) podem ser candidatas a um procedimento de uma etapa, enquanto uma paciente cujo IMF é fixo (constrição moderada–grave) precisará de uma abordagem em dois estágios: expansão do tecido, seguida da colocação de implante.

73.1.3 Marcação das Mamas

- As marcações utilizadas para a mama tuberosa/constrita são as mesmas utilizadas na mamoplastia de aumento tradicional. Ver *Capítulo 64 Mamoplastia de Aumento*, para uma descrição detalhada das marcações.
- Se a paciente necessitar de redução e/ou reposicionamento do complexo mamiloareolar (NAC), uma mastopexia periareolar é planejada. A posição apropriada do mamilo é determinada, primeiramente, usando o ponto de Pitanguy e depois confirmada com uma técnica de queda do mamilo. Em outras palavras, o mamilo é levantado superiormente em um nível que seja esteticamente agradável e então é liberado e marcado onde o mamilo estava localizado. A parte superior da marcação é planejada como o mamilo, não como a borda superior da aréola. A simetria dos dois mamilos é confirmada com medidas entre a incisura esternal e o mamilo. Muitas vezes o nível do mamilo é adequado, mas a técnica periareolar é utilizada para melhorar a plenitude areolar. Portanto, as pacientes podem não necessitar de uma técnica periareolar se a pseudo-herniação for leve.
- Após determinar a nova posição do mamilo, a quantidade do excesso de pele é estimada e, então, uma forma oval periareolar é marcada ao redor do NAC. É importante manter o procedimento periareolar relativamente conservador. O achatamento que ocorre com procedimentos periareolares geralmente é um benefício da modelagem na mama constrita que é único nessa deformidade.
- O planejamento da nova localização do IMF é feito da seguinte forma:
  - O volume do implante e a nova localização do IMF são determinados pela aplicação da nova largura da mama estimada no Processo em Cinco Etapas.
  - Visto que estas pacientes apresentam deficiência no envelope cutâneo horizontal e vertical, a largura da mama e a distância N:IMF devem ser aumentadas.
  - *É importante observar que as mamas constritas/tuberosas são a exceção à regra do planejamento baseado em tecidos: o implante será maior do que a largura atual da mama.*
  - A fim de manter uma proporção adequada da distância N:IMF em relação à largura da mama, o IMF precisa ser abaixado. A nova localização do IMF é determinada pela aplicação do volume de implante selecionado para o Processo em Cinco Etapas.

73.2 Etapas Operatórias

- Nossa preferência é utilizar a abordagem do IMF na mama tuberosa/constrita.

73.2.1 Dissecção da Bolsa Subpeitoral

- A mamoplastia de aumento segue a dissecção clássica em plano duplo (dual plane) em quatro partes com visão direta, precisamente, com hemostasia prospectiva. Para uma descrição detalhada desta parte do procedimento, ver *Capítulo 64 Mamoplastia de Aumento*.
- Ao utilizar implantes anatômicos, a altura da dissecção da bolsa subpeitoral controlará a rotação do seu implante. Portanto, é crucial fazer uma bolsa precisa e limitar a dissecção superior à altura do implante.

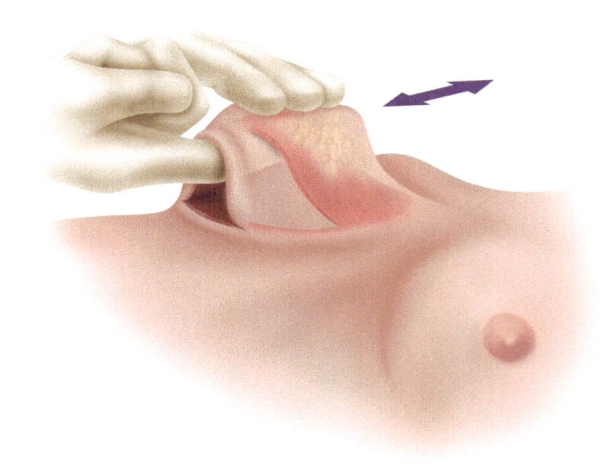

Fig. 73.2 Avaliação do plano duplo. Usando a mão não dominante, o parênquima mamário sobrejacente é palpado bimanualmente, enquanto o grau de expansão desse parênquima e a frouxidão vertical são avaliados. (Reproduzida com permissão de Adams WP Jr, ed. Breast Augmentation Video Atlas. 2nd ed. New York, NY: Thieme; 2019:74.)

73.2.2 Avaliação e Ajuste do Plano Duplo

- Uma vez concluída a dissecção da bolsa subpeitoral, o plano duplo é avaliado e ajustado. Inserir os dedos no espaço subpeitoral e levantar o peitoral maior e o parênquima mamário para o nível de expansão esperado (▶ Fig. 73.2). Usando a sua outra mão, avaliar o grau de mobilidade da mama e do tecido cutâneo em relação ao peitoral maior.
- Usando o eletrocautério, dissecar gradualmente o peitoral maior do tecido mamário. Um plano duplo II ou III é recomendado para as mamas constritas no polo inferior, pois isso maximiza a interface implante-parênquima e assim expande o polo inferior da mama (▶ Fig. 73.3). Evite liberar o músculo para além da borda superior da aréola, pois seu deslocamento craniano pode resultar em fraca cobertura do implante e deformidade de animação das mamas.

73.2.3 Incisão do Parênquima Mamário

- Após atingir o plano duplo desejado, as bandas de constrição horizontal são divididas com incisões radiais para maximizar a expansão e apagar o IMF anterior.

73.2.4 Preparação da Bolsa e Inserção do Implante

- O plano de 14 pontos é seguido de acordo com a rotina. Irrigar a bolsa com 150 cc de soro fisiológico normal, seguido de 150 cc de solução antibiótica tripla de Betadine® (ou seja, 50 cc de 10% de betadine, 500 cc de soro fisiológico normal, 1 g de cefazolina, 80 mg de gentamicina).
- Preparar novamente as incisões com bastão de preparação de clorexidina, colocar os afastadores em imersão para limpeza em solução antibiótica tripla de Betadine® e posicioná-los dentro da bolsa mamária.

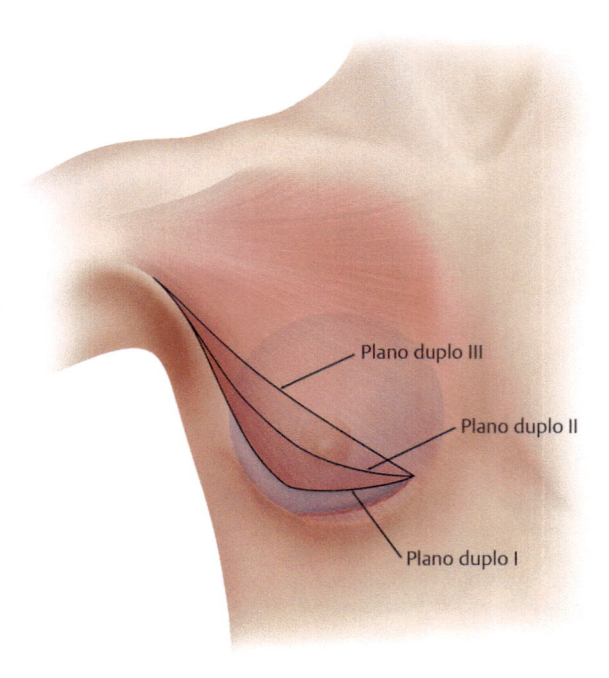

Fig. 73.3 Tipos de planos duplos. O músculo peitoral maior é dividido ao longo do sulco inframamário em todos os tipos de planos duplos. A diferença entre cada um deles está na quantidade de dissecção subglandular que é realizada. Tipo I: Sem dissecção subglandular. Tipo II: Dissecção subglandular até a borda inferior da aréola. Tipo III: Dissecção subglandular até a borda superior da aréola. (Reproduzida com permissão de Adams WP Jr, ed. Breast Augmentation Video Atlas. 2nd ed. New York, NY: Thieme; 2019:71.)

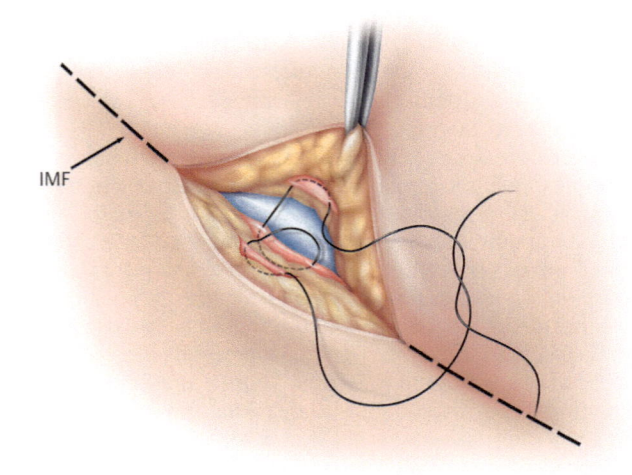

Fig. 73.4 O sulco inframamário (IMF) é fixado através da sutura entre a fáscia superficial acima e abaixo da incisão com a fáscia profunda com um fio de polidioxanona (PDS) 3-0. (Reproduzida com permissão de Adams WP Jr, ed. Breast Augmentation Video Atlas. 2nd ed. New York, NY: Thieme; 2019:104.)

- Após a troca das luvas, os implantes são inseridos manualmente na bolsa mamária, utilizando técnicas assépticas. Se estiver usando implantes anatômicos, certifique-se de que foram colocados na orientação correta.
- A forma estética da mama é avaliada e quaisquer ajustes finais são realizados.

73.2.5 Fixação do IMF e Fechamento da Pele

- As mamas tuberosas/constritas têm risco maior de mau posicionamento do implante; assim, a fixação do IMF é sempre realizada nesta população de pacientes.
- A técnica de fixação do IMF consiste em uma sutura de três pontos que fixa a fáscia superficial acima e abaixo da incisão na fáscia profunda do IMF. Usando uma sutura de polidioxanona (PDS) 3-0, o IMF é fixado em 1 a 3 pontos. Esta sutura pode produzir uma leve depressão temporária nos tecidos moles (▶ Fig. 73.4).
- O fechamento da incisão do IMF envolve a sutura PDS 3-0 ao longo da fáscia superficial, seguido por uma sutura de poliglecaprona (Monocryl) subdérmica 3-0 e uma sutura contínua Monocryl® subcuticular 4-0.

73.2.6 Manejo do Complexo Mamiloareolar (NAC)

- Quando a correção do NAC é necessária, uma mastopexia periareolar é realizada. Se um procedimento em duas etapas for realizado, as deformidades do NAC e a ptose mamária são tratadas durante o segundo estágio.
- O NAC é marcado com um marcador circular de 38 mm. As incisões são realizadas nas marcações periareolares internas e externas e então o excesso de pele dentro dessas duas incisões é desepitelizado.
- Para facilitar o reposicionamento dos mamilos e a aproximação da pele, a derme ao redor do perímetro do defeito pode ser dividida e os tecidos moles circundantes cautelosamente dissecados.
- O fechamento do NAC envolve pontos dérmicos profundos com sutura Monocryl® 3-0, seguido por um ponto subcuticular Monocryl® 4-0.

73.3 Cuidados Pós-Operatórios

- Um regime detalhado de cuidados pós-operatórios é essencial tanto para uma recuperação rápida em 24 horas quanto um resultado otimizado.
- Ver *Capítulo 64 Mamoplastia de aumento*, para uma descrição detalhada do manejo pós-operatório.

73.4 Exemplo de Caso

Fotos pré-operatórias e pós-operatórias de uma paciente com mamas constritas após mamoplastia de aumento nas vistas anteroposterior, oblíqua e lateral. Esta paciente foi submetida à mamoplastia de aumento em plano duplo do tipo III com implantes anatômicos (▶ Fig. 73.5a–f).

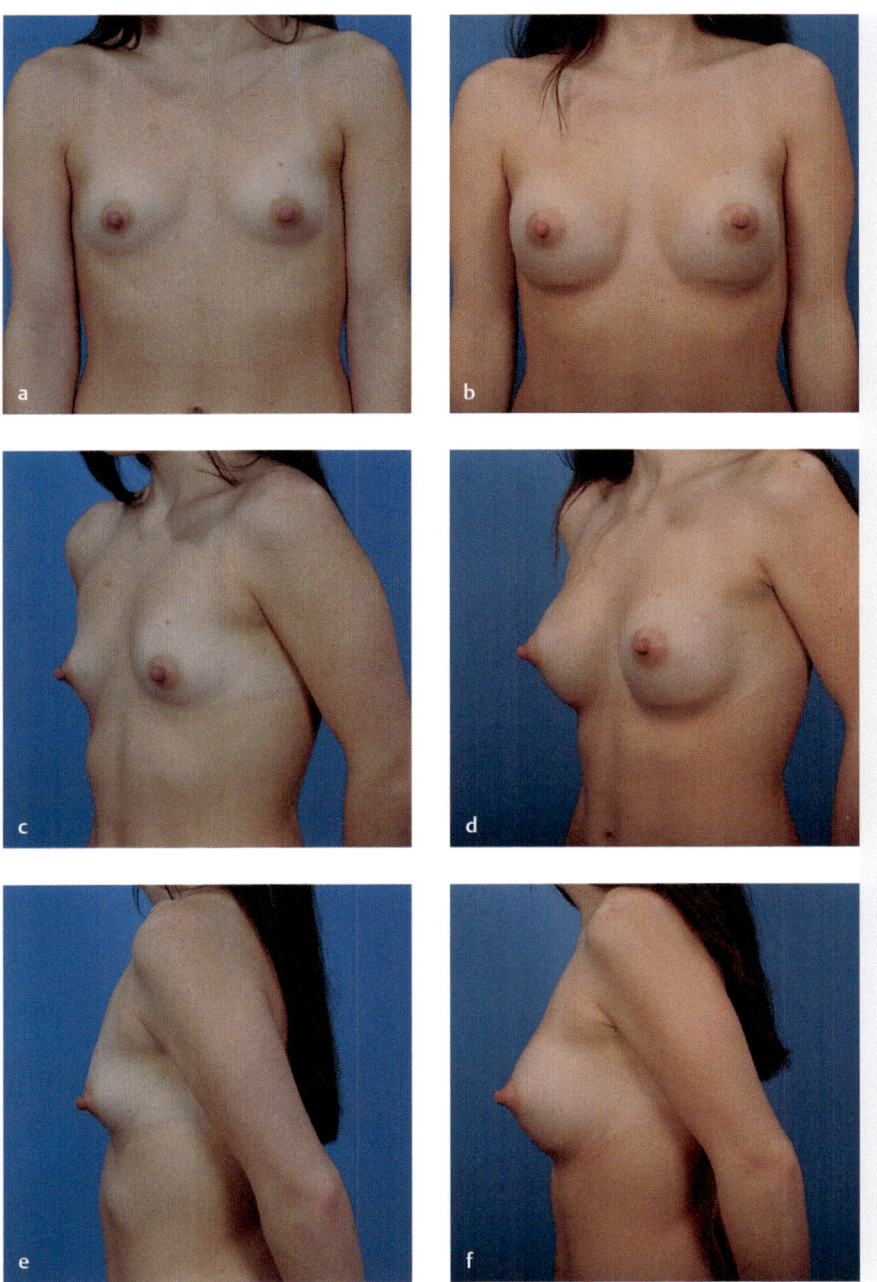

Fig. 73.5 Fotos pré e pós-operatórias de uma paciente com mamas constritas após o aumento das mamas nas vistas **(a, b)** anteroposterior, **(c, d)** oblíqua e **(e, f)** lateral. Esta paciente foi submetida a uma mamoplastia de aumento em plano duplo tipo III utilizando implantes anatômicos.

73.5 Conclusões

O conceito de mamoplastia de aumento como um processo, em vez de um procedimento isolado, facilita a educação da paciente e o manejo perioperatório, melhorando assim a satisfação e o resultado. A chave para a estética da mama é controlar a proporção da distância entre N:IMF em relação à largura da mama. O sucesso desse procedimento depende do planejamento pré-operatório e maximização da expansão do polo inferior da mama. Este último é alcançado pela seleção do implante efetivo, dissecção da bolsa em plano duplo e incisão glandular.

Ver **Vídeo 73.1**.

Referências

Adams WP Jr, ed. Breast augmentation video atlas. 2nd ed. New York, NY: Thieme; 2019:20-25

Adams WP, Jr. The process of breast augmentation: four sequential steps for optimizing outcomes for patients. Plast Reconstr Surg. 2008; 122(6):1892-1900

AdamsWP, Jr, Afrooz PN, Stuzin JM. Tissue-based planning and technique for breast augmentationwith anatomical implants. Plast Reconstr Surg. 2019; 143(6):1634-1636

Hammond D. Tuberous breast deformity. In: Hammond D, ed. Atlas of Aesthetic Breast Surgery. London, UK: Elsevier; 2009:183-194

Kolker AR, Collins MS. Tuberous breast deformity: classification and treatment strategy for improving consistency in aesthetic correction. Plast Reconstr Surg. 2015; 135(1):73-86

Parte XI
Contorno Corporal

74	Lipoaspiração SAFE	323
75	Lipoescultura Abdominal de Alta Definição com a Técnica de BodyBanking	333
76	Lipoescultura de Alta Definição	337
77	Lipoescultura Masculina de Alta Definição	342
78	Excisão de Ginecomastia com BodyBanking	348
79	Cirurgia Plástica na Mulher Pós-Gestação (*Mommy Makeover*)	350
80	Braquioplastia	354
81	Coxoplastia Medial	357
82	Contorno Corporal Pós-bariátrica: Braquioplastia	359
83	Contorno Corporal Pós-Bariátrica: Elevação da Parte Inferior do Corpo	363
84	Contorno Corporal Pós-Bariátrica: Elevação Vertical da Coxa	366
85	Contorno Corporal Pós-Bariátrica: Contorno da Porção Superior das Costas – Elevação Posterior na Linha do Sutiã	369
86	Aumento de Nádegas: S-Curve®	372
87	Aumento Subcutâneo e Seguro de Nádegas	377

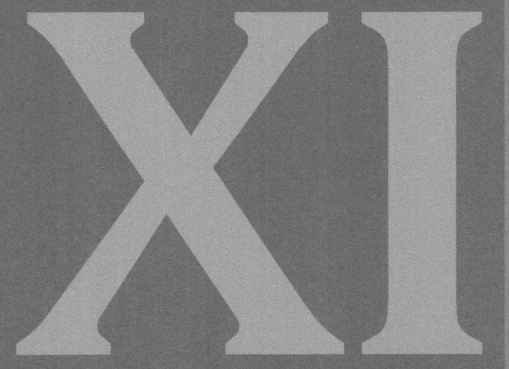

74 Lipoaspiração SAFE

Jeffrey R. Claiborne • Kristy L. Hamilton • Simeon Wall Jr.

Resumo

SAFELipo® difere da lipoaspiração tradicional e foi desenvolvida para superar suas deficiências. Considerando que a lipoaspiração tradicional é um procedimento estritamente redutor, a SAFELipo® é uma técnica de contorno corporal abrangente para a rede fasciocutânea, de tecido adiposo e pele. A SAFELipo® permite ao cirurgião expandir a resistência diferencial entre os planos do tecido, se o objetivo é remover mais gordura, liberar cicatriz fibrosa, redistribuir a gordura residual ou adicionar mais gordura à área usando a lipoenxertia vibratória de expansão (EVL). Esta técnica permite uma lipoaspiração dramática e completa sem aumentar o risco de deformidades de contorno ou danos à pele e à irrigação sanguínea. É mais do que um procedimento redutor ou aditivo, porque remove, redistribui, mistura e adiciona gordura conforme necessário. Ele libera e equaliza as disparidades na distribuição da pele, proporcionando simultaneamente áreas de retração da pele muito mais amplas do que as áreas de tratamento da lipoaspiração tradicional. A SAFELipo® também trata tecidos profundos e superficiais sem romper as redes vasculares e estromais.

Palavras-chave: SAFELipo®, lipoaspiração, contorno corporal, lipoenxertia vibratória de expansão, separação, aspiração, equalização.

> **Pontos Essenciais**
> - O calor gerado por radiofrequência, ultrassom e lipoaspiração a *laser* causa isquemia, morte celular e inflamação — que são prejudiciais para a obtenção de um resultado suave e natural.
> - O processo em três etapas da SAFELipo® (separação, aspiração e equalização de gordura) permite maior controle, precisão e segurança na manipulação de gordura.
> - A separação na SAFELipo® amplia a resistência diferencial que fornece ao cirurgião maior controle e precisão na manipulação do tecido adiposo.
> - A equalização de gordura emulsifica parte da gordura remanescente, elimina áreas mais grossas e mais finas de gordura e deixa essa gordura liquefeita como uma camada lisa de enxertos de gordura local para prevenir a aderência e preencher quaisquer imperfeições.
> - A SAFELipo® e lipoenxertia vibratória de expansão (EVL) são ideais para tratar deformidades de contorno, focando, na maior parte do tempo do procedimento, nas fases de separação, equalização e expansão para correção de irregularidades.

74.1 Etapas Pré-Operatórias

- A pele de baixa qualidade (estrias, celulite tipo atrófica/pequenas depressões, frouxidão) pode comprometer o resultado e precisa ser observada e discutida com o paciente.
- Delinear e discutir o padrão de distribuição de gordura: gordura intra-abdominal *versus* gordura extra-abdominal e formato de maçã *versus* pera.
- Avaliar a estrutura muscular e definir os objetivos dos pacientes para discernir suas expectativas (magro/fino *versus* grande/largo).
- Examinar cuidadosamente qualquer hérnia — a falha para reconhecer um defeito fascial pode levar a um dano visceral catastrófico.
- As assimetrias esqueléticas (escoliose, discrepâncias no comprimento das pernas, inclinação pélvica e deformidades na parede torácica) precisam ser documentadas e discutidas com o paciente.
- Pacientes com um índice de massa corporal (IMC) superior a 30 geralmente apresentam uma grande quantidade de gordura visceral e é mais difícil criar um resultado pós-operatório gratificante. Também apresentam maior taxa de complicação perioperatória.
- As zonas de aderência ou fixação dentro da área de tratamento não precisam ser evitadas, mas devem ser claramente marcadas no pré-operatório, pois estas áreas necessitam de tempo adicional gasto nas fases de separação e equalização.
- Planejar cuidadosamente o posicionamento intraoperatório do paciente e discutir com a equipe cirúrgica. Para a SAFElipo® circunferencial do tronco apenas, preferimos uma preparação de 360 graus e utilizamos uma sequência em posição supina–lateral–lateral. Para a SAFELipo® com a gluteoplastia de aumento segura (SSBA) utilizamos as quatro posições adicionando a sequência de posição prona à supina–lateral–lateral.

74.2 Etapas Operatórias

Ver **Vídeo 74.1**.

74.2.1 Posicionamento

- Planejar cuidadosamente o posicionamento intraoperatório do paciente e discutir com a equipe cirúrgica.
- Preferimos uma única preparação de corpo inteiro para que o paciente possa ser movido, frequentemente, para qualquer posição intraoperatória em vez de enfrentar dificuldades a partir de posições fixas.
- Para a SAFELipo® circunferencial do tronco, utilizamos uma sequência supina–lateral–lateral.
- Embora a área de transição epigástrico-torácica possa ser tratada a partir da posição supina, é mais seguro e mais fácil a partir da posição em decúbito lateral porque o tecido adiposo se afasta da fáscia.
- O tratamento das áreas-alvo através de múltiplos sítios de acesso ocultos e das diferentes posições do paciente aumenta o cruzamento e reduz a probabilidade de irregularidades de contorno.

74.2.2 Infiltração

- Boa infiltração com separação e tumescência simultâneas (SST) permite ampla dispersão e vasoconstrição imediata com a separação inicial de gordura, reduzindo, em última análise, a lesão vascular e melhorando a percepção do cirurgião e o controle da posição da cânula, eliminando a má orientação de flexibilidade e aumentando o espaço de trabalho.
- Para casos de lipoaspiração primária, recomendamos uma proporção de infusão em relação à aspiração de 1:1 ou 1,5:1.
- Em um procedimento de lipoaspiração repetida (ou em pacientes com tecidos aderidos altamente fibróticos), a expansão

Etapa 1: Separação

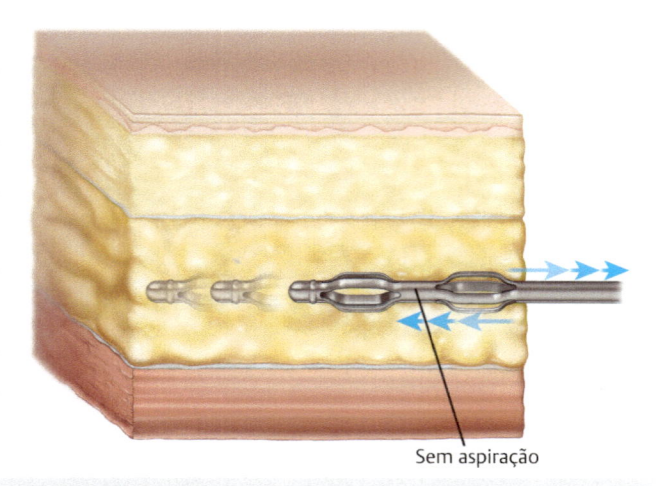

Fig. 74.1 Corte transversal do tecido adiposo, antes da separação. (Reproduzida com permissão de Steinbrech DS. Male Aesthetic Plastic Surgery. Thieme; 2020.)

Etapa 1: Separação

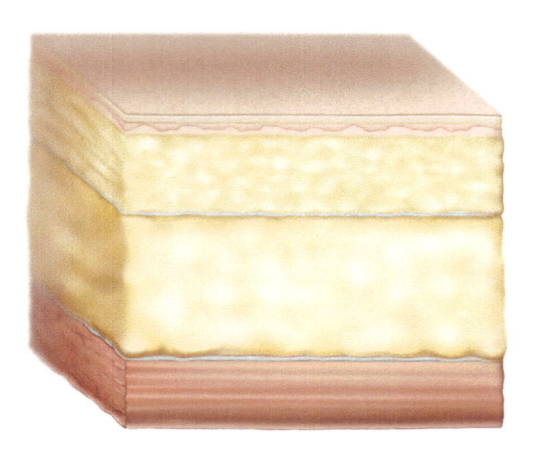

Fig. 74.2 Corte transversal do tecido adiposo após a separação. (Reproduzida com permissão de Steinbrech DS. Male Aesthetic Plastic Surgery. Thieme; 2020.)

do volume adicional da zona-alvo é ainda mais vital para ser capaz de atravessar precisamente os planos teciduais, sendo frequentemente necessária uma abordagem tumescente com uma relação de 2:1 ou mesmo 3:1, utilizando SST.
- Assumindo que os pacientes não têm histórico médico cardíaco, pulmonar ou renal, não é raro utilizar de 6 a 10 L de infiltração ao planejar a aspiração de 3 a 7 L de gordura.

74.2.3 Separação
- A separação (incluindo infiltração com SST) responde por 40% do tempo total de procedimento na SAFELipo® primária (▶ Fig. 74.1 e ▶ Fig. 74.2).
- A separação é o processo de ampliação da resistência diferencial entre a gordura-alvo e as estruturas circundantes utilizando oscilações rápidas de uma cânula angulada de ponta explodida de 4 a 5 mm através do tecido adiposo para emulsificar, mecanicamente, a arquitetura sólida do tecido adiposo em um ambiente mais líquido.
- Recomendamos a lipoaspiração assistida por energia (PAL) para a separação com o intuito de maximizar as oscilações e a eficácia das asas nas cânulas de ponta explodida e para minimizar o esforço durante a lipoaspiração.
- Em casos de lipoaspiração secundária, a etapa de separação é mais crítica porque a camada adiposa pode ser fibrosada; a cicatrização estreita a resistência diferencial entre a gordura-alvo e outras estruturas indesejadas e torna mais difícil para o cirurgião tratar precisamente esta camada.
- O ponto final da etapa de separação é a perda de resistência com a passagem da cânula, indicando uma resistência diferencial muito ampla e a gordura adequadamente emulsificada.

74.2.4 Aspiração
- Para aspirar a gordura emulsionada de baixa resistência, é utilizada uma cânula angulada de 4 mm com ponta Mercedes dupla e de porta longa (▶ Fig. 74.3 e ▶ Fig. 74.4).

Etapa 2: Aspiração

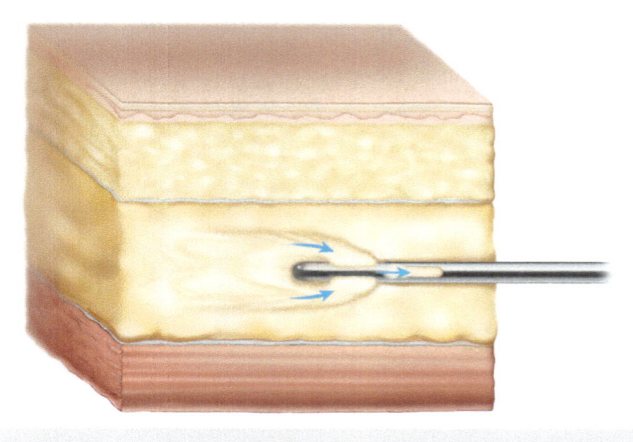

Fig. 74.3 Corte transversal do tecido adiposo antes da aspiração. (Reproduzida com permissão de Steinbrech DS. Male Aesthetic Plastic Surgery. Thieme; 2020.)

- A etapa de aspiração é responsável por aproximadamente 40% do tempo de tratamento.
- A camada de gordura liquefeita tem uma sensação tátil de baixa resistência muito distinta, que permite ao cirurgião maior controle e precisão.

74.2.5 Equalização
- A etapa final da SAFELipo® é a equalização que constitui 20% do tempo de tratamento.
- Esta etapa emprega uma cânula de ponta explodida sem aspiração para nivelar as colinas e vales de gordura, a fim de suavizar quaisquer inconsistências na espessura do tecido adiposo (▶ Fig. 74.5 e ▶ Fig. 74.6).

Etapa 2: Aspiração

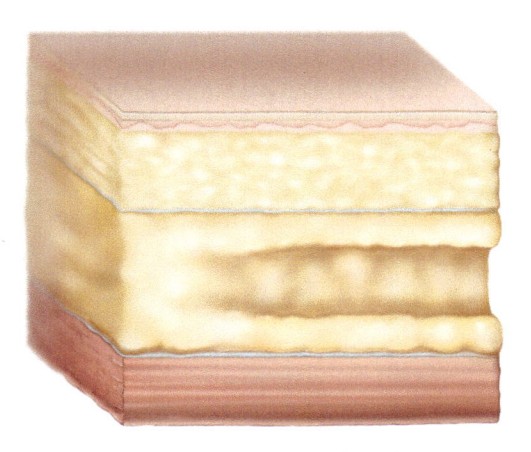

Fig. 74.4 Corte transversal do tecido adiposo depois da aspiração.

Etapa 3: Equalização de gordura

Sem aspiração

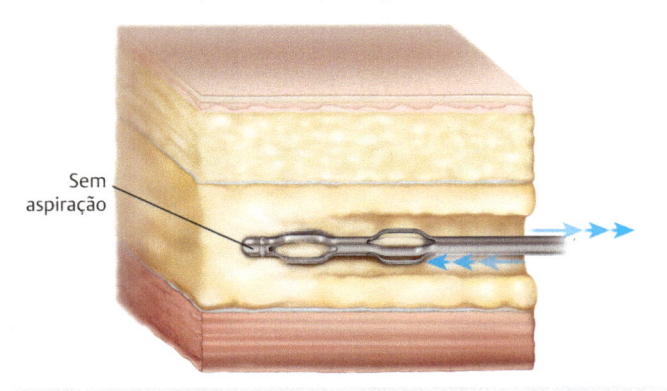

Fig. 74.5 Corte transversal do tecido adiposo antes da equalização. (Reproduzida com permissão de Steinbrech DS. Male Aesthetic Plastic Surgery. Thieme; 2020.)

Etapa 3: Equalização de gordura

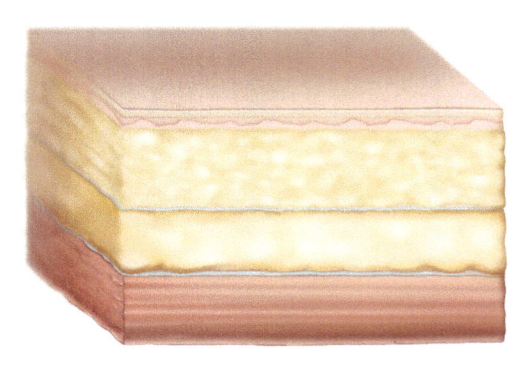

Fig. 74.6 Corte transversal do tecido adiposo depois da equalização. (Reproduzida com permissão de Steinbrech DS. Male Aesthetic Plastic Surgery. Thieme; 2020.)

- A equalização de gordura emulsiona parte da gordura remanescente e essa manta de enxerto de gordura liquefeita preencherá quaisquer sulcos e ajudam a prevenir a aderência da pele.
- A equalização garante uma espessura de tecido consistente e a suavidade no resultado pós-operatório mesmo em pacientes mais magros, enquanto outras formas de lipoaspiração são altamente associadas a deformidades de contorno quando a camada remanescente de gordura é deixada fina.
- O ponto final da equalização é um teste de pinçamento e rolamento suave: a pele é gentilmente pinçada e rolada entre os dedos para comparar a maciez e a espessura em toda a área de tratamento.

74.3 Cuidado Pós-Operatório

- Para áreas de tratamento que tiveram mais de 2 L removidos e áreas com pouca elasticidade da pele, as incisões são deixadas abertas para drenar o excesso de líquido (alternativamente, um dreno de sucção fechado pode ser colocado).
- Os pacientes são colocados em uma vestimenta de compressão mais espuma Reston® de 1,27 a 2,54 cm (corporação 3 M) para controlar o inchaço e a retração da pele.
- A massagem é iniciada 2 semanas após a cirurgia em todas as áreas tratadas.
- O paciente usa a compressão 24 horas por dia, 7 dias por semana, durante as primeiras 2 semanas, e depois, durante o dia, nas semanas 3 e 4.
- A espuma geralmente pode ser descontinuada após 4 semanas e a transição das pacientes para uma vestimenta do tipo Spanx® por mais 2 a 8 semanas para controlar o inchaço durante o dia e, principalmente, durante as atividades.
- Em 3 a 4 semanas de pós-operatório, as pacientes podem começar a aumentar sua atividade, mas precisam monitorar seu inchaço e ajustar sua vestimenta e a atividade em conformidade.
- Os pacientes precisam monitorar sua pele quanto ao desenvolvimento de pregas que ocorrem mais comumente em decorrência de roupas apertadas e essas áreas devem ser prontamente tratadas com compressão de espuma.

74.4 Exemplos de Casos

(▶ Fig. 74.7, ▶ Fig. 74.8, ▶ Fig. 74.9, ▶ Fig. 74.10, ▶ Fig. 74.11, ▶ Fig. 74.12, ▶ Fig. 74.13, ▶ Fig. 74.14, ▶ Fig. 74.15, ▶ Fig. 74.16, ▶ Fig. 74.17, ▶ Fig. 74.18, ▶ Fig. 74.19, e ▶ Fig. 74.20).

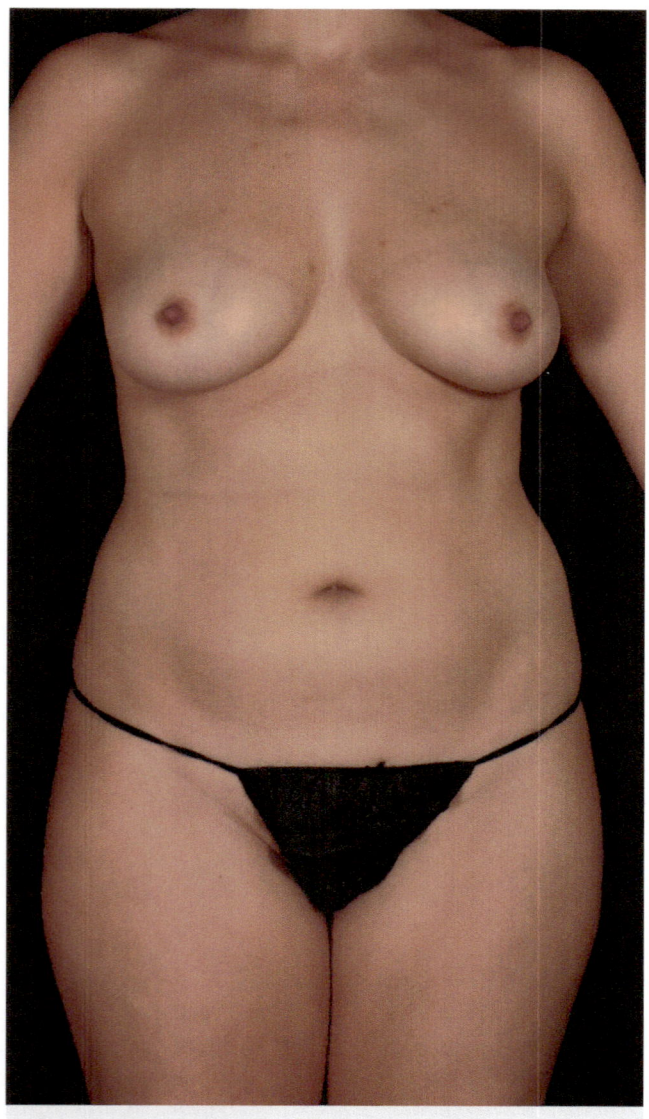

Fig. 74.7 Exemplo de caso, antes.

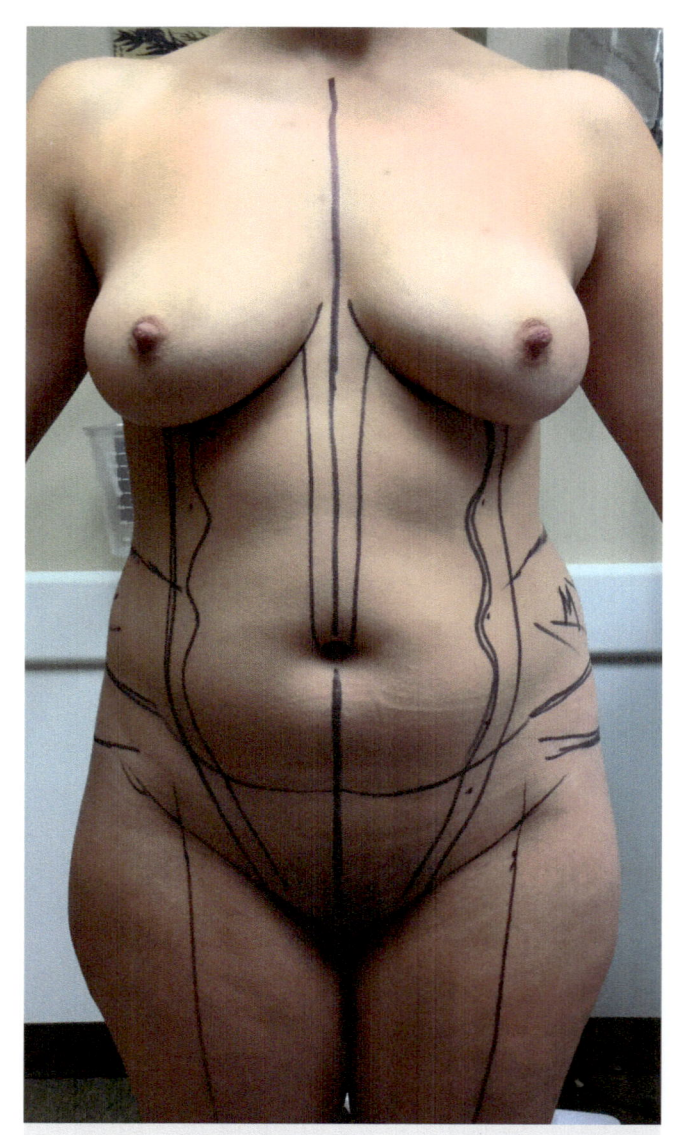

Fig. 74.8 Exemplo de caso, marcações.

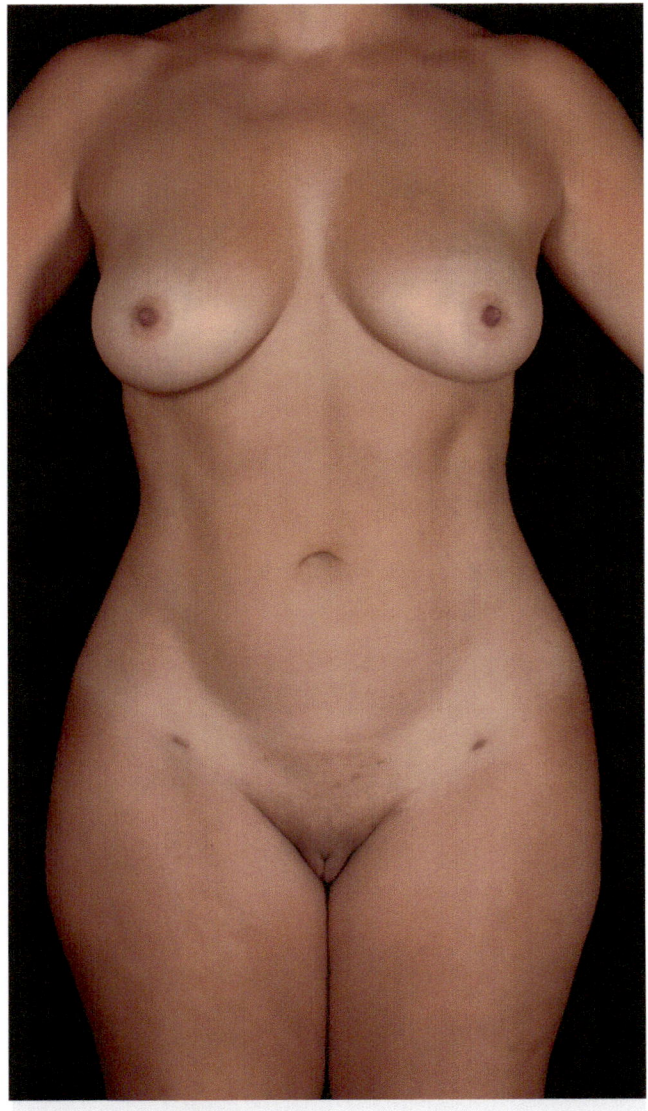

Fig. 74.9 Exemplo de caso, depois.

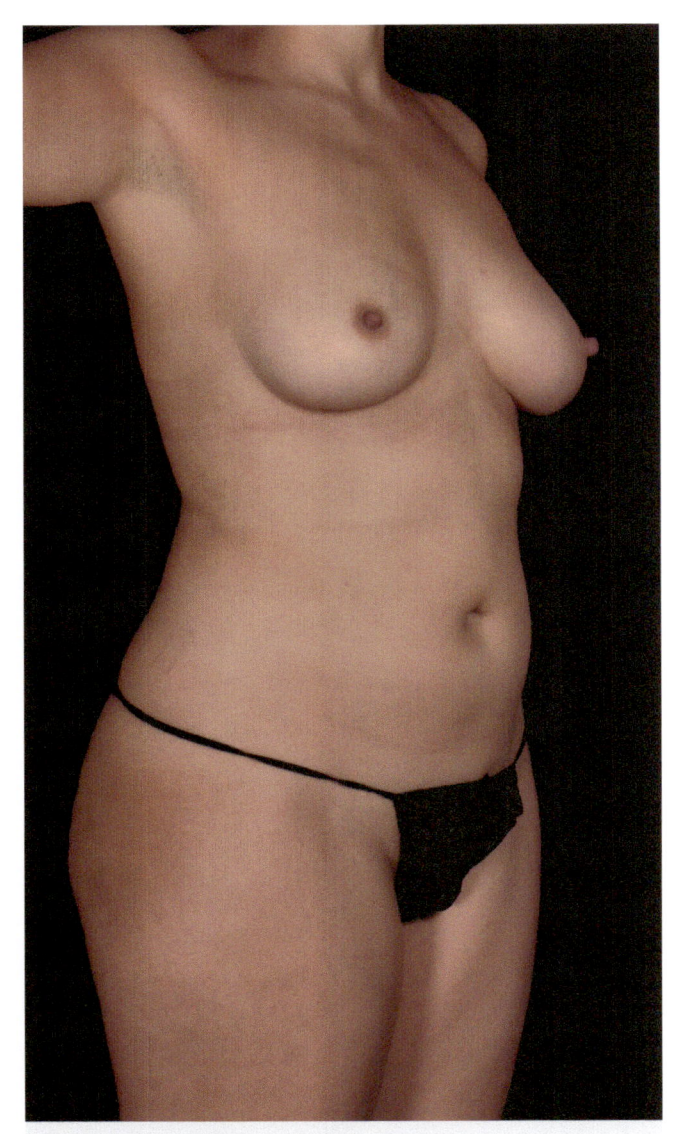

Fig. 74.10 Exemplo de caso, antes.

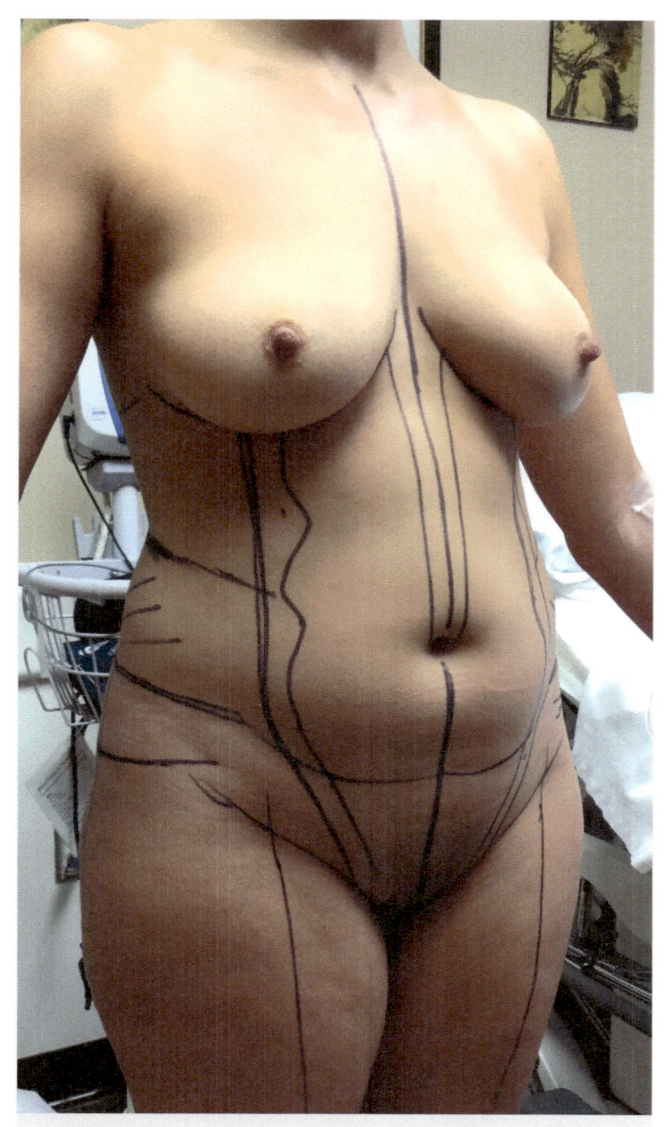

Fig. 74.11 Exemplo de caso, marcações.

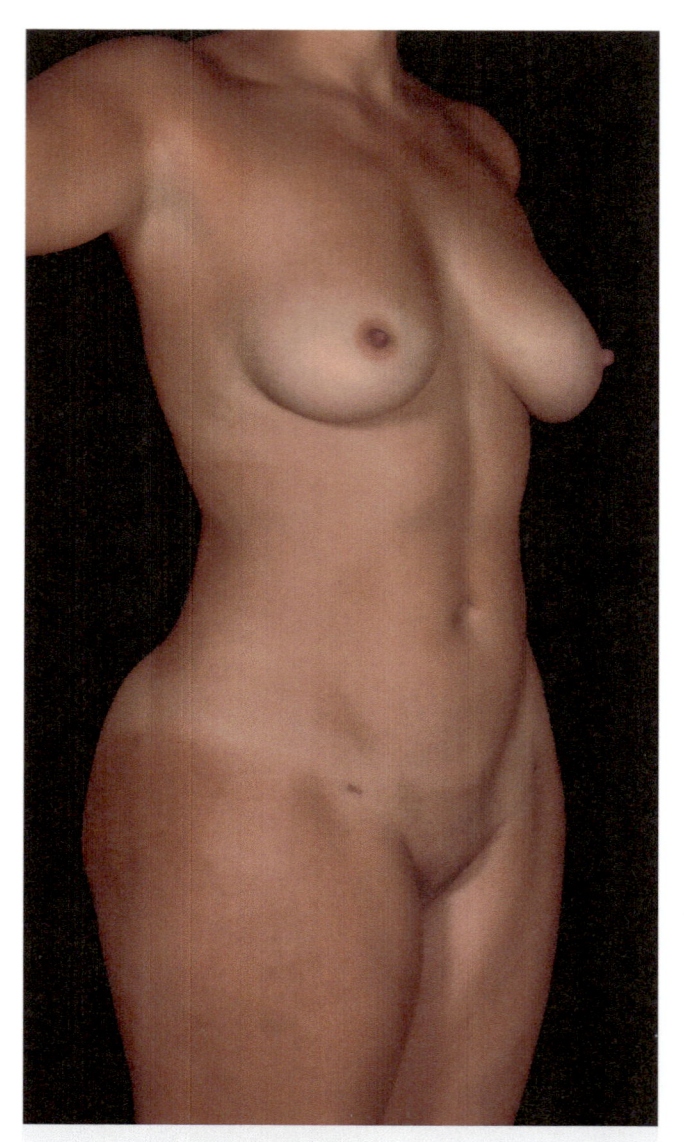

Fig. 74.12 Exemplo de caso, depois.

Exemplos de Casos

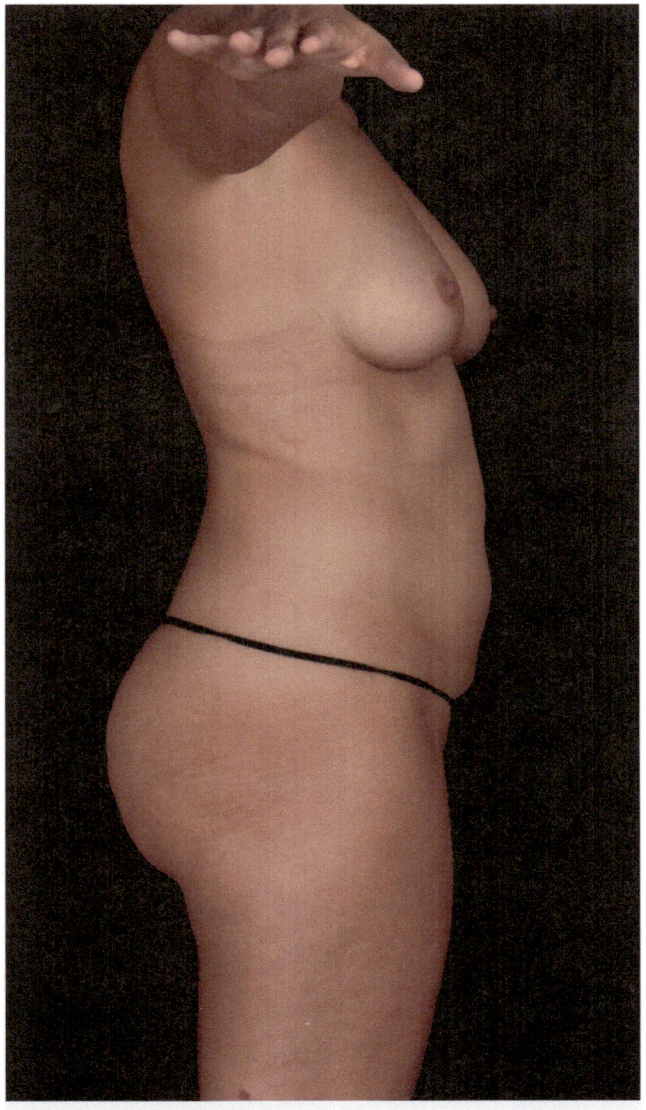

Fig. 74.13 Exemplo de caso, antes.

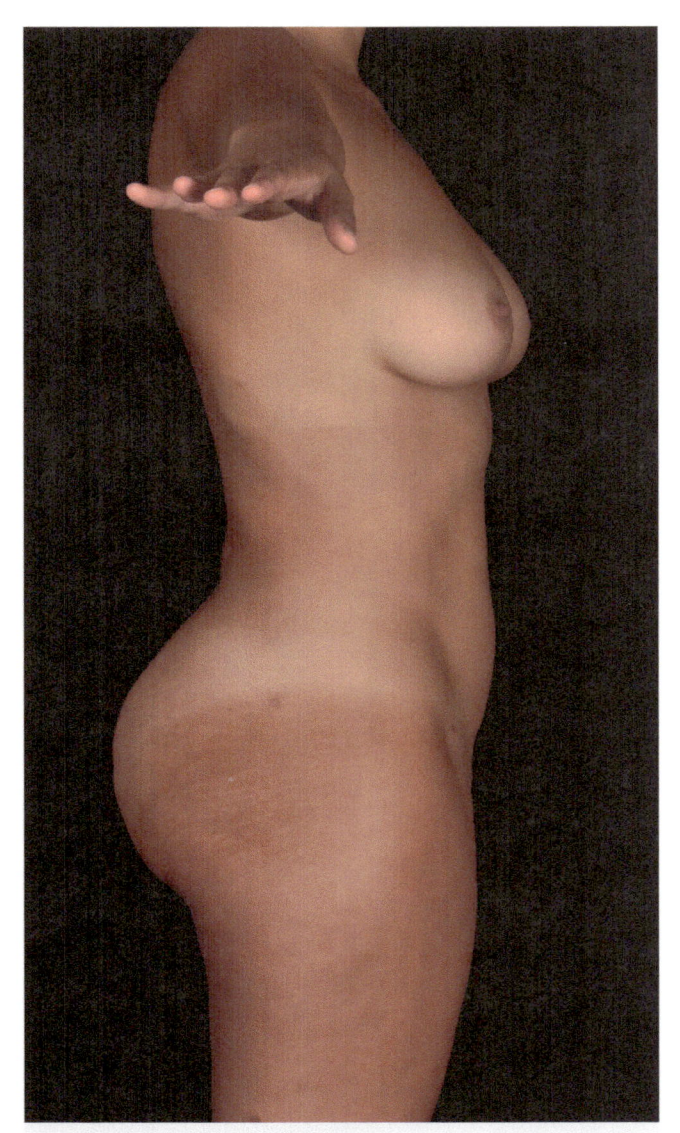

Fig. 74.14 Exemplo de caso, depois.

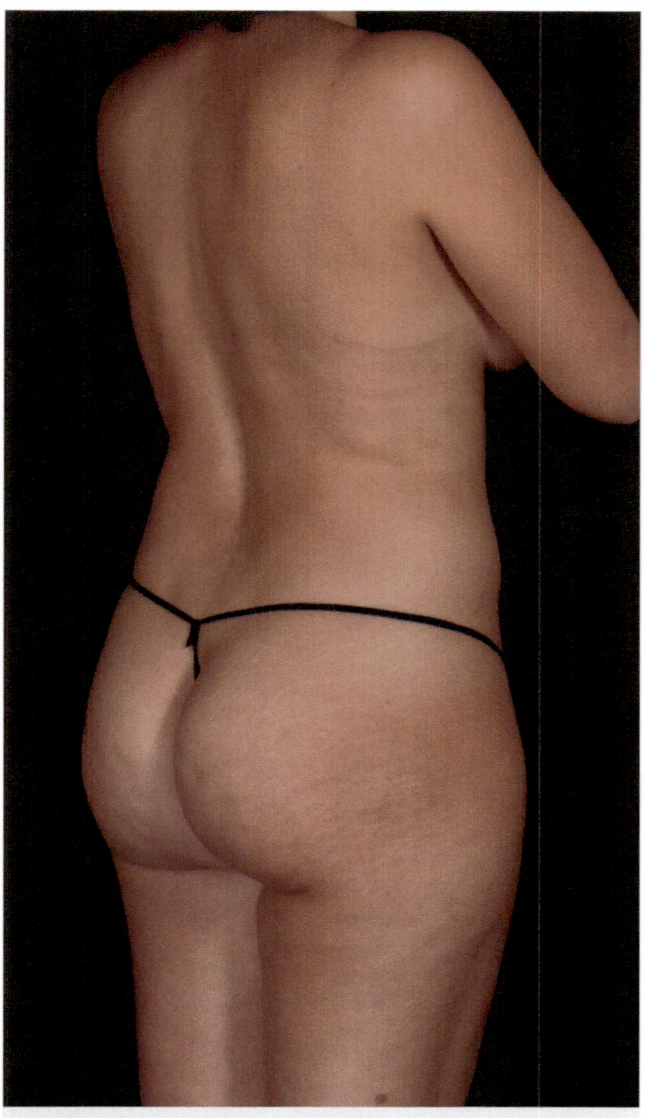

Fig. 74.15 Exemplo de caso, antes.

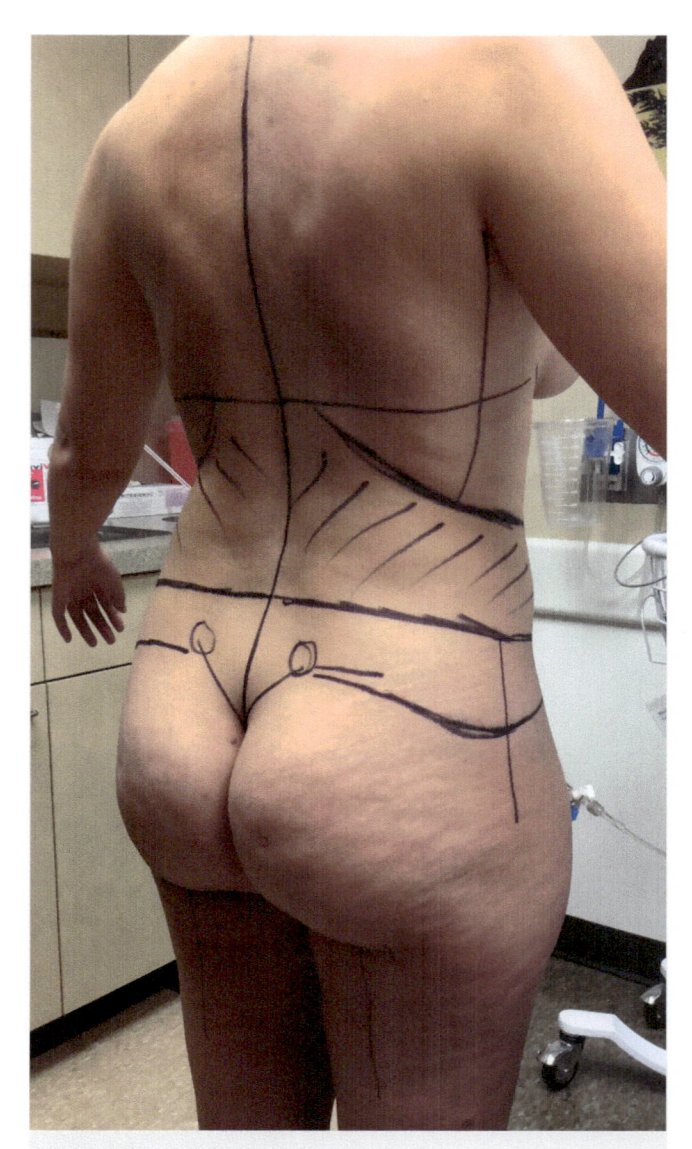

Fig. 74.16 Exemplo de caso, marcações.

Exemplos de Casos

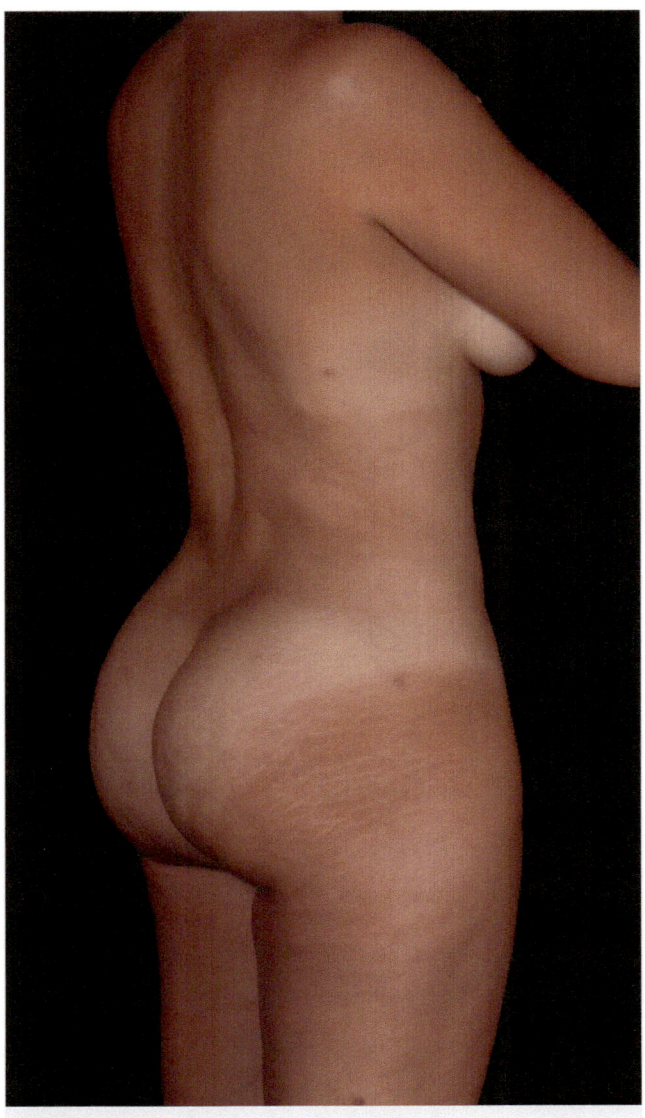

Fig. 74.17 Exemplo de caso, 1 ano depois.

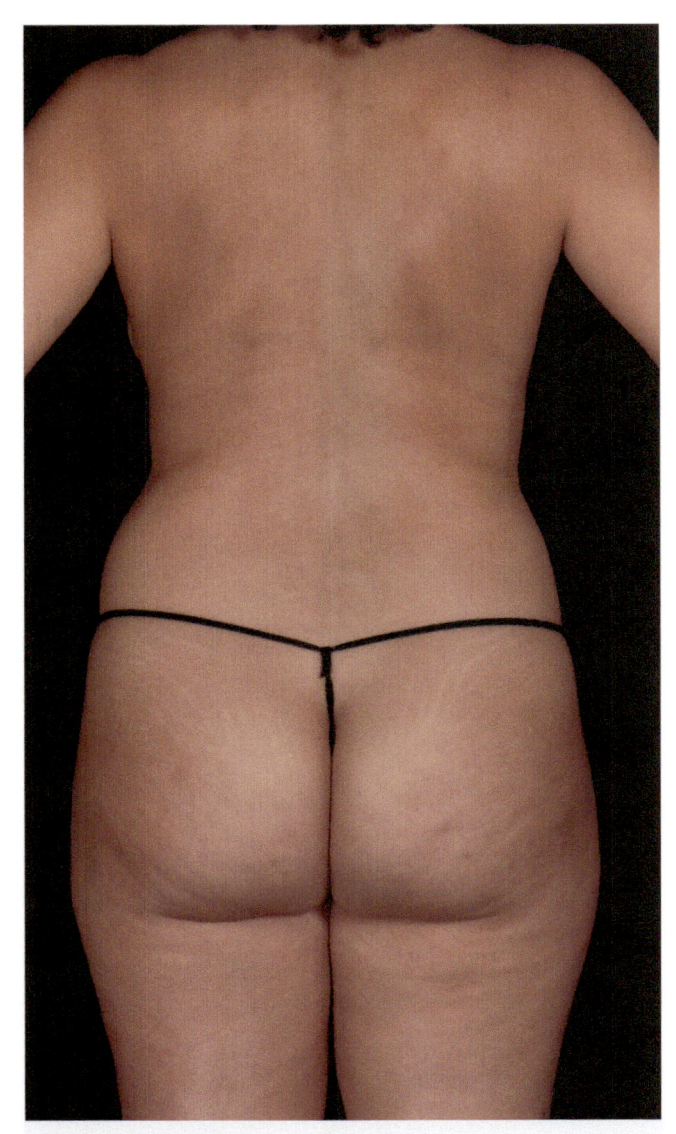

Fig. 74.18 Exemplo de caso, antes.

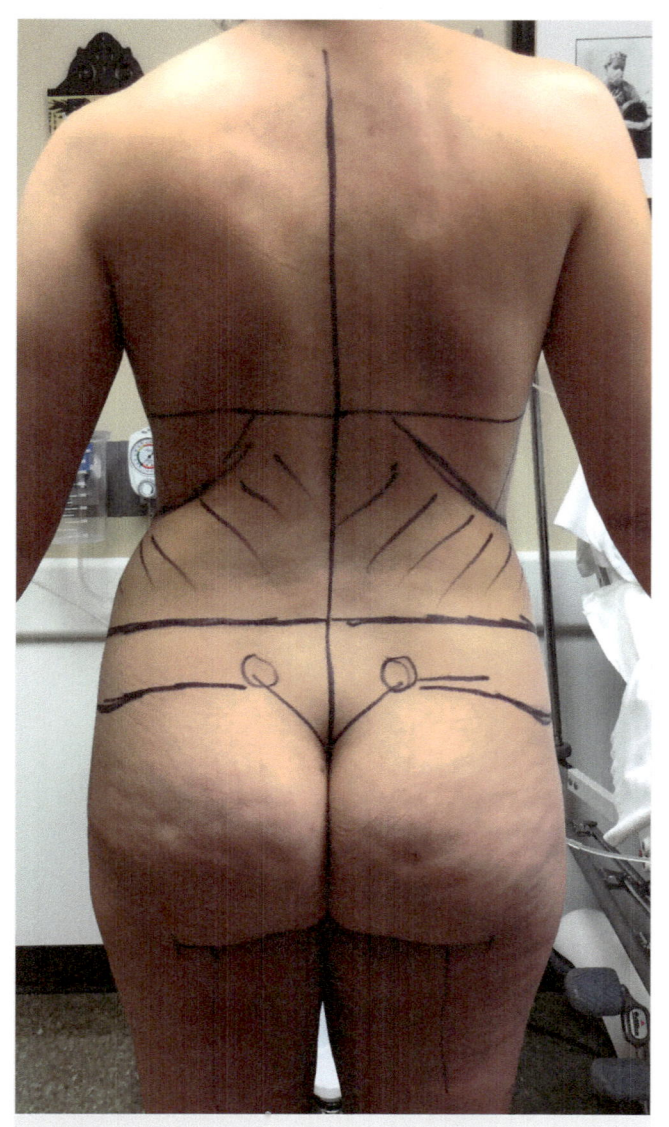

Fig. 74.19 Exemplo de caso, marcações.

Fig. 74.20 Exemplo de caso, 1 ano depois.

74.5 Conclusão

A abordagem gradual da SAFELipo® permite uma drástica remoção de gordura, mesmo em pacientes mais magros, sem os riscos associados às deformidades de contorno. A SAFElipo® é mais do que um procedimento redutor — remove, redistribui, mistura e adiciona gordura conforme a necessidade para garantir aparência consistentemente lisa e natural. Protocolos pós-operatórios inconsistentes e má adesão podem arruinar uma operação bem executada.

Referências

Wall S, Jr. SAFE circumferential liposuction with abdominoplasty. Clin Plast Surg. 2010; 37(3):485-501

Wall SH, Jr, Lee MR. Separation, aspiration, and fat equalization: SAFE liposuction concepts for comprehensive body contouring. Plast Reconstr Surg. 2016; 138(6):1192-1201

Farkas JP, Stephan PJ, Kenkel JM. Liposuction: basic technique and safety considerations. The Art of Aesthetic Surgery. 2nd ed. St. Louis: Quality Medical Publishing; 2011

Del Vecchio D, Wall S, Jr. Expansion vibration lipofilling: a new technique in large-volume fat transplantation. Plast Reconstr Surg. 2018; 141(5):639e-649e

Wall SH, Jr, Claiborne JR. Discussion: a report of 736 high-definition lipoabdominoplasties performed in conjunction with circumferential VASER liposuction. Plast Reconstr Surg. 2018; 142(3):676-678

75 Lipoescultura Abdominal de Alta Definição com a Técnica de BodyBanking®

Ira L. Savetsky ▪ Douglas S. Steinbrech

Resumo
As técnicas de contorno abdominal, incluindo a redução seletiva de gordura com ou sem silicone, são limitadas em termos da incapacidade para alcançar a aparência muscular em pacientes com muito pouca massa muscular no músculo reto abdominal. Aqui apresentamos nossa técnica para alcançar resultados superiores no contorno abdominal utilizando o lipocontorno seletivo com enxertia de tecido adiposo.

Palavras-chave: alta definição, lipoescultura, lipoaspiração de definição abdominal, lipoenxertia, músculos abdominais.

> **Pontos Essenciais**
> - Os pacientes estão interessados em um visual mais elegante, mais esculpido, com ótima definição para a musculatura.
> - Os resultados são maximizados usando uma combinação de lipocontorno seletivo com lipoenxertia estrutural mensurado.

75.1 Etapas Pré-Operatórias

75.1.1 Análise

- O procedimento começa com uma análise pré-operatória completa para identificar áreas de lipodistrofia juntamente com os realces e sombreamentos musculares desejados.
- Estas áreas são cuidadosamente marcadas no pré-operatório com o paciente de pé antes de qualquer administração de sedativo (▶ Fig. 75.1).

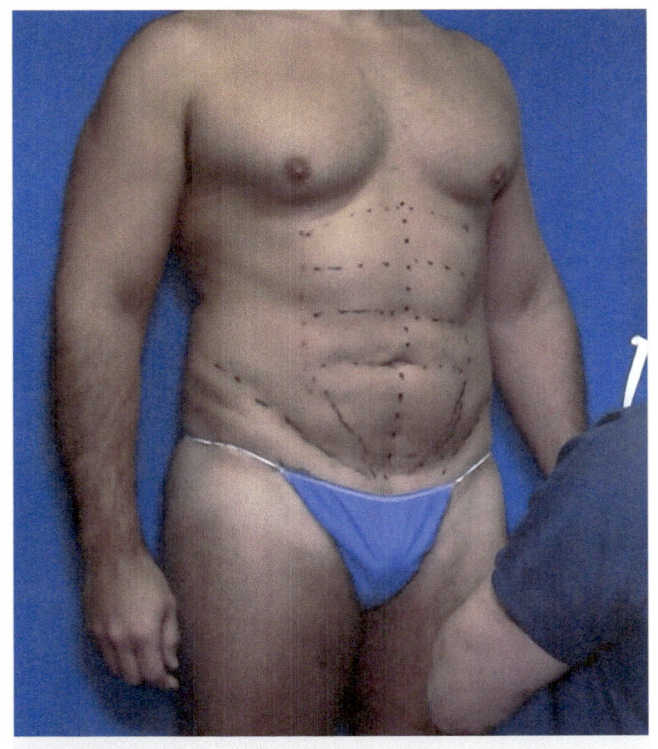

Fig. 75.1 Marcações pré-operatórias.

75.2 Etapas Operatórias

Ver **Vídeo 75.1**.

75.2.1 Incisões de Acesso e Coleta de Gordura

- Três incisões perfurantes são feitas na linha de roupa íntima para aspiração da inscrição central e lateral, assim como para o alargamento em V da área abdominal inferior.
- Quatro incisões umbilicais "escondidas" são realizadas para o contorno na linha mediana superior e inferior.
- Duas incisões são feitas sob os mamilos para a transcrição superior.
- Uma incisão é feita lateralmente para a segunda e terceira inscrição transversal e uma é realizada na prega superior dos glúteos para a porção total do flanco posterior e da porção posterior da região lombar inferior.
- A solução tumescente (salina a 0,9% com lidocaína 0,1% e adrenalina 1:1.100.000) é administrada 10 minutos antes para dar o efeito.
- A lipectomia é então realizada com a lipoaspiração assistida por energia (*Power Assisted Liposuction System*, MicroAire, Charlottesville, VA) ou lipectomia de aspiração tradicional padrão da parede abdominal e da linha alba, margem lateral vertical, músculo serrátil e músculo oblíquo para permitir a visibilidade da bainha do reto e inscrição do reto abdominal, bem como da porção inferior do oblíquo externo (▶ Fig. 75.2).
- O paciente é então rotacionado utilizando uma abordagem em equipe para uma posição prona e a lipoaspiração dos flancos é realizada após a infiltração tumescente.

75.2.2 Preparação da Gordura e BodyBanking®

- Volumes médios removidos de cada sítio cirúrgico para obtenção de gordura e realçar o contorno são os seguintes: abdome inferior, 272 cc; inscrições musculares, 136 cc; abdome lateral anterior, 313 cc; flancos bilaterais, 537 cc; e dorso superior, 228 cc.
- A gordura é drenada usando um coador de metal e depois colocada em seringas de 20 cc para a reinjeção.
- A gordura é transplantada com uma cânula de enxerto de gordura de 1,2, tipo Tulip (*Tulip Medical Products*, San Diego, CA) após acesso dérmico da pele com uma agulha de calibre 18.
- Os volumes médios de gordura colocados em cada área são os seguintes: "barriga tanquinho" na região inferior, 42 cc cada; "barriga tanquinho" na região central, 58 cc cada; "barriga tanquinho" na região superior, 55 cc cada; e músculo serrátil, 31 cc cada.

75.2.3 Modelagem do Tecido

- Colocando a ponta do dreno de Penrose através de uma cânula de lipoaspiração, os drenos Penrose são colocados em todos os sítios de lipoaspiração, tanto em posição anterior como posterior.

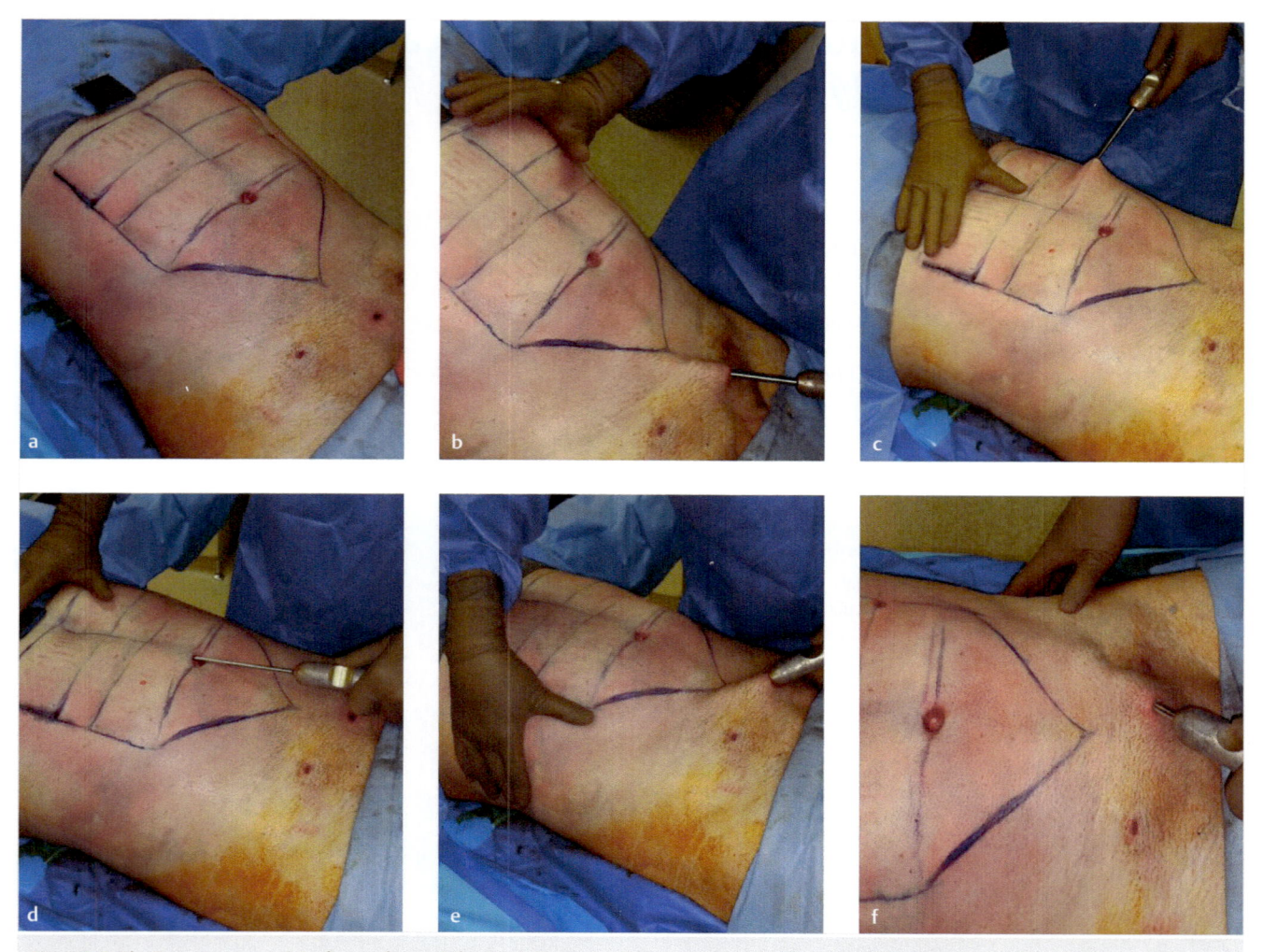

Fig. 75.2 Técnica intraoperatória de escultura abdominal demonstrada em homem de 28 anos. **(a)** Tumescência, **(b)** aspiração abdominal inferior, **(c)** escultura de inscrições, **(d)** escultura da linha mediana e **(e, f)** contorno do abdome inferior.

- Áreas de lipoenxertia são então modeladas e preservadas usando uma fita de espuma, painéis de espuma e curativos de compressão.
- Fita de espuma ao longo das áreas de depressão também suporta a elevação das áreas adjacentes que foram enxertadas com gordura, de modo que a gordura é mantida nos sítios desejados (▶ Fig. 75.3).

75.3 Cuidados Pós-Operatórios

- As vestimentas de compressão e a espuma são removidas no terceiro dia de pós-operatório.
- Os drenos posteriores de Penrose são retirados após 10 dias, enquanto os drenos anteriores são reposicionados e tracionados parcialmente neste momento.
- Depois de mais 10 dias, os drenos anteriores de Penrose são totalmente removidos.

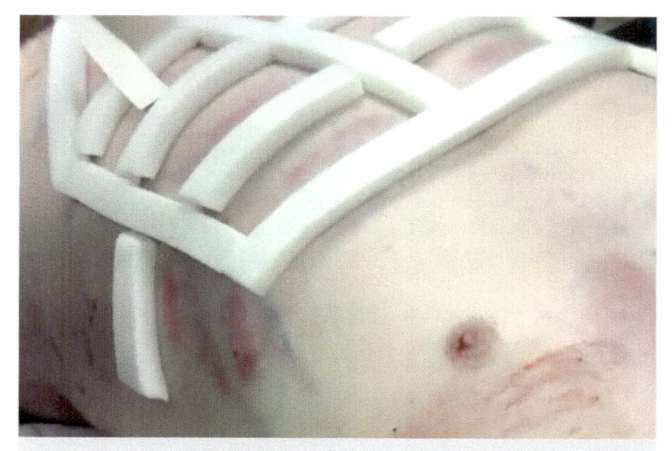

Fig. 75.3 Colocação da espuma.

75.4 Exemplo de Caso

Vistas pré-operatórias de homem de 28 anos de idade em busca de melhorias na definição de "barriga tanquinho". Resultado pós-operatório em 1 ano depois do procedimento de contorno abdominal (▶ Fig. 75.4a-f).

Exemplo de Caso

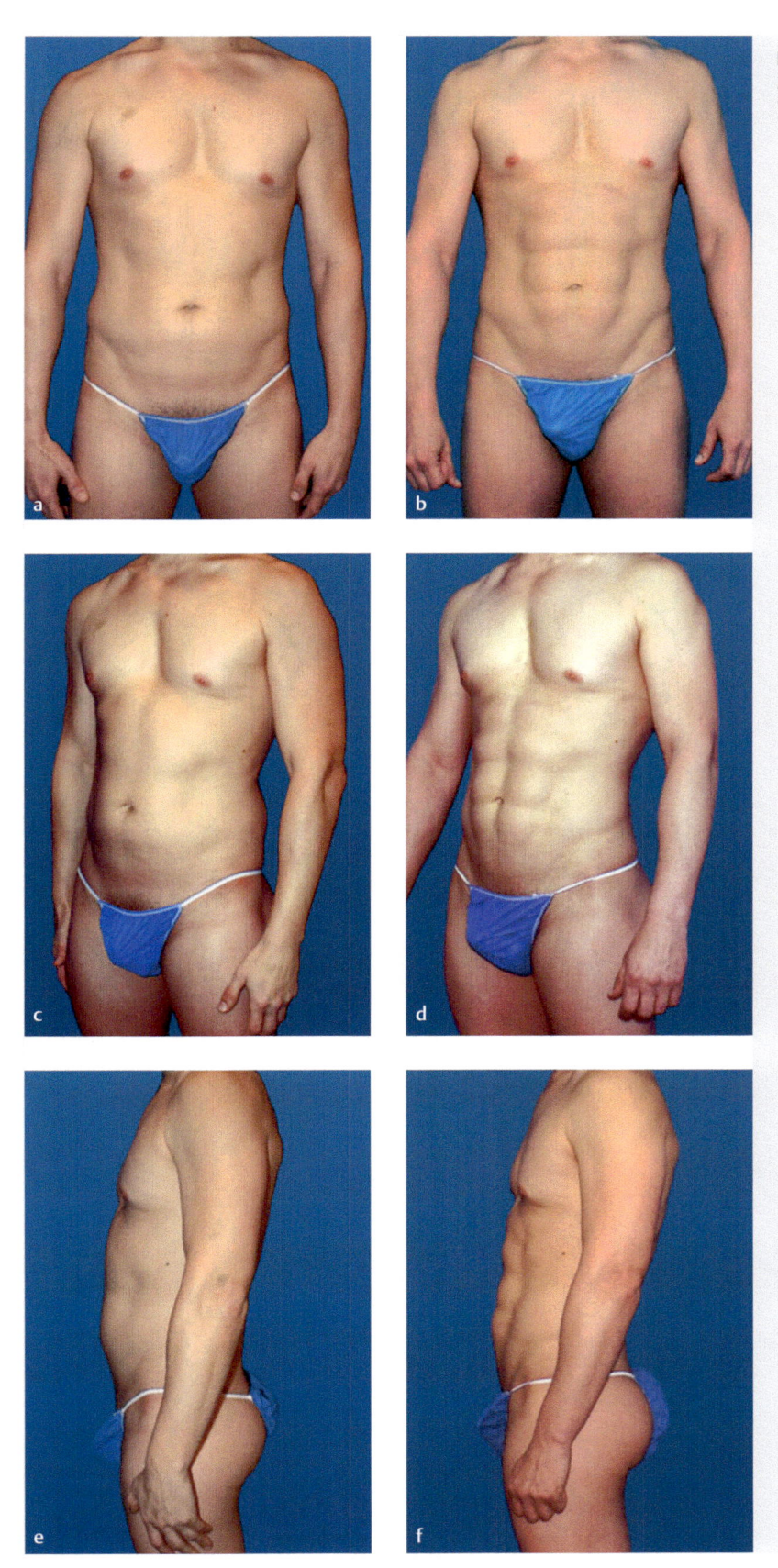

Fig. 75.4 (a, c, e) Vistas pré-operatórias de homem de 28 anos de idade buscando melhoria na definição da "barriga tanquinho". **(b, d, f)** Resultado pós-operatório 1 ano após o contorno abdominal.

75.5 Conclusão

O contorno do corpo é um campo em crescimento com várias técnicas e ferramentas disponíveis para o cirurgião plástico. Quando utilizada como modalidade primária, a lipoaspiração pode provocar mudanças significativas tanto no volume quanto no contorno. A lipoaspiração isoladamente pode ser limitada pelo rebote de adiposidade em locais indesejáveis, como na cavidade intra-abdominal e coxim de gordura bucal, entre outros. A lipoaspiração seletiva é combinada com a lipoenxertia estrutural mensurada para combater os efeitos do rebote de adiposidade, ao mesmo tempo em que alcança elevações e depressões sinérgicas em áreas tratadas cirurgicamente para refinar o contorno.

Referências

Almutairi K, Gusenoff JA, Rubin JP. Body contouring. Plast Reconstr Surg. 2016; 137(3):586e-602e

Chia CT, Neinstein RM, Theodorou SJ. Evidence-based medicine: liposuction. Plast Reconstr Surg. 2017; 139(1):267e-274e

Matarasso A, Levine SM. Evidence-based medicine: liposuction. Plast Reconstr Surg. 2013; 132(6):1697-1705

Steinbrech DR. Male aesthetic plastic surgery. London, England: Thieme; 2019

Steinbrech DS, Sinno S. Utilizing the power of fat grafting to obtain a naturallyappearing muscular "6-pack" abdomen. Aesthet Surg J. 2016; 36(9):1085-1088

76 Lipoescultura de Alta Definição

Alfredo E. Hoyos • Mauricio E. Perez

Resumo

Nas últimas décadas, mulheres e homens têm procurado constantemente um corpo atlético e em forma. Embora o *CrossFit* e as rotinas de ginástica sejam muito importantes para a saúde geral, alguns indivíduos se esforçam para obter os resultados desejados e precisam de ajuda para alcançá-los e mantê-los. A lipoescultura de alta definição (HD) foi criada e, em seguida, aprimorada com o tempo e a experiência para apresentar novos conceitos em relação à cirurgia de contorno corporal.

Desde a primeira descrição da técnica tumescente, muitas atualizações e melhorias foram realizadas com a introdução de novas tecnologias e conceitos em contorno corporal. Atualmente, a lipoescultura HD não se baseia apenas em dispositivos de ponta para a lipoaspiração e lipoenxertia, mas também em constante evolução com o desempenho de segurança baseado em evidências. Nos parágrafos seguintes descreveremos os pontos-chave e também os alertas que precisamos levar em consideração ao realizar a lipoescultura HD. Os critérios de inclusão do(a) paciente e o comprometimento do cuidado pós-operatório são informações significativas que precisam ser abordadas antes da cirurgia. Alguns conceitos básicos fundamentais incluem: anatomia artística, luzes e sombras, zonas negativas e dinâmicas, lipoenxertia e autoenxertos de células-tronco. Por fim, as principais premissas para evitar complicações e como gerenciá-las (se ocorrerem) também são revisadas neste capítulo. Sentimo-nos muito honrados em compartilhar nosso conhecimento e experiência com nossos leitores e esperamos nos basear nessas estratégias e técnicas durante a realização de cirurgia de contorno corporal.

Palavras-chave: lipoaspiração, lipoescultura de alta definição, definição dinâmica, lipoescultura assistida por ultrassom, VASER, lipoenxertia, células-tronco.

> **Pontos Essenciais**
> - A lipoescultura de alta definição (HD) é baseada na anatomia estrutural subjacente do indivíduo.
> - As marcações são essenciais para garantir as zonas corretas com o intuito de melhorar (luzes) e definir (sombras) para um resultado ideal.
> - Zonas negativas e dinâmicas são determinadas pelos músculos e espaços entre eles para a definição específica.
> - A lipoescultura HD abrange todo o contorno do corpo, incluindo braços, tórax, abdome, tronco, nádegas, coxas e panturrilhas, em vez de zonas independentes.

76.1 Etapas Pré-Operatórias

76.1.1 Critérios do(a) Paciente
- Boa saúde geral.
- Índice de massa corporal (IMC) < 32 kg/m².
- Diretrizes da *American Heart Association* para pacientes de baixo risco (ASA < III).
- Não fumantes ou que pararam de fumar.
- Pacientes com comorbidades precisam de avaliação médica para que sejam liberados para a cirurgia.
- Revisão dos registros de quaisquer procedimentos ou cirurgias anteriores realizadas.

76.1.2 Marcações
- As marcações ideais são essenciais para reconhecer zonas profundas, superficiais e suaves para definição.
- Criar seu próprio código de cores para entender os procedimentos operacionais em cada zona marcada.
- Pontos de referência anatômicos e alguns coxins de gordura devem ser marcados em preto (▶ Fig. 76.1).
- O azul pode ser utilizado em indivíduos mais obesos onde a lipoaspiração profunda e completa deve ser realizada (▶ Fig. 76.2).
- O vermelho pode delinear zonas dinâmicas e de adesão (▶ Fig. 76.2).
- Marcações verdes são utilizadas para espaços negativos e zonas de transição onde deve ser feita uma lipoaspiração suave (▶ Fig. 76.3a).
- A cor roxa pode ser utilizada para realçar zonas (luz) onde a lipoenxertia deve ser considerada (▶ Fig. 76.3b).

Aviso: Levar em consideração especial algumas zonas "proibidas" (adesão) para lipoaspiração (podem ser marcadas com outra cor), se você não tiver experiência suficiente (p. ex., depressão trocantérica, zona poplítea, depressões lombares, parte interna do braço e coxa, tórax, ligamento de Cooper da mama, ligamento inguinal) (▶ Fig. 76.2).

76.2 Etapas Operatórias

Ver **Vídeo 76.1**.

76.2.1 Incisões Ocultas
- As incisões devem ser colocadas sobre pregas cutâneas ocultas ou talvez sobre a linha da roupa íntima, pois a cicatrização pode deixar marcas horríveis (▶ Fig. 76.4).
- Quanto menos incisões, menor o risco de complicações.
- A manipulação suave do retalho e da incisão ajuda no processo de cicatrização.

76.2.2 Lipoaspiração

Processo Clássico em Três Etapas

Infiltração
- A infiltração da solução tumescente (1.000 cc de Ringer lactato + 20 cc de adrenalina a 1:100.000 além de lidocaína 1%) é realizada nas camadas superficiais e profundas.
- Permitir a distribuição uniforme de adrenalina e da solução dentro de 20 minutos antes de iniciar a emulsificação.

Emulsificação
- A lipoescultura HD é assistida por um dispositivo de ultrassom de terceira geração.
- A amplificação de vibração de energia sonora no modo de ressonância (VASER) é preferível na camada superficial com potência de 80 a 90%, dependendo da fibrose e/ou estrutura

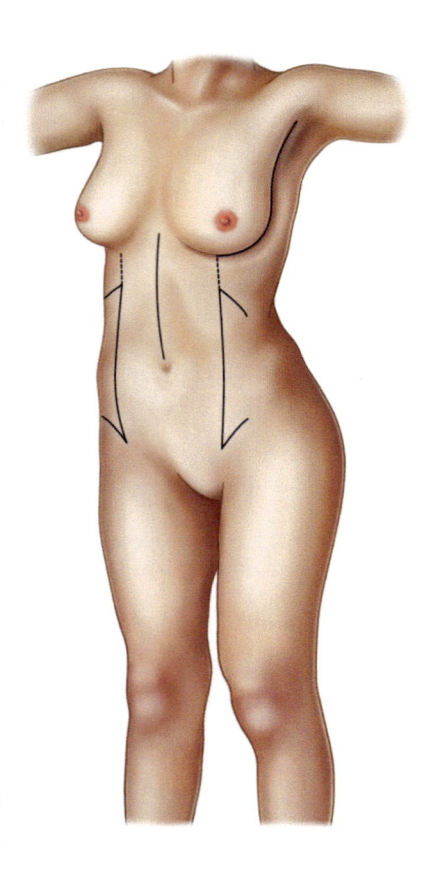

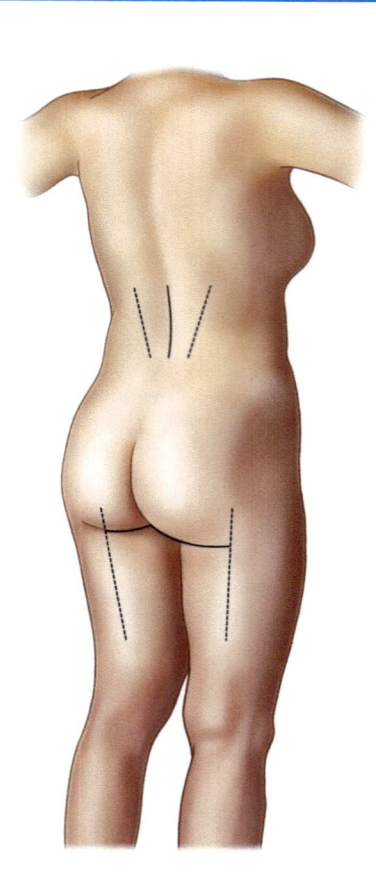

Fig. 76.1 Pontos de referência gerais são preferencialmente marcados em cor preta. As inserções musculares e a disposição subjacente são marcadas como um guia.

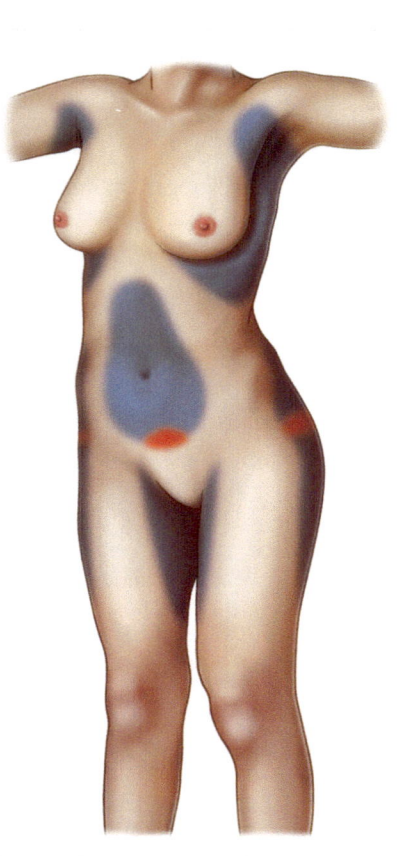

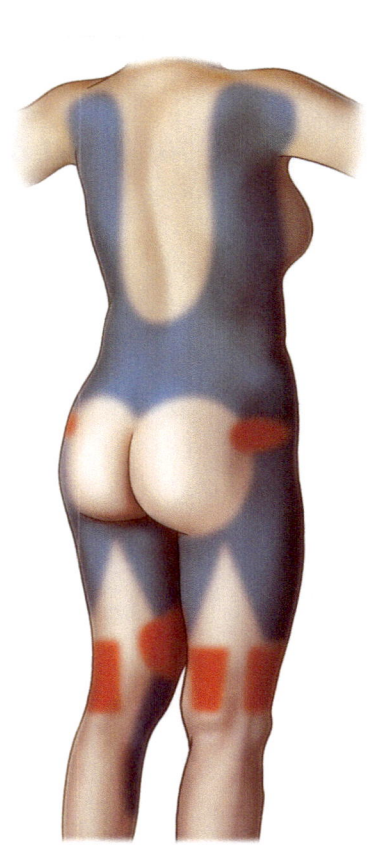

Fig. 76.2 A lipoaspiração nas zonas de adesão (vermelhas) deve ser evitada, caso contrário, podem ocorrer defeitos de contorno e retração anormal da pele. A lipoaspiração profunda deve ser realizada em áreas com deposição abundante de coxim de tecido adiposo (azul).

Etapas Operatórias

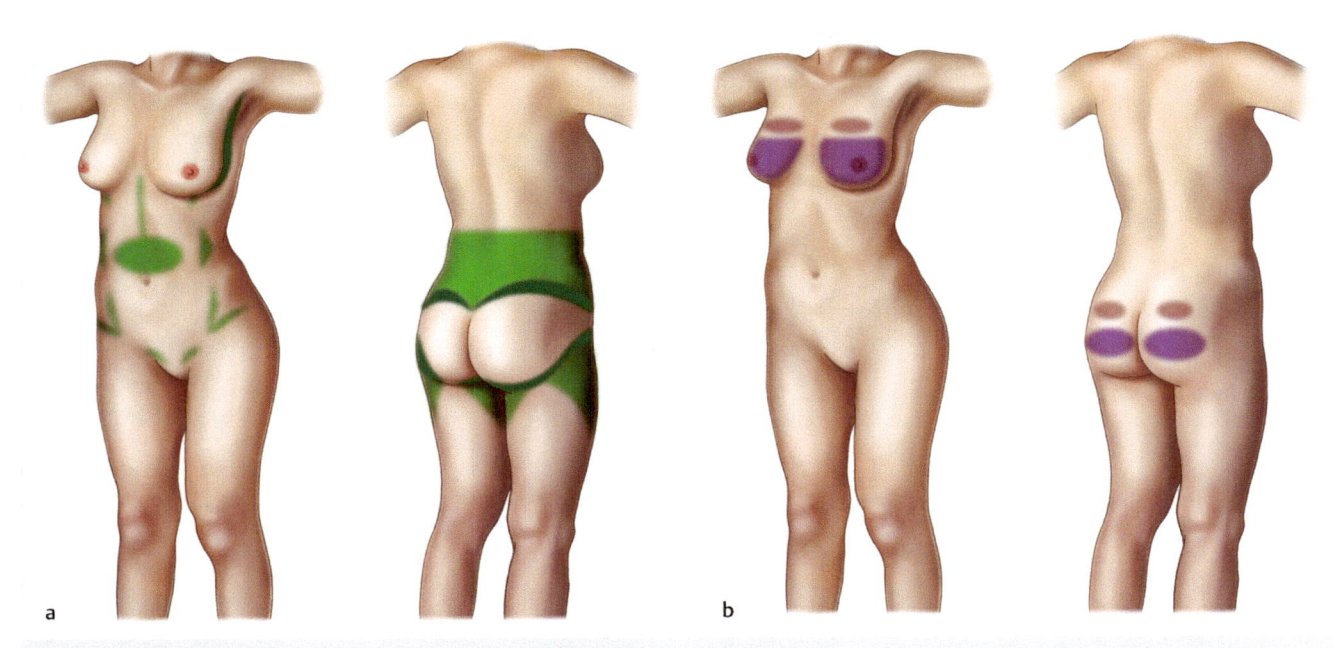

Fig. 76.3 (a, b) Marcações pré-operatórias e código de cor. Pontos de referência anatômicos artísticos e zonas negativas específicas são desenhados primeiro **(a)**. Os triângulos são úteis para delinear áreas para uma definição suave. Zonas de transição **(a, b)** são marcadas posteriormente para orientar não apenas a lipoaspiração superficial e profunda, mas também definir zonas de lipoenxertia **(b)**.

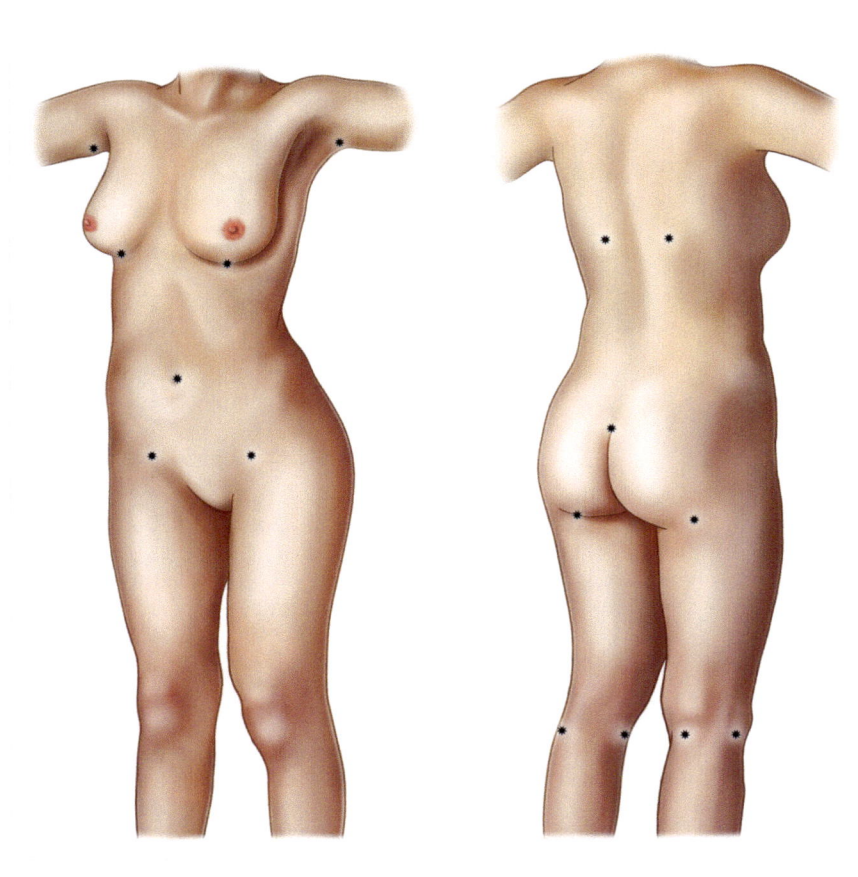

Fig. 76.4 Incisões ocultas são cobertas por roupas íntimas ou escondidas por pregas cutâneas normais com o intuito de evitar cicatrizes indesejadas e marcas visuais da cirurgia. Isso também irá mascarar resultados naturais na lipoescultura de alta definição.

tecidual. Continue com movimentos suaves até que nenhuma resistência seja observada.
- As camadas superficiais e profundas devem ser emulsionadas. A camada profunda é emulsionada em modo contínuo.

Aviso: os movimentos da sonda ultrassônica devem ser contínuos e sem torque. Esse procedimento, além de colocar compressas úmidas sob as portas irão prevenir a ocorrência de queimaduras.

Lipoaspiração

- Assim que as portas são removidas, a lipoaspiração é realizada.
- Os sistemas Power X e Microaire podem ser utilizados para facilitar a aspiração.
- A quantidade de remoção de gordura e o diâmetro da cânula dependerão das marcações pré-operatórias. Para convexidades (luzes), menos remoção de gordura deve ser realizada e pequenas cânulas curvas (3 mm) são úteis. Para espaços negativos e concavidades (sombras), a lipoaspiração completa deve ser feita com cânulas espessas (3,7–4 mm) e retas.
- Deformidades controladas são criadas na camada superficial pela remoção de quase todo o coxim adiposo com cânulas de 3 mm. Áreas suaves de transição entre os músculos são feitas em mulheres, enquanto bordas afiadas são preferidas nos homens.
- O teste de pinçamento deve ser realizado na camada superficial para comparar e, se necessário, realizar uma lipoaspiração adicional para melhorar a definição.

Aviso: a camada profunda é esculpida para definir grupos musculares e a anatomia macroscópica, enquanto a camada superficial é a pedra angular do artista, onde a definição específica é feita.

- As zonas dinâmicas se assemelham à mudança do músculo subjacente durante a contração *versus* posição de repouso. Alguns músculos mudam drasticamente sua aparência e precisam ser cuidadosamente marcadas para evitar a aparência não natural da cirurgia de lipoescultura. Este tópico é discutido em profundidade no *Capítulo 77 Lipoescultura Masculina de Alta Definição*.

76.2.3 Lipoenxertia

- A lipoaspiração assistida por ultrassom através das tecnologias Power X e Microaire provou ser útil na coleta do enxerto de tecido adiposo pelo controle da pressão negativa (< 10 mm Hg).
- A parte interna da coxa e a região inferior do abdome são ricas em células-tronco. Portanto, são as zonas preferidas para a coleta.
- O processamento da lipoenxertia é feito por decantação e ultracentrifugação.
- A lipoenxertia é reservada para áreas com falta de volume ou zonas onde a melhoria da projeção é desejada. As zonas mais comuns na lipoescultura HD são: bíceps, deltoides, peitorais, mamas, nádegas, coxas e panturrilhas (▶ Fig. 76.3b).
- O enxerto é colocado em várias camadas com uma cânula de 3 mm movendo-se de forma retrógrada.
- Microaire + dispositivo de bomba peristáltica (lipoenxertia vibratória de expansão [EVL]) podem, delicadamente, colocar o enxerto entre a camada subcutânea na lipoenxertia das nádegas.

Aviso: por questões de segurança, as nádegas devem ser enxertadas apenas na camada subcutânea. Os músculos deltoides e peitorais podem ser enxertados na camada intramuscular para melhorar a sobrevida do enxerto.

- Conclusão do procedimento. Algumas incisões ocultas são fechadas primariamente com uma sutura contínua subdérmica de monofilamento absorvível.
- Incisões sobre a zona inguinal e a prega interglútea são deixadas abertas e um dreno é colocado para evitar a formação do seroma, permitindo a drenagem adicional de líquido. Se necessário, outras incisões também podem ser deixadas abertas.
- Almofadas absorventes são colocadas sobre as incisões, então o(a) paciente é vestido(a) com coletes de espuma e roupas de compressão.

76.3 Cuidados Pós-Operatórios

A adesão às recomendações e terapias pós-operatórias é crucial para alcançar os resultados almejados na cirurgia de modelagem corporal (▶ Fig. 76.5a–h). O(a)s pacientes estão sujeito(a)s aos seguintes cuidados pós-operatórios para evitar as complicações mais comuns:

- A cabeça do(a) paciente é colocada em 30 a 45 graus na recuperação.
- O pernoite para vigilância é considerado para extração de alto volume (> 6.000 mL) ou de acordo com qualquer condição médica.
- A alta médica é feita aproximadamente 6 horas após a cirurgia.
- A drenagem diária deve ser realizada por um técnico ou enfermeira por 8 a 10 dias de pós-operatório.
- As vestimentas de compressão devem ser utilizadas de 4 a 8 semanas, enquanto as espumas devem ser usadas pelo menos 2 a 4 semanas após o procedimento.
- A deambulação assistida é obrigatória para melhorar a recuperação rápida dos pulmões e do trauma cirúrgico.
- O exercício e a atividade sexual devem ser evitados por 3 a 4 semanas.
- O sistema de Recuperação Estética Ativa (CARE) é um método terapêutico planejado para reduzir o inchaço, equimoses, dor e melhorar a cicatrização. Às vezes é empregado antes da cirurgia para preparar o tecido para intervenção.

76.4 Complicações

Embora muito incomum, os cirurgiões e sua equipe devem estar cientes de qualquer sinal insidioso de complicações:

- Seroma.
- Infecção.
- Queimaduras.
- Irregularidades de contorno ou assimetria.
- Retração anormal da pele.
- Sangramento (equimoses excessivas ou hematoma).
- Outros: edema pulmonar, tromboembolismo, embolia gordurosa, perfuração, necrose, toxicidade da lidocaína.

76.5 Exemplo de Caso

Lipoplastia HD realizada em paciente do gênero feminino, 38 anos. Observar os coxins gordurosos localizados e a ausência de definição do contorno abdominal nas imagens pré-operatórias (▶ Fig. 76.5a–d) comparadas à nova aparência atlética e esbelta nas imagens pós-operatórias (▶ Fig. 76.5e–h). As nádegas agora estão maiores e mais redondas do que antes, com um novo abdome e tronco definidos.

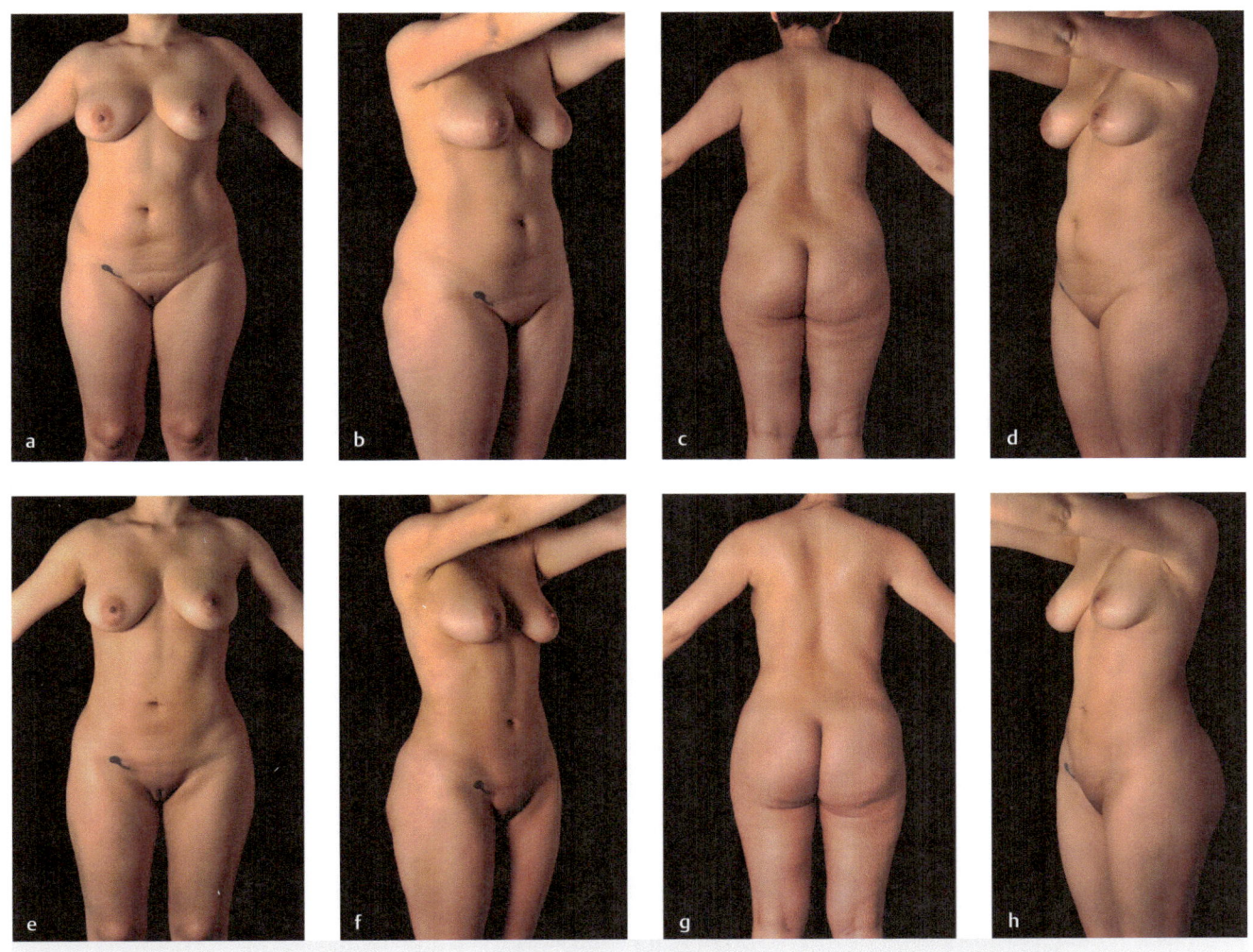

Fig. 76.5 (a-h) Lipoplastia de alta definição realizada em uma paciente de 38 anos. Observe os coxins gordurosos localizados e a ausência de definição do contorno abdominal nas imagens pré-operatórias **(a-d)** em comparação com a nova aparência atlética e esbelta nas imagens pós-operatórias **(e-h)**. As nádegas agora estão maiores e mais arredondadas do que antes, com um novo abdome e tronco definidos.

76.6 Conclusão

Um contorno corporal esbelto e natural para mulheres e muscular e atlético para os homens pode ser alcançado por meio da lipoescultura HD. A anatomia artística e marcações pré-operatórias adequadas são essenciais para obter os resultados almejados na técnica de lipoplastia (▶ Fig. 76.5a–h). Novas tecnologias e conceitos foram introduzidos à lipoescultura HD, a fim de melhorar a aparência natural do contorno corporal. A lipoenxertia, além da lipoplastia superficial e profunda, são os procedimentos básicos na lipoescultura HD. O cuidado pós-operatório é o princípio básico para evitar complicações, bem como para garantir resultados duradouros.

Referências

Del Vecchio D, Wall S, Jr. Expansion vibration lipofilling: a new technique in largevolume fat transplantation. Plast Reconstr Surg. 2018; 141(5):639e-649e

Hoyos AE, Millard JA. VASER-assisted high-definition liposculpture. Aesthet Surg J. 2007; 27(6):594-604

Hoyos AE, Prendergast PM. High definition body sculpting: art and advanced lipoplasty techniques. 1st ed. Berlin, Heidelberg: Springer; 2014

Rohrich RJ, Beran SJ, Kenkel JM. Ultrasound-assisted liposuction. 1st ed. St Louis, USA: Thieme Medical Publishers, Inc.; 1998

Toledo LS. Gluteal augmentation with fat grafting: the Brazilian buttock technique: 30 years' experience. Clin Plast Surg. 2015; 42(2):253-261

77 Lipoescultura Masculina de Alta Definição

Alfredo E. Hoyos • Mauricio E. Perez

Resumo

Os pacientes do gênero masculino se tornaram cada vez mais interessados em cirurgias de contorno corporal, uma vez que novas tecnologias e dispositivos melhoraram os resultados e agora são adequados para muitos deles. O tórax, o abdome e as nádegas são a principal preocupação de nossos pacientes em nosso consultório. A lipoplastia de alta definição (HD) é assistida por dispositivos de ultrassom de última geração e apresenta diferenças importantes entre os procedimentos masculinos e femininos, principalmente em relação a múltiplas áreas de reforço muscular através da lipoenxertia e definição muscular aumentada. A forma do corpo masculino remete à força e à resistência ao longo da história em diferentes culturas ao redor do mundo, por isso nosso principal objetivo na lipoescultura HD masculina é restaurar e definir a anatomia subjacente para tornar o corpo musculoso e atlético novamente. Dicas básicas importantes para alcançar este objetivo são: a fase de marcação, as zonas específicas para lipoaspiração superficial versus profunda e lipoenxertia seletiva. Os conceitos essenciais também precisam ser dominados para compreender os princípios que regem a lipoescultura HD. Estes incluem a anatomia artística, luzes e sombras, zonas negativas e dinâmicas, além da lipoenxertia de células-tronco. Embora muitas considerações de segurança sejam estabelecidas para realizar a lipoplastia HD, algumas complicações podem ocorrer, a maioria delas relacionadas com cuidados pós-operatórios inadequados. Finalmente, na medida em que muitos pacientes relataram resultados acima das expectativas, imensa experiência e bom treinamento são necessários para alcançar resultados desejados.

Palavras-chave: lipoescultura masculina, lipoplastia de alta definição, definição dinâmica masculina, lipoescultura assistida por ultrassom, VASER, lipoenxertia, células-tronco.

Pontos Essenciais

- Aspecto atlético com realce do peitoral e dos glúteos, abdome definido ("tanquinho") e proeminência do deltoide são principais preocupações que os pacientes do gênero masculino apresentam em nosso consultório.
- A lipoescultura masculina de alta definição (HD) tem claras diferenças em comparação com o procedimento feminino. Glúteos e peitorais geralmente precisam de aumento de volume.
- Como o aumento muscular é crucial para a figura masculina, conceitos dinâmicos se tornam muito importantes para alcançar resultados excepcionais.
- O enxerto de gordura em multicamadas enriquecido com células-tronco é quase sempre utilizado para melhorar algumas áreas sem projeção ou volume.

77.1 Etapas Pré-Operatórias

77.1.1 Critérios do Paciente

- Boa saúde geral.
- Avaliação de baixo risco pré-operatório (ASA < III) de acordo com as diretrizes da American Heart Association (AHA).
- Índice de massa corporal < 32 kg/m².
- Preferencialmente sem procedimentos de lipoescultura anteriores ou sem fibrose grave nem injeções de biopolímeros.
- Não fumantes ou que tenham deixado de fumar.
- Pacientes com comorbidades precisam de avaliação médica para que sejam liberados para a cirurgia.

77.1.2 Marcações

- São a etapa inicial para entender e planejar este tipo de procedimento.
- Iniciar com os pontos de referência anatômicos (▶ Fig. 77.1): músculos, proeminências ósseas, limites etc.
- Em seguida, marcar os espaços negativos como triângulos e zonas de transição para definição suave (▶ Fig. 77.2a).
- Depois disso, as zonas de lipoenxertia são desenhadas em diferentes músculos para melhorar a projeção e o volume (▶ Fig. 77.2b).

Aviso: lembre-se de usar um código de cor para suas próprias marcações. Isto o ajudará a diferenciar as estruturas e o processo intraoperatório.

- Algumas zonas de adesão no gênero masculino (proibido no gênero feminino) precisam ser consideravelmente definidas, uma vez que irão melhorar a aparência masculina. Estes incluem a depressão trocantérica, triângulos paravertebrais e peitorais (▶ Fig. 77.2a).
- No paciente obeso, a ultrassonografia pode ser útil para delimitar algumas características anatômicas adicionais.

77.2 Etapas Operatórias

Ver **Vídeo 77.1**.

77.2.1 Incisões Ocultas

- As incisões devem ser colocadas sobre pregas cutâneas escondidas ou talvez sobre a linha de roupa íntima, pois a cicatrização pode deixar marcas horríveis (▶ Fig. 77.3).
- Como o paciente masculino precisa de uma definição atlética, às vezes são necessárias incisões adicionais.
- A manipulação suave do retalho e da incisão auxilia no processo de cicatrização.

77.2.2 Lipoaspiração

O processo clássico em três etapas é seguido.

Infiltração

- A infiltração começa a partir da camada profunda e depois a camada superficial com solução tumescente (1.000 cc de Ringer lactato + 20 cc de adrenalina a 1:100.000, além de lidocaína 1%) em uma razão de 2:1.
- Permitir que a adrenalina e a solução sejam distribuídas uniformemente dentro de 20 minutos antes de iniciar a emulsificação.

Etapas Operatórias

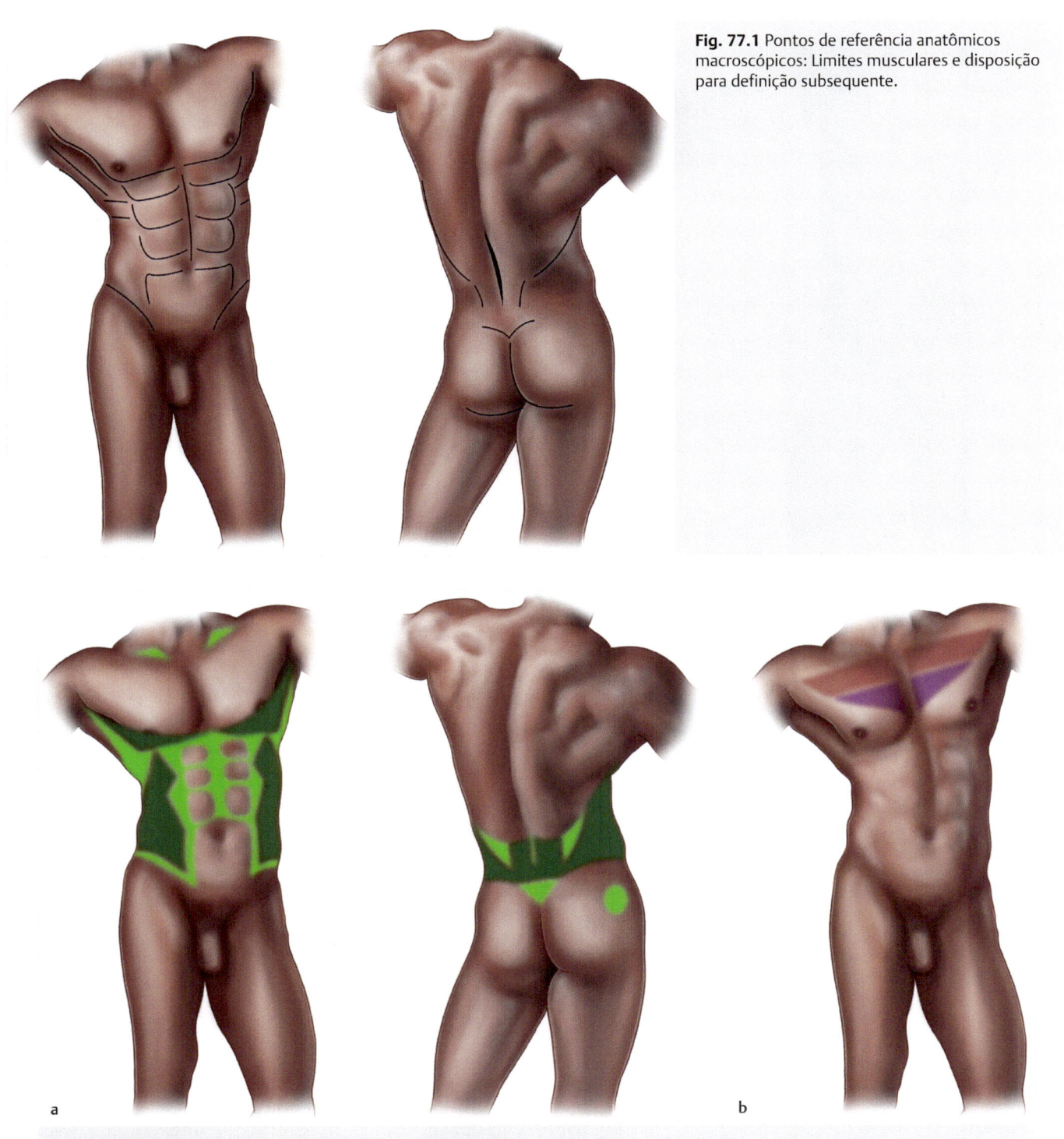

Fig. 77.1 Pontos de referência anatômicos macroscópicos: Limites musculares e disposição para definição subsequente.

Fig. 77.2 Marcações específicas (código de cor): espaços negativos e zonas de transição **(a)** são marcados em *verde*, enquanto as zonas de lipoenxertia **(b)** são desenhadas em *vermelho* e *roxo*. Observe que algumas zonas de adesão **(a)** — proibidas na lipoplastia feminina — precisam ser tratadas para exaltar a aparência muscular.

Emulsificação

- Utilizamos um dispositivo de ultrassom de terceira geração para auxiliar na lipoaspiração.
- A amplificação de vibração da energia sonora em modo de ressonância (VASER) é utilizada para a camada superficial com 80 a 90% de potência, dependendo da fibrose e/ou resistência tecidual.
- A camada profunda é emulsificada em modo contínuo.
- Continuar com movimentos suaves até que a sonda se mova livremente.

Aviso: os movimentos da sonda de ultrassom devem ser contínuos e sem torques. Isso, bem como a colocação de compressas úmidas sob os portais, impedirão a ocorrência de queimaduras.

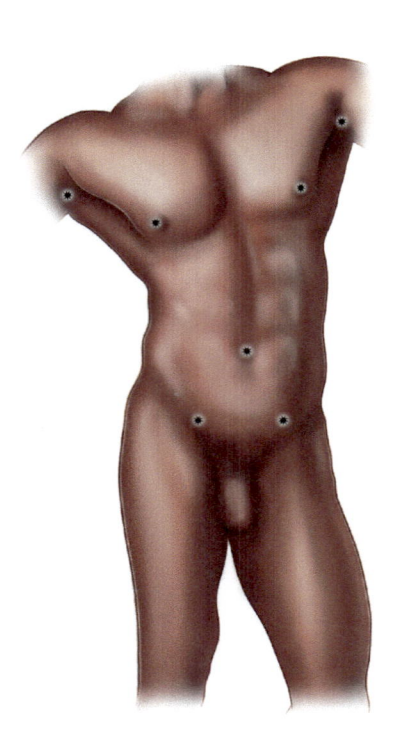

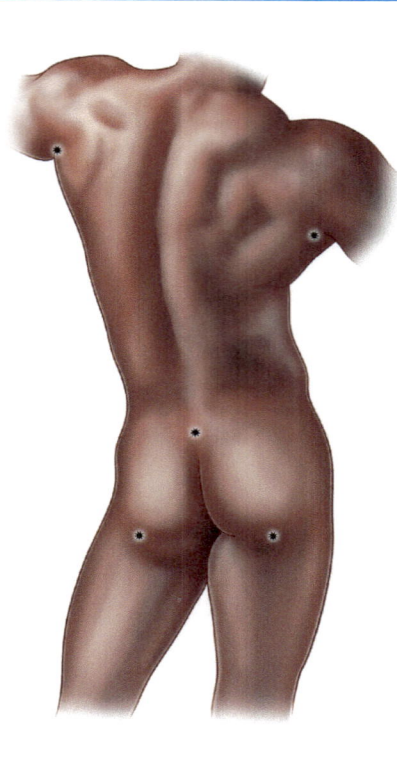

Fig. 77.3 Incisões ocultas geralmente são escondidas por pregas normais da pele (ou a linha da roupa íntima). A lipoescultura masculina de alta definição (HD) ocasionalmente necessita de incisões adicionais sobre o abdome para aumentar a definição do abdome "tanquinho".

Lipoaspiração

- Uma vez que os portais são removidos, a lipoaspiração é realizada.
- Os sistemas Power X e Microaire podem ser usados para facilitar a aspiração.
- A quantidade de gordura removida e o diâmetro da cânula dependem de marcações pré-operatórias:
  - Para as convexidades (luzes), deve ser feita menos remoção de gordura e pequenas (3 mm) cânulas curvas são úteis.
  - Para espaços negativos e concavidades (sombras), a lipoaspiração completa deve ser feita com cânulas espessas (3,7–4 mm) e retas.
- Iniciar a lipoaspiração na camada profunda. Uma vez que o retalho subcutâneo esteja com 1 cm de espessura, é possível obter o enquadramento superficial.
- As extremidades afiadas e as zonas de transição curtas são preferidas no paciente masculino para obter um músculo definido.
- O teste de pinçamento e a lipoaspiração completa devem ser feitos na camada superficial para melhorar a definição atlética (▶ Fig. 77.4).
- A definição minuciosa deve ser feita em *zonas dinâmicas*, que se assemelham à alteração do músculo subjacente durante a contração *versus* posição de repouso (▶ Fig. 77.5). Comparativamente, uma definição suave deve ser alcançada em espaços negativos ao seu redor.

Aviso: as zonas dinâmicas em indivíduos do gênero masculino incluem: peitorais (▶ Fig. 77.5a), deltoides, tríceps (▶ Fig. 77.5b), serrátil, reto abdominal, latíssimo do dorso, quadríceps e gastrocnêmio.

77.2.3 Lipoenxertia

- A lipoaspiração assistida por ultrassom através das tecnologias Power X e Microaire provou ser útil na coleta do enxerto de gordura por controle da pressão negativa (< 10 mm Hg).

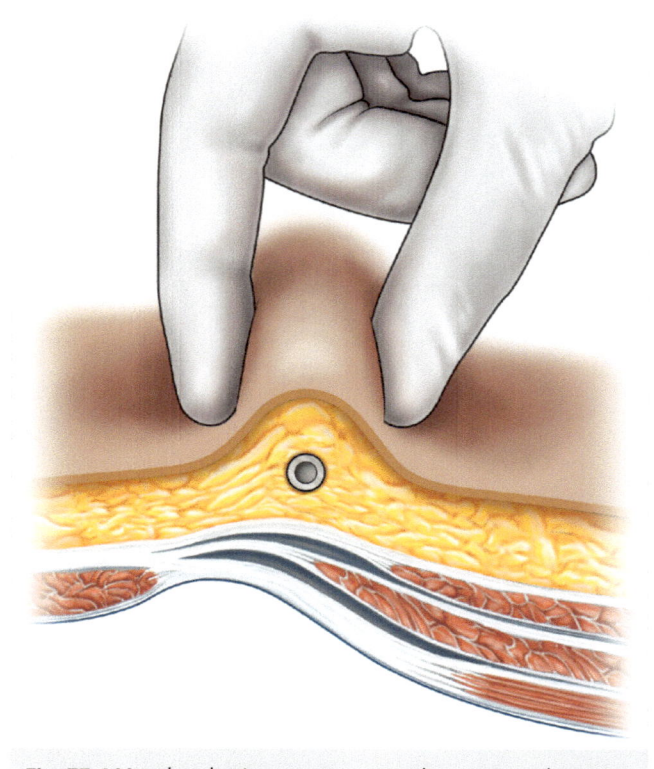

Fig. 77.4 Manobra de pinçamento para realizar o enquadramento superficial. Isso nos permite reduzir a espessura do retalho cutâneo, o que, por sua vez, facilitará a aderência pós-operatória à superfície muscular, resultando em melhor definição.

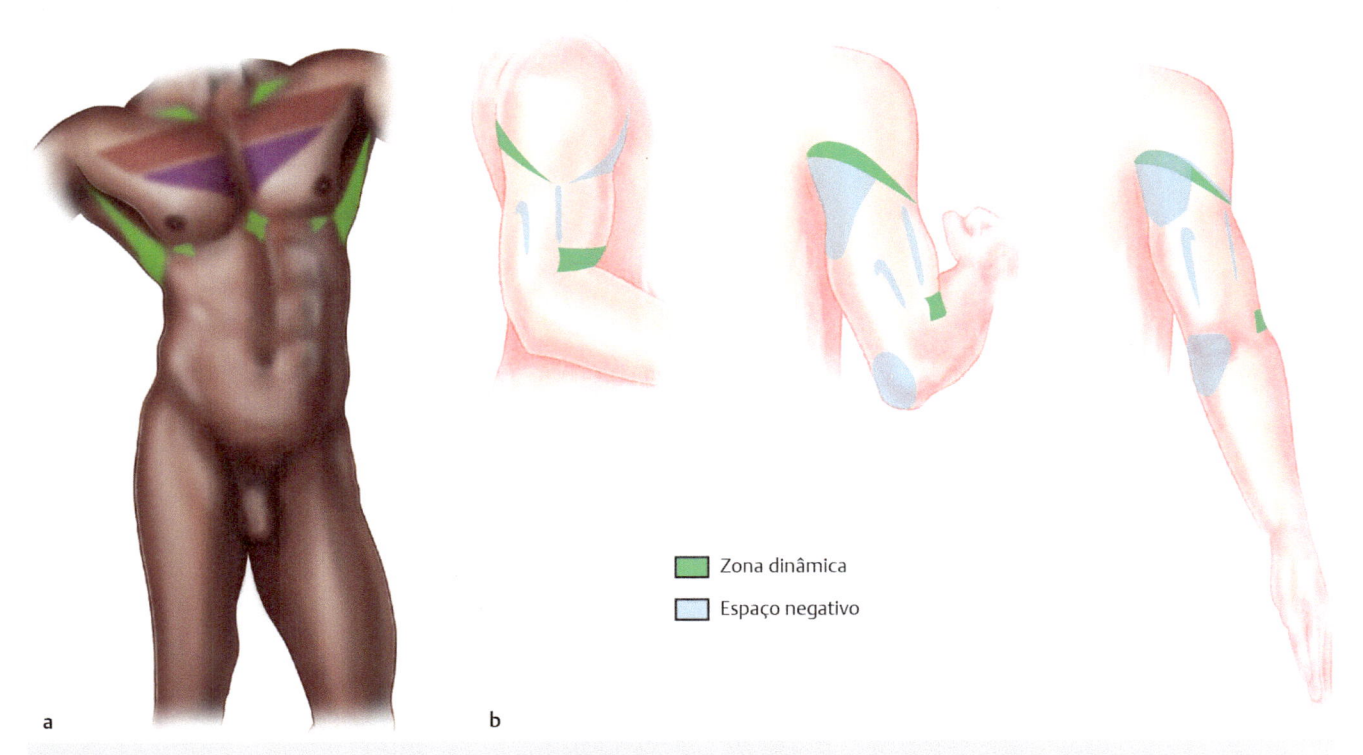

Fig. 77.5 Imagens do detalhamento peitoral **(a)** e definição do braço **(b)**. Os triângulos são úteis para delinear áreas para uma definição suave ao redor das bordas musculares realçadas **(a)**. Zonas dinâmicas **(a, b)** são marcadas posteriormente para guiar não apenas a lipoaspiração superficial e profunda, mas também definir zonas negativas e músculos para a lipoenxertia (deltoide, peitorais).

- A parte interna da coxa e a região inferior do abdome são ricas em células-tronco. O processamento do enxerto de gordura é feito por decantação e ultracentrifugação.
- A lipoenxertia é reservada para áreas com falta de volume ou zonas onde se deseja a melhora da projeção. Zonas mais comuns na lipoescultura masculina HD são: bíceps, deltoides, peitorais (▶ Fig. 77.5a e ▶ Fig. 77.6a), glúteos (▶ Fig. 77.6b), coxas e panturrilhas.
- O Microaire + o dispositivo de bomba peristáltica (lipoenxertia vibratória de expansão [EVL]) podem delicadamente colocar o enxerto entre a camada subcutânea na lipoenxertia dos glúteos.

Aviso: os glúteos devem ser enxertados apenas na camada subcutânea em virtude das considerações de segurança. Os deltoides e os peitorais podem ser enxertados na camada intramuscular para melhorar a sobrevida do enxerto.

- Uma vez que o procedimento é concluído, a maioria das incisões é fechada com a sutura contínua subdérmica de monofilamento absorvível.
- Incisões sobre a zona inguinal e a prega interglútea são deixadas abertas e um dreno é colocado para evitar a formação de seroma permitindo a drenagem adicional de líquido. Se necessário, outras incisões também podem ser deixadas abertas.
- As almofadas absorvíveis são colocadas sobre as incisões; então, o paciente é vestido com coletes de espuma e roupas de compressão.

77.3 Cuidados Pós-Operatórios

- A cabeça do paciente é colocada em 30 a 45 graus na recuperação.
- A vigilância noturna é considerada para extração de alto volume (> 6.000 mL) ou qualquer outra condição médica.
- A alta médica é feita aproximadamente 6 horas após a cirurgia.
- A adesão a recomendações e terapias pós-operatórias deve ser administrada e seguida com precisão pelo paciente para garantir resultados ideais (▶ Fig. 77.7a-h).
- A drenagem diária deve ser realizada por um técnico ou enfermeira por 8 a 10 dias após a cirurgia.
- As roupas de compressão devem ser utilizadas por 6 a 8 semanas. Espumas são obrigatórias por pelo menos 4 semanas após o procedimento.
- A deambulação assistida progressiva é recomendada para melhorar a recuperação do trauma cirúrgico e dos pulmões.
- O exercício e a atividade sexual devem ser evitados por 3 a 4 semanas.

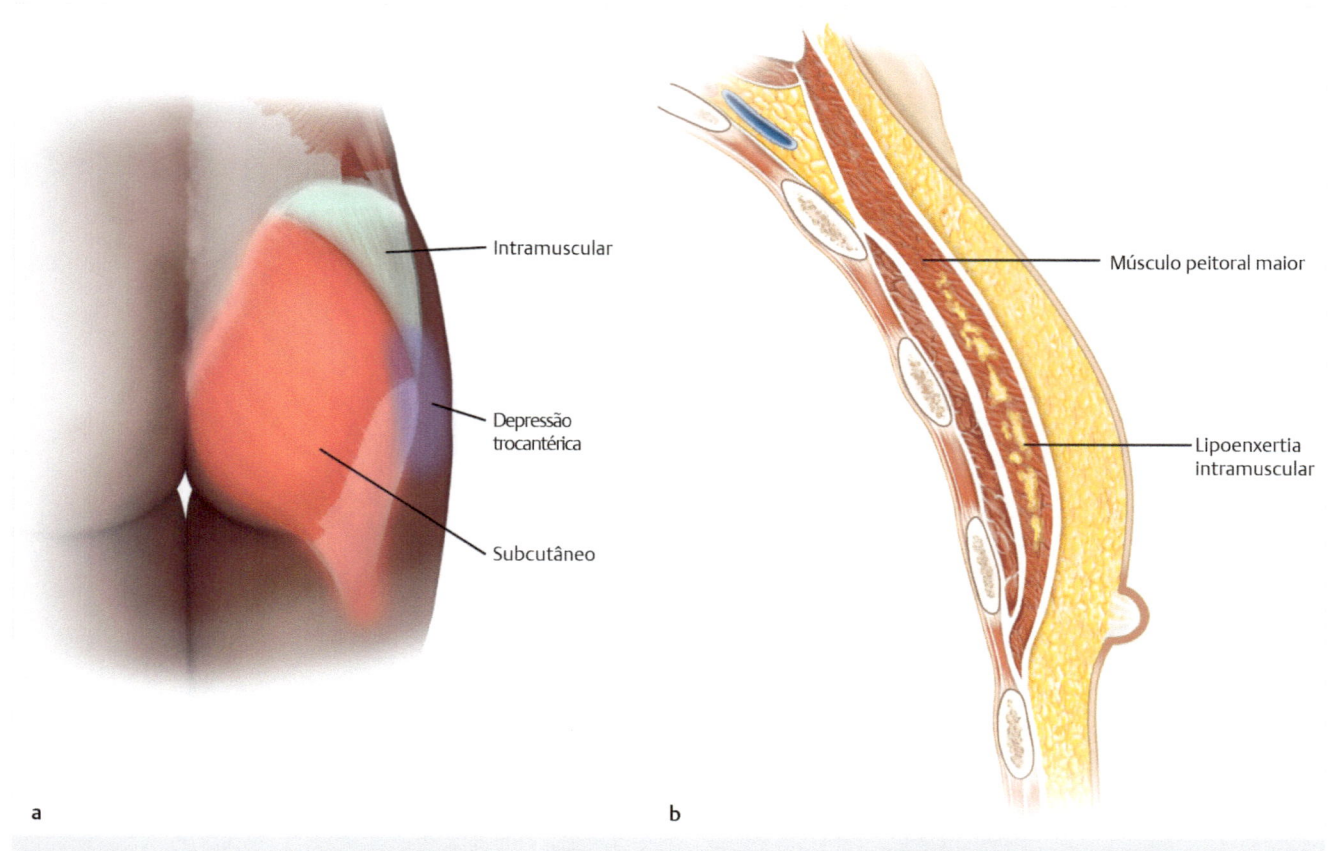

Fig. 77.6 Lipoenxertia: abordagem subcutânea é preferível na área glútea **(a)** para reduzir o risco de migração. O glúteo médio poderia ser enxertado em várias camadas como é realizado no músculo peitoral **(b)** e outros músculos (deltoide, bíceps, panturrilhas).

- O sistema de Recuperação Estética Ativa (CARE) é um método terapêutico planejado para reduzir o inchaço, hematomas, dor e melhorar a cicatrização. Os procedimentos de drenagem linfática, radiofrequência e ultrassom são utilizados para estimular a recuperação.

77.4 Complicações
- Seroma.
- Infecção.
- Hemorragia (equimoses excessivas ou hematoma).
- Irregularidades de contorno ou assimetria.
- Retração anormal ou aberrante da pele.
- Queimaduras.
- Outros: edema pulmonar, tromboembolismo, embolia gordurosa, perfuração, necrose, toxicidade da lidocaína.

77.5 Exemplo de Caso
Lipoplastia HD realizada em paciente do gênero masculino de 34 anos. A falta de projeção e definição do tórax é observada nas imagens pré-operatórias (▶ Fig. 77.7a–d), além da musculatura deficiente dos membros superiores. O novo realce do tórax e a aparência atlética do braço, bem como a definição muscular do abdome podem ser percebidos nas fotos pós-operatórias (▶ Fig. 77.7e–h).

77.6 Conclusão
A aparência corporal musculosa e atlética no paciente masculino pode ser alcançada através da lipoplastia HD. Marcações precisas, bem como zonas dinâmicas, negativas e de transição são conceitos determinantes que precisam ser dominados para realizar uma lipoescultura masculina HD excepcional. A lipoescultura masculina precisa de definição bem marcada e aumento muscular para alcançar o objetivo de uma aparência masculina. O aumento de volume e de projeção pode ser realizado por lipoenxertia em múltiplas camadas seletivas em alguns músculos principais. A lipoescultura HD no paciente do gênero masculino é um procedimento seguro e reprodutível. O conhecimento específico da anatomia artística e dos princípios básicos de HD, além de uma curva de aprendizagem significativa são necessários para alcançar resultados ideais.

Conclusão

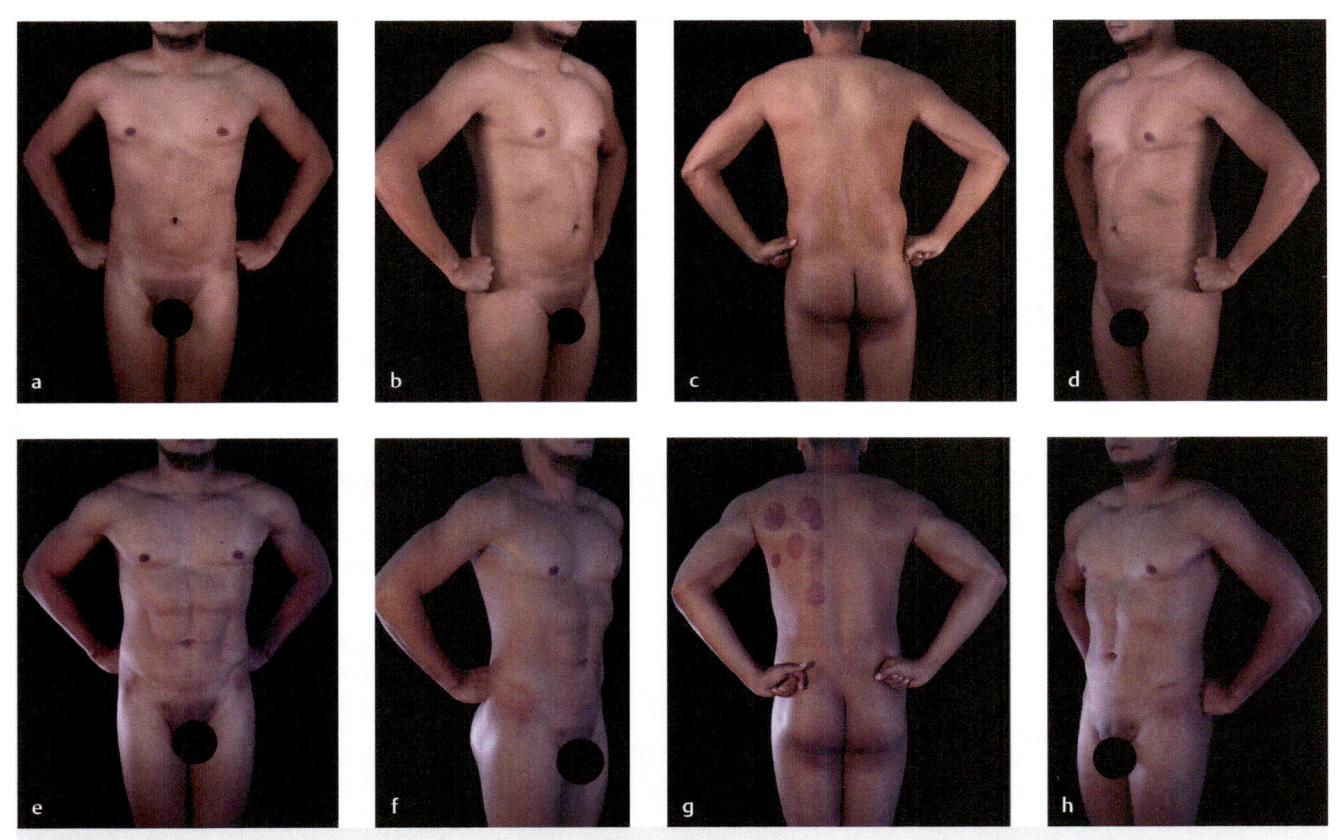

Fig. 77.7 (a-h) Lipoplastia de alta definição (HD) realizada em um paciente do gênero masculino de 34 anos. A falta de projeção e definição do tórax é observada nas imagens pré-operatórias **(a-d)** além da musculatura deficiente do membro superior. O novo realce do tórax e a aparência atlética do braço, bem como a definição muscular do abdome podem ser percebidos nas imagens pós-operatórias **(e-h)**.

Referências

Del Vecchio DA, Villanueva NL, Mohan R, et al. Clinical implications of gluteal fat graft migration: a dynamic anatomical study. Plast Reconstr Surg. 2018; 142(5):1180-1192

Hoyos AE, Millard JA. VASER-assisted high-definition liposculpture. Aesthet Surg J. 2007; 27(6):594-604

Hoyos AE, Prendergast PM. High definition body sculpting: art and advanced lipoplasty techniques. 1st ed. Berlin, Heidelberg: Springer; 2014

Hoyos A, Perez M. Dynamic-definition male pectoral reshaping and enhancement in slim, athletic, obese, and gynecomastic patients through selective fat removal and grafting. Aesthetic Plast Surg. 2012; 36(5):1066-1077

Rohrich RJ, Beran SJ, Kenkel JM. Ultrasound-assisted liposuction. 1st ed. St Louis, USA: Thieme Medical Publishers, Inc.; 1998

78 Excisão de Ginecomastia com BodyBanking®

Ira L. Savetsky • Douglas S. Steinbrech

Resumo

As técnicas de contorno do tórax, incluindo a redução seletiva de tecido adiposo e glandular, são limitadas em termos de incapacidade para alcançar a aparência muscular em pacientes com muito pouca massa muscular na musculatura do peitoral maior. Aqui nós apresentamos nossa técnica para alcançar resultados superiores no contorno do tórax utilizando o lipocontorno seletivo com lipoenxertia.

Palavras-chave: ginecomastia, mamas masculinas, pseudoginecomastia, lipoaspiração, lipoenxertia.

> **Pontos Essenciais**
>
> - A ginecomastia geralmente é idiopática; no entanto, causas fisiológicas e patológicas devem ser excluídas.
> - Minimizar as incisões areolares inferiores, obliterar o sulco inframamário e realizar a excisão quase completa do tecido glandular mamário.
> - O objetivo é um contorno plano do tórax com acentuação do músculo peitoral maior subjacente.
> - Os resultados são maximizados usando uma combinação de lipectomia por aspiração, excisão direta, juntamente com a lipoenxertia estrutural mensurada.

78.1 Etapas Pré-Operatórias

78.1.1 Análise

- O procedimento começa com uma análise pré-operatória completa para identificar áreas de tecido glandular e/ou gorduroso juntamente com os aumentos musculares e sombreamentos desejados.
- Essas áreas são cuidadosamente marcadas no pré-operatório com o paciente em pé antes de qualquer administração de sedativos.

78.2 Etapas Operatórias

Ver **Vídeo 78.1**.

78.2.1 Excisão Direta, Incisões de Acesso e Lipectomia por Aspiração

- Ao longo das aréolas inferiores são feitas incisões perfurantes de 3 mm.
- A solução tumescente (solução salina 0,9% com lidocaína 0,1% e adrenalina a 1:1.100.000) é infiltrada e aguarda-se 10 minutos para que ela faça efeito.
- A lipectomia é então realizada usando lipoaspiração assistida à energia (*Power Assisted Liposuction System*, MicroAire®, Charlottesville, VA).
- As incisões são realizadas com uma lâmina nº 15 e aprofundadas com o eletrocautério e, em seguida, a excisão quase completa do tecido glandular é realizada em bloco (▶ Fig. 78.1).
- Para evitar uma depressão do contorno ou "deformidade em forma de pires", 2 a 3 mm de tecido subareolar são mantidos no lugar em pacientes muito atléticos, enquanto 5 mm de tecido subareolar são mantidos em pacientes ligeiramente acima do peso.
- Ampla dissecção do sulco inframamário é realizada de maneira cortante a partir das incisões areolares inferiores para permitir que o excesso de pele oblitere a dobra e permitir que a pele se reposicione e se contraia.

78.2.2 Coleta de Tecido Adiposo, Preparação e BodyBanking®

- As áreas para a coleta de tecido adiposo são determinadas no pré-operatório dependendo dos desejos do paciente e das áreas de lipodistrofia.
- As incisões perfurantes são feitas em uma área imperceptível.
- A solução tumescente (solução salina 0,9% com lidocaína 0,1% e adrenalina a 1:1.100.000) é infiltrada e aguarda-se 10 minutos para que ela faça efeito.
- A lipectomia é então realizada usando a lipoaspiração assistida à energia (*Power Assisted Liposuction System*, MicroAire®, Charlottesville, VA) ou lipectomia por aspiração tradicional padrão (▶ Fig. 78.2).
- A gordura é drenada usando uma peneira de metal e colocada em seringas de 20 cc para reinjeção.
- A gordura é transplantada com uma cânula de lipoenxertia 1,2 Tulip (*Tulip Medical Products*, San Diego, CA) após acesso dérmico da pele com agulha de calibre 18 na parte superior do tórax para acentuar o músculo peitoral maior subjacente (▶ Fig. 78.3).

78.2.3 Modelagem do Tecido

- Colocando-se a ponta do dreno de Penrose em uma cânula de lipoaspiração, os drenos de Penrose são colocados em todos os sítios de lipoaspiração.
- As áreas de lipoenxertia são então modeladas e preservadas usando fita adesiva de espuma, painéis de espuma e curativos de compressão.
- A fita de espuma ao longo das áreas de depressão também oferece suporte à elevação de áreas adjacentes que foram enxertadas com tecido adiposo, de forma que a gordura seja mantida nos locais desejados.

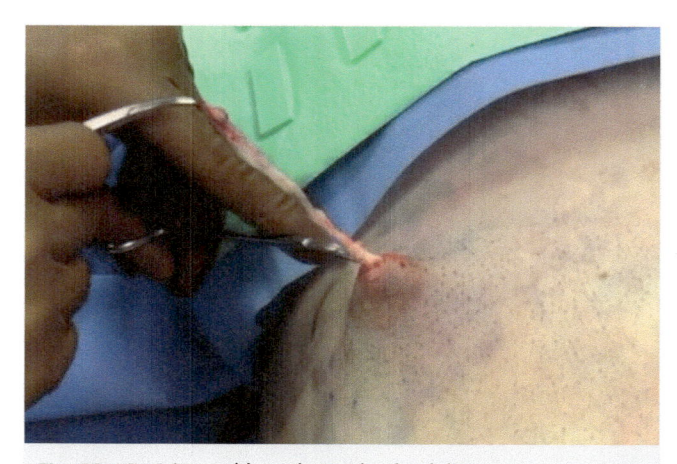

Fig. 78.1 Excisão em bloco do tecido glandular.

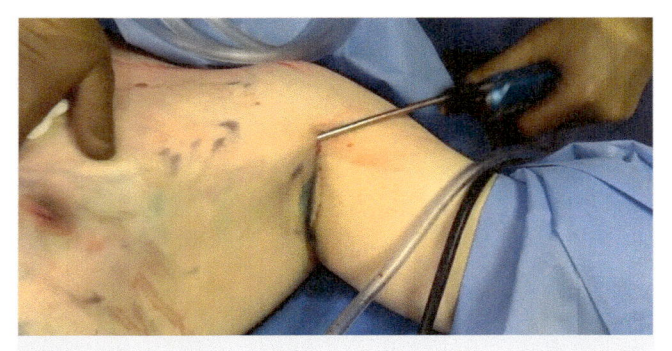

Fig. 78.2 Lipectomia com lipoaspiração assistida à energia.

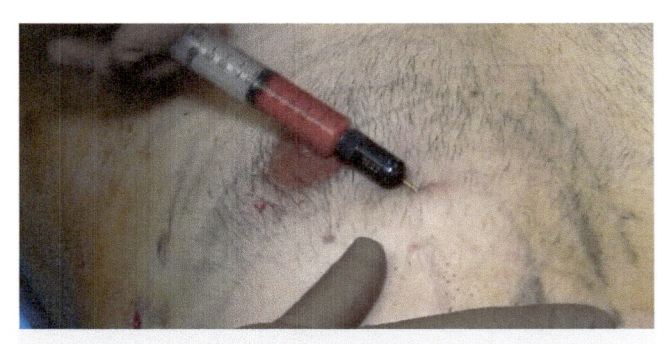

Fig. 78.3 Lipoenxertia com uma cânula de lipoenxertia 1,2 Tulip.

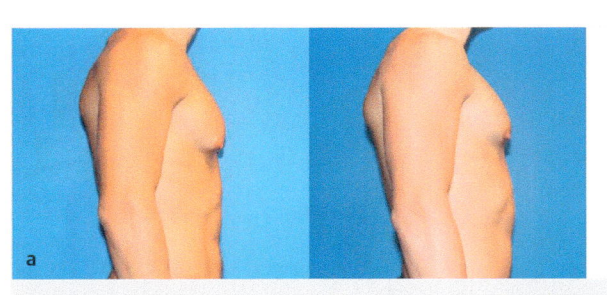

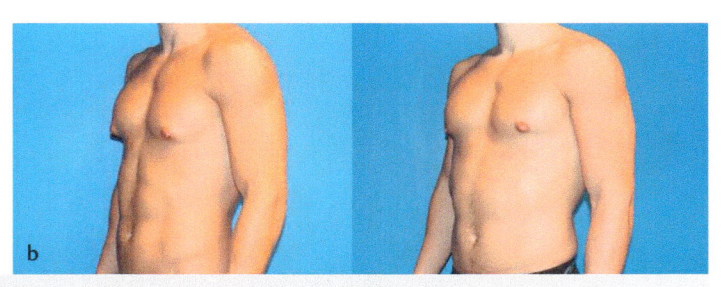

Fig. 78.4 (a, b) Vistas pré e pós-operatórias laterais e oblíquas de paciente do gênero masculino após ser submetido à excisão de ginecomastia com transferência de tecido adiposo autólogo no tórax.

78.3 Cuidados Pós-Operatórios

- As vestimentas de compressão e a espuma são removidas no terceiro dia do pós-operatório.
- Os drenos de Penrose são reposicionados e retirados parcialmente após 10 dias.
- Os drenos de Penrose são totalmente removidos depois de 10 dias seguintes.

78.4 Exemplo de Caso

Vistas laterais e oblíquas pré e pós-operatórias de um paciente do gênero masculino após ser submetido à excisão de ginecomastia com transferência de tecido adiposo autólogo para o tórax (▶ Fig. 78.4a, b).

78.5 Conclusão

O contorno corporal é um campo em crescimento com várias técnicas e ferramentas disponíveis para o cirurgião plástico. Quando utilizada como modalidade primária, a lipoaspiração pode causar mudanças significativas no volume e também no contorno. A lipoaspiração por si só pode ser limitada por deposição de gordura de rebote em locais indesejáveis, como na cavidade intra-abdominal e no coxim adiposo bucal, entre outros. A lipoaspiração seletiva é combinada com lipoenxertia estrutural mensurada para combater os efeitos da deposição de gordura de rebote (rebote de adiposidade), ao mesmo tempo em que obtém elevações e depressão sinérgicas em áreas cirurgicamente abordadas para refinar o contorno.

Referências

Blau M, Hazani R, Hekmat D. Anatomy of the gynecomastia tissue and its clinical significance. Plast Reconstr Surg Glob Open. 2016; 4(8):e854

Blau M, Hazani R. Correction of gynecomastia in body builders and patients with good physique. Plast Reconstr Surg. 2015; 135(2):425-432

Khouri RK, Jr, Khouri RK. Current clinical applications of fat grafting. Plast Reconstr Surg. 2017; 140(3):466e-486e

Lista F, Ahmad J. Power-assisted liposuction and the pull-through technique for the treatment of gynecomastia. Plast Reconstr Surg. 2008; 121(3):740-747

Steinbrech DR. Male aesthetic plastic surgery. London, England: Thieme; 2019

79 Cirurgia Plástica na Mulher Pós-Gestação (*Mommy Makeover*)

Matthew Schulman

Resumo

Na sociedade atual há uma demanda crescente por mais produtos, entregues de forma rápida e eficiente. A demanda de cirurgia plástica de hoje não é diferente. As pacientes desejam aperfeiçoar o corpo inteiro em uma única operação. Técnicas cirúrgicas modernas, juntamente com a tecnologia anestésica avançada, possibilita a execução de procedimentos combinados com segurança. O termo "cirurgia plástica na mulher pós-gestação" (*mommy makeover*) é utilizado para se referir a uma única operação composta de múltiplos procedimentos que abordam, simultaneamente, diferentes áreas do corpo. De modo geral, isso é empregado para reverter as mudanças comuns associadas à gravidez, mas também é usado para melhorar as modificações associadas ao envelhecimento e flutuações de peso. Os procedimentos mais comumente utilizados incluem abdominoplastia, lipoaspiração e mamoplastia, mas variam de paciente para paciente. Este capítulo discutirá o que mais comumente constitui uma "cirurgia plástica na mulher pós-gestação" — como escolher as combinações de procedimentos e pacientes de forma apropriada, como modificar suas técnicas com a combinação de procedimentos e como realizar cirurgias combinadas eficientemente, minimizando o tempo de operação e reduzir os riscos cirúrgicos.

Palavras-chave: cirurgia plástica na mulher pós-gestação, combinação, abdominoplastia, mama, lipoaspiração, gravidez.

> **Pontos Essenciais**
> - A "cirurgia plástica na mulher pós-gestação" refere-se a uma combinação de procedimentos, realizada durante uma única operação, para reverter sinais comuns de envelhecimento e das gestações.
> - Os avanços nas técnicas cirúrgicas e anestésicas permitiram realizar cirurgias combinadas com mais segurança.
> - As combinações específicas são únicas e personalizadas para cada paciente.
> - A cirurgia combinada realizada adequadamente requer que o cirurgião considere cada procedimento individualmente e também como cada um se relaciona e afeta o outro.

79.1 Definição de "Cirurgia Plástica na Mulher Pós-Gestação"

- Operação única que consiste em vários procedimentos, cada um desenvolvido para abordar áreas específicas do corpo.
- Mais comumente utilizado quando se refere à cirurgia para reverter efeitos da gravidez.
- O termo é impróprio, pois as pacientes não precisam ser mães ou já terem gestações anteriores.
- Também utilizada para se referir à cirurgia combinada para corrigir alterações do processo normal de envelhecimento, anomalias congênitas ou flutuações de peso.

79.2 Procedimentos Mais Comuns

- Procedimentos na mama:
  - Mamoplastia de aumento, mastopexia, mastopexia com aumento, mamoplastia redutora.
- Procedimentos abdominais:
  - Abdominoplastia, abdominoplastia estendida, miniabdominoplastia.
- Lipoaspiração.
- Gluteoplastia de aumento.
- Podem incluir praticamente qualquer procedimento, uma vez que cada operação é personalizada para pacientes individuais.
- A abordagem circunferencial oferecerá melhora significativa.
- Geralmente envolve procedimentos para a mama e o corpo, embora os procedimentos faciais não sejam excluídos.

79.3 Etapas Pré-Operatórias

79.3.1 Seleção da Paciente

- As cirurgias tendem a ser mais longas, portanto, a seleção da paciente é essencial.
- Pacientes saudáveis com autorização médica apropriada.
- Hemograma completo (CBC), tempo de protrombina (PT)/tempo de tromboplastina parcial (PTT), painel metabólico básico, eletrocardiograma (ECG), radiografia de tórax (CXR) (se acima de 50 anos de idade), exame físico e autorização médica por escrito pelo médico primário ou qualquer especialista relevante.
- Hemoglobina > 12,5 g/dL.
- Otimização de quaisquer problemas médicos preexistentes.
- Interrupção do consumo de nicotina por um mínimo de 4 semanas antes e 8 semanas após a cirurgia.
- Pacientes com expectativas realistas que entendem que esses procedimentos combinados necessitam de períodos de recuperação mais longos e taxas de revisão mais altas.
- Não há planos imediatos para gravidez.
- Mínimo de 9 meses pós-parto.

79.3.2 Seleção de Procedimentos Combinados

- A combinação deve ser selecionada para maximizar a melhora da paciente e minimizar o tempo de operação, ao mesmo tempo em que compreende como as combinações afetam a cicatrização e os resultados.
- Dor pós-operatória prevista e afastamento do trabalho necessário ou das responsabilidades familiares são considerados e devem ser discutidos com as pacientes.
- É melhor abordar as áreas que mais incomodam a paciente, sabendo que nem sempre é possível abordar com segurança todas as áreas em uma única operação.
- Combinações apenas anteriores — abdominoplastia, mamoplastia e lipoaspiração anterior/lateral:
  - Permite a facilidade no posicionamento operatório e tempo de operação mais rápido.
  - A posição supina será utilizada durante o período de recuperação.
  - Pode não oferecer melhora máxima, visto que os defeitos posteriores não são abordados.
- Adição de procedimentos posteriores — lipoaspiração posterior, remoção de pele e contorno dos glúteos:
  - Exigirá mudanças de posição na sala de cirurgia com tempo de operação adicional.

- O posicionamento durante o período de recuperação será supino ou lateral, uma vez que o posicionamento prono pode afetar de modo adverso os resultados da abdominoplastia ou mamoplastia.
- Aumento do risco de formação de seroma dependente após lipoaspiração posterior e a colocação de dreno posterior pode ser indicada.
- Quando o contorno das nádegas com lipoenxertia é realizado, haverá aumento do risco de reabsorção de gordura por pressão da posição supina durante a recuperação.

79.3.3 Marcações Cirúrgicas

- As marcações cirúrgicas são feitas como de costume, com algumas considerações específicas.
- Ao combinar a cirurgia da mama com uma abdominoplastia, você deve considerar o alongamento inferior do sulco inframamário (IMF) (▶ Fig. 79.1).
  - As marcações nas mamas devem ser ajustadas para compensar o deslocamento inferior do IMF e devem ser realizadas enquanto a pele abdominal é "esticada".
  - A falha em prever o deslocamento do IMF resultará em cicatrizes visíveis na parede abdominal superior que normalmente seria ocultada dentro do IMF.
  - O deslocamento do IMF alterará as distâncias do mamilo até o IMF, o que é importante durante os procedimentos de elevação e redução da mama.

79.4 Etapas Operatórias

Ver **Vídeo 79.1**.

79.4.1 Na Área de Espera Pré-Cirúrgica

- Hidratação pré-operatória com 1.000 cc de soro fisiológico ou Ringer lactato.
- Antibióticos intravenosos 20 minutos antes da incisão.
- Revisões adicionais sobre os riscos, alternativas e benefícios do procedimento planejado.

79.4.2 Sequência de Procedimentos

- A ordem dependerá dos procedimentos específicos a serem realizados.
- A esterilidade do procedimento e o posicionamento necessário da paciente determinarão a sequência.
- Quando possível, a colocação de implantes mamários como o primeiro procedimento minimiza o risco de contaminação.
- Ao usar uma abordagem circunferencial, a paciente não pode ser colocada em decúbito ventral após a conclusão de uma abdominoplastia ou procedimento complexo da mama:
  - Comece deitada em decúbito ventral e execute os procedimentos posteriores.
  - Vire a paciente em decúbito dorsal e, em seguida, execute os procedimentos anteriores, começando com procedimentos na mama.
  - A lipoaspiração do tronco anterior é realizada por último e isso permitirá uma modelagem mais precisa, uma vez que os outros procedimentos já foram concluídos.
  - A lipoenxertia adicional para os quadris pode ser realizada, se necessário, a partir dessa abordagem anterior.

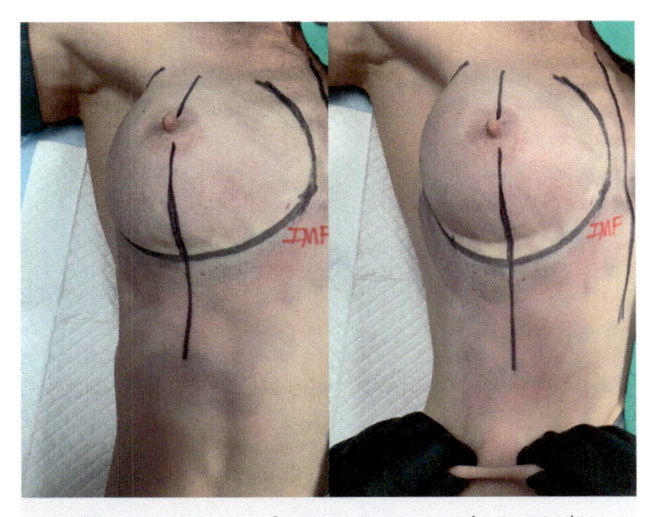

Fig. 79.1 Demonstração da migração prevista da cicatriz da mama durante a realização simultânea de mamoplastia e abdominoplastia. À esquerda você verá como a marcação permanece dentro do sulco inframamário (IMF). À direita, você verá onde essa "incisão" ficará após a retração da pele abdominal em uma abdominoplastia. A colocação da incisão do IMF deve considerar a migração prevista.

Exemplo Específico Sequencial: Procedimento nas Mamas (Elevação, Elevação com Implantes, Implantes), Abdominoplastia e Gluteoplastia de Aumento ("Bumbum Brasileiro")

- Posição prona.
- Lipoaspiração do tronco posterior com lipoenxertia dos glúteos e quadris.
- Vire em decúbito dorsal.
- Elevação da mama e implantes.
- Abdominoplastia.
- Lipoaspiração dos flancos, linha do sutiã e quaisquer outras áreas anteriores.
- Lipoenxertia adicional nos quadris e abordagem anterior (se necessário).

79.4.3 Posicionamento da Paciente

- Mudanças de posição aumentam o risco da paciente:
  - Aumento do tempo de operação.
  - Aumento da exposição e hipotermia.
  - Preocupações anestésicas – vias aéreas, pressão arterial e oxigenação.
- Abordagem em duas posições:
  - Anterior e posterior.
  - Sem posicionamento lateral.
- Não mais do que duas posições para evitar tempos operatórios desnecessários e aumento do risco associado à movimentação da paciente:
  - Evite anterior → posterior → anterior.
- Controle apropriado das vias aéreas e proteção dos pontos de pressão da paciente.

79.5 Redução do Tempo de Operação

- O tempo de operação e da anestesia quase sempre pode ser reduzido pela realização com maior eficiência de aspectos não relacionados com as condições operatórias reais.

79.5.1 Comunicação da Equipe

- Mantenha uma boa comunicação com a equipe cirúrgica sobre as etapas em sua operação.
- Forneça atualizações de tempo precisas sobre a duração entre as etapas para que a equipe possa estar preparada.
- Quando você estiver concluindo um procedimento específico, sua equipe já deve estar se preparando para o próximo procedimento a fim de evitar atrasos desnecessários.

79.5.2 Eficiência no Reposicionamento da Paciente

- Atrasos significativos podem ser evitados com um reposicionamento eficiente da paciente.
- A eficiência do reposicionamento é fundamental e deve ser praticada, assim como uma equipe de mecânicos da NASCAR que treina a troca de pneus.
- Você deve cronometrar a reposição para autoauditoria e melhoria:
  - O processo deve levar tão pouco como 30 segundos em pacientes magras e não mais do que 60 segundos em pacientes com mais peso.
  - Isso requer uma equipe cirúrgica consistente e prática, por isso é muito mais fácil de aperfeiçoar em um ambiente de consultório.
- O reposicionamento pode ser feito de forma rápida e segura com quatro membros da equipe (▶ Fig. 79.2a–d).
  - Monitoramento anestésico da cabeça e das vias aéreas.
  - Cirurgião de um lado.
  - Assistente do outro lado.
  - Auxiliar nos pés.
- Um lençol hospitalar descartável já deve estar em posição antes que a paciente seja anestesiada.
- Existem três manobras: "deslizar", "virar" e "inverter".

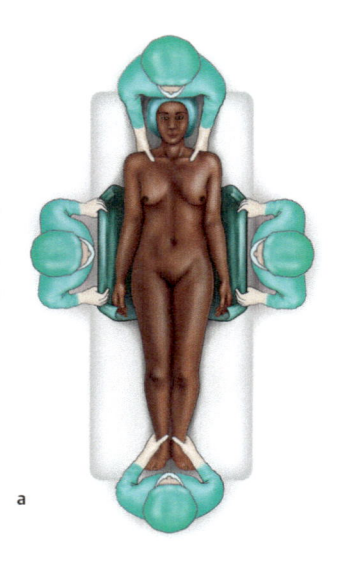

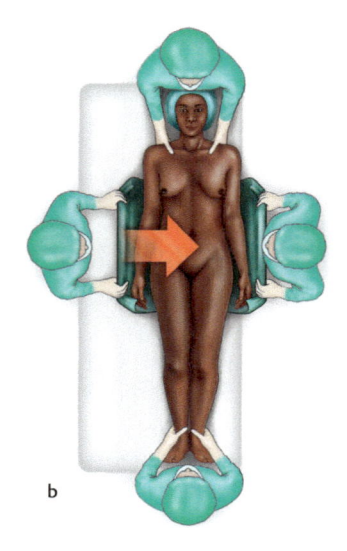

Fig. 79.2 (a-d) Demonstração esquemática de uma eficiente "inversão na mesa de cirurgia" ou reposicionamento de uma paciente da posição supina para a posição prona usando quatro membros da equipe e três manobras ("deslizar", "virar", "inverter"). **(a)** Posicionamento do membro da equipe na cabeça, pés e ambos os lados. **(b)** O "deslizamento": O lençol hospitalar descartável pré-posicionado é utilizado para mover a paciente lateralmente à beira da cama de cirurgia. **(c)** A "virada": A paciente está virada de lado em posição de decúbito lateral. **(d)** A "inversão": A paciente é em seguida, inclinada para a posição prona com o membro principal da equipe "segurando". Neste ponto, os braços podem ser posicionados e rolos de proteção laterais e/ou torácicos podem ser colocados.

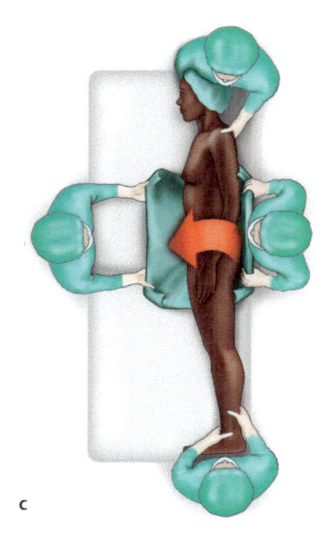

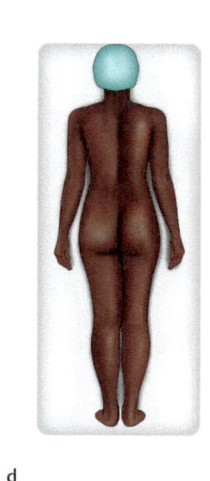

Conclusão

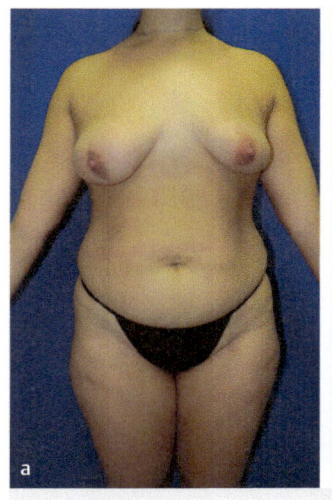

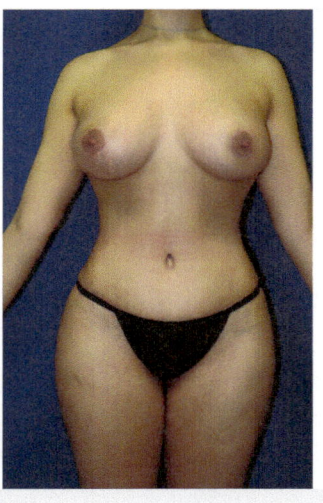

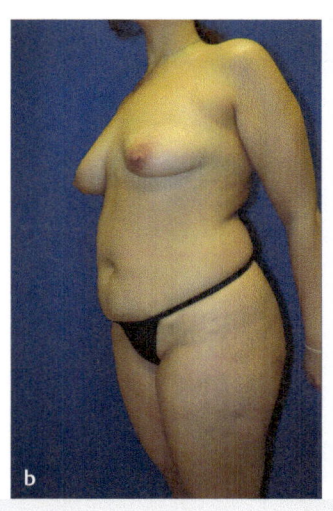

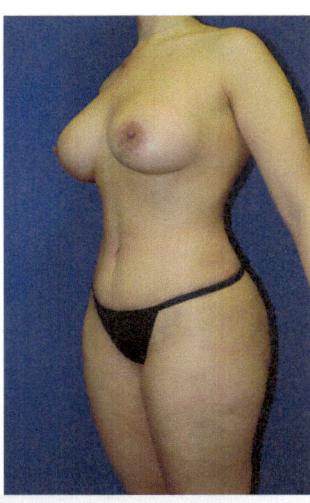

Fig. 79.3 Acompanhamento de uma "cirurgia plástica na mulher pós-gestação" aos 16 meses nas vistas **(a)** anteroposterior (AP) e **(b)** oblíqua. O procedimento combinado consistiu em um aumento da mama com levantamento circumareolar e correção da assimetria de volume com volumes diferenciais de implante, abdominoplastia completa e lipoaspiração circunferencial com enxerto de gordura nos quadris e glúteos. A paciente estava mais preocupada em conseguir um contorno corporal suave e 1.400 cc de gordura foram enxertados na região lateral dos glúteos e nas depressões da lateral do quadril.

79.6 Cuidados Pós-Operatórios

- Os cuidados pós-operatórios vão depender dos procedimentos específicos.
- O procedimento com a maioria das restrições pós-operatórias terá precedentes e geralmente é a abdominoplastia.
- A recuperação geral será mais longa após uma cirurgia plástica na mulher pós-gestação e o edema pós-operatório é mais significativo, particularmente quando a cirurgia é circunferencial.
- Como em qualquer cirurgia, você deve enfatizar a paciência e as expectativas realistas.

79.7 Consistência dos Resultados

- A cirurgia plástica na mulher pós-gestação é simplesmente uma combinação de procedimentos nos quais você já é proficiente.
- A chave para resultados consistentes é a tomada de decisão pré-operatória e o planejamento operatório.
- Uma abordagem circunferencial sempre produzirá melhores resultados estéticos e deve ser discutida com suas pacientes.
- A segurança é sempre o mais importante e os procedimentos, incluindo uma abordagem circunferencial, devem ser evitados se, provavelmente, estender o tempo anestésico total por mais de 6 horas ou, caso contrário, os riscos perioperatórios estarão aumentados.
- Uma abordagem em estágios sempre permanece a opção mais segura e tem a vantagem de permitir pequenas revisões nas cirurgias realizadas anteriormente.
- Em caso de dúvida, organize em etapas!

79.8 Exemplo de Caso

Vistas anteroposterior (AP) e oblíqua de uma cirurgia plástica feminina pós-gestação com 16 meses de acompanhamento. O procedimento combinado consistiu na mamoplastia de aumento com elevação circum-areolar e correção de assimetria do volume com volumes diferenciais de implante, abdominoplastia completa e lipoaspiração circunferencial com lipoenxertia para os quadris e glúteos. A paciente estava mais preocupada em alcançar um contorno corporal suave e 1.400 cc de gordura foram enxertados na região lateral dos glúteos e nas depressões da lateral do quadril (▶ Fig. 79.3a, b).

79.9 Conclusão

As técnicas cirúrgicas e anestésicas atuais permitem-nos agora combinar com segurança vários procedimentos em uma única operação. Isso nos permite melhorar consideravelmente o corpo e reverter os sinais de envelhecimento, flutuações de peso e gravidez em uma operação única. As pessoas estão ficando cada vez mais ocupadas, então, é um desejo crescente de minimizar o número de procedimentos cirúrgicos que precisarão se submeter. As pacientes são mais propensas a escolher uma cirurgia plástica feminina pós-gestação, com custo aumentado e recuperação mais longa, do que selecionar vários procedimentos menores realizados separadamente.

Referências

Hardy KL, Davis KE, Constantine RS, et al. The impact of operative time on complications after plastic surgery: a multivariate regression analysis of 1753 cases. Aesthet Surg J. 2014; 34(4):614-622

Hoyos A, Perez ME, Guarin DE, Montenegro A. A report of 736 high-definition lipoabdominoplasties performed in conjunction with circumferential VASER liposuction. Plast Reconstr Surg. 2018; 142(3):662-675

Matarasso A, Smith DM. Combined breast surgery and abdominoplasty: strategies for success. Plast Reconstr Surg. 2015; 135(5):849e-860e

Matarasso A, Smith DM. Strategies for aesthetic reshaping of the postpartum patient. Plast Reconstr Surg. 2015; 136(2):245-257

Rinker B, Veneracion M, Walsh CP. The effect of breastfeeding on breast aesthetics. Aesthet Surg J. 2008; 28(5):534-537

80 Braquioplastia

Rod J. Rohrich ▪ Paul D. Durand

Resumo

Com uma população crescente com perda maciça de peso, o contorno da parte superior do braço continua a crescer em popularidade. Refinamentos na técnica, como a modificação dos padrões de excisão da pele e o uso adjuvante da lipoaspiração, fornecem segurança e resultados reprodutíveis. A seleção do(a) paciente continua sendo a importância máxima na seleção da melhor abordagem para o contorno da porção superior do braço. Neste capítulo é apresentado um algoritmo clínico que pode ser utilizado para selecionar o melhor método cirúrgico com base na análise estética cuidadosa da parte superior do braço. Isso é seguido por descrições detalhadas das etapas operatórias envolvidas em cada tipo de procedimento.

Palavras-chave: braquioplastia, braquioplastia de incisão limitada, braquioplastia estendida, contorno da porção superior do braço, contorno corporal.

Pontos Essenciais

- Com uma população crescente com perda de peso maciça, o contorno da parte superior do braço continua a crescer em popularidade.
- Refinamentos na técnica, como a modificação dos padrões de excisão da pele e o uso auxiliar de lipoaspiração, permitem resultados seguros e reprodutíveis.
- A seleção do(a) paciente é de extrema importância na seleção da melhor abordagem para o contorno da parte superior do braço.

80.1 Etapas Pré-Operatórias

- A análise pré-operatória adequada é crucial para determinar o melhor método para o contorno da parte superior do braço para cada paciente.
- Um teste de pinçamento pode ser utilizado para determinar o excesso de gordura; geralmente representa mais de 1,5 cm de espessura de tecido adicional que deve ser considerada na ressecção.
- A flacidez da pele é um problema distinto que pode estar presente isoladamente ou em combinação com o excesso de tecido adiposo; pode ser mensurada pelo pinçamento do excesso de pele entre os dedos e pela medida do *comprimento* do excesso de pele.
- O tecido redundante deve ser avaliado em todos os locais da parte superior do braço: aspectos proximal, médio e distal.
- Um sistema de classificação pode servir para estratificar o(a)s pacientes e restringir qual técnica seria eficaz para cada um (▶ Tabela 80.1).

80.2 Etapas Operatórias

Ver **Vídeo 80.1**.

80.2.1 Lipoaspiração Isolada

- As incisões de acesso são feitas ao longo do aspecto radial do úmero distal e proximalmente ao longo da face posterior do braço.
- As áreas de lipoaspiração são infiltradas usando uma técnica superúmida com uma solução de 1 L de solução de Ringer lactato, 30 cc de lidocaína a 1% e uma ampola de adrenalina 1:1.000.
- O excesso de gordura é removido da porção intermediária e superficial com lipoaspiração assistida por ultrassom (UAL) ou lipoaspiração assistida por sucção (SAL) isolada.
- Superior ao sulco braquial, os autores usam SAL exclusivamente, ao passo que a melhor retração da pele inferiormente foi observada se a SAL for combinada com a UAL.

80.2.2 Braquioplastia de Incisão Limitada

- Ideal em pacientes com flacidez da porção proximal da pele e excesso limitado de gordura.

Marcações

- Com o braço em repouso, os limites anterior e posterior das incisões axilares são marcados na prega cutânea axilar; limitar a incisão entre esses pontos garante que a cicatriz ficará escondida dentro da axila.
- O braço é submetido à abdução de 90 graus e os dois pontos estão conectados na prega axilar.
- A quantidade de excisão da pele é marcada em uma forma semielíptica; geralmente mede 3 a 5 cm de distância vertical no ponto mais central.
- Com o braço na posição abduzida, áreas de lipoaspiração são então marcadas, com o sulco bicipital como o ponto mais anterior para a lipoaspiração.

Tabela 80.1 Sistema de classificação do(a) paciente submetido(a) à braquioplastia

Flacidez da pele		Localização de pele redundante	Tratamento
Tipo I	Não	Sem flacidez da pele	UAL/SAL
Tipo II			
A	Sim	Flacidez mínima da parte medial inferior do braço	Braquioplastia com incisão limitada – medial
B	Sim	Flacidez moderada da parte medial inferior do braço	Braquioplastia medial estendida
Tipo III			
A	Sim	Parte inferior total do braço	Braquioplastia inferior ou medial
B	Sim	Parte inferior total do braço e parede torácica lateral	Braquioplastia inferior estendida

Abreviaturas: SAL, lipoaspiração assistida por sucção; UAL, lipoaspiração assistida por ultrassom.

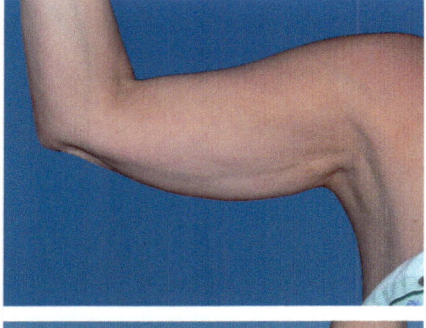

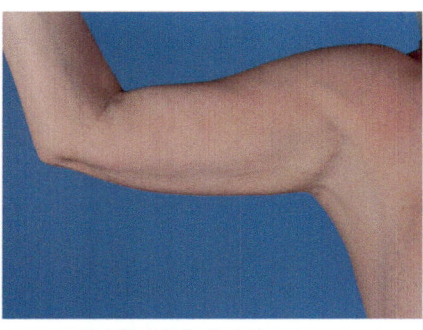

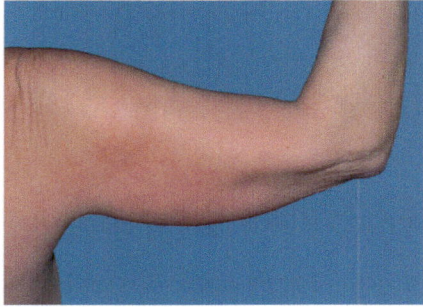

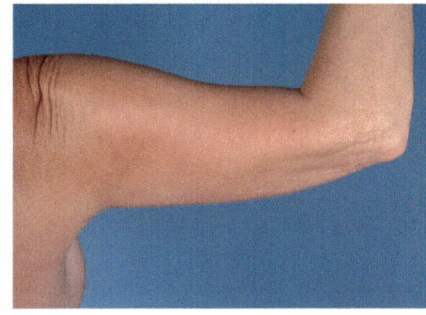

Fig. 80.1 Esta mulher de 54 anos desejava melhora em seus braços. Ela foi submetida à braquioplastia medial. A foto da esquerda é antes da cirurgia, a foto da direita é de 18 meses após a cirurgia.

Lipoaspiração

- As áreas de lipoaspiração são infiltradas usando uma técnica superúmida com uma solução de 1 L de solução de Ringer lactato, 30 cc de lidocaína a 1% e uma ampola de adrenalina 1:1.000.
- Usando uma cânula de 3,7 mm, a lipoaspiração da camada média de gordura é realizada radialmente.
- Aproximadamente 100 a 300 cc do lipoaspirado geralmente são recuperados dependendo do grau de lipodistrofia.

Excisão de Pele

- Após a conclusão da lipoaspiração, a incisão é feita na prega cutânea axilar medial previamente marcada.
- É importante que a excisão seja muito superficial no plano subcutâneo, a fim de maximizar a preservação linfática e nervosa. Posteriormente, onde a camada de tecido adiposo é mais robusta, um plano mais profundo pode ser excisado para auxiliar no contorno final da incisão.
- Após hemostasia meticulosa, uma dissecção mínima da incisão distal e da incisão medial pode ser realizada.
- O excesso de dissecção seria prejudicial e causaria migração indesejável da cicatriz.

Fechamento

- O fechamento é então aproximado com grampos, compensando cuidadosamente qualquer excesso em direção central e evitando a formação de orelhas de cachorro.
- O fechamento em camadas é realizado com suturas interrompidas Vicryl 3-0 na porção profunda do tecido subcutâneo seguido por sutura Vicryl 4-0 na derme profunda. Uma sutura subcuticular contínua de polidioxanona 5-0 é então usada como uma camada final seguida por aplicação de cola Dermabond®.

Exemplo de Caso

Esta mulher de 54 anos desejava melhora nos braços. Ela foi submetida à braquioplastia medial.

A foto da esquerda é antes da cirurgia, a foto da direita é de 18 meses após a cirurgia (▶ Fig. 80.1).

80.2.3 Braquioplastia Estendida

Marcações

- As marcações são realizadas com o(a) paciente na posição vertical com os braços em posição de abdução de 90 graus.
- Primeiro, trace uma linha do epicôndilo medial até a linha axilar média como ponto de referência.
- Em seguida, trace a posição ideal da cicatriz resultante em posição ligeiramente posterior ao longo da linha mediana posterior.
- Se houver extensão da deformidade na lateral do tórax, a cicatriz planejada deve ser traçada seguindo na parede lateral do tórax. Se necessário, a cicatriz pode ser afilada em direção ao sulco inframamário.
- Alguns autores defendem traçar um entalhe no ápice axilar para evitar a formação de retrações da cicatriz na axila.
- O pinçamento suave da pele pode ser utilizado para calcular a excisão planejada com afilamento adequado nas extremidades para evitar qualquer deformidade.
- Áreas de lipoaspiração adicional realizada isoladamente também são delineadas nesse período na parede lateral do tórax, axila e/ou cotovelo.
- Os pontos de acesso de lipoaspiração são marcados na porção mediana do braço (área de ressecção), cotovelo (afastado para o nervo ulnar) e parede torácica lateral.

Lipoaspiração

- As áreas de lipoaspiração são infiltradas usando uma técnica superúmida com uma solução de 1 L de solução de Ringer lactato, 30 cc de lidocaína a 1% e uma ampola de adrenalina 1:1.000.
- A UAL é definida em 50% e realizada em um plano superficial distante do nervo ulnar localizado próximo ao cotovelo.
- A SAL com uma cânula de 4,6 mm é focada na camada superficial apenas na área que está planejada para a excisão.

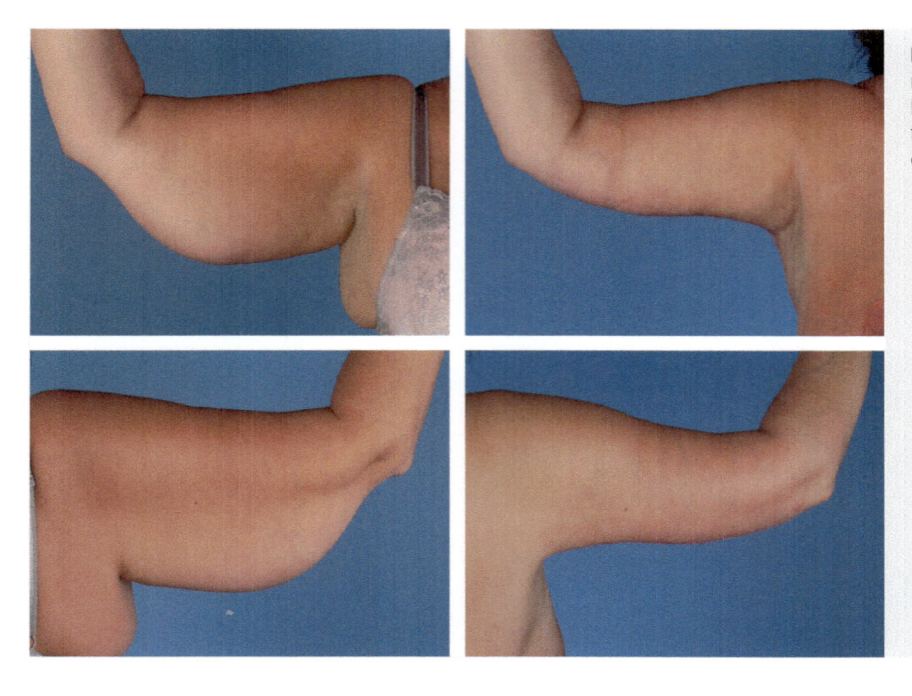

Fig. 80.2 Esta mulher de 47 anos desejava melhora em seus braços depois de perder peso. Ela foi submetida à braquioplastia estendida. A foto da esquerda é antes da cirurgia, a foto da direita é 11 meses após a cirurgia.

- A SAL pode ser estendida quase circunferencialmente, mas deve focar, principalmente, na área marcada para excisão, onde a lipoaspiração deve ser mais agressiva.

Excisão de Pele

- Após lipoaspiração agressiva da área planejada para a excisão, as marcações são verificadas novamente com o teste de pinçamento.
- As incisões são realizadas até a fáscia superficial e uma pinça Kocher é empregada para agarrar o tecido proximalmente.
- O tecido é removido suavemente com tração contínua e contratração da porção proximal para distal, diminuindo os danos aos vasos, nervos e linfáticos em comparação com a dissecção tecidual cortante.
- É realizada excelente hemostasia.

Fechamento

- O fechamento é então aproximado com grampos, compensando cuidadosamente qualquer excesso em direção ao centro e evitando a formação de orelhas de cachorro.
- O fechamento em camadas é realizado com suturas interrompidas Vicryl 3-0 na porção profunda do tecido subcutâneo, seguido por suturas Vicryl 4-0 na derme profunda. Uma sutura subcuticular corrida de polidioxanona 5–0 é então usada como uma camada final seguida por aplicação de cola adesiva de tecido.

Exemplo de Caso

Esta mulher de 47 anos desejava melhora em seus braços após a perda de peso. Ela foi submetida à braquioplastia estendida. A foto da esquerda é de antes da cirurgia, a foto da direita é de 11 meses após a cirurgia (▶ Fig. 80.2).

80.3 Cuidados Pós-Operatórios

- O(a) paciente está vestido(a) com uma roupa de compressão de braço longo com Topifoam® no local.
- A elevação do braço é recomendada em ângulo de 90 graus por 3 semanas.
- A Topifoam® é removida no segundo dia de pós-operatório e o(a) paciente pode tomar banho.
- A roupa de compressão é mantida no lugar 24 horas por dia, 7 dias por semana, durante 3 semanas, exceto para tomar banho.
- O(a) paciente pode retomar todas as atividades da vida diária após 1 semana.

80.4 Conclusão

Uma série de técnicas está disponível para o contorno bem-sucedido do braço. A seleção adequada do(a) paciente é a chave para determinar qual procedimento pode ser utilizado para cada paciente em particular. No(a) paciente com perda maciça de peso e com excesso significativo de pele, a excisão de pele permanece como procedimento padrão ouro.

Referências

Appelt EA, Janis JE, Rohrich RJ. An algorithmic approach to upper arm contouring. Plast Reconstr Surg. 2006; 118(1):237-246

Hurwitz D, Brachioplasty. Clin Plast Surg. 2014; 41(4):745-751

Knotts CD, Kortesis BG, Hunstad JP. Avulsion brachioplasty: technique overview and 5-year experience. Plast Reconstr Surg. 2014; 133(2):283-288

Nguyen AT, Rohrich RJ. Liposuction-assisted posterior brachioplasty: technical refinements in upper arm contouring. Plast Reconstr Surg. 2010; 126(4):1365-1369

Shermak MA. Aesthetic refinements in body contouring in the massive weight loss patient: Part 2. Arms. Plast Reconstr Surg. 2014; 134(5):726e-735e

Trussler AP, Rohrich RJ. Limited incision medial brachioplasty: technical refinements in upper arm contouring. Plast Reconstr Surg. 2008; 121(1):305-307

81 Coxoplastia Medial

Rod J. Rohrich • Erez Dayan • Joshua M. Cohen

Resumo

A coxoplastia medial com lipoaspiração é um procedimento seguro, eficiente e reprodutível que deverá obedecer a um algoritmo de quatro passos: (1) marcações anteriores em forma de "L", (2) Infiltração superúmida, (3) lipoaspiração superficial circunferencial combinada com ultrassom e sucção e (4) excisão de pele pré-desenhada e padronizada e fechamento em camadas. Isso simplifica as marcações e a ressecção e o procedimento preserva os linfáticos e os nervos, minimiza a perda de sangue e mantém o sistema de veias safenas para prevenir perda de pele e deiscência da ferida. Os resultados são confiáveis e previsíveis, com ótimas consequências. Essa técnica oferece outro refinamento na evolução do contorno da coxa medial.

Palavras-chave: *lifting* de coxa medial, coxoplastia, contorno corporal.

> **Pontos Essenciais**
>
> - A elevação tradicional de coxa medial foi associada a problemas pós-operatórios como: migração do ferimento inferior, alargamento da cicatriz, deformidades de tração lateral da vulva e recorrência precoce de ptose. O possível dano cirúrgico aos vasos linfáticos aumenta o risco de seroma e a recuperação pode ser dolorosa em vitude da sensibilidade da área.
> - Uma abordagem modificada ao levantamento da coxa medial apresentada neste capítulo evita muitas das complicações associadas ao levantamento de coxa tradicional ao mesmo tempo em que permite consequências estéticas previsíveis.

81.1 Etapas Pré-Operatórias

- A paciente é marcada para criar uma incisão invertida em "L" que leva à excisão de pele pré-desenhada e padronizada. A marcação é feita primeiro na posição em pé, com as pernas levemente afastadas. A localização final desejada da incisão é ao longo da coxa medial, desde o aspecto inferior do joelho até a dobra.
- Usando o método de pinçar a pele, a pele da coxa medial é avaliada quanto à redundância e a mobilidade por transposição em ambas as direções anterior e posterior para encontrar a linha previamente desenhada. Isso demonstra a quantidade de pele a ser removida. Essa manobra leva a uma excisão de pele padronizada em elipse que se afunila no joelho medial. A largura da elipse se baseia no pinçamento da pele e geralmente varia entre 10 e 15 cm (▶ Fig. 81.1).
- A incisão proximal anterior é desenhada de modo a se chegar a uma curva suave em uma marcação anterior em forma de "L" invertido. As extremidades superior e inferior da incisão terminam em formato cônico.

81.2 Etapas Operatórias (▶ Fig. 81.2)

- Os pontos de acesso para a lipoaspiração ficam distais à dobra da virilha na região a ser ressecada, coxa média e bem proximal ao joelho medial.
- A coxa é infiltrada usando a técnica superúmida (*superwet*) em orientação circunferencial. A solução preferida é a de 1 litro de solução lactada de Ringer, 30 cc de lidocaína a 1% e uma ampola de epinefrina a 1:1.000.
- A lipoaspiração circunferencial combinada com sucção e/ou ultrassom usando cânulas de 3,5 a 4,0 mm é executada em orientação circunferencial na área a ser excisada. O sistema da veia safena é evitado mantendo-se um plano superficial de lipoaspiração na área a ser excisada. Isso é essencial para evitar a deiscência da ferida e a infecção. O tecido dissecado é verificado novamente via teste de pinçamento para confirmar as marcações para excisão e evitar a ressecção exagerada da pele.

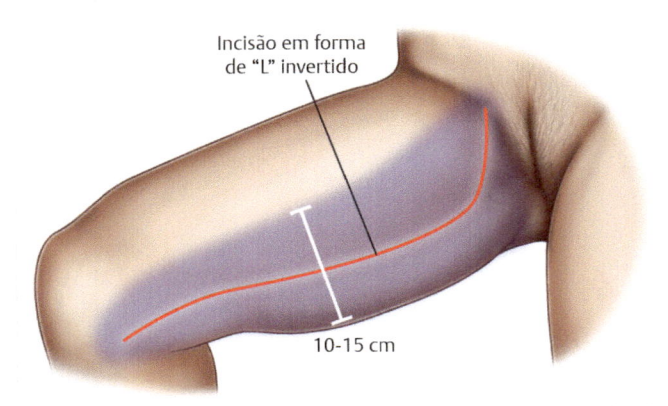

Fig. 81.1 Marcações pré-operatórias para excisão (*azul*) e localização da cicatriz final (*vermelho*).

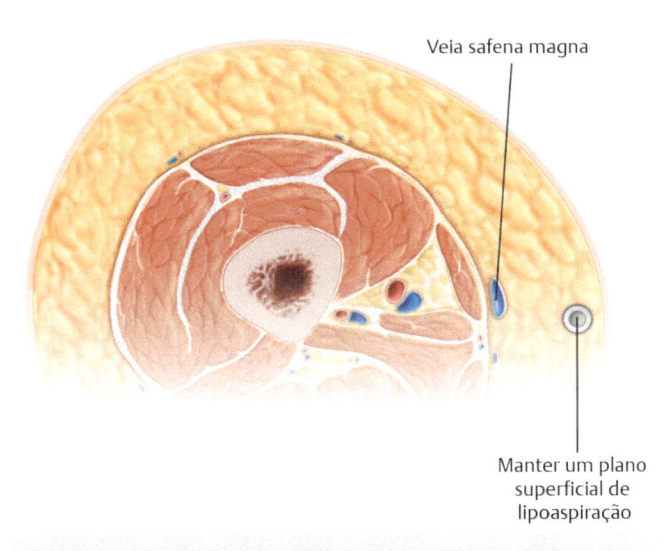

Fig. 81.2 Anatomia da coxa medial. O sistema da veia safena é evitado mantendo-se um plano superficial de lipoaspiração na área a ser excisada, que é essencial para evitar a deiscência da ferida e a infecção.

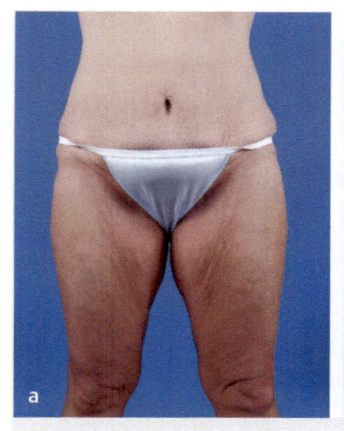

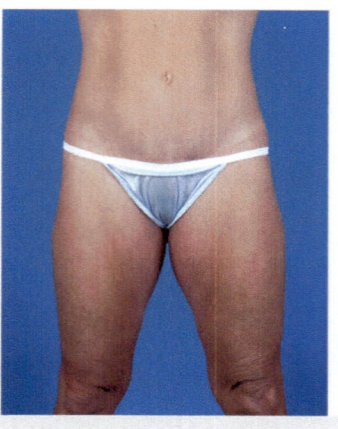

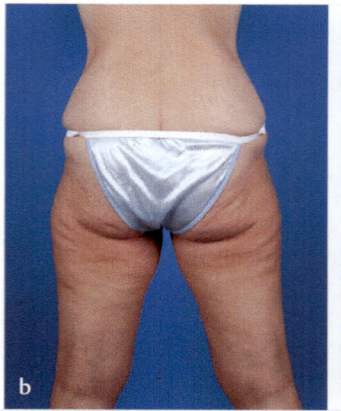

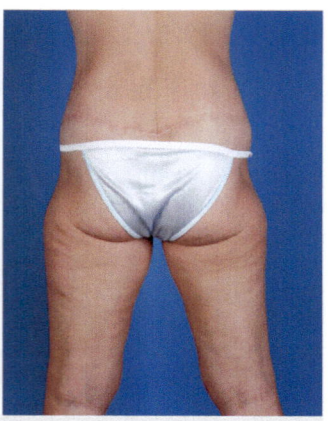

Fig. 81.3 (a, b) Esta paciente de 38 anos desejava se submeter a procedimentos de contorno corporal após perder 45 kg; quadro após derivação gástrica. A foto à direita é um estágio de elevação de coxa medial 6 meses após *lift* corporal circunferencial.

- A excisão de pele pré-desenhada e padronizada é conduzida e seguida de um fechamento em camadas, com compressão pós-operatória.
- A hemostasia é verificada e é colocado um dreno French Blake 19 que sai pelo aspecto mais inferior da incisão. As margens do ferimento são fechadas com grampos soltos, em alça, costurados à mão (*tailor-tacked*) e o excesso de tecido é aparado. Os grampos a partir das extremidades mais distal e proximal da incisão são removidos em incrementos e um fechamento de camada dupla é realizado. Os grampos são mantidos no meio da incisão, na área de maior tensão e serão removidos assim que a paciente voltar ao consultório.

81.3 Cuidados Pós-Operatórios
- Os grampos cirúrgicos são removidos no 5º dia após a operação.
- O curso pós-operatório usual envolve edema e equimose, que geralmente se resolvem em 3 a 4 semanas e que é ajudado pelo uso de vestimenta de compressão. Não há necessidade de curativo elaborado, pois as áreas de incisão são seladas com Dermabond.
- A maioria dos pacientes volta ao trabalho após 2 semanas.

81.4 Exemplo de Caso
Esta paciente de 38 anos desejava procedimentos de contorno corporal após quadro de perda de 45 kg após derivação gástrica. A foto à direita é um estágio de elevação de coxa medial 6 meses após *lift* corporal circunferencial (▶ Fig. 81.3a, b).

81.5 Conclusão
As complicações históricas da cirurgia de *lifting* de coxa medial podem ser evitadas limitando-se a lesão ao sistema da veia safena e linfáticos ao redor da coxa medial. Isso é obtido por lipoaspiração superficial e remoção do tecido em excesso enquanto se preservam essas estruturas.

Ver **Vídeo 81.1**.

Referências

Armijo BS, et al. Four-step medial thighplasty: refined and reproducible. Plast Reconstr Surg. 2013::e717-e-725

Mathes DW, Kenkel JM. Current concepts in medial thighplasty. Clin Plast Surg. 2008; 35(1):151-163

Mathes DW. Current techniques in medial thighplasty. In: Shiffman MA, DiGiuseppe A, eds. Body Contouring, Part 7. Berlin: Springer; 2010:815-826

Schultz RC, Feinberg LA. Medial thigh lift. Ann Plast Surg. 1979; 2(5):404-410

82 Contorno Corporal Pós-Bariátrica: Braquioplastia

Francesco M. Egro ▪ J. Peter Rubin

Resumo
Pacientes que sofrem perda significativa de peso podem desenvolver deformidades corporais substanciais incluindo ptose severa dos braços em razão da grande perda de volume com frouxidão extensiva de pele. O contorno corporal em pacientes pós-bariátricos geralmente demanda tratar os braços, axilas e parede do tórax lateral juntos, como uma unidade estética combinada. A braquioplastia envolve uma troca do formato do braço para a cicatriz. Este capítulo revisa o tratamento pré, intra e pós-operatório de ptose severa do braço.

Palavras-chave: braquioplastia, contorno do braço, contorno corporal, cirurgia bariátrica, pós-bariátrica, grande perda de peso.

> **Pontos Essenciais**
>
> - O contorno de pacientes pós-bariátricos geralmente demanda que braço, axila e parede do tórax lateral sejam tratados em conjunto como uma unidade estética combinada.
> - A braquioplastia envolve a troca do formato do braço para a cicatriz.

82.1 Etapas Pré-Operatórias

82.1.1 Análise

- O primeiro passo é compreender as expectativas do paciente e avaliar se elas podem ser cumpridas.
- A história completa deverá se basear em perda de peso, *status* nutricional, cirurgia bariátrica, história pessoal ou familiar de episódio tromboembólico venoso e situação quanto ao tabagismo. O candidato ideal deverá ter o peso estável, de preferência com índice de massa corporal (IMB) inferior a 30 por pelo menos 3 meses.
- Um exame detalhado do corpo todo deverá ser conduzido para determinar o momento e os estágios dos procedimentos de contorno corporal. É importante notar a distribuição e a extensão da flacidez de pele e da adiposidade no braço, região axilar e parede do tórax lateral.
- Para obter resultados adequados, os pacientes pós-bariátricos geralmente precisam que braço, axila e parede do tórax lateral sejam tratados em conjunto como uma unidade estética combinada.

82.1.2 Marcações

- O paciente é marcado na posição em pé ou sentada com os braços abduzidos em 90 graus e os cotovelos dobrados em 90 graus (▶ Fig. 82.1).
- O sulco bicipital é marcado na região do cotovelo (ponto C) e representa a posição final da incisão.
- A linha axilar anterior é marcada ao longo do tórax.
- As margens da linha de incisão superior são marcadas colocando-se tração caudal no braço, com a extremidade proximal (ponto A) definida alta no domo da axila.
- Executa-se o teste de pinçamento para se determinar o ponto A.
- Os pontos A e B são então ligados para determinar a extensão posterior de ressecção da pele axilar.
- O teste de pinçamento é realizado para determinar a linha inferior de ressecção.
- Marcas (*hashmarks*) verticais são feitas para alinhamento.

82.2 Etapas Operatórias

Ver **Vídeo 82.1**.

82.2.1 Posicionamento e Preparação

- Ombro, parede do tórax lateral e braço são preparados em modo esterilizado com betadine.
- O braço distal é envolvido em um campo estéril para permitir mobilidade total durante a cirurgia. Os dispositivos de acesso intravenoso e de monitorização podem ser fixados no antebraço ou na extremidade inferior.

82.2.2 Incisão Superior e na Linha Axilar Anterior e Elevação de Retalho

- As marcações superior e da linha axilar anterior são incisadas.
- A dissecção começa no terço médio do padrão de incisão, superficial à fáscia braquial, deixando uma camada fina de gordura na fáscia profunda.
- O procedimento se torna mais superficial em direção distal para evitar o nervo cutâneo antebraquial medial.
- Um retalho uniforme é elevado até a linha de marcação inferior estimada (▶ Fig. 82.2).

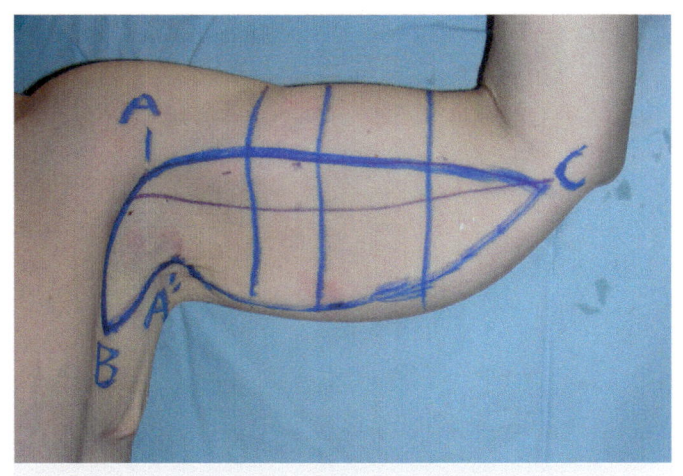

Fig. 82.1 Marcações pré-operatórias para braquioplastia. (Reproduzida com autorização de Strauch B, Herman CK. Encyclopedia of Body Sculpting after Massive Weight Loss. Thieme, 2010.)

82.2.3 Ressecção do Excesso de Tecido Axilar e do Braço

- A linha de incisão superior é transposta por baixo do retalho usando-se um fórceps pesado para se decidir quanto tecido pode ser excisado inferiormente (▶ Fig. 82.3). Essa técnica é aplicada nas três marcações verticais desenhadas anteriormente.
- O retalho é incisado verticalmente para os pontos transpostos da linha de incisão inferior e essas marcas na pele são mantidas aproximadas, por pinças de campo (▶ Fig. 82.4).
- Após outra verificação do ponto A e das marcações da parede do tórax lateral, o tecido axilar em excesso é excisado.
- O sistema fascial superficial do retalho é suspenso a partir do ponto A para a fáscia clavipeitoral no domo axilar com suturas permanentes de *nylon* 0 trançadas.
- A linha de incisão inferior definitiva é desenhada unindo-se horizontalmente os pontos transpostos entre as pinças de campo (▶ Fig. 82.5).
- O tecido em excesso no braço é excisado.

82.2.4 Fechamento e Curativos

- Um dreno de sucção fechado e redondo 15 F é colocado ao longo do braço com a extremidade saindo a 3 a 4 cm proximais à extensão distal da incisão da parede torácica.

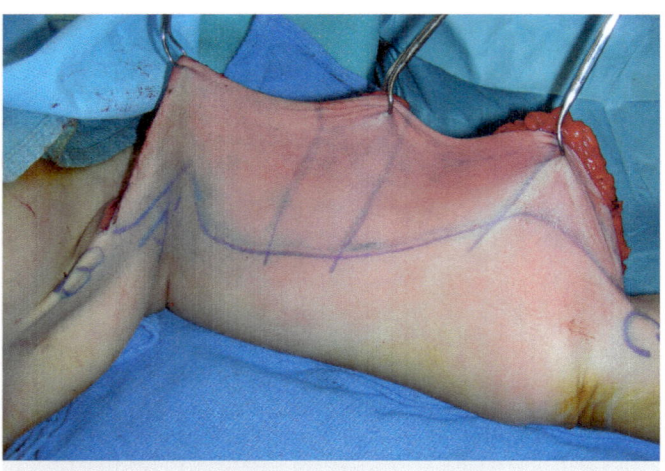

Fig. 82.2 Incisão superior e na linha axilar anterior e elevação de retalho. (Reproduzida com autorização de Strauch B, Herman CK. Encyclopedia of Body Sculpting after Massive Weight Loss. Thieme, 2010.)

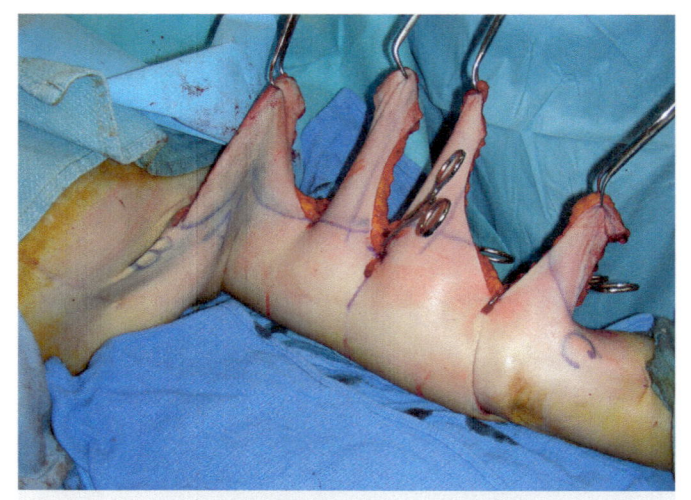

Fig. 82.3 Transposição da linha de incisão superior. (Reproduzida com autorização de Strauch B, Herman CK. Encyclopedia of Body Sculpting after Massive Weight Loss. Thieme, 2010.)

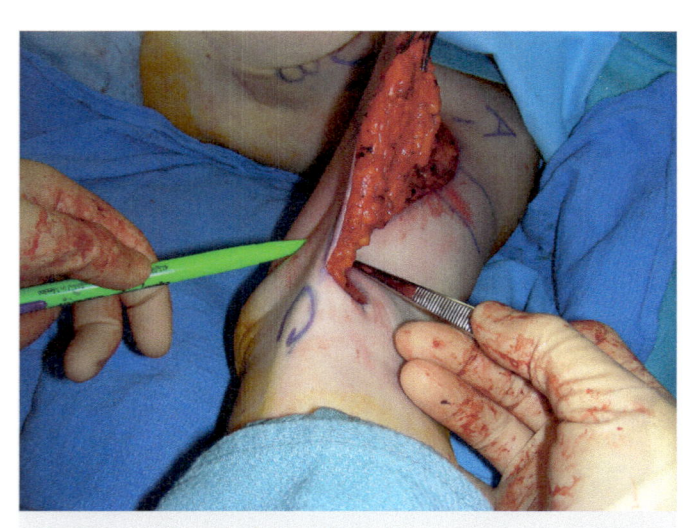

Fig. 82.4 Incisão vertical do retalho até os pontos transpostos da linha de incisão inferior. (Reproduzida com autorização de Strauch B, Herman CK. Encyclopedia of Body Sculpting after Massive Weight Loss. Thieme, 2010.)

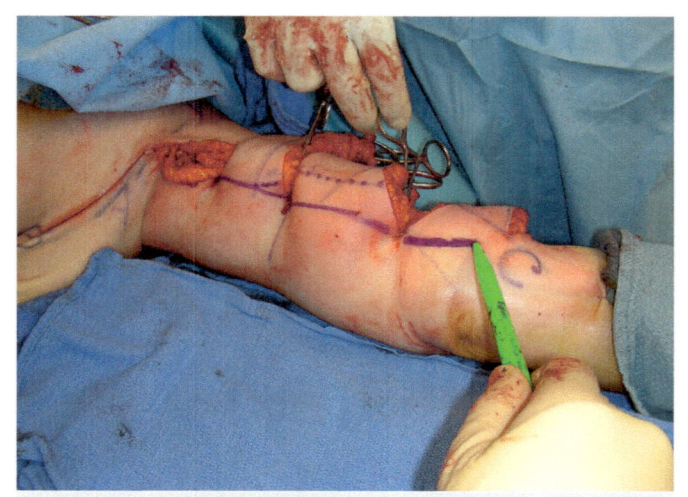

Fig. 82.5 Suspensão do sistema fascial superficial para a fáscia clavipeitoral e marcação de linha de incisão inferior definitiva. (Reproduzida com autorização de Strauch B, Herman CK. Encyclopedia of Body Sculpting after Massive Weight Loss. Thieme, 2010.)

- A pele é fechada temporariamente com grampos (▶ Fig. 82.6).
- O fechamento é conduzido em camadas. O sistema fascial superficial é fechado com suturas interrompidas de Vicryl 2-0, seguidas por suturas interrompidas dérmicas profundas 3-0 Byosin e por sutura subcuticular corrida 3-0 V-Loc.
- A incisão é coberta com gaze Kerlix e bandagem FlexMaster ACE de 6 polegadas, desde a mão até o ombro.

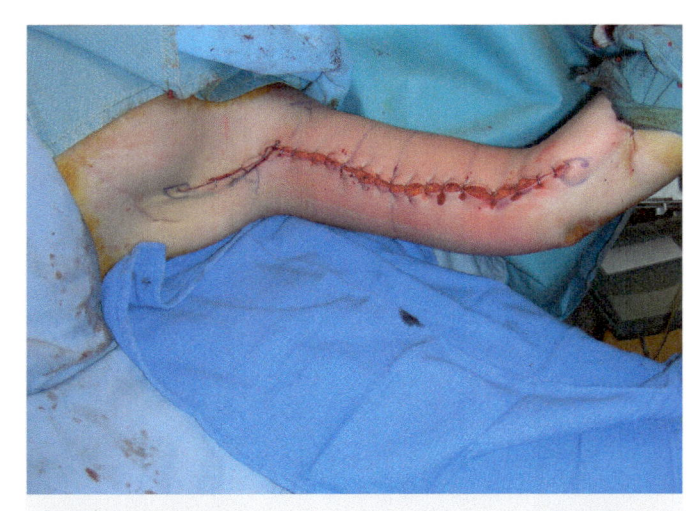

Fig. 82.6 Fechamento temporário da pele com grampos. (Reproduzida com autorização de Strauch B, Herman CK. Encyclopedia of Body Sculpting after Massive Weight Loss. Thieme, 2010.)

82.3 Cuidados Pós-Operatórios

- Os pacientes deverão manter a bandagem ACE no local até a primeira consulta de acompanhamento. Nesse ponto o paciente poderá usar uma bandagem ACE ou meias de suporte para uso durante várias semanas.
- O paciente deverá dormir em "posição de espreguiçadeira" por alguns dias.
- O banho com esponja será autorizado após 24 horas, e com chuveiro após a primeira consulta de acompanhamento, mas as incisões deverão ser cobertas por fitas adesivas secas posteriormente.
- Deve-se evitar trauma ou pressão às mamas.
- Repouso por duas semanas, com caminhadas intermitentes. Os braços não deverão ser estendidos acima do nível do ombro por 2 semanas, seguido de reintrodução suave depois desse período.
- A analgesia será prescrita conforme o necessário.
- O dreno permanecerá no local até que o débito diário fique inferior a 30 cc.
- Os pacientes geralmente são examinados 1 semana, 2 semanas, 5 semanas e 3 meses após a cirurgia.

82.4 Exemplo de Caso

Uma paciente de 53 anos submeteu-se à braquioplastia após perda de 60 kg de peso. São mostradas: visualizações e marcações pré-operatórias (▶ Fig. 82.7a-c), visualização pós-operatória aos 3 meses (▶ Fig. 82.7d), visualização pós-operatória aos 6 meses (▶ Fig. 82.7e), visualização pós-operatória aos 14 meses (▶ Fig. 82-7f) e visualização pós-operatória aos 19 meses (▶ Fig. 82.7 g, h).

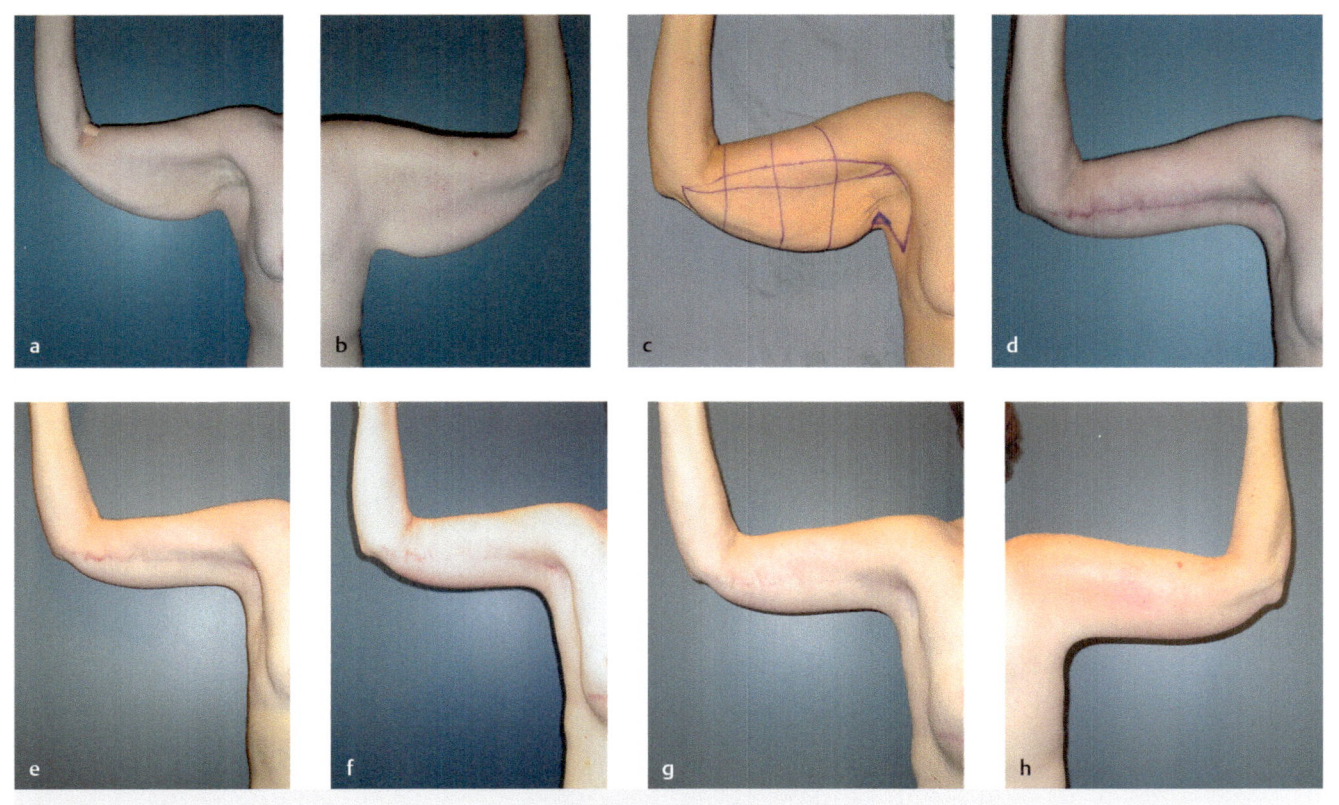

Fig. 82.7 Uma senhora de 53 anos foi submetida à braquioplastia após perda de peso de 60 kg. **(a-c)** Projeções e marcações pré-operatórias. **(d)** Projeção após 3 meses. **(e)** Projeção após 6 meses. **(f)** Projeção aos 14 meses. **(g, h)** Projeção aos 19 meses. (Reproduzida com autorização de Strauch B, Herman CK. Encyclopedia of Body Sculpting after Massive Weight Loss. Thieme, 2010.)

82.5 Conclusão

A braquioplastia é uma operação poderosa em pacientes com perda de peso maciça. O procedimento envolve uma troca do formato do braço para a cicatriz. O contorno de pacientes pós-bariátrica geralmente demanda que o braço, axila e parede do tórax lateral sejam tratados juntos como uma unidade estética combinada.

Referências

Gusenoff JA, Coon D, Rubin JP. Brachioplasty and concomitant procedures after massive weight loss: a statistical analysis from a prospective registry. Plast Reconstr Surg. 2008; 122(2):595-603

Lockwood T. Brachioplasty with superficial fascial system suspension. Plast Reconstr Surg. 1995; 96(4):912-920

Knotts CD, Kortesis BG, Hunstad JP. Avulsion brachioplasty: technique overview and 5-year experience. Plast Reconstr Surg. 2014; 133(2):283-288

Strauch B, Herman CK. Encyclopedia of body sculpting after massive weight loss. Thieme; 2010

83 Contorno Corporal Pós-Bariátrica: Elevação da Parte Inferior do Corpo

Jonathan P. Brower ▪ *Jeffrey A. Gusenoff*

Resumo

A elevação da parte inferior do corpo é uma opção excelente para tratar estigmas da perda de peso maciça nas nádegas, principalmente o excesso de pele e a perda de volume. O procedimento pode ser conduzido com ou sem autoaumento para tratar déficit de volume e irregularidades de contorno. Essa elevação é, com frequência, combinada com outros procedimentos, incluindo elevação da coxa medial ou abdominoplastia. É essencial melhorar o *status* nutricional e tratar as expectativas antes da operação para se chegar à segurança e satisfação do paciente. As marcações são essenciais para garantir formato, simetria e tensão. A lipectomia com sucção é um adjunto útil para melhorar o contorno e fornecer dissecção descontinuada para ajudar no fechamento. Em geral os pacientes são admitidos no hospital durante 1 a 2 noites para assegurar os cuidados de enfermagem adequados e facilitar a deambulação precoce, para combater o tromboembolismo venoso.

Palavras-chave: elevação da parte inferior do corpo, perda de peso maciça, contorno corporal, remodelamento da nádega, autoaumento glúteo, deformidade do alforje.

Pontos Essenciais

- A elevação da parte inferior do corpo fornece contorno circunferencial das regiões do tronco, nádegas e coxas particularmente problemáticas no paciente com perda de peso maciça.
- Essa elevação é "mais baixa" que uma lipectomia em cinto e tem por objetivo restaurar o formato normal das regiões das nádegas e da deformidade de alforje. A lipectomia em cinto é feita mais alta e melhora a porção inferior das costas ou os flancos sem muito benefício para as nádegas inferiores ou parte externa das coxas.
- A elevação da parte inferior do corpo pode ser conduzida com ou sem autoaumento glúteo e pode ser combinada com uma abdominoplastia ou coxoplastia interna.

83.1 Etapas Pré-Operatórias
83.1.1 Avaliação Pré-Operatória
Otimização da Candidatura Cirúrgica

- Uma história de perda de peso é essencial para a seleção do paciente apropriado. Um índice de massa corporal (IMC) inferior a 30 kg/m² é ótimo.
  - Um IMC mais alto antes da cirurgia bariátrica e à época da avaliação para contorno corporal após perda de peso maciça está associado a índices mais altos de complicação.
  - Os pacientes podem precisar atingir mais perda de peso para serem candidatos apropriados.
- O paciente deverá estar há mais de 1 ano do procedimento bariátrico e apresentar peso estável durante 3 meses.
- A história médica se concentra na avaliação de comorbidades cardiopulmonares e metabólicas incluindo doença de artéria coronária, apneia obstrutiva do sono e diabetes melito. Qualquer história de episódios trombóticos deverá ser investigada com mais profundidade.
- Os medicamentos com atividade antiplaquetária, incluindo alguns remédios de ervas e suplementos, devem ser suspensos 2 semanas antes da cirurgia.
- Toda a exposição à nicotina deverá ser suspensa 4 semanas antes da cirurgia.
- O exame físico deverá incluir a observação de todas as hérnias e cicatrizes cirúrgicas.
- As deficiências nutricionais são comuns entre pacientes submetidos à cirurgia bariátrica.
  - A meta da ingesta de proteína é de 70 a 100 g/dia. A albumina sérica e a pré-albumina deverão ser medidas, pois somente a história não é adequada para descartar a má nutrição proteica.
  - As deficiências comuns de micronutrientes em pacientes bariátricos incluem ferro, cálcio, B_{12}, ácido fólico e tiamina.
- Uma história psiquiátrica é parte importante da avaliação inicial.
  - Transtornos de humor e de personalidade são prevalentes em pacientes obesos e, geralmente, não se resolvem com perda de peso.
- As expectativas são cuidadosamente administradas, dando ênfase ao fato de que o excesso de pele será trocado por uma cicatriz extensa.
  - O objetivo é atingir melhora no contorno corporal, não a perfeição.
- O sistema de suporte social é avaliado, incluindo a situação de vida e a disponibilidade da família e dos amigos em ajudar o paciente após a operação.
- A avaliação clínica pré-operatória inclui exames de laboratório (hemograma completo, eletrólitos, função renal, estudos de coagulação, tipo e triagem de sangue).
- Um eletrocardiograma (ECG) é obtido para pacientes com mais de 40 anos.
- O paciente é avaliado pelo médico de cuidados primários, por quaisquer especialistas necessários e/ou anestesista para fornecer liberação clínica e orientação para tratamento clínico pré-operatório.

Análise Anatômica da Nádega

- Observar o formato geral das nádegas e o grau de adiposidade e de deflação.
- Avaliar o contorno da pele sobre a porção lombar das costas, flancos, nádegas e coxas, incluindo as endentações e dobras.
- A elevação das nádegas pode simular o efeito de achatamento se não houver autoaumento planejado.

83.1.2 Marcações

- Com o paciente em pé, o ponto sinusoidal do quadril é identificado lateral à espinha ilíaca superior posterior. Executa-se o teste de pinçamento na linha média para determinar a extensão

central de uma linha de incisão superior em forma de asa de gaivota (*gullwing*). Esse ponto pode ficar superior à fenda glútea em um paciente com deflação significativa.
- A incisão inferior é determinada pelo teste de pinçamento.
- Linhas verticais são desenhadas para guiar a reaproximação dos tecidos a cada 6 cm. Quatro barras de referência geralmente são desenhadas em direção à linha medioaxilar.
- Se houver aumento glúteo planejado, um coxim de tecido é marcado para a terceira linha de referência. Os retalhos dermoadipofasciais desenhados serão liberados e girados em sentido caudal para fornecer o aumento desejado.
- A transição da extensão lateral da incisão é feita para uma incisão de abdominoplastia planejada sobre o quadril ou em uma coxoplastia interna.

83.2 Etapas Operatórias

- Doses profiláticas de heparina e antimicrobianos são iniciados antes da operação. Os antimicrobianos são reaplicados durante a cirurgia, conforme apropriado.
- Botas de compressão pneumática são aplicadas.
- Um cateter de Foley é colocado e o paciente é intubado na maca e colocado em posição prona na mesa de cirurgia. O acolchoamento apropriado e a atenção à pressão ocular são importantes. A mesa de cirurgia deve ser ligeiramente dobrada para simular tensão se houver abdominoplastia concomitante planejada.
- Uma solução tumescente é infiltrada sobre as áreas a serem tratadas com lipoaspiração (p. ex., coxas laterais). Todas as linhas de incisão são injetadas com solução de epinefrina diluída (1:100.000).
- Se não houver planejamento para autoaumento glúteo, é feita a incisão superior e a dissecção é conduzida inferiormente, ao longo da fáscia glútea até o nível da incisão inferior planejada. A extensão inferior pode ser determinada de modo seriado para evitar a ressecção exagerada.
- Se o autoaumento glúteo estiver planejado, a incisão superior será feita e os retalhos planejados serão desepitelizados. O cirurgião deverá se comprometer com uma incisão superior e inferior; portanto, recomenda-se a verificação da excisão planejada com pinças de campo.
- Bolsas são criadas inferiormente superiores à fáscia glútea de tal modo que os retalhos dermoadipofasciais possam ser rotacionados para dentro delas:
  - Os retalhos não são dissecados para evitar qualquer lesão ao suprimento sanguíneo, evitando assim a necrose de gordura no futuro.
- Os retalhos são rotacionados nas bolsas e fixos com suturas de colchoeiro horizontais absorvíveis 2-0 trançadas, certificando-se de efetuar pegadas que ajudem a arredondar e moldar as nádegas.
- A lipoaspiração dos culotes laterais prossegue conforme o necessário.
- O tecido do quadril lateral além dos retalhos de autoaumento é excisado. O apoio do braço posicionado na parte inferior da cama pode ser usado para ajudar a abduzir as pernas e melhorar a quantidade de tecido a ser excisado lateralmente.
- A hemostasia é obtida e os drenos são colocados.
- A incisão é fechada em camadas e com cola e o paciente é devolvido à posição supina para completar a parte da abdominoplastia ou coxoplastia do procedimento anteriormente.

83.3 Cuidados Pós-Operatórios

- Geralmente não há vestimenta para usar. Se a abdominoplastia também for realizada, usa-se uma malha abdominal padrão.
- Os pacientes são internados por 1 a 2 noites dependendo da extensão da cirurgia realizada.
- Meias de compressão e botas de compressão pneumática permanecem funcionando durante o período da hospitalização, junto com a quimioprofilaxia.
- Um espirômetro de incentivo é fornecido e os pacientes são instruídos para conseguir a limpeza pulmonar adequada.
- A deambulação é incentivada assim que possível.
- Os pacientes deverão evitar dobrar o corpo durante 3 semanas, para evitar a deiscência da incisão.
- Os drenos serão removidos quando indicarem menos de 30 mL em 24 horas.

83.4 Exemplo de Caso

Esta é uma paciente de 40 anos e história de perda de peso de 62 kg com dieta e exercícios. São mostradas fotos pré-operatórias, marcações operatórias para elevação da porção inferior do corpo com autoaumento e acompanhamento de 14 meses (▶ Fig. 83.1a-c).

83.5 Conclusão

Quando combinada com a abdominoplastia, a elevação da porção inferior do corpo fornece contorno circunferencial do torso, nádegas inferiores e coxas externas. O procedimento pode incluir autoaumento, que serve para melhorar o formato e a projeção da nádega, mas aumenta o risco de complicações na cicatrização do ferimento.

Ver **Vídeo 83.1**.

Conclusão

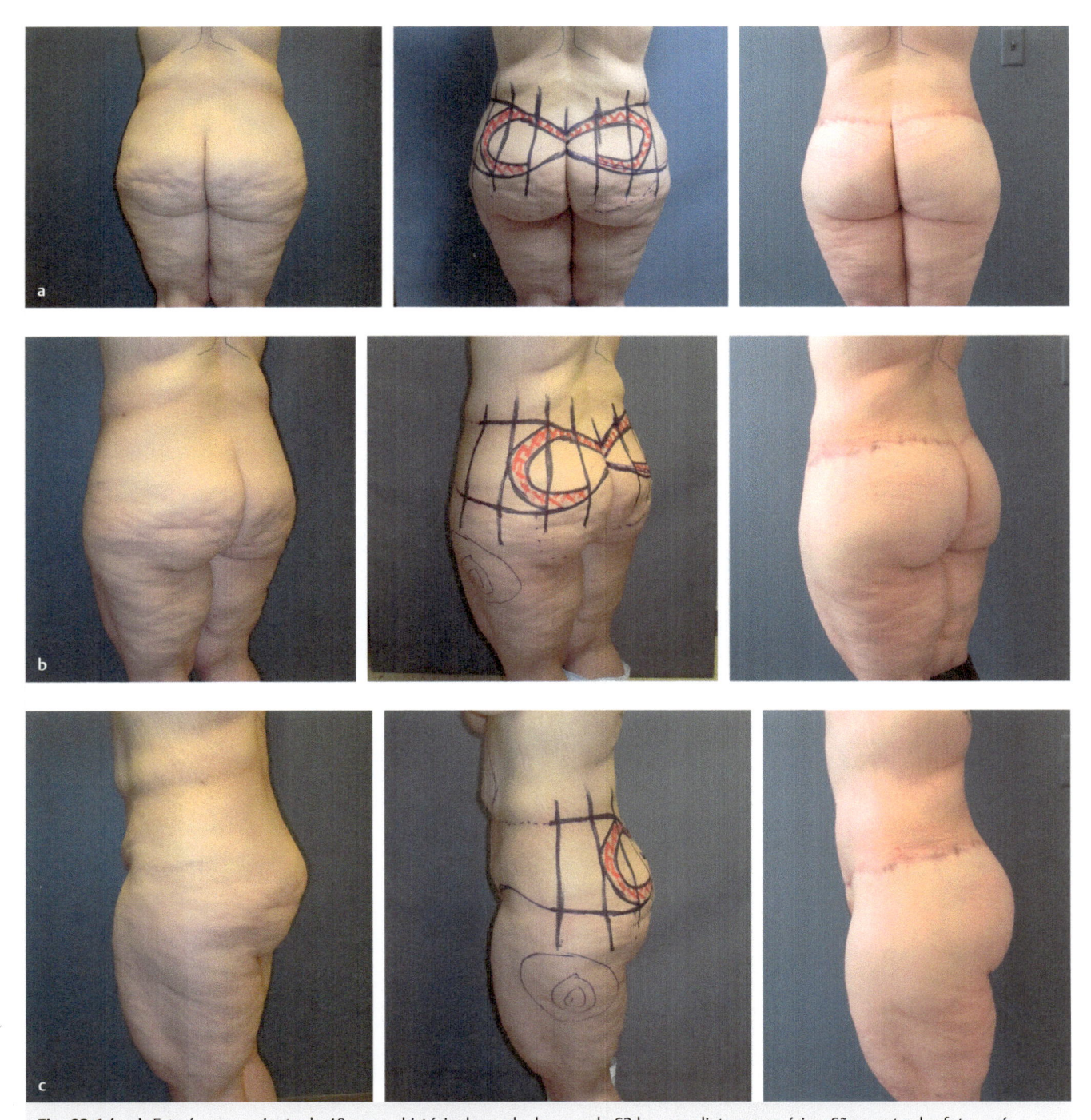

Fig. 83.1 (a-c). Esta é uma paciente de 40 anos e história de perda de peso de 62 kg com dieta e exercícios. São mostradas fotos pré-operatórias, marcações operatórias para elevação da porção inferior do corpo com autoaumento e acompanhamento de 14 meses.

Referências

Dreifuss SE, Beidas OE, Rubin JP, Gusenoff JA. Characterizing the saddlebag deformity after lower body lift. Aesthet Surg J. 2018; 38(10):1115-1123

Kitzinger HB, Cakl T, Wenger R, Hacker S, Aszmann OC, Karle B. Prospective study on complications following a lower body lift after massive weight loss. J Plast Reconstr Aesthet Surg. 2013; 66(2):231-238

Richter DF, Stoff A. Circumferential body contouring: the lower body lift. Clin Plast Surg. 2014; 41(4):775-788

Srivastava U, Rubin JP, Gusenoff JA. Lower body lift after massive weight loss: autoaugmentation versus no augmentation. Plast Reconstr Surg. 2015; 135(3):762-77

84 Contorno Corporal Pós-Bariátrica: Elevação Vertical da Coxa

Joseph P. Hunstad ▪ *Vasileios Vasilakis*

Resumo

A elevação vertical da coxa trata a lipodistrofia medial e circunferencial e a flacidez da pele da coxa após perda de peso volumosa. Ela pode ser combinada com a lipoaspiração circunferencial e incorpora a avulsão relativamente sem trauma da área de ressecção planejada para preservar as estruturas linfática e neurovascular. Isso reforça a cicatrização e reduz as complicações comuns como a formação de seroma e de linfocele. A cicatriz fica bem escondida no aspecto medial das coxas. As complicações geralmente são incisionais e tratadas com revisão mínima e cuidados com o ferimento. O resultado é previsível, com tensionamento circunferencial.

Palavras-chave: elevação vertical da coxa, coxoplastia por avulsão, lipoaspiração, perda de peso volumosa, contorno corporal, excesso de adiposidade, atrofia da pele, flacidez da pele.

Pontos Essenciais

- A elevação vertical da coxa é a melhor técnica possível para tratar a lipodistrofia medial e circunferencial da coxa, assim como a flacidez da pele após perda de peso volumosa.
- A avulsão da área de ressecção planejada (coxoplastia por avulsão) permite a preservação máxima de vasos de ramificação, de nervos cutâneos e de linfáticos que correm superficiais ao sistema fascial dos músculos profundos no aspecto medial da coxa.
- A preservação das estruturas linfática e neurovascular reforça a cicatrização e reduz seroma, linfedema e, em especial, a linfocele, uma complicação reconhecida dessa operação.
- A lipoaspiração completa e abrangente da área de ressecção planejada atinge a remoção relativamente sem trauma de pele e de gordura.
- A elevação vertical da coxa pode ser conduzida como um procedimento de segundo estágio precedido por uma lipoaspiração circunferencial, ou realizada com segurança em combinação com essa lipoaspiração circunferencial.

84.1 Etapas Pré-Operatórias

- Informar os pacientes sobre o alto risco de complicações menores com o ferimento e a necessidade potencial de revisão da cicatriz.
- Determinar a extensão da cicatriz dependendo da deformidade e da preferência do paciente.
- Realizar a análise de laboratório pré-operatória padrão.
- Avaliar o *status* nutricional nos pacientes submetidos à perda de peso volumosa.
- A necessidade de testes de coagulação é avaliada na base de caso a caso, dependendo da história clínica.
- Não fumar nas 6 semanas antes da operação e nas 4 semanas após a cirurgia.

84.2 Etapas Operatórias

Ver **Vídeo 84.1**.

84.2.1 Marcações

- Inicialmente, a posição ideal da marcação vertical correspondendo à incisão final proposta da coxa medial é desenhada a partir da área púbica até o joelho, com a marcação de cada lado sendo a imagem espelhada do outro.
- Em sentido proximal, a marcação se origina a partir do músculo grácil, na área púbica, e se estende distalmente como uma linha reta até o aspecto inferior da deformidade, próximo ao côndilo medial do fêmur.
- Em pacientes com flacidez excessiva de partes moles, a incisão poderá ser estendida em sentido proximal à prega inguinal ou distalmente para além do joelho, onde a cicatriz linear é quebrada na área do joelho para evitar a contratura.
- Para estimar a ressecção de partes moles planejada, realiza-se um teste forte de pinçamento do tecido redundante nos dois lados da incisão vertical proposta, e a área estimada de ressecção é marcada adequadamente.
- São feitas as marcações de realinhamento para assegurar o fechamento preciso (▶ Fig. 84.1).

84.2.2 Detalhes Intraoperatórios

- Antes da operação antimicrobianos são administrados, aplicam-se os dispositivos de compressão sequencial das pernas e a anestesia geral é induzida; a profilaxia química para tromboembolismo venoso é administrada somente se justificada, com base no exame clínico pré-operatório.
- O paciente fica em supino, com as pernas apoiadas na posição *frog leg* (de batráquio).

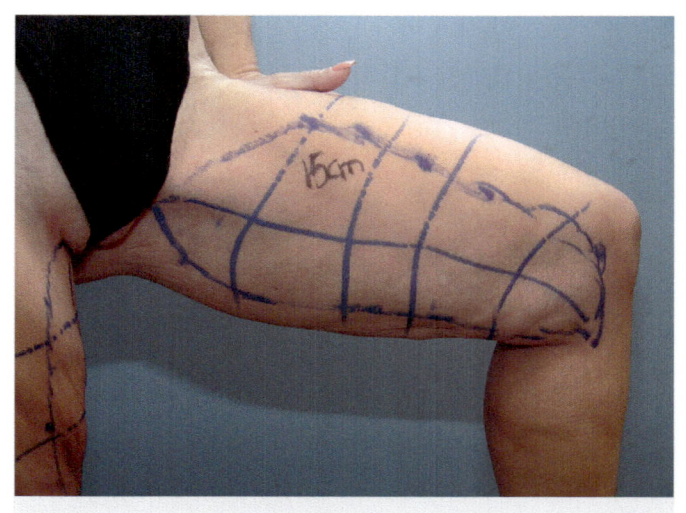

Fig. 84.1 Marcações para elevação vertical da coxa.

- As marcações de realinhamento são tatuadas fora da área marcada para ressecção com azul de metileno para evitar o apagamento durante o procedimento.
- Uma solução tumescente é infiltrada somente na área de ressecção planejada.
- Se uma lipoaspiração circunferencial for planejada, o paciente é colocado na posição prona para a execução da lipoaspiração de toda a coxa posterior e então volta à posição em supino para completar a lipoaspiração circunferencial e a elevação vertical da coxa.
- Um procedimento de lipoaspiração agressiva da área de ressecção é conduzido com uma cânula de cesta de 4 mm até se atingir o afinamento completo das partes moles, conforme indicado por um degrau afiado nas bordas dessa área (deformidade côncava).
- A remoção completa de gordura da área de ressecção é fundamental para a execução da coxoplastia por avulsão com a preservação máxima dos vasos de ramificação, nervos cutâneos e linfáticos; o teste de pinça de gordura deverá revelar a ausência virtual completa de gordura subcutânea.
- Antes da incisão, as marcações são avaliadas mais uma vez usando grampos para assegurar o formato desejado da coxa com um contorno apertado e suave e com a tensão apropriada.
- Uma vez as marcações finalizadas, incisões circunferenciais são feitas através da pele e a avulsão é conduzida com uma pinça de Kocher de proximal a distal, enquanto se aplica contrapressão forte removendo somente a pele.
- Uma vez concluído o procedimento, as estruturas superficiais mencionadas anteriormente são observadas intactas no ferimento e a hemostasia é conseguida com o eletrocautério.
- As bordas da pele são grampeadas juntas para aproximar os tecidos antes do início de um inchaço significativo.
- Os drenos são reservados somente para casos nos quais a lipoaspiração circunferencial seja realizada em combinação com a elevação vertical da coxa, com o sítio de entrada estando na área da virilha.
- O fechamento é feito em duas camadas usando suturas interrompidas de poliglecaprone (Monocryl) 3-0 no sistema fascial superficial/derme profunda, seguido de sutura corrida de poliglecaprone subcuticular (Monocryl) 4-0.
- Suturas interrompidas de proteção de polipropileno 4-0 são inseridas em intervalos de 2 cm e removidas quando o inchaço diminuir.
- Uma fita é aplicada na incisão, dividida a cada 3 cm para permitir o inchaço pós-operatório.
- Usar ataduras de 10 cm desde a base dos dedos do pé até os joelhos, e ataduras de 15 cm sobre gaze absorvente para cobrir as incisões desde o joelho até a virilha.

84.3 Cuidados Pós-Operatórios

- Os dispositivos de compressão sequencial permanecem até a alta do paciente.
- A deambulação é incentivada, começando na primeira tarde pós-operatória.
- Devem-se evitar períodos prolongados em pé ou sentado durante as primeiras semanas após a cirurgia.
- Quando o paciente não estiver caminhando, os pés deverão estar elevados em uma alavanca mais alta que o coração.
- Os curativos são trocados conforme o necessário e a incisão é avaliada, geralmente, no dia seguinte à operação, mas no máximo até o 4º dia.
- O estrito acompanhamento permite o diagnóstico precoce e os cuidados com o ferimento em caso de deiscência ou de outras complicações da incisão.
- O tratamento tópico da cicatriz começa na 2ª ou 3ª semanas após a operação, na ausência de complicações.

84.4 Exemplo de Caso

Fotos pré e pós-operatórias de paciente 13 meses após elevação vertical por avulsão de coxa. Visualização (**a**) anteroposterior (AP) (**b, c**) oblíqua e (**d**) posterior (▶ Fig. 84.2a-d).

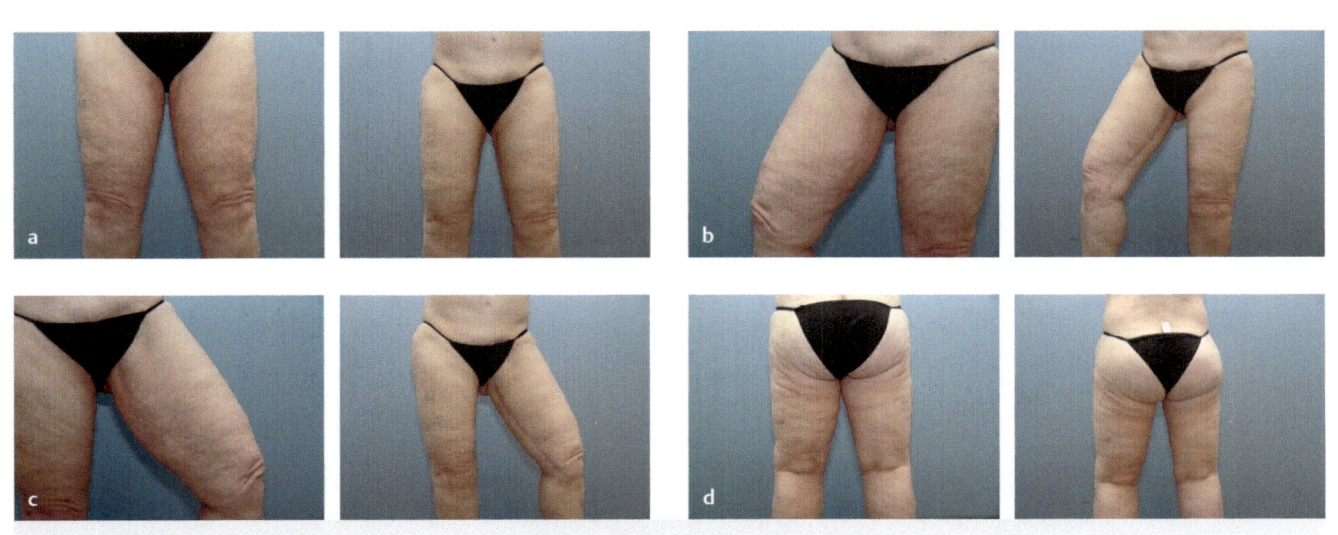

Fig. 84.2 Fotos pré e pós-operatórias de uma paciente 13 meses após elevação vertical da coxa por avulsão. Projeções (**a**) anteroposterior (AP), (**b, c**) oblíqua e (**d**) posterior.

84.5 Conclusão

A elevação vertical da coxa, com ou sem lipoaspiração circunferencial, fornece tensionamento circunferencial previsível após perda de peso volumosa. Os passos essenciais para sua execução bem-sucedida são a verificação intraoperatória frequente das marcações para se obter equilíbrio entre o contorno apertado e a tensão apropriada, e a lipoaspiração completa proposta do tecido de ressecção, para permitir a avulsão de preservação sem trauma. A coxoplastia por avulsão consegue a separação do tecido e a preservação das estruturas superficiais para reduzir as complicações pós-operatórias como seroma, linfocele e linfedema.

Referências

Bertheuil N, Chaput B, Berger-Müller S, et al. Liposuction preserves the morphological integrity of the microvascular network: flow cytometry and confocal microscopy evidence in a controlled study. Aesthet Surg J. 2016; 36(5):609-618

Hunstad JP, Repta R. Lower body lift and thighplasty. In: Thorne CH, Chung KC, Gosain AK, et al., eds. Grabb and Smith's Plastic Surgery. Philadelphia, PA: Lippincott Williams & Wilkins; 2014:696-706

Hunstad JP, Kortesis BG, Knotts CD. Avulsion thighplasty: technique overview and 6-year experience. Plast Reconstr Surg. 2016; 137(1):84-87

Knotts CD, Kortesis BG, Hunstad JP. Avulsion brachioplasty: technique overview and 5-year experience. Plast Reconstr Surg. 2014; 133(2):283-288

85 Contorno Corporal Pós-Bariátrica: Contorno da Porção Superior das Costas – Elevação Posterior na Linha do Sutiã

Joseph P. Hunstad ▪ Matthew H. Isakson

Resumo

A elevação posterior na linha do sutiã é uma técnica poderosa que trata totalmente a deformidade posterior complexa após perda de peso volumosa. As zonas de aderência nas costas resultam em flacidez horizontal e vertical, particularmente após perda de peso volumosa, que não é tratada por uma elevação tradicional da parte inferior do corpo ou por outras técnicas. A elevação posterior na linha do sutiã permite ao cirurgião tratar essa deformidade com uma cicatriz horizontal que é bem tolerada e facilmente escondida em um sutiã de peça única (*brasserie*) ou top de natação. As complicações são raras e podem ser, em geral, tratadas com revisão mínima e cuidados com o ferimento. A curva de aprendizagem procedural é suave, levando a resultados coerentes e previsíveis com alta satisfação da paciente.

Palavras-chave: elevação posterior, torsoplastia, troncoplastia, elevação posterior na linha do sutiã, elevação corporal superior, elevação corporal superior transversa.

Pontos Essenciais

- A elevação posterior na linha do sutiã é uma técnica poderosa que permite ao cirurgião tratar completamente a deformidade complexa das costas, incluindo o excesso de adiposidade e a flacidez da pele.
- As zonas de aderência na região superior das costas resultam em flacidez horizontal e vertical que não são tratadas por uma elevação corporal inferior tradicional.
- A elevação posterior na linha do sutiã permite ao cirurgião tratar essa deformidade posterior superior comum com uma cicatriz que é bem tolerada e facilmente escondida em um sutiã ou top de natação.
- A morbidade se mostrou mínima. As complicações são raras e podem, geralmente, ser tratadas com cuidados mínimos com o ferimento ou revisão mediante anestesia local.
- A curva de aprendizagem procedural é suave, levando a resultados coerentes e previsíveis, com alta satisfação da paciente.

85.1 Etapas Pré-Operatórias

85.1.1 Aconselhamento

- Uma discussão abrangente sobre contorno corporal e metas é conduzida com a paciente. As fotografias são revisadas com as pacientes para assegurar que as expectativas sejam apropriadas e que elas compreendam a colocação da incisão, os riscos e as complicações.
- Testes de laboratório de rotina incluindo hemograma completo, painéis metabólicos abrangentes e perfis de coagulação são obtidos e revisados.
- Suspensão de medicamentos anti-inflamatórios não esteroidais e suplementos com ervas 2 semanas antes da cirurgia. A abstinência de tabagismo deverá ser revisada com as pacientes; o abuso ativo de nicotina é uma contraindicação relativa.

85.1.2 Análise e Marcação

- As pacientes preocupadas com excesso de tecido posterior superior são avaliadas quanto à qualidade da pele, estrias, adiposidade subcutânea e pele em excesso ou pendurada.
- O tecido redundante é firmemente agarrado com palpação bimanual para demonstrar o resultado final em termos de ressecção de tecido. As pacientes são incentivadas a trazerem seus *tops* ou sutiãs mais reveladores no dia da cirurgia para individualizar a colocação da cicatriz.
- As pacientes são marcadas em pé com os braços ao lado do corpo.
- A palpação bimanual é usada para juntar solidamente a pele redundante e a adiposidade de modo a centralizar na linha de incisão final. A marcação para ressecção é fortemente afunilada para dentro do sulco inframamário, na região da linha axilar anterior para prevenir uma deformidade tipo *dog ear*.
- O realinhamento preciso de tecidos é importante para o resultado e o fechamento é facilitado por marcas de realinhamento vertical colocadas antes da operação (▶ Fig. 85.1).

85.2 Etapas Operatórias

- Uma pinça de campo penetrante é usada para confirmar as marcações pré-operatórias e avaliar a tensão em vários pontos. A dificuldade em fechar a pinça significa tensão excessiva e o ajuste dessas linhas é comum.
- As marcações de realinhamento são tatuadas com azul de metileno, pois marcadores "permanentes" de pele raramente fornecem marcações que perdurem durante toda a cirurgia.
- A dissecção continua, sem biselar e sem dissecção, direto para baixo, para o plano areolar solto acima da fáscia muscular. O tecido diretamente superficial à fáscia muscular é preservado

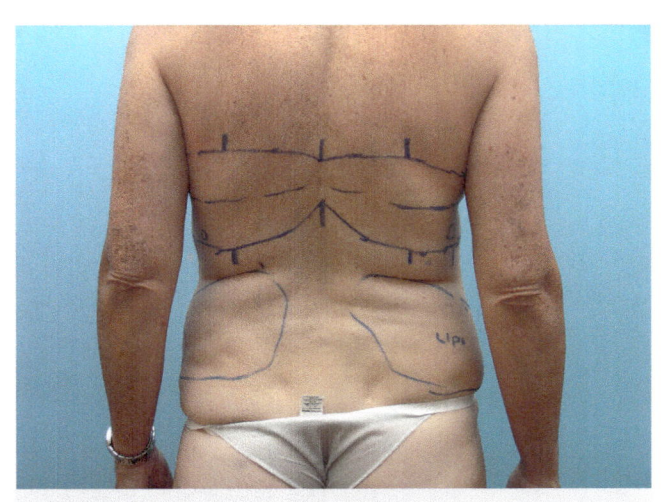

Fig. 85.1 Marcações pré-operatórias para elevação posterior na linha do sutiã.

para ajudar no controle da dor e fornecer uma âncora para suturas de obliteração de espaço.
- Pegadas precisas do sistema fascial superficial (SFS) são de vital importância para o fechamento. A tensão é máxima no SFS e um fechamento imaculado evitará a migração ou o alargamento da cicatriz. O SFS pode parecer se retrair em relação à derme de cobertura quando as pinças de campo são colocadas.
- Com base na tensão, usa-se uma sutura de poliglactina (Vicryl, Ethicon Inc., Somerville, NJ, EUA) número 0 ou 1. O fechamento começa lateralmente e progride em direção à coluna vertebral. Essa é uma sutura de três pontos, para obliteração de espaço, eliminando a necessidade de drenos.
- Pinças de campo ou grampos podem ser usados progressivamente em pontos selecionados de fechamento de tensão mais alta para garantir que uma boa oposição seja obtida.
- A derme profunda é fechada com sutura de poliglactina 2-0 (Vicryl) em modelo enterrado. A camada final é fechada com sutura intradérmica corrida 4-0 de poliglecaprona (Monocryl, Ethicom Inc., Somerville, NJ, EUA).
- Caso esse procedimento seja combinado com uma mastopexia, redução de mama ou abdominoplastia reversa, um fechamento temporário V-Y pode ser conduzido em orientação anterolateral até onde a mesa permitir.
- A linha da sutura é então tratada com fita adesiva; é importante separar as fitas a cada 3 cm para permitir o inchaço e evitar as forças de cisalhamento. Se a fita não for dividida, a pele sofrerá cisalhamento, resultando na formação de bolhas e hiperpigmentação pós-inflamatória.

85.3 Cuidados Pós-Operatórios

- As pacientes são incentivadas a tomar banho de chuveiro no dia imediatamente posterior à operação, se confortável. A fita adesiva é deixada no lugar para o banho de chuveiro e as pacientes são instruídas a secar essa fita.
- As pacientes são rotineiramente observadas no dia seguinte ao procedimento, embora, dependendo da disponibilidade, elas possam ser examinadas durante os 4 dias após a operação.
- As pacientes são orientadas para manter os braços aduzidos durante a lavagem dos cabelos com shampoo.
- A amplitude de movimento aumenta gradualmente com base no conforto do paciente, com a obtenção total desse movimento dentro de 6 semanas.
- Caso a abdução dos braços se torne dolorosa ou crie tensão não desejada, as pacientes são aconselhadas a reduzir sua atividade.
- As fitas da pele são trocadas semanalmente na clínica e removidas 2 a 3 semanas após a operação.
- O tratamento da cicatriz começa 3 semanas após a cirurgia e consiste na aplicação de creme de silicone, 2 vezes ao dia.

85.4 Exemplo de Caso

Fotos pré e pós-operatórias de uma paciente submetida à elevação posterior na linha do sutiã (▶ Fig. 85.2, ▶ Fig. 85.3, ▶ Fig. 85.4, ▶ Fig. 85.5 e ▶ Fig. 85.6).

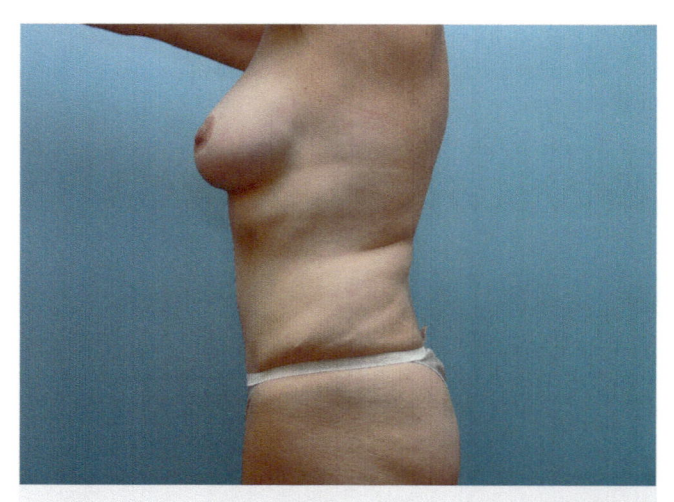

Fig. 85.3 Aparência pré-operatória de elevação posterior na linha do sutiã, projeção lateral.

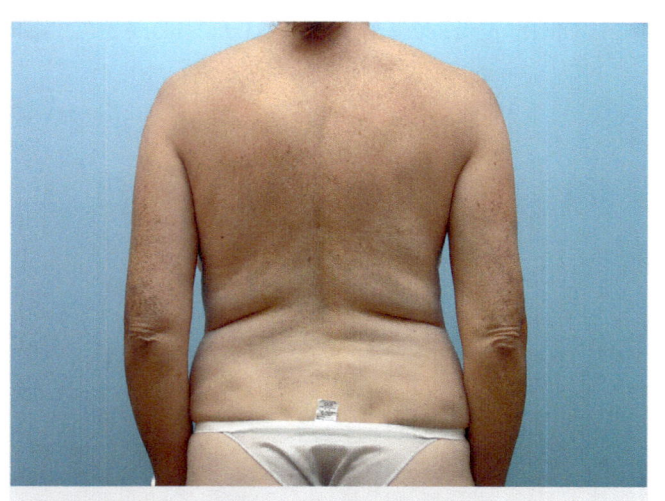

Fig. 85.2 Aparência pré-operatória da elevação posterior na linha do sutiã, projeção anteroposterior.

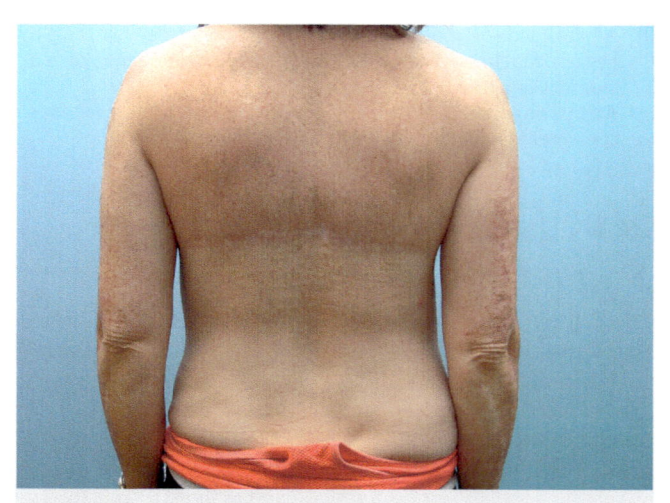

Fig. 85.4 Aparência pós-operatória de elevação posterior na linha do sutiã, projeção anteroposterior.

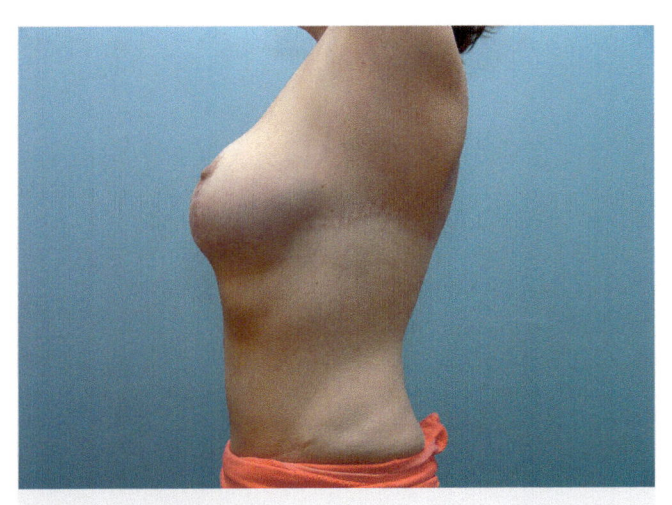

Fig. 85.5 Aparência pós-operatória de elevação posterior na linha do sutiã, projeção lateral.

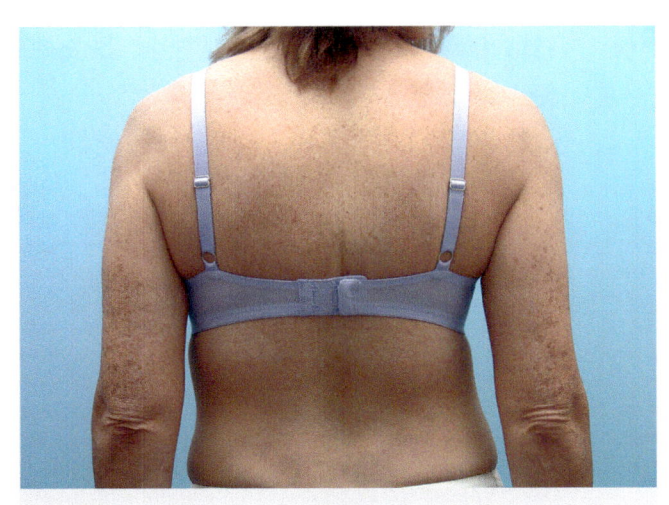

Fig. 85.6 Aparência pós-operatória de elevação posterior na linha do sutiã; observar como a cicatriz fica escondida sob a roupa íntima.

85.5 Conclusão

A elevação corporal superior transversa à que os autores se referem como *elevação posterior* na linha do sutiã é uma ferramenta poderosa que fornece resultados coerentes e seguros. Ela demonstrou utilidade para pacientes tanto com perda de peso normal quanto volumosa que tenham sofrido flutuações de peso e flacidez subsequente. O procedimento permite recuperação rápida e a cicatriz final fica escondida por baixo da linha do sutiã ou do *top* de natação. As complicações são raras e, em geral, podem ser tratadas com cuidados mínimos do ferimento ou revisão mediante anestesia local. A morbidade associada a esse procedimento é mínima. O domínio dessa técnica tem uma curva de aprendizagem suave e serve como ferramenta útil no *armamentarium* de contorno corporal. A satisfação geral das pacientes tem sido globalmente muito alta.

Ver **Vídeo 85.1**.

Referências

Hunstad J, Chen C, Abbed T. Bra-line back lift. Clin Plast Surg. 2019; 46(1):77-84

Hunstad JP, Knotts CD. Transverse upper body lift. In: Rubin JP, ed. Body Contouring and Liposuction. Philadelphia, PA: Elsevier; 2013:159-165

Hunstad JP, Urbaniak RM. Bra-line back lift. In: Strauch B, Herman CK, eds. Encyclopedia of Body Sculpting AfterMassiveWeight Loss. New York, NY: Thieme; 2011:230-239

Shermak MA. Management of back rolls. Aesthet Surg J. 2008; 28(3):348-356

Soliman S, Rotemberg SC, Pace D, et al. Upper body lift. Clin Plast Surg. 2008; 35(1): 107-114, discussion 121

86 Aumento de Nádegas: S-Curve®

Nathaniel L. Villanueva ▪ *Ashkan Ghavami*

Resumo

O procedimiento S-Curve® é um meio efetivo e poderoso para reforçar a silhueta das pacientes. A seleção da paciente e o planejamento pré-operatório são fundamentais para se chegar a resultados excelentes. A execução do procedimento exige a compreensão da estética e da anatomia glúteas. Durante o procedimento, a liberação seletiva da anatomia ligamentosa permite a expansão intraoperatória e a modelagem da nádega. A transferência de gordura deverá ser feita somente no espaço subcutâneo, para melhorar a segurança do procedimento. Após a cirurgia, as pacientes deverão ser instruídas quanto às principais recomendações para melhorar a sobrevivência do enxerto e o melhor contorno possível do tronco. De modo geral, esse procedimento fornece uma silhueta em forma de S esteticamente agradável ao estreitar a cintura e aumentar as nádegas.

Palavras-chave: aumento de nádegas, S-curve, aumento de glúteos, transferência de gordura, "*Brazilian butt lift*".

> **Pontos Essenciais**
>
> - A seleção de pacientes e o manejo das expectativas são importantes para se chegar à segurança, bons resultados e satisfação da paciente.
> - O planejamento e as marcações pré-operatórias com o conhecimento completo da anatomia da paciente são fundamentais para se obter uma silhueta em forma de S esteticamente agradável (▶ Fig. 86.1).
> - O contorno preciso da cintura e das coxas com lipectomia assistida por sucção é tão importante quanto à transferência de gordura para as nádegas, para se chegar à silhueta ideal e as transições das costas e das coxas para as nádegas.
> - A transferência de gordura para as nádegas deverá ser realizada com pequenas alíquotas no espaço subcutâneo **somente** com movimento contínuo.
> - A correção exagerada deverá ser evitada, pois a pressão aumentada pode reduzir a sobrevida do enxerto e criar, futuramente, um quadro indesejado de ptose de nádegas.

86.1 Etapas Pré-Operatórias

86.1.1 Seleção de Pacientes

- As pacientes ideais terão gordura suficiente de doação para a transferência de gordura glútea.
- Pacientes mais magras também podem conseguir resultados excelentes com lipoaspiração modesta do tronco e transferência de gordura para zonas de seleção na região glútea.
- Pacientes com gordura de doação insuficiente podem ser instruídas a ganhar peso com uma dieta voltada para aumentar o volume de lóbulos de gordura.
- Pacientes com história pessoal ou familiar de transtornos hematológicos (trombose venosa profunda, embolia pulmonar, diátese de sangramento etc.) podem ser contraindicadas para o procedimento, mas deveriam ser avaliadas por um hematologista antes de prosseguir com a operação.

86.1.2 Compreensão da Anatomia da Paciente

- O conhecimento da anatomia subcutânea, neurovascular, muscular e ligamentosa é vital para se obter resultados ideais.
- Há quatro formatos gerais de tronco e nádega: formato em A (desejável), formato em V, formato em H e redonda (▶ Fig. 86.2).

86.1.3 Marcações

- A marcação é feita com a paciente em pé.
- As zonas de lipoaspiração adjacentes à nádega deverão ser delineadas com as zonas de aumento em mente.
- Áreas demandando liberação e enxertia deverão ser identificadas.

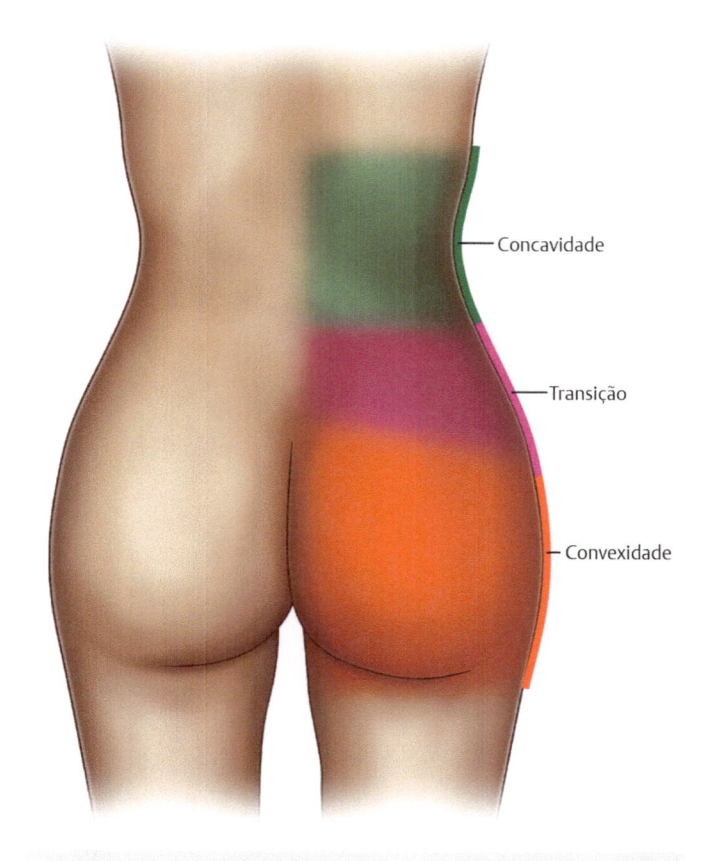

Fig. 86.1 A S-Curve®. A silhueta em curva de S esteticamente agradável é composta de concavidade superior, uma zona de transição e uma convexidade na região glútea.

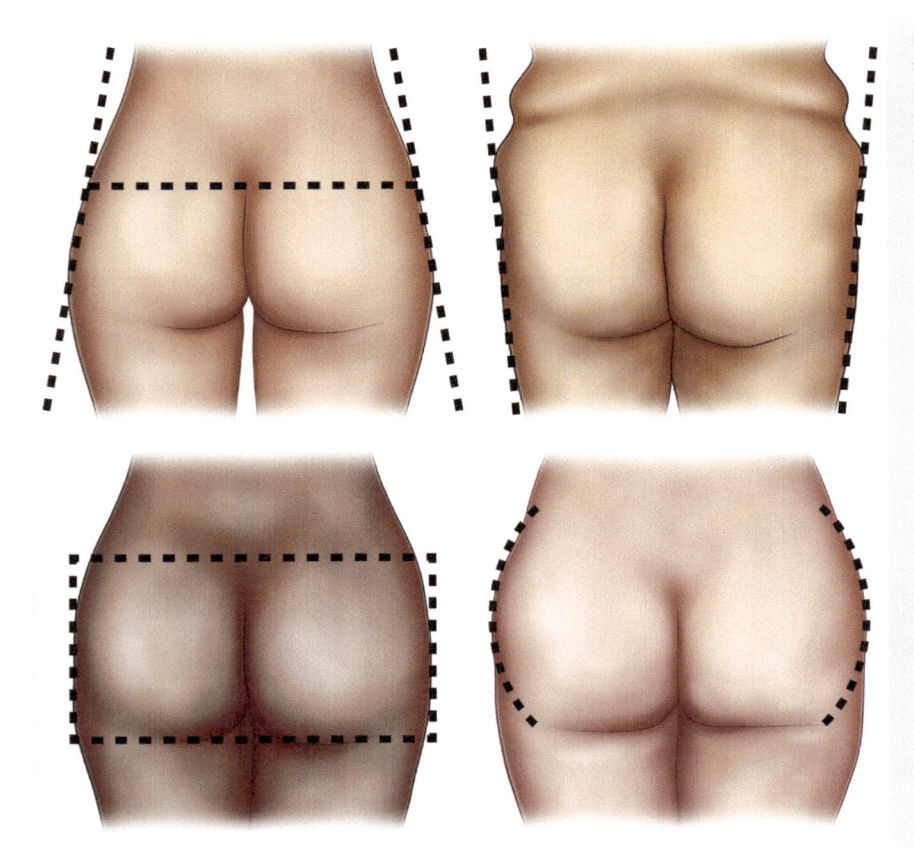

Fig. 86.2 Formatos de nádegas. Há quatro formatos gerais de tronco e nádegas: formato A (no topo à esquerda), formato V (topo à direita), formato H ou quadrado (embaixo à esquerda) e formato redondo (embaixo à direita).

86.2 Etapas Operatórias

Ver **Vídeo 86.1**.

86.2.1 Lipoaspiração

- A lipoaspiração assistida à energia da gordura de doação e o contorno com cânulas de 4 a 5 mm com a solução úmida de preferência do cirurgião (nossa preferência é a solução superúmida 1:1 para lipoaspiração).
- A pré-liberação e a pós-liberação são altamente eficazes em separar a gordura a ser aspirada e fornecer uma camada uniforme de tecido após lipectomia.
- Usar vários sítios de acesso permitindo passes entrecruzados.
- Lipoaspiração agressiva dos flancos, parte inferior das costas e da área do sacro é fundamental para melhorar a projeção do polo superior da nádega e gerar a silhueta em curva S.

86.2.2 Preparação da Gordura

- O objetivo é separar gordura viável do componente aquoso do lipoaspirado de modo estéril.
- Permitir que a gordura se separe do componente aquoso no frasco de lipoaspiração e decantar fluido e sangue.
- A gordura é então filtrada em um filtrador comercial sem ser tocada, o que ajuda a remover óleo, sangue e tecido fibroso, especialmente em lipoaspiração secundária.
- Misturar 300 mg de solução de clindamicina em cada lote coado.
- Transferir a gordura para seringas Toomey de 60 mL e preparar para a injeção.

86.2.3 Transferência de Gordura para as Nádegas

- A paciente é colocada em posição prona de canivete ("*jack knife*") em 30 a 45 graus.
- A liberação preliminar e a enxertia de gordura do primeiro estágio permite alguma expansão intraoperatória.
- A gordura obtida na posição supina é injetada antes da lipoaspiração na posição prona, o que permite tempo para que a epinefrina em solução úmida atinja sua eficácia total.
- Injetar pequenas alíquotas de gordura usando movimento contínuo somente no espaço subcutâneo.
- Várias passadas são necessárias para garantir que o enxerto chegue a uma distribuição homogênea.
- Durante cada passada a resistência deverá ser sentida e a correção exagerada não é recomendada.
- Durante todos os estágios da enxertia de gordura nas nádegas, devem-se liberar, seletivamente, os ligamentos osseocutâneos

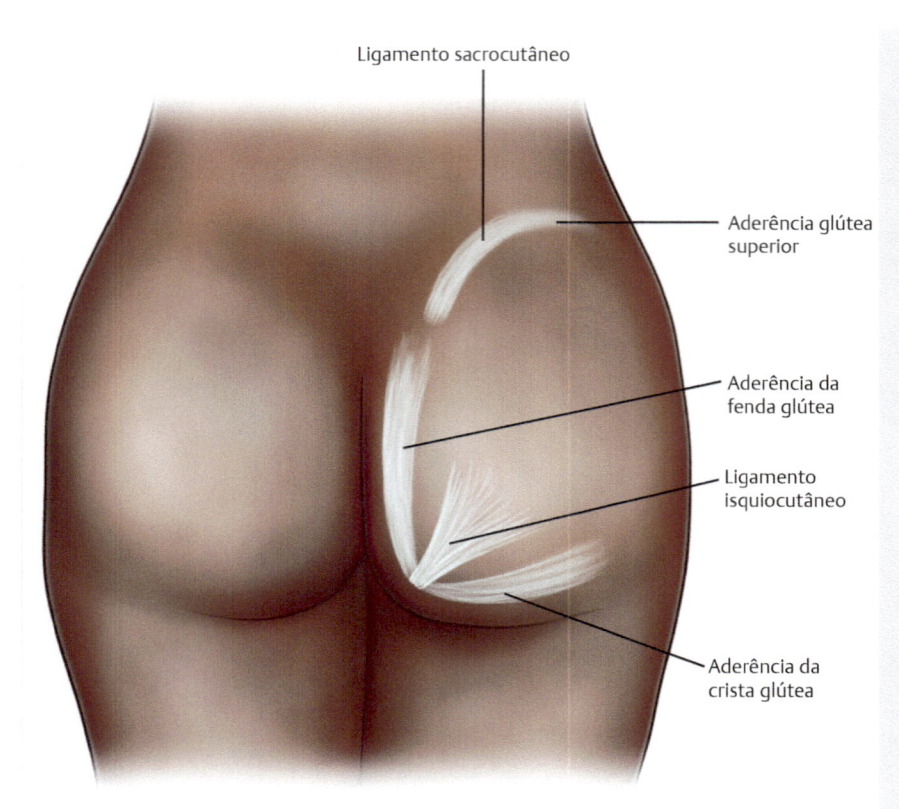

Fig. 86.3 Os ligamentos osseocutâneos e fasciocutâneos da nádega. A liberação seletiva dos ligamentos permite a expansão das regiões com enxerto de gordura, mas a ruptura completa deverá ser evitada.

e fasciocutâneos para prevenir a orientação errada da cânula e melhorar as irregularidades transmitidas para a pele que causam ondulação (▶ Fig. 86.3).
- As incisões de acesso são fechadas em camadas.

86.3 Cuidados Pós-Operatórios
- A profilaxia antimicrobiana é administrada por 5 dias.
- A deambulação deve ser imediata após a cirurgia, com higiene meticulosa.
- A compressão dos sítios de lipoaspiração com coxins de espuma é importante para evitar a formação de seroma e a aderência da pele à estrutura fasciomuscular (removida após 7 a 10 dias).
- A malha de compressão é usada por até 2 meses.
- Evitar sentar ou se apoiar sobre as nádegas durante 2 a 8 semanas.

86.4 Exemplo de Caso
Essa paciente de 28 anos com silhueta em forma de A foi submetida ao procedimento S-Curve® conforme descrito, com total de aproximadamente 600 cc de gordura transferidos para cada nádega. A paciente está satisfeita com a melhora do seu contorno corporal, que tem sido mantido há 3 anos após a cirurgia (▶ Fig. 86.4).

86.5 Conclusão
O aumento glúteo em curva S tem a habilidade de melhorar significativamente e transformar a silhueta e a proporção entre a cintura e o quadril das pacientes. O procedimento pode ser realizado com segurança e tem perfil baixo de complicações quando se utiliza a técnica apropriada e a adesão às diretrizes de injeção recomendadas.

Conclusão

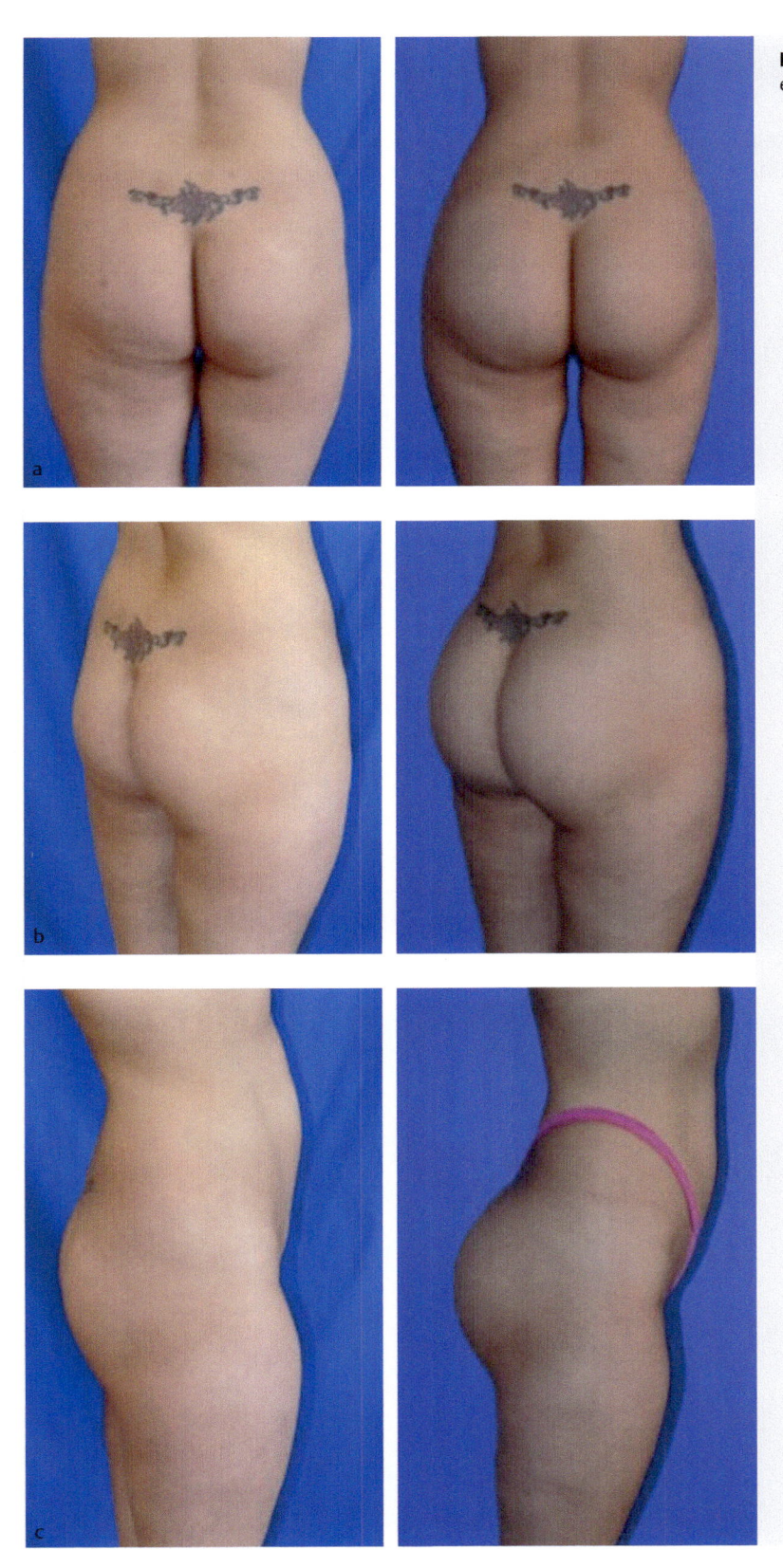

Fig. 86.4 (a-c). Exemplo de caso. Fotos pré-operatórias (à esquerda). Fotos pós-operatórias após 3 anos (à direita).

Referências

Ghavami A, Cohen MN, Thaller SR. Gluteal augmentation. Unfavorable Result Plast Surg Avoid Treat. 2018:499-516

Ghavami A, Villanueva NL. Gluteal augmentation and contouring with autologous fat transfer: Part I. Clin Plast Surg. 2018; 45(2):249-259

Ghavami A, Villanueva NL, Amirlak B. Gluteal ligamentous anatomy and its implication in safe buttock augmentation. Plast Reconstr Surg. 2018; 142(2):363-371

Nahai F, Ghavami A. The art of aesthetic surgery: principles and techniques. 3rd ed. Thieme; Wall S, Jr Delvecchio D, Teitelbaum S, et al. Subcutaneous migration: a dynamic anatomical study of gluteal fat grafting. Plast Reconstr Surg. 2019; 143(5):1343-1351

87 Aumento Subcutâneo e Seguro de Nádegas

Ira L. Savetsky • Daniel A. Del Vecchio

Resumo

A enxertia glútea com gordura é o procedimento de cirurgia cosmética que mais cresce atualmente e é o mais controverso em termos de segurança. A tumescência de separação simultânea (SST em inglês para *Simultaneous Separation Tumescence*) e a lipoenxertia com vibração de expansão (EVL em inglês para *Expansion Vibration Lipofilling*), combinadas com o treinamento apropriado em estética e na técnica, autorizam o cirurgião plástico apropriadamente treinado a executar o procedimento de aumento de nádegas de modo eficaz e seguro.

Palavras-chave: enxertia glútea com gordura, *Brazilian butt lift*, tumescência de separação simultânea, lipoenxertia com vibração de expansão.

> **Pontos Essenciais**
> - A gordura pode ser colocada com segurança no espaço subcutâneo sem lesão acidental à fáscia do músculo glúteo máximo.
> - A expansão intraoperatória suficiente e confiável do sítio receptor subcutâneo permite a projeção do domo e a estética adequadas sem a necessidade de colocar gordura no músculo.

87.1 Histórico

- A tumescência de separação simultânea (SST) e a lipoenxertia com vibração de expansão (EVL) são tecnicamente superiores à tumescência obsoleta com agulha de Klein e às técnicas de enxertia de gordura com seringas para grande volume de enxertia adiposa, com base em vários atributos:
  - A vibração permite a facilidade de navegação no sítio receptor, menos fadiga e melhor dispersão da gordura.
  - A bomba de rolo elimina a adução do polegar para impulsionar o fluxo de gordura, resultando em menos fadiga.
  - A fadiga reduzida permite ao cirurgião se concentrar na localização da ponta da cânula a cada passada.
  - O desenho de vasilha *versus* seringa torna mais fácil a documentação de volume para a assessoria.
  - O desenho de vasilha elimina as transferências por seringa e leva menos tempo.
  - As cânulas de vibração explodidas rompem a rede fibrosseptal, permitindo a manipulação subdérmica intraoperatória do sítio receptor.

87.2 Configuração

- Consiste em um suporte de duplo frasco mantendo duas vasilhas, uma de fundo plano de 3 L com uma tampa (vasilha de sucção) e uma vasilha de 3 L "*slant*" (com fundo inclinado). Essa vasilha inclinada tem uma torneira de ¼" no fundo da inclinação, eliminando completamente todo o conteúdo da vasilha pela torneira por simples gravidade.
- O suporte de vasilhas é colocado em um suporte de Mayo ao pé da mesa da sala de operação, mas não sobre a mesa.
- A partir da torneira da vasilha inclinada é conectada uma tubulação de 0,25 polegadas e uma alça dessa tubulação é passada do campo estéril para uma bomba de rolo, que está situada imediatamente adjacente ao suporte de Mayo. Voltando ao campo estéril, o final da tubulação é conectado a uma cânula de cesta em uma alça Microaire PAL. Essa é a configuração de influxo vibratório.
- A vasilha plana (Medela Corporation, Highland Park, IL, USA) com tampa tem dois conjuntos de tubulação conectados a ela. A partir da vasilha, uma tubulação vai da tampa para uma fonte de vácuo, enquanto a outra tubulação vai da tampa até uma cânula de lipoaspiração, geralmente de 4 ou 5 mm × 50 cm, com 12 orifícios (Wells Johnson, Tucson, AZ, EUA) (▶ Fig. 87.1).

87.3 Tumescência de Separação Simultânea

- Durante a tumescência, a solução é simplesmente despejada na vasilha inclinada e a separação simultânea (cesta) e a tumescência (SST) são processadas. A combinação de cânulas de cesta com ponta romba, movimento vibratório e avanço da cabeça do fluido resulta em sangramento mínimo ou inexistente durante essa manobra.
- A lipoaspiração é iniciada imediatamente usando cânulas manuais e colhida na vasilha plana. À medida que cada unidade estética é tratada, a vasilha é trocada para garantir a remoção igual em cada lado.
- Uma vez coletada toda a gordura, da perspectiva estética de um sítio doador, ela é deixada para se separar do sangue e de cristaloides, enquanto a equalização é realizada no sítio doador.
- A gordura colhida pode ser lavada com Poloxamer 188, se o operador assim o desejar (SurClens, Convatec Inc.), ou simplesmente dividida em dois volumes iguais, colocados na vasilha inclinada, e enxertada com EVL.

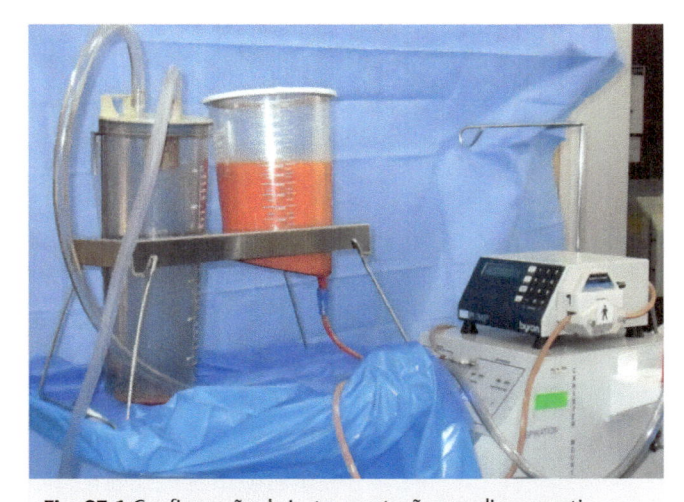

Fig. 87.1 Configuração da instrumentação para lipoenxertia com vibração de expansão. A torneira da vasilha, a tubulação e o tamanho da cânula possuem diâmetro igual para evitar qualquer área de alta resistência e cisalhamento.

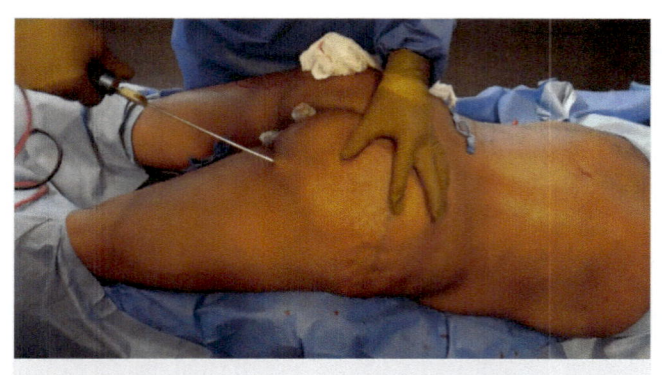

Fig. 87.2 A gordura é colocada no plano subcutâneo das nádegas.

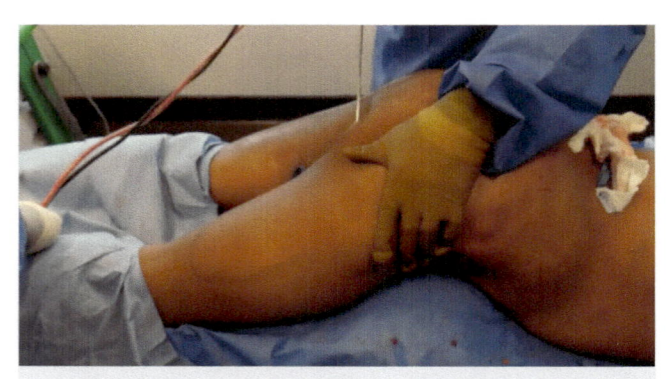

Fig. 87.3 A gordura é colocada no plano subcutâneo lateral das coxas.

87.4 Lipoenxertia com Vibração de Expansão (EVL)

Com a paciente na posição prona, são usadas três incisões de acesso para cânula para a enxertia de gordura glútea subcutânea segura: o sulco interglúteo, a prega infraglútea e o quadrante superior externo da nádega.

Usando o fluxo intermitente de gordura por meio de uma bomba de rolo e vibração por meio de um dispositivo PAL (Microaire, Charlottesville, VA, EUA), a gordura é colocada na posição subcutânea das nádegas (▶ Fig. 87.2) e coxas posterolaterais (▶ Fig. 87.3 e ▶ Fig. 87.4) para se obter mudança e alargamento de formato estético adequado. Deve-se dedicar a devida atenção ao estabelecimento ou preservação da simetria.

Durante a enxertia o cirurgião fica totalmente focado quanto ao local onde a ponta da cânula está em cada passada. Ele deverá ver a ponta da cânula embaixo da pele ou senti-la com a mão não dominante; ambas as funções sensoriais são consideradas mais fáceis, mais eficientes e mais rápidas que encarar uma tela de ultrassom.

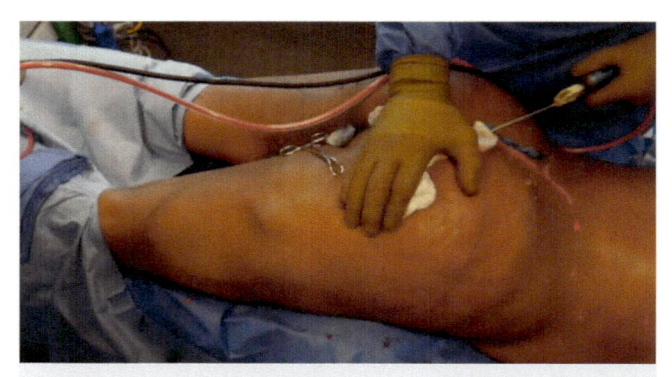

Fig. 87.4 A gordura é colocada no plano subcutâneo das coxas posteriores.

87.5 Exemplos de Casos

87.5.1 Caso 1

Essa paciente de 34 anos se apresentou para uma avaliação para o procedimento brasileiro de elevação de nádegas (*Brazilian butt lift* – BBL). Ela se queixava de projeção inadequada e excesso de gordura na cintura, no abdome e nas costas. Seu exame revelou presença notável de gordura densa. A proporção entre tecido conjuntivo e adipócitos varia conforme o sexo, a etnia e a hereditariedade; quanto maior a proporção, mais difícil é a extração de gordura. O maior erro cometido nesses casos é terminar a lipoaspiração cedo demais, o que resultará em um retoque muito difícilpor conta da presença adicional de tecido de cicatrização. O momento para fazer casos de gordura densa corretamente é a primeira vez. Casos de gordura densa exigem abordagem agressiva que demanda a separação efetiva de gordura e uma estratégia cirúrgica que exige perseverança. Após 1 ano de lipo 360 e BBL, ela demonstrou contornos melhorados, projeção das nádegas e uma cintura fina (▶ Fig. 87.5).

87.5.2 Caso 2

Este paciente de 26 anos do sexo masculino se apresentou para uma lipoaspiração de seus flancos. À época da consulta, ele mencionou o desejo de nádegas mais cheias. Homens que se apresentam para BBL podem ser separados em dois subtipos: (1) homens que desejam nádegas mais atléticas, com volume do polo superior (hipertrofia do glúteo médio), mas retendo o vazio lateral do glúteo máximo ("*hip dips*", ou depressão trocantérica), ou (2) pacientes masculinos que desejam uma aparência mais feminina com quadris mais largos e preenchimento dessas depressões. Este paciente desejava a segunda opção. Após a lipoaspiração e BBL com 1.200 cc de gordura em cada nádega usando a técnica EVL, ele demonstra nádegas mais redondas e mais cheias ("*bubble butt*") e estava muito feliz 1 ano após o procedimento (▶ Fig. 87.6).

87.6 Conclusão

Os procedimentos de SST e EVL, combinados com o treinamento apropriado em estética e na técnica, permitem que o cirurgião plástico devidamente treinado realize o aumento de nádegas de modo efetivo e seguro. O aumento subcutâneo e seguro de nádegas (SSBA em inglês para: *Safe subcutaneous buttock augmentation*) será, por fim, o padrão de cuidados nesse procedimento, resultando em resultados cosméticos melhores, tempos de operação mais eficientes e, o mais importante, a redução em mortalidade e melhor segurança para nossos pacientes.

Ver **Vídeo 87.1**.

Conclusão

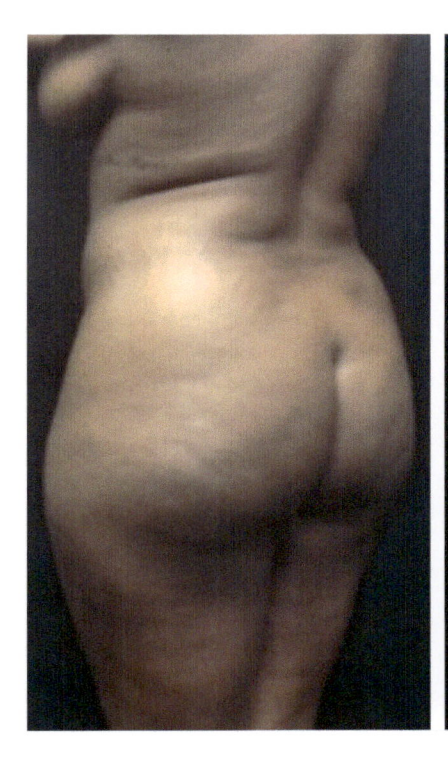

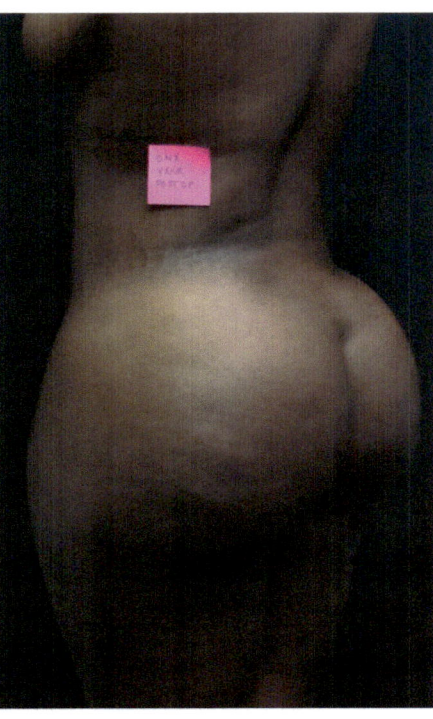

Fig. 87.5 Caso 1. Essa paciente de 34 anos se apresentou para uma avaliação para o procedimento brasileiro de elevação de nádegas (*Brazilian butt lift* – BBL). Ela se queixava de projeção inadequada e excesso de gordura na cintura, no abdome e nas costas. Seu exame revelou presença notável de gordura densa. A proporção entre tecido conjuntivo e adipócitos varia conforme o sexo, a etnia e a hereditariedade; quanto maior a proporção, mais difícil é a extração de gordura. O maior erro cometido nesses casos é terminar a lipoaspiração cedo demais, o que resultará em um retoque muito difícil em razão da presença adicional de tecido de cicatrização. O momento para fazer casos de gordura densa corretamente é a primeira vez. Casos de gordura densa exigem abordagem agressiva que demanda separação efetiva de gordura e uma estratégia cirúrgica que exige perseverança. Após 1 ano de lipo 360 e BBL, ela demonstrou contornos melhorados, projeção das nádegas e uma cintura fina.

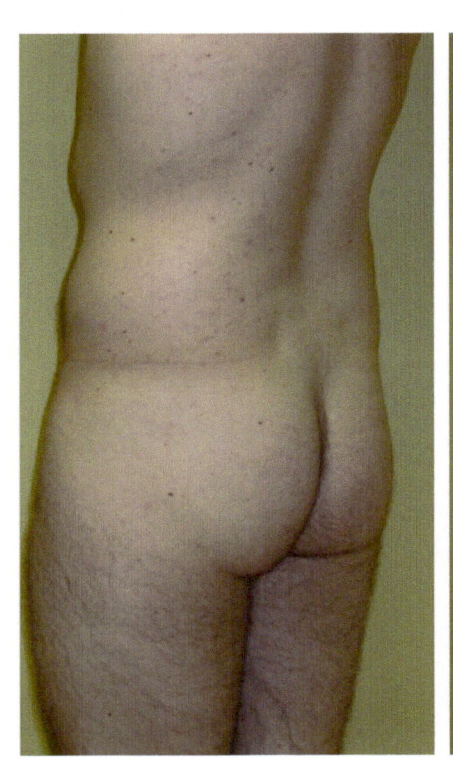

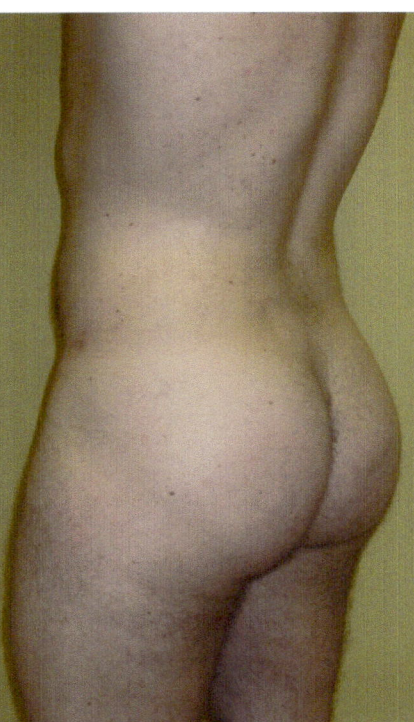

Fig. 87.6 Caso 2. Este paciente de 26 anos do sexo masculino se apresentou para uma lipoaspiração de seus flancos. À época da consulta, ele mencionou o desejo de nádegas mais cheias. Homens que se apresentam para BBL podem ser separados em dois subtipos: (1) homens que desejam nádegas mais atléticas, com volume do polo superior (hipertrofia do glúteo médio), mas retendo o vazio lateral do glúteo máximo ("*hip dips*", ou depressão trocantérica), ou (2) pacientes masculinos que desejam uma aparência mais feminina com quadris mais largos e preenchimento dessas depressões. Este paciente desejava a segunda opção. Após a lipoaspiração e BBL com 1.200 cc de gordura em cada nádega usando a técnica EVL, ele demonstra nádegas mais redondas e mais cheias ("*bubble butt*") e estava muito feliz 1 ano após o procedimento.

Referências

Del Vecchio D. Common sense for the common good: staying subcutaneous during fat transplantation to the gluteal region. Plast Reconstr Surg. 2018; 142(1):286-288

Del Vecchio D, Wall S, Jr. Expansion vibration lipofilling: a new technique in largevolume fat transplantation. Plast Reconstr Surg. 2018; 141(5):639e-649e

Villanueva NL, Del Vecchio DA, Afrooz PN, Carboy JA, Rohrich RJ. Staying safe during gluteal fat transplantation. Plast Reconstr Surg. 2018; 141(1):79-86

Wall S, Jr, Delvecchio D, Teitelbaum S, et al. Subcutaneous migration: a dynamic anatomical study of gluteal fat grafting. Plast Reconstr Surg. 2019; 143(5):1343-1351

Parte XII
Rejuvenescimento Vaginal

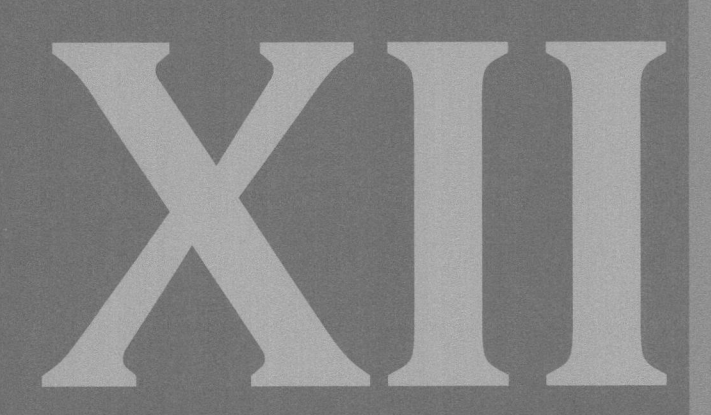

88 Labioplastia de Cunha Estendida com Redução dos Grandes Lábios por Radiofrequência Bipolar (AVIVA) *383*

89 Rejuvenescimento Vulvovaginal por Radiofrequência *387*

88 Labioplastia de Cunha Estendida com Redução dos Grandes Lábios por Radiofrequência Bipolar (AVIVA)

Christine A. Hamori

Resumo

A cirurgia genital feminina estética vem crescendo há vários anos. A popularidade da depilação brasileira e a visibilidade da vulva na Internet contribui para a popularidade da redução dos pequenos lábios ou labioplastia. Pacientes de todas as idades reclamam do excesso de pequenos lábios, causando constrangimento e desconforto físico. Existem procedimentos cirúrgicos seguros e efetivos para reduzir o volume e a protrusão desses lábios e que foram considerados como tendo melhorado a qualidade de vida dessas pacientes.

A orientação e a avaliação de mulheres que se apresentam com preocupações genitais estéticas demandam um conjunto único de habilidades que pode não ser familiar aos cirurgiões plásticos. Essas mulheres se mostram, geralmente, constrangidas e um pouco envergonhadas com a aparência de seus genitais e, portanto, precisam de encorajamento suave para expressarem suas preocupações específicas. Vale a pena solicitar que elas preencham um questionário para ajudar a extrair suas preocupações estéticas e funcionais.

A consulta com a paciente deverá transcorrer na presença de uma médica auxiliar. É útil instruir as pacientes quanto à anatomia da vulva, com mídia digital ou impressa. As pacientes precisam compreender a grande variabilidade de aparência dos pequenos lábios e serem asseguradas de que eles são normais. Também ajuda a mostrar fotos do antes e do depois às pacientes para determinar o objetivo estético delas. Algumas pacientes preferem uma aparência mais natural, com a preservação de um pouco mais de pequenos lábios, enquanto outras preferem um resultado muito aparado.

Seguem as instruções passo a passo para executar a labioplastia de cunha e o tratamento por radiofrequência dos grandes lábios.

Palavras-chave: labioplastia de cunha, redução não invasiva dos grandes lábios, avaliação pré-operatória da labioplastia, cuidados pós-operatórios de labioplastia.

Pontos Essenciais

- A cirurgia estética da vulva exige análise pré-operatória completa da anatomia, pois visa atingir os objetivos estéticos da paciente.
- A redução dos pequenos lábios ou labioplastia é o procedimento genital estético mais comum; a seleção de pacientes e o planejamento cirúrgico fornecem a via para resultados bem-sucedidos e confiáveis.
- O tratamento minimamente invasivo dos grandes lábios por radiofrequência (RF) fornece uma opção "sem cicatriz" para pacientes com flacidez leve a moderada da pele dos grandes lábios.

88.1 Etapas Pré-Operatórias

- A médica auxiliar (PA em inglês para *physician assistant,* MA, para *medical assistant,* enfermeira) examina a paciente primeiro para perguntar sobre as preocupações labiais dela (aparência, sintomas e desejos), quaisquer questões psicológicas e uma história sexual detalhada. Questionários escritos entregues às pacientes antes da consulta são úteis na determinação das queixas vulvares estéticas e funcionais.
- Os diagramas anatômicos digitais da vulva são ferramentas úteis para a orientação das pacientes que demonstram variações em anatomia, técnicas cirúrgicas (animações) e localização de cicatrizes. A revisão de fotografias do antes e depois com as pacientes nas consultas ajuda na determinação da aparência pós-operatória desejada por elas.
- Exame da paciente (a médica auxiliar deverá estar presente na sala) com a paciente nas posições de litotomia e em pé. Um espelho manual poderá ajudar a paciente a indicar suas preocupações específicas.
- A avaliação na posição de litotomia deverá incluir flacidez e volume da pele do monte púbico e dos grandes lábios, redundância do capuz do clitóris nos planos sagital e coronal, palpação do clitóris para determinar a presença de qualquer alargamento (clitoromegalia), excesso de pele nos pequenos lábios, pigmentação e conexão na fúrcula posterior.
- A avaliação na posição em pé deverá incluir a visibilidade dos pequenos lábios além dos grandes lábios, largura da comissura intervulvar, projeção do capuz do clitóris e a flacidez dos grandes lábios.
- Consentimento informado com ênfase em especial nos riscos de dispareunia, assimetria e insatisfação cosmética causada por limitações anatômicas existentes.

88.2 Etapas Intraoperatórias

- Fotografar a paciente na posição em pé.
- Antimicrobiano oral ou intravenoso (IV).
- Anestesia tópica por 20 minutos se local.
- Fotografar a paciente na posição de litotomia (colocar os lábios em diversas posições).
- Marcar a ressecção de cunha anteriormente, um pouco distal à junção do capuz do clitóris com os pequenos lábios e posteriormente o suficiente para não causar tensão excessiva na aproximação das marcações da cunha (▶ Fig. 88.1).
- Injetar lidocaína a 1% com 1:100.000 de epinefrina (agulha calibre 30) no local, subcutânea e submucosa.
- Preparação com betadine e isolamento do sítio cirúrgico com campos estéreis.

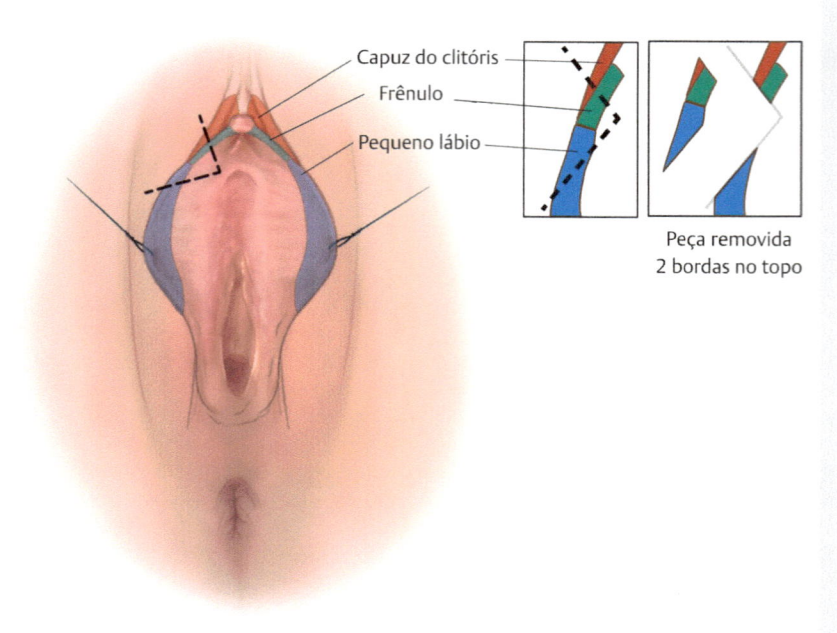

Fig. 88.1 A anatomia da colocação da incisão em cunha logo posterior à confluência, para evitar o fechamento de uma borda "W" para uma borda "V". (Reproduzida com autorização de Hamori CA. Female Cosmetic Genital Surgery. Thieme; 2017.)

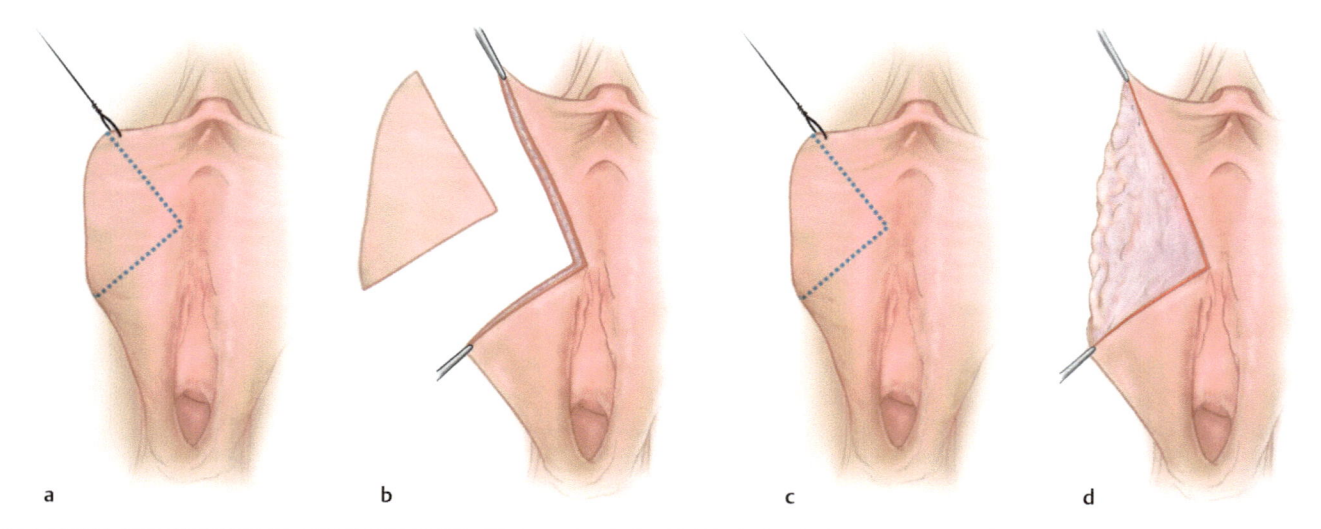

Fig. 88.2 (a-d) Ressecção de cunha em espessura total para lábios espessos *versus* desmucosação para lábio fino e atrófico. (Reproduzida com autorização de Hamori CA. Female Cosmetic Genital Surgery. Thieme; 2017.)

- Ressecção em cunha:
  - Lâmina nº 15 ou dispositivo de RF em baixa temperatura (agulha com ponta de Bowie ou lâmina Peak - Plasma no modo de corte).
  - Ressecar a cunha superficialmente para manter o pedículo vascular (▶ Fig. 88.2a-d).
- Fechamento:
  - Sutura enterrada de Monocryl 4-0 na derme da borda de orientação da ressecção. Deixar cauda longa e agarrar com gancho.
  - Fechar a cunha de medial para lateral com suturas interrompidas enterradas de Monocryl 4-0 ou 5-0.

- Fechamento lateral:
  - Excisar a *dog ear* (dobra) (se presente) em sentido súpero-lateral, de modo que a cicatriz fique próxima ao sulco do grande lábio.
  - Na presença de uma dobra dupla (▶ Fig. 88.3), considere correr a dobra única (*dog ear*) junto com a dobra dupla.
  - Fechar a borda principal com sutura de colchoeiro vertical de Monocryl 5-0. A eversão da borda é importante para prevenir uma incisura.
  - Fechamento da camada final com sutura corrida de Vicryl Rapide 5-0.
  - Injetar Marcaine® a 0,25% com epinefrina 1:200.000.

Conclusão

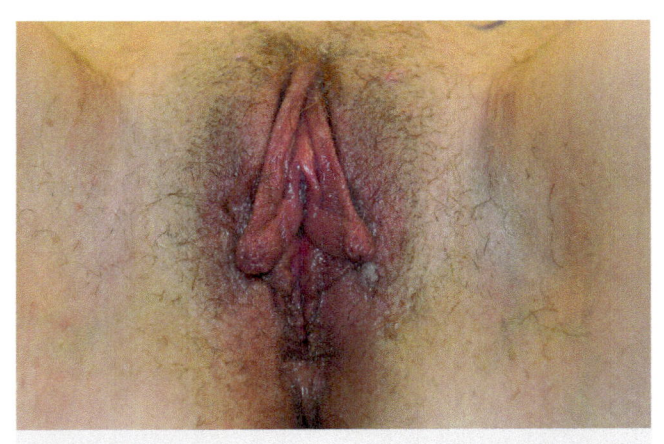

Fig. 88.3 Esta paciente de 50 anos tem a variante de dobra dupla. (Reproduzida com autorização de Hamori CA. Female Cosmetic Genital Surgery. Thieme; 2017.)

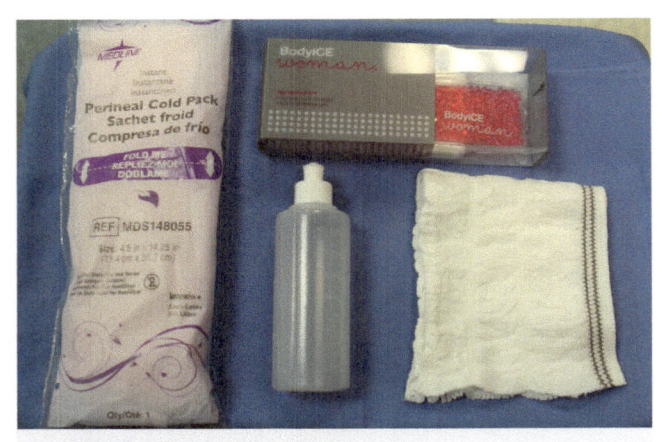

Fig. 88.4 Curativos pós-operatórios.

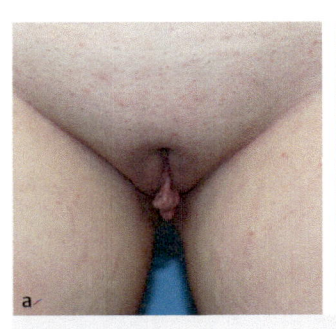

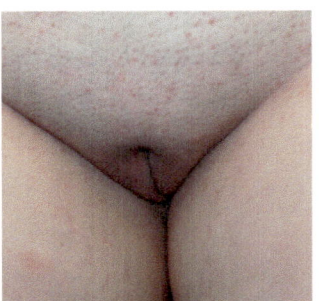

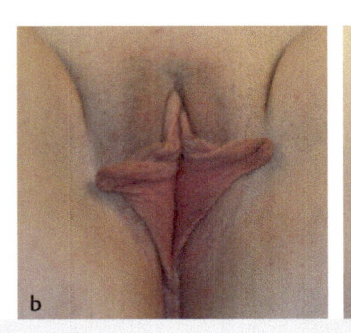

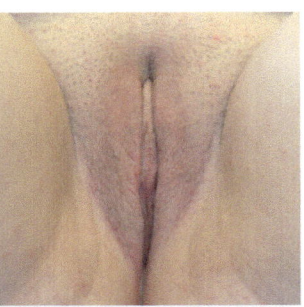

Fig. 88.5 (a, b) Paciente de 29 anos em posição em pé e de litotomia antes e após labioplastia de cunha (resultado aos 2 meses).

88.3 Rejuvenescimento de Grandes Lábios por Radiofrequência AVIVA

88.3.1 Indicação

- Flacidez de pele de leve a moderada e excesso de gordura dos grandes lábios em pacientes que não precisam de ou são contrárias à redução cirúrgica dos grandes lábios.
- Injeção tumescente (1 L Ringer lactato [LR] + epinefrina a 1:1.000 + 50 cc de lidocaína a 1%) no grande lábio direito com cânula pequena calibre 14 romba a 100 cc por minuto com bomba de infusão.
- Aplicar gel estéril de ultrassom.
- Inserir a sonda AVIVA e tratar o grande lábio direito conforme o protocolo (temperatura externa 38°C; temperatura interna 68°C).
- Tratar o grande lábio esquerdo a seguir (injeção tumescente...) e, então, o monte púbico.
- Aplicar Neosporina aos pequenos lábios, coxim Maxi e roupa íntima de malha (▶ Fig. 88.4).

88.4 Cuidados Pós-Operatórios

- Repouso e elevação da pelve por 3 dias.
- Irrigação da área com frasco Peri de lavagem com água morna da torneira, 3 a 4 vezes ao dia.
- Medicamento narcótico pode ser necessário por 1 ou 2 dias.
- Sem fazer exercícios por 3 semanas.
- Sem sexo, cavalgada ou bicicleta por 6 semanas.

88.5 Acompanhamento

- Consulta pós-operatória após 2 semanas para avaliar as incisões.
- Consulta após 2 meses para fotografias em pé e em litotomia.

88.6 Exemplo de Caso

Paciente de 29 anos em pé e em litotomia antes e após labioplastia de cunha (resultado aos 2 meses (▶ Fig. 88.5a, b).

88.7 Conclusão

As pacientes em potencial para labioplastia demandam história sexual detalhada. Uma revisão da anatomia vulvar normal com a assistência de diagramas e fotos de antes e depois ajudam a determinar os desejos estéticos da paciente. Ela deverá ser examinada em pé e na posição de litotomia. As fotografias são importantes em ambas as posições para documentar assimetrias. É importante marcar as cunhas de modo conservador e manter o pedículo vascular no tecido subcutâneo. O fechamento é feito em camadas com suturas absorvíveis. A paciente não deverá praticar exercícios vigorosos por 3 semanas e relações sexuais, andar de bicicleta ou cavalgar por 6 semanas após a cirurgia.

Ver **Vídeo 88.1**.

Referências

Alter GJ. Aesthetic labia minora and clitoral hood reduction using extended central wedge resection. Plast Reconstr Surg. 2008; 122(6):1780-1789

Gress S. Aesthetic and functional labiaplasty. Cham: Springer International Publishing; 2017

Hamori CA, Banwell P, Alinsod R. Female cosmetic genital surgery: concepts, classification, and techniques. New York: Thieme; 2017:41-58

Hamori CA, Banwell P, Alinsod R. Female Cosmetic Genital Surgery: Concepts, Classification, and Techniques. New York: Thieme; 2017:143-160

Sorice SC, Li AY, Canales FL, Furnas HJ. Why women request labiaplasty. Plast Reconstr Surg. 2017; 139(4):856-863

89 Rejuvenescimento Vulvovaginal por Radiofrequência

Erez Dayan

Resumo

Nos últimos 10 anos a labioplastia vem aumentando em popularidade. Embora o procedimento tradicional tenha alto nível de satisfação (> 90%), muitas pacientes preferem abordagens minimamente invasivas e baixo tempo de inatividade. O procedimento de labioplastia por radiofrequência usa energia térmica para contrair os grandes e os pequenos lábios, evitando as incisões tradicionais da labioplastia e o tempo de inatividade.

Palavras-chave: labioplastia, labioplastia minimamente invasiva, radiofrequência, rejuvenescimento vulvovaginal.

Pontos Essenciais

- A labioplastia tradicional foi associada a complicações em potencial como: deiscência, hematoma, necrose do retalho, introito estreitado, dor e assimetria.
- As técnicas minimamente invasivas como a radiofrequência (RF) surgiram como alternativas viáveis ao procedimento tradicional por meio de um mecanismo bipolar de controle de temperatura para aquecer tecidos a temperaturas-alvo de 68°C internamente e 38°C externamente. Esse envio de energia controlada leva a uma cascata inflamatória iniciando neocolagênese, angiogênese e remodelação de elastina nos 3 a 4 meses subsequentes.

89.1 Etapas Pré-Operatórias

- A história clínica e física detalhada deve ser obtida, de todas as pacientes, antes do tratamento. Os critérios de exclusão incluem: ferimentos abertos, infecção ativa, condições dermatológicas, transtornos de sangramento e estado imunocomprometido.

89.2 Etapas Operatórias

- Pontos de acesso são injetados no aspecto caudal de cada lábio (grande e pequeno) com 2,5 cc de anestesia local (lidocaína a 1% com epinefrina). A seguir, uma agulha calibre 18 é usada para criar a incisão de acesso. Em cada sítio de tratamento é infiltrada uma solução tumescente de 20 a 40 cc (50 cc de lidocaína a 2%, 1,5 mg de epinefrina por litro de solução lactada de Ringer).
- Aplica-se gel de lubrificação hidrossolúvel nos lábios para melhorar a transdução entre as duas portas do dispositivo de RF.
- A configuração da RF inclui um corte controlado de temperatura interna de 68°C e de 38°C externa.
- A cânula bipolar de RF é colocada na porta de acesso e movida em sentido radial craniocaudal até que os tecidos atinjam a temperatura-alvo (▶ Fig. 89.1).
- A RF fracionada pode contribuir como aditivo ao produzir uma regeneração epidérmica (*resurfacing*) e retração de partes moles a partir da superfície da pele a profundidades ajustáveis (▶ Fig. 89.2).

89.3 Cuidados Pós-Operatórios

- O curso usual pós-operatório envolve edema e equimose, que geralmente se resolvem em 2 a 3 semanas.

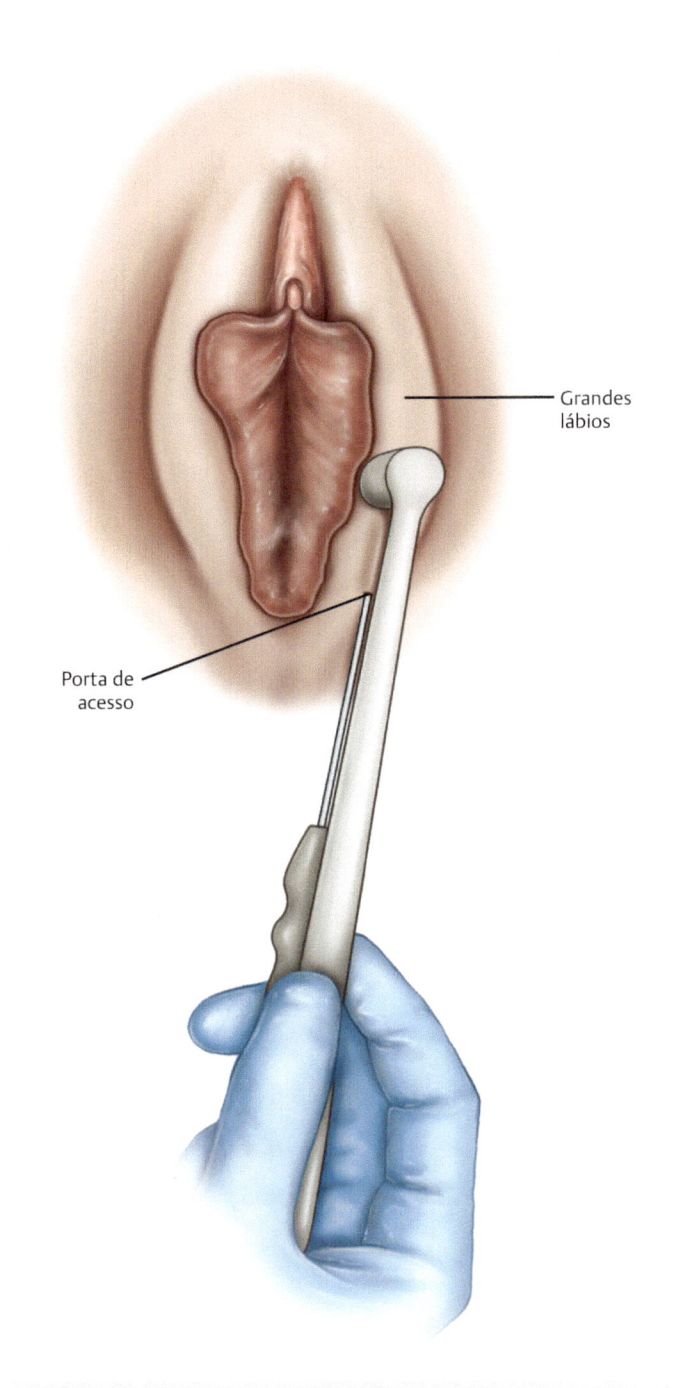

Fig. 89.1 Tratamento de grandes lábios por radiofrequência bipolar (AVIVA, Inmode, Lake Forrest, CA, EUA).

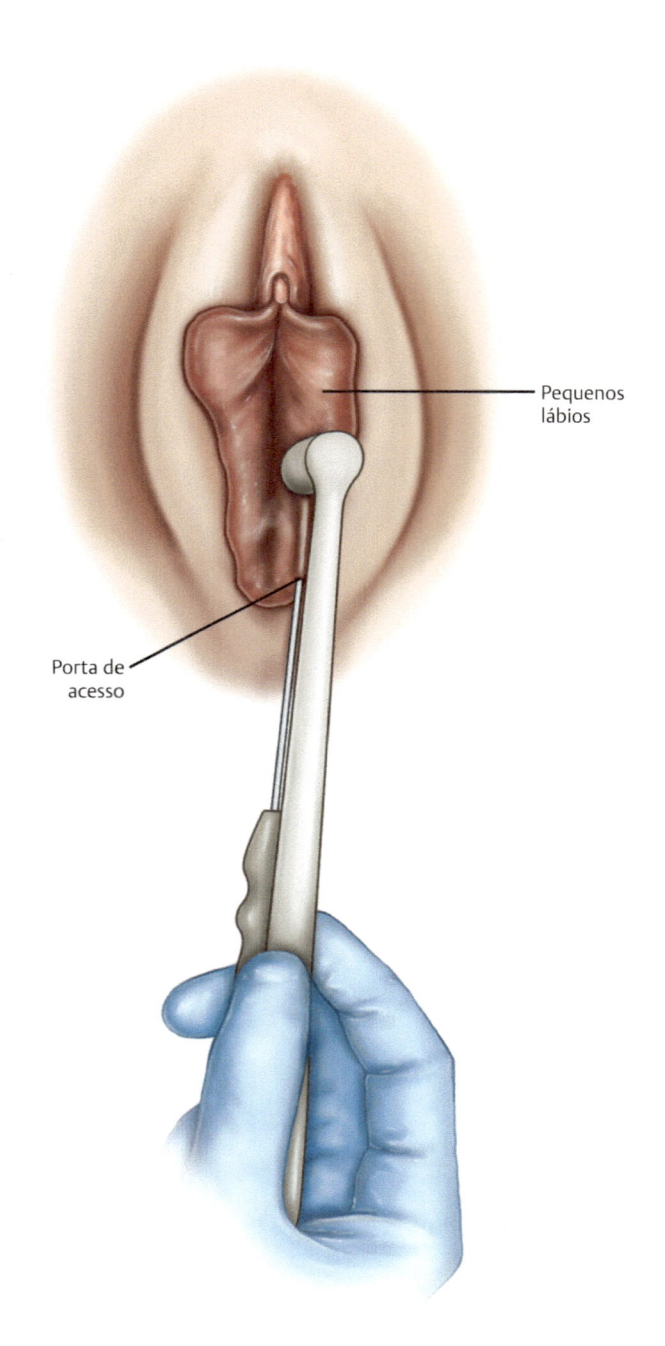

Fig. 89.2 Tratamento de pequenos lábios por radiofrequência bipolar (AVIVA, Inmode, Lake Forrest, CA, EUA).

- Não há necessidade de curativo elaborado, pois as incisões são pontos de acesso com agulha de calibre 18 que se resolverão por elas mesmas.
- A maioria das pacientes volta ao trabalho no dia seguinte.

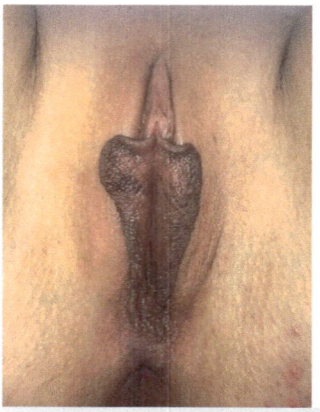

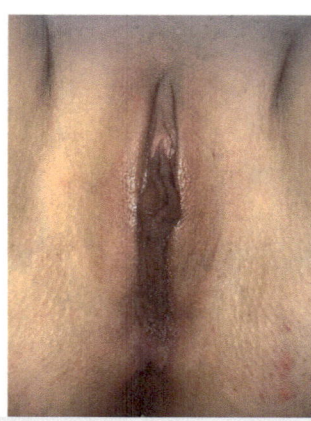

Fig. 89.3 Resultados antes e após o procedimento aos 6 meses após uma combinação de radiofrequência bipolar (AVIVA, InMode) e radiofrequência fracionada são mostradas (Morpheus8; InMode).

89.4 Exemplo de Caso

Resultados antes e após o procedimento aos 6 meses após uma combinação de radiofrequência bipolar (AVIVA, InMode) e radiofrequência fracionada (Morpheus8; InMode) são mostrados (▶ Fig. 89.3).

89.5 Conclusão

O tratamento de hiperplasia e flacidez dos lábios com RF bipolar pode, potencialmente, preencher uma lacuna das mulheres que buscam melhoria funcional e estética sem labioplastia cirúrgica. Um estudo prospectivo poderoso, randomizado e duplo-cego é necessário para elucidar melhor o papel dessa tecnologia.

Ver **Vídeo 89.1** e **Vídeo 89.2**.

Referências

Goodman MP. Female genital cosmetic and plastic surgery: a review. J Sex Med. 2011; 8(6):1813-1825

Hunter JG. Labia minora, labia majora, and clitoral hood alteration: experience-based recommendations. Aesthet Surg J. 2016; 36(1):71-79

Mayer HF. Vaginal labiaplasty: current practices and a simplified classification system for labial protrusion. Plast Reconstr Surg. 2015; 136(5):705e-706e

Sadick N, Rothaus KO. Aesthetic applications of radiofrequency devices. Clin Plast Surg. 2016; 43(3):557-565

Vanaman Wilson MJ, Bolton J, Jones IT, Wu DC, Calame A, Goldman MP. Histologic and clinical changes in vulvovaginal tissue after treatment with a transcutaneous temperature-controlled radiofrequency device. Dermatol Surg. 2018; 44(5):705-713

Parte XIII
Contorno Corporal Não Cirúrgico

90	Criolipólise	*391*
91	Retração da Pele Facial por Radiofrequência e Tecnologia de Radiofrequência Fracionada	*397*
92	Retração da Pele/Remoção de Gordura Corporal por Radiofrequência	*400*
93	Papel do Ácido Desoxicólico na Redução de Gordura	*403*

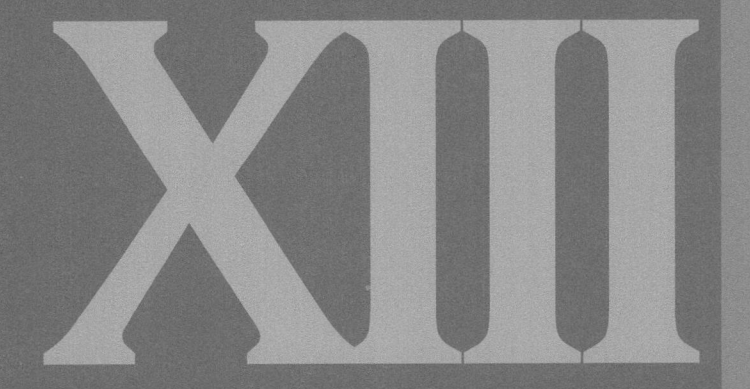

90 Criolipólise

Nathaniel L. Villanueva ▪ *Daniel J. Gould* ▪ *Cory Felber* ▪ *W. Grant Stevens*

Resumo

Criolipólise é uma modalidade não cirúrgica para tratamento de lipodistrofia regional em pacientes apropriadamente selecionados que buscam evitar procedimentos cirúrgicos e tempo de inatividade associados à lipoaspiração. Há vários aplicadores do tratamento que possuem anexos de contorno para tratar áreas em todo o corpo. Uma distinção importante na seleção de aplicadores é definir se a gordura na área de tratamento pode ser pinçada. Se positivo, aplicadores com assistência a vácuo podem ser usados, enquanto as áreas não pinçáveis exigem aplicadores planos. Após o procedimento, a área de tratamento deverá ser massageada para melhorar a eficácia da terapia. De modo geral, a criolipólise é um tratamento seguro e efetivo para redução não cirúrgica de gordura subcutânea.

Palavras-chave: criolipólise, CoolSculpting, não invasiva, contorno corporal, hiperplasia paradoxal.

Pontos Essenciais

- Criolipólise é um procedimento seguro e efetivo para redução não cirúrgica de gordura subcutânea.
- Muitas áreas do corpo podem ser tratadas, incluindo submentual, submandibular, braços, costas, tórax, flancos, abdome, costas e coxas.
- A gordura subcutânea que pode ser pinçada pode ser tratada com aplicadores de sucção, enquanto a gordura que não pode ser pinçada (p. ex., coxa lateral) pode ser tratada com aplicadores de tela plana e sem sucção.
- A massagem imediata das áreas tratadas após o tratamento melhora a eficácia da criolipólise.

90.1 Etapas Pré-Operatórias

- Elaborar uma história e um exame físico padrão incluindo a avaliação de corpo inteiro.
  - As contraindicações incluem: crioglobulinemia, hemoglobinúria fria paroxística e doença da aglutinina fria.
  - Contraindicação relativa: intolerância ao frio e doença de Raynaud.
- É importante estabelecer expectativas realistas para pacientes que se beneficiarão da criolipólise e os resultados a serem obtidos com essa modalidade em comparação com as intervenções cirúrgicas.
- Criar um plano de tratamento com o paciente explicando que embora haja vários ciclos de tratamentos recomendados, o número total de tratamentos para obtenção de resultados pode variar em cada paciente (▶ Tabela 90.1).
- Identificar áreas com gordura passível de pinçamento e não passível de pinçamento, pois isso vai determinar quais aplicadores deverão ser usados (▶ Tabela 90.2).
- Marcar o(a) paciente com os gabaritos para os aplicadores que serão usados. Esses gabaritos também ajudarão a determinar quais aplicadores e anexos de contorno correspondentes deverão ser usados, dependendo da convexidade da área lipodistrófica que está sendo tratada.
- Os riscos e benefícios do procedimento deverão ser discutidos com os(as) pacientes e estes também deverão ser alertados sobre a hiperplasia paradoxal, que pode ocorrer 2 a 5 meses após o tratamento e que demanda excisão cirúrgica.

90.2 Etapas Operatórias

- O dispositivo CoolSculping (Zeltiq Aesthetics, Pleasanton, CA, EUA) consiste em uma unidade de controle e vários aplicadores, que são selecionados com base no tamanho do sítio de tratamento e se a gordura subcutânea pode ou não ser pinçada para longe do corpo (▶ Fig. 90.1).
- A pele do(a) paciente é lavada com água e sabão e coberta com um coxim de gel protetor, e aplica-se o aplicador. As bordas de espuma (somente aplicador de tela plana) e/ou tiras de Velcro podem ser usadas para ajudar a manter os aplicadores no lugar.
- O aplicador de sucção é usado na maioria das áreas, a menos que a gordura não possa ser pinçada para fora do corpo, como na coxa lateral ou área de culotes.
- A duração do tratamento depende do aplicador usado e da área tratada.
  - Os tempos de tratamento com o aplicador de sucção variam de 35 minutos a 1 hora, dependendo de os aplicadores serem de última geração.
  - Os aplicadores sem sucção exigem até 2 horas de tempo de tratamento.

Tabela 90.1 Números típicos de tratamentos por sítio

Sítio de tratamento	Número de tratamentos por sítio
Flancos	1 a 3
Abdome	1 a 3
Coxa interna	1 a 2
Coxa externa	1 a 2
Área submentual	1 a 2
Braço superior	1 a 2

Tabela 90.2 Aplicadores, Contornos e Sítios de Tratamento

Aplicadores	Contornos	Áreas de tratamento
CoolMini™	N/D	Submentual Submandibular Gordura do sutiã
Cool Advantage Petite™	CoolFit™ CoolCore™ CoolCurve™	Braços superiores Flancos Abdome Coxas
Cool Advantage™	CoolFit™ CoolCore™	Braços superiores Flancos Abdome Coxas

(Continua).

Tabela 90.2 *(Cont.)* Aplicadores, Contornos e Sítios de Tratamento

Aplicadores	Contornos	Áreas de tratamento
Cool Advantage Plus™	CoolCurve™ CoolCore™ CoolCurve™	Flancos Abdome Coxas
Cool Smooth™	N/D	Coxas laterais Abdome superior

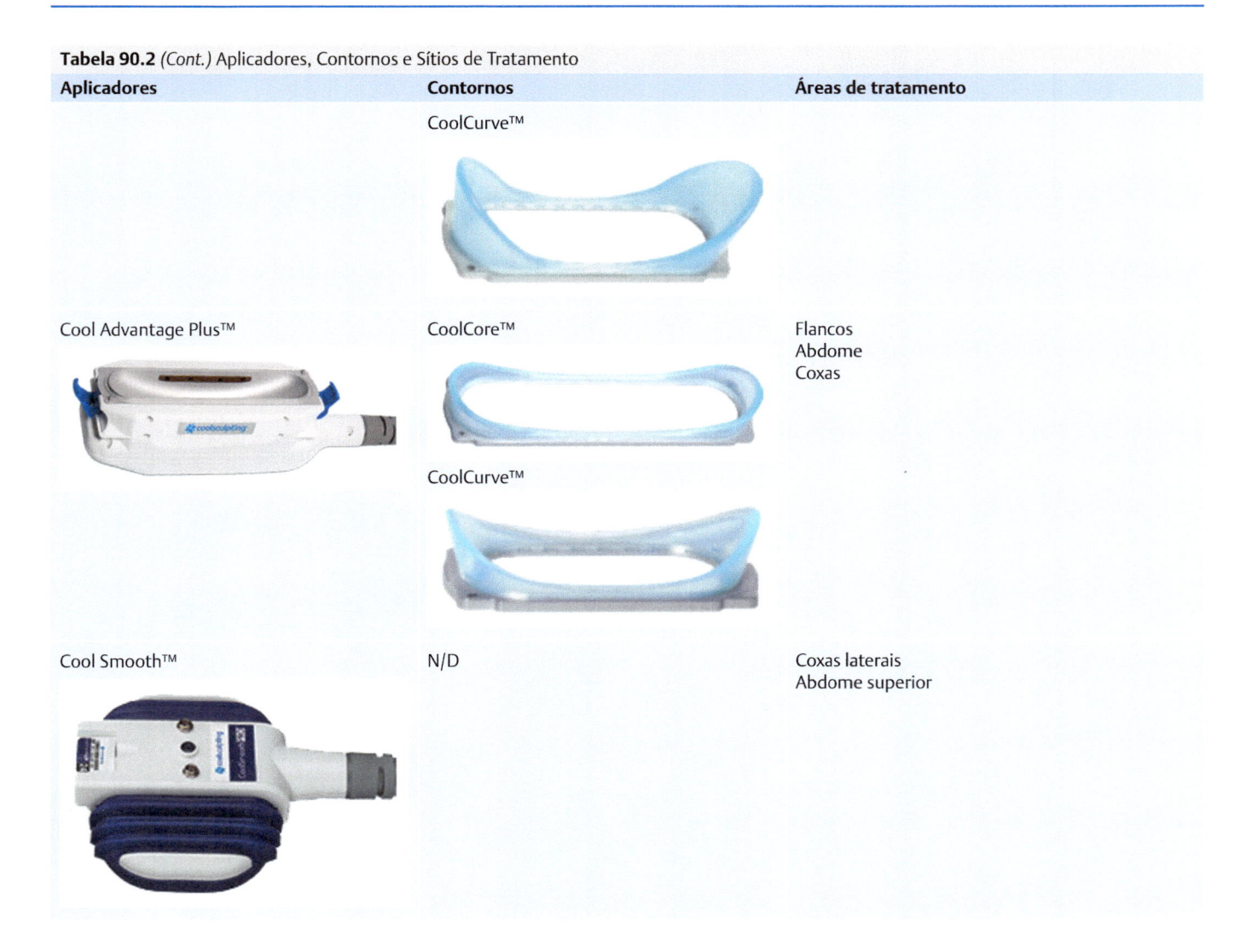

90.3 Cuidados Pós-Operatórios

- Após remoção do aplicador, executar 2 minutos de massagem para maximizar a eficácia do tratamento. Preferimos usar o Z-wave (Zimmer Aesthetics, Irvine, CA, EUA), que é um dispositivo de pulso radial para massagem pós-tratamento.
- Os pacientes deverão ser informados sobre os efeitos colaterais transitórios do tratamento, que incluem:
  - Vermelhidão, equimoses, inchaço, sensibilidade, formigamento, alterações na sensibilidade da pele, dor de início tardio, endurecimento subcutâneo e hiperpigmentação.
- Recomenda-se manter intervalo de 8 semanas entre os tratamentos.

90.4 Exemplo de Caso

Essa paciente se submeteu a dois tratamentos com intervalo de 2 meses. O abdome e os flancos foram tratados nas duas consultas, durante 35 minutos (▶ Fig. 90.2). A paciente manteve melhora significativa em sua silhueta e contorno abdominal 1 ano após o tratamento (▶ Fig. 90.3).

90.5 Conclusão

Criolipólise é um tratamento seguro e eficaz de gordura subcutânea em pacientes apropriadamente selecionados(as). Os pacientes apresentam respostas variáveis aos tratamentos e, dependendo do sítio, eles podem precisar de múltiplos tratamentos.

Ver **Vídeo 90.1**.

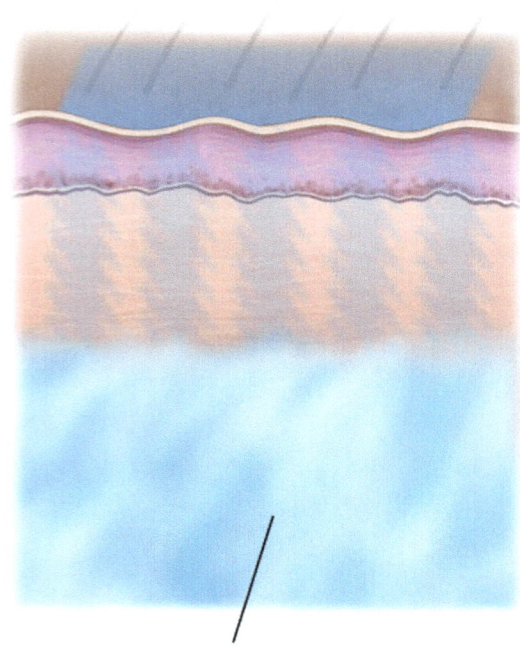

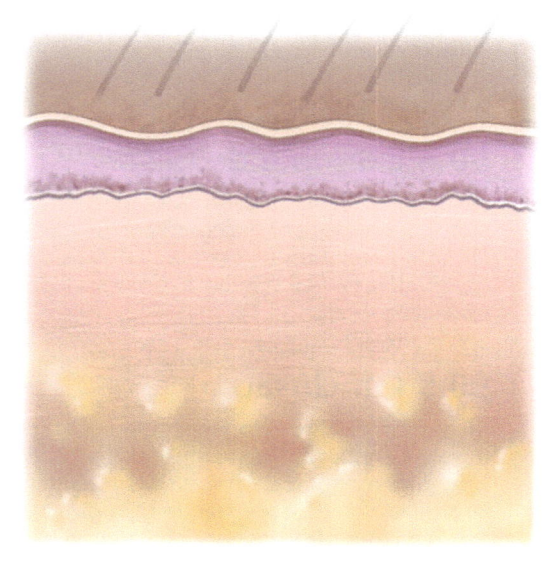

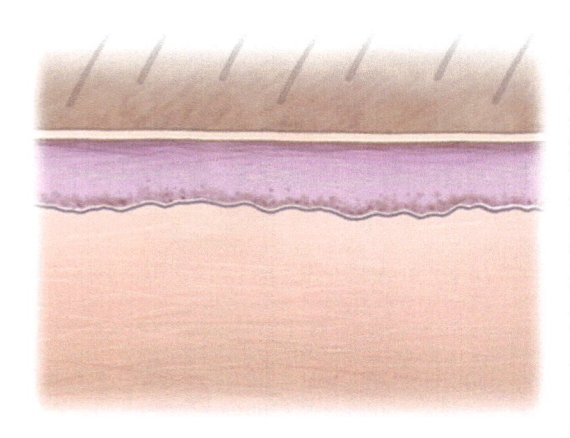

Fig. 90.1 Efeito da criolipólise no tecido adiposo.

Conclusão

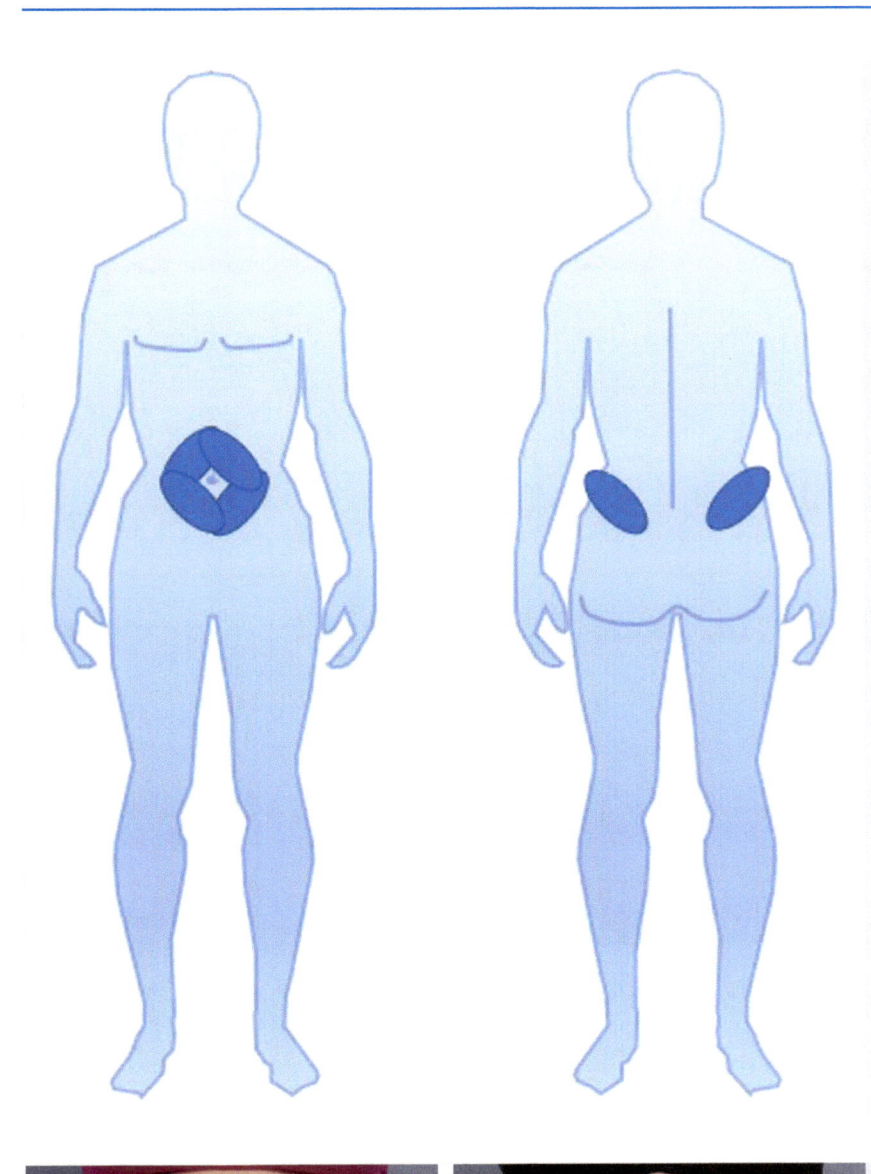

Fig. 90.2 Áreas de tratamento do exemplo de caso. O padrão diamante foi usado no abdome e os aplicadores foram colocados também nos flancos durante 35 minutos por sítio.

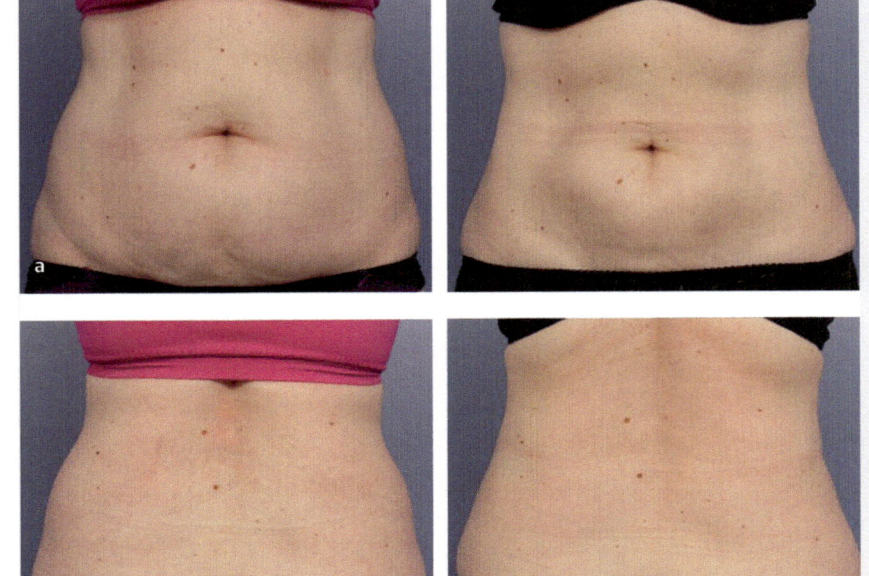

Fig. 90.3 (**a**,**b**) Resultados do tratamento. Antes do procedimento (à esquerda) e depois do tratamento (à direita) após 1 ano de acompanhamento depois dos dois tratamentos.

Referências

Boey GE, Wasilenchuk JL. Enhanced clinical outcome with manual massage following cryolipolysis treatment: a 4-month study of safety and efficacy. Lasers Surg Med. 2014; 46(1):20-26

Carruthers J, Stevens WG, Carruthers A, Humphrey S. Cryolipolysis and skin tightening. Dermatol Surg. 2014; 40 Suppl 12:S184-S189

Ingargiola MJ, Motakef S, Chung MT, Vasconez HC, Sasaki GH. Cryolipolysis for fat reduction and body contouring: safety and efficacy of current treatment paradigms. Plast Reconstr Surg. 2015; 135(6):1581-1590

Stevens WG, Bachelor EP. Cryolipolysis conformable-surface applicator for nonsurgical fat reduction in lateral thighs. Aesthet Surg J. 2015; 35(1):66-71

Stevens WG, Pietrzak LK, Spring MA. Broad overview of a clinical and comercial experience with CoolSculpting. Aesthet Surg J. 2013; 33(6):835-846

91 Retração da Pele Facial por Radiofrequência e Tecnologia de Radiofrequência Fracionada

Erez Dayan • *Joshua M. Cohen* • *Spero J. Theodorou*

Resumo

Existe uma lacuna de tratamento entre pacientes não candidatos a, ou que preferem não se submeter ao *facelift* ou *necklift* tradicionais. Nesses casos, a retração da pele por radiofrequência tem demonstrado atingir cerca de 30% de contração da pele por meio de lesões térmicas à derme e retração das redes fibrosseptais subjacentes. A angiogênese subsequente de remodelação de colágeno, assim como a reorganização de elastina funcionam para melhorar visivelmente a flacidez de partes moles nesses casos.

Palavras-chave: retração da pele por radiofrequência, radiofrequência, FaceTite, radiofrequência bipolar.

> **Pontos Essenciais**
>
> - A tecnologia de radiofrequência (RF) ganhou popularidade constante desde o início dos anos de 2000, com aumentos anuais consecutivos de 10% ou mais.
> - Por meio da impedância de corrente eletromagnética, as ondas de RF levam a aquecimento diferencial por tipos distintos de tecido, coerente com a lei de Ohm (energia = corrente^0 x impedância x tempo). Por exemplo, o tecido adiposo é menos condutivo que a água (impedância mais alta) e leva à geração de temperaturas mais altas que o músculo. Uma vez atingidas as temperaturas de 50°C para as partes moles e de 40°C a 42°C para a superfície da pele, haverá um desencadeador para induzir a neocolagênese, a angiogênese e a elastogênese. Por meio de diferentes aplicações de energia de RF (ou seja, monopolar, bipolar, multipolar, microagulhamento), o remodelamento adiposo subdérmico (SAR, em inglês para *Subdermal Adipose Remodeling*) e a contração de partes moles prolongada podem ser conquistados com segurança e coerência.

91.1 Etapas Pré-Operatórias

- Uma história clínica e física detalhada deve ser obtida de todos os pacientes antes do tratamento. Os critérios de exclusão incluem: gravidez, ferimentos abertos, infecção ativa, quadros dermatológicos, transtornos de sangramento e status imunocomprometido.
- Os pacientes são marcados identificando, em primeiro lugar, a borda mandibular e as mandíbulas nos dois lados. As mandíbulas são subdivididas em Zona 1 (acima da borda mandibular) e Zona 2 (abaixo da borda mandibular). As áreas de adiposidade localizada na porção inferior da face e na região do pescoço são marcadas. As zonas de não tratamento são identificadas marcando-se uma linha inferiormente e perpendicular às comissuras do lábio (ou seja, linhas de marionete) (▶ Fig. 91.1). A área medial a essas linhas é evitada para preservar a inervação mandibular marginal aos músculos: depressor do ângulo da boca, mentual e depressor do lábio inferior. Cinco pontos de acesso são identificados: (1) a linha média submentual, (2) 1 a 2 cm inferiores à junção corporal/parassinfisária mandibular e (3) pós-auricular (▶ Fig. 91.2).
- Dependendo das circunstâncias clínicas e dos desejos do paciente, os casos foram executados mediante anestesia geral ou local. Nos casos de anestesia local, os pacientes foram pré-medicados com oxicodona (5 mg) e/ou benzodiazepina (5 mg).

91.2 Etapas Operatórias

- Cada sítio de acesso é injetado com 2 ou 4 cc de lidocaína a 2% com epinefrina. Uma agulha calibre 14 é então usada para fazer portas de acesso que são levemente dilatadas com tesouras de Stevens. Uma agulha espinal é usada para infiltrar lentamente uma solução tumescente (1 g de lidocaína por litro de solução de lactato de Ringer) desde profundo até superficial,

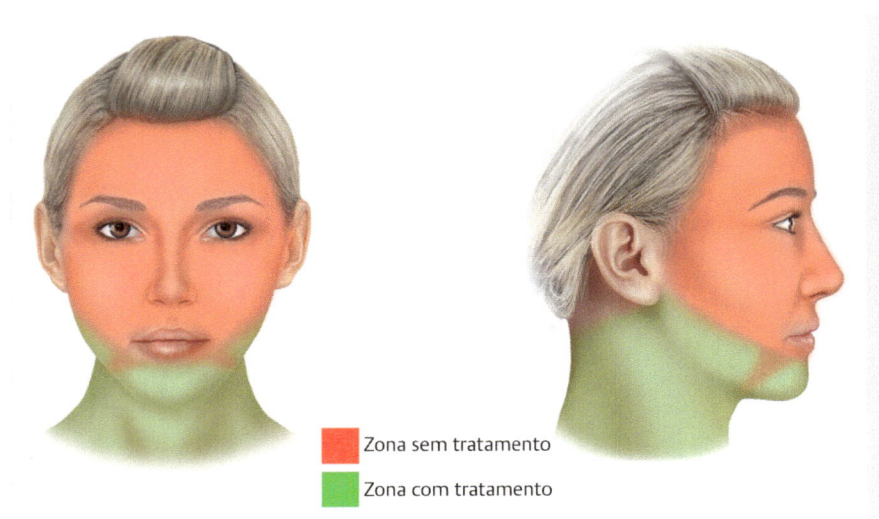

Fig. 91.1 Zonas de tratamento e sem tratamento por radiofrequência. (Reproduzida com permissão de Rohrich R, Stuzin J, Dayan E et al. Facial Danger Zones: Staying Safe with Surgery, Fillers and Non-invasive Devices. 1st ed. Thieme; 2019.)

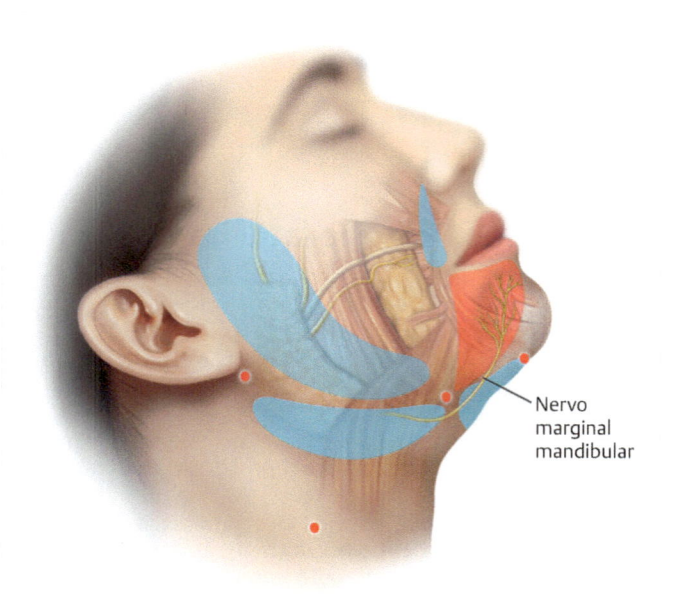

Fig. 91.2 Colocação de portas de acesso para evitar lesão do nervo mentual e mandibular marginal. (Reproduzida com autorização de Rohrich R, Stuzin J, Dayan E et al. Facial Danger Zones: Staying Safe with Surgery, Fillers and Non-invasive Devices. 1st ed. Thieme; 2019.)

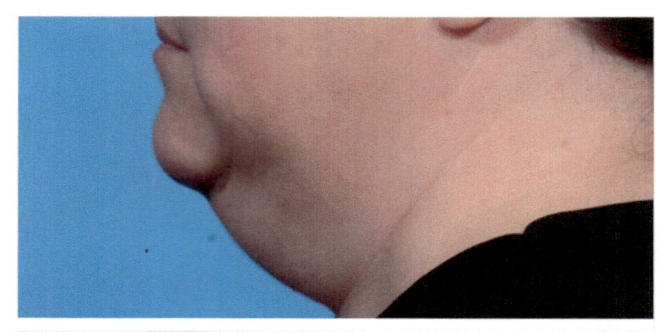

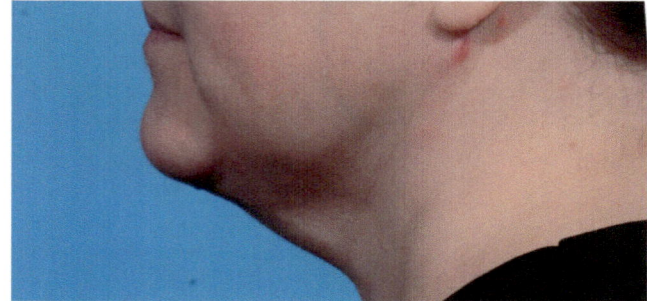

Fig. 91.3 Imagens mostrando antes e 2 semanas após lipoaspiração com radiofrequência da porção da face inferior e do pescoço usando o dispositivo FaceTite (InMode; Lake Forest, CA, EUA).

começando no plano pré-platisma e movendo-se para o plano subdérmico (aproximadamente 100-150 cc de solução tumescente no total). Ao terminar a infiltração dessa solução, a cânula é passada pelo plano subdérmico para confirmar a analgesia adequada.
- A RF bipolar é aplicada primeiro. As configurações de RF incluíram um corte de 68°C de temperatura interna e de 38°C de temperatura externa. A cânula de RF é usada para formar pré-túneis para facilitar o tratamento das áreas identificadas. As áreas de tratamento predeterminadas são sistematicamente aquecidas para evitar a perda de calor no tratamento de áreas amplas. A RF é aplicada em movimentos retrógrados da cânula e suspensa a 1 cm da porta de acesso para evitar o superaquecimento dessa área. Dicas audíveis e visuais do console de RF são usadas para avaliar a temperatura dos tecidos e o tratamento é suspenso após 1 minuto de as temperaturas-alvo interna e externa terem sido atingidas.
- O microagulhamento com RF (Fractora modificado para Morpheus8, InMode) é usado em sequência, à profundidade de 2 mm e 35 de energia com 50% de sobreposição. O dispositivo manual é aplicado com firmeza e perpendicular à área de tratamento antes do envio dos pulsos de energia da RF. Em pacientes com pele mais fina ou mais escura dos tipos de Fitzpatrick, as configurações de energia são reduzidas em 20%.
- A RF fracionada é conduzida no mesmo estágio com o dispositivo Morpheus8 (InMode). Esse dispositivo consegue a remodelagem do tecido adiposo subdérmico além da lesão térmica bipolar, levando à reorganização da derme reticular.

91.3 Cuidados Pós-Operatórios
- Os pacientes são examinados após 1 semana, 1 mês, 3 meses e 6 meses.
- Eles são instruídos para não usar produtos para a pele nos primeiros 3 a 4 dias do tratamento com RF fracionada.
- O curso pós-operatório usual envolve edema e equimose leves, que se resolvem, geralmente, em 1 semana.
- Um envoltório de cabeça com compressão moderada é aplicado por 3 a 4 dias.
- Os pacientes são instruídos a não aplicar compressas frias.
- A maioria dos pacientes retorna ao trabalho no dia seguinte.

91.4 Exemplo de Caso
Este paciente é observado antes e após 2 semanas de lipoaspiração assistida por RF da porção inferior da face e do pescoço com FaceTite (InMode; Lake Forest, CA, EUA) (▶ Fig. 91.3).

91.5 Conclusão
A geração interna e externa de calor via RF bipolar e RF fracionada combinadas serve para iniciar a neocolagênese, elastogênese e remodelagem adiposa subdérmica. Isso tudo, em combinação

com a retração da rede fibrosseptal, permite a contração segura e consistente de partes moles para melhorar a flacidez de partes moles da face inferior e do pescoço, beneficiando pacientes que possam ter anteriormente entrado em uma lacuna de tratamento.

Ver **Vídeo 91.1**, **Vídeo 91.2** e **Vídeo 91.3**.

Referências

Brightman L, Weiss E, Chapas AM, et al. Improvement in arm and post-partum abdominal and flank subcutaneous fat deposits and skin laxity using a bipolar radiofrequency, infrared, vacuum and mechanical massage device. Lasers Surg Med. 2009; 41(10):791-798

Chia CT, Theodorou SJ, Hoyos AE, Pitman GH. Radiofrequency-assisted liposuction compared with aggressive superficial, subdermal liposuction of the arms: a bilateral quantitative comparison. Plast Reconstr Surg Glob Open. 2015; 3(7):e459

Fritz K, Salavastru C. Ways of noninvasive facial skin tightening and fat reduction. Facial Plast Surg. 2016; 32(3):276-282

Sadick NS, Makino Y. Selective electro-thermolysis in aesthetic medicine: a review. Lasers Surg Med. 2004; 34(2):91-97

Sadick N, Rothaus KO. Minimally invasive radiofrequency devices. Clin Plast Surg. 2016; 43(3):567-575

92 Retração da Pele/Remoção de Gordura Corporal por Radiofrequência

Erez Dayan ▪ *Christopher T. Chia* ▪ *Spero J. Theodorou*

Resumo

A tecnologia de radiofrequência (RF) tem sido usada em diferentes especialidades médicas há quase 100 anos (ou seja, eletrocautério cirúrgico, ablação cardíaca, endurecimento articular). Entretanto, as aplicações estéticas da RF começaram no início dos anos 2000, com modalidades monopolares (ou seja, Thermage). Um desafio histórico com RF foi o equilíbrio entre eficácia e segurança. Os dispositivos anteriores não tinham controle de temperatura, o que levou a resultados inconsistentes e complicações térmicas em potencial. Este capítulo discute o uso das modalidades mais modernas de RF bipolar, que permite o aquecimento volumétrico de partes moles com monitorização contínua da temperatura. Essa tecnologia tem demonstrado ser bem-sucedida em pacientes de "lacuna de tratamento", demonstrando cerca de 30% de retração de partes moles em pacientes adequadamente selecionados.

Palavras-chave: radiofrequência, radiofrequência bipolar, minimamente invasiva, tecnologia estética, retração de partes moles, remodelagem de partes moles.

Pontos Essenciais

- Nos últimos 10 anos, avanços significativos foram conquistados em contorno corporal minimamente invasivo.
- Cada vez mais, os pacientes estão buscando métodos minimamente invasivos para retração da pele e remodelar o tecido adiposo. Existe uma grande lacuna de tratamento entre três tipos de paciente: (1) o demográfico mais jovem, que deseja retração de partes moles sem as operações tradicionais, cicatrizes e tempo de inatividade; (2) o paciente com flacidez de partes moles, que não é "suficientemente severa" para justificar um procedimento de excisão, mas não "suficientemente leve" para se confiar somente na lipoaspiração para a retração de partes moles; e (3) paciente com flacidez recorrente que já tenha passado por um procedimento tradicional de excisão. Nessas populações, os cirurgiões plásticos arriscam um sub ou supertratamento com métodos tradicionais.
- Por meio da impedância da corrente eletromagnética, as ondas de radiofrequência (RF) levam ao aquecimento diferencial por tipos distintos de tecido, em coerência com a lei de Ohm (energia = corrente x impedância x tempo). Por exemplo, o tecido adiposo tem menos condução que a água (impedância mais alta), e leva à geração de temperaturas mais altas que a do músculo. Uma vez que a temperatura das partes moles atinja 50°C e a superfície da pele atinja 40 a 42°C, ocorre um impulsionador para induzir a neocolagênese, a angiogênese e a elastogênese. Por meio de diferentes aplicações de energia RF (ou seja, monopolar, bipolar, multipolar, microagulhamento), a remodelagem adiposa subdérmica (SAR) e a contração duradoura das partes moles poderão ser atingidas coerente e seguramente.
- O procedimento pode ser conduzido com segurança e eficácia mediante anestesia local, com perfil excelente de segurança e retorno às atividades diárias em 24 a 36 horas.

92.1 Etapas Pré-Operatórias

92.1.1 Análise

- Um exame clínico e físico completo com foco em procedimentos anteriores, alterações de peso significativas, história de gravidez e uma análise pré-operatória para identificar áreas de excesso subcutâneo, estrias dérmicas e flacidez tecidual.
- Áreas com excesso de volume e áreas de flacidez significativa são marcadas antes da operação com o paciente em pé, com as áreas-alvo na posição dependente para facilitar a precisão intraoperatória.
- Para as extremidades superiores o antebraço é flexionado a 90° e o úmero paralelo ao chão para demonstrar áreas de flacidez máxima no braço posterior superior.
- A fotografia pré-operatória é essencial para a análise pós-procedimento.
- Quando indicado, são obtidos: valores de laboratório incluindo hemograma completo (CBC), perfil químico, testes de coagulação e testes de urina para gravidez em mulheres em idade fértil.
- O(a) paciente recebe medicamentos orais incluindo um antimicrobiano, um sedativo e um analgésico 30 a 45 minutos antes da operação.

92.2 Etapas Operatórias

Ver **Vídeo 92.1**.

92.2.1 Infiltração Tumescente

- Após a preparação e o isolamento cirúrgico padrão, os pontos de acesso previamente identificados são injetados com lidocaína a 1% e epinefrina.
- A incisão de acesso é feita ou com agulha calibre 14 ou bisturi n°11.
- A cânula de infiltração padronizada é usada para enviar fluido tumescente (▶ Tabela 92.1) no espaço subcutâneo profundo, com baixa velocidade.
- Uma vez que os espaços de gordura subcutânea profundos e intermediários estejam adequadamente infiltrados, a cânula é colocada no espaço adiposo superficial para obter analgesia completa de todas as camadas, com o espaço subdérmico mais densamente inervado injetado por último.

Tabela 92.1 Fluido tumescente modificado (concentração de lidocaína a 0,1%)

Fluido tumescente modificado (concentração de lidocaína a 0,1%)
1.000 mL soro fisiológico normal
1.000 mg de lidocaína (50 mL de lidocaína pura a 2%)
10 mL de solução de bicarbonato
1,5 mL concentração de epinefrina a 1:1.000

- É importante infiltrar a solução tumescente pelo menos 1 a 2 cm para além das áreas marcadas para se atingir analgesia completa na zona de tratamento.
- No paciente acordado, a infiltração lenta atingirá um estado confortável para o(a) paciente porque o índice de distensão se correlaciona com o desconforto.
- Infiltrar "baixo e lento": começar com a solução tumescente injetada no espaço adiposo subcutâneo profundo menos ricamente inervado, em baixa velocidade.
- Progredir para o próximo passo somente após obtenção da analgesia completa.

92.2.2 Aplicação de Energia de Radiofrequência

- São usadas as mesmas incisões de acesso já feitas para a infiltração tumescente.
- Zonas de calor são identificadas para o aquecimento máximo eficiente do tecido.
- Os valores máximos de temperatura interna e externa são inseridos no gerador de RF (geralmente 65-68°C internamente, e 35-38°C externamente).
- Usa-se gel de ultrassom estéril para manter boa condução entre o eletrodo externo e a superfície da pele.
- O eletrodo interno é cuidadosamente colocado no espaço de gordura subcutânea na profundidade desejada (ou seja, na camada intermediária), mantendo-se pelo menos 5 mm de distância entre a ponta do eletrodo e o lado de baixo da derme.
- Um padrão de aquecimento em leque a partir do ponto de acesso é feito à medida que ambas as temperaturas interna e externa das partes moles entre os dois eletrodos são gradualmente aquecidas em direção a seus objetivos respectivos de temperatura máxima.
- Para evitar superaquecimento e a criação de "pontos quentes", não há aquecimento dentro de 1 a 2 cm do ponto de acesso.
- É importante manter o eletrodo interno paralelo à pele ao tratar áreas nas quais proeminências anatômicas possam causar tratamento superficial não intencional resultando em "trauma nas extremidades ("*end hits*") nas quais o eletrodo se choca diretamente contra a derme.
- Ajustar a velocidade da aplicação de calor e/ou a amplitude das passadas quando estiver aquecendo os tecidos para aumentar gradualmente as temperaturas de ambos os tecidos interno e externo.
- Em geral, quanto mais rápido o dispositivo manual é movimentado e maior a distância entre as passadas, mais rapidamente a temperatura externa aumentará.
- Por outro lado, quanto mais lento for o movimento do dispositivo manual e mais curta a amplitude das passadas, mais rapidamente a temperatura interna aumentará.
- Uma vez encontrada a cadência própria e específica para a área tratada do(a) paciente, mais eficientemente o calor pode ser transferido sem que os mecanismos de segurança do gerador interrompam o envio de energia.
- Uma vez atingidas as temperaturas terapêuticas tanto interna quanto externamente, manter as temperaturas máximas para o tempo clinicamente apropriado (geralmente 30-60 segundos).
- Para grandes volumes de gordura submetidos ao calor (p. ex., o abdome em pacientes de grande porte), recomenda-se que a aspiração da gordura emulsificada liberada pelo calor seja conduzida para remover óleo em excesso e ácidos graxos que podem aumentar levemente o índice de formação de seroma e de necrose adiposa, se deixados por muito tempo.
- A RF bipolar fracionada usualmente é conduzida no mesmo estágio com o dispositivo Morpheus8 (InMode, Lake Forest, CA, EUA). Esse dispositivo consegue a remodelagem do tecido adiposo subdérmico além da lesão térmica bipolar, levando à reorganização da derme reticular.
- A RF fracionada é usada em sequência, à profundidade de 4 mm (empilhamento duplo) e energia de 35 com 50% de sobreposição. O dispositivo manual é aplicado firme e perpendicular à área tratada antes do envio dos pulsos de energia da RF. Em pacientes com pele mais fina ou mais escura nos tipos de Fitzpatrick, as configurações de energia são reduzidas em 20%.

92.2.3 Contorno por Lipoaspiração

- Após a aplicação da energia de RF, o procedimento de lipectomia por sucção pode ser realizado.
- Pode-se usar a lipoaspiração manual ou assistida à energia.
- Alguns médicos podem preferir realizar a lipoaspiração em pacientes de maior porte, com volume substancial de gordura subcutânea, antes da aplicação da energia de RF para economizar tempo no aquecimento de partes moles.
- Se a gordura precisar ser coletada para transferência, a lipoaspiração deve ser feita antes do aquecimento por RF, que levará à lipólise.
- Se a porção de gordura aspirada de qualquer área anatômica tratada exceder 1.000 mL, deve-se considerar a colocação de um dreno de sucção fechado para reduzir o risco de formação de seroma.

92.3 Cuidados Pós-Operatórios

- Roupas de compressão padronizadas são rotineiramente usadas pelo(a) paciente após a lipoaspiração, durante 10 a 14 dias.
- O(a) paciente é instruído(a) a não usar nenhum produto para a pele nos primeiros 3 a 4 dias após o tratamento com RF fracionada.
- Não há restrições dietéticas, exceto evitar alimentos com alto teor de sal.
- Os(as) pacientes são incentivados a caminhar assim que possível.
- Levantamento de peso e exercícios são suspensos por 2 a 3 semanas.
- As suturas são removidas entre 7 e 10 dias.

92.4 Exemplo de Caso

Uma paciente de 39 anos se apresentou para um procedimento não cirúrgico por RF para retração da pele do abdome. Ela recebeu um total de dois tratamentos abrangendo um período de 8 semanas. As configurações eram: primeiro passo (Corpo, Energia 30); segundo passo (Face, Energia 25). Os tratamentos subsequentes aumentaram a energia em 5 (▶ Fig. 92.1).

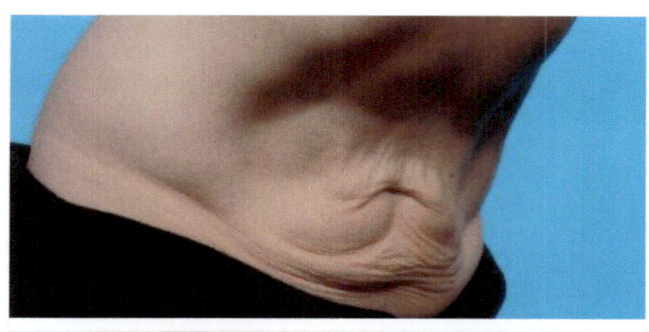

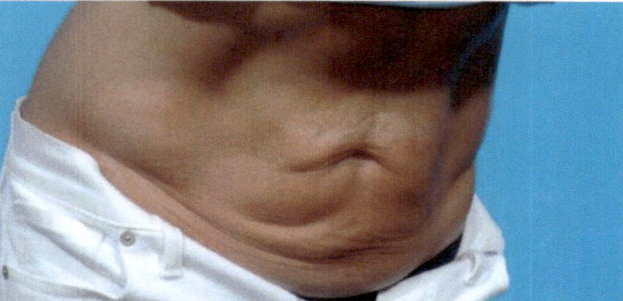

Fig. 92.1 Uma paciente de 39 anos se apresentou para procedimento não cirúrgico por RF para retração da pele do abdome. Ela recebeu um total de dois tratamentos abrangendo um período de 8 semanas. As configurações eram: primeiro passo (Corpo, Energia 30); segundo passo (Face, Energia 25). Os tratamentos subsequentes aumentaram a energia em 5.

92.5 Conclusão

A retração significativa e reprodutível de partes moles pode ser obtida com a aplicação de RF à pele e à rede fibrosseptal subjacente. Isso permite a inclusão de pacientes para o contorno corporal minimamente invasivo com lipoaspiração, que podem, caso contrário, ser considerados como não candidatos em decorrência do risco de flacidez pós-operatória não aceitável. Em pacientes com elasticidade satisfatória, o procedimento permite a realização de uma lipoaspiração mais agressiva e detalhada. O procedimento pode ser aplicado a áreas ilimitadas do corpo, além do tronco e extremidades, para incluir a face, o pescoço, as pálpebras superiores e inferiores, testa e quaisquer outras áreas de flacidez de partes moles em que as operações de excisão convencional podem não ser indicadas ou desejadas pelo(a) paciente nesse momento.

Referências

Brightman L, Weiss E, Chapas AM, et al. Improvement in arm and post-partum abdominal and flank subcutaneous fat deposits and skin laxity using a bipolar radiofrequency, infrared, vacuum and mechanical massage device. Lasers Surg Med. 2009; 41(10):791-798

Chia CT, Theodorou SJ, Hoyos AE, Pitman GH. Radiofrequency-assisted liposuction compared with aggressive superficial, subdermal liposuction of the arms: a bilateral quantitative comparison. Plast Reconstr Surg Glob Open. 2015; 3(7):e459

Fritz K, Salavastru C. Ways of noninvasive facial skin tightening and fat reduction. Facial Plast Surg. 2016; 32(3):276-282

Sadick NS, Makino Y. Selective electro-thermolysis in aesthetic medicine: a review. Lasers Surg Med. 2004; 34(2):91-97

Sadick N, Rothaus KO. Minimally invasive radiofrequency devices. Clin Plast Surg. 2016; 43(3):567-575

93 Papel do Ácido Desoxicólico na Redução de Gordura

Sachin M. Shridharani ▪ Grace M. Tisch

Resumo

O ácido desoxicólico (DCA, em inglês para *Deoxycholic Acid*) é um agente adipocitolítico injetável aprovado pela FDA [nos EUA] para a redução da convexidade ou plenitude associada à gordura submental. Quando injetado no tecido subcutâneo, o DCA induz a adipocitólise ao romper, irreversivelmente, a membrana celular. A maioria das marcações padronizadas para injeções de DCA submentuais visa somente a uma pequena área central do submento para evitar complicações. Essa abordagem, porém, geralmente trata pacientes com deposição adiposa de maneira insatisfatória fora dessa região central. O sistema de zona de segurança expandida (ESZ, em inglês para *expanded safe zone*) foi desenvolvido com base em estudos cadavéricos com corantes de compartimentos de gordura submental e descreve um método para expandir com segurança a área de tratamento padrão centralizada. Essa técnica fornece marcas topográficas que se correlacionam com compartimentos adiposos discretos dentro da gordura pré-platisma e apresenta uma base anatômica para o tratamento individualizado de convexidade submental. Ao usar o sistema ESZ para identificar a zona de tratamento, os médicos também conseguem: customizar estratégias de tratamento, melhorar a definição da linha da mandíbula e do ângulo cervicomental e melhorar o resultado da injeção submental de DCA.

Palavras-chave: ácido desoxicólico, gordura submental, zona segura expandida, contorno facial, Kybella.

> **Pontos Essenciais**
>
> - O ácido desoxicólico (DCA) é um agente adipocitolítico injetável aprovado para a redução da convexidade ou plenitude associadas à gordura submental.
> - A maioria das marcações padrão para injeções de DCA visa uma pequena área central de plenitude submental para evitar complicações, a saber, paresia do nervo marginal mandibular; essa abordagem de tratamento padronizada trata pacientes com depósito adiposo de maneira insatisfatória fora da região central.
> - O sistema de zona de segurança expandida (ESZ) descreve um método para expandir com segurança a região de tratamento padronizado com base em estudos anatômicos de compartimentos de gordura submental.
> - Essa técnica fornece marcações topográficas que se correlacionam com compartimentos adiposos discretos dentro da gordura pré-platisma e permite o tratamento customizado e dirigido da plenitude submental do paciente.

93.1 Etapas Pré-Operatórias

93.1.1 Análise

- A injeção de DCA na região submental começa com uma análise abrangente para avaliar a extensão da deposição de gordura e identificar a zona de tratamento (▶ Fig. 93.1).
- Antes de prosseguir com o tratamento, os pacientes deverão ser submetidos a uma triagem para outras causas em potencial para a plenitude submental (p. ex., posição baixa do hioide, glândulas submandibulares aumentadas ou ptóticas, tiromegalia e/ou linfadenopatia cervical).

93.1.2 Sistema de Zona de Segurança Expandida (ESZ): Marcas Submentuais

- Todas as seis regiões do sistema ESZ deverão ser avaliadas para identificar a área de tratamento-alvo.
- As seis regiões do sistema ESZ são marcadas antes da operação (▶ Fig. 93.2a) nas posições sentada e em pé, com base nos seguintes limites anatômicos:
  - *Zona sem Tratamento (NTZ, em inglês para No Treatment Zone):* região de 4,5 cm em sentido cefálico para o gônio e aproximadamente 2 cm caudais à borda inferior da mandíbula (correspondendo à localização do nervo marginal mandibular) (▶ Fig. 93.2b, c).
  - *Zona Segura 1:* crista submental (borda superior), cartilagem tireoide (borda inferior), continuação caudal das comissuras orais bilaterais (bordas laterais) (▶ Fig. 93.2b, c).
  - *Zona Segura 2* (*Bilateral*): limite inferior da *Zona sem Tratamento* (borda superior), extensão lateral da cartilagem tireoide (borda inferior), continuação caudal da comissura oral (borda medial) e incisura antegonial (borda lateral) (▶ Fig. 93.2b, c).
  - *Zona Segura 3* (*Bilateral*): limite inferior da *Zona sem Tratamento* (borda superior), extensão lateral da cartilagem tireoide (borda inferior), continuação caudal da incisura antegonial (borda medial) e borda anterior do músculo unilateral esternocleidomastóideo (borda lateral) (▶ Fig. 93.2b, c).
- *Zona Segura 4*: cartilagem tireoide (borda superior), crista do pescoço (borda inferior), borda anterior dos músculos esternocleidomastóideo bilaterais (bordas laterais) (▶ Fig. 93.2b, c).

93.1.3 Área de Tratamento e Padrão de Injeção

- Desenhar a área de tratamento planejada com uma caneta cirúrgica, evitando especialmente a *Zona sem Tratamento* (▶ Fig. 93.2b, c).
- A área de tratamento planejada é confirmada por palpação para assegurar a presença de gordura subcutânea suficiente.
- Preparar a área de tratamento com ácido hipocloroso e aplicar grade de injeção de 1 cm para marcar os sítios de injeção.

93.1.4 Considerações Pré-Tratamento

- Todo cuidado deve ser tomado em pacientes com tratamento cirúrgico ou cosmético anterior na área submental, pois as alterações anatômicas ou tecido de cicatrização podem impactar a administração segura de DCA.
- Os pacientes devem ser aconselhados sobre a probabilidade de serem necessários de 2 a 4 tratamentos (em intervalos de 6 semanas) para o melhor resultado possível.

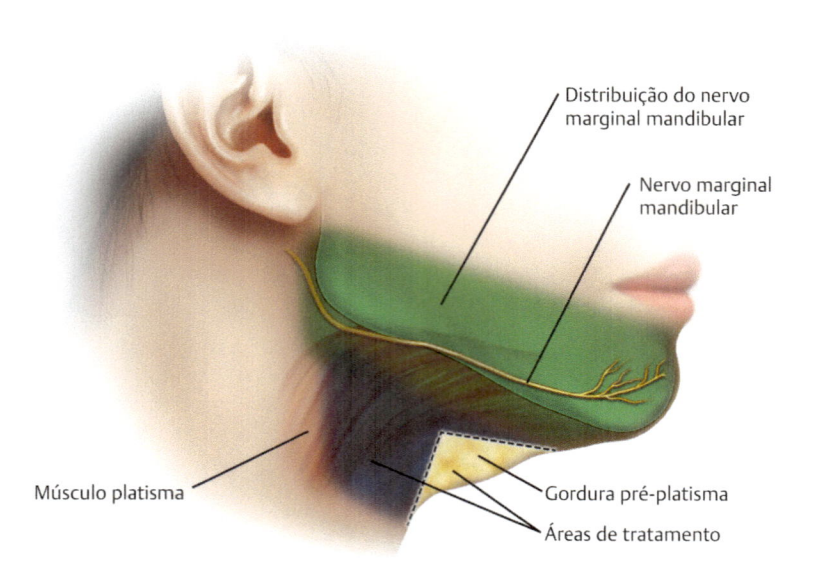

Fig. 93.1 Localização do nervo marginal mandibular (MMN, para *marginal mandibular nerve*) e área de distribuição de gordura submentual. A distribuição do MMN está sombreada em *verde*. O aspecto lateral da gordura submentual está sombreado em *azul* e a gordura pré-platisma centralizada está sombreada em *amarelo*.

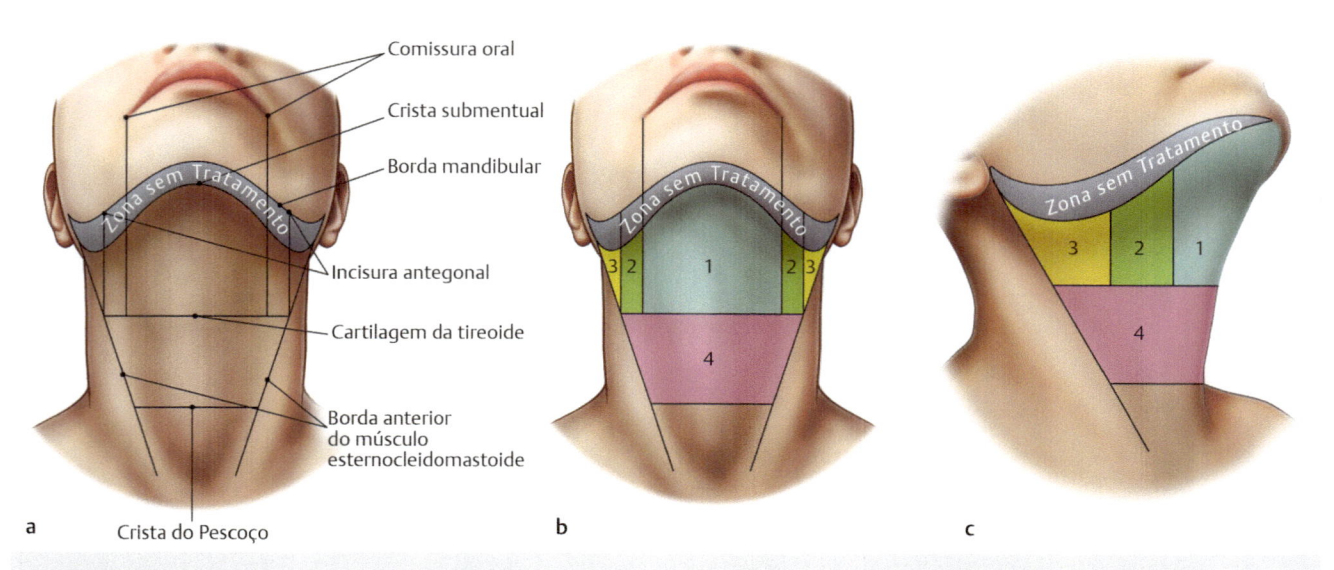

Fig. 93.2 (**a**) Marcas anatômicas externas essenciais do sistema de zona de segurança expandida e ilustração das marcações pré-tratamento. A região sombreada representa a *Zona sem Tratamento* (correspondendo à localização do nervo marginal mandibular). Visualizações anterior (**b**) e oblíqua (**c**) do pescoço. Zonas de Segurança 1, 2, 3 e 4 delineadas em *azul, verde, amarelo* e *rosa forte*, respectivamente. A *Zona sem Tratamento* é delineada em *cinza*.

93.2 Etapas Operatórias

Ver **Vídeo 93.1**.

93.2.1 Administração de Anestésico Local

- Para reforçar o conforto do paciente, a área de tratamento é injetada com lidocaína (a 1 ou 2%) com epinefrina a 1:100.000. O volume da injeção de anestésico local varia de 3 a 6 cc, dependendo da sensibilidade do(a) paciente e da área da superfície sendo tratada.
- Pacotes de gelo são aplicados à área de tratamento, aguardando-se 10 minutos para o analgésico fazer efeito.

93.2.2 Dosagem e Administração de Ácido Desoxicólico

- O DCA (solução de 10 mg/mL) é injetado na gordura subcutânea pré-platisma usando uma dose ajustada à área de 2 mg/cm².
- Por toda a zona de tratamento são administradas injeções de 0,2 mL de DCA separadas por um espaço de 1 cm; não reduzir a dosagem de DCA lateralmente.
- O máximo de 50 injeções (até 10 mL de DCA) pode ser injetado em um único tratamento e o máximo de 6 tratamentos isolados podem ser administrados (em intervalos não inferiores a 4 semanas de separação).

- O número de injeções por tratamento e o número de sessões de tratamento dependem da distribuição de gordura submentual do(a) paciente, da anatomia cervicomentual e dos objetivos da terapia.

93.2.3 Técnica de Injeção de Ácido Desoxicólico

- Obter 1 mL de DCA em uma seringa estéril de 1 mL.
- Com uma agulha de 16,38 mL e calibre 32, injetar 0,2 mL de DCA na gordura pré-platisma imediatamente adjacente a cada marca de grade de 1 cm.
- As injeções são administradas perpendiculares à superfície da pele, com a agulha avançada a meio caminho na gordura subcutânea (▶ Fig. 93.3).
- Não retroceder a agulha durante a injeção, pois a injeção superficial (intradérmica) de DCA pode resultar em necrose da derme.
- A resistência da agulha indica possível contato com tecido não adiposo e a agulha deve ser obrigatoriamente reposicionada a uma profundidade apropriada antes da injeção.
- Para evitar lesão ao nervo marginal mandibular, não injetar na região de 4,5 cm anteriores ao gônio e em aproximadamente 2 cm inferiores à borda inferior da mandíbula.
- Imediatamente após o tratamento, deve-se colocar um pacote de gelo sobre a área injetada.

93.3 Cuidados Pós-Operatórios

- Os(as) pacientes são instruídos a evitar deitar pelo menos 4 a 5 horas após o tratamento.
- Compressas frias são aplicadas na área de tratamento intermitentemente nas primeiras 24 horas.
- Exercícios, atividade extenuante, álcool e alimentos salgados devem ser evitados por 48 horas.
- Os(as) pacientes devem repousar com a cabeça elevada durante as primeiras 48 horas.
- Os(as) pacientes são incentivados a evitar exposição desnecessária ao calor, frio excessivo e sol em excesso durante 1 a 2 semanas.

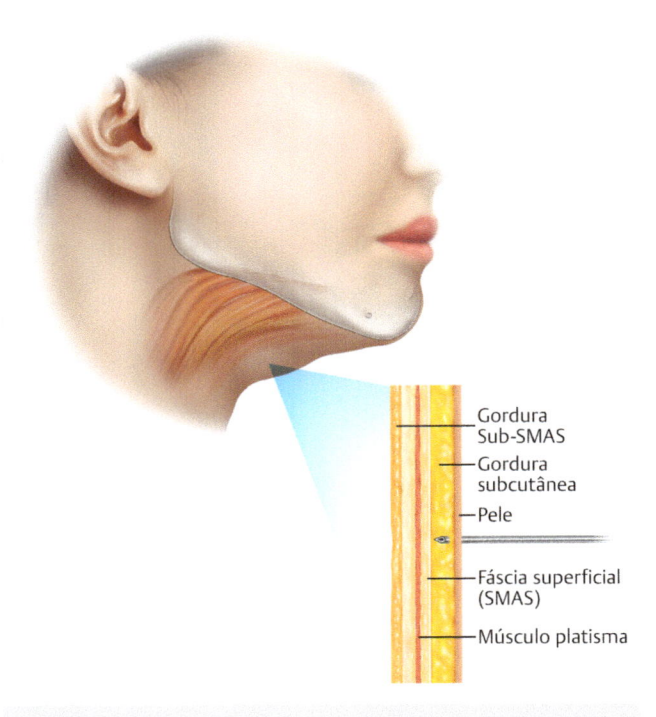

Fig. 93.3 Ilustração esquemática de área sagital do pescoço com a posição da agulha na gordura pré-platisma.

93.4 Exemplo de Caso

Fotos antes e depois do tratamento, em projeções anterior, oblíqua e lateral, de um paciente 7 semanas após uma única sessão de tratamento com injeções de DCA submentuais (▶ Fig. 93.4a-c).

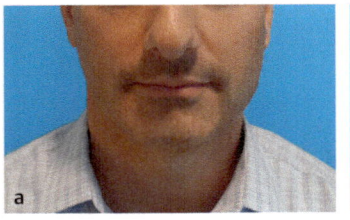

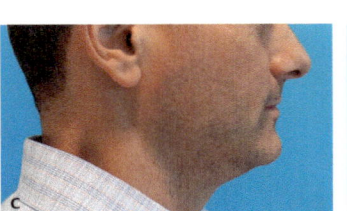

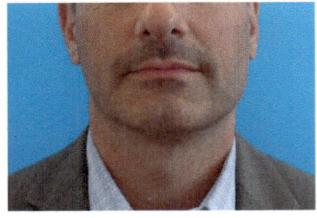

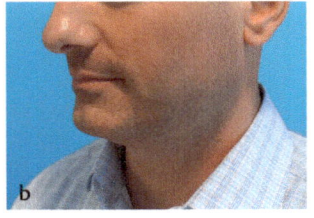

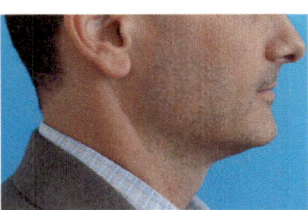

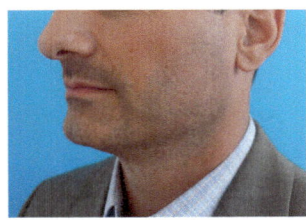

Fig. 93.4 Fotos antes e depois do tratamento (**a**) anterior, (**b**) oblíqua e (**c**) lateral de um paciente 7 semanas após o tratamento em uma única sessão com injeções de ácido desoxicólico (DCA) submentual.

93.5 Conclusão

Antes da administração de injeções de DCA, os médicos devem, obrigatoriamente, considerar a etiologia da plenitude submentual e uma avaliação abrangente da região cervicomentual deverá ser conduzida. Usando o sistema ESZ para identificar a área de tratamento, os médicos poderão: customizar a estratégia de tratamento, atingir melhor definição do pescoço e da linha da mandíbula e aperfeiçoar o resultado da injeção submentual de DCA. As seis regiões do sistema ESZ são identificadas usando marcas anatômicas de superfície e todas elas deverão ser avaliadas quanto à gordura pré-platisma. Para minimizar o risco de reações adversas, as injeções deverão ser evitadas em áreas com gordura subcutânea insuficiente e nas regiões próximas ao nervo marginal mandibular.

Referências

Dayan SH, Humphrey S, Jones DH, et al. Overview of ATX-101 (deoxycholic acid injection): a nonsurgical approach for reduction of submental fat. Dermatol Surg. 2016; 42 Suppl 1:S263-S270

Dover JS, Shridharani SM, Bloom JD, Somogyi C, Gallagher CJ. Reduction of submental fat continues beyond 28 days after ATX-101 treatment: results from a post hoc analysis. Dermatol Surg. 2018; 44(11):1477-1479

Jones DH, Carruthers J, Joseph JH, et al. REFINE-1, a multicenter, randomized, double-blind, placebo-controlled, phase 3 trial with ATX-101, na injectable drug for submental fat reduction. Dermatol Surg. 2016; 42(1): 38-49

Kythera Biopharmaceuticals, Inc. KYBELLA (deoxycholic acid) injection [prescribing information]. https://www.allergan.com/assets/pdf/kybella_pi. Accessed July 10, 2019

Shridharani SM. Injection of an adipocytolytic agent for reduction of excess periaxillary fat. Aesthet Surg J. 2019; 39(12):NP495-NP503

Shridharani SM. Real-world experience with 100 consecutive patients undergoing neck contouring with ATX-101 (deoxycholic acid): an updated report with a 2-year analysis. Dermatol Surg. 2019; 45(10):1285-1293

Shridharani SM, Behr KL. ATX-101 (deoxycholic acid injection) treatment in men: insights from our clinical experience. Dermatol Surg. 2017; 43(11) Suppl 2: S225-S230

Shridharani SM. Early experience in 100 consecutive patients with injection adipocytolysis for neck contouring with ATX-101 (deoxycholic acid). Dermatol Surg. 2017; 43(7):950-958

Yang HM, Kim HJ, Park HW, et al. Revisiting the topographic anatomy of the marginal mandibular branch of facial nerve relating to the surgical approach. Aesthet Surg J. 2016; 36(9):977-982

Índice Remissivo

Entradas acompanhadas por f ou t em itálico indicam figuras e tabelas, respectivamente.

A

Abertura
  do nariz, 70
    na rinoplastia, 70
      fechada, 70
Abóboda
  média, 88
    estabilização da, 88
      na rinoplastia étnica, 88
Abordagem
  graduada, 74-78
    da ponta, 74-78
      avaliação intraoperatória, 74
      cuidados pós-operatórios, 75
      exemplo de caso, 77
      fatores que determinam a, 74
      planejamento pré-operatório, 74
      técnica operatória, 74
  incremental, 80f
    da apara cranial, 80f
  por acesso endoscópico, 146
    no lifting frontal, 146
Acesso
  lateral, 43
    na plicatura do SMAS, 43
      com retalho de platisma-SMAS, 43
      estendido, 43
  temporal, 161
    no levantamento subcutâneo, 161
    do supercílio, 161
Africano
  nariz, 89t
    características anatômicas do, 89t
    morfologia nasofacial do, 91f
    rinoplastia para, 90t
      objetivos mais comuns na, 90t
    variações étnicas do, 89t
AH (Ácido Hialurônico), 17
  papel nas mãos, 257-259
    anatomia pertinente, 257
    exemplo de caso, 259
    instruções pós-injeção, 258
    técnica, 257
      agente de preenchimento, 257
      anestesia, 257
      preparação antisséptica, 257
Alargamento
  alar, 64f, 121f
    classificação do, 64f
    pré-operatório, 122f
      exemplo de, 122f
    tipos de, 121f
Alinhamento
  descritos por Bruce Connell, 20f
    pontos-chave de, 20f
Análise
  do nariz, 83
    torto, 83
  do pescoço, 48
    para lifting cervical, 48
      com enxerto de gordura, 48
  facial, 7f, 16, 48, 219
    das bandas platismais, 219
    do rosto envelhecido, 16
    para elevação facial, 34

de preenchimento, 34
para lifting facial, 34, 48
  alto do SMAS, 48
  de preenchimento, 34
na mamoplastia redutora, 312
  em padrão Wise, 312
na mastopexia, 305
na remoção de gordura, 400
  por RF, 400
na retração da pele, 400
  por RF, 400
nasal, 61, 62t, 74
  sistemática, 61, 62t, 74
    para rinoplastia, 61
nasofacial, 3
para enxertia de gordura, 199
  no mento, 199
para enxerto, 142
  de gordura, 142
    periorbital, 142
para excisão, 201
  de coxim, 201
    gordura bucal de, 201
para lifting frontal, 146
  de fronte, 146
  de supercílio, 146
para mastopexia, 293
  em T invertido, 293
para redução de gordura, 403
  DCA na, 403
para rinoplastia, 70
  fechada, 70
pré-tratamento, 239
  das bochechas, 239
    avaliação da anatomia, 240
    marcações faciais, 242
    seleção do preenchedor, 238
    zonas faciais de perigo, 241
Anatomia
  da fronte, 207
  da paciente, 372
    compreensão da, 372
      no aumento de nádegas, 372
  do SMAS, 22
    camadas de partes moles, 22
      faciais, 22
    ligamentos de retenção, 22
  labial, 178
    para realce, 178
      com preenchedor, 178
    vascular, 178
  para excisão, 201
    de coxim, 201
      de gordura bucal, 201
  periorial, 184
  vascular, 179f
    da região perioral, 179f
Anestesia
  na ressecção, 28
    de SMAS, 28
  para excisão, 202
    de coxim, 202
      de gordura bucal, 202
  para neuromodulação, 208
    da face superior, 208

para realce labial, 179
  com injeção de preenchedor, 179
Apara Cranial
  abordagem da, 80f
    incremental, 80f
  do pilar lateral, 76f
    das LLC, 76f
Arco Zigomático
  marcação do, 46f
    para a extensão superior, 46f
    da plicatura do SMAS, 46f
Área Temporal
  escavação em, 29f
    subcutânea, 29f
    extensão de, 29f
ARF (*Resurfacing* Fracionado Ablativo), 269f
  cuidados após, 271
  exemplo de caso, 271
Assepsia
  técnica de, 179
    no realce labial, 179
      com injeção de preenchedor, 179
Aumento
  das nádegas, 372-379
    cuidados pós-operatórios, 374
    exemplo de caso, 374
    passos operatórios, 373
      lipoaspiração, 373
      preparação da gordura, 373
      transferência de gordura, 373
    passos pré-operatórios, 372
      compreensão da anatomia, 372
      marcações, 372
      seleção de pacientes, 372
    S-Curve®, 372-375
    subcutâneo e seguro, 377-379
  do queixo, 187-203
    gordura bucal, 201-203
      excisão de coxim de, 201-203
    mandíbula, 189-195
      preenchedores de, 189-195
    mento, 196-200
      enxertia de gordura no, 199-200
      implante de, 196-198
  do volume facial, 54, 56f
    com gordura, 54, 56f
  mamoplastia de, 279-288
    cuidados pós-operatórios, 283
      atividade, 283
      com a ferida, 283
      exercício, 283
      sutiã, 283
    etapas operatórias, 281
      ajustes do plano duplo, 282
      avaliação, 282
      dissecção da bolsa subpeitoral, 282
        lateral, 282
        medial, 282
        superior, 282
      incisão na pele, 281
      obtenção de consentimento, 279
      secção da PIM, 281
    etapas pré-operatórias, 279
      marcações, 279

orientação da paciente, 279
planejamento com base no tecido, 279
exemplo de caso, 283
introdução do implante, 283
fechamento da pele, 283
fixação da PIM, 283
preparação da loja, 283
subfascial, 285-288
  etapas, 286, 287
    operatórias, 286
    pós-operatórias, 286
  etapas pré-operatórias, 285
    marcações cirúrgicas, 285
    preparação, 285
    seleção das pacientes, 285
  exemplo de caso, 287
mastopexia de, 297-307
  com enxerto de gordura, 305-307
    cuidados pós-operatórios, 306
    etapas, 305
      operatórias, 305
      pré-operatórias, 305
    exemplo de caso, 306
  com refinamento, 301-304
    cuidados pós-operatórios, 302
    etapas, 301
      operatórias, 301
      pré-operatórias, 301
    exemplo de caso, 302
  segura, 297-300
    cuidados pós-operatórios, 299
    etapas, 297
      operatórias, 298
      pré-operatórias, 297
    exemplo de caso, 299
  sem enxerto de gordura, 305-307
    cuidados pós-operatórios, 306
    etapas, 305
      operatórias, 305
      pré-operatórias, 305
    exemplo de caso, 306
Autoaumento
  mastopexia com retalho para, 289-292
    etapas operatórias, 290
      infiltração, 290
      remodelação glandular, 291
      seleção do pedículo, 290
    etapas pós-operatórias, 291
    etapas pré-operatórias, 289
      marcações cirúrgicas, 289
    exemplo de caso, 291

B

Banda(s) Platismal(is), 219-220
  cuidados pós-procedimento, 220
  etapas, 219
    do procedimento, 220
      toxina botulínica, 220
    pré-procedimento, 219
      análise facial, 219
      critérios para pescoço rejuvenescido, 219
      estigmas do pescoço envelhecido, 219
  exemplo de caso, 220

Base Alar
  cirurgia da, 120-122
    cuidado pós-operatório, 121
    etapas, 120
      operatórias, 120
      pré-operatórias, 120
    exemplo de caso, 122
Base Crural
  medial, 76f
    sutura na, 76f
Base Nasal
  correção de desvio da, 86
    alongamento da LLC, 86
    redução da LLC, 86
  redução da, 93
    na rinoplastia étnica, 93
Blefaroplastia
  inferior, 140,141
    abordagem operatória, 140
      técnica em cinco etapas, 140
    cuidado pós-operatório, 141
    exemplo de caso, 141
    planejamento pré-operatório, 140
      exame oftálmico focado, 140
      fotografia padronizada, 140
      história oftálmica focada, 140
      imagens digitais, 140
      marcações pré-operatórias, 140
  superior, 137-139, 157
    acesso à, 157
    cuidado pós-operatório, 138
    etapas operatórias, 138
      cantopexia retinacular lateral, 138
      excisão, 138
      fechamento, 138
      incisão, 138
      restauração do volume, 138
    etapas pré-operatórias, 137
    exemplo de caso, 139
    marcação da, 137f
Boca
  ângulo da, 184
    depressor do, 184
    orbicular da, 184
Bochecha(s)
  escavação em, 29f
    subcutânea, 29f
    extensão de, 29f
  preenchedor Finesse®, 235-243
    análise pré-tratamento, 239
      avaliação da anatomia, 240
      marcações faciais, 242
      seleção do preenchedor, 239
      zonas faciais de perigo, 241
    complicações, 237, 242
    cuidados pós-procedimento, 243
    depressões secundárias, 236
    efeitos colaterais, 242
    envelhecimento facial, 235
    etapas do procedimento, 242
      diluições recomendadas, 242
      esterilidade, 242
      seleção de agulha, 242
      técnicas de injeção, 242
    etapas pré-procedimento, 238
      conhecimentos básicos, 238
    exemplo de caso, 237, 243
    período após, 236
    planejamento, 236
    sequelas, 237
BodyBanking®
  excisão de ginecomastia com, 348,349
    etapas operatórias, 348
      coleta de tecido adiposo, 348
      direta, 348
      incisões de acesso, 348
      lipectomia por aspiração, 348
      modelagem do tecido, 348
      preparação, 348
    etapas pré-operatórias, 348
      análise, 348
    exemplo de caso, 349
    manejo pós-operatório, 349
  lipoescultura com técnica de, 333-336
    abdominal de HD, 333-336
      cuidados pós-operatórios, 334
      etapas operatórias, 333
        coleta de gordura, 333
        incisões de acesso, 333
        modelagem do tecido, 333
        preparação da gordura, 333
      etapas pré-operatórias, 333
        análise, 333
      exemplo de caso, 334
Bolsa
  subfascial, 286f
  subpeitoral, 282, 317
    dissecção da, 282, 317
    lateral, 282
    medial, 282
    superior, 282
  mamária, 317
    preparação da, 317
Borboleta
  enxerto em, 77f
Braquioplastia, 354-356
  etapas, 354
    cuidados pós-operatórios, 356
    operatórias, 354
      estendida, 355
      incisão limitada, 354
      lipoaspiração isolada, 354
    pré-operatórias, 354
  pós-bariátrica, 359-362
    cuidados pós-operatórios, 361
    exemplo de caso, 361
    passos operatórios, 359
      curativos, 360
      elevação de retalho, 359
      fechamento, 360
      incisão, 359
        na linha axilar anterior, 359
        superior, 359
      posicionamento, 359
      preparação, 359
      ressecção do excesso de tecido, 360
      axilar, 360
      do braço, 360
    passos pré-operatórios, 359
      análise, 359
      marcações, 359

C

Cálcio
  hidroxiapatita de, 257-259
    papel nas mãos, 257-259
      anatomia pertinente, 257
      exemplo de caso, 259
      instruções pós-injeção, 258
      técnica, 257
        agente de preenchimento, 257
        anestesia, 257
        preparação antisséptica, 257
Calha Lacrimal
  preenchedor Finesse®, 244-246
    anatomia, 244
      borda infraorbital, 244
    avaliação, 244
    cuidados pós-procedimento, 246
    etapas do procedimento, 245
      desinfecção, 245
      equipamento, 245
      marcação, 245
      posição, 245
      técnica, 245
    exemplo de caso, 246
Camada(s)
  da face, 39f
  de partes moles, 22
  faciais, 22
  no SMAS, 22
Cantopexia
  retinacular, 138
    inferior, 138f
    lateral, 138
Cicatriz(es)
  microbotox de, 214-218
  e queloides, 217
  exemplo de caso, 218
Cicatriz Vertical
  mamoplastia redutora com, 308-311
    etapas operatórias, 309
      infiltração, 309
      lipoaspiração, 310
      remodelagem glandular, 310
      ressecção glandular, 309
      seleção do pedículo, 309
    etapas pós-operatórias, 310
    etapas pré-operatórias, 308
      marcações cirúrgicas, 308
      seleção da paciente, 308
    exemplo de caso, 310
  mastopexia com, 289-292
    etapas operatórias, 290
      infiltração, 290
      remodelação glandular, 291
      retalho para autoaumento, 290
      seleção do pedículo, 290
    etapas pós-operatórias, 291
    etapas pré-operatórias, 289
      marcações cirúrgicas, 289
    exemplo de caso, 291
Cirurgia Cosmética
  procedimentos mais comuns em, 1-12
    abordando os, 1-12
      a consulta, 3-4
      a mídia social, 8-12
        o que fazer, 11-12
        o que não fazer, 11-12
      como minimizar complicações, 6-7
      como otimizar resultados, 6-7
Cirurgia Plástica
  intervenções comuns da, 4t
  idade recomendada para, 4t
  mídia social e, 8-12
    como alterou toda a, 8-10
      conteúdo, 9
      entrega do, 9
      planejamento de, 9
      decidindo sua plataforma, 8
      ética, 9
      métrica para o sucesso, 10
      pérolas, 9
      problemas em SOME, 10
    dicas gerais, 11
    o poder da, 11
      o que fazer, 11, 12
      o que não fazer, 11, 12
    plataformas de, 11
      Facebook, 11
      Instagram, 11
      Pinterest, 12
      Snapchat, 12
      Twitter, 11
      YouTube, 12
  na mulher pós-gestação, 350-353
    detalhes da, 350-353
      considerações pré-operatórias, 350
      consistência dos resultados, 353
      cuidados pós-operatórios, 353
      definição de, 350
      etapas operatórias, 351
      exemplo de caso, 353
      procedimentos mais comuns, 350
      redução do tempo de operação, 352
Coleta
  de gordura, 142
    para enxerto, 142
      periorbital, 142
    processamento da, 143
Compartimento(s)
  de coxins adiposos, 239f
    localização, 239f
  de gordura, 235f
  zigomática, 235f
  de tecido adiposo, 134f
    herniação no, 134f
      da pálpebra inferior, 134f
        envelhecimento periorbital com, 134f
Complexo
  glabelar, 208, 210f
    injeção no, 208, 210f
      de neuromodulador, 210f
      na neuromodulação, 208
Complicação(ões)
  em cirurgia cosmética, 6-7
    como minimizar, 6-7
      definindo expectativas, 6
      paciente, 6
        experiência inicial do, 6
        seleção de, 6
      plano cirúrgico correto, 7
      técnica segura, 7
Componente
  dorsal, 124f
  dorso do, 66f
    acesso cirúrgico, 66f
    reconstituição do, 66f
    via de acesso anteroinferior, 88
      na rinoplastia étnica, 88
Consulta
  análise nasofacial, 3
  antes da, 3
    ouça o paciente, 3
    estabelecendo expectativas, 3
  facial, 15-18
    do rosto envelhecido, 15-18
      análise facial, 16
      componentes do envelhecimento, 15
      exemplo de caso, 18
      história clínica, 16
      tratamento da face envelhecida, 17
    o que saber, 3, 4
    o que fazer, 3, 4
  para o rejuvenescimento, 131-136
    periorbital, 131-136
      etapas pré-operatórias, 133
      exemplo de caso, 134
  para rinoplastia, 61-64
    planejamento pré-operatório, 61
      administração das expectativas, 64
      análise nasal sistemática, 61, 62t
      definição dos objetivos, 61
      exame nasal focalizado, 64
      fotografia padronizada, 64
      história nasal, 61
      imagens digitais, 64
      proporções nasofaciais, 61
      preparação perioperatória, 64
    quando dizer não, 3, 4
Contorno
  cranial, 71f
    na rinoplastia fechada, 71f
Contorno Alar, 67f
  enxertos de, 111-113, 126f
    cuidado pós-operatório, 113
    duplo, 127f
    estendido, 126f
    etapas, 111
      operatórias, 112
      pré-operatórias, 111
    exemplo de caso, 113
    retrógrado, 127f
  enxertos no, 67f, 93
    na rinoplastia, 67f, 93
      aberta Finesse, 67f
      étnica, 93
Contorno Corporal, 321-379
  aumento das nádegas, 372-379
    S-Curve®, 372-375
    subcutâneo e seguro, 377-379
  braquioplastia, 354-356

Índice Remissivo

cirurgia plástica, 350-353
   mommy makeover, 350-353
      na mulher pós-gestação, 350-353
      detalhes da, 350-353
coxoplastia, 357, 358
   medial, 357, 358
ginecomastia, 348, 349
   excisão de, 348, 349
      com BodyBanking®, 348, 349
lipoaspiração, 323-332
   SAFE, 323-332
lipoescultura de HD, 333-347
   abdominal, 333-336
      com a técnica de BodyBanking®, 333-336
   masculina, 342-347
   não cirúrgico, 389-406
      criolipólise, 391-395
      gordura corporal, 400-402
         remoção por RF de, 400-402
      redução de gordura, 403-406
         papel do DCA na, 403-406
      retração da pele, 397-399
         facial, 397-399
         por RF, 397-399
         por tecnologia de RF fracionada, 397-399
      por RF, 400-402
   pós-bariátrica, 359-371
      braquioplastia, 359-362
      elevação, 363-371
         da parte inferior do corpo, 363-365
         posterior na linha do sutiã, 369-371
         vertical da coxa, 366-368
      porção superior das costas, 369-371
         contorno da, 369-371
Correção
   de desvio, 83
      da base nasal, 86
         alongamento da LLC, 86
         redução da LLC, 86
      de septo, 83
         anteroposterior, 84
            em C, 84
            em S, 84
         craniocaudal, 84
            em C, 84
            em S, 85
         esporões, 85
         inclinação septal, 84
         localizado, 85
      do dorso caudal, 85
      dos ossos nasais, 83
      enxerto deitado, 83
Costas
   porção superior das, 369-371
      contorno da, 369-371
         cuidados pós-operatórios, 370
         exemplo de caso, 370
         passos operatórios, 369
         passos pré-operatórios, 369
            aconselhamento, 369
            análise, 369
            marcações, 369
Coxim(ns)
   adiposos, 239*f*
      compartimentos de, 239*f*
      localização, 239*f*
   de gordura bucal, 201-203
      excisão de, 201-203
         complicações, 202
         exemplo de caso, 202
         passos, 201
            operatórios, 202
            pré-operatórios, 201
Coxoplastia
   medial, 357, 358
      cuidados pós-operatórios, 358
      exemplo de caso, 358
      passos, 357
         operatórios, 357

pré-operatórios, 357
Criação
   de prega da anti-hélice, 165, 167*f*
      na otoplastia, 165
      sutura para, 167*f*
         acolchoada Mustarde, 167*f*
Criolipólise, 391-395
   aplicadores, 392*t*
   contornos, 392*t*
   cuidados pós-operatórios, 393
   efeito da, 394*f*
      no tecido adiposo, 394*f*
   exemplo de caso, 393
   passos, 391
      operatórios, 391
      pré-operatórios, 391
   tratamentos, 391*t*, 392*t*
      por sítio, 391*t*
         números típicos de, 391*t*
      sítios de, 392*t*

D

DCA (Ácido Desoxicólico)
   papel do, 403-406
      na redução de gordura, 403-406
         cuidados pós-operatórios, 405
         exemplo de caso, 405
         passos operatórios, 404
            administração, 404
            anestésico local, 404
            dosagem, 404
            técnica de injeção, 405
         passos pré-operatórios, 403
            análise, 403
            área de tratamento, 403
            considerações pré-tratamento, 403
            ESZ expandida, 403
            padrão de injeção, 403
Deformidade
   envelhecimento periorbital com, 134*f*
      do sulco, 134*f*
         lacrimal, 134*f*
         nasojugais, 134*f*
Delivery
   da ponta, 71
      na rinoplastia fechada, 71
Depressão(ões)
   nas bochechas, 236
      secundárias, 236
         injeções nas, 236
Depressor
   do ângulo da boca, 184
Dermatocalásia
   da pele, 133*f*
      com plenitude lateral, 133*f*
      pálpebra superior com, 133*f*
Dermoabrasão
   da face, 265-267
      cuidados pós-procedimento, 267
      etapas do procedimento, 265
         marcações, 265
         mecânica, 265
         posicionamento, 265
      etapas pré-procedimento, 265
      exemplo de caso, 267
Desvio
   correção de, 83
      da base nasal, 86
         alongamento da LLC, 86
         redução da LLC, 86
      de septo, 83
         anteroposterior, 84
            em C, 84
            em S, 84
         craniocaudal, 84
            em C, 84
            em S, 85
         esporões, 85
         inclinação septal, 84
         localizado, 85
      do dorso caudal, 85
      dos ossos nasais, 83

enxerto deitado, 83
Detalhe(s) Operatório(s)
   dissecação, 24
      de retalho de pele, 24
      do SMAS, 24
Dissecação
   da bolsa subpeitoral, 282, 317
      lateral, 282
      medial, 282
      superior, 282
   de retalho de pele, 24
   do pescoço, 40*f*
      extensão de, 40*f*
         para mobilização adequada, 40*f*
   do SMAS, 24
      estendida, 25*f*
         limites de, 25*f*
      incisão para, 24*f*
   em rinoplastia, 115
      com enxertos, 115
         de extensão septal, 115
   endoscópica, 147
      no *lifting* frontal, 147
   na mamoplastia redutora, 312
      em padrão Wise, 312
         lateral, 312
         medial, 312
         superior, 312
   no levantamento subcutâneo, 161
      do supercílio, 161
   para excisão, 202
      de coxim, 202
         de gordura bucal, 202
Dog-ears
   fechamento da pele, 30
   do lobo da orelha, 30
   temporais, 30
Dorso
   caudal, 85
      correção de desvio do, 85
   do componente, 66, 88
      acesso cirúrgico, 66*f*
      reconstituição do, 66*f*
      via acesso anteroinferior, 88
         na rinoplastia étnica, 88
   na rinoplastia fechada, 71
      médio, 71
      reconstrução do, 71

E

Elevação
   da face, 13-57
      consulta facial, 15-18
         do rosto envelhecido, 15-18
      de plano profundo, 39-42
      de preenchimento, 34-38
         cuidados pós-operatórios, 35
         enxertia de gordura autóloga, 34-38
         exemplos de caso, 37
         passos, 34
            operatórios, 34
            pré-operatórios, 34
      enxerto de gordura, 54-57
         como procedimento isolado, 54-57
      facelift, 19-21
         planejamento de incisão, 19-21
      SMAS, 22-32, 43-46, 48-53
         alto, 48-53
         plicatura do, 43-46
            com retalho de platisma-SMAS estendido, 43-46
         ressecção de, 28-32
         técnica estendida do, 22-27
      de retalho, 28, 43
         de pele, 28
            na ressecção de SMAS, 28
         de platisma-SMAS estendido, 43
            na plicatura do SMAS, 43
      de vetores, 31*f*
         superolateral, 31*f*
         do SMAS, 31*f*

do pescoço, 13-57
   necklift, 19-21
      planejamento de incisão, 19-21
   SMAS, 22-32
      ressecção de, 28-32
      técnica estendida do, 22-27
   do SMAS, 23, 51
      evitar lesão na, 23
         ao nervo facial, 23
   do supercílio, 151
      medial, 152
      temporal, 151
   pós-bariátrica, 363-371
      da parte inferior do corpo, 363-365
         cuidados pós-operatórios, 364
         exemplo de caso, 364
         passos operatórios, 364
         passos pré-operatórios, 363
            avaliação, 363
            marcações, 363
      posterior na linha do sutiã, 369-371
         cuidados pós-operatórios, 370
         exemplo de caso, 370
         passos operatórios, 369
         passos pré-operatórios, 369
            aconselhamento, 369
            análise, 369
            marcações, 369
      vertical da coxa, 366-368
         cuidados pós-operatórios, 367
         exemplo de caso, 367
         passos operatórios, 366
            detalhes intraoperatórios, 366
            marcações, 366
         passos pré-operatórios, 366
Envelhecimento
   componentes do, 15
      esqueleto, 15
      gordura, 15
      músculos, 15
      pele, 15
   facial, 18*f*, 27*f*, 235
      apropriado, 18*f*
   periorbital, 134*f*
      com deformidade, 134*f*
         de sulcos nasojugais, 134*f*
         do sulco lacrimal, 134*f*
      com herniação no compartimento, 134*f*
      de tecido adiposo da pálpebra inferior, 134*f*
Envelope
   de tecido mole, 97
      preservação do, 97
         na PR, 97
Enxertia
   de gordura, 34-38, 182, 183, 199, 200
      autóloga, 34-38
         na elevação facial, 34-38
         de preenchimento, 34-38
      no *lifting* facial, 34-38
         de preenchimento, 34-38
      na região perioral, 182, 183
      cuidados pós-operatórios, 200
      exemplo de caso, 200
      passos, 199
         operatórios, 199
         pré-operatórios, 199
Enxerto(s)
   de contorno alar, 111-113, 126*f*
      cuidado pós-operatório, 113
      duplo, 127*f*
      estendido, 126*f*
      etapas, 111
         operatórias, 112
         pré-operatórias, 111
      exemplo de caso, 113
      retrógrado, 127*f*
   de extensão septal, 115-119
      caudal, 115
         de base larga, 115

de substituição, 116
    com avanço da crura medial, 116
    de base alargada, 117
    enxertos de imobilização sobre a espinha nasal, 117
    término-terminal de base
        superior, 115
        triangular, 115
    cuidado pós-operatório, 118
    etapas operatórias, 115
        colocação do enxerto, 1415
        dissecção, 115
        fechamento, 118
        incisões, 115
        seleção do enxerto, 115
    etapas pré-operatórias, 115
    exemplo de caso, 118
de gordura, 48-53, 54-57, 142-145, 154-156, 305-307
    do lóbulo infraponta, 127f
em forma de borboleta, 127f
em borboleta, 77f
    lifting cervical com, 48-53
        cuidados pós-operatórios, 52
        etapas, 48
            operatórias, 48
            pré-operatórias, 48
        exemplo de caso, 52
    mastopexia com, 305-307
        cuidados pós-operatórios, 306
        etapas, 305
            operatórias, 305
            pré-operatórias, 305
        exemplo de caso, 306
    mastopexia sem, 305-307
        cuidados pós-operatórios, 306
        etapas, 305
            operatórias, 305
            pré-operatórias, 305
        exemplo de caso, 306
    na face, 54-57
        como procedimento isolado, 54-57
            cuidados pós-operatórios, 55
            etapas operatórias, 54
            etapas pré-operatórias, 54
            exemplo de caso, 55
    na fronte, 154-156
        cuidados pós-operatórios, 155
        etapas, 154
            operatórias, 154
            pré-operatórias, 154
        exemplos de caso, 155
    nas têmporas, 154-156
        cuidados pós-operatórios, 155
        etapas, 154
            operatórias, 154
            pré-operatórias, 154
        exemplos de caso, 155
    no supercílio, 154-156
        cuidados pós-operatórios, 155
        etapas, 154
            operatórias, 154
            pré-operatórias, 154
        exemplos de caso, 155
    periorbital, 142-145, 154-156
        cuidados pós-operatórios, 144
        etapas operatórias, 142
            coleta de gordura, 142
            na órbita inferior, 144
            na órbita superior, 143
            processamento da gordura coletada, 143
        etapas pré-operatórias, 142
            análise, 142
        exemplo de caso, 144
em rinoplastia, 108-110
    de *strut* columelar, 108-110
        cuidado pós-operatório, 109
        etapas, 108
            operatórias, 108
            pré-operatórias, 108
        exemplo de caso, 109

de suporte columelar, 108-110
    cuidado pós-operatório, 109
    operatórias, 108
    pré-operatórias, 108
    etapas, 108
    exemplo de caso, 109
expansores, 101-103, 125f
    colocação de, 102f
    cuidado pós-operatório, 102
    etapas, 102
        operatórias, 102
        pré-operatórias, 102
    exemplo de caso, 102
    longitudinais, 101f
    recesso dos, 101f
na rinoplastia aberta, 66f
    Finesse, 66f
        expansores, 66f
    no contorno alar, 67f
no contorno alar, 93
na rinoplastia étnica, 93
Escavação
    do retalho, 45f
    subcutâneo, 45f
        área de, 45f
    subcutânea, 29f, 50f
        extensão de, 29f, 50f
            em área temporal, 29f
            na bochecha, 29f
            no pescoço lateral, 29f
Esqueleto
    e envelhecimento, 15
    facial, 15
ESZ (Sistema de Zona de Segurança)
    expandida, 403
        na redução de gordura, 403
        DCA na, 403
EVL (Lipoenxertia com Vibração de Expansão)
    no aumento de nádegas, 377
    subcutâneo, 377
    e seguro, 377
Exame
    nasal, 64
        focalizado, 64
        para rinoplastia, 64
Excesso
    conchal, 166f
        suturas para corrigir, 166f
            mastóideas conchais, 166f
Excisão
    de coxim, 201-203
        de gordura bucal, 201-203
            complicações, 202
            exemplo de caso, 202
            passos, 201
                operatórios, 202
                pré-operatórios, 201
    na blefaroplastia, 138
        superior, 138
    pequena, 165
        recuo conchais e, 165
        combinação na otoplastia, 165
Expectativa(s)
    administração das, 64
        na rinoplastia, 64
    de tratamento, 201
        na excisão de coxim, 201
        de gordura bucal, 201
    estabelecendo, 3
    na cirurgia cosmética, 6
    definindo, 6
Exposição
    na otoplastia, 165
Extensão
    da escavação, 29f, 50f
    subcutânea, 29f, 50f
        em área temporal, 29f
        na bochecha, 29f
        no pescoço lateral, 29f
    septal, 115-119
        enxertos de, 115-119
            cuidado pós-operatório, 118

etapas, 115
    operatórias, 115
    pré-operatórias, 115
exemplo de caso, 118

F

Face
    camadas da, 39f
    dermoabrasão da, 265-267
        etapas do procedimento, 265
            marcações, 265
            mecânica, 265
            posicionamento, 265
        etapas pré-procedimento, 265
        cuidados pós-procedimento, 267
        exemplo de caso, 267
    elevação da, 13-57
        consulta facial, 15-18
            do rosto envelhecido, 15-18
        de plano profundo, 39-42
        de preenchimento, 34-38
            enxertia de gordura autóloga, 34-38
        enxerto de gordura, 54-57
            como procedimento isolado, 54-57
        facelift, 19-21
            planejamento de incisão, 19-21
        SMAS, 22-32, 43-46, 48-53
            alto, 48-53
            ressecção de, 28-32
            plicatura do, 43-46
                com retalho de platisma-SMAS estendido, 43-46
            técnica estendida do, 22-27
    envelhecida, 17
        tratamento da, 17
            cirúrgico, 17
            não cirúrgico, 17
    enxerto de gordura na, 54-57
        como procedimento isolado, 54-57
            cuidados pós-operatórios, 55
            etapas, 54
                operatórias, 54
                pré-operatórias, 54
            exemplo de caso, 55
    microbotox da, 214-218
        conceitos subjacentes, 214
        do terço, 215
            facial médio, 215
            superior, 215
            inferior, 215
            princípios, 214
        superior, 207
            avaliação da, 207
            geral, 207
        neuromodulação da, 208
            anestesia, 208
            armazenamento, 208
            exemplos de caso, 209
            injeção, 208, 209
                no complexo glabelar, 208
                no frontal, 208
                no músculo orbicular, 209
            pés-de-galinha, 209
            planejamento, 208
            preparação, 208
Facebook
    como mídia social, 9, 11
    estatísticas de publicidade, 9
    fatos, 9
Facelift
    planejamento de incisão, 19-21
        cuidados pós-operatórios, 21
        passos operatórios, 20
        fechamento, 21
        passos pré-operatórios, 19
            occipital, 20
            pré-auricular, 19
            retroauricular, 20
            submentual, 20
            temporal, 19

Fechamento
    da pele, 30
    dog-ears, 30
        do lobo da orelha, 30
        temporais, 30
    da plicatura do SMAS, 46
        com retalho de platisma-SMAS, 46
        estendido, 46f
    da PR, 98
    do *lifting* cervical, 52
        com enxerto de gordura, 52
    do *lifting* facial, 41, 52
        alto, 52
        do SMAS, 52
    de plano profundo, 41
    na blefaroplastia, 138
        superior, 138
    na excisão, 202
        de coxim, 202
        de gordura bucal, 202
    na mamoplastia redutora, 312
        em padrão Wise, 312
    na mastopexia, 294, 306
        de aumento, 306
        em T invertido, 294
    na rinoplastia, 72, 93
        étnica, 93
        fechada, 72
    no levantamento subcutâneo, 161
        do supercílio, 161
    no *lifting* endotemporal, 152
    vetores de, 30
    da ressecção de SMAS, 30
Fixação
    no levantamento lateral, 159
    do supercílio, 159
Fotografia(s)
    lifiting facial e, 42f
        de plano profundo, 42f
    padronizada, 22, 64, 140
        na blefaroplastia, 140
            inferior, 140
        para rinoplastia, 64
        para técnica estendida, 22
        do SMAS, 22
Frontal
    injeção no, 208, 209f
        de neuromodulador, 209f
        na neuromodulação, 208
Fronte
    enxerto de gordura, 154-156
        cuidados pós-operatórios, 155
        etapas, 154
            operatórias, 154
            pré-operatórias, 154
        exemplos de caso, 155
    levantamento lateral, 157-162
        do supercílio, 157-160
            cuidados pós-operatórios, 159
            etapas, 157
                operatórias, 157
                pré-operatórias, 157
            exemplo de caso,159
            temporal subcutâneo, 161, 162
        lifting endotemporal, 151-153
            cuidados pós-operatórios, 152
            etapas operatórias, 151
                elevação do, 151
                    medial, 152
                    temporal, 151
                fechamento, 152
                incisão, 151
            etapas pré-operatórias, 151
            exemplos de caso, 152
        lifting frontal, 146-150
            cuidados pós-operatórios, 149
            etapas operatórias, 146
                endoscópico, 146
                ressecção transpalpebral do corrugador, 148
            etapas pré-operatórias, 146
                análise, 146
            exemplos de caso, 149

Índice Remissivo

neuromodulação da, 207-211
  avaliação pré-procedimento, 207
    anatomia, 207
    da face superior, 207
  da face superior, 208
    anestesia, 208
    armazenamento, 208
    exemplos de caso, 209
    injeção, 208, 209
      no frontal, 208
      no músculo orbicular, 209
    pés-de-galinha, 209
    planejamento, 208
    preparação, 208
  neuromoduladores, 207
preenchedor Finesse®, 227-230
  avaliação facial alta, 227
  complicações, 229
  exemplo de caso, 229
  facial superior, 227
    aspectos técnicos, 227
    linhas na fronte, 228
    pontos de segurança, 229
    preparação, 227
    sobrancelha, 229
    volumização das têmporas, 228

G

Giba
  dorsal, 69f
    projeção da, 69f
    excesso de, 69f
Ginecomastia
  excisão com BodyBanking® de, 348, 349
    etapas operatórias, 348
      coleta de tecido adiposo, 348
      direta, 348
      incisões de acesso, 348
      lipectomia por aspiração, 348
      modelagem do tecido, 348
      preparação, 348
    etapas pré-operatórias, 348
      análise, 348
    exemplo de caso, 349
    manejo pós-operatório, 349
Glabela
  neuromodulação da, 207-211
    avaliação pré-procedimento, 207
    da face superior, 208
      anestesia, 208
      armazenamento, 208
      exemplos de caso, 209
      injeção no complexo glabelar, 208
      pés-de-galinha, 209
      planejamento, 208
      preparação, 208
    neuromoduladores, 207
Gordura
  aumento com, 54, 56f
    do volume facial, 54, 56f
  autóloga, 182, 257-259
    papel nas mãos, 257-259
      anatomia pertinente, 257
      exemplo de caso, 259
      instruções pós-injeção, 258
      técnica, 257
        agente de preenchimento, 257
        anestesia, 257
        preparação antisséptica, 257
    técnica geral, 182
      de colheita, 182
      de transferência, 182
  bucal, 201-203
    excisão de coxim de, 201-203
      complicações, 202
      exemplo de caso, 202
      passos, 201
        operatórios, 202
        pré-operatórios, 201
  colheita de, 34

compartimentos de, 16f, 34, 55f, 56f, 57f, 182f, 235f
  da face, 16f
    superficial, 16f
  essenciais, 34f
  facial, 34, 55f, 56f, 57f
    aumento de, 34
    profundos, 57f
    superficial, 55f
  para rejuvenescimento facial, 16f
    essenciais, 16f
    relevantes, 16f
  superficial, 182f
    da região perioral, 182f
  zigomática, 235f
  e envelhecimento, 15
    facial, 15
enxertia de, 34-38, 182, 183, 199, 200
  autóloga, 34-38
    na elevação facial de preenchimento, 34-38
  na região perioral, 182, 183
    cuidados pós-operatórios, 183
    exemplo de caso, 183
    passos, 182
      operatórios, 182
      pré-operatórios, 182
  no mento, 199, 200
    cuidados pós-operatórios, 200
    exemplo de caso, 200
    passos, 199
      operatórios, 199
      pré-operatórios, 199
enxerto de, 48-53, 54-57, 142-145, 154-156, 305-307
  coleta da, 48, 54
  facial, 49f
    diretrizes de referência, 49f
    lifting cervical com, 48-53
      cuidados pós-operatórios, 52
      etapas, 48
        operatórias, 48
        pré-operatórias, 48
      exemplo de caso, 52
    mastopexia com, 305-307
      cuidados pós-operatórios, 306
      etapas, 305
        operatórias, 305
        pré-operatórias, 305
      exemplo de caso, 306
    mastopexia sem, 305-307
      cuidados pós-operatórios, 306
      etapas, 305
        operatórias, 305
        pré-operatórias, 305
      exemplo de caso, 306
  na face, 54-57
    como procedimento isolado, 54-57
      cuidados pós-operatórios, 55
      etapas pré-operatórias, 54
      exemplo de caso, 55
      operatórias, 54
  na fronte, 154-156
    cuidados pós-operatórios, 155
    etapas, 154
      operatórias, 154
      pré-operatórias, 154
    exemplos de caso, 155
  nas têmporas, 154-156
    cuidados pós-operatórios, 155
    etapas, 154
      operatórias, 154
      pré-operatórias, 154
    exemplos de caso, 155
  no supercílio, 154-156
    cuidados pós-operatórios, 155
    etapas, 154
      operatórias, 154
      pré-operatórias, 154
    exemplos de caso, 155
  periorbital, 142-145, 154-156
    cuidados pós-operatórios, 144
    exemplo de caso, 144

etapas operatórias, 142
  coleta de gordura, 142
  na órbita inferior, 144
  na órbita superior, 143
  processamento da gordura coletada, 143
etapas pré-operatórias, 142
  análise, 142
injeção de, 183
  na região do mento, 183
  técnica de, 183
no aumento, 373
  de nádegas, 373
  preparação da, 373
  transferência de, 373
redução de, 403-406
  papel do DCA na, 403-406
    cuidados pós-operatórios, 405
    exemplo de caso, 405
    passos operatórios, 404
      administração, 404
      anestésico local, 404
      dosagem, 404
      técnica de injeção, 405
    passos pré-operatórios, 403
      análise, 403
      área de tratamento, 403
      considerações pré-tratamento, 403
      ESZ expandida, 403
      padrão de injeção, 403
subplatismal, 50f
Grande(s) Lábio(s)
  labioplastia de cunha estendida, 383-385
    com redução por RF bipolar dos, 383-385
      acompanhamento, 385
      cuidados pós-operatórios, 385
      exemplo de caso, 385
      passos, 383
        intraoperatórios, 383
        pré-operatórios, 383
      rejuvenescimento de, 385

H

Hatch-Hitc
  na otoplastia, 166
Herniação
  no compartimento de tecido adiposo, 134f
  da pálpebra inferior, 134f
  envelhecimento periorbital com, 134f
Hidroxiapatita
  de cálcio, 257-259
    papel nas mãos, 257-259
      anatomia pertinente, 257
      exemplo de caso, 259
      instruções pós-injeção, 258
      técnica, 257
        agente de preenchimento, 257
        anestesia, 257
        preparação antisséptica, 257
Hipertrofia
  do masseter, 222, 223
    neurotoxinas, 222, 223
      cuidados pós-procedimento, 223
      etapas, 222
        do procedimento, 222
        pré-procedimento, 222
      exemplo de caso, 223
Hispânico
  nariz, 89t
    características anatômicas do, 89t
    rinoplastia para, 90t
      objetivos mais comuns na, 90t
    variações étnicas do, 89t

I

Imagem(ns) digital(is)
  investigação por, 22

para técnica estendida, 22
  do SMAS, 22
na blefaroplastia, 140
  inferior, 140
  para rinoplastia, 64
IMF (Sulco Inframamário)
  fixação do, 318
Implante
  de mento, 196-198
    cuidados pós-operatórios, 197
    exemplo de caso, 197
    passos, 196
      operatórios, 196
      pré-operatórios, 196
  inserção do, 317
  introdução do, 283
    na mamoplastia, 283
    de aumento, 283
Incisão(ões)
  do parênquima mamário, 317
  limitada, 354
    na braquioplastia, 354
      excisão de pele, 355
      exemplo de caso, 355
      fechamento, 355
      lipoaspiração, 355
      marcações, 354
  na blefaroplastia, 138
    superior, 138
  na otoplastia, 165
    lateral, 166
  na pele, 281
    na mamoplastia, 281
    de aumento, 281
  na ressecção, 28
    de SMAS, 28
  no lifting endotemporal, 151
    realização da, 151
  occipital, 20
  para dissecação, 24f
    do SMAS, 24f
  para lifting facial, 23f, 40
    de plano profundo, 40
    extensão de, 24f
      pós-auricular, 24f
    retrotragal, 23f
  para rinoplastia, 70f, 115
    com enxertos, 115
      de extensão septal, 115
    fechada, 70f
      infracartilaginosa, 70f
      intercartilaginosa, 70f
  planejamento de, 19-21
    facelift, 19-21
      cuidados pós-operatórios, 21
      passos, 19, 20
        operatórios, 20
        pré-operatórios, 19
    necklift, 19-21
      cuidados pós-operatórios, 21
      passos, 19, 20
        operatórios, 20
        pré-operatórios, 19
    para lifting facial, 19f
    pré-auricular, 19, 20f
  retroauricular, 20
  submental, 20
  temporal, 19, 158
    lateral, 158
Infecção
  incidência de, 28
    na ressecção de SMAS, 28
    instruções reduzem a, 28
Infiltração
  para mastopexia, 290
    com cicatriz vertical, 290
    e retalho de autoaumento, 290
  tumescente, 400
    RF na, 400
      remoção de gordura por, 400
      retração da pele por, 400
Injeção(ões)
  de preenchedor, 178-181, 254

Finesse®, 254
　no sulco da pálpebra superior, 254
　realce labial com, 178-181
　　cuidados pós-operatórios, 180
　　exemplo de caso, 180
　　passos, 178, 179
　　　operatórios, 179
　　　pré-operatórios, 178
de toxina botulínica, 212, 213
　para pés-de-galinha, 212, 213
　　cuidados pós-procedimento, 213
　　exemplo de caso, 213
　　passos, 212
　　　do procedimento, 212
　　　pré-procedimento, 212
　labial, 179
　　algoritmo de, 179
　na neuromodulação, 208
　　da face superior, 208
　　　no complexo glabelar, 208
　　　no frontal, 208
　　　no músculo orbicular, 209
　nas depressões secundárias, 236
　　das bochechas, 236
　para região mentoniana, 199
　　técnica de, 199
　perioral, 184
　　com neuromodulador, 184*f*
　　técnica de, 184
　　　depressor do ângulo da boca, 184
　　　orbicular da boca, 184
Instagram
　como mídia social, 8, 11
　　conteúdo, 9
　　entrega do, 9
　　planejamento do, 9
　　fatos, 8
　　para negócios, 8

L

Lábio
　anatomia, 178
　　inferior, 178
　　superior, 178
　envelhecido, 175
　　caracterização do, 175
　jovial, 175
　　anatomia do, 175
　subunidades anatômicas do, 178*f*
Labioplastia
　de cunha estendida, 383-385
　　com redução dos grandes lábios, 383-385
　　por RF bipolar, 383-385
Laser
　fracionado, 269*f*
　não ablativo, 269*f*
　　energia de pulsos, 269*f*
　　lesões, 269*f*
　　terapia com, 269*t*
　　indicações, 269*t*
　resurfacing com, 268-272
　　cuidados pós-procedimento, 270
　　　AFR, 271
　　　NAFR, 270
　　etapas do procedimento, 269
　　　marcação das zonas de tratamento, 269
　　　seleção, 270
　　　　das medidas no procedimento, 270
　　　　dos parâmetros de tratamento, 270
　　etapas pré-procedimento, 268
　　exemplo de caso, 271
　　indicações, 268
　　seleção do dispositivo, 268
Lesão(ões)
　ao nervo facial, 22
　　prevenir a, 22

　　na elevação do, 23
　　na escavação subcutânea, 22
Levantamento
　do supercílio, 157-162
　　lateral, 157-160
　　　cuidados pós-operatórios, 159
　　　etapas, 157
　　　　operatórias, 157
　　　　pré-operatórias, 157
　　　exemplo de caso, 159
　　temporal subcutâneo, 161-162
　　　cuidados pós-operatórios, 162
　　　etapas pré-operatórias, 161
　　　exemplo de caso, 162
　labial, 175-177
　　abordagens cirúrgicas, 175
　　　central, 175
　　　procedimentos adicionais, 176
　　cuidados pós-operatórios, 176
　　etapas pré-operatórias, 175
　　　anatomia do lábio jovial, 175
　　　caracterização do lábio envelhecido, 175
　　　determinação do plano cirúrgico, 175
　　exemplo de caso, 176
Liberação
　ligamentar, 158
　　supercílio, 158
　　　levantamento lateral do, 158
　　　lift de, 158
Lift
　do supercílio, 157-160
　　cuidados pós-operatórios, 159
　　etapas, 157
　　　operatórias, 157
　　　pré-operatórias, 157
　　exemplo de caso, 159
Lifting
　cervical, 48-53
　　com enxerto de gordura, 48-53
　　cuidados pós-operatórios, 52
　　etapas, 48
　　　operatórias, 48
　　　pré-operatórias, 48
　　exemplo de caso, 52
　da face, 13-57
　　alto, 48-53
　　　do SMAS, 48-53
　de preenchimento, 34-38
　　enxertia de gordura autóloga, 34-38
　do pescoço, 13-57
Lifting Endotemporal
　supercílio, 151-153
　　cuidados pós-operatórios, 152
　　etapas operatórias, 151
　　　elevação do, 151
　　　　medial, 152
　　　　temporal, 151
　　　fechamento, 152
　　　incisão, 151
　　etapas pré-operatórias, 151
　　exemplos de caso, 152
Lifting Facial
　alto, 48-53
　　do SMAS, 48-53
　　cuidados pós-operatórios, 52
　　etapas, 48
　　　operatórias, 48
　　　pré-operatórias, 48
　　exemplo de caso, 52
　de plano profundo, 39-42
　　cuidados pós-operatórios, 41
　　exemplos de caso, 41
　　fotografias, 42*f*
　　passos operatórios, 40
　　　fechamento, 41
　　　incisão, 40
　　　lipoaspiração submental, 41
　　　marcações, 40
　　　SMAS, 41
　　　　dissecção de, 41
　　　　elevação de, 41

　　　fixação do, 41
　　passos pré-operatórios, 39
　　planejamento, 39
　de preenchimento, 34-38
　　cuidados pós-operatórios, 35
　　enxertia de gordura autóloga, 34-38
　　exemplos de caso, 37
　　passos operatórios, 34
　　　aumento de compartimento, 34
　　　de gordura facial, 34
　　　colheita de gordura, 34
　　　contorno do pescoço, 35
　　　elevação da pele, 34
　　　SMAS, 35
　　passos pré-operatórios, 34
　　análise, 34
　incisão para, 23*f*
　　extensão pós-auricular de, 24*f*
　　retrotragal, 23*f*
Lifting Frontal
　fronte, 146-150
　　análise, 146
　　endoscópico, 146
　　　abordagem, 146
　　　dissecção, 147
　　　suspensão da, 147
　supercílio, 146-150
　　análise, 146
　　endoscópico, 146
　　　abordagem, 146
　　　dissecção, 147
Lifting Labial, 175-177
　abordagens cirúrgicas, 175
　　central, 175
　　procedimentos adicionais, 176
　cuidados pós-operatórios, 176
　etapas pré-operatórias, 175
　　anatomia do lábio jovial, 175
　　caracterização do lábio envelhecido, 175
　　determinação do plano cirúrgico, 175
　exemplo de caso, 176
Ligamento(s)
　de retenção, 22
　　no SMAS, 22
　preservação do, 98
　　na PR, 98
　retentores, 238*f*
　　faciais, 238*f*
　　　detalhes, 238*fi*
　　　localização, 238*f*
Linha(s)
　na fronte, 228
　　preenchimento de, 228
Lipoaspiração
　contorno por, 401
　isolada, 354
　　na braquioplastia, 354
　na braquioplastia, 355
　　de incisão limitada, 355
　　estendida, 355
　na mamoplastia redutora, 310
　　com cicatriz vertical, 310
　no aumento, 373
　　de nádegas, 373
　SAFE, 323-332
　　cuidados pós-operatórios, 325
　　etapas operatórias, 323
　　　aspiração, 324
　　　equalização, 324
　　　infiltração, 323
　　　posicionamento, 323
　　　separação, 324
　　etapas pré-operatórias, 323
　　exemplo de caso, 325
　submentual, 41
　　no *lifting* facial, 41
　　de plano profundo, 41
Lipoescultura
　abdominal de HD, 333-336
　　com a técnica de BodyBanking®, 333-336
　　cuidados pós-operatórios, 334

　　etapas operatórias, 333
　　　coleta de gordura, 333
　　　incisões de acesso, 333
　　　modelagem do tecido, 333
　　　preparação da gordura, 333
　　etapas pré-operatórias, 333
　　　análise, 333
　　exemplo de caso, 334
　de HD, 337-341
　　complicações, 340
　　cuidados pós-operatórios, 340
　　etapas operatórias, 337
　　　incisões ocultas, 337
　　　lipoaspiração, 337
　　　lipoenxertia, 340
　　etapas pré-operatórias, 337
　　　critérios do paciente, 337
　　　marcações, 337
　　exemplo de caso, 340
　masculina de HD, 342-347
　　análise pré-operatória, 342
　　　critérios do paciente, 342
　　　marcações, 342
　complicações, 346
　　cuidados pós-operatórios, 345
　　etapas operatórias, 342
　　　incisões ocultas, 342
　　　lipoaspiração, 342
　　　lipoenxertia, 344
　　exemplo de caso, 346
LLC (Cartilagem Lateral Inferior)
　contorno alar da, 67*f*
　　na rinoplastia aberta, 67*f*
　　Finesse, 67*f*
　pilar lateral das, 76*f*
　　apara cranial do, 76*f*
Lóbulo
　infraponta, 127*f*
　　enxerto do, 127*f*
　　em forma de borboleta, 127*f*
　reposicionamento do, 165
　　na otoplastia, 165

M

Mama, 277-319
　constritas, 316-319
　　cuidados pós-operatórios, 318
　　etapas operatórias, 317
　　　ajuste do plano duplo, 317
　　　avaliação, 317
　　　dissecção da bolsa subpeitoral, 317
　　　fechamento da pele, 318
　　　fixação do IMF, 318
　　　incisão do parênquima mamário, 317
　　　inserção do implante, 317
　　　manejo do NAC, 318
　　　preparação da bolsa, 317
　　etapas pré-operatórias, 316
　　　consentimento informado, 316
　　　educação da paciente, 316
　　　marcação das mamas, 317
　　　planejamento baseado no tecido, 316
　　exemplo de caso, 318
　mamoplastia, 279-288, 308-315
　　de aumento, 279-288
　　　subfascial, 285-288
　　redutora, 308-315
　　　com cicatriz vertical, 308-311
　　　padrão de Wise, 312-315
　mastopexia, 289-307
　　com cicatriz vertical, 289-292
　　com retalho para autoaumento, 289-292
　　em T invertido, 293-296
　　de aumento, 297-307
　　　com enxerto de gordura, 305-307
　　　com refinamento, 301-304
　　　segura, 297-300
　　　sem enxerto de gordura, 305-307

Índice Remissivo

tuberosas, 316-319
  cuidados pós-operatórios, 318
  etapas operatórias, 317
    ajuste do plano duplo, 317
    avaliação, 317
    dissecção da bolsa subpeitoral, 317
    fechamento da pele, 318
    fixação do IMF, 318
    incisão do parênquima mamário, 317
    inserção do implante, 317
    manejo do NAC, 318
    preparação da bolsa, 317
  etapas pré-operatórias, 316
    consentimento informado, 316
    educação da paciente, 316
    marcação das mamas, 317
    planejamento baseado no tecido, 316
  exemplo de caso, 318
Mamilo
  altura do, 293
  estabelecimento da, 293
    na mastopexia em T invertido, 293
Mamoplastia
  de aumento, 279-288
    cuidados pós-operatórios, 283
      atividade, 283
      com a ferida, 283
      exercício, 283
      sutiã, 283
    etapas operatórias, 281
      ajustes do plano duplo, 282
      avaliação, 282
      dissecção da bolsa subpeitoral, 282
        lateral, 282
        medial, 282
        superior, 282
      incisão na pele, 281
      obtenção de consentimento, 279
      secção da PIM, 281
    etapas pré-operatórias, 279
      marcações, 279
      orientação da paciente, 279
      planejamento com base no tecido, 279
    exemplo de caso, 283
    introdução do implante, 283
      fechamento da pele, 283
      fixação da PIM, 283
      preparação da loja, 283
    subfascial, 285-288
      etapas, 286, 287
        operatórias, 286
        pós-operatórias, 286
      etapas pré-operatórias, 285
        marcações cirúrgicas, 285
        preparação, 285
        seleção das pacientes, 285
      exemplo de caso, 287
  redutora, 308-315
    com cicatriz vertical, 308-311
      etapas operatórias, 309
        infiltração, 309
        lipoaspiração, 310
        remodelagem glandular, 310
        ressecção glandular, 309
        seleção do pedículo, 309
      etapas pós-operatórias, 310
      etapas pré-operatórias, 308
        marcações cirúrgicas, 308
        seleção da paciente, 308
      exemplo de caso, 310
    padrão de Wise, 312-315
      etapas operatórias, 313
        conselhos preciosos, 314
        cuidados pós-operatórios, 314
        curativos, 314
        delineamento do NAC, 312
        delineamento do pedículo, 312
        dissecção, 313
        fechamento, 314
        redução contralateral, 314
        refinamentos, 314
      etapas pré-operatórias, 312
        análise, 312
        marcações, 312
      exemplo de caso, 314
Mandíbula
  rejuvenescimento da, 187-203
    gordura bucal, 201-203
      excisão de coxim de, 201-203
    mento, 196-200
      enxertia de gordura no, 199, 200
      implante de, 196-198
    preenchedores de, 189-195
      complicações, 193
      cuidados pós-operatórios, 193
      exemplo de caso, 194
      passos, 189, 192
        operatórios, 192
        pré-operatórios, 189
      possíveis efeitos colaterais, 193
Manobra(s) Acessória(s)
  em rinoplastia, 101-119
    enxertos, 101-119
      de contorno alar, 111-113
      de suporte columelar, 108-110
      expansores, 101-103
      SEG, 115-119
      strut columelar, 108-110
    retalhos expansores, 104-106
      cuidado pós-operatório, 105
      etapas, 104
        operatórias, 104
        pré-operatórias, 104
      exemplo de caso, 106
Mão(s)
  papel nas, 257-259
    da gordura autóloga, 257-259
      anatomia pertinente, 257
      exemplo de caso, 259
      instruções pós-injeção, 258
      técnica, 257
    da hidroxiapatita de cálcio, 257-259
      anatomia pertinente, 257
      exemplo de caso, 259
      instruções pós-injeção, 258
      técnica, 257
    do AH, 257-259
      anatomia pertinente, 257
      exemplo de caso, 259
      instruções pós-injeção, 258
      técnica, 257
    preenchedor Finesse®, 257-259
Marcação(ões)
  das zonas de tratamento, 269
    no *resurfacing* com *laser*, 269
  na braquioplastia, 354
    de incisão limitada, 354
    estendida, 355
  na elevação, 363
    da parte inferior do corpo, 363
    pós-bariátrica, 363
  na mama, 279, 285, 317
    constritas, 317
    na mamoplastia, 279, 285
      de aumento, 279
      subfascial, 285
    pré-operatórias, 282f
    tuberosas, 317
  na técnica estendida, 23
    do SMAS, 23
  no aumento de nádegas, 372
  para excisão, 202
    de coxim, 202
    de gordura bucal, 202
  para *lifting* facial, 40
    de plano profundo, 40
  para mamaoplastia, 308, 312
    redutora, 308, 312
      com cicatriz vertical, 308
      em padrão Wise, 312
  para mastopexia, 289, 305
    com cicatriz vertical, 289
    e retalho de autoaumento, 289
    de aumento, 305
Marcação Anterior
  otoplastia com, 169-171
    anatomia, 169
      orelha proeminente, 169
    etapas, 169, 170
      operatórias, 170
      pré-operatórias, 169
    exemplo de caso, 170
Masseter
  hipertrofia do, 222, 223
    neurotoxinas, 222, 223
      cuidados pós-procedimento, 223
      etapas, 222
        do procedimento, 222
        pré-procedimento, 222
      exemplo de caso, 223
Mastopexia
  com cicatriz vertical, 289-292
    etapas operatórias, 290
      infiltração, 290
      remodelação glandular, 291
      retalho para autoaumento, 290
      seleção do pedículo, 290
    etapas pós-operatórias, 291
    etapas pré-operatórias, 289
      marcações cirúrgicas, 289
    exemplo de caso, 291
  com retalho para autoaumento, 289-292
    etapas operatórias, 290
      infiltração, 290
      remodelação glandular, 291
      seleção do pedículo, 290
    etapas pós-operatórias, 291
    etapas pré-operatórias, 289
      marcações cirúrgicas, 289
    exemplo de caso, 291
  de aumento, 297-307
    com enxerto de gordura, 305-307
      cuidados pós-operatórios, 306
      etapas, 305
        operatórias, 305
        pré-operatórias, 305
      exemplo de caso, 306
    com refinamento, 301-304
      cuidados pós-operatórios, 302
      etapas, 301
        operatórias, 301
        pré-operatórias, 301
      exemplo de caso, 302
    segura, 297-300
      cuidados pós-operatórios, 299
      etapas, 297
        operatórias, 298
        pré-operatórias, 297
      exemplo de caso, 299
    sem enxerto de gordura, 305-307
      cuidados pós-operatórios, 306
      etapas, 305
        operatórias, 305
        pré-operatórias, 305
      exemplo de caso, 306
  em T invertido, 293-296
    cuidados pós-operatórios, 295
    etapas operatórias, 293
      abordagem de cima para baixo, 293
      altura do mamilo, 293
      excisão do tecido, 294
      fechamento, 294
      pilares verticais, 293
      procedimentos adjuvantes, 294
      remoção do excesso vertical, 294
      verificação da simetria, 294
    etapas pré-operatórias, 293
      análise, 293
      história, 293
    exemplo de caso, 295
Mento
  enxertia de gordura no, 199, -200
    cuidados pós-operatórios, 200
    exemplo de caso, 200
    passos, 199
      operatórios, 199
      pré-operatórios, 199
  implante de, 196-198
    cuidados pós-operatórios, 197
    exemplo de caso, 197
    passos, 196
      operatórios, 196
      pré-operatórios, 196
  região do, 183
    técnica de injeção na, 183
    de gordura, 183
Microagulhamento, 273-275
  cuidados pós-procedimento, 274
  etapas, 273
    do procedimento, 273
    pré-procedimento, 273
      material para, 273
      pontos-chave, 273
  exemplos de casos, 274
  tratamentos adicionais, 274
Microbotox
  da face, 214-218
    conceitos subjacentes, 214
    do terço, 215
      facial médio, 215
      superior, 215
      inferior, 215
    princípios, 214
  de cicatrizes, 214-218
    e queloides, 217
    exemplo de caso, 218
  do pescoço, 214-218
    conceitos subjacentes, 214
    efeito platisma, 216
    princípios, 214
Mídia Social
  e cirurgia cosmética, 8-12
    como alterou toda a, 8-10
      conteúdo, 9
        entrega do, 9
        planejamento de, 9
      decidindo sua plataforma, 8
      ética, 9
      métrica para o sucesso, 10
      pérolas, 9
      problemas em SOME, 10
    dicas gerais, 11
      o poder da, 11
      o que fazer, 11-12
      o que não fazer, 11-12
      plataformas de, 11
        Facebook, 11
        Instagram, 11
        Pinterest, 12
        Snapchat, 12
        Twitter, 11
        YouTube, 12
Miotomia
  do platisma, 26f
Mommy Makeover, 350-353
  considerações pré-operatórias, 350
  consistência dos resultados, 353
  cuidados pós-operatórios, 353
  definição de, 350
  etapas operatórias, 351
  exemplo de caso, 353
  procedimentos mais comuns, 350
  redução do tempo de operação, 352
Músculo
  e envelhecimento, 15
    facial, 15
  orbicular, 209
    efeitos com injeção no, 208
      na neuromodulação, 208

N

NAC (Complexo Mamiloareolar)
  delineamento do, 312
    na mamoplastia redutora, 312
      em padrão de Wise, 312
  manejo do, 312
    nas mamas, 318
      constritas, 318
      tuberosas, 318
Nádega(s)
  aumento das, 372-379
    cuidados pós-operatórios, 374
    exemplo de caso, 374
    passos operatórios, 373
      lipoaspiração, 373
      preparação da gordura, 373
      transferência de gordura, 373
    passos pré-operatórios, 372
      compreensão da anatomia, 372
      marcações, 372
      seleção de pacientes, 372
    S-Curve®, 372-375
    subcutâneo e seguro, 377-379
      configuração, 377
      EVL, 378
      exemplos de caso, 378
      histórico, 377
      SST, 377
NAFR (*Resurfacing* Fracionado Não Ablativo), 269*f*
  cuidados após, 270
Nariz
  abertura do, 70
    na rinoplastia, 70
    fechada, 70
  africano, 89*t*
    características anatômicas do, 89*t*
    rinoplastia para, 90*t*
      objetivos mais comuns na, 90*t*
    variações étnicas do, 89*t*
  do Oriente Médio, 89*t*
    características anatômicas do, 89*t*
    rinoplastia para, 90*t*
      objetivos mais comuns na, 90*t*
    variações étnicas do, 89*t*
  étnico, 88-95
    cuidados pós-operatórios, 93
    etapas, 88
      operatórias, 88
      pré-operatórias, 88
    exemplo de caso, 95
  hispânico, 89*t*
    características anatômicas do, 89*t*
    rinoplastia para, 90*t*
      objetivos mais comuns na, 90*t*
    variações étnicas do, 89*t*
  preenchedor Finesse®, 247-253
    análise nasal sistemática, 247
    cuidados pós-operatórios, 253
    dicas técnicas, 248
    etapas do procedimento, 251
      correção de assimetria, 253
      preparação, 251
      refinamento da ponta, 251
      retificação dorsal, 251
      técnica de injeção, 251
    etapas pré-procedimento, 251
      análise, 251
    exemplo de caso, 250, 253
    fotografia padronizada, 247
    imagens digitais, 247
    indicações para tecidos moles, 248
    manejo das expectativas, 248
    planejamento da injeção, 247
    proporções nasofaciais, 247
    técnica específica para o local, 249
      asa, 250
      dorso nasal, 249
      parede lateral nasal, 250
      ponta, 250
  torto, 83-87
    cuidados pós-operatórios, 86

etapas, 83
  operatórias, 83
  pré-operatórias, 83
exemplo de caso, 86
vista basal do, 120*f*
Necklift
  planejamento de incisão, 19-21
  cuidados pós-operatórios, 21
  passos operatórios, 20
    fechamento, 21
  passos pré-operatórios, 19
    occipital, 20
    pré-auricular, 19
    retroauricular, 20
    submentual, 20
    temporal, 19
Nervo Facial
  prevenir lesão ao, 22
    na elevação do, 23
    na escavação subcutânea, 22
  ramo do, 22, 40*f*
    bucal, 22
    cervical, 23
    frontal, 22
    mandíbula marginal, 23
    visualização intraoperatória do, 40*f*
      bucal, 40*f*
      mandibular marginal, 40*f*
    zigomático, 22
  trajeto do, 231*f*
Neuromodulação
  da fronte, 207-211
    avaliação pré-procedimento, 207
    anatomia, 207
    da face superior, 207
    da face superior, 208
      anestesia, 208
      armazenamento, 208
      exemplos de caso, 209
      injeção, 208, 209
        no frontal, 208
        no músculo orbicular, 209
      pés-de-galinha, 209
      planejamento, 208
      preparação, 208
    neuromoduladores, 207
  da glabela, 207-211
    avaliação pré-procedimento, 207
    da face superior, 208
      anestesia, 208
      armazenamento, 208
      exemplos de caso, 209
      injeção no complexo glabelar, 208
      pés-de-galinha, 209
      planejamento, 208
      preparação, 208
    neuromoduladores, 207
  para rejuvenescimento perioral, 184, 185
    anatomia, 184
    exemplo de caso, 184
    técnica de injeção, 184
      depressor do ângulo da boca, 184
      orbicular da boca, 184
Neuromodulador(es)
  Finesse, 205-223
    bandas platismais, 219, 220
    injeção de toxina botulínica, 212, 213
      para pés-de-galinha, 212, 213
    microbotox, 214-218
      da face, 214-218
      de cicatrizes, 214-218
      do pescoço, 214-218
    neuromodulação, 207-211
      da fronte, 207-211
      da glabela, 207-211
    neurotoxinas, 222, 223
      hipertrofia do masseter, 222, 223
    injeção com, 184*f*
    perioral, 184*f*

Neurotoxina(s)
  hipertrofia do masseter, 222, 223
    cuidados pós-procedimento, 223
    etapas do procedimento, 222
      considerações anatômicas, 222
      técnica de injeção, 222
    etapas pré-procedimento, 222
      análise, 222
    exemplo de caso, 223

O

Orbicular
  da boca, 184
Órbita
  enxerto na, 143
    de gordura, 143
    inferior, 144
    superior, 143
Orelha(s)
  anatomia da, 169
  de cachorro, 30
    fechamento da pele, 30
      do lobo da orelha, 30
      temporais, 30
  estética, 165*f*
    pontos de referência, 165*f*
  proeminente, 166*f*, 169
    anatomia da, 169
    morfologia da, 166*f*
    proporções da, 166*f*
Oriente Médio
  nariz do, 89*t*
    características anatômicas do, 89*t*
    morfologia nasofacial do, 91*f*
    rinoplastia para, 90*t*
      objetivos mais comuns na, 90*t*
    variações étnicas do, 89*t*
Osso(s)
  nasais, 83
    correção de desvio dos, 83
    enxerto deitado, 83
Osteotomia(s)
  low-to-low, 68*f*
  na rinoplastia, 72, 92
    étnica, 92
    fechada, 72
Otoplastia, 163-171
  com marcação anterior, 169-171
    anatomia, 169
      orelha proeminente, 169
    etapas, 169, 170
      operatórias, 170
      pré-operatórias, 169
    exemplo de caso, 170
    objetivos da, 169
  cuidados pós-operatórios, 166
  etapas pré-operatórias, 165
    combinação de pequena excisão, 165
    e recuo conchais, 165
    criação de prega da anti-hélice, 165
    exposição, 165
    hatch-hitc, 166
    incisão, 165, 166
      lateral, 166
    recuo do terço superior, 165
    reposicionamento do lóbulo, 165
  exemplos de caso, 167

P

Paciente(s)
  e cirurgia cosmética, 6
    experiência inicial do, 6
    seleção de, 6
  ouça o, 3
    na consulta, 3
  tipo bandeira, 4*t*
    verde, 4*t*
    vermelha, 4*t*
Padrão de Wise
  mamoplastia redutora em, 312-315
    etapas operatórias, 313
      conselhos preciosos, 314

cuidados pós-operatórios, 314
curativos, 314
delineamento do NAC, 312
delineamento do pedículo, 312
dissecção, 313
fechamento, 314
redução contralateral, 314
refinamentos, 314
etapas pré-operatórias, 312
  análise, 312
  marcações, 312
exemplo de caso, 314
Pálpebra(s)
  blefaroplastia, 137-141
    inferior, 140, 141
      abordagem operatória, 140
      cuidado pós-operatório, 141
      exemplo de caso, 141
      planejamento pré-operatório, 140
    superior, 137-139
      cuidado pós-operatório, 138
      etapas, 137, 138
        operatórias, 138
        pré-operatórias, 137
      exemplo de caso, 139
  inferior, 134*f*
    esclera da, 134*f*
    presença de, 134*f*
    tecido adiposo da, 134*f*
      herniação no compartimento de, 134*f*
    envelhecimento periorbital com, 134*f*
Pálpebra Superior
  com dermatocalásia da pele, 133*f*
  com plenitude lateral, 133*f*
  preenchedor Finesse®, 244-246, 254-256
    anatomia, 244
      deformidade em A, 244
      olhos, 244
        encovados, 244
        fundos, 244
      avaliação, 244
    cuidados pós-procedimento, 246
    etapas do procedimento, 245
      desinfecção, 245
      equipamento, 245
      marcação, 245
      posição, 245
      técnica, 245
    exemplo de caso, 246
    sulco da, 254-256
      cuidados pós-procedimento, 255
      exemplo de caso, 255
      injeção, 254
Papada(s)
  desengordurando as, 29
  na ressecção de SMAS, 29
Parênquima
  mamário, 317
    incisão do, 317
Parte(s) Mole(s)
  faciais, 22
    camadas de, 22
    no SMAS, 22
Pé(s)-de-galinha
  injeção para, 210*f*
    de neuromodulador, 210*f*
    de toxina botulínica, 212, 213
      cuidados pós-procedimento, 213
      exemplo de caso, 213
      passos, 212
        do procedimento, 212
        pré-procedimento, 212
    na neuromodulação, 209
      da face superior, 209
Pedículo
  delineamento do, 312
    na mamoplastia redutora, 312
      em padrão Wise, 312

Índice Remissivo

seleção do, 290
    para mastopexia, 290
        com cicatriz vertical, 290
        com retalho de autoaumento, 290
Peeling
    com TCA, 263-265
        cuidados pós-procedimento, 264
        etapas, 263
            do procedimento, 263
            pré-operatórias, 263
        exemplo de caso, 264
    químico, 263*t*
        contraindicações, 263*t*
        indicações, 263*t*
Pele
    dermatocalásia da, 133*f*
        com plenitude lateral, 133*f*
            pálpebra superior com, 133*f*
    e envelhecimento, 15
        facial, 15
    elevação da, 34, 50
        facial, 34
        no *lifting*, 50
            cervical, 50
                com enxerto de gordura, 50
            facial alto, 50
            do SMAS, 50
    fechamento da, 30
        dog-ears, 30
            do lobo da orelha, 30
            temporais, 30
    incisão na, 281
        na mamoplastia, 281
            de aumento, 281
    recobertura da, 161
        no levantamento subcutâneo, 161
            do supercílio, 161
    redesenho da, 26*f*
    remoção de, 159
        no levantamento lateral, 159
            do supercílio, 159
    retalho de, 24, 28, 45*f*
        dissecção de, 24
            detalhes operatórios, 24
        elevação de, 28
            na ressecção de SMAS, 28
        na face, 45*f*
        transiluminado, 45*f*
    retração por RF da, 397-402
        cuidados pós-operatórios, 401
        exemplo de caso, 401
        facial, 397-399
            cuidados pós-operatórios, 398
            exemplo de caso, 398
            fracionada, 397-399
            passos, 397
                operatórios, 397
                pré-operatórios, 397
        passos operatórios, 400
            aplicação de energia de, 401
            contorno por lipoaspiração, 401
            infiltração tumescente, 400
        passos pré-operatórios, 400
        análise, 400
Pescoço
    avaliação do, 44*f*
        no pré-operatório, 44*f*
    com aparência jovem, 219*f*
        critérios para, 219*f*
    contorno do, 35, 50
        na elevação facial, 35
            de preenchimento, 35
        no *lifting* cervical, 50
            com enxerto de gordura, 50
        no *lifting* facial, 35, 50
            alto do SMAS, 50
            de preenchimento, 35
    desengordurando o, 29
        na ressecção de SMAS, 29
    dissecção do, 40*f*
        extensão de, 40*f*
            para mobilização adequada, 40*f*

elevação do, 13-57
    necklift, 19-21
        planejamento de incisão, 19-21
    SMAS, 22-32
        ressecção de, 28-32
        técnica estendida do, 22-27
envelhecido, 219
    estigmas do, 219
lateral, 29*f*
    escavação subcutânea em, 29*f*
    extensão de, 29*f*
microbotox do, 214-218
    conceitos subjacentes, 214
    efeito platisma, 216
    princípios, 214
rejuvenescido, 219
    critérios para, 219
tratamento aberto do, 43
    na plicatura do SMAS, 43
        com retalho de platisma-SMAS, 43
        estendido, 43
Pilar(es) Vertical(is)
    estabelecimento dos, 293
    na mastopexia, 293
    em T invertido, 293
PIM (Prega Inframamária)
    na mamoplastia, 281
        de aumento, 281
        fixação da, 283
        secção da, 281
Pinterest
    como mídia social, 12
Planejamento
    de incisão, 19-21
        facelift, 19-21
            cuidados pós-operatórios, 21
            passos, 19, 20
                operatórios, 20
                pré-operatórios, 19
        necklift, 19-21
            cuidados pós-operatórios, 21
            passos, 19, 20
                operatórios, 20
                pré-operatórios, 19
        pré-operatório, 22, 39, 43
            da plicatura do SMAS, 43
                com retalho de platisma-SMAS, 43
                estendido, 43
            do *lifting* facial, 39
                de plano profundo, 39
            técnica estendida do SMAS, 22
                análise, 22
                expectativas de tratamento, 22
                fotografia padronizada, 22
                investigação por imagens digitais, 22
Plano Cirúrgico
    correto, 7
    em cirurgia cosmética, 7
Plataforma(s)
    de mídia social, 8, 11
        decidindo a sua, 8
            qual é a melhor, 8
        Facebook, 9, 11
            estatísticas de publicidade, 9
            fatos, 9
        Instagram, 8, 11
            conteúdo, 9
                entrega do, 9
                planejamento do, 9
            fatos, 8
            para negócios, 8
        Pinterest, 12
        Snapchat, 8, 12
            fatos, 8
        Twitter, 11
        YouTube, 12
Platisma
    aproximação do, 29, 45*f*
        na linha média, 45*f*
        na ressecção lateral, 29
        de SMAS, 29

janela do, 35*f*
    lateral, 35*f*
miotomia do, 26*f*
reposicionamento do, 26*f*
    medial, 26*f*
ressecção do, 45*f*
    em cunha, 45*f*
Platisma-SMAS
    estendido, 43-46
        retalho de, 43-46
        plicatura do SMAS com, 43-46
Plicatura
    do SMAS, 43-46
        com retalho de platisma-SMAS estendido, 43-46
        cuidados pós-operatórios, 46
        etapas, 43
            operatórias, 43
            pré-operatórias, 43
        exemplo de caso, 46
        extensão superior da, 46*f*
        marcação do arco zigomático para a, 46*f*
Ponta(s)
    bulbosa, 69*f*, 79-82
        versus quadrada, 79-82
        etapas, 79
            operatórias, 79
            pré-operatórias, 79
        exemplo de caso, 82
    morfologia das, 79*f*, 81*f*
        bulbosa, 79*f*, 81*f*
            algoritmo de manejo para, 81*f*
        normal, 79*f*
        quadrada, 79*f*, 81*f*
            algoritmo de manejo para, 81*f*
    na rinoplastia, 71, 90
        étnica, 90
            modelagem, 90
            projeção da, 90
        fechada, 71
            delivery da, 71
            refinamento da, 71
    nasal, 74, 75
        avaliação da, 74
        remodelação da, 75
            abordagem ascendente, 75
    projeção da, 69*f*, 74-78
        abordagem graduada da, 74-78
        avaliação intraoperatória, 74
        cuidados pós-operatórios, 75
        exemplo de caso, 77
        fatores que determinam a, 74
        planejamento pré-operatório, 74
        técnica operatória, 74
        excesso de, 69*f*
        quadrada, 80*f*
            classificação da, 80*f*
        sutura da, 67*f*
            na rinoplastia aberta, 67*f*
            Finesse, 67*f*
Ponto(s)
    de referência, 236*f*
    zigomáticos, 236*f*
PR (Rinoplastia Preservadora), 97-100
    cuidados pós-operatórios, 98
    etapas operatórias, 97
        fechamento, 98
        preservação, 97
            alar, 98
            do envelope de tecido mole, 97, 98*f*
            do ligamento, 98
            dorsal, 97
    etapas pré-operatórias, 97
    exemplo de caso, 99
Preenchedor(es)
    de mandíbula, 189-195
        complicações, 193
        cuidados pós-operatórios, 193
        exemplo de caso, 194
        passos, 189, 192
            operatórios, 192

            pré-operatórios, 189
        possíveis efeitos colaterais, 193
    injeção de, 178-181
        realce labial com, 178-181
            cuidados pós-operatórios, 180
            exemplo de caso, 180
            passos, 178, 179
                operatórios, 179
                pré-operatórios, 178
Preenchedor Finesse®, 225-259
    bochechas, 235-243
        parte A, 235-237
            complicações, 237
            depressões secundárias, 236
            envelhecimento facial, 235
            exemplo de caso, 237
            período após, 236
            planejamento, 236
            sequelas, 237
        parte B, 238-243
            análise pré-tratamento, 239
            complicações, 242
            cuidados pós-procedimento, 243
            efeitos colaterais, 242
            etapas, 238, 242
                do procedimento, 242
                pré-procedimento, 238
            exemplo de caso, 243
    calha lacrimal, 244-246
        anatomia, 244
            borda infraorbital, 244
        avaliação, 244
        cuidados pós-procedimento, 246
        etapas do procedimento, 245
            desinfecção, 245
            equipamento, 245
            marcação, 245
            posição, 245
            técnica, 245
        exemplo de caso, 246
    fronte, 227-230
        avaliação facial alta, 227
        complicações, 229
            linhas na fronte, 228
            pontos de segurança, 229
            preparação, 227
            sobrancelha, 229
            volumização das têmporas, 228
        exemplo de caso, 229
        facial superior, 227
            aspectos técnicos, 227
    nariz, 247-253
        parte A, 247-250
            análise nasal sistemática, 247
            dicas técnicas, 248
            exemplo de caso, 250
            fotografia padronizada, 247
            imagens digitais, 247
            indicações para tecidos moles, 248
            manejo das expectativas, 248
            planejamento da injeção, 247
            proporções nasofaciais, 247
            técnica específica para o local, 249
                asa, 250
                dorso nasal, 249
                parede lateral nasal, 250
                ponta, 250
        parte B, 251-253
            cuidados pós-operatórios, 253
            etapas, 251
                do procedimento, 251
                pré-procedimento, 251
            exemplo de caso, 253
    pálpebra superior, 244-246, 254-256
        anatomia, 244
            deformidade em A, 244
            olhos, 244
                fundos, 244
                encovados, 244
        avaliação, 244
        cuidados pós-procedimento, 246

etapas do procedimento, 245
    desinfecção, 245
    equipamento, 245
    posição, 245
    marcação, 245
    técnica, 245
exemplo de caso, 246
sulco da, 254-256
    cuidados pós-procedimento, 255
    exemplo de caso, 255
    injeção, 254
papel nas mãos, 257-259
    da gordura autóloga, 257-259
        anatomia pertinente, 257
        exemplo de caso, 259
        instruções pós-injeção, 258
        técnica, 257
    da hidroxiapatita de cálcio, 257-259
        anatomia pertinente, 257
        exemplo de caso, 259
        instruções pós-injeção, 258
        técnica, 257
    do AH, 257-259
        anatomia pertinente, 257
        exemplo de caso, 259
        instruções pós-injeção, 258
        técnica, 257
têmporas, 231-234
    cuidados pós-procedimento, 233
    etapas, 231
        do procedimento, 232
        pré-procedimento, 231
    exemplo de caso, 234
Preenchimento
    elevação facial de, 34-38
        cuidados pós-operatórios, 35
        enxertia de gordura autóloga, 34-38
        exemplos de caso, 37
        passos, 34
            operatórios, 34
            pré-operatórios, 34
    lifting facial de, 34-38
        cuidados pós-operatórios, 35
        enxertia de gordura autóloga, 34-38
        exemplos de caso, 37
        passos operatórios, 34
            aumento de compartimento, 34
            de gordura facial, 34
            colheita de gordura, 34
            contorno do pescoço, 35
            elevação da pele, 34
            SMAS, 35
        passos pré-operatórios, 34
            análise, 34
Prega
    da anti-hélice, 165, 167f
        criação da, 165
            na otoplastia, 165
            sutura acolchoada Mustarde para, 167f
Preservação
    na PR, 97
        alar, 98
        do envelope, 97, 98f
            de tecido mole, 97, 98f
        do ligamento, 98
        dorsal, 97
Procedimento(s)
    em cirurgia cosmética, 1-12
        abordando os, 1-12
            a consulta, 3, 4
            a mídia social, 8-12
                como alterou toda a, 8-10
                o que fazer, 11, 12
                o que não fazer, 11, 12
            como otimizar resultados, 6, 7
            como minimizar complicações, 6, 7
Projeção
    da ponta, 69f, 74-78
        abordagem graduada da, 74-78
            avaliação intraoperatória, 74

cuidados pós-operatórios, 75
exemplo de caso, 77
fatores que determinam a, 74
planejamento pré-operatório, 74
técnica operatória, 74
excesso de, 69f
nasal, 63f, 75f
    ideal, 63f, 75f
    em perfil, 63f, 75f
Proporção(ões)
    nasofaciais, 61, 74
Pull-Twist-Turn
    técnica de, 104f
Puxar-Girar-Virar
    técnica de, 104f

Q

Queloide(s)
    microbotox de, 217

R

Ramo
    do nervo facial, 22
        bucal, 22
        cervical, 23
        frontal, 22
        mandíbula marginal, 23
        zigomático, 22
Realce Labial
    com injeção de preenchedor, 178-181
        cuidados pós-operatórios, 180
        exemplo de caso, 180
        passos operatórios, 179
            algoritmo de injeção labial, 179
            anestesia, 179
            considerações, 180
                especiais, 180
                estéticas adjuntas, 180
            seleção de produto, 179
            técnica de assepsia, 179
        passos pré-operatórios, 178
            anatomia labial, 178
            plano de tratamento, 178
Recobertura
    da pele, 161
        no levantamento subcutâneo, 161
        do supercílio, 161
Reconstrução
    do dorso médio, 71
        na rinoplastia fechada, 71
Recuo
    conchais, 165
        pequena excisão e, 165
            combinação na otoplastia, 165
        do terço superior, 165
        na otoplastia, 165
Redução
    da mama, 314
        contralateral, 314
    de gordura, 403-406
        papel do DCA na, 403-406
            cuidados pós-operatórios, 405
            exemplo de caso, 405
            passos pré-operatórios, 403
                análise, 403
                área de tratamento, 403
                considerações pré-tratamento, 403
                ESZ expandida, 403
                padrão de injeção, 403
            passos operatórios, 404
                administração, 404
                anestésico local, 404
                dosagem, 404
                técnica de injeção, 405
    por RF bipolar dos grandes lábios, 383-385
        labioplastia de cunha estendida com, 383-385
        acompanhamento, 385
        cuidados pós-operatórios, 385
        exemplo de caso, 385

passos, 383
    intraoperatórios, 383
    pré-operatórios, 383
    rejuvenescimento de, 385
Refinamento
    da ponta, 71
        na rinoplastia fechada, 71
    matopexia de aumento com, 301-304
        cuidados pós-operatórios, 302
        etapas, 301
            operatórias, 301
            pré-operatórias, 301
        exemplo de caso, 302
Região
    mentoniana, 199
        injeção para a, 199
        técnica de, 199
Rejuvenescimento
    da mandíbula, 187-203
        gordura bucal, 201-203
            excisão de coxim de, 201-203
        mento, 196-200
            enxertia de gordura no, 199, 200
            implante de, 196-198
            preenchedores de, 189-195
                complicações, 193
                cuidados pós-operatórios, 193
                exemplo de caso, 194
                passos, 189, 192
                    operatórios, 192
                    pré-operatórios, 189
                possíveis efeitos colaterais, 193
    perioral, 173-185
        enxertia de gordura, 182, 183
        levantamento labial, 175-177
        lifting labial, 175-177
        neuromodulação para, 184, 185
            anatomia, 184
            exemplo de caso, 184
            técnica de injeção, 184
                depressor do ângulo da boca, 184
                orbicular da boca, 184
        realce labial, 178-181
            com injeção de preenchedor, 178-181
    periorbital, 131-162
        consulta para o, 133-136
            etapas pré-operatórias, 133
            exemplo de caso, 134
        enxerto de gordura, 142-145, 154-156
            na fronte, 154-156
            nas têmporas, 154-156
            no supercílio, 154-165
        fronte, 146-162
            enxerto de gordura, 154-156
            lifting frontal, 146-150
        pálpebras, 137-141
            blefaroplastia, 137-141
                inferior, 140, 141
                superior, 137-139
        supercílio, 146-162
            levantamento do, 157-162
                lateral, 157-160
                temporal subcutâneo, 161, 162
            lift do, 157-160
            lifting, 146-156
                endotemporal, 151-153
                frontal, 146-150
    vaginal, 381-386
        labioplastia de cunha estendida, 383-385
            com redução dos grandes lábios, 383-385
            por RF bipolar, 383-385
    vulvovaginal, 387, 388
        por RF, 387, 388
            cuidados pós-operatórios, 387
            exemplo de caso, 388
            passos, 387
                operatórios, 387
                pré-operatórios, 387

Relação
    narina-ponta, 63f, 75f
        ideal, 63f, 75f
Remoção
    da gordura corporal, 400-402
        por RF de, 400-402
            cuidados pós-operatórios, 401
            exemplo de caso, 401
            passos operatórios, 400
                aplicação de energia de, 401
                contorno por lipoaspiração, 401
                infiltração tumescente, 400
            passos pré-operatórios, 400
                análise, 400
    de pele, 159
        no levantamento lateral, 159
        do supercílio, 159
Remodelação
    da ponta nasal, 75
        abordagem ascendente, 75
    glandular, 291
        na mastopexia, 291
            com cicatriz vertical, 291
            com retalho de autoaumento, 291
Remodelagem
    glandular, 310
        na mamoplastia redutora, 310
            com cicatriz vertical, 310
Reposicionamento
    do lóbulo, 165
        na otoplastia, 165
    do platisma, 26f
        medial, 26f
Ressecção
    de SMAS, 28-32
        exemplo de caso, 31
        passos operatórios, 28
            desengordurando o pescoço, 29
            e as papadas, 29
            elevação de retalho de pele, 28
            fechamento da pele, 30
            dog-ears, 30
            incisões, 28
            ressecção lateral, 29
                com aproximação do platisma, 29
            vetores de fechamento, 30
        passos pré-operatórios, 28
            anestesia, 28
            incidência de infecção, 28
    glandular, 309
        na mamoplastia redutora, 309
            com cicatriz vertical, 309
    no lifting, 52
        cervical, 52
            com enxerto de gordura, 52
        facial alto do SMAS, 52
    transpalpebral, 148
        do corrugador, 148
Restauração
    do volume, 138
        na blefaroplastia, 138
        superior, 138
Resultado(s)
    em cirurgia cosmética, 6, 7
        como otimizar, 6, 7
            definindo expectativas, 6
            paciente, 6
                experiência inicial do, 6
                seleção de, 6
            plano cirúrgico correto, 7
            técnica segura, 7
Resurfacing
    com laser, 268-272
        cuidados pós-procedimento, 270
            AFR, 271
            NAFR, 270
        etapas do procedimento, 269
            marcação das zonas de tratamento, 269

Índice Remissivo

seleção, 270
    das medidas no procedimento, 270
    dos parâmetros de tratamento, 270
etapas pré-procedimento, 268
exemplo de caso, 271
indicações, 268
seleção do dispositivo, 268
facial, 261-275
    dermoabrasão da face, 265-267
    microagulhamento, 273-275
    peeling, 263-265
        com TCA, 263-265

Retalho(s)
  cutâneo, 52
    reposicionamento do, 52
        no *lifting*, 52
            cervical com enxerto de gordura, 52
            facial alto do SMAS, 52
  de pele, 24, 28, 45*f*
    dissecção de, 24
        detalhes operatórios, 24
    elevação de, 28
        na ressecção de SMAS, 28
    na face, 45*f*
        transiluminado, 45*f*
  de platisma-SMAS, 43-46
    estendido, 43-46
        plicatura do SMAS com, 43-46
    lateral, 44
  expansores, 104-106
    cuidado pós-operatório, 105
    etapas operatórias, 104
        osteotomias percutâneas *low-to-low*, 105
        pull-twist-turn, 104
        puxar-girar-virar, 104
        suturas, 105
            de colchoeiro horizontal, 105
            de Texas, 105
            simples interrompida, 105
    etapas pré-operatórias, 104
    exemplo de caso, 106
    indicações dos, 104*t*
        versus enxertos expansores, 104*t*
  para autoaumento, 289-292
    mastopexia com, 289-291
        etapas operatórias, 290
            infiltração, 290
            remodelação glandular, 291
            seleção do pedículo, 290
        etapas pós-operatórias, 291
        etapas pré-operatórias, 289
        marcações cirúrgicas, 289
        exemplo de caso, 291

Retenção
  ligamentos de, 22
    no SMAS, 22

Retração
  da pele facial, 397-399
    por RF, 397-399
        cuidados pós-operatórios, 398
        exemplo de caso, 398
        fracionada, 397-399
        passos, 397
            operatórios, 397
            pré-operatórios, 397
    por RF, 400-402
        da pele, 400-402
            cuidados pós-operatórios, 401
            exemplo de caso, 401
            passos operatórios, 400
                aplicação de energia de, 401
                contorno por lipoaspiração, 401
                infiltração tumescente, 400
            passos pré-operatórios, 400
                análise, 400

RF (Radiofrequência)
  bipolar, 383-385
    redução dos grandes lábios por, 383-385
    labioplastia de cunha estendida com, 383-385
  fracionada, 397-399
    tecnologia de, 397-399
  rejuvenescimento vulvovaginal por, 387, 388
    cuidados pós-operatórios, 387
    exemplo de caso, 388
    passos, 387
        operatórios, 387
        pré-operatórios, 387
  retração da pele por, 397-402
    cuidados pós-operatórios, 401
    exemplo de caso, 401
    facial, 397-399
        cuidados pós-operatórios, 398
        exemplo de caso, 398
        passos, 397
            operatórios, 397
            pré-operatórios, 397
    passos operatórios, 400
        aplicação de energia de, 401
        contorno por lipoaspiração, 401
        infiltração tumescente, 400
    passos pré-operatórios, 400
        análise, 400

Rinoplastia, 59-129
  aberta Finesse, 65-69
    cuidados pós-operatórios, 68
    etapas, 65
        operatórias, 65
        pré-operatórias, 65
    exemplo de caso, 68
  base alar, 120-122
    cirurgia da, 120-122
  consulta para, 61-64
    planejamento pré-operatório, 61
        administração das expectativas, 64
        análise nasal sistemática, 61, 62*t*
        definição dos objetivos, 61
        exame nasal focalizado, 64
        fotografia padronizada, 64
        história nasal, 61
        imagens digitais, 64
        proporções nasofaciais, 61
        preparação perioperatória, 64
  étnica, 73*f*
    imagens, 73*f*
  fechada, 70-73
    cuidados pós-operatórios, 72
    etapas operatórias, 70
        abertura do nariz, 70
        delivery da ponta, 71
        dorso, 71
        fechamento, 72
        osteotomias, 72
        reconstrução do dorso médio, 71
        refinamento da ponta, 71
        septo, 71
    etapas pré-operatórias, 70
        análise, 70
    exemplo de caso, 72
  manobras acessórias em, 101-119
    enxertos, 101-103
        de contorno alar, 111-113
        de suporte columelar, 108-110
        expansores, 101-103
        SEG, 115-119
    strut columelar, 108-110
    retalhos expansores, 104-106
        cuidado pós-operatório, 105
        etapas, 104
            operatórias, 104
            pré-operatórias, 104
        exemplo de caso, 106
  nariz, 83-95
    étnico, 88-95
        cuidados pós-operatórios, 93
        etapas, 88
            operatórias, 88
            pré-operatórias, 88
        exemplo de caso, 95
    torto, 83-87
        cuidados pós-operatórios, 86
        etapas, 83
            operatórias, 83
            pré-operatórias, 83
        exemplo de caso, 86
  ponta bulbosa, 79-82
    versus quadrada, 79-82
    etapas, 79
        operatórias, 79
        pré-operatórias, 79
    exemplo de caso, 82
  preservadora, *ver* PR
  primária, 78*f*
    com SEG, 78*f*
  projeção da ponta, 74-78
    abordagem graduada da, 74-78
    avaliação intraoperatória, 74
    cuidados pós-operatórios, 75
    exemplo de caso, 77
    fatores que determinam a, 74
    planejamento pré-operatório, 74
    técnica operatória, 74
  revisional, 123-129
    cuidado pós-operatório, 127
    etapas operatórias, 123
        cicatrização de feridas, 126
        dorso nasal, 123
        fechamento de espaço morto, 126
        suporte estrutural, 126
        terço médio nasal, 123
    etapas pré-operatórias, 123
        análise nasal sistemática, 123, 124*t*
        exame físico, 123
        histórico nasal, 123
        proporções nasofaciais, 123
    exemplo de caso, 127
  secundária, 128*f*

Rosto
  envelhecido, 15-18
    consulta facial do, 15-18
        análise facial, 16
        componentes do envelhecimento, 15
        exemplo de caso, 18
        história clínica, 16
        tratamento da face envelhecida, 17

Ruga(s)
  periorbitais, 212
    administração nas, 212
        de toxina botulínica, 212

S

SAFE (Separação, Aspiração, Uniformização e Equalização da Gordura), 310
  lipoaspiração, 323-332
    cuidados pós-operatórios, 325
    etapas operatórias, 323
        aspiração, 324
        equalização, 324
        infiltração, 323
        posicionamento, 323
        separação, 324
    etapas pré-operatórias, 323
    exemplo de caso, 325

Secção
  da PIM, 281
    na mamoplastia, 281
    de aumento, 281

SEG (Enxerto de Extensão Septal), 76*f*, 80
  sutura do, 126*f*
    em quatro etapas, 126*f*
    técnica de, 126*f*

Septo
  desvio de, 83
    correção do, 83
        anteroposterior, 84
            em C, 84
            em S, 84
        craniocaudal, 84
            em C, 84
            em S, 85
        esporões, 85
        inclinação septal, 84
        localizado, 85
  na rinoplastia fechada, 71
  sutura através do, 105*f*
    de colchoeiro horizontal, 105*f*
  ULCs do, 66*f*

SMAS (Sistema Musculoaponeurótico Superficial)
  empilhamento do, 36*f*
    técnica de, 36*f*
  lifting facial alto do, 48-53
    cuidados pós-operatórios, 52
    etapas operatórias, 48
        coleta da gordura, 48
        contorno do pescoço, 50
        elevação da pele, 50
        enxerto de gordura facial, 48
        fechamento, 52
        reposicionamento do retalho cutâneo, 52
        ressecção, 52
        SMAS, 51
            elevação do, 51
            suspensão do, 51
    etapas pré-operatórias, 48
        análise, 48
    exemplo de caso, 52
  na elevação facial, 35
  de preenchimento, 35
  no *lifting* facial, 35
    de plano profundo, 41
        dissecção de, 41
        elevação de, 41
        fixação do, 41
    de preenchimento, 35
  plicatura do, 43-46
    com retalho de platisma-SMAS estendido, 43-46
    cuidados pós-operatórios, 46
    etapas, 43
        operatórias, 43
        pré-operatórias, 43
    exemplo de caso, 46
  redesenho do, 25*f*
  ressecção de, 28-32, 36*f*
    exemplo de caso, 31
    passos operatórios, 28
        desengordurando o pescoço, 29
        e as papadas, 29
        elevação de retalho de pele, 28
        fechamento da pele, 30
        dog-ears, 30
        incisões, 28
        ressecção lateral, 29
            com aproximação do platisma, 29
        vetores de fechamento, 30
    passos pré-operatórios, 28
        anestesia, 28
        incidência de infecção, 28
    técnica de, 36*f*
  sutura do, 26*f*
  técnica estendida do, 22-27
    anatomia, 22
        camadas de partes moles faciais, 22
        ligamentos de retenção, 22
    detalhes operatórios, 24
        dissecação, 24
        de retalho de pele, 24
        do SMAS, 24
    exemplo de caso, 26
    marcações, 23

planejamento pré-operatório, 22
   análise, 22
   expectativas de tratamento, 22
   fotografia padronizada, 22
   investigação por imagens digitais, 22
   prevenir lesão ao nervo facial, 22
     na escavação subcutânea, 22
     na elevação do, 23
   protocolos pós-operatórios, 26
Snapchat
   como mídia social, 8, 12
   fatos, 8
Sobrancelha
   preenchimento de, 229
SST (Tumescência de Separação Simultânea)
   no aumento de nádegas, 377
   subcutâneo, 377
   e seguro, 377
Strut Columelar
   colocação de, 108*f*
   padrão, 108*f*
   enxerto de, 108-110
     em rinoplastia, 108-110
       cuidado pós-operatório, 109
       etapas, 108
         operatórias, 108
         pré-operatórias, 108
       exemplo de caso, 109
Sulco
   da pálpebra superior, 254-256
     preenchedor Finesse®, 254-256
       cuidados pós-procedimento, 255
       exemplo de caso, 255
       injeção, 254
Supercílio
   enxerto de gordura, 154-156
     cuidados pós-operatórios, 155
     etapas, 154
       operatórias, 154
       pré-operatórias, 154
     exemplos de caso, 155
   levantamento do, 157-162
     lateral, 157-160
       cuidados pós-operatórios, 159
       etapas, 157
         operatórias, 157
         pré-operatórias, 157
       exemplo de caso,159
     temporal subcutâneo, 161, 162
       cuidados pós-operatórios, 162
       etapas pré-operatórias, 161
       exemplo de caso,162
lift do, 157-160
   cuidados pós-operatórios, 159
   etapas, 157
     operatórias, 157
     pré-operatórias, 157
   exemplo de caso,159
lifting endotemporal, 151-153
   cuidados pós-operatórios, 152
   etapas operatórias, 151
     elevação do, 151
     medial, 152
     temporal, 151
     fechamento, 152
     incisão, 151
   etapas pré-operatórias, 151
   exemplos de caso, 152
lifting frontal, 146-150
   cuidados pós-operatórios, 149
   etapas operatórias, 146
     endoscópico, 146
   etapas pré-operatórias, 146
     análise, 146
   exemplos de caso, 149
Suporte Columelar
   enxerto de, 108-110
     em rinoplastia, 108-110
       cuidado pós-operatório, 109
       etapas, 108
         operatórias, 108
         pré-operatórias, 108
       exemplo de caso, 109
     na rinoplastia fechada, 72*f*
Suspensão
   da fronte, 147
     no *lifting* frontal, 147
   do SMAS, 51
     no *lifting*, 51
       alto do SMAS, 51
       cervical com enxerto de gordura, 51
Sutura(s)
   acolchoada, 167*f*
     Mustarde, 167*f*
       para criar prega da anti-hélice, 167*f*
   da ponta, 67*f*
     na rinoplastia aberta, 67*f*
     Finesse, 67*f*
   de colchoeiro horizontal, 105
     através das ULCs, 105*f*
     do septo, 105*f*
   de Texas, 105, 106*f*
   do SEG, 126*f*
     em quatro etapas, 126*f*
     técnica de, 126*f*
   do SMAS, 26*f*
   intercrurais, 77*f*
     alta, 77*f*
     baixa, 77*f*
   interdomal, 77*f*
     conchais, 166*f*
       para excesso conchal, 166*f*
     mastóideas, 166*f*
   na base crural, 76*f*
     medial, 76*f*
   simples, 105, 106*f*
     interrompida, 105, 106*f*
     em *vest-over-pants*, 106*f*
   transdomal, 77*f*

T

T Invertido
   mastopexia em, 293-296
     cuidados pós-operatórios, 295
     etapas operatórias, 293
       abordagem de cima para baixo, 293
       altura do mamilo, 293
       excisão do tecido, 294
       fechamento, 294
       pilares verticais, 293
       procedimentos adjuvantes, 294
       remoção do excesso vertical, 294
       verificação da simetria, 294
     etapas pré-operatórias, 293
       análise, 293
       história, 293
     exemplo de caso, 295
TCA (Ácido Tricloroacético)
   peeling com, 263-265
     cuidados pós-procedimento, 264
     etapas, 263
       do procedimento, 263
       pré-operatórias, 263
     exemplo de caso, 264
Tecido Mole
   envelope de, 97
     preservação do, 97
     na PR, 97
Técnica
   de injeção, 183
     de gordura, 183
       na região do mento, 183
   segura, 7
     em cirurgia cosmética, 7
Têmpora(s)
   enxerto de gordura, 154-156
     cuidados pós-operatórios, 155
     etapas, 154
       operatórias, 154
       pré-operatórias, 154
     exemplos de caso, 155
   preenchedor Finesse®, 231-234
     cuidados pós-procedimento, 233
     etapas, 231
       do procedimento, 232
       pré-procedimento, 231
     exemplo de caso, 234
   volumização das, 228
     com preenchedor Finesse®, 228
     pontos de segurança, 229
Terço Superior
   recuo do, 165
     na otoplastia, 165
Toxina Botulínica
   administração de, 212
     nas rugas periorbitais, 212
   bandas platismais e, 220
   injeção de, 212, 213
     para pés-de-galinha, 212, 213
       cuidados pós-procedimento, 213
       exemplo de caso, 213
       passos, 212
         do procedimento, 212
         pré-procedimento, 212
Turbinectomia
   no nariz torto, 86
Twitter
   como mídia social, 11

U

ULCs (Cartilagens Laterais Superiores)
   do septo, 66*f*
   suturas, 102*f*, 105*f*
     ao complexo, 102*f*
       enxerto expansor-septo, 102*f*
     através das, 105*f*
       de colchoeiro horizontal, 105*f*

V

Vetor(es)
   de elevação, 31*f*
     superolateral, 31*f*
       do SMAS, 31*f*
   de fechamento, 30
     da ressecção de SMAS, 30
Volume
   facial, 54, 56*f*
     aumento do, 54, 56*f*
       com gordura, 54, 56*f*
     restauração do, 138
       na blefaroplastia, 138
       superior, 138
Volumização
   das têmporas, 228
     com preenchedor Finesse®, 228
     pontos de segurança, 229

Y

YouTube
   como mídia social, 12

Apêndices

Apêndice para o Capítulo 8 Instruções Após Cirurgia de *Lifting* Facial

Apêndice para o Capítulo 9 Instruções para Cuidados Após *Lifting* Facial/*Lifting* Cervical

Apêndice do Capítulo 16 Instruções Pós-Operatórias em Rinoplastia

Apêndice para o Capítulo 17 Instruções de Pós-Procedimento em Rinoplastia

Apêndice para Capítulo 20 Instruções de Pós-Procedimento em Rinoplastia

Apêndice do Capítulo 25 Instruções Pós-Operatórias da Rinoplastia

Apêndice do Capítulo 26 Instruções Pós-Operatórias da Cirurgia Nasal

Apêndice para o Capítulo 31 Instruções Pós-Procedimento na Pálpebra (Blefaroplastia)

Apêndice para o Capítulo 34

Apêndice para o Capítulo 41 Modelo de Instruções para Cuidados Pós-Operatórios para o Paciente

Apêndice para o Capítulo 42 Instruções Pós-Procedimento

Apêndice para o Capítulo 44

Apêndice para o Capítulo 46

Apêndice para o Capítulo 52

Apêndice para o Capítulo 55B

Apêndice para o Capítulo 62

Apêndice para o Capítulo 63 Microagulhamento: Instruções Pós-Procedimento

Apêndice para o Capítulo 67 Levantamento das Mamas (Mastopexia) Instruções para Cuidados da Paciente

Apêndice para o Capítulo 70 Cirurgia das Mamas (Redução/Levantamento das Mamas)

Apêndice do Capítulo 72 Instruções Pós-Operatórias da Mamoplastia Redutora

Apêndice do Capítulo 74 Lipoaspiração SAFE (SAFELipo®) do Tronco e das Extremidades (com ou sem Lipoenxertia)

Apêndice do Capítulo 76 O que os Pacientes Devem Ter em Mente Após o Procedimento

Apêndice do Capítulo 77 O que os Pacientes Devem Ter em Mente Após o Procedimento

Apêndice para Capítulo 82 Instruções Pós-Operatórias para Braquioplastia

Apêndice para Capítulo 84 Cirurgia Plástica: Elevação Vertical da Coxa – Instruções Pós-Procedimento

Apêndice para Capítulo 85 Cirurgia Plástica: Elevação Posterior na Linha do Sutiã – Instruções Pós-Procedimentos

Apêndice para Capítulo 86: Lipoaspiração e Transferência de Gordura – Instruções de Cuidados Pós-Procedimento

Apêndice para Capítulo 93 Dicas de Tratamento Após Kybella

Apêndice para o Capítulo 8 Instruções Após Cirurgia de *Lifting* Facial

Daniel C. Baker

Após o *Lifting* Facial

- Você vai acordar com um curativo acolchoado macio em volta da cabeça. Tanto o curativo quanto os drenos serão removidos, geralmente, em 48 horas.
- Não se levantar nem se inclinar. Mantenha sua cabeça sempre para cima quando estiver em pé e próximo(a). Se você tiver de se inclinar, faça-o somente com os joelhos, mantendo a cabeça ereta. O mínimo de conversa e de movimentos faciais.
- Você descobrirá que, ao se levantar da posição deitada, é válido colocar uma das mãos atrás da cabeça para suporte enquanto se coloca na posição sentada.
- Alimentos leves são mais fáceis de digerir durante 1 semana. Evite mastigar.
- Escolha roupas fáceis para vestir e tirar. Não vestir roupas apertadas no pescoço pela cabeça. NÃO inclinar primeiro a cabeça; se necessário, solicite ajuda a outra pessoa.
- O inchaço e o hematoma geralmente chegam ao ponto máximo em, aproximadamente, 48 horas e se resolvem espontaneamente entre 5 e 10 dias. Uma vez que a percepção subjetiva e objetiva do inchaço é muito diferente, você notará inchaço sutil que dura 4 a 8 semanas ou até mais. Isso é NORMAL.
- As suturas serão removidas em duas ocasiões separadas, a maioria em 1 semana e as restantes entre 9 e 12 dias.
- Usualmente, você poderá usar o chuveiro e xampu no cabelo 3 a 4 dias após a cirurgia. Ao secar o cabelo, use o secador na configuração fria ou morna. NÃO puxar o cabelo por 3 semanas para não danificar as incisões próximas aos folículos pilosos. Você pode usar desembaraçadores ou creme conforme o necessário. Em geral, você pode ter seu cabelo pintado ou com permanente após 4 semanas.
- Os homens poderão voltar a se barbear com um barbeador elétrico 1 semana após a cirurgia, com cuidado para não atingir nenhuma sutura, especialmente sob o queixo.
- A maquiagem poderá ser aplicada para cobrir os hematomas após 1 semana. Evite aplicar maquiagem nas incisões. Elas geralmente precisam de 2 semanas para cicatrizar o suficiente para que a maquiagem não fique incorporada à pele em cicatrização.
- Exercícios pesados são proibidos por 3 a 4 semanas. Atividade normal, como caminhar, é permitida a partir do segundo ou terceiro dia, dependendo de como você estiver se sentindo. Evitar atividade que cause aceleração do pulso ou do coração, pois isso poderá levar a sangramento.
- Dirigir e voar podem ser retomados entre 10 a 14 dias da cirurgia.
- Não usar brincos durante 6 semanas. Não pinçar, não usar cera de depilação ou branquear os pelos faciais por 4 semanas.
- É permitido tratamento dentário somente de emergência nas 4 semanas após a cirurgia.
- Evitar a exposição ao sol das incisões durante 1 mês. Usar bloqueador solar com SPF 15 ou mais e usar chapéu quando estiver fora de casa em clima ensolarado.
- Tenha em mente que aperto, puxões e dormência são uma consequência esperada da cirurgia facial para todos os pacientes. É importante que você mantenha a cabeça/queixo para cima (p. ex., assumindo a postura como se você estivesse tentando equilibrar um livro na cabeça) o que ajudará a aliviar um pouco do aperto que você sentir ao redor do pescoço. Isso se aplica, particularmente, a você se tiver passado por uma cirurgia de pescoço significativa.
- À medida que o inchaço diminuir você perceberá que a textura da sua pele estará diferente do usual; isso é NORMAL. Serão necessários 2 a 3 meses para que sua textura se mostre suave e flexível novamente. Lembre-se, ninguém sabe o que você está sentindo, somente o que estão observando. Portanto, você está muito menos evidente aos outros do que você pensa. Em geral, você pode voltar ao trabalho, confiavelmente, em 2 semanas e não ficar em destaque, especialmente se você alterar levemente sua maquiagem ou estilo de cabelo.
- A cicatrização das incisões ocorre de maneira diferente de pessoa para pessoa. É normal que as incisões se tornem levemente mais vermelhas e proeminentes, começando em 4 semanas, do que eram no início. Isso faz parte do processo de cicatrização. As incisões amadurecem lentamente e se suavizam no curso de 1 ano. Uma vez que estão escondidas em contornos/linhas normais, elas geralmente são invisíveis em uma inspeção casual. Em alguns locais a dormência pode permanecer por 1 ano.

Apêndice para o Capítulo 9 Instruções para Cuidados Após *Lifting* Facial/*Lifting* Cervical

Rod J. Rohrich

Cuidados Pós-Procedimento

- Após a cirurgia elevar a cabeça e os ombros em um ângulo de 45 graus de descanso em cunha (sem travesseiros!). Não usar travesseiros, pois você deve evitar inclinação do pescoço para frente durante as primeiras 2 semanas.
- Evitar se estirar de qualquer maneira nos primeiros 5 dias. Quando acordado(a) no leito, flexionar seus tornozelos e pernas para cima e para baixo, 4 a 6 vezes por hora.
- Aplicar bolsas de gelo revestidas ou máscaras oculares Swiss Therapy (mantê-las frias ou no gelo) nas áreas expostas da face nas primeiras 72 horas, para reduzir o inchaço após a cirurgia.
- Se sentir dor ou desconforto, tomar o medicamento analgésico a cada 4 a 6 horas. É melhor tomar o medicamento para dor com biscoitos, gelatina etc. Se você não sentir dor, por favor, não tome o medicamento. Não consumir álcool enquanto estiver tomando os analgésicos.
- Após a cirurgia, uma dieta leve no mesmo dia é mais adequada. Começar ingerindo líquidos lentamente e depois progredir para sopa ou gelatina. No dia **seguinte** você pode começar com uma dieta leve e regular, que seja rica em proteínas.
- Após a cirurgia você poderá ter drenos sob a pele (no pescoço). Eles estarão protegidos e você poderá dormir com eles – vamos mostrar, mas evite puxar. *Os bulbos conectados à extremidade dos drenos deverão ser comprimidos sempre.* Instruções sobre os drenos serão fornecidas ao seu cuidador. Os drenos e o curativo da cabeça geralmente são removidos em 2 dias.
- Você deve esperar algum inchaço da face e dos olhos após a cirurgia. Se surgir inchaço agudo em um lado da face ou do pescoço, que se mostre definitivamente mais pronunciado que do outro lado, ou se estiver sentindo dor, que NÃO seja aliviada pelo medicamento, entrar em contato com o Doutor Rohrich, no Dallas Plastic Surgery Institute, telefone 214.821-9114 durante horário comercial ou pelo celular 214.500-4870.
- Evitar girar a cabeça para os lados, pois isso vai puxar as linhas de sutura. Para virar de lado, movimenta a cabeça e os ombros como uma unidade.
- NÃO FUMAR. Isto é muito importante.
- Os movimentos faciais (sorrir, conversar, mastigar, bocejar etc.) deverão ser mantidos ao mínimo na primeira semana.
- Após a remoção dos curativos e drenos, você poderá lavar os cabelos com xampu infantil. Ensaboar os cabelos suavemente com as palmas das mãos e lavar completamente até a remoção total do sabão. Podem ser necessárias várias lavagens até eliminar toda a crosta e o creme do cabelo. Não usar *spray* de cabelo, condicionador, gel etc. enquanto tiver grampos e clipes colocados na cabeça. Você pode começar lavando a face suavemente e usando um hidratante, com cuidado para mantê-lo distante da linha de suturas.
- Você pode secar os cabelos com um secador em temperatura *fria, não quente*.
- A coloração dos cabelos deverá ser adiada até 3 semanas após a cirurgia, quando a cicatrização estiver completa, sem a presença de crostas.
- As atividades normais poderão ser reassumidas após 3 semanas, mas a atividade extenuante (frequência cardíaca superior a 100 batimentos por minuto e levantar peso superior a 4,5 kg) deverá ser evitada durante mais 1 semana.
- Após a cirurgia, a pele do seu rosto ficará sensível à luz do sol. Proteja a pele da face contra exposição excessiva ao sol durante 8 semanas. Usar um chapéu de aba larga e protetor solar (SPF 20 ou mais, com proteção contra raios infravermelhos A (UVA) e B (UVB) se ficar exposto(a) ao sol por períodos prolongados, ou mesmo em dias nublados durante pelo menos 6 meses.

Instruções Gerais e Cuidados com a Cicatrização para Maximizar Sua Cicatrização e Resultados

- Seu rosto/pescoço terá a sensação de aperto, mas não se mostrará, necessariamente, dessa maneira (a aparência dessa área será natural) e haverá uma sensação de dormência nessas regiões durante várias semanas a meses após a cirurgia. Isso é normal e desaparecerá com o tempo, com a volta da sensibilidade.
- Uma vez removidas todas as suturas, iniciar o tratamento das cicatrizes: nas primeiras 6 semanas, aplicar pequena quantidade de Eraclea Pure Hydration Serum sobre todas as cicatrizes pela manhã e à noite. De 6 semanas a 6 meses usar Eraclea, intensive Repair and Reconstruction Cream em todas as incisões pela manhã e à noite, conforme instruções do Doutor Rohrich (consultar instruções para cuidados com a cicatriz). Esses produtos podem ser adquiridos em nosso consultório ou no EpiCentre.
- Cosméticos podem ser usados na face já após 10 dias da cirurgia. Entretanto, cosméticos para as pálpebras ou cílios não deverão ser aplicados até 7 dias após a remoção de todas as suturas das pálpebras. Pode ocorrer a sensação de dormência das pálpebras que se resolverá sem problemas.
- Tomar todos os medicamentos somente conforme orientação.
- Lembre-se de ingerir uma dieta sadia, com muita proteína, como frango; peixe ou carne são ótimos para que a cicatrização ocorra nas primeiras 3 semanas após a cirurgia.
- Manter a cabeça elevada pelo menos a 30 graus com dois ou três travesseiros, durante 3 a 4 semanas após o procedimento, para minimizar o inchaço e o edema na face depois da cirurgia.
- Caminhar 6 a 8 vezes por dia, durante 5 a 10 minutos, mas não aumentar a frequência cardíaca acima de 100 nas 3 a 4 semanas após a operação.
- Não levantar nenhum peso superior a 4,5 kg, nem esticar o corpo durante 3 a 4 semanas após a cirurgia. Isso inclui, também, a atividade sexual!
- Usar Miralax (laxante), conforme prescrito, durante 2 semanas após a operação (um laxante adquirido sem prescrição e que seja seguro e fácil de usar). Isso evita o estresse e o esforço para evacuar.
- Não se inclinar ou forçar o rosto ao levantar qualquer peso superior a 4,5 kg nas 3 a 4 semanas pós-cirurgia.

- Se você tiver náusea, vômito, erupção de pele, falta de ar ou diarreia após ingerir seus medicamentos, ligar para o consultório,
- Se surgir febre (temperatura oral superior a 38,3°C), vermelhidão ou aumento da dor no local das incisões cirúrgicas, informar ao Doutor Rohrich imediatamente.
- NÃO USAR VESTUÁRIO TIPO SUÉTER FECHADO OU ADEREÇOS DE CABELO DURANTE 3 SEMANAS APÓS O *FACELIFT*, POIS PODERÁ ROMPER O LOBO DA ORELHA OU AS INCISÕES NA LINHA DO CABELO.
- A consulta com o Doutor Rohrich após suas verificações pós-operatórias é importante. Ele examinará você nas datas dos acompanhamentos às 3 semanas, 6 semanas, aos 6 meses e 1 ano pós-operação. Marque suas consultas no Dallas Plastic Surgery Institute, (214) 821-9114, entre 8h30 min e 17h.

Se Você Tiver Quaisquer Perguntas, Chamar o Doutor Rohrich

Se você é paciente, chamar entre 8:30 h e 17 h. Se você precisar de cuidados imediatos, chamar o Doutor Rohrich a qualquer hora, pelo celular. Não existe pergunta não importante. Prefiro que você me chame, em vez de pensar e não fazer o certo, de modo que chame o consultório ou me envie um *e-mail* a qualquer hora.

Doutor Rohrich – celular: (214) 500-4870
Doutor Rohrich – *e-mail*: rod.rohrich@dpsi.org
Doutor Rohrich – *website*: www.drrohrich.com
Dallas Plastic Surgery Institute
9101 N. Center Expressway, Suite 600
Dallas, TX 75231
(214) 821-9114

Apêndice do Capítulo 16 Instruções Pós-Operatórias em Rinoplastia

Mark G. Albert

O que Esperar Durante as 48 Horas Após a Cirurgia

- Edema e equimoses em torno dos olhos. Isso pode aumentar durante os 2 a 3 dias após a cirurgia.
- Algum sangramento nasal: isso diminuirá e finalmente cessará. A gaze nasal pode ser trocada conforme a necessidade.
- Pode-se colocar um tampão no nariz durante a cirurgia se houver grande quantidade de trabalho interno a ser feito. O tamponamento causará sensação de obstrução nasal. Será removido no consultório 2 a 3 dias depois da cirurgia. A tala pode permanecer colocada.
- Inclui-se uma prescrição de medicação para dor. Tome somente se necessário.
- É raro ocorrer sangramento/hemorragia abundante, mas pode ocorrer. Se assim for, entre em contato com o consultório imediatamente pelo número 212.203.8623.

O que Fazer 1 a 5 Dias Após a Cirurgia

- Não assoe o nariz.
- Para limpar o nariz, use um *swab* suavemente na base do nariz com um cotonete embebido em água oxigenada.
- Lave a face delicadamente com uma toalha e com água morna.
- É possível tomar banho de chuveiro depois da cirurgia, mas a face precisa ser mantida afastada do jato do chuveiro a fim de manter a tala o mais seca possível.
- No dia marcado para a remoção da tala, ao tomar banho, deixe a tala úmida. Isso soltará a tala, o que tornará sua remoção mais fácil.
- Quando deitado, mantenha a cabeça elevada com dois ou três travesseiros.
- Escove os dentes com delicadeza.
- Apoie os óculos na tala. Podem-se usar lentes de contato no dia da cirurgia.
- Não há restrições alimentares. No entanto, alimentos mais moles serão mais fáceis de consumir.
- Não se curve nem levante objetos pesados por 2 a 3 semanas após a cirurgia. (Se for necessário curvar-se, antes, ajoelhe-se.)
- Não fume por 6 semanas após a cirurgia.
- Não consuma álcool por 3 dias antes e depois da cirurgia.
- Evite todos os exercícios vigorosos, inclusive atividade sexual e dirigir veículos por 3 semanas após a cirurgia. Recomendam-se caminhadas. A atividade física pode ser retomada no 21º dia após a cirurgia, exceção feita aos esportes de contato, que podem ser retomados 6 semanas após a cirurgia.

O que Fazer 5 a 14 Dias Após a Cirurgia

- No sétimo dia, você pode começar a assoar o nariz sem muita força.
- Uma vez removida a tala, não apoie os óculos sobre o dorso do nariz por 4 semanas após a cirurgia. Pode-se usar armações do tipo aviador, que se apoiam na parte lateral ao nariz.
- Pode-se lavar a face e tomar banho de chuveiro normalmente uma vez que a tala tenha sido removida. Evite colocar a face em contato direto com o jato do chuveiro por 10 dias após a cirurgia.
- Retorne ao trabalho como nas instruções do Dr. Albert.
- O Dr. Albert *sempre* está à disposição e incentiva você a entrar em contato com ele sobre qualquer dúvida 7 dias por semana.

Apêndice para o Capítulo 17 Instruções de Pós-Procedimento em Rinoplastia

Rod J. Rohrich

Instruções de Pós-Procedimento

- Ao dormir, mantenha a cabeça elevada sobre dois travesseiros nos primeiros 7 dias depois da cirurgia.
- Durante o dia, nas primeiras 72 horas depois da cirurgia, aplique gelo moído em uma bolsa ou curativos oculares Swiss Eye Pads (obtidos no hospital) para minimizar o edema e as equimoses. Não faça pressão sobre a tala nasal.
- É normal continuar o edema depois das primeiras 48 horas. O edema chega ao máximo em 48 a 72 horas.
- Se tiver dor, tome a medicação analgésica a cada 4 a 6 horas. É melhor tomar a medicação com bolachas, gelatina etc. Se não tiver dor, não tome a medicação. Não se deve ingerir bebida alcoólica enquanto se toma medicação analgésica.
- Se estiver ansioso(a), tome ansiolítico (Frontal-alprazolam) a cada 8 horas nas primeiras 24 a 48 horas. NÃO TOME MEDICAÇÃO PARA DORMIR SE TOMAR O FRONTAL.
- Após a cirurgia, comece com dieta leve: apenas líquidos. No dia seguinte pode começar com dieta pastosa comum, mas, por 2 semanas, evite alimentos que exijam movimento labial excessivo, como maçãs, milho na espiga etc.
- Você provavelmente terá sangramento nasal por 3 a 4 dias e pode trocar o curativo sob o nariz na frequência necessária. Não esfregue nem limpe o nariz, pois isso tenderá a irritá-lo. Pode descartar o curativo do nariz e remover a fita da face quando a drenagem tiver cessado.
- Para prevenir o sangramento, não fungue nem assoe o nariz nas primeiras 4 semanas depois da cirurgia. Tente não espirrar, mas, se o fizer, espirre através da boca.
- Enquanto a tala nasal estiver colocada, você pode lavar os cabelos do modo que se faz em um salão de beleza. Tome cuidado para prevenir que a tala nasal fique úmida.
- *Mantenha as bordas internas das narinas e as suturas limpas usando um cotonete saturado com água oxigenada, seguida por uma fina camada de Polysporin (contém bacitracina, zinco e sulfato de polimixina + vitamina E), que é uma pomada de venda livre com antibióticos. Isso é feito de maneira circular. Ajudará a impedir a formação de crostas. Você deve avançar o cotonete no nariz até que caiba a extremidade inteira com o algodão, não indo além desse ponto. Você não vai machucar nada dentro do nariz, contanto que suas ações sejam delicadas. Faça isso pelo menos 4 a 5 vezes por dia.*

Instruções Pós-Operatórias Gerais

- Evite atividade vigorosa (que aumente sua frequência cardíaca acima de 100 batimentos por minuto, isto é, exercícios aeróbicos, levantamento de pesos e movimentos de se curvar) nas primeiras 3 semanas depois da cirurgia. Depois de 3 semanas você deve aumentar lentamente as atividades para voltar ao normal por volta do final da 4ª semana.
- Evite bater ou tomar batidas no nariz por 4 semanas depois da cirurgia.
- Depois de removida a tala, não use óculos nem deixe que qualquer outra coisa se apoie no seu nariz por 4 semanas. Forneceremos a você uma lâmina de silicone que poderá usar quando estiver com óculos de sol ou os seus óculos. (Vamos mostrar como fazer.) Lentes de contato podem ser usadas assim que o edema tiver diminuído o suficiente para que sejam inseridas.
- A incisão do seu nariz é sensível à luz do sol depois da cirurgia. Proteja a linha de incisão da exposição ao sol por 12 meses. Use um chapéu com aba e/ou um bom filtro solar (FPS 20 ou mais) com proteção contra UVA e UVB se estiver no sol, na água ou na neve por períodos prolongados. Forneceremos algumas recomendações para os cuidados com a pele no pós-operatório, inclusive cuidados para acne e filtros solares.
- A tala nasal será removida em 6 a 7 dias depois da cirurgia.
- Depois de removida a tala nasal, o nariz pode ser lavado delicadamente com sabão suave e pode ser aplicada maquiagem. Podem-se usar cremes hidratantes se o nariz estiver seco.
- A ponta do nariz, algumas vezes, terá alteração de sensibilidade depois da rinoplastia e, ocasionalmente, os dentes frontais darão uma sensação "engraçada". Essas percepções desaparecerão gradualmente.
- Grande parte do edema terá desaparecido em 4 a 6 semanas depois da cirurgia. Costuma levar aproximadamente 12 a 15 meses ou mais para que os últimos 50% do edema desapareçam. Você pode ter a sensação de nariz obstruído quando sorrir e ele parecer não tão flexível quanto era antes da cirurgia. Isso não fica patente para outras pessoas e, gradualmente, as coisas retornarão ao normal.
- Tome suas medicações cuidadosamente e apenas conforme as orientações.
- Se tiver náuseas, vômitos, erupção cutânea, falta de ar ou diarreia depois de tomar a medicação ou se desenvolver febre (temperatura acima de 38°C), vermelhidão ou aumento de dor no local das incisões cirúrgicas, *entre em contato com o consultório imediatamente.*
- Depois de as suturas e as talas interna/externa serem removidas, recomenda-se que você use dois esguichos de uma solução salina (água com sal) (soluções de soro fisiológico de várias marcas) em cada narina 6 a 8 vezes ao dia para remover delicadamente formações crostosas de dentro do nariz, especialmente se tiver passado por cirurgia nasal interna, como reconstrução septal ou ressecção da concha nasal inferior.
- Você pode usar o *spray* nasal (Afrin) APENAS de modo intermitente depois da primeira semana de pós-operatório para melhora da respiração nasal e encerrar o uso depois de 5 a 7 dias. Se for fazer uma viagem aérea, aplique em cada narina 30 minutos antes da decolagem e 30 minutos depois da aterrissagem para ajudar a prevenir estalidos no ouvido/nariz.
- Se apresentar aumento do sangramento nasal com sangue vermelho vivo (necessidade de trocar o curativo nasal a cada 30-40 minutos), notifique o Dr. Rohrich imediatamente. Você deve se sentar e aplicar pressão à extremidade do nariz por 15 minutos e usar Afrin para fazer parar o vazamento de sangue no intervalo. O sangramento geralmente para com essas manobras.
- Se tiver pele oleosa, o Dr. Rohrich prescreverá seu conjunto para cuidados de acne nasal para você usar durante o dia e a noite por 6 semanas no pós-operatório.

- É importante o atendimento pelo Dr. Rohrich depois das verificações pós-operatórias iniciais. Ele fará atendimentos de retorno em 3 semanas, 6 semanas, 6 meses e 1 ano de pós-operatório. Entre em contato para agendar as consultar no Dallas Plastic Surgery Institute pelo número 214-821-9114 entre 8:30 h e 17 h.

Se Tiver Alguma Dúvida, Entre em Contato com o Dr. Rohrich

Se for paciente, telefone entre 8:30 h e 17 h. Se precisar de atendimento imediato, entre em contato com o Dr. Rohrich a qualquer hora pelo celular. Não existem problemas sem importância. Prefiro que me ligue a que fique imaginando e não faça a coisa certa. Portanto, entre em contato com meu consultório ou envie *e-mail* a qualquer hora.

E-mail do Dr. Rohrich: rod.rohrich@dpsi.org
Website do Dr. Rohrich: www.drrohrich.com
Dallas Plastic Surgery Institute
9101 N. Central Expressway, Suite 600
Dallas, TX 75231
214-821-9114

Apêndice para Capítulo 20 Instruções de Pós-Procedimento em Rinoplastia

Ashkan Ghavami

Instruções Pós-Procedimento

- Eleve a cabeça por 3 a 5 dias. O edema atingirá o máximo em 48 a 72 horas.
- Evite fumar custe o que custar.
- Depois da cirurgia, comece uma dieta líquida e depois progrida para uma dieta pastosa. No dia seguinte, você pode começar uma dieta regular pastosa, mas, por 2 semanas, evite alimentos que exijam excesso de movimento dos lábios, como maçãs, milho na espiga etc. Provavelmente ocorrerá corrimento nasal com sangue por 3 a 4 dias, e o curativo sob o nariz pode ser trocado com a frequência necessária. Não esfregue nem aperte o nariz, pois isso tenderá a irritá-lo. Você pode deixar de usar o curativo e remover a fita da face quando a drenagem tiver cessado. Para prevenir sangramento, não fungue nem assoe o nariz nas primeiras 2 semanas depois da cirurgia. Tente não espirrar, mas se o fizer, faça-o pela boca.
- Enquanto a tala nasal estiver colocada, os cabelos devem ser lavados da maneira em que se faz no salão de beleza. Tenha cuidado para não molhar a tala nasal. Esta será removida em 6 a 7 dias depois da cirurgia. Depois de sua remoção, o nariz poderá ser lavado delicadamente com um sabão neutro e se pode aplicar maquiagem. Se o nariz estiver com a pele seca, podem-se usar cremes hidratantes.
- Depois de removida a tala, não use óculos nem deixe nada apoiado ao nariz por 4 semanas. Os óculos devem ficar presos à testa. (Vamos lhe mostrar como.) Podem-se usar lentes de contato assim que o edema tiver diminuído o suficiente para que sejam introduzidas.
- Mantenha as bordas internas das narinas e as suturas limpas usando um cotonete saturado com água oxigenada, colocando, a seguir, fina camada de pomada do tipo Polysporin ou com bacitracina. Isso ajudará a impedir a formação de crostas. O cotonete pode ser avançado no nariz na extensão da ponta de algodão, mas não além dela.
- Proteja o nariz de exposição excessiva ao sol por 6 meses. Use chapéu com aba e/ou um bom filtro solar (FPS 30 ou acima) com proteção contra UVA e UVB se tiver de ficar no sol por períodos prolongados. Evite atividade pesada (aumento da frequência cardíaca acima de 100 batimentos por minuto), isto é, exercícios aeróbicos, levantamento de pesos e posição curvada nas primeiras 3 semanas depois da cirurgia. Depois de 2 semanas você deve aumentar lentamente as atividades para voltar ao normal ao final da terceira semana. Evite levantar qualquer coisa que pese mais de 5 kg por 3 semanas após a cirurgia.
- Depois de removidas as suturas e as talas interna/externa, recomenda-se que você use solução salina (água com sal) (*spray* nasal de solução salina, Ocean ou Genérico) para remover delicadamente a formação de crostas no interior do nariz, especialmente se a cirurgia nasal tiver sido interna, como na reconstrução nasal ou ressecção da concha inferior.
- Se apresentar aumento de sangramento nasal com sangue vivo (necessidade de trocar o curativo nasal a cada 30-40 minutos), notifique seu médico imediatamente. Você deve se sentar e aplicar pressão à extremidade do nariz por 15 minutos e usar aerossol de Afrin para fazer parar o vazamento de sangue no intervalo. O sangramento geralmente cessa com essas manobras.
- A maior parte do edema desaparecerá em 2 a 3 semanas depois da cirurgia. Costuma levar aproximadamente 1 ano para que os últimos 10% do edema desapareçam. Pode parecer que seu nariz esteja rígido quando você sorrir e que não seja tão flexível quanto era antes da cirurgia. Isso não ficará aparente a outras pessoas, e as coisas, gradualmente, retornarão ao normal.

Apêndice do Capítulo 25 Instruções Pós-Operatórias da Rinoplastia

Jason Roostaeian

Após a cirurgia você deve ter outro adulto para ficar com você na primeira noite. Também é importante que você mantenha sua cabeça elevada na noite após a cirurgia, bem como nas primeiras 2 semanas seguintes à cirurgia. Isso pode ser feito dormindo em uma poltrona reclinável, inclinada em ângulo de 45 graus, ou dormindo com dois travesseiros debaixo da cabeça. Evite virar sobre seu rosto.

É esperada alguma secreção nasal sanguinolenta após qualquer cirurgia nasal. Um pequeno curativo de gaze em "bigode" será colocado abaixo do nariz após a cirurgia. Durante as primeiras 24 a 48 horas, este curativo absorvente frequentemente precisa ser trocado 10 a 20 vezes; isso é esperado.

As compressas frias devem ser aplicadas sobre os olhos e em torno de suas bochechas, tanto quanto possível, para ajudar a reduzir o inchaço.

Cuidado Diário

- Comece a fazer o enxágue dos seios da face com o *kit* de lavagem dos seios da face Neilmed® a partir do mesmo dia de cirurgia, após a alta hospitalar. Depois de fazer o enxágue sinusal, passe sobre as linhas de sutura, dentro/fora, com o peróxido de hidrogênio em um cotonete. Finalmente, você vai aplicar a pomada de Bactroban® ou a pomada antibacteriana prescrita com um cotonete dentro de suas narinas para manter a parte interna do nariz úmida. Você vai repetir essas etapas 3 vezes ao dia, diariamente, até você retornar ao consultório médico para a remoção de suas talas.
- Você pode tomar banho no segundo dia após a cirurgia, mas é importante manter sempre secos o esparadrapo e a tala no nariz.
- Certifique-se de relatar imediatamente quaisquer sinais de sangramento que persistam por mais de 10 minutos, infecção, vermelhidão, febre, drenagem incomum ou dor.
- Na presença de pontos de sutura, estes serão removidos 1 semana após a cirurgia.
- Após a remoção do esparadrapo e da tala você precisará lavar suavemente o nariz, 2 vezes ao dia, para ajudar a reduzir a oleosidade.

O que Esperar

- Edema ou inchaço: o inchaço varia de paciente para paciente. O inchaço pode, realmente, aumentar nos primeiros 3 a 4 dias antes de diminuir. Quando sua tala é removida na primeira semana, seu nariz pode parecer gordo e empinado demais — isso é esperado. A maior parte do seu inchaço deve desaparecer nas primeiras 2 a 3 semanas. Espere, no entanto, ter pequenas flutuações no inchaço remanescente ao longo dos próximos 2 a 3 meses. Coisas a fazer para minimizar esse inchaço incluem manter a cabeça elevada tanto quanto possível durante as primeiras 2 a 3 semanas, evitando se curvar ou levantar peso nas primeiras 3 semanas e evitando a exposição prolongada ao sol durante os primeiros 2 a 3 meses.
- Descoloração: hematomas podem variar como inchaço de pessoa para pessoa. A maioria dos hematomas e a descoloração devem desaparecer nas primeiras 2 semanas. A maquiagem pode ser aplicada 10 dias após a cirurgia.
- Dormência: seu nariz ficará dormente após a cirurgia. Isso é normal e diminuirá nas próximas semanas ou meses. Sensações incomuns, alfinetadas e agulhadas e, ocasionalmente, leve desconforto podem ocorrer à medida que esses nervos se regeneram com o tempo.
- Sangramento: se ocorrer sangramento, deite-se com a cabeça elevada. Tente relaxar. Você pode tomar um analgésico ou Valium®. Coloque compressas frias sobre os olhos, assim como fez depois da cirurgia. Você pode aplicar uma leve pressão nas laterais de seu nariz. Aguarde 15 minutos. Se o sangramento persistir neste ponto, entre em contato com nosso consultório.
- Óculos: os óculos podem ser utilizados com a tala no local. Uma vez que a tala é removida, eles devem ser suspensos na testa ou apoiados na bochecha por um período de 6 semanas. Isso é essencial — a pressão sobre o nariz pode mudar seu formato final. As lentes de contato podem ser inseridas na semana após a cirurgia.
- Restrições:
  - Nenhum exercício extenuante por pelo menos 4 semanas.
  - Sem levantamento de peso por 4 semanas.
  - Evite alimentos duros para mastigar por 2 semanas.
  - Evite assoar o nariz por 2 semanas.
  - Se espirrar, espirre com a boca aberta por 2 semanas.
  - Não dirigir por 1 semana após a cirurgia, se estiver tomando analgésicos.
  - Nenhum esporte de contato por 6 semanas.
- Finalmente: é muito importante que você esteja ciente do fato de que o inchaço causado pela cirurgia fará com que o nariz pareça temporariamente mais largo e a ponta mais voltada para cima e menos afinada do que o desejável. Você frequentemente notará que o inchaço na ponta do nariz irá melhorar rapidamente em comparação com o inchaço na ponta do nariz. Isso não deveria ser motivo de alarme. Todo o inchaço do seu nariz vai melhorar muito nas primeiras semanas após a cirurgia. Embora muito do inchaço tenha se resolvido dentro de alguns meses, seu nariz continuará a melhorar por até 1 ano após a cirurgia. Pacientes que se submeteram apenas à cirurgia de septo normalmente não apresentam qualquer inchaço significativo na parte externa do nariz.

Apêndice do Capítulo 26 Instruções Pós-Operatórias da Cirurgia Nasal

Dean M. Toriumi

Instruções Pós-Operatórias da Cirurgia Nasal

- Esperar alguma secreção e drenagem excessiva do nariz. Substituir o curativo sob o nariz conforme necessário para drenagem; uma vez que a drenagem tenha diminuído, não há problema em parar.
- Esperar o inchaço localizado e a presença de hematomas no rosto e pescoço. O inchaço geralmente atinge seu auge ao terceiro dia e se resolve lentamente.
- Os hematomas geralmente desaparecem perto do final da segunda semana de cicatrização. Para minimizar os hematomas, recomendamos o seguinte:
    - Evitar suplementos herbais antes e depois da cirurgia.
    - Considerar a ingestão de 237 mL de suco de abacaxi 2 semanas antes da cirurgia e continuar por 2 semanas após a cirurgia.
    - Arnica é um suplemento que pode ser utilizado para reduzir os hematomas.

Dieta

- Minimizar a ingestão de sal para menos de 200 mg por refeição, pois a ingestão excessiva de sal pode prolongar o inchaço após a cirurgia.
- Beber bastante líquido.

Restrições

- Não fumar nem utilizar produtos de tabaco.
- Não consumir bebidas alcoólicas durante a ingestão de analgésicos ou antibióticos, pois podem agravar os efeitos adversos.
- Não há problema em usar óculos que fiquem sobre o molde. Depois da remoção do molde, não é permitido apoiar os óculos sobre o nariz até a liberação pelo médico. Não há problema em colocar os óculos na testa, se necessário.

Atividade

- Recomenda-se tentar manter um ciclo normal de sono-vigília. Tente ficar acordado no dia da cirurgia até a hora normal de dormir.
- Começar a caminhar e a realizar as atividades básicas da vida diária no dia da cirurgia.
- Evitar atividades físicas por 5 a 6 semanas. Encorajamos a caminhada. Em geral, qualquer ação que cause sudorese excessiva ou aumento na frequência cardíaca deve ser evitada por 5 a 6 semanas.
- A atividade excessiva nos primeiros 3 a 6 meses pode causar inchaço intermitente — a resolução ocorre com o tempo.
- Manter a cabeça elevada sobre 2 a 3 almofadas nas primeiras 48 horas para reduzir o inchaço no início do período de recuperação.
- Não há problema em tomar banho de esponja ou com chuveiro removível 48 horas após a cirurgia.
    - É importante manter o rosto seco.
    - O cabelo pode ser lavado apenas no salão de beleza — alternativamente, o xampu a seco é permitido.
    - Se houver alguma incisão na linha do cabelo, evite a manipulação dessas áreas por 7 dias.

Tratamento de Feridas

- Realizar imersão nasal a cada 3 horas, enquanto acordado (instruções em anexo).
- Aplicar pomada de bacitracina nas suturas, 2 vezes ao dia, durante 3 dias e vaselina, 2 vezes ao dia, durante os dias 4 a 7.
- NÃO assoar o nariz até que seja instruído. Não há problema em limpar ou passar suavemente a gaze ou lenço de papel no nariz, se necessário.
- Trocar o curativo embaixo do nariz (curativo em bigode), quando necessário.
- O molde plástico permanecerá no lugar por 5 a 7 dias. Não perturbar o molde ou deixá-lo úmido.
- Se ocorrer sangramento, elevar a cabeça. Se o sangramento não resolver, chame seu médico.
- A maquiagem para camuflagem para disfarçar os hematomas pode ser aplicada 2 a 3 semanas após a cirurgia. A maquiagem de cor verde é a cor mais eficaz para camuflar os hematomas.
- Evitar a exposição ao sol por 3 meses. Usar o protetor solar com FPS 30 que pode começar 2 semanas após a cirurgia, conforme necessário.

Controle da Dor

- Inicialmente, tomar até 2 doses extras de Tylenol® a cada 6 a 8 horas.
- Pode ser prescrito um analgésico para dor irruptiva.
- Evitar o uso de aspirina, compostos que contenham aspirina ou medicamentos anti-inflamatórios não esteroidais (AINEs) (Advil®, ibuprofeno, Motrin) por 3 semanas após a cirurgia; não há problema em tomar depois disso.

Apêndice para o Capítulo 31 Instruções Pós-Procedimento na Pálpebra (Blefaroplastia)

Rod J. Rohrich

Instruções Pós-Tratamento na Pálpebra (Blefaroplastia)

- Depois da cirurgia, é melhor que você mantenha a cabeça elevada em um descanso de cabeça a 45 graus quando no leito.
- Uma máscara ocular suíça será fornecida a você na saída do Centro de Cirurgia Ambulatorial. Aplique as máscaras pelo menos durante as primeiras 72 horas depois da cirurgia para reduzir a quantidade de edema que terá (certifique-se de manter essas máscaras frias e úmidas e troque-as a cada 15-20 minutos).
- Se você tiver desconforto nos olhos, tome a medicação analgésica a cada 4 a 6 horas. É melhor tomar a medicação para dor com biscoitos, gelatina etc. *Se não tiver dor, não tome a medicação.* Não tome bebida alcoólica até que tenha parado a medicação para dor.
- Uma dieta leve é melhor no dia da cirurgia depois de ir para casa. Comece tomando líquidos lentamente e avance para sopas ou gelatina. Você pode iniciar uma dieta regular no dia seguinte.
- Pode-se esperar certo sangramento das linhas de sutura e edema das pálpebras. No entanto, entre em contato com o consultório se tiver corrimento contínuo com sangue, edema significativamente maior em um lado do que no outro, ou alguma dor ocular intensa.
- Aplique a pomada Refresh P. M. (comprada em separado, disponível em venda livre) no interior da pálpebra *à hora de dormir*. Isso tornará sua visão embaçada, mas ela clareará assim que a pomada for absorvida.
- Use o colírio TobraDex (prescrito pelo Dr. Rohrich na saída). Use 3 gotas em cada olho 3 vezes ao dia nos primeiros 5 dias.
- Use o colírio Refresh Plus (comparado em separado, disponível em venda livre) em ambos os olhos a cada 1 a 2 horas.
- No segundo dia depois da cirurgia, você pode começar a lavar o rosto (mas não as pálpebras) delicadamente com sabonete suave (Ivory ou Neutrogena) e enxaguar com água. Não haverá problema em a água chegar às suturas ou aos olhos.
- Deve-se evitar sorrir, bocejar ou puxar as pálpebras por 1 semana depois da cirurgia. Isso é especialmente importante nos primeiros dias após a remoção das suturas.
- Devem ser evitadas as atividades pesadas por 3 semanas. (Mantenha a frequência cardíaca abaixo de 100 batimentos por minuto, não se curve na altura da cintura e não levante nada que pese mais do que 2,5 kg). Depois da terceira semana, você deve aumentar gradualmente as atividades, de modo que esteja de volta ao normal ao final da 4ª semana.
- Se você acordar pela manhã com o olho irritado ou vermelho, use mais *Refresh P.M.* à noite, pois as suas pálpebras não vão se fechar completamente por algumas semanas depois da cirurgia.

Instruções Gerais

- Lacrimejamento e olhos secos muitas vezes ocorrem depois de cirurgia nas pálpebras. Isso cessará à medida que o edema diminuir ao longo dos primeiros dias.
- Depois da cirurgia é normal ter uma sensação de aperto nas pálpebras, o que pode tornar difícil fechar as pálpebras completamente. Pode haver também uma sensação de adormecimento nas pálpebras. Ambas as sensações desaparecerão com o tempo.
- Uma alteração de coloração para vermelho do branco dos olhos também é normal. Ela é indolor, não prejudicará sua visão e desaparecerá completamente. O edema também pode fazer a pálpebra inferior afastar-se do olho. Isso desaparecerá à medida que o edema diminuir.
- Podem-se usar lentes de contato quando os olhos começarem a ser sentidos normais e a maior parte do edema tiver desaparecido. Isso se dá aproximadamente 2 semanas depois da cirurgia. Use óculos até então. É comum ter visão embaçada depois do procedimento, pois a córnea pode ter edema. Pode levar algumas semanas para se resolver — tenha paciência, pois isso passará.
- Podem-se usar cosméticos na face já aos 5 dias depois da cirurgia. No entanto, cosméticos na pálpebra ou nos cílios NÃO devem ser usados até depois que as suturas na pálpebra tenham sido removidas.
- Todas as incisões ficarão extremamente sensíveis à luz do sol durante a fase de recuperação. Deve ser evitado o sol direto.
- Por favor, tome a medicação apenas como orientado pelo Dr. Rohrich.
- Se tiver náuseas, vômitos, erupção cutânea, falta de ar ou diarreia depois de tomar a medicação, entre em contato com o consultório.
- Se desenvolver febre (temperatura acima de 38°C) e/ou tiver vermelhidão ou aumento de dor no local das incisões cirúrgicas, entre imediatamente em contato com o consultório do Dr. Rohrich.

É importante que o Dr. Rohrich atenda você depois das verificações pós-operatórias. Os retornos deverão ser marcados em 3 semanas, 6 semanas, 6 meses e 1 ano após a cirurgia. Ligue para marcar as consultas no Dallas Plastic Surgery Institute pelo número 214-821-9114 no horário das 8h30 às 17h.

Se tiver Alguma Dúvida, Entre em Contato com o Dr. Rohrich

Se você for paciente em algum dos estabelecimentos a seguir, entre em contato no horário das 8:30 h às 17 h. Se precisar de atendimento imediato, entre em contato a qualquer hora com o Dr. Rohrich pelo telefone dele. Não existem dúvidas menos importantes. É preferível telefonar a ficar imaginando e não fazer a coisa certa. Portanto, entre em contato com o meu consultório ou por e-mail a qualquer hora.

Dr. Rohrich – e-mail: rod.rohrich@dpsi.org
Dr. Rohrich – website: www.drrohrich.com
Dallas Plastic Surgery Institute
9101 N. Center Expressway, Suite 600
Dallas, TX 75231
214-821-9114

Apêndice para o Capítulo 34

Rod J. Rohrich

Instruções Pós-Procedimento

- Depois da cirurgia, mantenha a cabeça elevada em um travesseiro em forma de cunha. Enquanto acordado no leito, flexione os pés e pernas 4 a 6 vezes a cada hora. Ao sair do leito, vá ao banheiro, fazendo-o somente com assistência, especialmente se os olhos estiverem inchados.
- Aplique compressas cirúrgicas ou bolsas de gelo (gelo moído é melhor) próximas ao local da cirurgia e às pálpebras, o máximo possível, durante as primeiras 72 horas depois da cirurgia, pois isso reduzirá o grau de edema.
- Nas primeiras 72 horas, evite qualquer tipo de esforço físico. No entanto, é bom sair do leito e sentar-se em uma cadeira depois da cirurgia.
- Se tiver desconforto/ansiedade, tome a medicação prescrita a cada 3 a 5 horas. É melhor tomar a medicação para dor com biscoitos, gelatina etc. Não tome a medicação analgésica se não tiver dor. Não tome bebidas alcoólicas enquanto estiver tomando medicação para dor e/ou ansiedade.
- No dia da cirurgia, é melhor consumir uma dieta leve. Comece tomando líquidos lentamente e avance para sopas ou gelatina. Você pode começar com uma dieta regular pastosa no dia seguinte.
- Pode-se esperar edema da face e dos olhos depois da cirurgia. Se o edema em um lado for definidamente mais pronunciado do que no outro, ou se você tiver dor que NÃO seja aliviada pela medicação analgésica, entre em contato com o Dr. Rohrich no número 214-500-4870.
- Se sentir os olhos secos, use um substituto da lágrima conforme a necessidade para manter os olhos úmidos e confortáveis. (Refresh Plus é excelente; pode ser comprado sem prescrição e usado a cada 30 minutos, se necessário.)
- Você pode remover qualquer bandagem restante na cabeça 24 a 48 horas depois da cirurgia e lavar os cabelos com xampu infantil. Ensaboe os cabelos delicadamente usando as palmas das mãos e enxágue cuidadosamente até que a espuma acabe. Podem ser necessárias várias lavagens antes que as crostas se desprendam de seus cabelos. Não use *sprays* para os cabelos enquanto suturas e clipes ainda estiverem no lugar. É possível usar um hidratante na face.
- Os grampos serão removidos em 7 a 10 dias. O Dr. Rohrich usa grampos porque são mais favoráveis aos folículos pilosos e minimizam possíveis perdas de cabelos.
- Atividades pesadas e excessivas devem ser evitadas por 3 semanas; mantenha a frequência cardíaca abaixo de 100 batimentos por minuto durante esse tempo e não levante pesos superiores a 5 kg. Aumente lentamente suas atividades depois de 2 semanas, de modo que as atividades completas sejam reassumidas em 3 semanas.

Instruções Gerais

- Lacrimejamento e edema dos olhos muitas vezes ocorrerão depois de cirurgia das sobrancelhas. Cessarão com a diminuição do edema.
- Você pode ter uma cefaleia do tipo surda por vários dias depois da cirurgia. Isso é normal. Sensação de aperto nas pálpebras é normal depois da cirurgia. Pode tornar difícil fechar as pálpebras completamente. Haverá relaxamento com o passar do tempo.
- Podem-se usar lentes de contato quando os olhos começarem a ter sensibilidade normal e a maior parte do edema tiver desaparecido. Isso se dá, geralmente, em 4 a 5 dias.
- A testa parecerá esticada e haverá uma sensação de adormecimento por vários meses depois da cirurgia. Isso desaparecerá gradualmente e a sensibilidade retornará em cerca de 6 meses.
- Todas as incisões ficarão extremamente sensíveis durante a fase de recuperação. Deve-se evitar contato direto com o sol e usar um filtro solar com FPS 15 ou acima que dê proteção contra UVA e UVB por pelo menos 6 meses.
- Tome toda a medicação cuidadosamente conforme as instruções recebidas.
- Se tiver náuseas, vômitos, erupção cutânea, falta de ar ou diarreia depois de tomar a medicação, entre em contato com o consultório.
- Se desenvolver febre (temperatura acima de 38°C), vermelhidão ou aumento de dor ou do edema nas incisões cirúrgicas, entre em contato com o consultório imediatamente.
- Ocasionalmente, você pode ter perda de cabelos temporária na área da incisão. Na maioria dos casos isso é temporário e se deve ao trauma da cirurgia sobre os folículos pilosos — em 4 a 6 meses será resolvido.

É importante passar em consulta com o Dr. Rohrich depois das verificações pós-operatórias iniciais. Os retornos deverão ser agendados em 3 semanas, 6 semanas, 6 meses e 1 ano após a cirurgia. Entre em contato para marcar as consultas.

Apêndice para o Capítulo 41 Modelo de Instruções para Cuidados Pós-Operatórios para o Paciente

Christopher C. Surek ▪ *Roy Kim*

Cuidados Pós-Operatórios para Preenchedor Labial

- Reduzir o inchaço
  - O preenchedor labial pode causar inchaço e hematoma após seu procedimento. Certificar-se de elevar a cabeça acima do nível do coração nas 48 horas seguintes ao seu procedimento com o preenchedor. Dormir com 2 ou 3 travesseiros à noite para elevar a cabeça reduzirá o inchaço.
  - Usar gelo nos lábios nas primeiras 24 horas após seu procedimento de preenchedor labial. Pacotes de gelo podem ser aplicados por 10 a 20 minutos, a cada 2 horas, para reduzir qualquer inchaço.
  - Loção ou comprimidos de arnica podem reduzir inchaço e hematoma após o procedimento de preenchedor labial.
- Manter seus resultados.
  - Seu injetor colocou cuidadosamente o preenchedor dérmico para atingir resultados maravilhosos. Palpação e massagem excessivas dos lábios pode fazer com que o preenchedor labial pareça assimétrico ou distorcido. Você deve discutir com seu injetor o melhor meio de lidar com qualquer problema com o preenchedor labial.
- Buscar por aftas ou nódulos.
  - Aftas podem surgir após a aplicação do preenchedor labial. Conversar com seu injetor, pois você poderá precisar de medicamento contra afta para tratar essa situação.
  - A formação tardia de nódulos, semanas ou meses após a injeção, raramente ocorre. Se você achar que isso está acontecendo, entrar em contato com seu injetor para as melhores opções de tratamento.
- Assimetria
  - Alguma assimetria logo após o preenchedor labial é normal. Se essa assimetria persistir por mais de 1 semana, entrar em contato com seu injetor. Você pode estar precisando de mais um pouco do preenchedor, ou da dissolução de um pouco desse preenchedor, para melhor resultado estético.

Apêndice para o Capítulo 42 Instruções Pós-Procedimento

Rod J. Rohrich

Instruções Pós-Procedimento

- Após a cirurgia, elevar a cabeça e os ombros em um ângulo de 45 graus de descanso em cunha (sem travesseiros!). Não usar travesseiros, pois você deve evitar inclinação do pescoço para frente durante as primeiras 2 semanas.
- Evitar qualquer estiramento durante os primeiros 5 dias. Quando acordado(a) no leito, flexione os tornozelos e pernas para cima e para baixo, de 4 a 6 vezes por hora.
- Aplicar bolsas de gelo revestidas ou máscaras oculares Swiss Therapy (mantê-las frias ou no gelo) às áreas expostas da face nas primeiras 72 horas, para reduzir o inchaço após a cirurgia.
- Se sentir dor ou desconforto, tomar o medicamento analgésico a cada 4 a 6 horas. É melhor tomar o medicamento para dor com biscoitos, gelatina etc. Se você não sentir dor, por favor, não tome o medicamento. Não consumir álcool enquanto estiver tomando os analgésicos.
- Após a cirurgia, uma dieta leve no mesmo dia é mais adequada. Começar ingerindo líquidos lentamente e depois progredir para sopa ou gelatina. No dia seguinte você pode começar com uma dieta leve e regular, que seja rica em proteínas.
- Você deve esperar algum inchaço da face e dos olhos após a cirurgia. Se surgir inchaço agudo em um lado da face ou do pescoço, que se mostre definitivamente mais pronunciado que do outro lado, ou se estiver sentindo dor, que NÃO seja aliviada pelo medicamento, entrar em contato com o Doutor Rohrich, no celular 214-500-4870, o consultório no UT Southwestern Medical Center, tel. (214) 645-2353 ou no Dallas Plastic Surgery Institute, tel. (214) 821-9114.
- Evitar girar a cabeça para os lados, pois isso vai puxar as linhas de sutura. Para virar de lado, movimente a cabeça e os ombros como uma unidade.
- NÃO FUMAR. Isto é muito importante.
- Os movimentos faciais (sorrir, conversar, mastigar, bocejar etc.) deverão ser mantidos ao mínimo na primeira semana.
- As atividades normais podem ser gradualmente reassumidas após 3 semanas, mas atividades extenuantes (frequência cardíaca superior a 100 batimentos por minuto e levantar peso superior a 4,5 kg) deverão ser evitadas por mais 1 semana, incluindo relações sexuais e atividade sexual. A pele de seu rosto é sensível à luz do sol após a cirurgia. Proteger a pele da face da exposição em excesso ao sol durante 8 semanas. Usar chapéu de aba larga e protetor solar (SPF 20 ou mais com proteção contra UVA e UVB) se permanecer ao sol por períodos prolongados, ou mesmo em dias nublados, durante 6 meses, pelo menos.

Instruções Pós-Operatórias Gerais

- Seu rosto/pescoço terá a sensação de endurecimento, mas não aparecerá necessariamente dessa maneira (terá aparência natural) com sensação de dormência nessas áreas durante várias semanas a meses após a cirurgia. Isso é normal e desaparecerá com o tempo, com a volta da sensibilidade.
- Os cosméticos poderão ser usados na face a partir de 10 dias após a cirurgia.
- Tomar todos os medicamentos somente mediante prescrição médica.
- Se você apresentar náusea, vômito, irritação na pele, falta de ar ou diarreia após ingerir qualquer medicamento prescrito, entre em contato com o consultório pelo tel. (214) 645-2353 ou (214) 645-3119.
- Se você tiver febre (temperatura oral superior a 38,3° C), vermelhidão ou aumento da dor nas incisões cirúrgicas, informar o Doutor Rohrich imediatamente.
- É importante consultar o Doutor Rohrich após seus exames iniciais depois da cirurgia. Ele examinará você nas datas de acompanhamento com 3 semanas, 6 semanas, 6 meses e 1 ano após a operação. Ligar para programar suas consultas no consultório da UT Southwestern Medical Center, (214) 645-2353 ou no Dallas Plastic Surgery Institute, (214) 821-9114, entre 8:30 h e 17 h.

É importante consultar o Doutor Rohrich após seus exames iniciais depois da cirurgia. Ele examinará você nas datas de acompanhamento com 3 semanas, 6 semanas, 6 meses e 1 ano após a operação. Ligar para programar suas consultas no Dallas Plastic Surgery Institute, (214) 821-9114, entre 8:30 h e 17 h.

Se Você Tiver Quaisquer Perguntas, Chamar O Doutor Rohrich

Se você é paciente, chamar entre 8:30 h e 17 h. Se você precisar de cuidados imediatos, chamar o Doutor Rohrich a qualquer hora, pelo celular. Não existe pergunta não importante. Prefiro que você me chame em vez de pensar e não fazer o certo, de modo que chame o consultório ou me envie um *e-mail* a qualquer hora.

Doutor Rohrich – celular: (214) 500-4870
Doutor Rohrich – e-mail: rod.rohrich@dpsi.org
Doutor Rohrich – website: www.drrohrich.com
Dallas Plastic Surgery Institute
9101 N. Central Expressway, Suite 600
Dallas, TX 75231
(214) 821-9114

Apêndice para o Capítulo 44

K. Kay Durairaj

Pacientes com perguntas ou preocupações são incentivados a entrar em contato com o consultório da Doutora Kay Durairaj entre 8:30 h e 15 h.
   Tel.: (626) 316-7033
   e-mail: info@beautybydrkay.com
   Website: www.beautybydrkay.com

Instagram: BeautyByDrKay
Kay Durairaj, MD, FACS
800 S. Fairmont Ave, suite 325
Pasadena, CA 91105 USA
(626) 316-7033

Apêndice para o Capítulo 46

Rod J. Rohrich

Instruções Pós-Procedimento

- Após a cirurgia elevar a cabeça e os ombros em um ângulo de 45 graus de descanso em cunha (sem travesseiros!). Não usar travesseiros, pois você deve evitar inclinação do pescoço para frente durante as primeiras 2 semanas.
- Evitar qualquer estiramento durante os primeiros 5 dias. Quando acordado(a) no leito, flexione os tornozelos e pernas para cima e para baixo, de 4 a 6 vezes por hora.
- Aplicar bolsas de gelo revestidas ou máscaras oculares Swiss Therapy (mantê-las frias ou no gelo) às áreas expostas da face nas primeiras 72 horas, para reduzir o inchaço após a cirurgia.
- Se sentir dor ou desconforto, tomar o medicamento analgésico a cada 4 a 6 horas. É melhor tomar o medicamento para dor com biscoitos, gelatina etc. Se você não sentir dor, por favor, não tome o medicamento. Não consumir álcool enquanto estiver tomando os analgésicos.
- Após a cirurgia, uma dieta leve no mesmo dia é mais adequada. Começar ingerindo líquidos lentamente e depois progredir para sopa ou gelatina. No dia seguinte você pode começar com uma dieta leve e regular, que seja rica em proteínas.
- Você deve esperar algum inchaço da face e dos olhos após a cirurgia. Se surgir inchaço agudo em um lado da face ou do pescoço, que se mostre definitivamente mais pronunciado que do outro lado, ou se estiver sentindo dor, que NÃO seja aliviada pelo medicamento, entrar em contato com o Doutor Rohrich, no celular 214.500-4870, o consultório no UT Southwestern Medical Center, tel. (214) 645-2353 ou no Dallas Plastic Surgery Institute, tel. (214) 821-9114.
- Evitar girar a cabeça para os lados, pois isso vai puxar as linhas de sutura. Para virar de lado, movimente a cabeça e os ombros como uma unidade.
- NÃO FUMAR. Isto é muito importante.
- Os movimentos faciais (sorrir, conversar, mastigar, bocejar etc.) deverão ser mantidos ao mínimo na primeira semana.
- As atividades normais podem ser gradualmente reassumidas após 3 semanas, mas atividades extenuantes (frequência cardíaca superior a 100 batimentos por minuto e levantar peso superior a 4,5 kg) deverão ser evitadas por mais 1 semana, incluindo relações sexuais e atividade sexual. A pele de seu rosto é sensível à luz do sol após a cirurgia. Proteger a pele da face da exposição em excesso ao sol durante 8 semanas. Usar chapéu de aba larga e protetor solar (SPF 20 ou mais com proteção contra UVA e UVB) se permanecer ao sol por períodos prolongados, ou mesmo em dias nublados, durante 6 meses, pelo menos.

Instruções Gerais Pós-Operatórias

- Seu rosto/pescoço terá a sensação de endurecimento, mas não aparecerá necessariamente dessa maneira (terá aparência natural) com sensação de dormência nessas áreas durante várias semanas a meses após a cirurgia. Isso é normal e desaparecerá com o tempo, com a volta da sensibilidade.
- Os cosméticos poderão ser usados na face a partir de 10 dias após a cirurgia.
- Tomar todos os medicamentos somente mediante prescrição médica.
- Se você apresentar náusea, vômito, irritação na pele, falta de ar ou diarreia após ingerir qualquer medicamento prescrito, entre em contato com o consultório pelo tel. (214) 645-2353 ou (214) 645-3119.
- Se você tiver febre (temperatura oral superior a 38,3°C), vermelhidão ou aumento da dor nas incisões cirúrgicas, informar o Doutor Rohrich imediatamente.
- É importante consultar o Doutor Rohrich após seus exames iniciais depois da cirurgia. Ele examinará você nas datas de acompanhamento com 3 semanas, 6 semanas, 6 meses e 1 ano após a operação. Ligar para programar suas consultas no consultório da UT Southwestern Medical Center, (214) 645-2353 ou no Dallas Plastic Surgery Institute, (214) 821-9114, entre 8:30 h e 17 h.

É importante consultar o Doutor Rohrich após seus exames iniciais depois da cirurgia. Ele examinará você nas datas de acompanhamento com 3 semanas, 6 semanas, 6 meses e 1 ano após a operação. Ligar para programar suas consultas no Dallas Plastic Surgery Institute, (214) 821-9114, entre 8:30 h e 17 h.

Se Você Tiver Quaisquer Perguntas, Chamar o Doutor Rohrich

Se você é paciente, chamar entre 8:30 h e 17 h. Se você precisar de cuidados imediatos, chamar o Doutor Rohrich a qualquer hora, pelo celular. Não existe pergunta não importante. Prefiro que você me chame, em vez de pensar e não fazer o certo, de modo que chame o consultório ou me envie um e-mail a qualquer hora.

Doutor Rohrich – celular: (214) 500-4870
Doutor Rohrich – e-mail: rod.rohrich@dpsi.org
Doutor Rohrich – website: www.drrohrich.com
Dallas Plastic Surgery Institute
9101 N. Central Expressway, Suite 600
Dallas, TX 75231
(214) 821-9114

Apêndice para o Capítulo 52

Heather J. Furnas ▪ *Grace J. Graw*

Instruções Pós-Procedimento

Os riscos e possíveis consequências a discutir com o(a) paciente e para ele(ela) ficar atento(a) durante a avaliação e o tratamento incluem:

- **Dor no local da injeção**: como esperado, a dor pós-injeção é temporária.
- **Mastigação enfraquecida**: geralmente dura 2 a 4 semanas. Os temporais e pterigóideos medial e lateral, em geral, compensam o masseter enfraquecido, mas os pacientes podem observar que a mastigação é desconfortável durante o período inicial pós-injeção.
- **Face abatida com bochechas escavadas**: a perda de volume do masseter pode contribuir para uma perda temporária não desejada do volume das bochechas durante a duração da atrofia muscular.
- **Expressão do sorriso/facial sem naturalidade**: sente-se que o músculo risório seja o mais vulnerável, pois é bem variável e costuma cobrir o masseter anterior. A injeção pelo menos 1 cm posterior à borda anterior do masseter ajudará a prevenir essa ocorrência.
- **Exacerbação de papada**: a maioria das injeções no masseter é feita em pacientes na 3ª, 4ª e 5ª décadas de vida. Pacientes com mais de 50 anos têm mais probabilidade de apresentar um tono da pele insatisfatório, predispondo-os à exacerbação de papadas. Elas, em geral, retornam à condição basal em 2 meses depois da injeção.
- **Abaulamento paradoxal**: ocasionalmente uma parte do masseter que não tenha sido efetivamente tratada pode abaular desproporcionalmente durante a mastigação ou quando os dentes são cerrados. Uma distribuição igual de múltiplas injeções (3 ou mais) minimiza esse risco. O abaulamento pode se resolver por si mesmo em 2 semanas depois da injeção. Um abaulamento persistente pode ser tratado com injeção adicional de 5 unidades de toxina onabotulínica A.
- **Melhora do bruxismo**: pacientes que tenham prescrição de protetores bucais podem passar a não precisar usá-los.

Apêndice para o Capítulo 55B

K. Kay Durairaj

Preparação Antes do Procedimento

- Deve-se recomendar ao paciente que, pelo menos nos 7 dias anteriores à injeção, evite agentes que poderiam tornar o sangue mais fino, como ácido acetilsalicílico, ibuprofeno, anti-inflamatórios não esteroidais (AINEs), óleos de peixe ou vitamina E. Não se recomenda o consumo de álcool 7 dias antes e depois da injeção, pois isso aumenta o risco de equimoses e de edema.

Dia do Procedimento

- Pesquise a história de saúde detalhada do paciente sobre alergias, doenças clínicas ou contraindicações a preenchedores em potencial. Devem-se averiguar preenchedores já usados, cirurgia facial, trauma e história de implantes.
- A maquiagem deve ser removida e a face deve ser limpa com álcool a 70%, clorexidina ou iodopolividona para assegurar condições estéreis.
- Devem ser feitas fotografias pré-tratamento para a documentação fotográfica ajudar no planejamento do tratamento e comparações pré e pós-procedimento. O padrão estético de fotografias médicas recomenda 5 tomadas diferentes: frontal do paciente, sagitais esquerda e direita e 45 graus relativamente a ambas as tomadas sagitais. Assegure-se de que as características faciais estejam plenamente visíveis com os cabelos presos, sem óculos, chapéus ou cachecóis. O fundo deve ser uma superfície homogênea, neutra, não reflexiva, monocromática em branco, cinza ou azul.

Posicionamento

- O paciente deve estar sentado ou em posição semissentada voltado para a frente, de modo que os locais de interesse possam ser injetados enquanto os efeitos da gravidade influenciem o movimento do preenchedor

Se Tiver Dúvidas, Entre em Contato com o Dr. K. Kay Durairaj

Os pacientes com dúvidas ou preocupações são incentivados a entrar em contato com o consultório do Dr. Kay Durairaj durante o horário das 8:30 h e 17 h.

    Telefone: (626) 316-7033
    E-mail: info@beautybydrkay.com
    Dr. Kay's website: www.beautybydrkay.com
    Instagram: BeautyByDrKay
    Kay Durairaj, MD, FACS
    800 S. Fairmount Ave, suíte #325
    Pasadena, CA 91105
    626-316-7033

Apêndice para o Capítulo 62

Pooja Sodha • Paul M. Friedman

Tratamento Ablativo com *Laser*: Esquema de Cuidados da Pele

- Não tome banho de chuveiro por 48 horas depois do procedimento.
- Lave as mãos com sabonete antibacteriano e/ou Purell® antes de tocar a área tratada.
- Limite os movimentos da face e do pescoço – isso facilita a recuperação.

Dias 1 a 10: Instruções para Uso

- Banhos com vinagre a cada 2-8 horas, aumentando o intervalo com base na recuperação.
- Alastin® Regenerating Skin Nectar pela manhã e à noite.
- Ivermectina tópica conforme necessário para miliária.
- Alastin® Soothe + Repair Balm pela manhã e à noite diariamente e na frequência necessária para hidratação.
- Hidrocortisona, conforme a necessidade, para prurido.
- Filtro solar com FPS de 30 ou acima somente pela manhã.

Dias 11 a 30: Instruções para Uso

- Produto de limpeza para pele sensível pela manhã e à noite, diariamente.
- SkinCenticals® Discoloration Defense pela manhã e à noite, diariamente, e com a frequência necessária para hidratação.
- Ivermectina tópica conforme a necessidade para miliária.
- Alastina® Restorative Skin Complex pela manhã e à noite, diariamente, e com a frequência necessária para hidratação.
- Hidrocortisona, conforme necessário, para o prurido.
- Filtro solar com FPS 30 ou mais somente pela manhã.

Manutenção de Rotina: Instruções para Uso

- Produto de limpeza para pele sensível pela manhã e à noite, diariamente.
- SkinCeuticals® Discoloration Defense pela manhã e à noite, diariamente – aplique depois de limpar a pele.
- Alastin® Restorative Skin Complex pela manhã e à noite, diariamente.
- Retinol/Retinoide somente à noite (iniciar 4 semanas depois do tratamento com *laser*).
- Filtro solar com FPS de 30 ou acima somente pela manhã.

Banhos de Vinagre

- Abra um frasco sem uso de 500 mL de água mineral e um frasco de vinagre destilado branco.
- Derrame duas colheres de sopa de água da garrafa de água mineral e então acrescente duas colheres de sopa de vinagre.
- Agite levemente para misturar.
- Marque a garrafa com um marcador "ÁGUA COM VINAGRE" para evitar confusão.
- Para fazer os banhos de vinagre, coloque 10 a 20 gazes dentro de uma tigela de plástico ou de vidro jamais usada antes, acrescentando cuidadosamente a água com vinagre até que as gazes estejam saturadas.
- Certifique-se de que a água com vinagre esteja em contato com a pele por pelo menos 5 minutos, mais tempo de banho nas áreas com crostas e depois seque com compressas.

Apêndice para o Capítulo 63 Microagulhamento: Instruções Pós-Procedimento

Tina S. Alster

Cuidados com a Pele (1ª Semana)

Manhã
- Limpeza: loção ou creme de limpeza suave (p. ex., A Method Cleanse® MD, Donell Correction Cream Wash®, Cerave®, Cetaphil®, Dove®, Toleriane®, Vanicream®).
- Proteção: filtro solar mineral (óxido de zinco ou dióxido de titânio) (p. ex., A Method Protect MD® SPF 30, Elta MD UV Physical® SPF 41, Intellishade TruPhysical® SPF 45, La Roche-Posay Anthelios Mineral® SPF 50, Skinceuticals Physical Fusion® SPF 50, Vanicream® SPF 35 ou 50).

Noite
- Limpeza: loção ou creme de limpeza suave (p. ex., A Method Cleanse® MD, Donell Correction Cream Wash®, Cerave®, Cetaphil®, Dove®, Toleriane®, Vanicream®).
- Hidratação: hidratante sem fragrância (p. ex., A Method Hydrate MD®, Epionce Medical Barrier creme®, Cerave®, Cetaphil®, Curel®, Vanicream®).

O Que Evitar
- NÃO faça aplicação de ativos – p. ex., vitamina C, ácido glicólico, Retin-A® (retome o uso dos produtos em 1 semana quando a pele estiver recuperada).
- NÃO se exponha ao sol (use os bloqueadores solares minerais ou não químicos observados anteriormente).
- NÃO ingira alimentos salgados/processados por 1 a 2 dias (redução do edema).

Considerações Adicionais
- Dia 1 (dia do tratamento)
  - É comum uma sensação de calor e de leve rubor ou edema da pele.
  - Aplique bolsas de gelo ou compressas de água fria por 5 a 10 minutos a cada 2 horas.
  - Mantenha a cabeça elevada (sobre um travesseiro extra) ao dormir na primeira noite.
- Dia 2
  - Bálsamo calmante (p. ex., A Method Recovery bálsamo®, Teoxane Ultracomfort®) pode ser aplicado sob uma preparação com hidratante, filtro solar ou mineral para hidratação extra e para reduzir a irritação.
  - Podem-se retomar os exercícios.
- Dias 3-6: a aplicação de maquiagem pode ser retomada.
- Dia 7: produtos ativos para cuidados da pele podem ser retomados.
  - Se tiver dúvidas, entre em contato com o médico de plantão.

Apêndice para o Capítulo 67 Levantamento das Mamas (Mastopexia) Instruções para Cuidados da Paciente

Jacob G. Unger

Informações Gerais

Uma redução das mamas ou levantamento delas (mastopexia) envolve reposicionar o mamilo em uma posição mais alta, tornando menor a aréola ou parte colorida do mamilo e remodelando a mama com remoção de uma quantidade variável de pele e tecido mamário. Quando se realiza uma redução, quantidade significativa de tecido mamário é removida com o objetivo primário de aliviar dor nas costas e no pescoço.

Coisas a Manejar Antes da Cirurgia

- Providencie para alguém levar você do hospital para casa e que permaneça com você por 2 a 3 dias.
- As medicações necessárias serão pedidas à sua farmácia. Devem ser pegas antes da cirurgia.
- A suplementação proteica pode ser iniciada 1 a 2 semanas antes da cirurgia e deve incluir mais de 20 g de proteína adicional por dia.
- Use líquidos contendo eletrólitos, como Gatorade® ou água com eletrólitos à mão.
- Tenha à mão emolientes das fezes/laxativos, como Colace®, Bisacodil®, Leite de Magnésia. Podem ser comprados na farmácia local.
- Analise a lista de medicações em anexo que não devem ser tomadas durante o período perioperatório. Se tiver dúvidas não abordadas durante a consulta, entre em contato com a enfermeira do Dr. Unger pelo número 615-932-7700. Se não tiver certeza quanto a parar medicações, então entre em contato com o profissional prescritor para confirmar o que é seguro do ponto de vista médico.
- Para sua conveniência, incluímos uma *Lista de Compras Sugerida* no adendo a estas instruções.

Diretrizes Pré-Operatórias

- O tabagismo deve cessar no mínimo 6 semanas antes da cirurgia. Deve ser evitado por pelo menos 6 semanas depois da cirurgia também. O tabagismo pode interferir muito na cicatrização e levar a complicações pós-operatórias.
- Não coma nem beba nada depois da meia-noite antes da cirurgia. Isso inclui não tomar água, não mascar chiclete ou outros doces. Os medicamentos para a pressão arterial e/ou o coração podem ser tomados com um gole de água, conforme orientados pelo seu médico.
- Se tomar medicação para diabetes, então confirme com seu médico como administrar essas medicações antes da cirurgia.
- Se tiver propensão a náuseas ou à cinetose, informe ao anestesiologista no dia da cirurgia. A medicação pode ser iniciada antes da cirurgia ou durante ela para ajudar a melhorar a experiência pós-operatória.

Cuidados Pós-Operatórios

- Tomar a medicação para dor conforme a prescrição. Muitas vezes essa medicação é necessária nos primeiros 2 dias e depois se passa para uma base conforme a necessidade. Não tome bebidas alcoólicas com essa medicação.
- O ibuprofeno pode ser iniciado no dia seguinte após a cirurgia.
- Tome um emoliente das fezes/laxativo sugerido até que o intestino comece a funcionar normalmente depois da cirurgia. Uma combinação da anestesia com medicação analgésica geralmente torna isso necessário por alguns dias.
- Não fume nem fique perto de quem esteja fumando, pois até o fumo passivo atrasa a cicatrização e aumenta o risco de complicações.
- Descanse muito. A anestesia geral e a medicação para dor podem promover insônia; portanto, você pode tomar algo que auxilie no sono, se necessário. Entre em contato com a enfermeira do Dr. Unger pelo número 615-932-7700 se sentir que isso lhe trará benefício.
- Siga uma dieta bem balanceada, que inclua proteínas e seja limitada no consumo de sal. Uma dieta ou refeição com muito sal pode levar a aumento do edema e a uma recuperação prolongada. É melhor continuar a suplementação proteica por aproximadamente 3 semanas depois da cirurgia.
- A hidratação oral deve incluir o uso de líquidos contendo eletrólitos, como o Gatorade® ou um substituto com baixas calorias. Limite a quantidade de bebidas cafeinadas, pois podem promover desidratação; entretanto, o Dr. Unger recomenda manter a média diária de cafeína para evitar cefaleias.
- Você pode usar um sutiã cirúrgico, que deve ser usado o máximo que for tolerado. Você pode usar um sutiã esportivo de suporte, mas não use sutiã com armação por 6 semanas. Isso deve ser ajustado à sua situação individual.

Restrições de Atividades

- As caminhadas são incentivadas para logo depois da cirurgia. Exercício cardiovascular leve pode ser gradualmente retomado depois de 2 semanas, com aumento dos níveis de exercícios (corrida) com 4 semanas, e todas as atividades podem ser retomadas com 6 semanas.
- Você pode começar exercícios para os braços no dia seguinte à cirurgia. Seus braços não devem ser usados para sustentar o corpo ou levantar coisas pesadas. É aceitável elevar os braços acima de 90 graus. Incentivam-se os exercícios de amplitude de movimento, mas devem ficar limitados, inicialmente, até que a dor tenha melhorado significativamente e depois devem ser gradualmente aumentados
- Nas primeiras 48 horas, mantenha os movimentos dos braços em um mínimo. Seus braços não devem ser suados para apoio do corpo ou para levantar coisas pesadas. Não há problema em elevar os braços até 90 graus.
- Não levante nada que pese mais do que 5 kg por 4 semanas.
- Não dirija por aproximadamente 7 a 10 dias ou até que não esteja mais tomando medicação oral para dor nem relaxantes musculares.
- Não corra, não levante pesos, não jogue tênis nem golfe por 6 semanas depois da cirurgia. É importante manter a frequência cardíaca abaixo de 100 batimentos por minuto por 2 semanas.

- Os exercícios cardiovasculares podem ser retomados gradualmente depois de 2 semanas, com atividade cardiovascular total com 4 semanas.
- Levantamento de pesos/alongamentos (ioga) podem ser tomados depois de 6 semanas.

Cuidados com a Incisão

- Será colocada cola sobre todas as incisões. Também podem ser colocados Steri-Strips® nelas. As Steri-Strips® permanecerão colocadas por 2 a 3 semanas e descolarão naturalmente.
- Se você tiver suturas persistentes, serão removidas em 2 a 3 semanas.
- Você pode tomar banho de chuveiro 2 dias depois da cirurgia. Antes disso, deve tomar banho com esponja, mas mantenha todos os locais cirúrgicos secos.
- Certifique-se de que alguém acompanhe você durante seu primeiro banho de chuveiro.
- Não submerja as incisões por pelo menos 2 semanas.
- Não use bolsa térmica; o calor pode queimar a área.
- Se receber um sutiã cirúrgico, ele poderá ser removido antes do banho. Qualquer gaze poderá ser descartada e não precisa ser recolocada depois do primeiro banho. Seque delicadamente com tapinhas quando terminar o banho.

Cuidados com o Dreno

- O Dr. Unger pode colocar pequeno tubo de silicone sob a pele na área da cirurgia. Ele ficará conectado a uma sanfona de sucção. Esses drenos ajudam a coletar líquido, o que pode ocorrer normalmente na área de cicatrização.
- Os cuidados com os drenos serão revisados pela enfermeira durante a alta.
- Mantenha as sanfonas de drenagem colapsadas para criar leve sucção. Registre o horário e as quantidades de drenagem ao longo de um período de 24 horas.
- Entre em contato com a enfermeira do Dr. Unger pelo número 615-932-7700 para marcar uma consulta para remoção dos drenos quando a drenagem individual for de 25 mL ou menos em um período de 24 horas.
- Você receberá uma folha para registrar a quantidade de drenagem.

O Que Esperar Depois de Redução das Mamas ou de Cirurgia de Levantamento das Mamas?

- É comum ter desconforto da mama e leve queimação em torno da aréola. Vai melhorar pouco tempo depois da cirurgia.
- Você pode esperar discreto vazamento de sangue das linhas de sutura e edema nas incisões. Não é incomum ocorrer certa saturação dos curativos. Se for incômodo, pode-se aplicar gaze. No entanto, você deve entrar em contato com a clínica se tiver sangramento contínuo, significativamente mais, se o edema aumentar em uma das mamas ou se dor intensa se associar ao edema.
- Sensação de aperto nas mamas é algo normal depois da cirurgia. Pode piorar ao longo dos primeiros 2 dias, mas relaxará com o tempo.
- Pode haver uma sensação de adormecimento das mamas que desaparecerá com o passar do tempo.
- É comum a constipação depois de qualquer cirurgia, sendo secundária à anestesia, à medicação para dor e à desidratação. Permaneça bem hidratada e use o emoliente fecal e/ou laxativo até que o intestino retorne ao normal.

Quando Entrar em Contato com o Consultório?

- Se tiver aumento do edema e das equimoses em uma das mamas significativamente mais do que na outra. Remova o sutiã para fazer essa determinação. Isso pode representar um hematoma (coleção de sangue) ou um soroma (coleção de líquido claro).
- Se tiver aumento do edema ou da vermelhidão em torno da incisão.
- Se tiver dor intensa não aliviada pela medicação analgésica.
- Se tiver algum efeito colateral pela medicação: erupção cutânea, náuseas, cefaleia, vômitos.
- Se tiver febre acima de 38°C.
- Se tiver drenagem amarela ou esverdeada de uma incisão ou se notar odor fétido.
- Se notar queimação e prurido vaginais em decorrência dos antibióticos usados durante e depois da cirurgia.
- Para dúvidas médicas, entre em contato pelo telefone 615-932-7700.
- O Dr. Unger será contatado em seu telefone celular para qualquer problema médico de urgência ou emergência.

Cuidados no Acompanhamento e Marcação de Retornos

- É importante ser atendida pelo Dr. Unger aproximadamente 1 semana depois da cirurgia.
- Você também deve marcar atendimento para 6 semanas, 6 meses e 1 ano depois da cirurgia.
- Entre em contato por telefone para marcar as consultas na Maxwell Aesthetics pelo número 615-932-7700.

Maxwell Aesthetics
2020 21st Ave S. | Nashville, TN 37212|615-932-7700
www.maxwellaesthetics.com

Lista de Compras Sugerida

Itens para ter à mão antes da cirurgia
- As prescrições deverão ser pedidas à farmácia local conforme as ordens do Dr. Unger. Os medicamentos típicos são os seguintes, mas poderão ser moldados às suas necessidades:
  - Oxicodona + paracetamol (medicação para dor)
  - Diazepam (relaxante muscular e medicação para ansiedade)
  - Keflex® (cefalexina) (antibiótico)
- Ibuprofeno
- Gatorade® ou alternativa com baixas calorias, como água com eletrólitos
- Suplementos proteicos
- Emoliente das fezes/laxativo (escolha um):
  - Ducosato® (Colace), 100 mg por via oral 2 a 3 vezes ao dia ao tomar medicação para dor.
  - Leite de magnésia, 30 mL/1 colher de sopa 2 vezes ao dia ao tomar medicação para dor.
  - Suco de ameixa ou Sorbitol por via oral.
  - Bisacodil® ou citrato de magnésio conforme a necessidade para constipação.
  - Corpete ou sutiã esportivo (melhor comprar no pós-operatório, uma vez que o edema tenha diminuído, para servir melhor).

Apêndice para o Capítulo 70 Cirurgia das Mamas (Redução/Levantamento das Mamas)

Rod J. Rohrich

Instruções Pós-Procedimento

- Enquanto em repouso, mantenha a cabeça e os ombros elevados em pelo menos dois travesseiros nas primeiras 24 horas. Você pode se levantar para ir ao banheiro somente com ajuda.
- Uma dieta leve é melhor para o dia da cirurgia. Comece tomando líquidos lentamente e avance para sopas ou gelatina. Você pode iniciar uma dieta normal, rica em proteínas, no dia seguinte.
- Se tiver dor ou desconforto, tome a medicação para dor a cada 4 a 6 horas. É melhor tomar a medicação para dor com biscoitos, gelatina etc. Se não tiver dor, não tome a medicação. Bebidas alcoólicas e medicação para dor não devem ser tomadas juntas.
- Nas primeiras 48 horas, mantenha os movimentos dos braços no mínimo. Seus braços não devem ser usados para apoiar o corpo ou para levantar algo pesado.
- Podem-se usar pequenos drenos para retirar líquido acumulado depois da cirurgia. A sanfona deve ser mantida colapsada o tempo todo. O líquido precisará ser removido da sanfona 2 vezes ao dia ou se estiver cheio acima da metade. Mantenha um registro do horário e da quantidade de líquido esvaziado da sanfona. Leve o registro com você quando for à consulta. Os drenos serão removidos quando a saída for inferior a 30 mL em um período de 24 horas.
- Você terá um curativo com cola claro para a pele (Dermabond®) sobre a incisão. Isso protegerá a incisão por 7 a 10 dias. Você pode tomar banho com Dermabond® colocado. Se tiver suturas, elas serão removidas em 7 a 10 dias e você usará Steri-Strips® por 3 a 4 semanas. (Forneceremos as Steri-Strips.) Depois de todas as suturas terem sido removidas, comece o tratamento da cicatriz: nas primeiras 6 semanas, aplique pequena quantidade de Eraclea Pure Hydration Serum® em todas as incisões pela manhã e à noite. No período de 6 semanas a 6 meses, use Eraclea Intensive Repair and Reconstruction Cream® em todas as incisões pela manhã e à noite, conforme orientado pelo Dr. Rohrich (veja as instruções sobre cuidados com a cicatriz). Esses produtos podem ser comprados em locais na UT Southwestern e Park Lane.
- Você pode tomar banho 12 horas depois que os drenos tiverem sido removidos.
- Você pode usar um corpete, mas não sutiã com armação por 4 a 6 semanas.
- Evite atividade pesada e levantar objetos com mais de 5 kg por 3 semanas (mantenha a frequência cardíaca abaixo de 100 batimentos por minuto). Isso inclui intercurso e atividade sexual.

É importante o atendimento pelo Dr. Rohrich depois das verificações pós-operatórias iniciais. As consultas de acompanhamento deverão ser marcadas em 3 semanas, 6 semanas, 6 meses e 1 ano após a cirurgia. Entre em contato para marcar as consultas no consultório no UT Southwestern Medical Center pelo número 214-645-2353 ou no Dallas Plastic Surgery Institute no número 214-821-9114 no horário entre 8:30 h e 17 h.

Se Tiver Dúvidas, Entre em Contato com o Dr. Rohrich

Se for paciente de algum dos estabelecimentos a seguir, entre em contato entre 8:30 h e 17 h. Se precisar de atendimento imediato, entre em contato com o Dr. Rohrich a qualquer horário pelo celular. Não existem dúvidas sem importância. É preferível entrar em contato a ficar imaginando e não fazer a coisa certa; portanto, entre em contato com o meu consultório ou envie e-mail a qualquer hora.

Celular do Dr. Rohrich: 214-500-4870
E-mail do Dr. Rohrich: rod.rohrich@dpsi.org
Website do Dr. Rohrich: www.drrohrich.com
Dallas Plastic Surgery Institute
9101 N. Center Expressway, Suite 600
Dallas, TX 75231
214-821-9114

Apêndice do Capítulo 72 Instruções Pós-Operatórias da Mamoplastia Redutora

Francesco M. Egro • Kenneth C. Shestak

Atividades

Favor limitar as atividades durante a primeira semana de pós-operatório. Você pode ficar de pé e se mover. Você pode levantar os braços acima da cabeça. Não realizar o levantamento de mais de 2,27 kg (um galão de leite pesa 3,63 kg) por 4 semanas após a cirurgia. Sem atividades vigorosas ou exercícios por 4 semanas. Sem balançar, pular, empurrar ou puxar por 4 semanas. Pediria para você não dirigir na primeira semana ou enquanto estiver tomando analgésicos. Durante a segunda semana você pode dirigir distâncias curtas (8,04 km ou menos). Ao dormir na cama, tente manter uma discreta elevação das costas e da cabeça nas primeiras 2 semanas. Sem atividade sexual por 4 semanas.

Curativos

- Após o procedimento você utilizará um curativo circunferencial no local construído a partir de curativos de gaze e uma ligadura. Se NÃO foram usados drenos durante o procedimento, você pode remover o curativo no dia 2 do pós-operatório. Isso pode ser feito simplesmente cortando o curativo na direção vertical sobre sua coluna. Haverá esparadrapos entrelaçados através de seus ombros e estes também podem ser cortados. Uma vez que o curativo é removido, você pode tomar banho. Por favor, colocar o sutiã cirúrgico depois disso. Por favor, usar o sutiã noite e dia por 4 semanas após a cirurgia, retirando-o apenas no banho.
- Se você tiver um dreno no lugar, ele sairá para o lado de fora de uma de suas incisões. Os drenos são colocados para permitir que a cicatrização prossiga da melhor maneira possível. Quando os drenos estão no lugar, certifique-se de mantê-los limpos e secos. Antes de deixar o hospital, você será instruído por enfermeiras para esvaziar o dreno. Isso pode ser feito estabilizando, com a ponta do dedo, o dreno no ponto onde sai da pele e, em seguida, utilizar um algodão embebido em álcool para mover o fluido no dreno para o reservatório ao qual está inserido. Este é uma pequena sanfona. Esvaziar a sanfona 3 ou 4 vezes por dia. Seus drenos geralmente são removidos na sexta-feira da semana de conclusão da cirurgia. Seu curativo e seus drenos serão removidos nessa consulta pós-operatória e será colocado um sutiã cirúrgico em você.

Cuidados com o Dreno

- Os drenos são colocados para ajudar na sua cicatrização. Eles são inócuos. Eles tendem a ser um pouco incômodos, porque pode irritá-lo. Esvaziar os drenos 3 vezes ao dia.
- O importante é que você some a quantidade de drenagem saindo de cada dreno. *Nosso serviço solicita informação de drenagem em 24 horas.*
- Para atingir um total de 24 horas, basta começar no dia seguinte da cirurgia, esvaziando o dreno assim que você se levantar. Por exemplo, se você acordar às 9 horas da manhã no primeiro dia de pós-operatório, precisamos saber a quantidade total de drenagem até as 9 horas da manhã no segundo dia de pós-operatório. Você terá também 3 ou 4 números, dependendo de quantas vezes você esvaziou o dreno. Manter esses números como *total de 24 horas* em uma folha separada de papel.
- Ao ligar para nosso consultório, você será solicitado a relatar esses números para o nosso assistente médico. Dependendo de quanto está saindo do dreno, conforme relatado por você, nós o orientaremos sobre quando vir ao consultório.

Suturas

- A maioria das incisões é fechada com suturas que se dissolvem. Se uma sutura de Prolene® foi colocada no ponto "T", ela será removida em 7 a 10 dias. Não é incomum que 1 ou 2 ou mais suturas não absorvam "e extruam através da pele." Informe-nos se sentir alguma dor na incisão ou vermelhidão ao redor da incisão.
- Após a colocação de uma incisão, é importante que você a mantenha limpa e seca nas primeiras 24 horas. Na maioria dos casos, depois disso, você pode umedecer a incisão com banho de esponja. Pedimos que você proteja a incisão da exposição direta ao sol por um período de 9 meses. Se você antecipar a exposição solar, pedimos que você use um protetor solar com um fator de proteção solar (FPS de pelo menos 30).

Pomadas e Cremes

Você pode ser instruído a colocar pomadas de bacitracina em determinadas partes para a incisão ou pele circundante. NÃO se aplica o creme hidratante OU quaisquer cremes para cicatrizes (vitamina E, bio-óleo, óleo de coco, Mederma® ou Kelo-cote®). Esses cremes hidratantes/cremes para cicatrizes não são estéreis e não devem ser colocados em feridas abertas.

Apêndice do Capítulo 74 Lipoaspiração SAFE (SAFELipo®) do Tronco e das Extremidades (com ou sem Lipoenxertia)

Simeon Wall Sr ▪ *Holly Wall* ▪ *Simeon Wall Jr.*

Instruções Pós-Operatórias

- **Levantar-se/Restrições:** relaxe! Sentar-se em uma poltrona reclinável ou na cama, mas queremos que você se levante e ande pelo menos 4 vezes ao dia a partir do dia da cirurgia. Se você realizou a lipoaspiração SAFE (SAFELipo®) em seu abdome, você vai querer se manter reto e minimizar a curvatura — manter a pele do seu estômago bonita e reta para que cicatrize suavemente. Você não tem quaisquer restrições de atividades específicas de sua cirurgia de lipoaspiração *SAFE*, mas lembre-se de não realizar nenhuma atividade extenuante ou exercitar-se por 2 semanas. Se você fez uma cirurgia de implante de mama, certifique-se de seguir as instruções fornecidas além dessas instruções.
- **Perda de líquido:** algumas das incisões da lipoaspiração são mantidas abertas para drenar o excesso de líquido. Essas incisões vão drenar o líquido rosa-avermelhado a límpido, por 2 a 5 dias. A drenagem pode ser significativa e é um bom sinal! Isso geralmente representa várias centenas de mililitros na primeira noite. Queremos que todo o excesso de líquido seja drenado imediatamente, de modo que não haja tanto inchaço e seu corpo não tenha que absorvê-lo nos próximos meses. Eliminar esse líquido de maneira imediata também minimizará ou mesmo eliminará qualquer hematoma.
- **Micção:** queremos que você urine em até 4 horas após chegar ao leito. Continue se levantando e tentando ir ao banheiro pelo menos a cada 30 minutos até você conseguir. Idealmente, você deveria urinar pelo menos 2 vezes na noite da cirurgia. Se você não puder urinar, você precisará ligar para o cirurgião de plantão e colocar um cateter de Foley de volta na bexiga.
- **Ingestão de líquido:** ingerir pelo menos 1 L de bebida isotônica (Gatorade®) por dia, durante 3 dias depois da cirurgia. Depois disso, certifique-se de beber bastante água.
- **Espirômetro de incentivo:** queremos que você alcance pelo menos 2.000 mL ao usar o espirômetro de incentivo, 10 vezes a cada hora enquanto está acordado.
- **Drenos (se houver):** retirar os drenos a cada 4 horas, mas você não precisa esvaziá-los até que um deles esteja pelo menos na metade (normalmente cerca de 75 mL), depois esvaziá-los simultaneamente *e anotar a data, hora e quantidade de cada dreno*. Guardar esse quadro para seu cirurgião ver! Quando um dos drenos vazar menos de 25 mL em um período total de 24 horas, marcar uma consulta para que seja retirado. O outro dreno será retirado pelo menos 2 dias depois, quando também estiver abaixo de 25 mL em um período de 24 horas.
- **Equipamento DCP:** o equipamento de compressão das pernas é fornecido a você para usar na primeira semana pós-operatória, sempre que não estiver caminhando ativamente. Favor utilizar o adaptador fornecido para uso no carro em sua caminhada para casa. O equipamento DCP é outra ferramenta que usamos para minimizar a chance de desenvolver um coágulo sanguíneo após a cirurgia. Por favor, cuide do equipamento e devolva-o em uma de suas consultas pós-operatórias, aproximadamente 1 semana ou mais após a cirurgia. Flexionar e estender seus tornozelos 20 vezes por hora enquanto estiver acordado, começando logo após a cirurgia e continuando por 2 semanas.
- **Medicamentos:** começar a tomar seu laxante e Celebrex® desde o dia da cirurgia (após a cirurgia). Lembre-se não beber álcool, Advil®, Aspirina®, ibuprofeno ou outros anti-inflamatórios (exceto Celebrex®) por 2 semanas.
- **Analgésicos e comprimidos para dormir:** só tome comprimidos para dor se estiver com dor significativa e constante. Dor e rigidez são sintomas normais e não devem ser tratadas com analgésicos. Lembre-se de que todos os narcóticos (comprimidos analgésicos) causam constipação e prurido e podem causar náusea intensa, dor de cabeça, tontura e erupções cutâneas. Queremos que você pare de tomar analgésicos assim que puder! Você pode continuar tomando o comprimido para dormir enquanto tiver insônia, geralmente 3 a 7 noites. Sim, você pode tomar juntos, um analgésico e um comprimido para dormir, se necessário. Não, você não pode dirigir antes de parar completamente de tomar analgésicos.
- **Vestuário de compressão preto e espuma:** se você foi submetido à lipoaspiração SAFE do tronco e/ou coxas, você já vai acordar com seu vestuário de compressão preto. Você também já terá pedaços de espuma colados à sua pele sob o vestuário. Você ficará com esta vestimenta e espuma nas próximas 2 a 4 semanas, dependendo de sua cirurgia específica e como você está progredindo (você pode removê-lo para tomar banho e lavar tudo). A menos que instruído pelo seu médico para fazer o contrário, você usará o vestuário e a espuma dia e noite nas primeiras 2 semanas e então durante o dia apenas por mais 2 semanas. Isso significa que após as primeiras 2 semanas você estará dormindo sem nada. Evite roupas apertadas e restritivas e roupas íntimas! Eles podem causar depressões em sua pele que podem se tornar permanentes! Os responsáveis mais comuns são calças ou roupas íntimas que são justas e usadas exatamente no mesmo local em sua cintura. Dica: usar calças/roupas íntimas mais folgadas e use-as no "estilo vovô" — com o cós muito mais alto do que o normal. Isso evita causar depressões em sua cintura. Você pode lavar o vestuário e a espuma, assim como também pode secar a roupa na máquina. Secar a espuma com uma toalha. O talco de bebê colocado na superfície adesiva da espuma ajuda a torná-lo mais confortável e não aderir com tanta força à pele. A vestimenta deve ser colocada com o zíper no lado de fora. Se você tiver uma roupa de corpo inteiro, a etiqueta está na frente, do lado de fora.
- **Banho:** você pode tomar banho no segundo dia após a cirurgia. Tirar tudo, inclusive a espuma. *Prestar atenção onde a espuma está no seu corpo, porque você vai colocá-la de volta nos mesmos locais!* Quando você terminar, geralmente é mais fácil colocar o vestuário primeiro, deixando-o aberto, depois inserir os pedaços de espuma e, em seguida, reapertar a roupa.
- **Acompanhamento:** você geralmente será visto 7 a 10 dias após sua cirurgia ou quando seu primeiro dreno estiver pronto para ser removido (ver nº6, anteriormente).
- **Consultas pós-operatórias:** vir à sala de espera pós-operatória localizada à esquerda da entrada principal e à direita das portas de correr. Apertar o botão de chamada e você será chamado.
- **Ir para casa:** certifique-se de colocar almofadas, uma cortina de chuveiro ou toalhas onde quer que você se deite, pois pode ocorrer o extravasamento de líquidos por alguns dias.

- **Sem almofadas de aquecimento:** você está dormente e poderá se queimar.
- **Fases de recuperação:** você estará na primeira fase por 2 a 4 semanas, dependendo da cirurgia exata e como você está se saindo. Em seguida você fará a transição para uma vestimenta de fase 2 e irá retirar a espuma quando estiver pronto. A fase 2 geralmente leva de 1 a 3 meses, utilizando a vestimenta somente durante o dia.
- **Resultados:** leva pelo menos 4 meses para a resolução completa do inchaço (até um ano para a SAFELipo dos joelhos) e pelo menos 1 ano para as incisões cicatrizarem e desaparecerem. Você pode começar massageando os locais de incisão 4 semanas após a cirurgia e você deve massagear todas as áreas tratadas várias vezes ao dia, começando aproximadamente 2 semanas após a cirurgia.
- **Problemas:** ligar para o consultório com quaisquer perguntas ou preocupações em (318) 795-0801 a qualquer hora. Você pode enviar um *e-mail* para nurse@wallcenter.com (incluir seu nome, nome do médico e data da cirurgia) para questões não urgentes. Em caso de emergência, disque 911.

Apêndice do Capítulo 76 O que os Pacientes Devem Ter em Mente Após o Procedimento

Alfredo E. Hoyos ▪ *Mauricio E. Perez*

O que Acontece depois de Sair da Sala de Operação?

- Após a cirurgia o paciente é encaminhado à área de recuperação.
- Seu médico pode deixar drenos para evitar o acúmulo de líquidos.
- A posição na cama após a cirurgia deve ser com o tronco e os joelhos flexionados, de modo que nenhuma tensão na parede abdominal seja gerada. Você não deve se levantar durante a primeira noite.
- Realizar alguns exercícios de perna (flexão e extensão na cama) melhorará a circulação e ajudar a prevenir o tromboembolismo.
- Bebidas alcoólicas e o tabagismo são proibidos nas primeiras 48 horas. Além disso, tente abandoná-los se for o caso.
- Não dirigir um veículo motorizado, operar máquinas ou ferramentas elétricas.
- Estar atento para tomar qualquer decisão importante ou assinar qualquer documento legal. Você pode sentir obnubilação, tontura e sonolência após a cirurgia. Por favor, não fique sozinho.
- Recomendamos uma noite na clínica, apenas para observação e para garantir o acompanhamento imediato.
- Uma enfermeira estará 24 horas ao seu lado no primeiro dia.
- Qualquer desconforto geralmente é controlado com analgésicos.
- É importante tentar se levantar assim que tolerado, para promover a circulação sanguínea.
- Normalmente você poderá tomar banho em 48 horas. Você receberá instruções específicas sobre isso. Não molhe as incisões por um longo período de tempo.
- Não use a banheira e não nade até que seja liberado pelo médico.

Sintomas que Você Pode Esperar

- O desânimo é uma sensação normal após a cirurgia. Isso acontece porque você não será capaz de apreciar seus resultados imediatamente.
- A dor pode ocorrer e será aliviada com medicamentos anti-inflamatórios não esteroidais (AINEs). Se a dor piorar cada vez mais, você deve notificar imediatamente seu médico ou outro membro da equipe.
- Por favor, não tome aspirina ou qualquer medicamento que contenha aspirina por 2 semanas após a cirurgia. Isso inclui Anacin®, Alka-Seltzer, Fiorinal®, Empirin®, Bufferin®, Ascriptin®, Excedrin® e alguns medicamentos para resfriado sem prescrição médica.
- Evitar produtos com ibuprofeno. Você pode tomar Tylenol®, Tylenol® extraforte ou Co-Tylenol® em vez disso. Se você tem algumas perguntas sobre um determinado medicamento, entre em contato com o seu médico.
- Pode haver pequenas áreas de equimose (manchas roxas) na região abdominal, que irão desaparecer gradualmente com o tempo (4-8 semanas).
- A diminuição da sensibilidade na pele após o procedimento voltará ao normal depois de alguns dias.
- A sensação de aperto e inchaço após a cirurgia diminuirá com o tempo.
- Durante as primeiras 24 a 48 horas, uma grande quantidade de líquido sanguinolento drenará das incisões. Essa secreção normalmente esperada é decorrente de alguma solução infiltrante residual (anestésica).
- Alguma sonolência pode ser esperada após os procedimentos de lipoaspiração, que podem ser variáveis e podem aumentar a sua temperatura.

Lembrar

- Você precisará passar alguns dias descansando, por isso recomendamos tirar alguns dias de folga do trabalho. O repouso é essencial para uma recuperação ideal (aproximadamente 15 dias). O uso de roupas de compressão e de espumas é muito importante em sua recuperação. Você deve usá-los por 24 horas (primeiro mês, dia e noite); nos próximos 1 ou 2 meses, você pode escolher se você deseja usar 12 horas (dia) ou 12 horas (durante a noite). Durante esse tempo elas serão removidas apenas para limpeza, revisões e massagens.
- Descansar principalmente durante as primeiras 48 horas, com alguns períodos em pé e exercícios contínuos das pernas; assim, andar é permitido com assistência.
- Os drenos, se presentes, são removidos após 5 a 7 dias.
- Os pontos são removidos após 2 semanas.
- Você receberá medicação antibiótica profilática para prevenir a infecção e analgésicos para controlar o desconforto pós-operatório.
- Sem atividades ou exercícios extenuantes por 8 semanas.
- Meias de compressão são obrigatórias após a lipoescultura a fim de melhorar o fluxo sanguíneo nas pernas. Gentil e constantemente comprimem seus músculos e tecidos, o que ajuda a prevenir o inchaço das pernas e, em menor grau, os coágulos sanguíneos.
- Os pacientes devem se abster completamente de levantar objetos pesados, crianças ou animais de estimação.
- Não dirigir um carro por pelo menos 1 semana.
- Evitar a exposição direta ao sol durante os primeiros 2 meses após a cirurgia. Os cremes ou loções protetoras solares são permitidos 4 semanas após a cirurgia.
- O paciente deve comparecer estritamente às consultas de acompanhamento com o cirurgião.
- A aspirina ou quaisquer medicamentos que contenham aspirina são proibidos, visto que podem causar um efeito anticoagulante.
- Por favor, não tomar medicamentos adicionais que o seu cirurgião não tenha prescrito. Se você não consegue suportar a dor, pergunte ao seu médico e siga as instruções recomendadas.
- É importante ter um especialista cuidando de você durante sua convalescença (para ajudá-lo a usar as espumas e os vestuários, tomar banho, transferências etc.) e também observar o seu progresso de perto.
- As roupas de compressão podem causar ressecamento da pele, portanto, o médico deve autorizar você a usar hidratantes alguns dias depois da cirurgia.

Apêndice do Capítulo 77 O que os Pacientes Devem Ter em Mente Após o Procedimento

Alfredo E. Hoyos ▪ *Mauricio E. Perez*

O que Acontece depois de Sair da Sala de Operação?

- Após a cirurgia, o paciente é encaminhado à área de recuperação.
- Seu médico pode deixar drenos para evitar o acúmulo de líquidos.
- A posição na cama após a cirurgia deve ser com o tronco e os joelhos flexionados, de modo que nenhuma tensão na parede abdominal seja gerada. Você não deve se levantar durante a primeira noite.
- Realizar alguns exercícios de perna (flexão e extensão na cama) melhorará a circulação e ajudará a prevenir o tromboembolismo.
- Bebidas alcoólicas e o tabagismo são proibidos nas primeiras 48 horas. Além disso, tente abandoná-los se for o caso.
- Não dirigir um veículo motorizado, operar máquinas ou ferramentas elétricas.
- Estar atento para tomar qualquer decisão importante ou assinar qualquer documento legal. Você pode sentir obnubilação, tontura e sonolência após a cirurgia. Por favor, não fique sozinho.
- Recomendamos uma noite na clínica, apenas para observação e para garantir o acompanhamento imediato.
- Uma enfermeira estará 24 horas ao seu lado no primeiro dia.
- Qualquer desconforto geralmente é controlado com analgésicos.
- É importante tentar se levantar assim que tolerado, para promover a circulação sanguínea.
- Normalmente você poderá tomar banho em 48 horas. Você receberá instruções específicas sobre isso. Não molhe as incisões por um longo período de tempo.
- Não use a banheira e não nade até que seja liberado pelo médico.

Sintomas que Você Pode Esperar

- O desânimo é uma sensação normal após a cirurgia. Isso acontece porque você não será capaz de apreciar seus resultados imediatamente.
- A dor pode ocorrer e será aliviada com medicamentos anti-inflamatórios não esteroidais (AINEs). Se a dor piorar cada vez mais, você deve notificar imediatamente o seu médico ou outro membro da equipe.
- Por favor, não tome aspirina ou qualquer medicamento que contenha aspirina por 2 semanas após a cirurgia. Isso inclui Anacin®, Alka-Seltzer, Fiorinal®, Empirin®, Bufferin®, Ascriptin®, Excedrin® e alguns medicamentos para resfriado sem prescrição médica.
- Evitar produtos com ibuprofeno. Você pode tomar Tylenol®, Tylenol® extraforte ou Co-Tylenol® em vez disso. Se você tem algumas perguntas sobre determinado medicamento, entre em contato com o seu médico.
- Pode haver pequenas áreas de equimoses (manchas) na região abdominal, que irão desaparecer gradualmente com o tempo (4-8 semanas).
- A diminuição da sensibilidade na pele após o procedimento voltará ao normal depois de alguns dias.
- A sensação de aperto e inchaço após a cirurgia diminuirá com o tempo.
- Durante as primeiras 24 a 48 horas, uma grande quantidade de líquido sanguinolento drenará das incisões. Essa secreção normalmente esperada é decorrente de alguma solução infiltrante residual (anestésica).
- Alguma sonolência pode ser esperada após os procedimentos de lipoaspiração, que podem ser variáveis e podem aumentar sua temperatura.

Lembrar

Você precisará passar alguns dias descansando, por isso recomendamos tirar alguns dias de folga do trabalho. O repouso é essencial para uma recuperação ideal (aproximadamente 15 dias). O uso de roupas de compressão e de espumas é muito importante em sua recuperação. Você deve usá-los por 24 horas (primeiro mês, dia e noite); nos próximos 1 ou 2 meses, você pode escolher se você deseja usar 12 horas (dia) ou 12 horas (durante a noite). Durante esse tempo, elas serão removidas apenas para limpeza, revisões e massagens.

- Descansar principalmente durante as primeiras 48 horas, com alguns períodos em pé e exercícios contínuos das pernas; assim, andar é permitido com assistência.
- Os drenos, se presentes, são removidos após 5 a 7 dias.
- Os pontos são removidos após 2 semanas.
- Você receberá medicação antibiótica profilática para prevenir a infecção e analgésicos para controlar o desconforto pós-operatório.
- Sem atividades ou exercícios extenuantes por 8 semanas.
- Meias de compressão são obrigatórias após a lipoescultura a fim de melhorar o fluxo sanguíneo nas pernas. Gentilmente e constantemente comprimem seus músculos e tecidos, o que ajuda a prevenir o inchaço das pernas e, em menor grau, os coágulos sanguíneos.
- Os pacientes devem se abster completamente de levantar objetos pesados, crianças ou animais de estimação.
- Não dirigir um carro por pelo menos 1 semana.
- Evitar a exposição direta ao sol durante os primeiros 2 meses após a cirurgia. Os cremes ou loções protetoras solares são permitidos 4 semanas após a cirurgia.
- O paciente deve comparecer estritamente às consultas de acompanhamento com o cirurgião.
- A aspirina ou quaisquer medicamentos que contenham aspirina são proibidos, visto que podem causar um efeito anticoagulante.
- Por favor, não tomar medicamentos adicionais que o seu cirurgião não tenha prescrito. Se você não consegue suportar a dor, pergunte ao seu médico e siga as instruções recomendadas.
- É importante ter um especialista cuidando de você durante sua convalescença (para ajudá-lo a usar as espumas e os vestuários, tomar banho, transferências etc.) e também observar seu progresso de perto.
- As roupas de compressão podem causar ressecamento da pele, portanto, o médico deve autorizar você a usar hidratantes alguns dias depois da cirurgia.

Apêndice para Capítulo 82 Instruções Pós-Operatórias para Braquioplastia

J. Peter Rubin

Atividade

- Repouso é sua prioridade número 1 nas 24 a 48 horas após a cirurgia. Repousar no leito ou em uma poltrona reclinável, mantendo o mínimo de atividade pelo menos nas 2 primeiras semanas. Entretanto, faça pelo menos três caminhadas curtas ao redor de sua casa para prevenir inchaço nas pernas e para evitar possíveis coágulos sanguíneos. É melhor ingerir apenas líquidos claros ao chegar a casa e depois progredir para alimentos regulares conforme o tolerado no dia seguinte. Lembre-se de que a ingesta de proteína é extremamente importante para a cicatrização de ferimentos. Recomendamos 70 a 90 g de proteína ao dia após a cirurgia. A ATIVIDADE EXTENUANTE NÃO é permitida. Não erguer nada mais pesado que um jarro de leite. Nada de grande esforço, levantar peso, inclinar-se, puxar, empurrar ou se exercitar.
- É extremamente importante limitar o uso dos braços e NÃO estendê-los acima do nível dos ombros durante 2 semanas. Você poderá realizar suas atividades diárias usuais dentro de 2 a 3 semanas. A dor e o inchaço persistirão por várias semanas. A maioria dos pacientes pode voltar ao trabalho em escritório quando se sentir confortável para isso. Você poderá reassumir a maior parte de suas atividades normais após 2 semanas, exceto natação, tênis ou golfe até 4 semanas após a cirurgia. NÃO ELEVAR seus braços acima do nível da cabeça até receber instruções do seu médico.

Posicionamento

Você precisará permanecer em uma "posição de cadeira de descanso" por alguns dias. Isso pode ser feito em uma poltrona reclinável ou no leito, com a cabeça elevada sobre três travesseiros e cotovelos e antebraços elevados com dois ou três travesseiros de cada lado. Você precisará dormir nessa posição nos primeiros 4 dias para ajudar a prevenir inchaço adicional dos braços. Uma poltrona reclinável funciona muito bem.

Cuidados com Ferimento/Dreno

Você terá um pequeno dreno em cada braço para ajudar na remoção de fluido que pode causar desconforto e atrasar a cicatrização apropriada. Esses drenos serão suturados para prevenir a remoção acidental. Se isso acontecer, favor informar ao consultório. Você receberá instruções sobre o cuidado com os drenos, como esvaziar e registrar os volumes de drenagem para determinar quando os drenos estarão prontos para a remoção. Pode ser necessário que eles permaneçam no local por vários dias ou mais, pois cada paciente é diferente. Pode ocorrer de o dreno ficar entupido com sangue seco e pode ser útil "ordenhar" a tubulação para deslocar o coágulo, se necessário. É também normal o vazamento da drenagem para fora do tubo – usar apenas coxins de gaze ou toalhinhas sanitárias para absorver esse vazamento. O fluido da drenagem estará bem vermelho no começo, mas ficará um amarelo rosado bem mais claro depois de alguns dias. Será útil fixar os drenos às bandagens ou ao sutiã para mantê-los protegidos.

Curativos

Ao deixar o hospital, você terá curativos de gaze nos braços, com um suporte de bandagem ACE™ para mantê-los no lugar. O posicionamento apropriado dos envoltórios ACE deve ir do punho até a axila. Eles nunca devem ser colocados somente no braço, pois podem atuar como um torniquete e causar inchaço nas mãos. É muito importante manter esses envoltórios ACE no local durante todo o tempo, até sua primeira consulta após a operação, no consultório, quando os curativos serão removidos. Você precisará continuar usando um envoltório de compressão leve nos braços por várias semanas. Você pode usar as bandagens ACE ou, se preferir, adquirir um par de meias de suporte, como a meia TED, em sua farmácia, tamanho pequeno ou médio, para usar em cada braço. Cortar o pé da meia com tesoura. Isso funciona muito bem para manter o inchaço pequeno e ajuda a controlar o desconforto. A compressão não deve ser apertada, apenas confortável.

Medicação

Você receberá a prescrição de um analgésico narcótico ao sair do hospital e poderá sofrer efeitos colaterais, incluindo náusea, constipação, insônia ou coceira. As náuseas podem ser aliviadas ingerindo o medicamento às refeições. A constipação é evitada usando-se um laxante adquirido sem prescrição, 2 vezes ao dia, enquanto você estiver tomando o analgésico. A coceira pode ser aliviada tomando anti-histamínicos sem prescrição, como Benadryl, junto com o analgésico, mas você poderá se tornar excessivamente sonolento(a). Você não poderá dirigir veículos enquanto estiver se tratando com analgésico narcótico; se a náusea ou vômito persistirem ou aparecerem erupções na pele, consultar seu médico. Ele (ou ela) poderá mudar seus medicamentos. Os antibióticos serão prescritos enquanto os drenos permanecerem no local.

Banho

O banho será permitido com esponja 24 horas após a cirurgia e lavar os cabelos, mas NÃO poderá usar a banheira durante várias semanas após a cirurgia. O banho será permitido após sua primeira consulta de acompanhamento, mesmo com os drenos ainda instalados. Tentar fixar os drenos a uma corrente ou cadarço enrolando no pescoço durante o banho de chuveiro. Lavar as incisões com sabonete antibacteriano e água. Se elas ainda apresentarem crostas com sangue ou drenagem ressecados, deve-se limpar com uma mistura meio a meio de peróxido de hidrogênio e água para remoção desses resíduos. Não se deve aplicar nenhuma loção, talco ou creme nas incisões, a menos que orientado pelo consultório. Às vezes usamos pomadas com prescrição para ajudar na cicatrização dos ferimentos, se necessário.

Sinais e Sintomas de Alerta

- Qualquer procedimento pode gerar complicações. E quando aparecem, elas são mais bem tratadas assim que descobertas. Por favor, entrar em contato com o consultório em qualquer das situações a seguir:
  - Dor intensa, não controlada com o medicamento analgésico prescrito.
  - Inchaço ou endurecimento excessivo, em comparação com o outro lado.
  - Febre superior a 38,3°C ou calafrios.
  - Drenagem excessiva, espessa ou fétida.
  - Início súbito de falta de ar, dor no tórax ou na panturrilha.
  - Urticária ou erupções cutâneas.
- A elevação leve da temperatura durante as primeiras 48 horas após a cirurgia é uma reação natural do seu corpo ao trauma cirúrgico e é completamente normal.

Consulta de Acompanhamento

Uma consulta de acompanhamento estará anotada em sua documentação de alta do hospital. Ela poderá ser na terça-feira seguinte ao procedimento. Se você não tiver essa consulta já programada, entrar em contato com o consultório, (214)641-3723. Levar o medicamento de dor para a consulta, pois você poderá precisar de outra dose no consultório. Não temos medicamentos disponíveis no consultório.

Não fique assustado(a) se seus braços não se mostram completamente simétricos de imediato, após a remoção dos curativos. Inchaço e equimoses causam uma distorção temporária do tecido, o que se resolverá e seus braços assumirão um formato agradável dentro de um curto período.

Volta ao Trabalho

A maioria dos pacientes fica de 2 a 3 semanas ausente do trabalho para recuperação. Dependendo do tipo de trabalho, o paciente poderá voltar mais cedo, se desejado. Nosso pessoal no consultório ficará à disposição para ajudar com suas informações da licença médica com seu empregador. Esportes ou atividades vigorosas não são permitidos por várias semanas após a cirurgia. Seu médico o informará sobre quando será seguro reassumir essas atividades.

Lembre-se

Nosso objetivo é tornar sua experiência conosco a mais agradável possível. Não hesite em ligar para o consultório em caso de quaisquer preocupações ou se você tiver perguntas sobre os cuidados com você após a cirurgia. Estamos aqui para ajudar em tudo o que pudermos! Solicitamos seguir as instruções em sua folha de "Números de contato para pacientes do Doutor Rubin."

Apêndice para Capítulo 84 Cirurgia Plástica: Elevação Vertical da Coxa – Instruções Pós-Procedimento

Joseph P. Hunstad

Geral

Na presença de qualquer um dos sintomas a seguir, comunicar-se com o consultório do Doutor Hunstad imediatamente, no tel. (704) 659.9000:

- Dor no tórax.
- Falta de ar.
- Dor na panturrilha e/ou na perna.
- Inchaço em uma das pernas mais do que na outra.
- Tontura que não se resolve, incapacidade de ingerir fluidos, débito urinário insatisfatório, boca seca ou quaisquer outros sinais gerais de desidratação.
- Febre superior a 38,3°C que não é controlada com Tylenol ou com seus medicamentos analgésicos contendo Tylenol.

Atividade

- Evitar qualquer fricção ou colocar tensão sobre a incisão.
- Evitar atividade vigorosa ou extenuante durante 2 semanas. Não levantar peso, empurrar ou puxar com as pernas.
- Manter as pernas elevadas acima do nível do coração para ajudar a reduzir o inchaço.
- Andar com frequência, evitar longos períodos sentado(a), ou andar o máximo possível; apontar e flexionar os pés enquanto sentado(a), 10 vezes por hora enquanto acordado. Caminhar vai melhorar sua circulação e ajudará a prevenir o desenvolvimento de um coágulo sanguíneo e as caminhadas deverão ser aumentadas gradativamente com o tempo.
- Uma vez em casa, usar um espirômetro como incentivo (frasco de respirar) como instruído, pelo menos 10 vezes por hora.

Dieta

- Reassumir a dieta normal; após a cirurgia, ingerir pequenas refeições com frequência. Seu apetite pode estar irregular durante alguns dias, mas você deverá se esforçar para ingerir pequenos lanches.
- Ingerir o máximo possível de líquidos para manter-se bem hidratado(a). A meta é um galão de água/fluidos claros por dia. Evitar cafeína.
- Não ingerir nenhum medicamento com o estômago vazio.

Cuidados com o Ferimento

- O banho de chuveiro será permitido no dia seguinte ao da cirurgia; certificar-se de ser um banho rápido (não prolongado) e morno (não quente). Se você tiver drenos, amarrar um cordão ao redor da cintura ou do pescoço e fixar o dreno a esse cordão.
- Remover toda a espuma e vestimentas de compressão antes de entrar no chuveiro. A roupa de compressão pode ser lavada na lavadora, com detergente regular e colocada na secadora, se estiver manchada/suja.
- Não remover nenhuma fita cobrindo as incisões durante o banho: deixar as fitas sobre as incisões e secar suavemente ao sair do chuveiro. É possível usar um secador de cabelo frio quando fora do chuveiro para secar as fitas.
- Substituir quaisquer Band-Aids amarronzados que fiquem molhados no chuveiro.
- Não submergir as incisões na banheira, banheira de hidromassagem, piscina etc. até receber orientação do seu cirurgião.
- Evitar exposição ao sol até que o vermelhão da incisão esteja resolvido ou até ser orientado(a) de outra maneira por seu cirurgião. Todas as incisões deverão ser protegidas do sol para reduzir escarificação e descoloração permanentes.

Cuidados com Drenos

- Se o dreno (ou drenos) foi colocado após a cirurgia, você deve esvaziá-los (como instruído) assim que ficarem cheios em um terço.
- Comprimir o bulbo para criar a sucção para o funcionamento do dispositivo.
- Será necessário "debulhar" ou "ordenhar" cada tubulação de dreno (conforme instruído) para manter a drenagem fluindo. Isso deve ser feito com frequência, a cada dia.
- O dreno pode permanecer no corpo durante 7 a 14 dias.
- Registrar o débito do dreno. Se houver mais de um dreno, medir o débito de cada um em separado. Deixar seu médico ou enfermeiro(a) informados quando a drenagem no bulbo estiver inferior a 25 cc em 24 horas.

Roupas

- Continuar usando as roupas de compressão colocadas após a cirurgia. Liberar a roupa em intervalos de poucas horas para evitar irritação da pele. Tentar manter a roupa lisa contra a pele para evitar dobras. Tubos de drenagem, se presentes, devem ser colocados por fora da roupa para evitar que se dobrem.
- É possível lavar a roupa na lavadora e usar a secadora para manter a roupa limpa. Você poderá ficar sem a roupa durante a lavagem. Recomendamos remover a roupa enquanto sentado(a) ou deitado(a) e aguardar 15 minutos antes de entrar no chuveiro para evitar tonturas.

Medicamentos

- Ingerir os medicamentos conforme a prescrição. Observar os máximos para cada dia.
- Não dirigir, operar máquinas ou qualquer outra atividade que demande concentração ou qualquer trabalho de precisão.
- Iniciar a ingestão dos antimicrobianos com sua primeira refeição após a cirurgia.
- Por favor, pergunte antes de recomeçar as vitaminas e suplementos em casa.
- Não ingerir nenhum outro analgésico (p. ex., Ibuprofeno, Aspirina, Aleve etc.) durante pelo menos 1 semana após a cirurgia sem antes verificar com seu médico.

Anestesia

- Após receber a anestesia você poderá ficar sonolento(a) nas próximas 12 a 24 horas. A recomendação é ir diretamente para casa e descansar. Levantar-se para usar o banheiro e caminhar com frequência.
- Nas próximas 24 horas: não dirigir, não operar máquinas ou qualquer atividade que exija concentração ou trabalho de precisão. Não ingerir álcool ou drogas diferentes daquelas prescritas por seus médicos.
- Dor de garganta leve é comum nas 24 a 36 horas após a anestesia geral. Pastilhas para a garganta podem ser úteis.
- Se você não conseguir urinar após 4 horas, telefonar para o consultório.
- Dor de cabeça, dor indefinida ou rigidez são efeitos colaterais comuns da anestesia e podem persistir por vários dias. Se você tem quaisquer preocupações ou problemas relacionados com sua anestesia, telefonar para o consultório.
- A fadiga pode persistir por 24 a 48 horas.
- Uma vez concluída a cirurgia, é MUITO IMPORTANTE tomar algumas medidas para assegurar que suas funções respiratórias estejam ideais. Com frequência, após uma cirurgia, os pacientes têm medo de respirar normalmente por causa do desconforto. Se seus pulmões não estão se expandindo completamente e as secreções usualmente produzidas não conseguem ser expectoradas, podendo ocorrer pneumonia. Fazer respirações profundas e tossir periodicamente após a cirurgia.

Apêndice para Capítulo 85 Cirurgia Plástica: Elevação Posterior na Linha do Sutiã – Instruções Pós-Procedimentos

Joseph P. Hunstad

Geral

Na presença de qualquer um dos sintomas a seguir, comunicar-se com o consultório do Doutor Hunstad imediatamente, no tel. (704) 659.9000:

- Dor no tórax.
- Falta de ar.
- Dor na panturrilha e/ou na perna.
- Inchaço em uma das pernas mais do que na outra.
- Tontura que não se resolve, incapacidade de ingerir fluidos, débito urinário insatisfatório, boca seca ou quaisquer outros sinais gerais de desidratação.
- Febre superior a 38,3°C que não é controlada com Tylenol ou com seus medicamentos analgésicos contendo Tylenol.

Atividade

- Evitar qualquer fricção ou colocar tensão sobre a incisão.
- Evitar atividade vigorosa ou extenuante durante 2 semanas. Não levantar peso, empurrar ou puxar com as pernas.
- Manter as pernas elevadas acima do nível do coração para ajudar a reduzir o inchaço.
- Andar com frequência, evitar longos períodos sentado(a), ou andar o máximo possível; apontar e flexionar os pés enquanto sentado(a), 10 vezes por hora enquanto acordado. Caminhar vai melhorar sua circulação e ajudará a prevenir o desenvolvimento de um coágulo sanguíneo, as caminhadas devem ser aumentadas gradativamente com o tempo.
- Ao chegar a casa, usar o incentivo do espirômetro (frasco para respirar) conforme as instruções, pelo menos 10 vezes por hora.
- Tossir para limpar as secreções e fazer inspirações profundas para inflar totalmente os pulmões a cada hora, enquanto acordado(a).

Dieta

- Reassumir a dieta normal; após a cirurgia, ingerir pequenas refeições com frequência. Seu apetite pode estar irregular durante alguns dias, mas você deverá se esforçar para ingerir pequenos petiscos.
- Ingerir o máximo possível de líquidos para manter-se bem hidratado(a). A meta é um galão de água/fluidos claros por dia. Evitar cafeína.
- Não ingerir nenhum medicamento com o estômago vazio.

Cuidados com o Ferimento

- O banho de chuveiro será permitido no dia seguinte ao da cirurgia; certificar-se de ser um banho rápido (não prolongado) e morno (não quente). Se você tiver drenos, amarrar um cordão ao redor da cintura ou do pescoço e fixar o dreno a esse cordão.
- Remover toda a espuma e vestimentas de compressão antes de entrar no chuveiro. A roupa de compressão pode ser lavada na lavadora, com detergente regular e colocada na secadora se estiver manchada/suja.
- Não remover nenhuma fita cobrindo as incisões durante o banho: deixar as fitas sobre as incisões e secar suavemente ao sair do chuveiro. É possível usar um secador de cabelo frio quando fora do chuveiro para secar as fitas.
- Substituir quaisquer Band-Aids amarronzados que fiquem molhados no chuveiro.
- Não submergir as incisões na banheira, banheira de hidromassagem, piscina etc. até receber orientação do seu cirurgião, várias semanas após a cirurgia.
- Evitar exposição ao sol durante 1 ano ou até que orientado de outra maneira por seu cirurgião. Todas as incisões deverão estar protegidas do sol para reduzir a escarificação e a descoloração permanente.
- Evitar erguer totalmente os braços acima da cabeça para lavar ou escovar o cabelo. Aumentar gradativamente sua amplitude de movimento dos ombros após a cirurgia. Reduzir a atividade se sentir dor ou tensão.

Anestesia

- Após receber a anestesia, você poderá ficar sonolento(a) nas próximas 12 a 24 horas. A recomendação é a de ir diretamente para casa e descansar. Levantar-se para usar o banheiro e caminhar com frequência.
- Nas próximas 24 horas: não dirigir, não operar máquinas ou qualquer atividade que exija concentração ou trabalho de precisão. Não ingerir álcool ou drogas diferentes daquelas prescritas por seus médicos.
- Dor de garganta leve é comum nas 24 a 36 horas após a anestesia geral. Pastilhas para a garganta podem ser úteis.
- Se você não conseguir urinar após 4 horas, telefonar para o consultório.
- Dor de cabeça, dor indefinida ou rigidez são efeitos colaterais comuns da anestesia e podem persistir por vários dias. Se você tem quaisquer preocupações ou problemas relacionados com sua anestesia, telefonar para o consultório.
- A fadiga pode persistir por 24 a 48 horas.
- Uma vez concluída a cirurgia, é MUITO IMPORTANTE tomar algumas medidas para assegurar que suas funções respiratórias estejam ideais. Com frequência, após uma cirurgia, os pacientes têm medo de respirar normalmente, por causa do desconforto. Se seus pulmões não estão se expandindo completamente, e as secreções usualmente produzidas não conseguem ser expectoradas, pode ocorrer pneumonia. Fazer respirações profundas e tossir periodicamente após a cirurgia.

Apêndice para Capítulo 86: Lipoaspiração e Transferência de Gordura – Instruções de Cuidados Pós-Procedimento

Ashkan Ghavami

Instruções de Cuidados Posteriores

- Após a cirurgia é importante ter alguém disponível para ficar com você nas primeiras 24 a 48 horas, pois você estará fraca e sonolenta e poderá precisar de ajuda nas primeiras saídas do leito.
- Por favor, respirar fundo com frequência para manter seus pulmões limpos (15-20 vezes por hora).
- É importante sair do leito logo e, com frequência, após a cirurgia (com ajuda) para prevenir problemas pós-operatórios (p. ex., coágulos sanguíneos). Respirar fundo com frequência para manter seus pulmões limpos (15-20 vezes por hora). Mantenha a cabeça elevada cerca de 45 graus (dois travesseiros) com os joelhos levemente flexionados (geralmente só um travesseiro embaixo dos joelhos).
- Após a cirurgia, iniciar dieta líquida e então progredir para uma dieta suave. Limitar alimentos ácidos que causam gases ou inchaço na barriga. Embora seja impossível eliminar os gases totalmente, há estratégias para reduzi-los. Comer e beber lentamente. Não engolir. Mastigar completamente. Eliminar aperitivos carbonados. Evitar goma de mascar sem açúcar e doces sem açúcar, sorbitol ou xilitol. Esses dois adoçantes têm digestão difícil. Se os gases são dolorosos ou persistentes, ligar para nosso consultório. Lentas caminhadas ajudarão a eliminar os gases. Cada indivíduo é diferente, de modo que você vai precisar usar seu julgamento nas escolhas dietéticas. EVITAR alimentos salgados que podem aumentar o inchaço.
- NÃO FUMAR. Isso é muito importante. O tabagismo pode destruir o suprimento sanguíneo para as bordas da sua pele que precisam cicatrizar.
- Aplicar pomada antibacteriana na incisão 2 vezes ao dia, somente durante 5 dias (se não houver fita adesiva em sua incisão). Em geral esse processo pode começar após a remoção da roupa pelo Doutor Ghavami. A fita e as bandagens sobre cada pequeno sítio de incisão podem ser removidas após seu primeiro banho de chuveiro (em geral 3 dias após a operação).
- As suturas serão removidas em 7 a 10 dias (se aplicável). Aplicar creme cicatrizante (com silicone) para maximizar a cicatrização do ferimento após a retirada das fitas. Um bom produto é o SCARGUARD (vendido sem prescrição). Usar o creme escolhido durante 6 meses após a cirurgia.
- Tomar os analgésicos, os antimicrobianos (VOCÊ PRECISA TERMINAR TODOS OS ANTIMICROBIANOS) e os suplementos de ervas.
- É IMPORTANTE QUE SUA VESTIMENTA PERMANEÇA EM 24/7 até nova consulta com Dr. Ghavami. Em alguns casos, após aprovação do Dr. Ghavami ou para pacientes de fora da cidade, você poderá tirar as roupas e tomar banho de chuveiro após 48 a 72 horas sem precisar consultar Dr. Ghavami primeiro. Você não deve ficar sem a roupa por mais de 1 hora, pois vai transpirar e será difícil vestir a roupa de novo. Alguém deverá ajudar no primeiro banho, pois você poderá sentir tontura quando retirar a roupa pela primeira vez. Se isso acontecer, deitar-se com os pés elevados acima da cabeça e chamar nosso consultório imediatamente. Cada paciente cicatriza de modo diferente, de acordo com muitos fatores.
- Solicitamos usar a roupa de compressão continuamente por 21 dias, podendo tirar para o banho.
- Você poderá retomar a atividade sexual após 4 semanas. Nos primeiros 10 dias após a cirurgia, a elevação de sua pressão arterial (frequência cardíaca) causará sangramento; portanto, CAMINHAR em casa, mas limitar exercícios extenuantes. O estresse abdominal sobre os músculos poderá esticar/romper os pontos se você se exercitar antes de 4 semanas. Após esse período você poderá considerar atividade sexual passiva ou menos vigorosa que não cause movimentos abdominais.
- Não dirigir durante 5 a 10 dias, especialmente se você estiver tomando medicamentos analgésicos.
- Não ingerir ibuprofeno, aspirina ou produtos contendo aspirina durante 3 semanas após a cirurgia, a menos que aprovado pelo Dr. Ghavami.
- Não levantar peso superior a 4,5 kg durante 3 semanas. É importante caminhar por 15 a 20 minutos, 3 a 5 vezes por dia. Não correr, levantar peso, jogar tênis ou golfe durante 4 a 6 semanas. Manter sua frequência cardíaca inferior a 100 durante 3 semanas. A natação pode ser liberada em 4 a 6 semanas após a cirurgia.
- Entre 2 e 4 semanas após a operação pode ser recomendável submeter-se à drenagem linfática.

Lipoaspiração: O que Esperar Após a Cirurgia

- Um inchaço moderado das áreas lipoaspiradas é esperado (e pode persistir por vários meses nas pernas, joelhos, abdome inferior e região inferior das costas). Você poderá sentir que suas roupas não vestem facilmente como antes. Seja paciente. O inchaço desaparecerá gradualmente e você voltará ao normal em 3 a 6 meses. Se você fez lipoaspiração nas pernas e/ou coxas, é importante descansar seus pés nos primeiros 2 meses, o máximo possível. Por exemplo, ao voltar do trabalho, elevar os pés. LEMBRE-SE, é OBRIGATÓRIO caminhar várias vezes por dia para evitar a formação de coágulo sanguíneo nas pernas que possa viajar até os pulmões.
- Após a lipoaspiração, dependendo da elasticidade e da qualidade da sua pele, você poderá notar a formação de pele solta. Isso provavelmente vai esticar nos próximos 3 a 6 meses. Seja paciente.
- Se você notar queimação vaginal e coceira (vaginite) pelo uso de antimicrobianos usados durante e após a cirurgia, nosso consultório ou seu médico de família poderá prescrever Diflucan ou Micostatina (pacote com dose vaginal) ou Monistat 7/Pacote de combinação a ser usado conforme orientação.
- Raramente após a cirurgia você poderá apresentar fluido nas áreas de lipoaspiração (geralmente na parte externa das coxas). Se isso se mostrar intenso e persistente (muito raro), entrar em contato com nosso consultório, pois o Dr. Ghavami poderá querer examinar para remover o fluido.
- Algumas sugestões para amenizar o desconforto abdominal ou a indigestão após a cirurgia:
  - Ingerir muita água: 8 copos por dia! Considere Gatorade diluído.

- Limitar alimentos e bebidas muito salgados.
- Caminhar ajuda a circulação nas pernas e intestinos.
- Ingerir bebidas mornas (chás de ervas).
▪ Se a constipação for intensa, usar Fleet Enemas (regulares ou com retenção de óleo), Leite Phillips ou de magnésia, amaciantes de fezes, xarope Karo branco (2 colheres de sopa de manhã e à tarde, ingeridas com um copo de água morna). Suco de ameixa misturado com 7-Up (meio a meio) para constipação.

Transferência de gordura para a nádega:
▪ Nas primeiras 2 a 3 semanas:
- Dormir de bruços sempre que possível, com dois travesseiros sob o abdome e um sob a cabeça.
- Confirmar que o pescoço está confortável.
- Tentar não ficar sentada e, se precisar, limitar o tempo a 30 minutos de cada vez.
- Você pode se apoiar de lado com travesseiros para acolchoamento.

▪ *Após as primeiras 2 a 3 semanas*, você poderá ficar mais tempo sentada, desde que com um acolchoado sob as nádegas.
▪ NUNCA se sentar em cadeiras ou superfícies duras antes de 1 mês.
▪ Todos os outros cuidados são similares àqueles dos seus *sites* de lipoaspiração.

Suas consultas pós-operatórias são muito importantes e programadas de 3 a 5 dias para a remoção da roupa e primeira verificação após a operação, depois em 3 a 6 semanas, 3 a 6 meses e 1 ano. Esse programa pode variar de acordo com o que Dr. Ghavami achar o melhor para o seu caso.

Se você tiver náusea, vômito, erupções, falta de ar, frequência cardíaca acelerada ou diarreia após ingerir os medicamentos, informe nosso consultório.

Se surgir febre (temperatura oral superior a 38°C), vermelhidão da pele que se espalhou ou acompanhada de inchaço que não melhora ou tem odor fétido e/ou aumento da dor nos sítios de incisão cirúrgica, informar Dr. Ghavami imediatamente.

Apêndice para Capítulo 93 Dicas de Tratamento Após Kybella

Sachin M. Shridharani

Dicas de Tratamento Após Kybella

Para se atingir os melhores resultados possíveis, solicitamos obedecer a estas instruções pós-tratamento cuidadosamente:

- Evitar ficar deitado(a) por pelo menos 4 a 5 horas após o procedimento.
- Evitar esfregar a área tratada por pelo menos 24 horas.
- Evitar exercícios extenuantes por 24 horas.
- Não usar chapéu ou arco de cabelo sobre a área tratada.
- Não há restrições quanto ao uso de maquiagem e regime de cuidados da pele.
- Evitar dispositivos tipo "Clarisonic" durante 7 dias.
- Evitar exposição desnecessária ao calor (p. ex., salão de bronzeamento, sauna), frio excessivo e sol em excesso por 1 a 2 semanas.
- A aplicação de compressas frias pode acelerar a resolução de qualquer inchaço.
  - Você poderá perceber algum efeito em até 14 a 21 dias e o estabelecimento dos resultados após 4 semanas ou um pouco mais. Esses resultados serão permanentes, desde que você mantenha uma dieta sadia e um regime de exercícios.

Haverá Formação de Manchas Roxas e Inchaço?

Logo após o tratamento, pequenas manchas poderão ser visíveis, mas desaparecerão após um par de horas e poderão ser facilmente cobertas com maquiagem.

Para qualquer tipo de injeção haverá sempre a possibilidade de inchaço não significativo, sensibilidade e formação de manchas roxas ao redor da área da injeção. Compressas frias leves podem ser aplicadas à área tratada por alguns minutos, para ajudar a minimizar o inchaço e as manchas roxas (hematomas). Estas últimas se dissolvem de negras para púrpura, depois de verde para amarelo e então desaparecem. O processo de cicatrização para um hematoma não é o mesmo para todas as pessoas. Algumas pessoas desenvolvem hematomas com facilidade, que podem demorar em cicatrizar. Você poderá ingerir comprimidos ou gel/creme de arnica (disponíveis sem prescrição (OTC, em inglês para *over-the-counter*) para acelerar seu desaparecimento. O inchaço e a sensação de plenitude com fluido são normais. Isso é gordura sendo dissolvida. O produto está agindo e causando uma resposta inflamatória local, que diminuirá nos próximos dias ou semanas.

Você poderá ingerir comprimidos ou gel/creme de arnica (disponíveis sem prescrição) para acelerar a resolução dos hematomas.